W0260596

INNERE SEKRETION UND NERVENSYSTEM

VON

**H. EPPINGER - WIEN, R. HIRSCHFELD - CHARLOTTENBURG,
A. LERI-PARIS, PIERRE MARIE-PARIS, E. PHLEPS-GRAZ,
G. SCHICKELE - STRASSBURG, A. SCHÜLLER - WIEN,
H. VOGT-WIESBADEN, J. WIESEL-WIEN**

ZUGLEICH
BAND IV DES HANDBUCHES DER NEUROLOGIE
HERAUSGEGEBEN VON
M. LEWANDOWSKY

MIT 56 ABBILDUNGEN

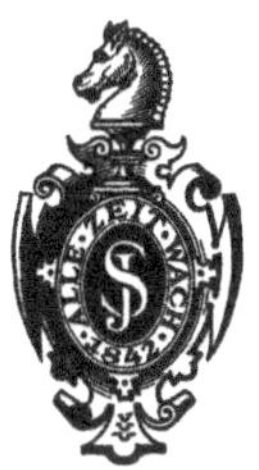

Springer-Verlag Berlin Heidelberg GmbH

1913

ISBN 978-3-662-34272-5   ISBN 978-3-662-34543-6 (eBook)
DOI 10.1007/978-3-662-34543-6

Vorbemerkung.

Mitarbeiter und Herausgeber begegneten sich in dem Wunsch, die Krankheiten der Blutdrüsen in ihren Beziehungen zum Nervensystem in einem gesonderten Bande von dem ursprünglich für einen letzten Band in Aussicht genommenen Stoffe auch äußerlich abzutrennen. Die beiden letzten Kapitel des vorliegenden Bandes gehören dem bezeichneten Gebiete zwar nicht unmittelbar an, ließen sich aber hier am ungezwungensten anschließen.

Der letzte Band, der nun wesentlich den sogenannten Neurosen vorbehalten bleibt, wird bald erscheinen.

Der Herausgeber.

Inhaltsverzeichnis.

Die Basedowsche Krankheit.

Von

Hans Eppinger-Wien.

Einleitung.

Im Jahre 1840 wurde von Karl v. Basedow eine Krankheit beschrieben, die durch drei sehr hervorstechende Symptome charakterisiert ist: Hervortreten der Augen, Anschwellen der Schilddrüse und Beschleunigung der Herztätigkeit. In dem Maße als man in weiterer Folge diesem Krankheitsbilde größere Aufmerksamkeit schenkte, ließ sich beobachten, daß neben der ursprünglichen Trias sich noch andere Krankheitserscheinungen öfters wiederholten. Wohl nur aus Pietät für Basedow faßte man die von ihm zuerst beschriebenen Erscheinungen als Hauptsymptome zusammen und stellte ihnen die Nebensymptome gegenüber. Bei der Mannigfaltigkeit und Verschiedenheit der sich so aneinander reihenden Erscheinungen ist es erklärlich, wenn die Symptomatologie der „Basedowschen Krankheit" immer verworrener wurde. Indem man auch oft auf die Nebensymptome mehr Wert legte, als auf die ursprüngliche Merseburger Trias, erschien es nicht wundersam, wenn die Basedowdiagnostik ihr gemeinsames Band um recht verschiedene Krankheitsbilder geschlungen hatte. In der richtigen Erkenntnis des Unsicheren und Ungewissen sah man sich veranlaßt, so manches von dem typischen Morbus Basedowi abzutrennen und als gesonderte Krankheitsform hinzustellen. Ausdrücke wie „forme fruste", „Kropfherz", „Basedowoid" sind Zeichen solcher Unsicherheit. Bevor wir zu der Berechtigung einer solchen Sonderung Stellung nehmen möchten, erscheint es angebracht, die Symptomatologie der Basedowschen Krankheit vorauszuschicken.

Symptomatologie.

Struma.

Ein sehr wichtiges Symptom der Basedowschen Krankheit ist die Vergrößerung resp. Anschwellung der Schilddrüse (Struma). Die Größe der Schilddrüse kann beträchtlichen Schwankungen unterworfen sein; sie kann sehr groß sein, deutlich vergrößert, normal groß und selbst verkleinert erscheinen. Bei ziemlich raschem und akutem Beginn der Krankheit kann die Vergrößerung der Schilddrüse manchmal so gering erscheinen, daß die Diagnose: Basedowsche Krankheit für den Unerfahrenen nicht sofort spruchreif wird. Fortlaufende Messungen der Halsweite sind sehr wichtig. Im Gegensatz dazu muß bemerkt werden, daß die Struma oft das Hauptsymptom ist, das den Kranken zum Arzte führt. Daß die Struma direkt zum Kropf ausartet, sieht.

man eigentlich selten und dann nur in Kropfgegenden. Meist hört man in solchen Fällen die Angabe der Patienten, daß sie schon stets einen Blähhals gehabt hätten. In jenen Fällen, wo keine Struma, ev. eine fehlende Schilddrüse festgestellt wird, doch aber Anhaltspunkte für Basedow bestehen, muß man an eine retrosternale Schilddrüse und deren Vergrößerung denken. Das Röntgenverfahren leistet in dieser Beziehung sehr wichtige Dienste. G. R. Murra berichtet über 147 Basedowfälle unter gleichzeitiger Berücksichtigung der Struma: 51 mal geringe, 58 mal mäßige, 29 mal beträchtliche, 1 mal enorme Vergrößerung, 8 mal nicht nachweisbar (bei 5 von diesen Fällen bestand früher einmal Schilddrüsenvergrößerung). Kocher sah in allen Fällen eine Volumzunahme der Schilddrüsen, so daß er sagte: ein Basedow ohne Schilddrüsenanschwellung ist uns nicht bekannt. Die Struma ist zumeist eine gleichmäßige, diffuse und symmetrische; in vielen Fällen betrifft die Vergrößerung hauptsächlich einen Lappen und zwar laut Statistik ist vorwiegend der rechte betroffen (in einem Drittel der Fälle); manchmal beteiligt sich an der Schwellung auch der Isthmusanteil; das retrosternale Vorkommen wurde bereits berücksichtigt. Auch die Konsistenz der Basedowschilddrüse ist eine sehr verschiedene; zumeist ist dieselbe derb elastisch, sie ist sehr abhängig von der Dauer der Erkrankung. In frischen Fällen ist sie weicher als in älteren und rezidivierenden Formen; jedenfalls wechselt die Konsistenz im Verlaufe der Krankheit sehr. Fast stets ist die Struma druckempfindlich bis schmerzhaft. Die Basedowschilddrüse kann Kompressionssymptome äußern; finden wir eine Veränderung oder einseitige Verdrängung der Luftröhre oder des Kehlkopfes, so ist wohl immer anzunehmen, daß sich die Basedowsche Struma einem bereits bestehenden Kropf aufgesetzt hat; Kocher sagt da mit Recht, daß die eigentliche Basedowstruma nicht imstande ist, eine Trachealstenose zu bewerkstelligen.

Charakteristisch sind auch gewisse Gefäßsymptome. Der Gefäßreichtum der Basedowschilddrüse bewirkt es, daß dieses Organ Eigenpulsationen zeigen kann, ähnlich wie ein Aneurysma, nämlich Expansionspulsationen. Dieselben sind in Gegensatz zu stellen zu den Hebepulsationen, die sich als die Folgen von den darunterliegenden und so fortgeleiteten Carotispulsen ergeben. Die ersteren fühlt man fast nur bei vergrößerten Schilddrüsen, und das ist eigentlich charakteristisch für den Basedowkropf. Tritt zu einer bereits bestehenden Struma ein Basedow hinzu, so fehlt auch nicht das Eigenpulsieren als besonderes Symptom. Der Gefäß- und Blutreichtum der Struma bringt es mit sich, daß darüber blasende Geräusche leicht zu hören sind, dieselben können gesondert im Sinne der Herzaktion erfolgen oder kontinuierlich zu hören sein. Die Geräusche sind nicht an allen Stellen gleich zu hören, sondern hauptsächlich an den Polen des Organes. Bei retrosternalen Strumen können höchst eigentümliche Geräusche über der Aorta zu hören sein. In der Regel fühlt man über den Strumen, entsprechend dem akustischen Phänomen, ein deutliches Schwirren. Die Ursache sowohl des Schwirrens, als auch der Geräusche sucht man teils im raschen Strömen des Blutes in den Gefäßen, teils in den Wirbelbewegungen des Blutes selbst. Die Basedowschilddrüse ist sehr blutreich; die Ursache dafür ist sowohl in einer Vergrößerung der Gefäße, als auch in einem größeren Reichtum derselben zu sehen. Die Größe der Arterien steht zum Umfang des Organes im Mißverhältnis; dieselben scheinen relativ zu weit. Dasselbe gilt auch von den Venen. Übt man auf die Basedowschilddrüse einen leichten Druck aus, so gelingt es sehr oft, das Organ zu verkleinern.

Anderseits muß darauf aufmerksam gemacht werden, daß durch forciert lange Exspiration oder durch den Valsalvaversuch die Schilddrüse an Größe diffus zunehmen kann, ein Symptom, das nach Kraus teilweise als Diagnosticum für Basedow verwertet werden kann. Daß die Struma während des Krankheitsverlaufes an Größe wechseln kann, wurde schon erwähnt; nachzutragen wäre noch, daß damit auch häufig die akustischen und palpatorischen Phänomene in ihrer Intensität Schwankungen zeigen.

Augensymptome.

Veränderungen im Bereiche der Augen zeigen sich so häufig als Teilerscheinungen der Basedowschen Krankheit, daß von mancher Seite der ganze Symptomenkomplex nach einzelnen Augenstörungen benannt wurde: Glotzaugenkrankheit, Dyskrasie exophthalmique, Gozzo exophthalmico usw.

Am „Glotzauge" des Basedowikers lassen sich eine Reihe von Augensymptomen erkennen, die nur selten an einem Patienten gleichzeitig ausgebildet erscheinen, in ihrer Einzelheit aber fast nie dem typischen Basedow fehlen sollen. Schon Basedow (1835) und alle jene Ärzte, die vor ihm (Gilambert, Demours) unsere Krankheit gesehen haben dürften, sprechen von Exophthalmus oder Glotzauge. Es erscheint jedoch zweckmäßig dieses Symptom gleichsam aufzulösen und getrennt auf Protrusio bulbi und weite Lidspalte (Exophthalmus im engeren Sinne) zu achten.

Protrusio bulbi.

Die Protrusio, das Heraustreten der Bulbi aus den Augenhöhlen, am besten bei Anblick des Kranken im Profil zu sehen, erfordert nicht unbedingt eine weite Lidspalte; zumeist ist dieses Symptom an beiden Augen in gleich starker Weise zu sehen. Es gehört aber nicht zu den Seltenheiten, wenn die Protrusio auf der einen Seite stärker ausgeprägt erscheint, als auf der anderen. Bei Anwendung genau messender Instrumente werden sich noch viel häufiger Unterschiede finden lassen (Exophthalmometer nach Birsch-Hirschfeld). Speziell im Anfang der Erkrankung sind Verschiedenheiten an den beiden Augen öfter zu beobachten. Man hat sich Mühe gegeben, bei vorwiegend einseitiger Protrusio einen Zusammenhang zwischen der befallenen Seite und stärker ausgeprägter ev. einseitiger Struma aufzudecken. Nur in seltenen Fällen gelang ein solcher Versuch im Gegensatz zu Buscanz, der den Zusammenhang als Regel ansieht. Viel' häufiger wurde hingegen beobachtet, daß nach einseitiger Strumektomie die früher doppelseitige Protrusio auf der operierten Seite schwand (Fried. Müller). Sattler berichtet über 109 aus der Literatur gesammelte Beobachtungen, wo es zu einseitigem „Exophthalmus" gekommen ist. Nur in 43 Fällen wird über das Verhalten der Schilddrüse berichtet: in 17 Fällen war die Struma auf der Seite des Exophthalmus stärker, in 6 Fällen gekreuzt, in den übrigen entweder beiderseits oder überhaupt nicht vorhanden. Die Intensität der Protrusio ist eine sehr schwankende, sie ändert sich oft im Verlaufe der Erkrankung und kann selbst täglichen Änderungen unterworfen sein. Die Protrusio bulbi steht durchaus nicht in einem Parallelismus zur Intensität der Gesamterkrankung. Wenn sie eine schwankende ist, so ist trotzdem eine Kongruenz mit der Intensität des Herzklopfens und dem Allgemeinbefinden nicht zu leugnen. Während gerade die Protrusio bulbi unter den Erscheinungen des Basedow meist relativ spät zur Geltung kommt, ist sie oft das letzte Residuum der überstandenen Krankheit. Bei

Beurteilung der Protrusio bulbi muß betont werden, daß sie nur zu oft mit dem Klaffen der Lidspalte verwechselt wird. Sehr häufig hört man von den Angehörigen, daß das erste Symptom, das wahrgenommen wurde, die Glotzaugen waren. Während die Schwankungen der Protrusio nur im Anfange der Erkrankung eine Rolle zu spielen scheinen, pflegen sich dieselben bei älteren Fällen zu konsolidieren. Damit dürfte wohl auch die Tatsache im Zusammenhang stehen, daß im Anfang der Erkrankung sich die Bulbi durch leichten Druck noch zurückdrängen lassen, während dies in den Spätstadien zumeist unmöglich ist. Ein Gefühl von Druck und Spannung in den Augenhöhlen, das oft mit den Exacerbationen der Protrusion sich einstellt, kann von den Patienten sehr unangenehm empfunden werden. In schweren Fällen kann die Protrusio so hohe Grade erreichen, daß ein völliges Bedecken der Skleren selbst im Schlafe unmöglich wird. Zumeist handelt es sich in diesen Fällen auch um ein beträchtliches Klaffen der Lidspalten. Die von den Patienten so gefürchtete Luxation der Augenäpfel ist eine sehr seltene Erscheinung; es sind nur wenig sichere Fälle in der Literatur beschrieben.

Lidödem.

Selbst bei hochgradig abgemagerten Basedowkranken findet man oft die Deckfalte und die Haut über dem Sulcus palpebromalaris beutelartig vorgewölbt. Die Prominenz ist nicht durch Ödemflüssigkeit bedingt, sondern beruht auf Vermehrung von Fettgewebe (eigene Beobachtung bei der Sektion). Auch sieht man diese Hautpartie von bläulich schimmernden Venen durchzogen. Komplikation von wirklichem Lidödem, z. B. des unteren Lides, gehört zu großen Seltenheiten. Mit der Ansammlung von Fett im Bereiche des oberen Lides dürfte es auch zusammenhängen, daß es, wie von einzelnen Autoren (Gifford, Ramsai) bemerkt wird, bei der Basedowschen Krankheit schwer gelingt, das obere Lid umzustülpen. Daß die Haut um die Orbita stark pigmentiert sein kann, hat Jellinek zuerst beschrieben. Sainton fand es unter 32 Fällen 5mal.

Klaffen der Lider.

Es wurde bereits auf das Klaffen der Lider hingewiesen, das auf einer abnormen Retraktion des oberen Lides beruht. Auch wurde bemerkt, daß dasselbe mit der Protrusio oft synonimisiert wurde und daß der Name Exophthalmus nur geeignet ist, dieses Mißverständnis noch zu steigern. Oft wird dieses Phänomen auch als Stellwagsches Symptom bezeichnet. Sattler bemerkt sehr richtig, daß man viel mehr gewohnt ist, den seltenen Lidschlag, sowie die Unvollständigkeit desselben als eigentliches Stellwagsches Zeichen zu nominieren. Wollte man daher das weite Klaffen der Lidspalten an einen bestimmten Namen knüpfen, so müßte man es Dalrymplesches Zeichen benennen. Es muß hervorgehoben werden, daß die weite Lidspalte nicht als die unmittelbare Folge des heraustretenden Bulbus angesehen werden darf, denn sie kommt ganz unabhängig davon vor. Auch dieses Symptom zeigt sich oft nicht an beiden Augen gleich stark ausgeprägt; es findet sich auch bloß einseitiges Klaffen; desgleichen gilt es als ein in seiner Intensität sehr wechselndes Symptom. Durch das Klaffen wird bewirkt, daß selbst bei grellem Lichte und ruhigem Blicke ober- und unterhalb der Cornea noch ein beträchtlicher Anteil der Sclera zu sehen ist; besteht gleichzeitig noch Protrusio, so kann dies noch viel mehr zur Geltung kommen. Das Klaffen ist oft schon sehr frühzeitig im Verlaufe der Erkrankung zu sehen und kann, ohne mit der Protrusion kombiniert zu sein, selbständig bei der Basedowschen Krankheit vorkommen. Auch bei Nicht-Basedowikern sieht man gelegentlich ein Klaffen der Lider; denn man findet große Unterschiede in der Weite der Lidspalten, wenn man verschiedene Individuen auffordert, einen vorgehaltenen Gegenstand scharf zu fixieren. Schon physiologisch besteht ein gewisser Zusammenhang zwischen Öffnen der Lider und Vortreten der Bulbi, insofern als der Bulbus beim Öffnen immer etwas herausgedrängt wird. Ebenso wie schon Nicht-Basedowiker in der Richtung große individuelle Unterschiede zeigen, daß bei tiefliegenden Augen die Bulbi weniger deutlich „glotzen", als bei etwas vorstehenden, ebenso gibt es diesbezüglich auch beim Basedowiker große Variationen (Birch-Hirschfeld). Das Klaffen läßt oft einen geringen Grad von Protrusio stärker einschätzen als es tatsächlich der Fall ist; umgekehrt kann eine deutliche Prominenz durch fehlendes Klaffen bemäntelt werden. Der willkürliche Lidschluß ist bei bloßem Klaffen möglich; wenn dies nicht der Fall ist, so ist meist eine Protrusio schuld. Von mancher Seite wird auch eine Retraktion des unteren Lides angenommen (A. Hill, Griffith); Sattler leugnet dies.

Graefe'sche Phänomen.

Ferner sieht man bei der Basedowschen Krankheit eine eigentümliche Störung der Mitbewegung des Oberlides mit dem Senken des Bulbus — das von Graefesche Symptom. Dieses Phänomen besteht darin, daß beim Blick aus der Horizontalen oder aus einer etwas gehobenen Blickebene nach unten das obere Lid der Abwärtsbewegung des Bulbus nicht folgen kann, sondern zurückgehalten wird. Wenn die Lidbewegungen einsetzen, so sind dieselben ruckweise, also nachhinkend, ohne daß das obere Lid den normalen Tiefstand zu erreichen braucht. Auch umgekehrt ist die Zusammenbewegung gestört, indem nämlich das obere Lid sich gleichsam auf eigene Faust bewegt und energischer nach oben rückt als der Bulbus. Manchmal sieht man allerdings auch, daß beim Blicke nach oben die Bulbi eine Strecke allein ohne Mitbegleitung der Lider, nach aufwärts rücken. Bei mildester Erkrankungsform zeigt sich, daß erst beim Senken des Blickes ein mehr oder weniger breiter Saum der Sclera zu sehen ist. Fordert man den Patienten auf, in tiefster Blickrichtung zu verharren, so kann das von Graefe-Phänomen geringer werden, ja selbst schwinden (Pässler). Auch sonst sind beim Versuche, den Blick zu fixieren, Anomalien zu beobachten, z. B. kann das Lid eine spastische Ruckbewegung nach oben zeigen (Boston). Es ist für das Graefe-Phänomen und das Klaffen der Lider anzunehmen, daß hier spastische Zustände — vielleicht desselben Muskels — eine Rolle spielen dürften; trotzdem muß bemerkt werden, daß durchaus nicht beide Lidsymptome miteinander vergesellschaftet sein müssen. Selbst wenn beide vorhanden sind, so brauchen sie nicht gleich stark ausgeprägt zu sein. Daß weder das von Graefe-Phänomen, noch das Klaffen der Lidspalten mit der Protrusio zusammenhängt, ist bereits bemerkt worden, ebenso wie die Lidphänomene bestehen können, ohne daß Protrusio gefunden wird. Beide Lidphänomene — Graefe'sche und vor allem das Klaffen der Lider — kommen auch bei Nichtbasedowikern vor und scheinen mir nicht immer als unbedingte Frühsymptome der Basedowschen Krankheit in Betracht zu kommen. Gemeinsam mit der Protrusio haben die Lidsymptome nur das eine, daß sie einseitig vorkommen können, gleichgültig, ob die Protrusio ein- oder beiderseits besteht. Sie gehören wohl in gleicher Weise zu den Kardinalsymptomen des Basedows — wenn man sich von denselben überhaupt leiten läßt — wie die Protrusio selbst, können aber in den ausgesprochensten Fällen ebenso fehlen, wie dies auch von der Protrusio gilt. Bekannt ist schließlich, daß auch sie bei psychischen Erregungen stärker hervortreten können, oft periodenweise fehlen, um später wieder zum Vorschein zu kommen. Auch soll noch erwähnt werden, daß Sharkey Seymour das Graefe-Phänomen auch bei Gesunden beobachten konnte: unter 613 Fällen bei 12 Personen, gleich 2 Proz.

Um sich über die Häufigkeit des Nebeneinandervorkommens der bis jetzt erwähnten Augensymptome ein Urteil zu bilden, möge folgende Tabelle dienen:

	Wilbrand-Sänger		Sattler		Eigene Fälle	
	absolut	proz.	absolut	proz.	absolut	proz.
Protrusio, weite Lidspalten, Graefe	9 (4[1])	23	34	37,3	37	35,6
Protrusio, Graefe	14	36	18	19,8	17	16,4
Protrusio	4	10,4	16	17,6	20	19,2
Kein Augensymptom	6	15,3	12	13,3	5	4,8
Weite Lidspalten, Protrusio	—	—	2	2,2	7	6,7
Graefe, weite Lidspalten	1	2,6	5	5,4	10	9,6
Weite Lidspalten	2	5,1	1	1,1	4	3,8
Graefe	3	7,6	3	3,3	4	3,8
Untersuchte Fälle	39	—	91	—	104	—

Alle die bis jetzt erwähnten Augensymptome können auch bei Nichtbasedowikern vorkommen. Es gibt sehr viele Leute — meist sind es mehr oder weniger nervöse Individuen — die, wenn sie aufgefordert werden, einen Gegenstand scharf anzusehen und ihn mit den Augen zu verfolgen, „das Anstarren nicht lassen können," wobei es zu ähnlichen Erscheinungen kommt wie beim Basedowiker. Sattler sagt, daß er echte Lidsymptome ohne anderweitige nervöse oder Basedowsymptome nie angetroffen habe. Wilbrand, Sänger sprechen sich ähnlich aus, denn sie sagen, daß sie das Graefesymptom auch bei völlig gesunden Individuen mehr oder weniger stark ausgeprägt gefunden haben. Jene Erscheinungen, wie sie von Graefe beim Basedow beschrieben wurden, sieht man gelegentlich auch bei einigen Lähmungen am Auge: speziell sieht man bei nicht ganz vollständiger und bereits in Rückbildung begriffener Oculomotoriuslähmung — und zwar bei Bestreben nach abwärts zu blicken — gelegentlich ein Zurückbleiben des paretischen oberen Lides. Köppen nennt diese Erscheinung das Pseudo-Graefesymptom. Nachdem dieser Zustand wohl immer einseitig, außerdem stets mit inneren Augenmuskellähmungen kombiniert erscheint, wird die Differenzialdiagnose gegenüber dem echten Graefe kaum auf Schwierigkeiten stoßen.

Stellwag-Symptom.

Unter dem Stellwagschen Phänomen versteht man eigentlich die Seltenheit und Unvollständigkeit des unwillkürlichen Lidschlages. Während beim normalen Menschen in der Minute 3—10 Abwärtsbewegungen des oberen Lides erfolgen, können dazu beim Basedowiker mehrere Minuten vergehen.

---

[1] Davon 4 nur einseitig.

Diese Erscheinung ist beim Basedow relativ häufig. Kocher notiert diese
Erscheinung unter 58 Fällen 31 mal, d. i. in 53 Proz. Wir konnten es bloß
in ca. 30 Proz. der Fälle beobachten.

Glanzauge.

Zum Teil ist wohl das Stellwagsymptom zu beschuldigen, wenn bei
manchen Basedowikern das Auge einen eigentümlichen ungewöhnlichen Glanz
darbietet. Kraus spricht von einem „Glanzauge". Sicherlich spielt dabei
auch die zeitweilig gesteigerte Thränensekretion, die wohl auch auf die verminderte Beschattung der Augen infolge der weiten Lidspalte zurückzuführen
ist, eine Rolle.

Pupillenweite und andere seltene Augensymptome.

Man berichtet, daß Basedowiker weite Pupillen haben. Ich habe dies
nur in wenigen Fällen verzeichnen können. Sattler sah dies unter 91 Fällen
nur zweimal. In der Literatur findet man auch Angaben von Anisokorie und
Pupillenstarre bei Basedow. Wegen der Seltenheit dergleicher Beobachtungen
wird man es wohl mit zufälligen Komplikationen zu tun haben. Das gleiche gilt
von Akkomodationsstörungen, obwohl dieselben wegen der allgemeinen Nervosität und Unruhe der Patienten nur schwer zu prüfen sind. Sainton u.
Rathery haben auf das Vorkommen von Pupillenstörungen bei Basedow
ganz besonders geachtet. Auf Grund ihrer großen Statistik bezeichnen sie
Fälle mit Dilatation der Pupillen als die häufigsten, die mit Myosis als die
seltenen. Wir fanden öfters bei Basedowkranken das Löwiphänomen: Dilatation der Pupille nach Einträufeln von Adrenalin.

Interessant sind einige Beobachtungen von Sehnervenatrophie. Dieser
Umstand findet insofern erhöhte Aufmerksamkeit, als sich einerseits experimentell bei Tieren durch Schilddrüsenfütterung Sehnervenatrophie erzeugen
ließ, und anderseits wieder über Fälle berichtet wird, wo auch beim Menschen, z. B. nach Myxödembehandlung mittels dauernder Schilddrüsenzufuhr
Sehnervenatrophie vorkommen kann (Albertsberg). Auch Stauungspapille
ist einigemal, zuletzt von Hougardy, gesehen worden. Kurzsichtigkeit
dürfte wohl nur etwas Komplizierendes sein, ebenso die manchmal festgestellte Gesichtsfeldeinschränkung. O. Becker berichtet, daß er unter
6 Fällen von Basedow 4 mal eine Verbreiterung der Netzhautarterien sehen
konnte; auch zeigten die Gefäße synchron mit dem Radialpuls rhythmische
Erweiterungen. So häufig als dies von Becker verzeichnet wird, der es
direkt als ein Symptom für Basedow hingestellt wissen will, ist es sicher
nicht; denn andere Beobachter haben es nur gelegentlich sehen können.
Von mancher Seite wird dies als anämisches Symptom hingestellt; nur
Thoma meint, hier eine Verminderung der Elastizität der Gefäße beschuldigen
zu müssen. Ebenso ist bekannt und wird auch von Sattler zugegeben, daß
die Bulbi zuweilen eine erhöhte Spannung aufweisen können. Auch Zittern
der Bulbi, das beim Schließen der Augen verschwindet, findet Erwähnung.
Kocher und Moebius sahen es öfter.

Als weiteres Symptom wird unmotiviertes Tränenträufeln beschrieben.
Dasselbe spielt speziell im Anfang der Erkrankung eine Rolle und wird von
mancher Seite als Frühsymptom hingestellt. Oft tritt es attackenweise auf,
und dies kann die Klage sein, derenwegen manche Patienten den Arzt aufsuchen;
manche Patienten sagen, es sei dies ein Grund, der sie aus dem Schlaf
wecken kann. Der Umstand, daß solche Attacken zur Schlafenszeit auf-

treten, zeigt, daß nicht nur die weiten Lidspalten hierbei eine Rolle spielen, sondern daß sicherlich auch nervöse Momente vorauszusetzen sind. Auffallend ist es, daß auch das Gegenteil bekannt ist, nämlich auffallende Trockenheit der Augen. Auch diese stellt oft die Klage der Patienten vor. Trockenheit der Augen zeigt sich meist im späteren Verlauf der Krankheit. Hier an eine vermehrte Verdunstung der Tränenflüssigkeit zu denken, geht wohl nicht gut an, obwohl dieser Zustand oft von hochgradigem Exophthalmus begleitet erscheint. Auch eine verminderte Empfindlichkeit der Cornea oder der Conjunctiva kann nicht das Ausschlaggebende sein, nachdem Trockenheit bei intakter Sensibilität bestehen kann. Die Angabe, daß bei der Basedowschen Krankheit eine Verminderung der Empfindlichkeit der Cornea eine Rolle spielen soll, ist sicher übertrieben. Trotzdem soll nicht bezweifelt werden, daß dieselbe, wenn sie besteht, rückwirkend auf andere Symptome (Trockenheit, Geschwüre, seltenen Lidschlag) Einfluß nehmen kann. Jedenfalls wird man bei einer auffallenden Trockenheit der Cornea auch an nervöse Sekretionsstörungen zu denken haben.

Auf die Hornhauteiterungen bei der Basedowschen Krankheit wird nur kurz aufmerksam gemacht; hier soll speziell betont werden, daß die mangelhafte Bedeckung oder eine zu geringe Befeuchtung der Cornea mit Tränen als Ursache nicht für alle Fälle zu stimmen scheint. Nachdem oft beide Augen betroffen werden und außerdem selbst die energischeste Therapie (Vernähung der Lidspalte) diesen Störungen ziemlich machtlos gegenübersteht, so vertritt Sattler den Standpunkt, man müsse an eine spezifische Erkrankung denken; sie ist vielleicht der Keratomalacie gleichzusetzen, zumal man sich vorstellen könnte, daß das Basedowgift in erster Linie anzuschuldigen sei.

Moebiussymptom.

Schließlich ist noch das Moebiusphänomen — Insuffizienz der Konvergenz — zu besprechen: läßt man einen Gegenstand, z. B. Finger, bei horizontaler oder leicht gesenkter Blickebene fixieren und nähert ihn nun allmählich, so kann der normale Mensch den ganz nahe herangebrachten Gegenstand lange und ohne Beschwerde fixieren; nicht so viele Basedowiker. Die Augen — fast nie gleichzeitig beide — weichen bald nach außen. Moebius sagt: die Augen blicken nach rechts oder links, und nur ein Auge sieht den Gegenstand. Die Patienten sehen demnach auch keine Doppelbilder. Auch dieses Symptom steht weder mit der Protrusio oder mit den Lidphänomenen in irgend einem Abhängigkeitsverhältnis; trotzdem kann aber angenommen werden, daß eine starke Protrusio einen schon bestehenden Moebius begünstigen kann. Jedenfalls handelt es sich bloß um eine Insuffizienz der Konvergenz und nicht des Geradesehens. Aus differenziellen Gründen muß betont werden, daß eine leichte Konvergenzstörung auch bei nicht korrigierter höherer Myopie vorkommen kann, weswegen es ratsam erscheint, in zweifelhaften Fällen darauf zu achten und ev. zu versuchen, die Myopie durch Gläser zu korrigieren. Nach Sattler haben Personen mit einer Myopie von höher als 10 D. immer ein Moebius-Symptom. Ganz abgesehen davon findet es sich auch bei nervösen Individuen. Schon Kahler meinte, daß das Phänomen nicht so sehr auf den Basedow zu beziehen sei, sondern vielmehr als Teilerscheinung einer allgemeinen nervösen Erschöpfung aufzufassen wäre. Statistisch ist zu berichten, daß es von Sattler unter 90 Fällen nur 7 mal gefunden wurde.

Erklärung der Augensymptome.

Bei Beurteilung der verschiedenen Ansichten über die Entstehung der Protrusio hat man sich zu erinnern, daß sie sich zwar zumeist langsam entwickelt, trotzdem aber es Fälle gibt, wo sie ziemlich akut einsetzt. Dies ist um so mehr zu betonen, als Basedow und nach ihm Jendrassik und Mendel annahmen, daß das Vortreten der Augen durch eine Vermehrung des retrobulbären Fettgewebes bedingt sei. Auch die von Cooper und auch jetzt noch von v. Strümpell vertretene Anschauung, daß eine fettige Degeneration der geraden Augenmuskeln die Protrusio bedingen soll, erscheint sehr unwahrscheinlich. Andere Pathologen meinen, hier eine seröse Durchtränkung des retrobulbären Zellgewebes annehmen zu müssen. Nachdem auch diese Theorie wenig Befriedigung bereitet, suchte man nach neuen Gründen. Graefe, Sattler u. a. meinen, daß eine Erweiterung der Venen der Orbita das Vortreten der Bulbi verursachen soll. Nachdem sich aber ophthalmoscopisch an den mit der V. ophthalmica kommunizierenden Venen keine Erweiterung feststellen läßt, so hat auch diese Anschauung wenig Wahrscheinlichkeit für sich. Weiter ist der Standpunkt vertreten worden, nicht die Venen, sondern die Arterien hinter dem Bulbus wären mit der Protrusio in ursächlichen Zusammenhang zu bringen; die einen sprechen von einer spezifischen Lähmung der Vasoconstrictoren, bedingt durch eine Sympathicusreizung, die andern glaubten, eine elektive spezifische Schädigung durch das Schilddrüsengift verantwortlich zu machen. Gerade die letztere Theorie war bis vor nicht langer Zeit die einzig vorherrschende. Bereits Claude Bernard hat darauf aufmerksam gemacht, daß sich experimentell durch Reizung des Halssympathicus starkes Hervortreiben des Augapfels aus der Orbita erzeugen läßt —, ein Befund, an dessen Existenz auch in der Folgezeit nicht gerüttelt werden konnte. Nachdem man bei Tieren sowohl im oberen als auch im unteren Augenlide, ebenso auch in der Orbitalaponeurose glatte Muskelelemente fand, glaubte man diese einerseits mit der Sympathicusreizung, anderseits mit der Protrusio in Verbindung bringen zu müssen. Um den Wert dieser Theorie von der Entstehung der Protrusio durch Contraction glatter Muskelelemente auch für den Menschen verwerten zu können, war es notwendig zu sehen, ob auch hier ähnliche Verhältnisse auffindbar sind. Zahlreiche Untersuchungen sind in dieser Richtung angestellt worden; schließlich ist man zu dem Resultate gekommen, daß Muskelkräfte, die dazu tauglich wären, nicht nachzuweisen sind. In jüngster Zeit suchte John Landström den Beweis zu erbringen, daß doch contractile Elemente in der Orbita nachweisbar sind, die allerdings von Anderen bis jetzt nicht gefunden wurden, die aber vollkommen geeignet sind, im contrahierten Zustande eine Protrusio der Augen auszulösen. Der von Landström beschriebene Muskelapparat stellt einen abgestutzten Kegelmantel aus glatter Muskulatur dar, der mit seiner breiten Basis am Septum orbitale fixiert ist, während in der kleineren Circumferenz der Bulbus eingefügt erscheint, der wiederum hinten durch die geraden, quergestreiften Muskeln an die Orbita geheftet ist. Sollte sich diese Angabe bestätigen lassen, dann müßte man wohl annehmen, daß lediglich durch die tonische Contraction dieses fast zylinderförmigen, den vorderen Teil des Bulbus umschließenden Muskels, die Protrusio ausgelöst wird. Sattler hat zuerst gegen die Anschauungen Landströms Stellung genommen, indem er diesem Muskel jede Bedeutung bei der Entstehung des Exophthalmus und der Protrusio abspricht. Auch die neuesten Untersuchungen von W. Krauss stellen sich gegen die Landströmsche Auffassung. Er findet, daß in der oberen und unteren Hälfte des vorderen Augapfelbezirkes sowie in den Lidern sich glatte Muskelfasern nachweisen lassen, die in eine Bindegewebslamelle eingelagert ist. Analysiert man die mögliche Funktion dieses Muskels, so deckt sie sich in keiner Weise im Sinne Landströms. Weiter wurde von W. Kraus festgestellt, daß sich die anatomischen Verhältnisse bei den typischen Experimentaltieren (Hund, Katze, Kaninchen) durchaus nicht mit jenen beim Menschen decken und sich so die Ergebnisse von einer Tierspezies auf die andere nicht übertragen lassen. Am nächsten dem Menschen stehen noch die anatomischen Verhältnisse beim Affen. Sympathicusreizversuche beim Affen führen jedoch zu keiner Protrusio. Der geringe Grad, der sich doch nachweisen läßt, ist auch nach Estirpation des Lides zusammen mit der glatten Muskulatur des vorderen Augenhöhlenabschnittes nachweisbar. Kraus meint daher, es könne sich bei der Basedowprotrusio nur um ödematöse Zustände im hinteren Orbitalraum handeln. Sehr zugunsten seiner Annahme führt er das von Saenger häufig beobachtete Ödem des Augenlider an. Auch die Erfolge der Operation von Dollinger — Resektion des äußeren Orbitalrandes — bei hochgradiger Protrusion, werden zugunsten dieser Annahme herangezogen. Unter diesen Umständen dürfte sich die Erklärung der verschiedenen Lidsymptome einfacher gestalten. Sowohl das eigentliche Graefephänomen als auch das Symptom des Klaffens der Lidspalten versuchte bereits v. Graefe selbst abhängig zu machen von einem erhöhten Tonus des von Müller entdeckten glatten Lidmuskels. Der Muskel selbst soll durch Impulse vom Nn. sympathicus nervös gereizt werden. Zugunsten dieser Theorie sind auch einige Angaben aus neuester Zeit zu verwerten. Jessop und Edmunds glaubten nach Adrenalin oder Cocaininstillation ein starkes Klaffen der Lider bemerkt zu haben. Allerdings wurde diesen Angaben widersprochen. Speziell Sattler gibt an, daß er auch nach maximalster Cocaineinträufelung weder Retraction noch Störung der Mitbewegung gesehen hätte. Den geringen Grad von Klaffen bezog er mit Recht auf ein Herabhängen des unteren Lides, das doch beim Basedow nie zu sehen ist. Stellwag sieht die Ursache des weiten Klaffens in einer verminderten Spannung im Kreismuskel der Lider. Speziell die von ihm entdeckte Seltenheit und Unvollständigkeit des unwillkürlichen Lidschlages schien zugunsten einer Schwächung oder beim Graefesymptom sogar für ein zeitweiliges Sistieren dieser Reflextätigkeit zu sprechen. Vor allem muß dem entgegengehalten werden, einerseits daß trotz des starken Klaffens das untere Lid nicht herabhängt und anderseits bei Facialislähmung die Lider nicht weit auseinanderstehen. Wegen dieser Einwände sah sich Sattler veranlaßt, zur Erklärung des Graefesymptoms eine bei Basedow vorkommende Störung im Koordinationszentrum für die konsensuelle Aktion zwischen Levator orbitalis einerseits und dem Heber und Senker des Bulbus anderseits annehmen zu müssen. Sattler hat diese Anschauung aufgegeben und sich nunmehr auch der Theorie von Moebius angeschlossen. „Die Kräfte, die die Augen im wachen Zustande offenhalten, sind stärker als bei Gesunden," sagt Moebius. Er spricht von einem übermäßigen Tonus des das Auge öffnenden Muskels, der bei der Basedowschen Krankheit in dauernder Erregung sich befindet, wie dies bei Aufregungszuständen nur vorübergehend der Fall ist. Nachdem, wie bereits erwähnt, die vom Sympathicus innervierten Lidmuskeln nicht in Betracht kommen, so muß an einen erhöhten Tonus des Levator palpebrae gedacht werden; derselbe wird vom N. oculomotorius innerviert.

Symptome von seiten des Herzens und der Blutgefäße.

Ein Kardinalsymptom der sog. Merseburger Trias bildet die Tachykardie. Kardiovasculäre Störungen sind fast immer die ersten Anzeichen, die sich im Beginne einer Basedowschen Krankheit einstellen. Die Pulsbeschleunigung ist eine dauernde und hält auch bei vollkommener Ruhelage an. Zumeist findet man Werte von 100—160 pro Minute. Werte darüber und selbst 200 und noch mehr bedeuten durchaus nicht Seltenheiten. In einer großen Minderzahl bleiben dagegen Beobachtungen über sonst sichere Basedowfälle, wo die Pulsfrequenz 100 nicht erreicht. Die Tachykardie ist großen Schwankungen unterworfen; im Anfange sind es nicht so sehr körperliche Anstrengungen als vor allem psychische Erregungen, die sofort Steigerung der Pulszahl bedingen. Im späteren Verlauf sind es dann vorwiegend wieder Körperbewegungen, die hohe Acceleration bedingen können; es zeigen sich oft schon Unterschiede im Stehen gegenüber dem Liegen. Relativ gering ist die Zahl der Pulsschläge während der Schlafenszeit. Im Verlauf einer Basedowschen Krankheit gibt es, gerade was die Tachykardie anbelangt, große Schwankungen. Verminderung der Pulsfrequenz im Verlaufe der Erkrankung braucht noch lange nicht eine Wendung zum Besseren bedeuten.

Prinzipiell ist von der Tachykardie das Gefühl des Herzklopfens zu trennen; nur zu oft sieht man Fälle von hoher Frequenz, ohne daß die Patienten sich derselben bewußt wären, während in anderen Fällen mit relativ geringer Pulszahl das subjektive Gefühl vor allem in den Vordergrund tritt. In dergleichen Fällen sind die Klagen der Patienten sehr groß. Wenn man hört, daß über Angstgefühl und Beklemmung geklagt wird, und manchmal sogar Hyperalgesie im Bereiche des linken sensiblen Ulnaris nachweisbar ist, so sind die Erscheinungen ähnlich wie bei der Angina pectoris. Auch zeigt sich, daß die Palpitationen paroxysmenweise auftreten. Gehen solche Anfälle mit großen Schmerzen in der Regio epigastrica einher, so folgt darauf oft das Gefühl großer Erschöpfung. In manchen Fällen habe ich die Beobachtung gemacht, daß bei habitueller Tachykardie zur Zeit des Gefühles von Herzpalpitationen der Pulsschlag eher geringer ist. Palpiert man die Herzgegend, speziell die Herzspitze, so läßt sich sehr oft eine beträchtliche Intensität des Herzstoßes feststellen; bei Besichtigung der Herzgegend sieht man hierselbst eine starke Erregung ablaufen. Auf Grund der bloßen Besichtigung könnte man Hypertrophie oder Dilatation des Herzmuskels erwarten. Speziell in manchen Fällen, die man in das Symptomenbild der Forme fruste einbeziehen dürfte, nehmen die myoerethischen Erscheinungen oft sehr starke Dimensionen an. Im Anfang ist die Herzfigur nicht vergrößert. In manchen Fällen zeigt sich dagegen, speziell wenn auch Atemstörungen (cf. diese) zur Beobachtung kommen, die absolute Herzdämpfung groß, während die relative im Verhältnis dazu kaum vergrößert erscheint; auch röntgenologisch kann man sich davon überzeugen, daß in solchen Fällen eine Herzverbreiterung nicht bestehen muß. Deswegen soll nicht verschwiegen werden, daß in manchen Fällen sehr bald nach Einsetzen der Basedowschen Krankheitserscheinungen Dilatation auftreten kann. Daß weiterhin unter solchen Umständen sich allmählich bei Fortbestehen der Krankheit und des Lebens allmählich Hypertrophie entwickeln muß, ist klar. Röntgenologisch zeigen sich oft, aber durchaus nicht in allen Fällen, starke diastolische Schwankungen. Zumeist sind hier die myoerethischen Erscheinungen auch am stärksten entwickelt. Kocher berücksichtigte die Herzgröße in 80 Fällen: in 40 Fällen war das Herzvolumen normal, in 35 Fällen

Vergrößerung der absoluten Herzdämpfung. Schulze, ebenfalls ein Chirurg, sah in der Hälfte von 50 Fällen eine Vergrößerung der Herzdämpfung; 5 mal betraf die Vergrößerung beide Herzhälften, 18 mal nur die linke, 2 mal nur die rechte. Ich habe in 89 Fällen genaue Herzmessungen vorgenommen: 50 Fälle zeigten röntgenologisch keine Vergrößerung des Herzens, darunter 5 Fälle mit großer absoluter Herzdämpfung; 15 mal zeigte sich eine Verbreiterung des Herzens um 1 cm (9 mal links, 3 mal rechts, 3 mal zweifelhaft wegen Tropfen herzform); 16 mal um $1^1/_2$ cm (5 mal links, 6 mal rechts, 5 mal zeigte sich Verbreiterung beiderseits); 5 mal um 2 cm (1 mal nach links, 2 mal nach rechts, 2 mal doppelseitig); in 3 Fällen betrug die Verbreiterung $2^1/_2$ bis $3^1/_2$ cm (stets beiderseitige Verbreiterung). Wir sehen somit in ca. 44 Proz. der Fälle Herzverbreiterung, 15 mal ausschließlich links, 11 mal rechts, 13 mal beiderseits. Wir müssen hervorheben, daß in allen erwähnten Fällen Klappenfehler auszuschließen waren. Mit Besserung der allgemeinen Beschwerden, nach ev. Heilung, z. B. durch Operation kann das Herz auf Grund der Dämpfung (auch röntgenologisch) wieder normale Größe annehmen. Bei der Auscultation hört man zumeist einen lauten ersten Ton, außerdem sehr oft systolische Geräusche, speziell an der Basis. Aus der Klangfarbe und der Lokalisation lassen sich dieselben zumeist als akzidentelle Geräusche erkennen. Vor allem ist es auch das Wechselvolle der Intensität und des Charakters der Klangfarbe, was für die Qualität des Geräusches ausschlaggebend ist. In nicht so seltenen Fällen hört man, ohne daß eine Mitralinsuffizienz angenommen zu werden braucht, Akzentuation des 2. Pulm.-Tones. Auch die Geräusche verschwinden mit der Besserung oder Heilung sehr bald. In manchen sehr ernsten Fällen — oft bei starken Rauchern oder bei Individuen, die kurz vorher Infektionskrankheiten (Diphtherie, Scharlach oder Influenza) überstanden haben oder sich im Klimakterium befinden — beginnt die Erkrankung sehr bald mit bedrohlichen Herzerscheinungen. Gleich im Anfang kann es zu relativer Tricuspitalinsuffizienz und Stauungserscheinungen kommen. Ähnliche bedrohliche Zustände können sich aber auch mitten im Verlauf einer Basedowschen Krankheit hinzugesellen. Sonst harmlose mit Fieber einhergehende Komplikationen können die unangenehmsten Zufälligkeiten nach sich ziehen. Schwerste Herzerscheinungen können den Patienten im Anschluß oder während einer unter Narkose vorgenommenen Operation treffen. Sind bereits Herzinsuffizienzerscheinungen mit Ödemen oder Ascites eingetreten, so gestaltet sich die Prognose fast immer sehr schlecht, weil zumeist die gewöhnlichen Herzmedikamente nicht ansprechen. Was die Schlagfolge des Herzens anbelangt, so sind Arhythmien ziemlich selten; extrasystolische Arhythmien sah ich unter 89 Fällen nur 2 mal. Viel häufiger als wirkliche Arhythmien sieht man sehr wechselnde Frequenz. Schwankungen im Verlaufe von 2—3 Minuten zwischen 120—80, selbst weniger, sind gar nicht so selten zu notieren, besonders wenn der Puls unauffällig für den Patienten verzeichnet wird. Fordert man solche Individuen auf, tief zu atmen, so zeigen sich Andeutungen von Puls. irreg. respirat; bei manchen, selbst älteren Individuen kann er auch voll ausgeprägt nachweisbar werden. Auch sonst können in solchen Stadien von relativer Bradykardie die einzelnen Pulse ungleich lange sein (infantiler Puls im Sinne von Mackenzie). Es soll weiter noch erwähnt werden, daß sich in solchen Fällen, teils durch Druck auf das Auge, teils durch Reizen der Nasenschleimhaut mit Tabakrauch oder Ammoniak Bradykardie provozieren läßt. Tritt gleichzeitig mit kardialer Verschlimmerung (Dyspnoe, Cyanose, Herabsetzung des Blutdruckes, ev. Ödeme) Bradykardie auf, so muß dies als schlechtes Symptom aufgefaßt werden. Ich sah einen ähnlichen Fall wie Krug. Die Sektion zeigte eine alte und eine recente Myokarditis. Große Schwankungen kann der Blutdruck darbieten: wenn man die neueren Untersuchungen berücksichtigt, so findet man, daß der Druck herabgesetzt, normal oder erhöht sein kann. Von den bereits erwähnten 89 Fällen zeigten — die Zahlen beziehen sich auf Zeiten von relativem Wohlbefinden — 30 Fälle Werte unter 100 (Gärtner), 25 Werte zwischen 100—120, 23 Werte zwischen 120—135, 10 Fälle zwischen 135—150, 1 Fall 160. Macht man täglich mehrmals Untersuchungen, so zeigen sich auch hier Schwankungen; dieselben halten sich aber in der Regel — abgesehen von Komplikationen — innerhalb mäßiger Grenzen (Unterschiede zwischen 20—25 mm). Von kardiovasculären Erscheinungen wären noch die starken Pulsationen der sichtbaren Gefäße zu erwähnen. Die Carotiden zeigen sich zumeist weiter und oft auch geschlängelt, ohne jedoch schon Symptome von Arteriosklerose darzubieten. Im Gegenteil, die Gefäßwandungen sind zumeist auffallend weich. Die Erweiterungen können sich streckenweise stärker geltend machen und daselbst oder erst an Umbiegungsstellen und Verzweigungen deutliches Schwirren provozieren. Am besten lassen sich diese Erscheinungen an der Carotis und ihren Verzweigungen oder auch an der Temporalis erkennen. Durch das starke Pulsieren kann der Kopf in rhythmische Erschütterungen versetzt werden, wie man dies sonst nur noch bei der Aorteninsuffizienz sieht. In viel geringerem Maße kann der Puls auch über der Aorta abdominalis wahrnehmbar werden. Sehr oft besteht an den Fingern Capillarpuls.

Man hat den Eindruck, daß das Nervensystem des Herzens einen Hauptangriffspunkt für jene Gifte darstellt, die bei der Basedowschen Krankheit im Körper zu zirkulieren scheinen. Ebenso dürften auch die Vasomotoren mitbeteiligt sein. Wenn man Wert darauf legt, daß Patienten mit Basedowscher Krankheit die große Neigung zeigen, rasch hintereinander zu erröten und dann wieder zu erblassen, so wäre vor allem zu bemerken, daß dieses Symptom durchaus nicht nur den Basedowikern zukommt, sondern viel häufiger noch bei anderen nervösen Krankheiten zu sehen ist. Dasselbe gilt auch von den flüchtigen Erythemen, fleckenförmigen Rötungen, die bald halbseitig, bald mehr diffus zur Beobachtung kommen. Häufig ist die plötzliche Rötung einzelner Hautabschnitte mit dem Gefühl von Hitze verbunden. Dieses Symptom kann bei manchen Basedowkranken besonders stark in den Vordergrund treten. Charakteristisch für solche Leute kann sein, daß sie im strengsten Winter mit Vorliebe bei offenem Fenster existieren und, um diesem Gefühle zu begegnen, ganz dünne Kleider tragen müssen. Trotzdem zeigen diese Individuen in der Regel keine erhöhte Körpertemperatur. An dünnen Schleimhautpartien dürften plötzliche Blutschwankungen in den Capillaren zu Zerreißungen führen. Man hat an solche Verhältnisse zu denken, wenn irgend welche Basedowiker sich über Nasenblutung oder über Metrorrhagien beklagen. An anderen Schleimhautpartien stellen solche Blutungen große Seltenheiten dar (Magenblutungen, Blutungen in der Lunge und an der Haut). Viel häufiger sieht man dagegen bei Basedowikern sehr stark ausgeprägten Dermographismus. In manchen Fällen kann die berührte Stelle nicht nur rot werden, sondern auch anschwellen. In anderen Fällen wieder sieht man gleichsam einen negativen Dermographismus, indem die betreffende Stelle nicht rot, sondern eher blaß wird. Hier ist auch zu erwähnen, daß manche Basedowiker sehr von Urticaria geplagt werden, ebenso auch vom Pruritus. Inwiefern das umschriebene Hautödem mit Vasomotorenstörung zusammenhängt, ist noch nicht vollkommen sichergestellt. Jedenfalls läßt sich sagen, daß auch dieses

Symptom, das ebenfalls selbständig vorkommen kann, auch bei der Basedowschen Krankheit durchaus nicht eine so große Seltenheit darstellt. An dieser Stelle wäre auch der intermittierende Gelenkshydrops zu erwähnen, der allerdings nur einige Male bei Basedowikern beschrieben wurde. Im Gegensatz dazu muß festgehalten werden, daß es sichere Basedows gibt, bei denen Vasomotorenerscheinungen in relativ geringem Ausmaße zu sehen sind. Dies gilt aber auch ganz im allgemeinen, so daß all die besprochenen Gefäß- und Capillarstörungen durchaus nicht bei allen Basedows nachweisbar sein müssen, ebenso wie es bekannt ist, daß die Intensität dieser Erscheinungen eine sehr wechselnde ist und häufig mit der Agravierung des gesamten Zustandes auch mehr in den Vordergrund tritt.

Hautsymptome.

Auch die Haut ist Sitz mancher Erscheinungen, die bei der Basedowschen Krankheit eine Rolle spielen können. Sehr viele Kranke klagen z. B. über eine gesteigerte Transpiration. Dieselbe kann sich so steigern, daß es zu förmlichen Schweißausbrüchen kommt. Die Haut solcher Kranken fühlt sich bereits im Ruhezustand feucht an. Die geringsten psychischen Erregungen, viel weniger Anstrengungen der Muskulatur, können genügen, um die Transpiration enorm zu steigern. Die Schweißabsonderung kann auch an Stellen auftreten, die unter normalen Verhältnissen überhaupt nicht transpirieren. Der Schweißausbruch kann halbseitig sein, ist aber zumeist diffus oder auf einzelne Stellen beschränkt (Kopf oder Extremitäten). Die Schweiße hängen nicht mit der Überfüllung der Capillaren der betreffenden Partien zusammen, sondern sie sind nervöse Reizerscheinungen für sich. In unmittelbarem Zusammenhang damit steht das Vigourouxsche Zeichen: das ist die Herabsetzung des elektrischen Widerstandes der Haut. Die Ursache davon ist nicht die bessere Füllung der Haut mit Blut, sondern die gleichmäßige Durchtränkung mit Schweiß (Kahler). Die Haut vieler Basedowkranker fühlt sich weich, sammetartig, gut geglättet an. Bei manchen Basedowkranken kann aber auch über das Gegenteil berichtet werden, nämlich über auffallend trockene Haut mit fehlenden Schweißen. Indem die Haut sich stark abschilfernd darbietet, kann sie ähnliche Beschaffenheit zeigen, wie die des Diabetikers. Auch besonders starke Gänsehautbildung ist in manchen Fällen zu beobachten. Außerdem soll betont werden, daß sich zumeist Gänsehautbildung und Neigung zu Schweißen gegenseitig fast ausschließen. Relativ häufig sieht man bei Basedowikern abnorme Pigmentierungen. Dieselben erinnern in vieler Beziehung — speziell was die Farbe und Lokalisation anbelangt — an die Chloasmaflecken, wie sie bei schwangeren Frauen vorkommen. Hauptsächlich sieht man sie im Gesichte (an Lidern und der Haut unter den Augen), am Hals und Brustwarzen, um den Nabel, in der Knie- und Ellbogengegend, sowie in der Achsel und Genitalgegend. Nie sieht man Schleimhautpigmentierungen wie sie bei der Addisonschen Krankheit zur Beobachtung kommen. Die Intensität dieser Pigmentierungen ist eine sehr wechselnde, sie werden intensiv bei Verschlimmerung, besser zur Zeit eines relativen Wohlbefindens und verschwinden zumeist mit der Heilung. Auch diese Symptome begleiten durchaus nicht alle Basedowfälle. Weniger Interesse erheischen die Vitiligoflecke, nachdem dieselben oft schon vor Ausbruch der Krankheit vorhanden waren und auch nach Ausheilung ev. noch weiter bestehen können. In manchen Fällen kann man sich allerdings nicht des Eindruckes erwehren, daß ein Parallelismus mit dem Verlaufe des B. bestehen kann. Da man bei vielen Basedowkranken beobachtet, daß während der Erkrankung die Haare sehr reichlich ausfallen und zwar nicht nur die des Kopfes, sondern auch im Barte, den Augenbrauen und überhaupt an allen behaarten Stellen, so müssen wir in dieser Tatsache doch etwas Charakteristisches für den Basedow erkennen. Interessant sind die Beobachtungen, wo es sich um einen halbseitigen Prozeß handelt. Mit der Besserung der Krankheit fangen die kahlen Stellen an wieder Haarwuchs zu zeigen. Oft bleibt er allerdings aus. Der Haarausfall ist ein relativ häufiges Symptom des Basedow. Sattler sah es in 23 Proz. seiner Fälle. In sehr sehr seltenen Fällen wird frühzeitiges Ergrauen der Haare als Symptom des Basedow beschrieben. Auch Nägel und Zähne zeigen gelegentlich Anomalien, erstere können brüchig und rissig, letztere rasch cariös werden.

Tremor.

Ein ziemlich typisches, aber ebenfalls ein nicht unbedingt konstantes Symptom ist der Tremor, der manchmal über den ganzen Körper ausgebreitet sein kann; derselbe ist ein sehr rascher und gleichmäßiger, die Exkursionen der einzelnen Zitterbewegungen sind verhältnismäßig gering: man spricht von feinschlägigem Tremor (7—10 Schwingungen pro Sek.). Trotzdem gibt es aber auch hier Schwankungen, indem oft Zitterbewegungen von größerer und wieder kleinerer Amplitude aufeinander folgen. Der Tremor kann grobschlägiger werden durch psychische Erregungen, nicht so sehr durch Körperanstrengungen. Von Sattler wird darauf Gewicht gelegt, daß auch schon beim normalen Menschen (gemessen mit feinen Apparaten) leichte Zitterbewegungen vorkommen, die die gleiche Frequenz zeigen wie die der Basedowiker. Der Tremor ist oft ein Frühsymptom; im allgemeinen zeigt sich derselbe im Stehen deutlicher als im Liegen. Daß sich der Tremor auch an den unteren Extremitäten zeigt, ist selten; halbseitiges Zittern findet sich nur in wenigen Arbeiten beschrieben, geringere Beteiligung einer Seite öfter. Die Gesichtsmuskulatur bleibt bis auf die Lider verschont. Fordert man die Pat. auf, das Auge halb zu schließen, so sieht man oft ein leichtes Zittern der Lider (Rosenbachsches Phänomen). Dieses Symptom ist aber durchaus nicht charakteristisch für die Basedowsche Krankheit, indem es bei sehr vielen nervösen Individuen vorkommen kann, wie ja der Tremor überhaupt. Etwas Ähnliches gilt vom Zungentremor. Es ist möglich, daß der Tremor der Lider mit einer Innervationsstörung des Levator palpebrarum zusammenhängt; ätiologisch wäre das von Bedeutung wegen des eventuellen Zusammenhanges mit dem Graefephänomen. Auch dieses Symptom kann im Verlauf der Krankheit einen ausgesprochenen Wechsel darbieten, und ist oft genug ein Parallelgehen mit einer ev. Verschlechterung des Gesamtzustandes zu konstatieren. Daß der Tremor den Pat. Beschwerden macht, indem er sie vielleicht beim Schreiben hindert, ist selten. Meist sind sich die Pat. ihres Tremors nur gering bewußt. Die Häufigkeit des Tremors bei der Basedowschen Krankheit ist eine so ausgesprochene, daß man fast Charcot recht geben muß, der den Tremor als ein Kardinalsymptom der Basedowschen Krankheit bezeichnet wissen will. Eine Modifikation des Tremors wurde von Kahler als choreatisches Zittern beschrieben. Es ist nicht zu leugnen, daß bei manchen Basedowkranken oft ruckweise, ganz unwillkürliche Bewegungen speziell des Kopfes und der Extremitäten zu sehen sind, die etwas an Chorea erinnern.

Minor hebt das Symptom des saccadierten Atmens hervor, das am besten beim Exspierieren und bei leiser Spannung der Stimmbänder zu hören ist, und das er zum Teil von einem Tremor der Stimmbänder abhängig sein läßt.

Andere nervöse Störungen.

Wenn wir die Literatur der Basedowsymptomatologie durchsehen, so finden wir sehr häufig die verschiedensten nervösen Komplikationen, die uns fast alle als Krankheiten sui generis bekannt sind, mit der Basedowschen Krankheit vergesellschaftet. Wir erwähnen hier echte Chorea, Nystagmus, Epilepsie, Hysterie, Neurasthenie, echte Lähmungen, wie besonders Ophthalmoplegien oder Lähmungen anderer bulbärer Nerven, Hemiplegien, progressive Muskelatrophie, Neuritiden, Myasthenien, Hemikranie, Tabes dorsalis, traumatische Neurose. Auf die diagnostische und ätiologische Bedeutung dieser einzelnen Komplikationen, die nicht zum wahren Symptomenbilde der Basedowschen Krankheit gehören, wird später eingegangen werden.

Psychische Störungen.

Anders verhält es sich mit Störungen der Psyche, die sehr häufig bei der Basedowschen Krankheit zu sehen sind und nicht als zufällige Komplikationen in Betracht kommen. Die mildeste Art verrät sich durch eine ungewöhnliche Reizbarkeit, Unruhe und Unbeständigkeit des Patienten. Der oft plötzliche Wechsel des Charakters, der bei intelligenteren Leuten um so mehr auffällt, läßt die Unruhe noch viel deutlicher hervortreten. Wir klinischen Ärzte haben darunter manchmal sehr zu leiden, indem es oft schwer wird, Basedowkranke, die dauernd beobachtet werden sollen, zu längerem Aufenthalt in der Klinik zu veranlassen. Wechsel zwischen heiterer Stimmung und depressiven Zuständen sind sehr häufig zu bemerken; dabei klagen die Leute oft über Abnahme des Gedächtnisses und Schlaflosigkeit; Störungen im psychischen Gleichgewicht werden gewöhnlich als die ersten Anzeichen eines beginnenden Basedow hingestellt. Die Intensität dieser Störungen geht oft parallel mit Änderungen im Verlaufe des Basedow selbst. Allerdings muß bemerkt werden, daß genügend viele Fälle gar keine psychische Störungen zeigen, ebenso, daß dieselben durchaus nicht die Begleiterscheinungen von besonders schweren Fällen sein müssen. Der Übergang von einer bloß psychischen Störung zu einer wirklichen Psychose ist bei der Basedowkrankheit schwer zu erkennen. Die oft ganz unmotivierten Erregungen können überleiten zu maniakalischen Exaltationen, die in schweren Fällen auch Wahnbildungen und Sinnestäuschungen darbieten können. Sattler unterzieht die Beobachtungen, die er aus der Literatur sammeln konnte, einer diesbezüglichen Revue und stellte fest, daß er bei mehr als 150 Fällen von Psychosen, die im Gefolge von Basedow zur Beobachtung kamen, Symptomenbilder herausschälen konnte, die von manisch depressivem Irresein nicht gut zu trennen waren. Es ist weiter zu bemerken, daß relativ viele von diesen Fällen im manischen Anfall letal endeten. In anderen Fällen treten die psychischen Störungen unter dem Bilde der Melancholie auf, und zwar nicht bloß in Fällen im Rückbildungsalter, sondern bei manchen auch in einer früheren Lebensperiode. Nicht wenige Fälle endeten durch Selbstmord. Wieder andere Fälle verfielen während der Basedowschen Krankheit in Dementia praecox. Auch Zwangsvorstellungen, Halluzinationen, Paranoia und akutes Delir kamen zur Beobachtung. Speziell das Delirium acutum kann das manisch depressive Irresein kurz vor dem letalen Ende beschließen. Sattler kommt zu dem Schlusse, daß es keine typische Basedowpsychose gibt. Dagegen meint er, daß die verschiedenen Psychosen nicht nur zufällige Komplikationen dieser Krankheit darstellen, sondern daß die Basedowsche Krankheit gleichsam das Terrain für die Entwicklung der Psychose vorbereitet, auf dem eine Geistesstörung leichter zur Entwicklung kommt, und daß anderseits der Basedow der Psychose einen bestimmten Stempel aufzudrücken imstande ist. Es muß weiter bemerkt werden, daß Psychosen den Basedow einleiten können; anderseits sehen wir Fälle, wo sie erst im Verlaufe der Krankheit hinzukommen. Daß Psychosen die Prognose der ganzen Krankheit relativ ungünstig beeinflussen, ist oftmals beobachtet worden. Auch hier muß auf das Wechselvolle in der Qualität der Psychosen aufmerksam gemacht werden; wir sehen sogar Fälle, wo sich die einzelnen Psychosen gegenseitig ablösen können. Wir werden übrigens auf diese Symptome noch später einzugehen haben.

Symptome von seiten des Darmkanales.

Auch der Verdauungsakt ist vielfach Angriffspunkt des Schilddrüsengiftes. Die unangenehmsten Symptome sind das Erbrechen und die oft unstillbaren Diarrhöen. Beide stellen sich ohne nachweisbare Veranlassung ein. Das Erbrechen tritt oft im nüchternen Zustande auf, wobei das Entleerte vorwiegend aus wässerig-schleimigen Massen besteht. Die Anfälle sind häufig paroxysmenartig und erinnern etwas an die tabischen Krisen, mit denen sie auch das gemeinsam haben, daß sie plötzlich kommen und ebenso unvermittelt verschwinden; dabei haben die Patienten Appetit. Solche Anfälle sind prognostisch höchst unangenehm zu bewerten, nachdem sie den ohnehin schon geschwächten Organismus nur noch weiter schädigen können. Zum mindesten steigern sich die nervösen Reizerscheinungen. In zwei Fällen sah ich röntgenologisch am Magen ähnliche Erscheinungen wie beim spastischen Sanduhrmagen. In einem Falle konnten wir hohe Salzsäurewerte finden, in den anderen, wenn überhaupt darauf geachtet wurde, waren die Werte wenigstens nach oder vor den Anfällen normal, in einigen Fällen jedoch auch vermindert. Das Erbrechen ist, wenn es auch nicht immer zu schweren Attacken kommen muß, immerhin ein häufiges Symptom. Sattler unterzog sich der Mühe, eine Statistik darüber anzustellen und findet Erbrechen in 15 Proz. der Fälle. Viel häufiger finden wir bei Basedowkranken Durchfälle. Ebenfalls ganz ohne Veranlassung kommt es zu Entleerungen, die auch mit kolikartigen Schmerzen verbunden sein können. Daß täglich 4—5 diarrhoische Stühle abgesetzt werden, ist nichts Atypisches. Charakteristisch für diese Diarrhöen ist, daß sie sich den üblichen therapeutischen Maßnahmen gegenüber sehr widerstandsfähig zeigen. Oft verschwinden sie ganz plötzlich. Wenn sie nicht sehr stark sind, bereiten sie dem Patienten wenig Beschwerden, weil der Appetit dabei nicht wesentlich in Mitleidenschaft gezogen zu sein braucht. Besteht aber gleichzeitig auch Erbrechen, so bedeuten beiderlei Symptome Gefahren für die Kranken. Wie bei manchen Basedowkranken psychische Erregungen Steigerung der Tachykardie auslösen oder Schweißausbrüche oder starken Tremor provozieren, ebenso zeichnen sich manche Kranke dadurch aus, daß sie auf psychische Emotionen mit Diarrhöen reagieren. Charakteristisch für viele Formen der Diarrhöe ist, daß sie abwechseln können mit hartnäckiger Obstipation (spastischer Form). Sattlers Statistik berichtet, daß in 30 Proz. der Fälle Diarrhöen zur Beobachtung kamen; in seltensten Fällen können die Diarrhöen blutig sein (ebenso selten wurde Bluterbrechen berichtet). Von großem Interesse ist, daß in manchen Fällen Störungen der Fettresorption vorkommen können, man sieht in solchen Fällen Fettstühle. Nachdem Pankreaspräparate auf den Verlauf keinen Einfluß nehmen, sind sie auf Resorptionsstörungen zu beziehen

(Salomon). Es muß betont werden, daß die Fettstühle zumeist ohne Diarrhöen
auftreten. Dies ist deswegen wichtig, weil es zeigt, daß das Auftreten der
Fettstühle nicht durch e ne beschleunigte Peristaltik erklärt zu werden braucht.
Im Anschluß an die Basedowsymptome im Bereich des Verdauungstraktes wäre
noch die Tatsache zu erwähnen, daß bei ziemlich vielen Kranken auch über
Speichelanomalien geklagt wird. So hört man von mancher Seite über Trockenheit des Mundes klagen; andere Basedowkranke zeigen dagegen wieder übermäßige Speichelsekretion. Betreffs der Mundhöhle wäre noch zu erwähnen, daß
bei sehr vielen Basedowkranken große Tonsillen zu sehen sind; dieselben sind
oft stark zerklüftet. Dasselbe gilt auch von der Rachenmandel. Sind die Tonsillen
groß, so ist häufig auch der ganze lymphatische Apparat deutlicher zu sehen,
speziell die Zungenfollikel am Schlundring sind mächtig vergrößert. Im Anschluß
daran wäre noch zu berichten, daß es gelegentlich auch gelingt, eine große
Thymusdrüse zu vermuten. Dies geschieht weniger mittels Perkussion als viel
besser unter Zuhilfenahme der Röntgenstrahlen. Doch muß betont werden, daß
eine Entscheidung, so wünschenswert sie auch wäre, selten eindeutig getroffen
werden kann. In der Literatur werden einige Fälle von komplizierendem Ikterus
bei Basedow angeführt, und Gelbsucht gilt als Signum mali ominis. Untersucht
man die Fälle genauer, so handelt es sich fast stets um Komplikationen (Mourignaud et Bouchut).

Symptome von seiten des Respirationsapparates.

Auch der Respirationsapparat wird gelegentlich in Mitleidenschaft gezogen.
Außer der durch den Kropf bedingten Trachealstenose, eventuell auch der durch
Abductorenlähmung bedingten Dyspnoe, zeigen Individuen, die keine große
Struma haben, Atemstörungen, die anfallsweise exacerbieren: das Kropf-
asthma; aber auch ohne Paroxysmen zeigt sich die Atemfrequenz oft erhöht,
ohne daß die unmittelbare Ursache im Herzen zu suchen wäre. Bei Aufregungszuständen steigert sich die Atemfrequenz, allerdings auch bei Körperanstrengungen. Die Patienten klagen häufig über das Gefühl von Kurzatmigkeit;
gelegentlich kommt es auch zu Reizhusten, der viel Ähnlichkeit mit dem
der Hysterie hat; es fehlt dabei jegliche Expektoration oder ein objektiver
Lungenbefund. Interessant ist, daß die Atmung beim Basedowiker überhaupt
nicht immer rhythmisch erfolgt. Häufige, kleine und oberflächliche Inspirationen
wechseln ab mit einzelnen tiefen Atemzügen, dazwischen kommen Atempausen von mehreren Sekunden Dauer vor. Die tiefen Inspirationen sind oft als
Seufzer zu hören (Hofbauer). Auch wird über Laryngospasmus berichtet.
Bryson hat zuerst darauf hingewiesen, daß Basedowkranke häufig nicht
imstande sind, selbst bei der Intention, tief zu atmen, den Brustkasten bis
zu den normalen Grenzen zu erweitern. Wir möchten weiter noch berichten,
daß gleichzeitig damit auch Hochstand des Zwerchfelles vorkommt, und hier
die Differenz zwischen absoluter und relativer Herzdämpfung eine sehr geringe
sein kann.

Der Geschlechtsapparat bei M. Basedowii.

Störungen von seiten der Genitalorgane sind bei Frauen häufig zu beobach-
ten; wenigstens hat man bei Basedowkranken oft Gelegenheit, Klagen über
Menstruationsstörungen zu hören. Dieselben bestehen zumeist in zu geringer
Intensität, Unregelmäßigkeit und Seltenheit der Menses; aber auch über

das Gegenteil hört man klagen. In schweren Fällen kann die Periode vollkommen ausbleiben. Freund sah in einigen Fällen atrophische Zustände am Genitale. Wenn man bedenkt, daß Basedow und Status thymicus sich häufig kombinieren, so werden wohl die gedachten Schädigungen mehr mit einer gewissen Minderwertigkeit des Individuums überhaupt zusammenhängen als mit dem Basedow selbst. Auch die Mammae können frühzeitig und viel rascher und stärker abmagern als der übrige Körper. Aber auch das Gegenteil ist bekannt. Beim Mann findet man manchmal auffallend kleine Testes; hier wird wohl ebenfalls an Status thymicus zu denken sein.

Der Stoffwechsel bei M. Basedowii.

Typisch für die Basedowsche Krankheit ist die Stoffwechselanomalie, am kenntlichsten wohl daran, daß Individuen trotz reichlicher Nahrungsaufnahme und nicht gestörter Verdauung hochgradig abmagern; gleichzeitig ist damit auch ein deutliches Schwächegefühl im ganzen Körper verbunden. Gerade dies kann eines der frühesten Symptome darstellen. Dasselbe kann plötzlich oder allmählich sich einstellen. Zu Zeiten, wo sich die anderen Symptome verschlimmern, treten auch die Stoffwechselstörungen am meisten in den Vordergrund. Fr. Müller hat als erster versucht, den Grund der Abmagerung klarzulegen, und hat so die Stoffwechselstörung erkannt. Er konnte durch genaue Analysen feststellen, daß trotz entsprechender Nahrungszufuhr und Resorption, der Körper mehr N verliert als seinem Körpergewichte eigentlich zukommt. Weitere Untersuchungen haben dann gezeigt, daß nicht nur ein erhöhter Eiweißzerfall eine Rolle spielt, sondern daß, auf Grund des Studiums des Grundumsatzes, Fett und Kohlehydrate viel mehr eingeschmolzen werden als die Eiweißkörper. Am oxydativ vermehrten Abbau des Eiweißes beteiligen sich selbstverständlich auch die Mineralstoffe, so daß auch der Salzstoffwechsel gesteigert erscheinen muß. Die Stoffwechselstörungen, die somit auf einem allgemein gesteigerten Grundumsatz beruhen, zeigen große individuelle und graduelle Unterschiede. Am konstantesten verhält sich noch der Sauerstoffverbrauch: während er beim normalen Menschen pro Kilogramm zwischen 3,5—4,0 ccm beträgt, zeigen sich bei Basedowikern fast immer selbst in leichteren Fällen Werte über 4,5. Sie können aber auch 6—7 ccm betragen (Magnus-Levy). Aus den vielen mühevollen Untersuchungen läßt sich somit der Schluß ziehen, daß die Abmagerung, die bei der Basedowschen Krankheit eine so große Rolle spielt, wohl auf einer krankhaften Steigerung des Verbrennungsprozesses im Organismus beruhen muß. Der gesteigerte Oxydationsprozeß kann ebenfalls, wie die anderen Basedowsymptome, Besserungen und Verschlechterungen zeigen. Die Abmagerung kann plötzlich einsetzen und intensivst einwirken. In solchen Fällen sprechen die Franzosen von crises d'amaigrissement (Huchard). Im allgemeinen kann man auch von den Stoffwechselstörungen sagen, daß sie fast immer mit Verschlimmerungen der nervösen Symptome parallel gehen. Wir sehen somit, daß das Calorienbedürfnis des Basedowikers über das normale Durchschnittsmaß bedeutend gesteigert ist. Auch beim normalen Menschen sehen wir gelegentlich ein gesteigertes Sauerstoffbedürfnis, nämlich bei schwerer Arbeit; dasselbe kann durch entsprechende Nahrungszufuhr paralysiert werden. Der Basedowiker verhält sich also in der Ruhe wie ein fortarbeitender, normaler Mensch. In leichten Fällen kann dem Körperverfall noch durch eine vermehrte Calorienzufuhr begegnet werden; ist dagegen das Calorienbedürfnis das gleiche wie beim gesunden

Organismus, so erfolgt Abmagerung. Auf die. eigentliche Ursache soll später eingegangen werden. Daß der Verbrennungsprozeß beim Basedow gesteigert ist, zeigt sich auch an der Körpertemperatur. Dieselbe ist in vielen Fällen erhöht, zum mindesten steht sie an der oberen Grenze des Normalen. Auch hier zeigen sich große Schwankungen, sie gehen meist mit den übrigen Basedowsymptomen parallel, indem auch die Temperatur bei Verschlimmerungen höher werden kann. Es muß betont werden, daß in vielen Fällen, wo der Pat. über Hitzegefühl klagt, die wirkliche Temperatur durchaus nicht hoch sein muß, und umgekehrt. Wenn Basedowiker infolge von interkurrenten Krankheiten zu Fiebersteigerungen Anlaß geben, so zeigen sich dann erst Erscheinungen von Hyperthermie.

Es ist nun weiter festgestellt worden, daß viel Basedowiker auch zur alimentären Glykosurie hinneigen (Glycosuria e sacharo). Dies braucht jedoch durchaus nicht immer ein Symptom eines schweren Falles zu bedeuten, obwohl sich gerade jene Fälle mit hochgradiger Abmagerung besonders dazu eignen. Die alimentäre Glykosurie ist in den Fällen von abgelaufener Basedowscher Krankheit nicht mehr nachweisbar. Hirschel, der sich mit dieser Frage viel beschäftigt hat, vertritt den Standpunkt, daß die alimentäre Glykosurie gleichsam einen Index darstellt für die Schwere der bestehenden Schilddrüsenvergiftung. Seine Annahme, daß fehlende Glykosurie ein Symptom eines bereits abgelaufenen Basedow darstellt, dürfte wohl kaum mit den Tatsachen vereinbar sein. Zeigt sich bei Basedowkranken, daß sie schon bereits nach Zufuhr von Amylaceen Zucker im Harn haben, dann ist eigentlich kein prinzipieller Unterschied gegenüber dem Diabetes vorhanden, und man kann dann wohl mit Recht von einer Kombination von Basedow und Diabetes reden. Diese Kombination ist zum mindesten eine relativ häufige. Man sieht oft Individuen, die in der Jugend Basedow gehabt haben und im Alter dann an echtem Diabetes erkranken. Das große Material Kochers gestattet anzunehmen, daß in 2 Proz. der Fälle Glykosurie vorkommen kann. Auf die Berechtigung, hier von einer Kombination oder von einem ursächlichen Zusammenhang zu sprechen, wird später eingegangen werden. Das eine soll hier noch erwähnt werden, daß hereditäre Verhältnisse eine große Rolle spielen, d. h., daß in Familien, in denen Diabetes und Fettsucht vorzukommen pflegen, auch Basedow vorkommt und umgekehrt. Das Wort Disposition spielt hier eine große Rolle. Das eine Symptom des Diabetes: Polyurie, kann auch beim Basedow unabhängig von der Glykosurie vorkommen. Nachdem in diesen Fällen der Harn kein hohes spez. Gewicht hat, erinnert dieser Zustand eher an einen Diabetes insipitus. Sattler sagt, daß in 13,5 Proz. der Fälle Polyurie vorkommen kann. Daß gleichzeitig damit auch Polydypsie bestehen muß, ist wohl selbstverständlich. Auch Albuminurie kann man beim Basedowiker finden, doch ist sie wohl nie hochgradig; Sattler findet sie in 11 Proz. seiner Fälle.

Blut und Knochensystem bei M. Basedowii.

In jüngster Zeit hat man auf zwei weitere Organsysteme bei der Basedowschen Krankheit das Augenmerk gerichtet, nämlich auf das Blut und das Knochensystem. Ein leichter Grad von Anämie macht sich oft schon als Frühsymptom geltend; dieselbe kann im Verlauf der Krankheit zunehmen, besonders in kachektischen Fällen, ohne daß jedoch ein direkt ursächliches Verhalten zur Basedowschen Krankheit bestände. In der Mehrzahl der Fälle (hauptsächlich handelt es sich hier um nicht vollkommene Formen von Hyperthyreoidismus) sind die roten Blutkörperchen wenig von der Norm abweichend und auch das Verhalten zum Hämoglobingehalt ist nicht wesentlich gestört, selbst in Fällen von ausgesprochener Kachexie. Oft ist die Zahl bei jungen weiblichen Individuen höher als normal (über 5 Mill. im Kubikmillimeter). Bloß in Fällen, wo sich der Basedow einer schon bestehenden Chlorose gleichsam aufgesetzt hat, dürfte sich der Hämoglobingehalt im Verhältnis zur Erythrocytenzahl zu gering gestalten. Die Zahl der weißen Zellen zeigt oft ebenfalls keine nennenswerte numerische Änderung. In einer großen Anzahl von Fällen werden nur ca. 5000 gezählt. Dagegen zeigen sich vielfach fast typische Veränderungen in der prozentischen Zusammensetzung der weißen Blutzellen (Kocher, Caro, Jagič und Gordon). Wir finden fast immer eine Lymphocytose bis zu 60 Proz., und zwar eine absolute, nicht nur eine entsprechend der eventuell bestehenden Leukanämie relative. Die Reduktion der Weißen macht sich dagegen betreffs der neutrophilen polynucleären geltend (sie sinkt bis zu 40 Proz.) — neutrophile Leucopenie. Statt den normalen absoluten Werten: 5000, kann die Zahl auf 2000 herabgesunken sein. Im Gegensatz dazu sind die Lymphocyten (einschließlich der großen mononucleären Formen): (normal — 1500 bis 2000), beim Basedow oft auf 5000 vermehrt. Auch die eosinophilen Zellen sind oft vermehrt, bis zu 8 Proz. Caro erhielt nach Schilddrüsenfütterung Zahlen bis zu 20 $^0/_0$. Kocher meint, daß die Hyperlymphocytose nicht so sehr den schweren Fall kennzeichnet, als vielmehr die Leukanämie. Bei interkurrierendem Fieber kann es trotz Steigerung der Basedowsymptome zu Polynucleose kommen (Roth). Es soll dem betreffenden Kapitel insofern vorgegriffen werden, als wir hier angeben, daß nach der Strumektomie sich das Blutbild wesentlich ändert. Unmittelbar nach einer gelungenen Operation kommt es oft zu einer Vermehrung der Weißen, wobei die neutrophilen polynucleären Zellen überwiegen (unmittelbare Operationswirkung), dann fallen allmählich die Zahlen ab. Die Neutrophilen nähern sich, sowohl prozentual als auch absolut, normalen Werten, während das Umgekehrte von den Lymphocyten gilt — postoperativer Lymphocythensturz. Es ist wichtig, zu wissen, daß ganz ähnliche Effekte bereits nach Ligatur von Schilddrüsenarterien zu sehen sind. Für Kocher ist das Verhalten der weißen Blutzellen entscheidend für die Auffassung eines Falles als Hyperthyreose überhaupt, vor allem aber auch für die Beurteilung der Prognose einer Thyrectomie. Nach seiner Ansicht ist es nicht nur ein Frühsymptom. sondern auch ein Kriterium, ob der betreffende Fall geheilt, resp. zweckmäßig behandelt wurde. Überblickt man die Nachuntersuchungen (Baruch, Sudeck), so dürften die Anschauungen Kochers einzuschränken sein. Schilddrüsenfütterung gesunder Individuen kann ähnliche Blutbefunde erzeugen (Caro). Wir möchten nun weiterhin betonen, daß in manchen sicheren Fällen von Basedowscher Krankheit auch die Lymphocytose oder die Eosinophilie fehlen kann. In neuester Zeit meint Lampé, die Basedowsche Lymphocytose sei nicht direkt von der Schilddrüse, sondern von der Thymus abhängig. Kottmann sowie Lidsky fanden bei Basedowkranken eine Verlangsamung der Gerinnungsgeschwindigkeit des Blutes. Im Anschluß daran wäre dann zu erwähnen, daß in vielen Fällen von Basedow auch die Lymphdrüsen speziell in der Nähe der Schilddrüse anschwellen können. Fr. Müller meint, daß diese Lymphdrüsenschwellungen doch zur Schilddrüse eine gewisse Beziehung haben müssen, da sie auf die Halsregion beschränkt sind. Kocher bestätigt diese Angabe vom chirurgischen Standpunkte. Auf das Verhalten der Thymus und der Tonsillen ist schon eingegangen worden. Die Milz zeigt keinerlei Veränderungen.

Holmgren geht von der Beobachtung aus, daß seine Basedowkranken, speziell wenn sie noch im jugendlichen Alter standen, eine auffallende Größe zeigten; er sammelte sodann aus der Literatur die jugendlichen Basedows und kam zu dem Schlusse, daß tatsächlich solche Kranke in der überwiegenden Zahl eine bedeutende Körperlänge darbieten. Im späteren Alter scheint sich das wieder auszugleichen. Wenn man die Betrachtungen von Holmgren, die auf einem großen Tatsachenmaterial basieren, überblickt, und sich andererseits wieder vergegenwärtigt, daß Thyreoaplasie das Knochenwachstum hemmt, so dürfte der Schluß Holmgrens, daß die Hyperthyreose höchstwahrscheinlich ein rascheres Längenwachstum hervorruft und Individuen entstehen läßt, deren definitive Körperlänge das Durchschnittsmaß überschreitet, berechtigt erscheinen.

Reihenfolge der Symptome.

Die angeführten Symptome kommen nicht Schlag auf Schlag, sondern summieren sich erst allmählich, so daß in vielen Fällen das Anfangsstadium des Basedow kaum zu erkennen ist. Durch die Anamnese die Reihenfolge der Symptome zu ermitteln, stößt oft auf Schwierigkeiten, da die Symptome dem Patienten im Anfangstadium oft gar nicht als so schwerwiegend zum Bewußtsein kommen. Am zeitlichsten tritt gewöhnlich die Tachykardie auf, doch wird dieselbe oft vom Kranken gar nicht bemerkt. Wenn die Patienten über Herzklopfen klagen, so braucht nicht unbedingt hochgradige Pulsbeschleunigung zu bestehen. Häufig sieht man gerade in diesen Fällen Labilität des Pulses (Pulsus irregularis respiratorius, eventuell Extrasystolen). Neben der frühzeitigen Ermüdung bei vorwiegend geistiger Arbeit, weniger bei körperlicher Beschäftigung, haben manche Kranke auch schon in dieser Zeit das Gefühl der Hitze, sowie die Neigung zu Schweißen. Die leichte Ermüdbarkeit steigert sich infolge der oft schon in den frühesten Stadien bestehenden Schlaflosigkeit. Die Patienten werden reizbar und sind einer Gedankenkonzentration unfähig. Gerade die subjektiven Störungen sind es hauptsächlich, die die Kranken zum Aufsuchen ärztlicher Hilfe bewegen, nicht so sehr die Tachykardie, der Tremor und die eventuell schon bestehenden, deutlich sichtbaren Basedowsymptome. Erst allmählich entwickelt sich die Struma. Selten wird der Patient selbst darauf aufmerksam. Manchmal klagen die Kranken über ein Gefühl von Völle und Druck in der Schilddrüsengegend. Bestand schon von früher her Struma, so wird die Vergrößerung leichter erkannt. Allmählich werden die charakteristischen Gefäßgeräusche über der Schilddrüse deutlich hörbar und sind leicht zu fühlen. Die Struma ist im Gegensatz zum normalen Kropf druckempfindlich. Die Veränderungen am Auge werden von der Umgebung des Kranken meist früher bemerkt als von ihm selbst. Bei solchen Patienten, bei denen schon von frühester Jugend an Glotzaugen sich angedeutet hatten, können die ersten Symptome des auftretenden Basedow an den Augen selbst zu erkennen sein. Oft ist das Graefephänomen gerade in solchen Fällen früher zu sehen, obwohl bekannt ist, daß weite Lidspalten plus Graefe auch bei Individuen zur Beobachtung kommen, die nie basedowisch waren. Manchmal ist Tränenträufeln als Frühsymptom erwähnt worden. Falls der Augenarzt, der diese Fälle zuerst sieht, keine Ursache für dieses Leiden findet, so hat er, wenn andere Basedowsymptome schon angedeutet sind, um so mehr mit der Möglichkeit eines sich allmählich entwickelnden Basedow zu rechnen. Manchmal besteht auch als zeitliches Frühsymptom Lidödem. Topolansky macht in jüngster Zeit auf ein Frühsymptom am Bulbus aufmerksam, das in einer eigentümlichen Gefäßerweiterung der vorderen Augapfelwand besteht: alsdann zeigt sich ein blaßrotes Band ($2^1/_2$—3 mm breit), das entsprechend den vier geraden Augenmuskeln gegen die Hornhaut verläuft. Indem über diesen Streifen auch feinste Venen ziehen, bildet sich eine eigentümliche kreuzförmige Figur („Injektionskreuz"). Kommt im späteren Verlauf der Exophthalmus hinzu, dann verschwindet dieses Symptom. Topolansky hat auf Grund dieses Symptoms einen beginnenden Basedow erkannt zu einer Zeit. wo die anderen Symptome noch gar nicht angedeutet waren. Es gibt eine Gruppe von Basedowfällen, bei denen die gastrointestinalen Erscheinungen die Szene eröffnen. Durchfälle, vor allem aber unmotiviertes Erbrechen, sind hier zu sehen. Eine andere Kategorie von Fällen wird eingeleitet mit Abmagerung ohne einen Grund. Die Differenzialdiagnose gegenüber beginnender Tuberkulose fällt hier oft schwer. Sonst ist die rasche Abmagerung, wenn sie zu den anderen Symptomen des Basedow hinzutritt, ein Zeichen, daß die Krankheit ihrem Höhepunkt entgegengeht. Bei Kindern, bei denen die Tachykardie oft die längste Zeit fehlen kann, ist wieder unmotiviertes Fieber mit hartnäckigen Durchfällen als Frühsymptom erkannt worden. Aus dem Gesagten soll zum mindesten das hervorgehen, daß die Reihenfolge, in der die Symptome beim Basedow einsetzen, ganz verschieden sein kann; eine Regel läßt sich nicht aufstellen, wie auch nicht betreffs der Frühsymptome.

Theorie der Basedowschen Krankheit.

Der Mangel eines deutlich nachweisbaren, anatomischen Substrates hat alle Ärzte, die sich mit der Basedowschen Krankheit beschäftigten, veranlaßt, über das Dunkel dieses pathologischen Prozesses nachzudenken. Dem ist es auch zuzuschreiben, daß die mannigfaltigsten Theorien aufgebaut wurden. Basedow selbst suchte die Ursache „in einer erkrankten Zirkulation und einer fehlerhaften Krasis des Blutes". Die Grundlage dieser Dyskrasie seien „verborgene Skrofeln", die meist nur anamnestisch zu eruieren wären. Bei seinen späteren Beobachtungen glaubte er auch eine Anämie beschuldigen zu müssen: „eine der chlorotischen nahe verwandte". Noch in den 60er Jahren sah man sich nicht veranlaßt anderer Meinung zu sein. Sowohl die Vergrößerung der Schilddrüse als auch das Hervortreten der Augen waren Folgen dieser fehlerhaften Blutmischung. Gegen den Zusammenhang mit der Chlorose nahmen vor allem Trousseau, aber auch Virchow und Gräfe Stellung, da sie einwendeten, daß die Chlorose vorwiegend nur bei Frauen zu sehen sei, während doch die Basedowsche Krankheit auch bei Männern vorkommt; dann die Möglichkeit eines Vorkommens auch noch im Klimakterium; vor allem aber der oft plötzlich einsetzende Beginn bei Individuen, die in vollster Gesundheit stehen. Ganz anderer Anschauung ist Stokes, der die Ursache in einer Erkrankung des Herzens sieht, die übrigen Symptome seien nur die Folgen der verstärkten Herzaktion. Der erste, der sich bei der Beurteilung der Ätiologie von physiologischen Vorstellungen leiten ließ, war Köben (1855). Er sah den Sitz der Erkrankung in einer Störung des Sympathicus. Vorläufig dachte er eigentlich nur anatomisch, denn über die Wirkung des Sympathicus war man noch nicht orientiert. Er meinte, die Struma drückt auf diese Nervengeflechte und dadurch entstehen die beim Basedow zu sehenden Symptome. Piorry (1862) steht auf demselben Standpunkt und sieht das Primäre der Krankheit in der Struma. Sie drückt nicht nur auf den Grenzstrang des Sympathicus, sondern auch auf die abfließenden Kopfvenen, die eine Stase der Orbitalvenen bedingen; dadurch käme auch zu wenig Blut in das Herz; die Folgen seien die Herzerscheinungen usw. Einen Schritt vorwärts kam man durch die Untersuchungen von Claude Bernard über den Sympathicus; er fand nach Durchschneidung des Halssympathicus ein Nachlassen des Tonus der Halsgefäße und damit auch Dilatation derselben, außerdem Erhöhung der Temperatur dieser Kopfhälfte, z. B. im Ohr. Außerdem wurde die Pupille kleiner, der Bulbus rückte in die Orbita hinein. Reizte man dagegen den zentralen Nervenstumpf, so wurde sowohl Pupille als auch Lidspalte weiter, vor allem aber trat der Bulbus aus der Augenhöhle heraus. Aran machte sich diese physiologischen Erfahrungen zunutze und konnte dadurch erst die Theorie von Köben stützen. Für ihn ist die Basedowsche Krankheit bereits eine Zustandsänderung des Sympathicus. Nachdem unmittelbar vorher der vom Sympathicus innervierte M. orbitalis von Müller

entdeckt worden war, so hatte er es nicht mehr notwendig, die Protrusio bulbi auf Stauungserscheinungen zurückzubeziehen, sondern gleichfalls nervöse Impulse hier als ursächlich
zu beschuldigen. Nur die Erweiterung der Schilddrüsengefäße konnte man sich nicht
erklären. Trusseau modifierte diese Hypothese insofern, als er im Sympathicus zweierlei Nerven annahm, wovon immer nur eine Art gereizt sein sollte, und meinte, daß
auch Schädigungen der interpolierten Ganglien mit zu beschuldigen seien. Es würde
sich also sowohl um einen Reizungs- als auch um einen Lähmungszustand im Sympathicus
handeln. Dieser Anschauung schlossen sich die meisten Kliniker an, obwohl fast alle
sagen mußten, daß es schwer verständlich sei, daß in einem und demselben Nerven Lähmung und Reizung nebeneinander bestehen könnten. Geigel suchte diesen Widerspruch
dadurch zu entkräften, daß er auf die bereits von Claude Bernard hingewiesenen
Tatsachen, daß man vasculothermische und oculopupilläre Nerven zu trennen habe, zu-
rückgriff. Er postulierte, daß der Ursprung dieser beiderlei Nerven, wenn sie auch
im Sympathicus zusammen verlaufen, ein verschiedener sein müsse. Es wäre nach ihm der
Sitz der Basedowschen Krankheit zentraler zu suchen als es der Grenzstrang ist, vielleicht
im Zentralnervensystem. Auf diese Weise wäre es möglich, daß die eine Art der Nerven,
die oculopupillären, gereizt, während gleichzeitig die vasculothermischen gelähmt wären.
Ähnliche Vorstellungen hatte er auch zur Erklärung der Herzpalpitationen herangezogen.
Nach ihm seien dieselben nicht nur durch Reizung des Sympathicus, sondern auch durch
Lähmung des Vagus hervorgerufen. Mit Recht fragte Eulenburg, welche pathologischen
Zustände hier beschuldigt werden müssen, die einerseits die Medulla reizen, und andererseits lähmen. Bereits Stoffela wendet gegen die vorgebrachten Theorien ein, wie
andere Symptome des Basedow: Durchfälle, Erbrechen usw. zu erklären wären, nachdem
sie nicht allein auf Sympathicusreizung zurückzubeziehen sind. Ebenso sah man in der
allgemeinen Pathologie kein Analogon dafür, daß ein Reizungszustand permanent anhalten könne, während Schwankungen unter den Symptomen der Basedowschen Erkrankung eigentlich fehlen. Man verließ daher allmählich die Sympathicustheorie und folgte
den Anschauungen einer Persönlichkeit wie sie Friedreich war. Für ihn war der ganze
Symptomenkomplex die Folge einer Erweiterung der Coronararterien. Die Folge wäre ein
vermehrter Blutzufluß zum Herzen, erhöhte Tempeartur des Blutes, dadurch stärkere
Erregung der Nervenzentren usw. Nachdem die Erweiterung der Herzgefäße als Sym-
pathicuslähmung gedeutet wurde, mußte man verschiedene Hilfshypothesen heranziehen,
um die nicht hinwegzuleugnende Sympathicusreizung am Auge: die Protrusio bulbi zu
erklären.

Zu wie komplizierten Vorstellungen man greifen mußte, lehrt die Theorie von Eichhorst: die Kongestion in der Orbita bewirkt eine Zerrung der daselbst verlaufenden
Sympathicusfasern, die ihrerseits erst eine Contraction des Orbitalmuskels auslöst. Andere
nahmen wieder eine durch die Kongestion ausgelöste Reizung des ciliospinalen Zentrums
an. Horner und Nicati bemühten sich, die beiden Vorstellungen einerseits von der Reizung,
andererseits auch zugleich von der Lähmung des Sympathicus zu kombinieren. So meinten
sie, die Krankheit ginge durch zwei Stadien hindurch. Das erste sei eine Periode der Reizung,
daher Tachycardie, Exophthalmus usw. Hernach setzt die Lähmung ein mit den Symptomen
der Kongestion usw. Im ersten Stadium sei es aber zu Wucherungen hinter dem Bulbus
gekommen, so daß dieses Symptom der Reizung nur ein scheinbares wäre. Trotzdem
mußte aber neuerdings zur Erklärung der fortbestehenden Tachycardie wieder eine Vaguslähmung angenommen werden. In diesem Dilemma der verschiedensten Vorstellungen
spielt auch eine Periode eine Rolle, wo man glaubte, den ganzen Symptomenkomplex als
Vaguslähmung deuten zu müssen (Wietfeld, Federn). Gelegentliche Beobachtungen,
zufolge deren bei Basedowikern vergrößerte Trachealdrüsen bis an den Vagus heranreichten
und ihn auch drückten, schienen diese Vorstellung auch anatomisch zu stützen. Sattler
nahm nun einen vermittelnden Standpunkt ein, indem er als Ursache der Basedowschen
Krankheit sowohl Schädigungen im Vagus als auch im Sympathicuszentrum annahm.
Der eigentliche Sitz der Krankheit ist das verlängerte Mark, wo beide Zentra relativ nahe
aneinander liegen sollen. Nachdem hier anatomisch nichts zu finden war, war man gezwungen, funktionelle Schädigungen anzunehmen, wobei es einerseits zu einer Lähmung
des Vasomotorenzentrums, anderseits des Zentrums, welches den Tonus der Herzvagi regu-
liert, kommen solle. Zuerst käme es zu Erweiterung der Gefäße am Kopfe und Hals, später
könnten auch tiefere Körperabschnitte mit beteiligt erscheinen. Außerdem mußte Sattler,
um z. B. das Graefesymptom zu erklären, auch noch Läsionen einiger Zentren des
Koordinationssystems zu Hilfe nehmen. Als im weiteren Zeitverlaufe auch die Symptome
Polyurie, Glykosurie zum Krankheitsbilde des Basedow hinzukamen, glaubte man neue
Argumente gefunden zu haben, die Ursache der Erkrankung in der Medulla oblongata
suchen zu sollen. Zahlreiche experimentelle Untersuchungen (Filehne, Durdufi) sollten
diese Anschauungen stützen. Wenn man aber bedenkt, wie schwere Läsionen im Bulbus

gesetzt werden müßten, um eventuell eine Protrusio bulbi zu erzeugen, und anderseits sich beim menschlichen Material anatomisch und auch histologisch gar nichts nachweisen ließ, so stand diese ganze Vorstellung doch auf sehr schwachen Füßen.

Der erste, der auf einen möglichen Zusammenhang zwischen der Funktion der Schilddrüse und dem ganzen Basedowschen Symptomenkomplex hinwies, war Gabriel Gauthier (1886); er sagt ganz folgerichtig, daß bei gewissen Erkrankungen, wie z. B. beim Myxödem oder Kretinismus, die Schilddrüse eine große Rolle spielen müsse, und daß vielleicht wegen des Wegfalles der Thyroidea gewisse Substanzen, die für den Organismus schädlich sind, nicht zerstört werden und daher tiefgreifende Störungen des Organismus nach sich ziehen. Solche schädliche Stoffe, die dann zum Zentralnervensystem gelangen und vielleicht auch den Basedowsymptomenkomplex nach sich ziehen, könnten durch eine primäre Störung der Schilddrüsentätigkeit produziert werden. Blum ist ein Hauptvertreter dieser Theorie (Entgiftungstheorie). Trotzdem spielt bei seiner Theorie die Schilddrüse durchaus nicht die Hauptrolle, da er auch andere Drüsen beschuldigt, durch die ebenfalls eine Schädigung provoziert werden kann. Erst Möbius erklärt, daß in allen Fällen von Basedowscher Krankheit die Schilddrüse die primäre Noxe darstellt. Er stützt seine Theorie durch folgende Punkte: „Beide Krankheiten (scil. Morbus Basedowii und Myxödem) sind chronisch, in der Regel fieberlos, führen zu Kachexie, enden gewöhnlich letal, betreffen meist Frauen im mittleren Lebensalter. Bei beiden ist die Schilddrüse erkrankt, ist die Herztätigkeit verändert, leiden die seelischen Tätigkeiten, zeigen sich Störungen der Haut. Anderseits ist das Bild des Myxödemes im gewissen Sinne das Gegenstück zur Basedowschen Krankheit: hier Vergrößerung dort Verkleinerung der Schilddrüse, hier Beschleunigung dort Verlangsamung der Herztätigkeit, hier Verdünnung, gesteigerte Wärme, übermäßige Schweißbildung der Haut, dort Verdickung durch Mucinanhäufung, Kälte, oberflächliche Trockenheit der Haut, hier Steigerung der seelischen Erregbarkeit, reizbare Schwäche, dort Stumpfheit und Langsamkeit." Als weiterer Beweis für die Richtigkeit seiner Anschauung führte er die Tatsache an, daß zu Kröpfen häufig der Basedowsche Symptomenkomplex hinzukommen kann, vor allem aber die Erfahrung, daß in manchen Fällen von Basedowscher Krankheit eine Heilung durch Resektion der Struma erzielt wurde. Diese Theorie wurde bald Gemeingut aller Kliniker, selbst derer, die noch vor kurzer Zeit anderer Anschauung waren.

Ein Hauptvertreter der Lehre, daß die Basedowsche Krankheit mit Hyperthyreoidismus zu identifizieren sei, ist Kocher. Er sagte, die Basedowsche Krankheit ist, wie die einschlägigen therapeutischen Versuche beweisen, eine Hyperthyreosis und erfährt durch ein weiteres Plus von Schilddrüsensaft eine Steigerung ihrer typischen Symptome. Dieses Plus braucht nicht direkt von außen zugeführt zu werden, sondern kann auch durch Steigerung der Sekretion in der Schilddrüse zustande kommen, wie sie in erster Linie durch Jodzufuhr zustande kommt. Als weiterer Beweis wird von der Kocherschen Schule die vermehrte Vascularisation, die stärkere Verflüssigung des Bläscheninhaltes der Thyreoidea und die Vergrößerung und Vermehrung der Drüsenzellen angeführt.

Wenn auch darüber alle Autoren sich einig sind, daß die Basedowsche Krankheit eine Thyreotoxicose ist, d. h. daß also die Ursache in der Schilddrüse selbst zu suchen sei, so gibt es in neuester Zeit Ärzte, die sich sehr der Anschauung eines Dysthyreoidismus hinneigen. Obenan Klose und seine Mitarbeiter Lampé und Liesegang. Tatsächlich ist es bis jetzt noch nicht einwandsfrei gelungen, beim Tier den Basedowschen Symptomenkomplex zu erzeugen. Klose konnte nun zeigen, daß man, falls frischer Basedowschilddrüsenpreßsaft bei empfindlichen Tieren intravenös injiziert wird, ein ziemlich typisches Bild beim Hunde erzeugen kann, nicht dagegen durch Darreichung einer gesunden Thyreoidea. Das Experiment gelingt bei Tieren mit „nervöser Veranlagung"; am meisten eignen sich dazu Terrièrs. Klose konnte weiter finden, daß bei solchen empfindlichen Tieren Jod intravenös beigebracht, dieselben Symptome erzeugen kann, wie Basedowpreßsaft. Dies die Hauptgründe, warum Klose sich gegen den Hyperthyreodismus und für den Dysthyreoidismus ausspricht; er geht noch weiter und sagt, der Dysthyreoidismus findet seine Ursache in einer Insufficienz Jod, das mit der Nahrung eingeführt wird, in Thyreoglobulin umzuwandeln. Dieses „falsch maskierte" Jod ist die eigentliche Ursache des Basedowschen Symptomenkomplexes. — Die Gegengründe dieser Hypothese, auf die an anderer Stelle eingegangen wird, sind ziemlich zahlreich. —

Allgemeine Physiologie und Pathologie der Schilddrüse.

Bevor auf die allgemeine Pathologie der Basedowschen Krankheit eingegangen werden soll, muß ganz kurz die Histologie und Physiologie der Schilddrüse berührt werden.

Histologie der Schilddrüse.

Bei mikroskopischer Betrachtung der Schilddrüse zeigt sich bereits, daß ihr die Funktion eines secernierenden Organes zustehen muß. Die Gl. thyreoidea hat einen drüsenartigen Bau, jedoch keinen Ausführungsgang; doch entwicklungsgeschichtlich ist die Anlage die einer echten Drüse. In den Follikeln wird das Kolloid gefunden, welches als das Produkt des Follikelepithels aufzufassen ist; wenigstens sehen wir histologisch an den Epithelien dieselben Veränderungen, wie sie an den secernierenden Zellen echter Drüsen zu sehen sind. Das Sekret der Schilddrüse dürfte durch Lymphräume in die allgemeine Zirkulation gelangen (Langendorf, Hürthle.) Die Angaben, daß auch direkt an die Venen Kolloid abgegeben wird, sind nicht bestätigt worden. Lewandowsky konnte zeigen, daß das Kolloid vielleicht in den Lymphwegen der Schilddrüsen aus einer Vorstufe entsteht. — Die Anschauung, die A. Kocher in der Frage der Kolloidbildung vertritt, ist ungefähr folgende: er glaubt, daß der Follikelinhalt, das eingedickte Kolloid, nicht das fertige Produkt der inneren Sekretion darstellt und auch als solches nicht resorbiert wird. Er stellt sich vor, daß das Kolloid gleichsam eine aufgespeicherte Vorstufe des eigentlichen inneren Sekrets darstellt. Soll es in die Zirkulation gelangen, so muß es erst in gelöster Form durch die Follikelzellen in die Lymphbahnen fließen, resp. resorbiert werden. In der Norm scheint dieser Vorgang ein langsam geregelter zu sein, so daß stets ein gewisses Quantum in den Follikelschläuchen reteniert wird.

Physiologie der Schilddrüse.

Die Schilddrüse ist jodhaltig, und der Jodreichtum geht ungefähr parallel dem Gehalte an Kolloid (Oswald). Es wurde von Baumann und Roos gezeigt, daß wohl das ganze Jod an einen eiweißartigen Körper gebunden ist, dem, wie wir später sehen werden, die spezifischen Eigenschaften des Schilddrüsensaftes eigen sind. Der Gehalt der Schilddrüsen an dieser Substanz ist ein verschiedener. Die Menge derselben beträgt in normalen Schilddrüsen 0,3—0,4 Proz.; in parenchymatösen Strumen fehlt dieser Körper, ebenso in der krebsig entarteten Schilddrüse. Durch Zufuhr von Jod läßt sich der Jodgehalt der Gl. thyreoidea steigern, ebenso steigt die spezifische Schilddrüsensubstanz. Von Bönniger wurde gezeigt, daß die Schilddrüse frisch geworfener Hunde jodfrei ist. Das gleiche gilt von der Gl. thyreoidea neugeborener Menschen. Es wird somit dem Embryo von der Mutter kein Jod mitgegeben. Kraus sagt dazu, daß sich hier ein Beispiel bietet, daß eine ursprünglich körperfremde Substanz nachträglich eine lebenswichtige Bedeutung erlangt. Jedenfalls zeigt sich, daß ein Parallelismus zwischen mangelndem Jodgehalt und Myxödem nicht bestehen muß. An dieser Stelle muß noch erwähnt werden, daß A. Kocher nachweisen konnte, daß durch Zufuhr von metallischem Phosphor der Jodgehalt der Schilddrüse gehoben werden kann. Bevor wir in der Physiologie der Schilddrüse weiter gehen, soll noch erwähnt werden, daß die Schilddrüse die größte spezifische Blutversorgung unter den verschiedenen Organen besitzt: Hürthle und Tschuewsky berechnen, daß die gesamte Blutmenge eines Hundes 16mal im Laufe eines Tages durch die Schilddrüse fließt.

Ausfallserscheinungen beim Tier.

Am besten erhellt die Bedeutung der Gland. thyreoidea aus den Folgeerscheinungen. die nach Exstirpation dieses Organes zutage treten. Auf die alte Literatur braucht nicht eingegangen zu werden, weil die Exstirpationsversuche aus der Zeit vor Erkennung der Bedeutung der Glandula parathyreoidea kaum verwertbar sind. Bloß jene an Herbivoren sind spruchreif, weil zufolge der Anatomie ihrer Halsgebilde es schwer möglich ist, bei Schilddrüsenexstirpationen die Epithelkörperchen mit zu entfernen. Insofern ist die reine Thyrektomie bei Pflanzenfressern einfach, bei Fleischfressern, z. B. beim Hunde, sehr schwierig. Was für Veränderungen sehen wir nach Schilddrüsenexstirpation? Nimmt man bei jungen Tieren (Ziegen, Kaninchen, Hunden) die Schilddrüse allein heraus, so bleiben die Tiere im Wachstum zurück, die Extremitäten bleiben kurz, ebenso der Vorderkopf. Ursache der Wachstumshemmung ist eine Verzögerung der Ossification, sowohl an den Epiphysenfugen als auch an den Synchondrosen. Künstlich gesetzte Frakturen neigen bei solchen Tieren sehr wenig zu Callusbildung (Weintraud). Die Hypophyse, ebenso die Thymus und Nebenniere werden größer, an den Ovarien entwickelt sich eine Frühreife der vermehrten Follikel, beim männlichen Tiere eine Unterentwicklung der Hoden. Sehr oft zeigt sich die Aorta, wenn es gelingt die Tiere lange am Leben zu erhalten, im Sinne einer Atheromatose schwer verändert. Fast immer zeigen sich auch Veränderungen am Haarwuchs. Bei Hunden und Kaninchen besteht bald nach der Schilddrüsenexstirpation vermehrter Haarausfall, bei Ziegen jedoch Vermehrung des Haarwuchses, wobei die Haare leicht auszuraufen sind. Bei Schafen und Ziegen ist das Horn fast immer verkümmert.

Der Bauch solcher Tiere ist meist aufgetrieben infolge stark ausgedehnter Darmabschnitte. Man hat wegen der Analogie zur menschlichen Pathologie große Aufmerksamkeit auf Veränderungen der Haut gelegt, hat aber bei keiner Tierart (außer vielleicht beim Schwein) dem Myxödem ähnliche Veränderungen gesehen. Dagegen kommen trophische Störungen sehr oft zur Beobachtung (Trockenheit der Haut, Ekzeme). Auch im Blute solcher Tiere zeigen sich Abweichungen von der Norm: Abnahme des Hämoglobingehaltes, der Zahl der roten Blutkörperchen, zunehmende Leukocytose; außerdem kommt es zur Entwicklung eines chronisch-kachektischen Zustandes, der im wesentlichen auf einer Stoffwechselstörung beruht. Sehr oft besteht eine allgemeine Atheromatose der Aorta und der großen Gefäße. Äußerlich manifestiert sich diese Störung in einer Herabsetzung der Körpertemperatur, Verminderung der Freßlust, träger Verdauungstätigkeit; im Anfang Gewichtszunahme, in den letzten Stadien zunehmende Abmagerung und Abnahme der Intelligenz. Das psychische Verhalten dieser Tiere erinnert sehr an die apathische Idiotie des Kretins. Für die Beurteilung der Schilddrüsenfunktion sind die Versuche von Walter sehr wichtig: totale Entfernung der Schilddrüse ist imstande die Regeneration künstlich degenerierter peripherer Nerven in sehr erheblichem Grade hemmend zu beeinflussen. Doch genügt schon das Zurückbleiben eines relativ kleinen Restes der Thyreoidea, um diese Hemmung nicht eintreten zu lassen. Nachdem diese Hemmung nicht parallel geht mit der Kachexie, so ist wohl an eine spezifische Wirkung der Thyreoidea zu denken, um so mehr als Schilddrüsenfütterung diese hemmende Wirkung rasch aufhebt. Das ganze Symptomenbild, das sich bei Tieren nach Schilddrüsenexstirpation zeigt, ist man gewohnt als Kachexia thyreopriva zu bezeichnen. Relativ am längsten vertragen diesen Zustand noch Ziegen und Schafe. Hunde leben selten länger als $^1/_2$ Jahr. Die Tiere gehen schließlich unter allgemeiner Abmagerung und den Erscheinungen schwerster Kachexie zugrunde. Tritt sie nicht auf, so hat man mit der Existenz accessorischer Schilddrüsen zu rechnen. Der Hund hat fast immer solche Gebilde an der Aortenwurzel. All die erwähnten experimentellen Veränderungen zeigen sich fast nur bei jugendlichen Tieren. Verwendet man ältere oder ausgewachsene Tiere, so dokumentieren sich die Ausfallserscheinungen fast ausschließlich am Stoffwechsel, aber auch hier ist das Finale die Kachexie. Am häufigsten gehen jedoch die Tiere — das gilt sowohl von jungen als auch von älteren — an interkurrenten Infektionskrankheiten zugrunde. Potrowsky sah bei Hunden nach Schilddrüsenentfernung Schwinden der kleinen Lymphocyten, dieselben scheinen jedoch nach Lampé allmählich wiederzukehren. Was den Stoffwechsel als solchen betrifft, so läßt sich feststellen, daß nach reiner Thyrektomie eine Herabsetzung des Stoffwechsels auftritt; sowohl der Grundumsatz ist reduziert als auch der Eiweißbedarf. Letzteres ist am besten zu erkennen an der Herabsetzung des Hungereiweißumsatzes, der auf ein Drittel, selbst auf die Hälfte herabgedrückt sein kann. Die Bedeutung der Schilddrüse für den Kohlenhydratstoffwechsel erhellt am besten aus zwei Tatsachen: nach Schilddrüsenexstirpation ist die Assimilationsgrenze für eingeführten Traubenzucker sehr hoch, indem selbst sehr große Zuckermengen nicht zur Glykosurie führen. Weiter konnte festgestellt werden, daß Adrenalin in Dosen, die bei anderen Tieren Glykosurie auslösen, hier nicht Zuckerausscheidung bewirkt. Inwieweit diese Versuche Anlaß waren, die Wechselbeziehungen der Drüsen mit innerer Sekretion zu studieren, soll später dargelegt werden. Vorläufig soll aus dem Vorgebrachten der Schluß gestattet sein, daß wegen der mangelnden Adrenalinglykosurie nach Thyrektomie das sympathische System sich in einem Zustand der Untererregung befinden dürfte. Umgekehrt kann daraus auch gefolgert werden, daß die Schilddrüse das sympathische System in seiner Erregbarkeit hebt.

Zur Illustration, daß der Wegfall der Schilddrüse tatsächlich einen verminderten Erregungszustand des Sympathicus involviert, sei daran erinnert, daß schilddrüsenlose Tiere eine träge Zirkulation und auch trophische Störungen zeigen. Dies kann jedoch nicht als unbedingter Beweis für die Annahme, daß es sich tatsächlich um einen herabgesetzten Tonus im Sympathicus handelt, hingenommen werden. Erst als es gelungen ist, zu zeigen, daß Adrenalin bei schilddrüsenlosen Hunden keine Glykosurie erzeugt und es anderseits auch wahrscheinlich wurde, daß die Blutdrucksteigerung nach Schilddrüsenverlust gering ist, schien obige Annahme etwas durch Tatsachen gestützt. Aber auch das autonome Nervensystem dürfte sich nach Schilddrüsenentnahme in einem verminderten Erregungszustande befinden[1]). Bekannt ist die Darmträgheit solcher Tiere, die geringe Wirkung von Pilocarpin, der Mangel einer Schweißsekretion, sowie die gesteigerte Wirkungsintensität von Atropin auf das Auge eines schilddrüsenlosen Hundes. Leider ist die Prüfung des vegetativen Nervensystems im Tierexperimente nur sehr schwer eindeutig zu analysieren.

---

[1]) Abweichend von der im Band I dieses Handbuchs angewandten Nomenklatur bezeichnet der Verf. als autonomes System die beiden kranialen und den sakralen Teil des vegetativen Nervensystems, als sympathisches System den dorsolumbalen Teil allein. Red.

Ausfallserscheinungen beim Menschen.

Viel genauer läßt sich die Bedeutung der Schilddrüse von der menschlichen Athyreoidose ableiten. Zum Teil ist dies auch in der Tatsache begründet, daß beim Menschen seltenst accessorische Schilddrüsen vorkommen und sich daher das Bild der Athyreoidose vollständiger gibt. Auch hier muß betont werden, daß nur jene Zustände Berücksichtigung finden können, die sich bei intakten Epithelkörperchen, also bei fehlender Tetanie, darbieten. Das Krankheitsbild der menschlichen Athyreoidose zeigt sich hauptsächlich als Folgezustand nach totaler Kropfexstirpation. Den Operationsmethoden von Reverden und Kocher ist zuzuschreiben, daß bei der Technik ihrer Operationen die Epithelkörperchen nicht in Mitleidenschaft gezogen werden. Bei solchen Kranken zeigen sich ähnlich wie beim Tiere die Erscheinungen dann am markantesten, wenn es sich um jugendliche Individuen handelt. Ganz besonders gilt dies vom Längenwachstum, das dann stets zurückbleibt und auf Störungen der Knochenbildung beruht. Während das Wachstum der Knochen in die Breite ungestört vor sich geht, schreitet dabei die Längenentwicklung nicht in gleicher Weise vor sich. Die genaue Analyse dieser Wachstumshemmung, die solchen Individuen einen zwerghaften Habitus verleihen kann, beruht in einer mangelhaften endochondralen Verknöcherung: die Epiphysenlinien bleiben bestehen und die Fugen verknöchern nur unvollständig, während die periostale Ossification ungestört vor sich geht. Auch das Wachstum innerer Organe kann, wenn die Schilddrüsenexstirpation ein jugendliches Individuum betrifft, sich anders gestalten. Die Geschlechtsdrüsen bleiben im Wachstum zurück und die Geschlechtsreife erfolgt zumeist nicht oder tritt höchst verspätet auf. Ähnlich wie beim Tiere wird ein Größerwerden der Hypophyse konstatiert, was sich in seinem Fortschreiten in jüngster Zeit durch Röntgenaufnahmen gut verfolgen läßt. Die Tatsache, daß sich nach Schilddrüsenexstirpation auch psychische Minderwertigkeit entwickelt, veranlaßt so manche Kliniker, an einen möglichen Zusammenhang zwischen Kretinismus und Schilddrüsendegeneration zu denken. Schilddrüsenlose Individuen zeigen sich müde und matt, vermeiden jegliche Inanspruchnahme ihrer Körperkräfte, obwohl die Muskulatur kaum geschädigt erscheint. Eines der markantesten Symptome, gleichgültig ob die Totalexstirpation ein jugendliches oder älteres Individuum betroffen hat, sind Veränderungen der Haut. Die eigentümliche, myxödematöse Beschaffenheit der Haut war mit Schuld daran, das Symptomenbild, das sich nach Schilddrüsenexstirpation ergibt, mit dem genuinen Krankheitsbilde der Athyreoidose, dem echten Myxödem, zu synonimieren. Wenn wir noch berücksichtigen, daß bei myxödematösen Individuen ebenfalls die Ernährung der Haut eine sehr mangelhafte sein dürfte, indem die Haut stets trocken und abschilfernd erscheint, große Neigung zu Ekzemen darbietet, Haarschwund besteht, eventuell Erbleichen der Haare hinzutritt, so werden wir, abgesehen von der myxödematösen Hautveränderung, ganz an das Symptomenbild der experimentellen Athyreoidose erinnert. Die Duratio vitae wird durch die Athyreoidose nicht auffallend eingeschränkt. Eine besondere Neigung zu Infekten scheint nicht zu bestehen. Wenn jedoch eine Infektion erfolgt, so scheint der Boden, auf dem sie sich entwickelt, kein sehr reaktionsfähiger zu sein. Interessant ist die Angabe Kochers, der berichtet, daß ein thyreopriver Mensch 7 Jahre lang leben konnte.

Die Stoffwechselstörung ist dieselbe wie beim Tiere. Der gesamte Kraftwechsel liegt darnieder, wobei die Herabsetzung nicht bloß der körperlichen Trägheit allein zuzuschreiben ist. Trotz der geringen Nahrungszufuhr nehmen die Patienten an Gewicht zu. Wenn man bedenkt, daß in manchen Fällen die Herabsetzung des Grundumsatzes auf 50 Proz. des Normalen gesunken sein kann, so wird dies vollkommen verständlich. In gleicher Weise drückt sich dies auch in der täglichen N-Ausscheidung aus, die zumeist niedrig ist. Retention von N ist bei entsprechender Zufuhr daher leicht möglich. Die schwersten Erscheinungen von menschlicher Athyreoidose kamen in den Jahren 1870—1884 zur Beobachtung. Einerseits ließ man sich in dieser Zeit vom Gedanken leiten, daß nur eine möglichst radikale Entfernung des Kropfes von bleibendem Werte sein kann, anderseits brachte man der Schilddrüsenphysiologie noch nicht das gebührende Interesse entgegen.

Entwicklung der Organotherapie bei der Cachexia strumipriva.

Bei der Überlegung, daß oft kleine zurückgelassene Partien der Schilddrüse doch imstande waren, das Krankheitsbild aufzuhalten, drängte sich der Gedanke auf, bei Zuständen von bereits bestehender Athyreoidose Schilddrüsengewebe zu implantieren. Zuerst wurde dieser Vermutung von Schiff (1884) Raum gegeben; Eiselsberg und Kocher verwirklichten diesen Gedanken zunächst experimentell und dann auch mit Erfolg am Menschen. Die Implantation von Schilddrüsengewebe in das präperitoneale Gewebe war

imstande, einerseits die Vitalität solcher Individuen zu erhalten, anderseits auch die Ausfallserscheinungen aufzuhalten. In ein weiteres Stadium trat die Schilddrüsentherapie,
als von Horsley der Vorschlag gemacht wurde, tierische Schilddrüsen beim Menschen zu
implantieren und diese Versuche auch auf genuines Myxödem (Gley) und Kretinismus
zu übertragen. Alle diese Versuche waren nur von vorübergehendem Erfolge begleitet
gewesen, denn die Implantationsversuche waren fast nie von bleibendem Werte, indem die
verpflanzten Organe nicht richtigen Boden fassen konnten. Dies der Grund, warum von
chirurgischer Seite versucht wurde, Schilddrüsengewebe teils in die Milz (Payr), teils in
das Knochenmark zu versenken. In ein zweites Stadium trat dann die Organotherapie,
als gezeigt wurde, daß auch durch Zufuhr von Schilddrüsensaft sich ähnliche Erfolge
erzielen lassen, wie nach Transplantationen.

Vor allem waren es Vasale und Gley, die die nach Thyrektomie auftretenden Erscheinungen nach intravenöser Injektion von Schilddrüsensaft schwinden sahen. Zuerst
wurden diese Erfahrungen mit dem gleichen Erfolge von Murray auf den Menschen
übertragen. Seitdem dann auch von Makenzie und Fox gezeigt wurde, daß dieselben
Erfolge auch bei Verabfolgung der Schilddrüsensubstanzen per os zu erzielen sind, ist
diese Form der Therapie Gemeingut der Medizin geworden. Durch Darreichung von Schilddrüsenpräparaten kann man, wie Kocher gezeigt hat, durch Jahre hindurch die Ausfallserscheinungen, wie sie sich nach totaler Schilddrüsenexstirpation ergeben, aufhalten, ohne
daß sonst die geringsten Erscheinungen zur Geltung kämen. Der Erfolg dieser Behandlung
ist wohl am besten zu ersehen gewesen, wenn diese Therapie auch nur für kurze Zeit ausgesetzt wurde. Das Bestreben, in den Drüsen mit innerer Sekretion die wirksamen Bestandteile, ähnlich dem Adrenalin, zu suchen, ist bis jetzt nicht von Erfolg begleitet gewesen. Zum Teil liegt dies in dem Umstand, daß wir vorläufig keine physiologische Reaktion
der Schilddrüse kennen, die der des Adrenalins an die Seite zu stellen wäre. Das beste
Kriterium bleibt nach wie vor die Einwirkung auf den Stoffwechsel, vor allem aber die
günstige Beeinflussung der Cachexia strumipriva und des Myxödems. Baumann hat alsbald nach der Entdeckung des Vorkommens von Jod in der Schilddrüse einen Körper aus der
Thyreoidea dargestellt — das Jodothyrin, der von ihm als der wirksame Bestandteil angesprochen wurde. Nach den neuesten Untersuchungen von Fürth und Schwarz müssen
wir aber erkennen, daß das Jodothyrin nur ein durch Säurewirkung aus dem Jodeiweiß
der Schilddrüse entstandenes, melanoidinartiges Abbauprodukt sein dürfte. Jedenfalls ist
sein Verhalten dem Zirkulationsapparate gegenüber durch nichts charakterisiert, was
sonst dem Schilddrüsensafte eigen ist. Auch Pick und Pineles vertreten den Standpunkt,
daß das Baumannsche Jodothyrin, soweit man dies aus der Wirkung auf myxödematöse Ziegen beurteilen kann, nicht das wirksame Prinzip darstellt; ebenso erweisen sich
Präparate, die durch gründliche peptische und tryptische Verdauung der ganzen Schilddrüse hergestellt wurden, als unwirksam. Jod in sonstigen organischen Verbindungen
äußert, soweit bis jetzt bekannt, nie eine Wirkung auf den Stoffwechsel, die der des Thyreoglobulins vergleichbar wäre (Kraus).

Therapeutische Verwendung von Schilddrüsenpräparaten.

Die glänzenden Erfolge, die durch die Substitutionstherapie beim Myxödem erzielt
wurden, forderten auf, dasselbe Präparat bei Krankheitszuständen zu versuchen, die eine
gewisse Ähnlichkeit mit dem Myxödem besitzen. Besonders gilt dies von der Fettleibigkeit,
der Sklerodermie usw. Die Erfolge, die sich dabei zeigten, waren zuweilen höchst zwei-
felhafte, in manchen Fällen direkt mit einer Schädigung des Patienten verbunden. Jedenfalls zeigte sich, daß die Schilddrüsenzufuhr durchaus nicht gleichgültig zu sein scheint,
sondern, daß man es hier mit einer höchst wirksamen Substanz zu tun haben dürfte. Schon
nach Darreichung relativ kleiner Dosen ergaben sich bei manchen Individuen Störungen,
die man im allgemeinen als die Symptome des Hyperthyreoidismus zusammenfaßte. Man
sah Tachykardie, dabei das Gefühl von Herzpalpitationen, Schweißausbrüche, die vor
der Darreichung vollkommen gefehlt hatten, eventuell alimentäre Glykosurie, selbst spontane Zuckerausscheidung; weiter sah man Schlaflosigkeit, psychische Erregungen, Zittern,
Diarrhöe, Anämie; vor allem aber Abmagerung und die bereits erwähnte Tachykardie.
Dabei soll jedoch nicht unerwähnt bleiben, daß bei manchen Individuen ganz dieselben
Dosen, selbst auch Steigerung der Schilddrüsenmengen um ein Vielfaches des Erlaubten
vollkommen unwirksam blieben. Ich selbst sah einen Fall — ähnliche Fälle kennt man aus
der Literatur mehrere —, wo bei einem Individuum, das in relativ kurzer Zeit über 100
Wellcomb-Tabletten genommen hatte, nicht die geringsten Erscheinungen einer Intoxikation
sich Geltung verschafften.

Experimentelle Wirkungen der Schilddrüsensubstanzen.

Jedenfalls war es naheliegend, die Wirkungen des Schilddrüsensaftes auch experimentell zu prüfen. Schon Olivier und Schäfer fanden, daß nach intravenöser Injektion von Schilddrüsenpreßsaft eine Blutdrucksenkung auftritt. Dies ist vielfach bestätigt worden. Trotzdem soll aber erwähnt werden, daß von mancher Seite auch das Gegenteil gefunden wurde (Patta). Was die Herzfrequenz anbelangt, so sind die Angaben ebenfalls divergent. Hascovec und Svehla sprechen von einer Beschleunigung der Herzaktion, andere wieder von einer konsekutiven Bradykardie. Cyon fand außerdem, daß Schilddrüsensubstanzen intravenös verabfolgt die Reizbarkeit des Vagus als auch die des N. depressor bedeutend steigern, und vor allem die Erregbarkeit der durch Atropin gelähmten Herzvagi sofort wieder herstellen. Diese Angaben sind mehrfach bestätigt worden (Asher, Kraus und Friedenthal). Aus den ausgedehnten Versuchen von Cyon geht noch weiter hervor, daß bei Tieren mit kropfig degenerierter Schilddrüse sich oft mangelhafte Erregbarkeit des Vagus und Depressors findet, die jedoch durch Thyreoglobulin gesteigert werden kann. Jodothyrin ist aber, wie neue Versuche zeigen, in dieser Richtung unwirksam. Fürth und Schwarz haben mit ihren Versuchen chronische Intoxikation und dabei fast immer Tachykardie auslösen können, obwohl es Tiere gab, welche trotz reichlicher Darreichung von Schilddrüsensubstanzen diese Erscheinungen nicht zeigten. Hofbauer konstatierte nach Injektion von Schilddrüsensaft auch Störungen der Atemrhythmik. Die Atmung kann selbst für Sekunden sistieren, in ähnlicher Weise wie es auch beim Basedow zu sehen ist. Vor allem konnte aber bei einer großen Zahl von Tieren ein wichtiger Einfluß auf den Stoffwechsel konstatiert werden. Allerdings erst nach längerem Gebrauche von Schilddrüse steigt der Grundumsatz um 20—25 Proz. über die Norm. Ebenso steigt der N-Export zu Ungunsten des Individuums, also ein gesteigerter Zerfall des Körpereiweißes. Allerdings läßt sich durch vermehrte Kohlenhydratzufuhr die negative N-Bilanz vermeiden. Eine unmittelbare Wirkung tritt nach Verfütterung der Stickstoffsubstanzen fast nie sofort auf; sie ist vielmehr erst bei dauernder Zufuhr sicherzustellen. Aber auch hier zeigen manche Tiere Ausnahmen, indem sie selbst auf die größten Dosen hin nicht reagieren. Ähnliche Verhältnisse gelten auch vom Salzstoffwechsel. Speziell kann der Kalkexport durch Schilddrüsenfütterung mächtig gesteigert werden. Es scheint vielleicht angebracht, hier auf eine Beobachtung von Roos aufmerksam zu machen. Bei Untersuchungen über den Jodgehalt verschiedener Schweineschilddrüsen fand er, daß in manchen derselben Jod fast nicht nachweisbar war. Auffallend war nur, daß die stark jodhaltigen Drüsen auf den Stoffwechsel stark wirkten, während die jodarmen so gut wie gar nicht wirksam waren. Roos will diese Tatsache allerdings nur auf den Stoffwechsel bezogen wissen. Als Teilerscheinung einer allgemeinen Stoffwechselstörung muß bei solchen mit Schilddrüse gefütterten Tieren die Polyphagie, die Polydypsie und die Glykosurie, die gelegentlich zur Beobachung kommt, angesehen werden. Nebst dem sah man, aber ebenfalls keineswegs konstant, Diarrhöen, sogar Darmblutung, trophische Störungen an der Haut und den Schleimhäuten.

Theorien über die Funktion der Schilddrüse.

Wie hat man sich nach den vorgebrachten Tatsachen die Funktion der Schilddrüse vorzustellen, und was für Konsequenzen ergében sich daraus für die Pathogenese der Basedowschen Krankheit? Die Verhältnisse beim experimentellen und klinisch zu beobachtenden Athyreoidismus zeigen uns, daß wohl wegen des Mangels Symptome entstehen, die in vieler Beziehung auch auf eine Vergiftung des Organismus hindeuten. In dem Sinne hätte man sich die Aufgabe der Schilddrüse als entgiftendes Organ vorzustellen (Entgiftungstheorie). Wenn wir andererseits sehen, daß ebenfalls auf Grund experimenteller und klinischer Erfahrung Schilddrüsensubstanzen, an normale Individuen verfüttert, auch Vergiftungserscheinungen nach sich ziehen können, so wird der Gedanke nahegelegt, daß die Schilddrüse auch etwas produziert (Sekretionstheorie). Die Entgiftungstheorie stammt von Notkin her. Alsdann wurde sie von Blum aufgenommen und findet in ihm noch heute ihren Vertreter. Der Grundgedanke dieser Lehre ist der, daß Enterotoxine im Darme, namentlich bei Fleischkost, entstehen, von der

Schilddrüse aufgegriffen und unschädlich gemacht werden. Ein solches Zwischenprodukt das Thyreotoxalbumin, ist aus der Schilddrüse zu gewinnen. Der eigentliche Entgiftungsvorgang ist eine Jodierung. Nachdem die aus der Schilddrüse gewonnenen Eiweißkörper einen verschiedenen Jodgehalt besitzen, nimmt Blum an, daß in der Schilddrüse ein fortschreitender Jodierungsprozeß erfolgt. Die wenigst mit Jod besetzten Körper sind die giftigsten, die meist jodierten sind völlig ungiftig, denn der mit Jod gesättigte Eiweißkörper ist harmlos. Je nachdem welche Zwischenprodukte in die Zirkulation gelangen, sind auch die Erscheinungen verschieden, z. B. Tetanie, Kachexie usw. Es muß dabei bemerkt werden, daß Blum eine Trennung des Schilddrüsenapparates in Thyroidea und Parathyroidea nicht anerkennt; die Epithelkörperchen seien nur jugendliches Schilddrüsengewebe. Weiter nimmt er an, daß das in der Schilddrüse angesammelte Jod niemals sein Organ verläßt, vielmehr sich vom entgifteten Enterotoxin vor dessen Ausstoßung aus der Drüse loslöst. Als Beweis für die erstere Anschauung führt er Versuche an Hunden an, bei denen sich zeigte, daß selbst nach monatelanger Fütterung mit halogenfreier Kost sich stets noch Jod in der Schilddrüse nachweisen ließ. Eine Einschränkung erfährt dieses Versuchsergebnis durch Experimente von Baumann, die unter denselben Verhältnissen gemacht wurden; es fanden sich nämlich doch geringere Jodwerte als beim normalen Tiere. Sehr spricht gegen die Anschauung von Blum der Befund, daß Unterbindung der aus der Schilddrüse ausführenden Blutwege keine Ausfallserscheinungen nach sich zieht und daß vielmehr eine Steigerung der Verbrennungsprozesse auftritt. Für Blum bedeutet dies allerdings nur Stauung und „Herausstrudelung" von Drüseninhalt, bedingt durch partielle Insuffizienz der Schilddrüse. Somit bieten sich die Ausfallserscheinungen als Folgen dar, die sich durch die Behinderung des Entgiftungsprozesses in der Schilddrüse ergeben. Tetanie, Kachexie und Myxödem entstehen somit durch die Enterotoxine. Ein Zwischenstadium zwischen Normalem und Pathologischem bedeute der Kropf. Hier wickele sich der Prozeß nicht so rasch ab; die noch giftigen Substanzen werden aber nicht sofort gegen den Kreislauf abgegeben, sie werden retiniert, daher die cystische Struma. Der Morbus Basedowii wird von Blum auf partielle Insuffizienz der Schilddrüse zurückgeführt. Auf das Unzutreffende dieser ganzen Theorie braucht wohl nicht näher eingegangen zu werden; sie wird durch all die Tatsachen, die zugunsten der Sekretionstheorie angeführt werden, am ehesten widerlegt. Daß aber trotzdem der Schilddrüse eine entgiftende Tätigkeit, aber in ganz anderem Sinne, zukommt, läßt sich aus anderen Versuchen ableiten. So wissen wir aus den Versuchen von Perrin, daß schilddrüsenlose Tiere eine geringere Resistenz gegen Quecksilberchlorür zeigen als Kontrolltiere. Etwas Ähnliches soll von der Resistenz gegenüber Tuberkulose und Pseudotuberkulose gelten. Die erhöhte Resistenz von Tieren, die mit Schilddrüse gefüttert wurden, gegenüber Acetonitril läßt sich auch ohne Entgiftungstheorie erklären. Bekanntlich zeigen sich weiße Mäuse, die mit Schilddrüse gefüttert werden, um das selbst zehnfache widerstandsfähiger gegen Acetonitril als normale Mäuse (Reid, Hunt). Die Ursache dafür ist vielleicht in dem Stoffwechsel zu suchen, der wohl durch die Schilddrüsensubstanzzufuhr modifiziert wird.

Der Gründer der Sekretionstheorie ist Baumann. Auf Grund der Entdeckung des Jodothyrins meint er, daß in der Schilddrüse innere Sekrete geliefert werden, die für den Haushalt des Organismus unbedingt notwendig seien, wobei die Möglichkeit nicht von der Hand gewiesen wird, daß die wirksamen Substanzen ursprünglich als toxische Körper im Organismus zirkulierten und somit eigentlich auch erst entgiftet wurden. Die Wirkungen, die sich durch diese Substanzen erzeugen lassen, wurden bereits erwähnt. Jedenfalls zeigte sich, daß durch Verfütterung oder Injektion von Schilddrüsensubstanzen sich an den verschiedensten Stellen des Organismus Effekte erzielen lassen, und daß sie ähnlich wirken wie Hormone. Biedl sieht in dem Schilddrüsenkörper gleichsam ein Gemenge zweier Hormone, die er das disimilatorische und das assimilatorische nennt. Das disimilatorische verstärkt die normale Tätigkeit (Stoffwechsel, Herztätigkeit), außerdem steigert es die Funktion anderer Organe (Nebenniere, Hypophyse). Das assimilatorische Hormon hemmt dagegen wieder eine ganze Menge von Funktionen: das Knochenwachstum, die innere Tätigkeit des Pankreas usw. Es erhebt sich aber auch damit die Frage, ob nicht in der Schilddrüse zweierlei differente Hormone nebeneinander wirken, die also, eventuell jedes ganz für sich, sich Geltung verschaffen können. Hormone können ihre Wirkungen in zweierlei Arten zu den Endapparaten entsenden, entweder durch direkte Beeinflussung der verschiedenen Gewebe oder unter Vermittlung des Nervensystems. Neben einer solchen, mehr oder weniger mittelbaren Entfaltung der Wirksamkeit wäre es aber auch möglich, daß Effekte auch dann zustande kommen, wenn der Endapparat oder das Erfolgsorgan nicht direkt, sondern erst unter Vermittlung andererer hormonopoetischer Organe beeinflußt wird. Z. B. die Wirkung der Schilddrüse auf die Magentätigkeit auf dem Umwege der Thymus. Inwieweit hier das viscerale Nervensystem eine Rolle spielt, und wie das Ineinanderarbeiten der Drüsen untereinander erfolgt, läßt sich experimentell am besten am Stoffwechsel erkennen, weil hier eine objektive Messung am exaktesten ist. Wir wissen aus früheren Untersuchungen, daß der Ausfall der Schilddrüse eine Verringerung des Eiweiß- und Fettumsatzes bedeutet. Viel genauer läßt sich die Verminderung präzisieren, wenn man den Hungerumsatz vor und nach Schilddrüsenexstirpation untersucht (Eppinger, Falta und Rudinger). Stets zeigt er sich fast um die Hälfte und selbst um mehr vermindert. Dieser Hungereiweißumsatz läßt sich nun weder durch Kohlenhydrat noch durch Fettzufuhr modifizieren. Wird dagegen der Eiweißumsatz durch Thyreoideazufuhr gesteigert, so kann man das Plus durch Kohlenhydratzufuhr leicht wieder zum Verschwinden bringen. Weiter ist uns aus der Stoffwechsellehre bei schilddrüsenlosen Tieren (Hunden, Schafen) bekannt, daß bei Tieren, die vorher auf Adrenalinzufuhr eine beträchtliche Glykosurie bekamen, nach der Exstirpation niemals mehr Glykosurie zeigten, selbst nicht einmal nach dem Kretschmerschen Verfahren. Auch die Steigerung des Eiweißumsatzes, die sonst bei normalen Tieren auf Adrenalinzufuhr stets zu beobachten ist, fehlt vollkommen. Es tritt vielmehr sogar ein Absinken der Stickstoffausscheidung ein. Gibt man dagegen wieder Schilddrüsensaft, so ergeben sich wieder normale Verhältnisse. Indem weiter gezeigt werden konnte, daß bei pankreaslosen Hunden Adrenalin stärker wirkt als bei normalen Tieren, und anderseits bei gleichzeitiger Entfernung von Pankreas und Schilddrüse doch eine Adrenalinglykosurie zu bewerkstelligen ist, so ergaben sich Anhaltspunkte, um das wechselseitige Verhältnis der verschiedenen Drüsen mit innerer Sekretion gegeneinander zu präzisieren (Eppinger, Falta und Rudinger). In diesem Sinne hat man zu unterscheiden, eine direkte Wirkung, die sich durch den Ausfall des betreffenden Sekretes kund gibt und anderseits eine indirekte, die ihre Erklärung in der Wechselbeziehung zu anderen Drüsen findet. Es läßt sich dieses gegenseitige Verhalten durch folgende Skizze versinnbildlichen.

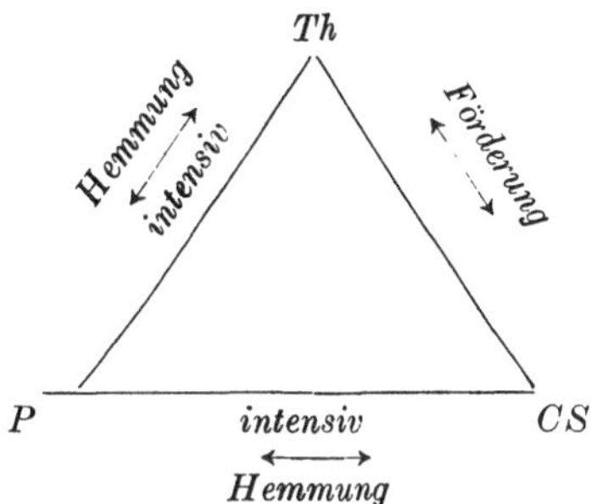

Th = Thyreoidea; P = Pankreas; CS = Chromaffines System.

Thyreoidea und Pankreas einerseits, Pankreas und chromaphines System anderseits hemmen sich, soweit man aus Stoffwechselversuchen schließen kann, gegenseitig; umgekehrt besteht zwischen Thyreoidea und chromaffinem System gegenseitige Förderung, wodurch Ausfall resp. Überfunktion der einen Drüse zu Überfunktion resp. Insuffizienz der anderen führt. Auf diese Weise mußte Hyperthyreoidismus durch verstärkte Hemmung zu Insuffizienz des Pankreas und zu verstärkter Adrenalinwirkung führen, dagegen Athyreoidismus zu Überfunktion des Pankreas und verminderter Adrenalinwirkung, was im Sinne der Lehre von Wiesel und Schur auch eine verminderte Mobilisierung der Kohlehydrate bedeutet. Dies stützt sich, wie bekannt, auf die Beobachtung, daß bei körperlicher Anstrengung die chromaffinen Zellen eine erhöhte Tätigkeit zeigen. Nachdem angenommen wurde, daß Schilddrüse und chromaffines System sich gegenseitig fördernd beeinflussen, so muß bei Hyperthyreoidismus die Kohlehydratmobilisierung überstürzt erfolgen, umsomehr als auch die Hemmung gegenüber dem Pankreas intensiver wird, was ebenfalls einer Glykosurie oder deren Vorstufen Vorschub leisten kann. Der Hyperthyreoidismus wirkt also demgemäß glykosurisch nur auf dem Umwege des chromaffinen Systemes, was insofern verifiziert erscheint als tatsächlich bei fast allen Basedows Adrenalin im Blute in vermehrter Menge nachweisbar wird. Umgekehrt wird bei Wegfall der Schilddrüse die Förderung gegen das chromaffine System in Wegfall kommen, wodurch eine trägere Mobilisierung der Kohlehydrate erfolgen muß, die ebenfalls durch den Wegfall der intensiven Hemmung gegen das Pankreas, also durch Hyperpankreatismus, verstärkt werden kann. Zugunsten der beiden Annahmen sprechen die Befunde bei Individuen mit Athyreoidismus: Erhöhung der Toleranz gegenüber Kohlehydratzufuhr und das Ausbleiben der Adrenalinglykosurie. Also auch hier wird versucht, die Effekte nach Schilddrüsenexstirpation nicht direkt zu erklären, sondern ebenfalls auf dem Umwege anderer Drüsen. Das Adrenalin hat nicht nur Wirkungen in bezug auf den Haushalt der Kohlehydrate, sondern wirkt auch reizend auf das gesamte sympathische Nervensystem. Es galt nunmehr auch Anhaltspunkte dafür zu gewinnen, daß Hyperthyreoidismus auf dem Umwege des chromaffinen Systems auch das sympathische Nervensystem reizend beeinflußt. Es gelang zu zeigen, daß ähnlich wie beim pankreaslosen Tier eine erhöhte Reizbarkeit des Dilatator pupillae gegenüber Adrenalin besteht, auch beim Tier, das mit Schilddrüsensubstanzen vergiftet wurde, ein gleicher Zustand sich einstellt; ebenso daß beim Basedowkranken oft auf Adrenalininstillation Pupillenerweiterung zu erzielen ist. Besser ließ sich ein Untererregungszustand des Sympathicustonus beim schilddrüsenlosen Tier ermitteln.

So kann man bei schilddrüsenlosen Tieren durch kleine Adrenalindosen noch keine Blutdrucksteigerung nachweisen, während dieselben Dosen vor der Operation noch wirksam waren. Vor allem wird diese Annahme dadurch gestützt, daß bei thyreoektomierten Tieren der Zuckerstich unwirksam bleibt.

Die moderne Pharmakologie nimmt als Antagonisten des sympathischen Systems das autonome Nervensystem an. Analog wie das sympathische Nervensystem ein pharmakologisches Reizmittel (Adrenalin) besitzt, sind uns auch Stimulantia des autonomen bekannt: Pilokarpin, Muskarin. Man kann nun durch Darreichung von Schilddrüsensaft an Tiere und auch an Menschen Symptome erzeugen, die vielfach an Reizeffekte durch Pilokarpin oder Muskarin erinnern (Schweiße, Diarrhöen, Atemstörungen, Lymphocytose, Eosinophilie usw.). Es wurde daher der Standpunkt vertreten, daß auch dem Schilddrüsengift eine Komponente innewohnt, die ähnlich wirkt wie eines der Gifte aus der Pilokarpingruppe. Zugunsten dieser Vorstellung (Eppinger und Hess) sprach vor allem der bekannte Antagonismus zwischen Schilddrüsensaft und Atropin, das das Gegenmittel des Pilokarpins und Muskarins ist. Es wurde nun versucht, auf Grund dieser physiologisch begründeten Tatsachen, die dafür sprechen, daß von der Schilddrüse aus sowohl Impulse in den Bahnen des sympathischen als auch autonomen Systems ausgeschickt werden, auch die Basedowsymptome nach ihrer Dignität als sympathische und autonome zu unterscheiden (Eppinger und Hess).

Neuere Vorstellungen über die Basedow-Pathologie.

Es wurde der Standpunkt vertreten, daß als sympathische Reizeffekte folgende Symptome gedeutet werden können: die Tachykardie, die Protrusio, die alimentäre Glykosurie, die Erweiterung der Lidspalte, der erhöhte Stoffumsatz (Abmagerung). Als autonome Reizeffekte können wiederum gedeutet werden: die erhöhte Schweißsekretion, die Diarrhöen, die Vermehrung der Lymphocyten im Blute, eventuell das Graefephänomen. Wir haben nun in der Einleitung zu diesem Kapitel bemerken können, daß von einzelnen Autoren bereits mit der Möglichkeit einer Beteiligung des Sympathicus beim Basedow gerechnet wurde. Wegen der Dissonanz mancher Symptome hat man sich von mancher Seite wieder für eine Beteiligung des Vagus entschieden. Diese nervösen Theorien wurden seit der diesbezüglichen Klarstellung durch Möbius sehr in den Hintergrund gedrängt, so daß man sich vorstellte, daß das Schilddrüsengift spezifische Wirkungen besitzt, die sich eben beim Basedow in erhöhtem Maße Geltung verschaffen. Die neueren Vorstellungen über das viscerale Nervensystem überhaupt, vor allem aber die Beeinflussung dieser Bahnen durch die inneren Sekrete, in unserem Falle durch die Schilddrüse, zwingen uns, eine Kombination beider Theorien (Neurochemismus) zu vertreten in dem Sinne, daß der Basedow eine Hyperfunktion der Schilddrüse bedeutet, wobei das vermehrt produzierte Sekret seine Wirkungen nicht direkt zeitigt, sondern auf dem Umwege des visceralen Nervensystems, so daß man sich für den Morbus Basedowii vorstellen könnte, daß sowohl der Sympathicus als auch das autonome Nervensystem sich in einem Zustande erhöhter Reizbarkeit befindet. Es ist von uns (Eppinger und Hess) an anderer Stelle darauf hingewiesen worden, daß es Individuen gibt, deren autonomes Nervensystem sich in einem Zustand erhöhter Reizbarkeit befinden muß, indem bei solchen Leuten jene Mittel, die dieses Nervensystem reizen, viel stärker wirken, und daß diese Leute auch Symptome zeigen, die für eine Tonussteigerung im autonomen Gebiete sprechen (Vagotoniker). Wir konnten zeigen, daß gerade bei solchen Individuen jene Mittel, die wiederum das sympathische System reizend beeinflussen, sich nicht Geltung verschaffen. Umgekehrt findet man Individuen, bei denen wieder Adrenalin viel stärker wirkt, während die vagotropen Gifte in den üblichen Dosen vollkommen wirkungslos bleiben. Wir haben nun angenommen, daß in der Schilddrüse Stoffe gebildet werden, die einerseits auf den Vagus, anderseits auf den Sympathicus wirken. Wenn daher Hyperthyreoidismus auftritt, muß man annehmen, daß auch beiderlei Reize vermehrt abgesondert werden. Wenn daher ein Individuum, das schon spontan Erscheinungen von hohem Vagustonus besitzt, und bei dem wir gesehen haben, daß es auf Pilokarpin stark reagiert, nicht dagegen auf Adrenalin, von Hyperthyreoidismus überrascht wird, so ist anzunehmen, daß bei diesem Individuum sich die vagotropen Reize des Schilddrüsensaftes mehr geltend machen müssen als die sympathicotonischen. Ein solches Individuum dürfte von Schweißausbrüchen, Diarrhöen viel mehr gequält werden, als Menschen der anderen Kategorie. Jedenfalls glauben wir in diesen Momenten den Schlüssel gefunden zu haben, warum bei den einzelnen Individuen die hyperthyreoidistischen Symptome nicht gleichartig zu sein brauchen, wodurch uns aber auch ein wesentlicher Fortschritt in der Auffassung des ganzen Basedowschen Symptomenkomplexes gegeben erscheint. Auf Wechselbeziehungen der Organe mit innerer Sekretion nimmt auch die Theorie von Rudolf Hoffmann Rücksicht, wozu gleich bemerkt werden muß, daß sie sich auf keinerlei eigene Experimente stützt. Seine Anschauung geht dahin, daß bei der Basedowschen Krankheit neben dem Hyperthyreoidismus auch eine relative Insuffizienz der Nebenniere besteht; speziell meint Hoffmann als Symptome eines insuffizienten chromaffinen Systems die Pigmentationen und die bei Basedow zu beobachtende Adynamie anschuldigen zu müssen. Wenn er als weiteren Beweis seiner Theorie die Tatsache anführt, daß beim Myxödem eine Adrenalinvergiftung besteht, so stimmt das wohl mit den Wirkungen derselben nicht ganz überein, da er Bradykardie als Folge vermehrter Adrenalinanwesenheit annimmt. Gerade das Gegenteil ist wohl das Richtigere; denn seit den Versuchen von A. Fränkel ist die von uns vermutete Adrenalinarmut bei Basedow oftmals gefunden worden, so daß diese Tatsache die Theorie von Hoffmann widerlegt. Dasselbe wäre von der Theorie von Goldstein zu sagen.

Das große Schwanken der Symptome bei der Basedowschen Krankheit, außerdem die Annahme des unsicheren Zusammenhanges von echtem vollwertigen Hyperthyreoidismus mit dem Kropfherzen veranlaßte Ostwald, die Ursache beim Basedow nicht in einer alleinigen Hyperfunktion, sondern in einem Dysthyreoidismus der Schilddrüse zu suchen. Er stellte vor allem fest, daß beim Kropfe, wo eigentlich öfter Bilder zu sehen sind, die dem Myxödem sich mehr nähern als dem Basedow, das Sekret der Schilddrüse weniger Jod enthält als beim normalen Individuum. Es besteht also kein Gegensatz, sondern eher, wie er sagt, eine Schwankung nach derselben Richtung. Nachdem aber trotzdem auf Grund der Erfahrungen der Chirurgen uud pathologischen Anatomen beim Basedow Zeichen einer Hyperfunktion bestehen, so meint er, daß es sich beim Basedow zwar um eine Hyperfunktion, aber um ein Plus eines minderwertigen Sekretes handelt. Die Frage, ob der Basedow tatsächlich die Endstufe einer ununterbrochenen Stufenleiter, die von der gewöhnlichen Struma bis zum Basedow hinaufführt, darstellt, oder ob nicht doch ein qualitativer Unterschied zwischen der Basedowschilddrüse und der normalen besteht, ist neuerdings von Klose angeschnitten worden. Er geht von einer sehr beachtenswerten Tatsache aus: bekanntlich gelingt es bei Tieren nur sehr schwer, meist nur nach Zufuhr sehr großer Dosen von Schilddrüsensaft, experimentell einen Symptomenkomplex zu erzeugen, der an das Basedowsche Krankheitsbild erinnert, meist eignen sich nur einzelne Rassen dazu. Wenn man dagegen Preßsaft von lebensfrischen Basedowstrumen intravenös appliziert, so erkrankt das Tier an einer ganz spezifischen Erkrankung. Unmittelbar nach der Injektion bekommen die Tiere in akutester Weise Fieber, oft bis 42°. Dabei wird der Puls unzählbar — auch Kraus und Freudenthal haben dies schon beobachtet —, die Atmung jaktierend, es kommt zu Körperzittern und Schwitzen der Tiere. Außerdem sieht man auch Ausscheidung von Eiweiß und Zucker im Harne. Nach sechs Tagen bilden sich die Erscheinungen allmählich zurück. Einige Male sah Klose auch Exophthalmus auftreten. Er kommt zu dem Schlusse, nachdem er auch Kontrollversuche mit gewöhnlichen Strumen ausgeführt hatte, daß zwischen dem gemeinen Kropf und der Basedowstruma nicht nur ein quantitativer Unterschied bestehe, sondern daß auch qualitative Veränderungen hier eine Rolle spielen müssen. Daß es sich in der Tat um ein experimentell erzeugtes, dem Basedow sehr ähnliches Krankheitsbild handelt, konnte weiterhin dadurch gezeigt werden, daß nach solchen Injektionen auch das typische Bild der Basedowlymphocytose nach vorangegangener Polynukleose auftritt. Auch diesen Versuchen sind Kontrollversuche mit gewöhnlichem Strumapreßsaft gegenübergestellt worden; sie fielen aber negativ aus. Das Symptomenbild, das sich durch Injektionen mit frischem, menschlichen Basedowpreßsaft hervorrufen läßt, ist so typisch, daß Klose meint, darin direkt ein differentialdiagnostisches Kriterium zu erkennen. Als eine weitere Tatsache wird angeführt, daß bei Hunden eine gleiche Wirkung wie nach Injektionen durch Basedowpreßsaft auch dann zu erzeugen sei, wenn man diesen Tieren intravenös Jodkalium gibt. Die Dosis toxica maxima liegt zwischen 0,06—0,07 Jodkalium oder Jodnatrium pro Kilogramm Körpergewicht. Nicht nur die allgemein klinischen Erscheinungen sind dieselben, sondern auch das Blutbild ist im Prinzip das gleiche. Daher sieht sich Klose zu der Annahme veranlaßt, daß die Basedow- und die Jodvergiftung wahrscheinlich dasselbe sind. Zum Schlusse stellt er folgende Thesen auf: die Basedowsche Krankheit ist keine Hyper- sondern eine Dysthyreosis. Diese Dysthyreosis entsteht dadurch, daß die Schilddrüse nicht die Fähigkeit besitzt, das Jod in der normalen Form als Jodothyrin aufzuspeichern; — zugunsten dieser Annahme spricht auch die Jodarmut der Basedowschilddrüse (über Ausnahmen berichten: Ostwald, A. Kocher, Caro). — Es ist in einer Form deponiert, die vorerst bei der Unkenntnis der genaueren Zusammensetzung als „Basedowjod" bezeichnet werden mag und welche leicht anorganisches Jod aus sich frei werden läßt. Sie übt die gleiche Wirkung aus wie das intravenös gegebene anorganische Jod. Nach Kloses Ansicht ist die Schilddrüse das Zentralorgan für den Jodstoffwechsel. Sie entnimmt einerseits anorganisches Jod dem Körper, d. h. sie entgiftet den Körper; anderseits wandelt sie das Jod in Jodothyrin um. Eine Anschauung, die sich somit der Blumschen Theorie von der Entgiftung etwas nähert. Die Theorie ist sehr bestechend; doch, glaube ich, ist eine Tatsache nur sehr gekünstelt erklärt. Wieso hilft die Thyreoektomie bei Basedow? Klose hilft sich mit folgender weiterer Hypothese, indem er sagt: hier ist eben nur die eine Schilddrüsenhälfte krank, d. h. sie zerstört das Jod nicht, während die andere, gesunde Hälfte das Jod entsprechend abfängt und ummodelt. Wird daher die kranke Hälfte entfernt, so kann der Jodweg nur über den gesunden, noch entgiftend wirkenden, kompensierenden Teil der Schilddrüse gehen; dann werden die Patienten gesund, nicht dagegen, wenn die andere Hälfte exstirpiert wird, oder beide Hälften geschädigt erscheinen.

Auch die Erscheinungen beim Myxödem bereiten der Kloseschen Theorie einige Schwierigkeiten, besonders der Athyreoismus. Er nimmt daher an, daß in diesen Fällen das Jod sofort durch das Nierenpaar eliminiert wird. Dem widersprechen die Untersuchungen von A. Kocher, indem bei Individuen ohne Schilddrüse die Ausscheidung des dargereichten Jod viel langsamer erfolgt. Dies und so manches andere sprechen dafür, daß wir uns vorläufig noch mit der Theorie des reinen Hyperthyreoismus begnügen können.

Pathologische Anatomie.

Was lehrt nun eine genaue anatomische und histologische Untersuchung der Schilddrüse, die doch im Mittelpunkte des ganzen Basedowsymptomenkomplexes steht? Die vasculären Symptome, wie sie hauptsächlich der Basedowstruma zukommen, sind wohl auf den Blutreichtum der ganzen Drüse zurückzuführen, was sich sowohl anatomisch als auch histologisch verfolgen läßt. Anfangs ist die Struma noch von weicher Konsistenz, erst im weiteren Verlaufe kann die parenchymatöse Struma derber werden, was sich durch eine grobhöckerige Oberfläche auch bemerkbar macht. Schreitet diese Konsistenzveränderung weiter fort, wobei die Struma zumeist kleiner wird, so darf es nicht wundernehmen, wenn in solchen Fällen sich allmählich aus einem Basedow ein Myxödem entwickelt. Die Proliferation des Bindegewebes kann auf die Kapsel übergreifen und selbst die Umgebung der Drüse in Mitleidenschaft ziehen, wodurch es allenfalls zu Verwachsungen kommt. In neuester Zeit wurde auf diese Verwachsungen, die natürlich die Operation erschweren können, besonderes Gewicht gelegt, seitdem man weiß, daß solche Veränderungen nach Röntgenbestrahlungen häufiger vorkommen sollen. Was ergeben sich nun für Veränderungen an der Schilddrüse bei histologischer Betrachtung?

Es muß zuerst darauf hingewiesen werden, daß hier nur reine Fälle Beachtung finden sollen, die nicht verwechselt werden mögen mit jenen Basedowfällen, die sich als sekundäre alten Strumen aufsetzen. Die diffus parenchymatöse Struma ist charakterisiert durch das Fehlen des normalen Kolloids. Das Epithel der Follikel wuchert atypisch, so daß Bildungen auftreten können, die wie papillenartige Exkreszenzen in das Lumen der Follikel hineinragen. Dabei können ganz atypische Formen erscheinen, die wegen der regellosen Anordnung der Epithelzellen fast den Bildern der Struma maligna gleichkommen. Mac Callum, der eine große Zahl von Basedowstrumen zu untersuchen Gelegenheit hatte, berichtet, daß die für den Basedow so charakteristischen histologischen Veränderungen sich oft nur ganz umschrieben zeigen. Möglich, daß diese Veränderungen hauptsächlich dort am ehesten zu sehen sind, wo klinisch am deutlichsten die Zeichen von Hypervascularisierung der Schilddrüse sich zu erkennen geben. Wenn Mac Callum außerdem noch betont, daß auch Mitosen zu sehen sind, so würde diesen Tatsachen abzulesen sein, daß sich auch anatomische Anhaltspunkte finden, die für eine gesteigerte Drüsenfunktion sprechen. Speziell amerikanische Pathologen vergleichen die Bilder bei Basedowstrumen mit jenen von Schilddrüsen, die eine kompensatorische Hypertrophie zeigen. Außerdem ist charakteristisch für die Basedowstruma: Verminderung und Verflüssigung des Kolloides, eventuell mucinöse Entartung (Langhans). Trotzdem soll aber nicht vergessen werden, mitzuteilen, daß diese Veränderungen nicht spezifisch für die Basedowstruma sein sollen. Greenfield hat die Veränderungen an der Basedowschilddrüse nicht unpassend mit einer milchenden Brustdrüse verglichen. Es soll auch nicht unerwähnt bleiben, daß D. Marine ganz ähnliche Bilder, wie sie der Basedowstruma zukommen, als ein häufiges Vorkommen bei den Hundeschilddrüsen in Cleveland sah. Zum mindesten sind die Veränderungen ganz gleiche, wie sie nach kompensatorischer Hypertrophie als Folge partieller Excision zu sehen sind. Das Epithel hat den „columal type" mit intrapapillären Papillen angenommen; außerdem ist das gut färbbare Kolloid reduziert.

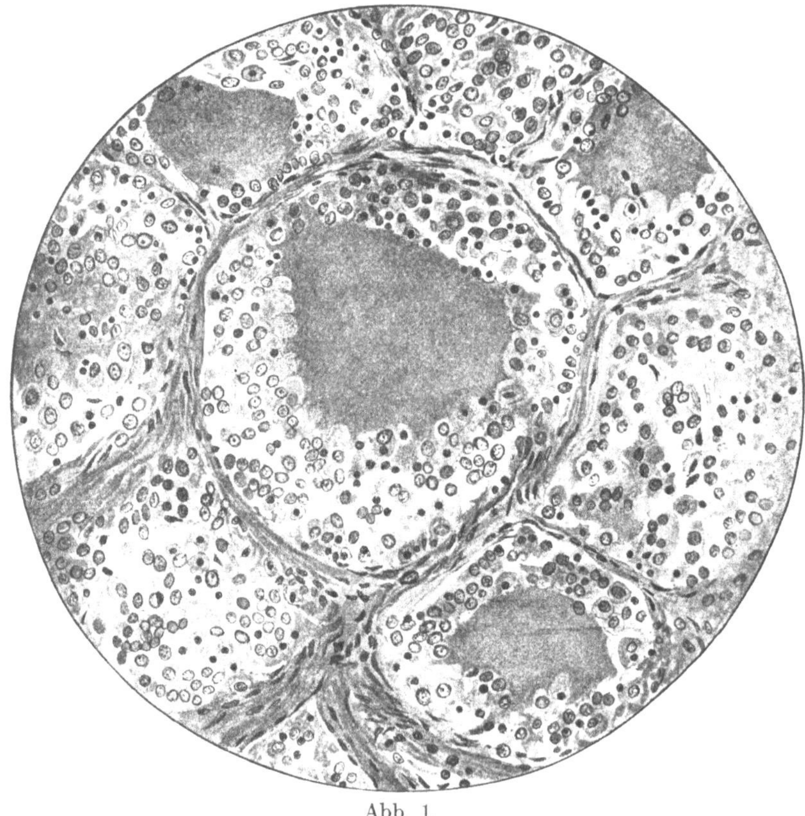

Abb. 1.

Wie A. Kocher sich den normalen Ablauf der Kolloidbildung resp. -resorption vorstellt, wurde bereits erwähnt. Seine diesbezügliche Vorstellung bei Basedow lautet ungefähr so: in der Basedowschilddrüse kommt es zu einer stärkeren Verflüssigung des Bläscheninhaltes; die Drüsenzellen haben gleichsam als Durchgangstationen mehr zu leisten, so daß es zu Vergrößerung oder Vermehrung derselben kommt. Die Form sei abhängig von der Menge und dem Jodgehalte des Follikelinhaltes. Er zieht daraus den Schluß, daß das Wesen der sogenannten Hypersekretion eigentlich eine vermehrte Resorption des in die Drüse gelangenden und umgewandelten Jod darstellt. Mit der Verflüssigung des Bläscheninhaltes geht proportional die vermehrte Vascularisierung des Capillargebietes der Schilddrüse einher. Ähnliche Bilder von

Schilddrüsenhyperplasie findet man auch bei schwangeren Frauen (eigene Beobachtung). In neuester Zeit konnte man sich von der Tatsache überzeugen, daß in der Struma beim Basedow lymphatische Keimzentren und perivasculäre Rundzellenherde eingestreut sind (A. Kocher) und man sprach direkt von Lymphfollikeln. Sie werden, wie Kocher erwähnt, gelegentlich so groß, daß sie bereits makroskopisch sichtbar sind. Sie können bereits zu Zeiten der Krankheit zu sehen sein, wo die Lymphocytose im Blute noch nicht nachweisbar ist. Wir werden uns auch mit dieser Frage im weiteren noch zu beschäftigen haben. In älteren Fällen zeigt sich eine starke Vermehrung der Bindegewebsinterstitien, und unterscheiden sich in diesen Fällen die histologischen Bilder nur wenig von jenen der gewöhnlichen Kolloidkröpfe. Wegen der Beziehungen von Jod zum Basedow ist es interessant zu wissen, daß Jod an Tiere verabfolgt, ganz andere Veränderungen in der Schilddrüse nach sich zieht. Marine berichtet, daß Jod eine eventuelle Hyperplasie makroskopisch und mikroskopisch reduziert. Das Epithel wird abgeflacht, indem das Kolloid rapid zunimmt. Gefäße und Lymphbahnen werden stark verengt. Kurz, man sieht unter der Einwirkung von Jod das Anfangsstadium eines Kolloidkropfes entstehen. Nach Schilddrüsenfütterung kommt es ebenfalls zu enormer Vermehrung des Kolloids. Auch hier Abnahme des Blutgehaltes, wobei sogar Veränderungen an den Gefäßen im Sinne einer Endarteritis zur Beobachtung kommen (v. Bruns).

Wenn wir weiter auf die pathologisch-anatomischen Veränderungen, wie sie bei Leichen erhoben werden konnten, die mit Basedowscher Krankheit behaftet waren, eingehen wollen, so muß erwähnt werden, daß gar häufig Hypertrophie der Thymus zu sehen ist. (Thorbecke.) Nachdem Thymuspersistenz auch vorkommt, ohne daß Erscheinungen von Basedowscher Krankheit bestehen müssen, und anderseits auch sichere Basedowfälle beschrieben werden, bei denen keine Vergrößerung der Thymus, eventuell sogar Atrophie derselben bestanden hat, so kann die Koexistenz von Thymuspersistenz und Basedow keine unbedingte sein. In sehr vielen Fällen besteht nicht nur Vergrößerung der Thymus, sondern auch Schwellung der Lymphdrüsen und der adenoiden Einlagerungen und so manche anderen Erscheinungen (schlechte Entwicklung des Genitales, lange Röhrenknochen, Offenbleiben der Synostosen, Art und Weise der Behaarung und Menstruationsanomalien), wie sie beim Status thymicolymphaticus beschrieben werden. Am Herzen sieht man auch anatomisch gelegentlich Hypertrophie, eventuell Dilatation mit fettiger Degeneration und brauner Pigmentierung der Herzmuskelzellen. Nachdem der Anatom meist nur Basedowleichen zur Obduktion bekommt, die während des Lebens die schwersten Komplikationen überwunden haben, so wird er kaum etwas Charakteristisches zu sehen bekommen. Da auch die sonst den Basedow so charakterisierenden Augensymptome an der Leiche nicht mehr zu bemerken sind, kann man wohl sagen, daß der pathologische Anatom, vor die Leiche eines mit Basedow Behafteten gestellt, kaum imstande sein dürfte, die Diagnose des Klinikers weder im positiven noch negativen Sinne zu beurteilen.

Ätiologie.

Wenn man die Ätiologie der Basedowschen Krankheit besprechen will, so muß die eigentliche Frage so gestellt werden: wie kommt es zur Entwicklung des Hyperthyreoidismus? Dieses Moment wurde in früheren Zeiten, als man sich über die Pathogenese nur ganz dunkle Vorstellungen bildete, viel weitschweifiger erörtert. Aus den Anamnesen wissen wir, daß sehr häufig die Basedowsche Krankheit das Individuum in vollster Gesundheit erfaßt. Häufig wird plötzlicher Schreck oder irgend eine andere heftige Gemütserregung ursächlich beschuldigt; besonders beachtenswert sind jene Beobachtungen, wo unmittelbar im Anschluß an ein Trauma die Zeichen der Basedowschen Krankheit auftraten: Sturz ins Wasser oder aus beträchtlicher Höhe, räuberischer Überfall usw. Wohl fast immer können die Patienten keine eigentliche Ursache angeben, indem sich das Krankheitsbild ganz allmählich entwickelte. Ganz allgemeine Symptome: Müdigkeit, Schwäche werden zuerst bemerkt. Relativ häufig sind es Menstruationsbeschwerden, die die Patientin veranlassen, den Arzt aufzusuchen. Von vielfacher Seite wurde versucht, für die Basedowsche Krankheit eine infektiöse Entstehung anzunehmen, weil in manchen Fällen im Anschluß an eine Infektionskrankheit (Influenza, Gelenkrheumatismus) das Krankheitsbild zutage trat. Diese Auffassung ist wohl ebenso einseitig, als wenn man nur den psychischen Einflüssen ein großes Gewicht beimessen würde. Als Pierre Marie sich zur Trennung der Basedowformen in primäre und sekundäre entschloß, wurde er wohl ausschließlich von der Anamnese dazu geleitet, indem er ausdrücklich betont, diese Formen nur dann voneinander trennen zu können, wenn er die Anamnese kannte. Zum Teil führt uns dies zur Gruppe des Jodbasedows. Wir glauben wohl Kocher vollkommen Recht geben zu müssen, wenn er betont, daß die Struma Basedowifica fast stets dem Jodbasedow zugehört. Sicherlich kommt es sehr häufig vor, daß der Beginn der Basedowerscheinungen mit der Verabfolgung von Jodpräparaten zusammenhängt. Nachdem wir bereits gehört haben, daß einerseits durch Jodzufuhr histologische Veränderungen der Schilddrüse gesetzt werden können, die ähnlich sind jenen bei echtem Hyperthyreoidismus, anderseits daß manche Formen von echtem Jodbasedow in nichts zu unterscheiden sind von den gewöhnlichen Basedowformen, so ist sicherlich dem Jodstoffwechsel in der Beurteilung der Ätiologie ein großes Gewicht beizumessen. Wir glauben aber nicht, daß er die einzige Ursache sein muß, um den Hyperthyreoidismus anzuregen. Jod ist sicher der wichtigste Körper, der den Anstoß zum Hyperthyreoidismus geben kann, kaum aber der einzige. Vielleicht kommen hier auch nervöse Momente in Frage. Die experimentellen Untersuchungen von Wiener und von Ascher scheinen dies fast zu beweisen. Die Tatsache aber, daß nicht alle Individuen gleich empfänglich sind, läßt an dispositionelle Unterschiede der betreffenden Personen denken.

Im Anschluß daran muß noch die akute Thyreoiditis und ihr Verhalten zur Basedowschen Krankheit berührt werden. Bekanntlich kann es gelegentlich unter Einsetzen mit hohem Fieber zu einem raschen Anschwellen der Schilddrüse kommen. Meist ist nur ein Lappen ergriffen. Der Patient empfindet in der Halsgegend Schmerzen, ein Gefühl von Hindernis beim Schlucken und auch beim Atmen. Allmählich klingt das Krankheitsbild ab. Man unterscheidet im allgemeinen zwei Formen dieser akuten Erkrankung. Die eine betrifft eine bereits cystisch entartete Struma, die andere eine normale, höchstens hyperplastische Schilddrüse. Eiterungen in Schilddrüsencysten (sekundäre Thyreoiditis) sind nicht selten; hier handelt es sich meistens um metastatische Infektionen (Influenza); die Folgen können sogenannte Schilddrüsenfisteln werden (Payr). Die eigentliche Thyreoiditis im Sinne de Guervains ergreift entweder nur einen Lappen oder beide nacheinander. Die Schwellung ist kongruent mit der Gestalt des erkrankten Organes. Die Haut darüber ist nie mit beteiligt. Die „primäre" Thyreoiditis entwickelt sich, wenn überhaupt im Anschluß an Infektionen, meist nach wochenlanger Fieberlosigkeit; öfter sieht man eine alte Lungentuberkulose mit dabei. Bezüglich der Ätiologie wird man doch an infektiöse Momente denken müssen. Toxine oder abgeschwächte Bakterien werden wohl als Ursachen der diffusen Schwellungen anzusehen sein. ——

Im Anschluß an solche akute Thyreoiditiden kann sich nun ein echter Basedow entwickeln, wie z. B. Apelt mitteilt. Interessant ist die Beobachtung von Dunger, der in einem Fall von akuter Thyreoiditis nach Joddarreichung eine Verschlimmerung des Zustandes sah, so daß er sich veranlaßt sieht, vor Jodbehandlung in solchen Fällen zu warnen. Es wäre daher die Möglichkeit gegeben, daß der Übergang von Infektionskrankheiten in Formen von Basedow auf dem Umwege einer nichteiterigen Thyreoiditis sich darbieten könnte.

Verschiedene Formen des Hyperthyreoidismus und Differential-diagnose.

Es ist schon oft darauf hingewiesen worden, daß die Symptome, die bei der Basedowschen Krankheit vorzukommen pflegen, durchaus nicht alle bei einem und demselben Falle vertreten sein müssen. Die einzelnen Symptome können im Verlaufe der Krankheit stärker werden und wieder abblassen. Anderseits können Erscheinungen, die in den meisten Fällen vorzukommen pflegen, vollkommen fehlen, während sie sich in anderen Fällen sogar in den Vordergrund drängen. Weiter muß noch gesagt werden, daß kaum ein Fall bekannt ist, wo jedes Symptom, das vorkommen könnte, bei ein und demselben Kranken zu sehen wäre. Die Basedowsche Krankheit, wie sie von ihrem Entdecker beschrieben wurde, stellt ein ganz typisches Bild dar, es gehören dazu der Exophthalmus, die Struma und die Tachykardie. In der Folge wurde erkannt, daß die wichtigsten Symptome damit noch nicht erschöpft sind, sondern es kam noch eine ganze Reihe hinzu. Pierre Marie fügte als neues Zeichen den Tremor hinzu; Gräfe, Stellwag, Möbius erkannten andere Symptome am Auge; dann wurden die Schweißausbrüche, Kongestionen, vasomotorischen Störungen als weitere Zeichen hinzugeteilt; alsdann erkannte man, daß nervöse Aufregungszustände und Schlaflosigkeit fast nie vermißt werden, ebenso wie die Verdauungsstörungen (Erbrechen und Diarrhöen). Relativ spät machte man auf die hochgradige Abmagerung aufmerksam. Je mehr Fälle solcher Art erkannt wurden, desto reichlicher wurde die Literatur über diesen Gegenstand, und immer mehr wurden neue Symptome erkannt. Haben wir nun einen Patienten vor uns, wo all die erwähnten Erscheinungen zu sehen sind, da wird der Arzt betreffs der Diagnose: Basedowsche Krankheit nicht verlegen sein. Solche Fälle, wo fast all die erwähnten Symptome zur Beobachtung kommen, obwohl dies, wie bereits erwähnt, selten ist, kann man als typische Fälle (vollständige Form der Basedowschen Krankheit) bezeichnen. Man ist gewohnt, die drei Symptome, die Basedow aufgestellt hatte, und außerdem noch den Tremor, als Hauptsymptome der Basedow-Krankheit hinzustellen.

Im Gegensatz zu den typischen Fällen von Glotzaugenkrankheit greift man als unvollständige Formen jene Fälle heraus, bei denen eines oder sogar mehrere der Hauptsymptome fehlen können und sich auch während des ganzen Verlaufes der Krankheit nicht zeigen müssen. Dies im Gegensatz zu jenen Krankheitsbildern, wo sich der typische Basedow gleichsam erst in der Entwicklungs- resp. Rückbildungsphase befindet, wobei ebenfalls ein oder das andere Hauptsymptom noch nicht angedeutet resp. bereits verschwunden ist. Diese scheinbar gelinderen Formen von Basedowscher Krankheit werden auch als „formes frustes" bezeichnet. Trousseau spricht sich über diese Formen betreffs ihrer Zugehörigkeit zur Basedowschen Krankheit in dem Sinne aus, daß er meint, falls auch ein oder das andere Hauptsymptom fehlt, trotzdem die „cortège des symptomes secondaires" die Diagnose der Basedowschen Krankheit sichert. Dieser Ausdruck wurde später ein sehr dehnbarer, weil die Grenzen außerordentlich weit gezogen wurden. So kann es vorkommen, daß eine solche Diagnose in Fällen gestellt wird, wo vielleicht eine Struma vorliegt, daneben einige nervöse Erscheinungen, die eventuell auch beim Basedow vorkommen können, und wo schließlich Tachykardie besteht. Die Ursache dieser großen Verwirrung, die entstehen mußte, war die Unkenntnis der Kliniker betreffs des anatomischen resp. physiologischen Substrates, und die Ermangelung eines Begriffes, der pathologisch-anatomisch greifbar gewesen wäre. Nachdem man im Myxödem die Äußerungsform der Insuffizienz der Schilddrüse erkannt hatte, wurde man durch die gerade entgegengesetzten Symptome beim Basedow darauf geführt, die Ursache der Glotzaugenkrankheit in einer vermehrten Tätigkeit der Glandula thyreoidea zu suchen. Für den typischen Basedow ist es gelungen, den Beweis zu erbringen, daß tatsächlich bei dieser Krankheit das Primäre in der Schilddrüse zu suchen ist. Falls man nun auch für die Formes frustes, die man im Sinne von Trousseau als mildere Formen des typischen Basedow hinstellen soll, ihre Zugehörigkeit zur Glotzaugenkrankheit bestimmen will, dann darf man aber auch nicht mehr den Schwerpunkt auf Symptome legen, sondern auf das ätiologische Moment. Kraepelin sagt sehr richtig: daß eine noch so genaue Übereinstimmung von Krankheitssymptomen allein nicht ausreicht, um daraus auf die nosologische Identität von Krankheitsfällen zu schließen. Es ist von uns im Kapitel „Allgemeine Pathologie" der Standpunkt vertreten worden, daß die Schilddrüsensubstanzen vielleicht auf dem Umweg des chromaffinen Systems ihre Reizerscheinungen, wie sie auch bei der Basedowschen Krankheit zu sehen sind, auf dem Wege der visceralen Nerven äußern. Wir bemühten uns zu zeigen, daß hier ähnliche Erscheinungen auftreten können, wie nach Applikation gewisser Gifte; die Tachykardie, manche von den Erscheinungen am Auge, der erhöhte Stoffumsatz, die Neigung zu alimentärer Glykosurie und so manche andere Erscheinungen können durch Adrenalin verursacht werden. Andere Symptome der Basedowschen Krankheit, wie die Diarrhöen, der Schweiß, das Erbrechen, die Blutveränderungen usw. sind wiederum zu sehen bei Applikation von Giften, die das autonome resp. Vagussystem reizen, und sicher ebenfalls im Organismus entstehen können, gleich dem Adrenalin. Wir haben uns bemüht zu zeigen, daß nicht nur der Schilddrüse, sondern so manchen anderen Drüsen mit innerer Sekretion ähnliche Substanzen innewohnen müssen; denn die Ausfallserscheinungen lassen solche Schlüsse zu. Stets aber scheinen sich die Reizerscheinungen, falls solche vorkommen, in den Bahnen der visceralen Nerven zu bewegen. Wenn man den gegebenen Ausführungen gefolgt ist, so ergeben sich daraus mehrere Schlußfolgerungen. Vor allem läßt sich sagen, daß, falls Erscheinungen von sympathischer Reizung bestehen, z. B. funktionelle Tachykardie, Neigung zu nervöser Glykosurie, — oder autonome Reize, funktionelle Diarrhöen, Schweiße, Lymphocytose, Eosinophilie, Pigmentierungen usw., damit durchaus nicht gesagt sein muß, daß die Erscheinungen auf die Schilddrüse zurückzubeziehen sind, sondern daß auch die Ursache in anderen Organen gesucht werden kann. Beim typischen Basedow wird man sich wegen der Einfachheit der ganzen Erscheinungsweise kaum mit solchen Überlegungen zu beschäftigen haben, wohl aber bei den formes frustes. Aus dem Dargelegten ist damit der weitere Schluß unbedingt zu ziehen, daß ebenso, wie es für den typischen Basedow notwendig ist, auch für die unvollständigen Formen der Nachdruck auf den Hyperthyreoidismus zu legen wäre. Die große Schwierigkeit ist nur, wie erkennt man den Hyperthyreoidismus? Zum Glück ist man bei der Schilddrüse nicht nur auf das Studium eventueller Folgen angewiesen, sondern wir haben hier oft ein sehr handgreifliches Symptom in Händen: die vermehrte Vascularisation und die damit im innigen Zusammenhang stehenden Gefäßerscheinungen. Wenn ein Organ mehr arbeiten soll, z. B. ein Muskel oder eine Drüse, so muß es auch besser durchblutet werden. Eine erhöhte Schilddrüsentätigkeit ist daher nur bei einer besseren Durchblutung möglich. Damit hängt es auch zusammen, daß die Schilddrüse des Basedowikers leicht ausdrückbar sein kann. Wenn der Druck nachläßt, füllt sich die Struma zu ihrer vorigen Größe wieder. Die Vergrößerung der Schilddrüse allein braucht noch lange nicht ein Zeichen von vermehrter Tätigkeit zu bedeuten. Die Größe der Schilddrüse ist daher bei der Beurteilung, ob ein Basedow — besser gesagt ein Hyperthyreoidismus vorliegt, nicht das Entscheidende. Fehlende Schilddrüsenvergrößerung bei beginnendem Basedow wird man hauptsächlich in jenen Gegenden zu erwarten haben, wo die Schilddrüsen überhaupt klein angelegt sind. Wir kennen sowohl auf Grund eigener Erfahrung, vor allem aber durch Beobachtungen der maßgebendsten Basedowkenner (Kocher) Fälle von typischer Glotzaugenkrankheit, wo die Schilddrüse normal groß war; dagegen müssen da Zeichen von Dilatation und Erschlaffung der Schilddrüsengefäße resp. Blutreichtum nachweisbar sein. In solchen Fällen hört man über allen vier oder nur über einzelnen Hauptarterien systolisches Blasen, meistens ist es auch als exquisites Schwirren zu spüren. Kocher sagt diesbezüglich ganz richtig: das zu untersuchen und früh zu konstatieren ist wichtiger, als bei einem verdächtigen Hyperthyreoidismus herumzusuchen, ob ein Kropf da sei oder nicht. Viel besser kann man sich über die Frage, ob die Schilddrüse gut vascularisiert ist oder nicht, bei der Operation orientieren. Die Basedowstruma sieht sich viel dunkler rot gefärbt an, sie wird bei leichter Stauung blaurot und gibt bei den kleinsten Verletzungen sehr starke Blutungen. Daß die Gefäßphänomene an der Schilddrüse nicht allein von der Tachykardie herrühren, läßt sich oft leicht entscheiden, indem an anderen blutgefäßreichen Stellen, vor allem am Herzen, ähnliche Erscheinungen fehlen. Hält die Vascularisierung der Schilddrüse lange Zeit an, so vergrößert sich dieselbe. Dabei nimmt die Schilddrüse eine eigentümliche Form an, die bei gewöhnlichen Kröpfen kaum zu sehen ist. Es schwillt die Drüse nicht circumscript knotig, sondern massig an, da sich auch der Proc. pyramidalis und der Isthmus beteiligen. Die ganze Drüsenmasse fühlt sich, um einen Vergleich Kochers anzuwenden, wie eine Mamma einer schwangeren oder säugenden Frau an. Die Oberfläche ist wie von derben grobkörnigen und zusammenhängenden Knötchen gebildet. Schließlich ist die Struma zumeist druckempfindlich und charakterisiert sich dadurch prinzipiell gegenüber all den anderen colloiden Strumen.

Die von uns erwähnten Gefäßerscheinungen und die damit in innigem Zusammenhang stehenden anderen Veränderungen sind charakteristisch für die Schilddrüse bei Hyperthyreoidismus und insofern für den Basedow selbst. Der Gefäßreichtum der Struma muß nicht die ganze Schilddrüse betreffen, sondern kann auf einzelne Bezirke derselben lokalisiert bleiben. Diese Verhältnisse zu kennen, ist besonders für den Chirurgen wichtig, weil der therapeutische Eingriff ganz besonders gegen den Struma-Gefäßreichtum gerichtet sein muß (cf. Therapie).

Wenn wir nun versuchen wollen, den typischen Basedow kurz zu präzisieren, so müssen wir sagen: Die Basedowsche Krankheit ist Hypersekretion
der Schilddrüse, wobei das hypersecernierte Gift die verschiedensten Reizerscheinungen entlang des visceralen Nervensystems erzeugen kann, so daß
es zu Tachykardie, Exophthalmus, Protrusio, Diarrhöen, Abmagerung usw. also
zu möglichst vielen Symptomen kommt. Wie verhält es sich nun mit den
unvollständigen Formen? Wir müssen gleich erwähnen, daß die Zahl dieser
Fälle eine viel größere ist. Wir finden hier, wenn man die entsprechenden
Krankengeschichten durchsieht, Übergänge von relativ leicht zu nehmenden
Krankheitsbildern zu pathologischen Zuständen, die durch ihre Symptome
genau so gefährlich sein können, wie die schwersten typischen Basedowfälle.
Wie hat man sich nun in der Beurteilung solcher Formen zu verhalten? Zuerst
wollen wir uns mit jenen Formen beschäftigen, wo das allgemeine Symptomenbild noch sehr an einen Basedow erinnert, wo aber einzelne scheinbar sehr
prägnante Symptome sich entweder gar nicht oder nur angedeutet zeigen. Speziell haben wir Fälle vor Augen, wo z. B. die Protrusio fehlt, oder nur Diarrhöen
und Schweiße angedeutet sind. Es ist von uns gezeigt worden, daß man mittels
pharmakologischer Untersuchungsmethoden und Beurteilung der verschiedenen
Symptome im Sinne einer Reizung resp. Reizbarkeit der beiden antagonistisch
gegenüberstehenden, visceralen Nervensysteme eine Trennung von Dispositionen vornehmen kann, indem sich manche Individuen reizbarer gegen sympathische, andere wieder empfänglicher für autonome Reize zeigen. Es wurde
dann von uns die Frage aufgeworfen, ob diese verschiedene Empfänglichkeit
nicht ausschlaggebend für die Symptomatologie auch des Basedow sein kann.
Es konnte gezeigt werden, daß tatsächlich eine solche Trennung in sympaticotonische und vagotonische Fälle möglich ist, was wohl mit der
vorher bestandenen Disposition zusammenhängen muß. Wir wissen aus der
experimentellen Pathologie, daß das Schilddrüsengift sowohl auf das sympathische als auch auf das autonome Nervensystem reizend wirkt. Wir müssen daher
annehmen, daß ähnlich wie entsprechende Mengen von Pilokarpin für sympathische Individuen sich nicht wirksam zeigen, auch die autonome Komponente des Schilddrüsensaftes nicht entsprechende Angriffspunkte findet und
sich nicht Geltung verschaffen kann, wodurch das betreffende Symptom, z. B.
Diarrhöen, Erbrechen, Atembeschwerden, Lymphocytose oder Eosinophilie usw.
nicht auftritt oder zum mindesten nicht in dem Vordergrund erscheint. Analoges ist bei vagotonischen Individuen zu erwarten. Solche Leute, die an und
für sich schon ein reizbares autonomes System besitzen, werden jedenfalls
ganz besonders zu solchen Reizen neigen, während die sympathischen Erscheinungen (Protrusio, Löwi-Phänomen, hochgradige Tachykardie, alimentäre
Glykosurie, stark erhöhter Grundumsatz usw.) kaum im Vordergrund stehen.
Fälle, die man gleichsam als reine vagotonische resp. rein sympathicotonische
Basedowfälle bezeichnen möchte, sind relativ selten, weil man für diese Individuen durchgreifende Vagotonie oder Sympathicotonie postulieren müßte;
wir haben aber solche Fälle beschrieben und auch ihr pharmakologisches
Verhalten berücksichtigt.[1]) Wenn man aber bedenkt, daß einzelne Gebiete
des visceralen Nervensystems, vielleicht infolge Eingreifens von anderen Drüsen mit innerer Sekretion, bald mehr sympathicotonisch erscheinen, andere

---

[1]) Unsere Untersuchungen über die unterschiedlichen Formen des Basedows hat sich
S. Kostlivý in einer späteren Publikation sehr zunutze gemacht. Seine Versuche
stellen nur Ergänzungen und Bestätigungen der unsrigen vor.

Gebiete zu autonomen Reizen prädisponiert sind, so kann sich daraus eine enorme Polivalenz von Symptomen ergeben, wie wir es ja tatsächlich bei unseren Basedowpatienten sahen. In den gegebenen Auseinandersetzungen glauben wir den Schlüssel gefunden zu haben, warum in manchen Fällen von Hyperthyreoidismus nicht das gesamte Symptomenbild, wie es für den typischen Basedow zu erwarten wäre, vorhanden zu sein braucht. Daraus ergibt sich aber auch, daß die Schwere eines Basedowfalles durchaus nicht aus der Zahl der Symptome zu ermessen sei, und ein sogenannter unvollständiger Fall vielleicht schwerer sein kann als ein typischer Fall. Zahlreiche Untersuchungen an Basedowkranken haben ergeben, daß diese Trennung, die auch von Kocher bereits akzeptiert wurde, nicht nur rein theoretisches Interesse beansprucht, sondern auch gewisse praktische Konsequenzen nach sich ziehen kann.

Wir haben uns bemüht zu zeigen, daß bei der vagotonischen Disposition oder zum mindesten bei Individuen, die in vielen Bezirken Zeichen autonomer Reizbarkeit zeigen, Status thymicolymphaticus bestehen kann. Wir erschlossen diese, wohl nur als dispositionellen Zustand zu bezeichnende Anomalie hauptsächlich aus der Vergrößerung der lymphatischen Apparate und aus so manchen anderen Erkennungszeichen (große Tonsillen und Rachenmandeln, vergrößerte Zungengrundfollikel, eventuell nachweisbare Lymphfollikel im Rektum, lange Extremitätenknochen mit noch offenen Epiphysenlinien, wohl auch Bartlosigkeit und schlecht entwickelte Genitalien, bei Frauen spätes Einsetzen der Menses, beträchtliche Lymphocytose). Die Thymus wird nach den neueren Untersuchungen von Hammar, Svehla und Hedinger als ein gegensätzliches Organ des chromaffinen Systems anerkannt, wodurch die Möglichkeit auch wahrscheinlich wird, daß dieses Organ sich vielfach auch funktionell im Gegensatz zum Adrenalin befindet. Auf Grund vieler neuerer Statistiken ergibt sich der Schluß, daß bei vielen Basedowfällen die Thymus — vorläufig rein anatomisch — eine Rolle spielen soll. Vergrößerung der Thymus findet sich bei Basedow ungeahnt häufig, wobei der Eindruck erweckt wird, daß gerade die schweren Fälle durch das Vorhandensein dieses pathologisch vergrößerten Organes charakterisiert werden. Wenn wir vor allem die Statistik von Capelle berücksichtigen, so zeigten sich bei 80 Basedowautopsien folgende Verhältnisse: bei Basedowfällen, die an interkurrenten Krankheiten gestorben sind, wurde in 44 Proz. der Fälle eine Vergrößerung der Thymus gefunden; in Fällen, wo der Patient an der Schwere des Basedow zugrunde gegangen ist, wurde sie in 82 Proz., und bei jenen Fällen die einem postoperativen Herztod erlagen, in 95 Proz. nachgewiesen. Es wurde weiter auf Grund dieser Angaben der Standpunkt vertreten, daß die Thymus einen Basedowfall erschwert und daß sie sogar im Krankheitsverlaufe eine selbständige Beachtung erheischt. Die Meinung, daß die Thymus auf den Verlauf des Basedow einen deletären Einfluß nehmen kann, vertritt zum Teil auch Hart. In mancher Beziehung geht er sogar noch weiter, indem er sich vorstellt, die Thymus wäre die primäre Noxe, die erst rückwirkend die Schilddrüse zu pathologischen Veränderungen im Sinne des Basedow anregt. Hyperplasie der Thymus verursache — weil sie in gegensätzlicher Wirkung zur Schilddrüse steht — eine funktionelle Vergrößerung der Thyreoidea; indem dieser kompensierende Vorgang über das Ziel hinausschießen kann, wird dadurch gleichsam die Einleitung eines Hyperthyreoidismus angebahnt. Wir vertreten zwar auch ähnliche Anschauungen; nur möchten wir uns den Vorgang umgekehrt denken, daß vielleicht der primäre Hyperthyreoidismus die Thymus zu neuer und verstärkter Tätigkeit anfacht, besonders wenn die erhöhte Schilddrüsentätigkeit schon länger anhält. Dem muß aber mit allem Nachdruck entgegengehalten werden, daß es auch genug sehr schwerer Basedows gibt, wo keine Thymus bestanden hat. Auf Grund eigener Erfahrung möchte ich sogar glauben, daß in vielen Fällen von Basedow die Erscheinungen von Lymphatismus und z. T. auch die des Status thymicus erst im Verlaufe des Basedow deutlicher ausgeprägt werden und unseres Erachtens in akuten Fällen im Anfangsstadium vollkommen fehlen. Wir verfügen über einen Fall von akut einsetzendem Basedow, der in der 5. Woche nach Beginn der Erkrankung an einer Influenzapneumonie starb, wobei sich bei der Sektion nicht die geringsten Zeichen einer Vergrößerung, weder der Follikel noch der Thymus, zeigte. Bei solchen Fällen gewinnt man den Eindruck, daß vielleicht die Thymus der Schilddrüse kompensierend zu Hilfe kommt, da man aus der Organvergrößerung meist auch auf eine gesteigerte Tätigkeit der Funktion einen Rückschluß ziehen möchte.

Die Erwägung, daß bei vagotonischen Individuen an die Möglichkeit einer Thymuspersistenz zu denken sei, legte den Gedanken nahe, die vagotonischen Basedows auch von diesem Standpunkt aus zu betrachten. In einer großen Zahl von Fällen hat sich nun tatsächlich nachweisen lassen, daß wirklich bei der Anwesenheit von Symptomen, die im Sinne von Reizen des autonomen Systemes zu deuten wären, Thymuspersistenz besteht, so daß wir umgekehrt annehmen möchten, daß, falls die betreffenden Patienten vor allem an Schweißkrisen, Diarrhöen und Erbrechen zu leiden haben, außerdem Eosinophilie, Atembeschwerden darbieten, und überhaupt die subjektiven Beschwerden im Vordergrund stehen, an Thymuspersistenz zu denken ist. Daß diese Frage ganz besonders den Chirurgen interessieren muß, ist wegen der Insuffizienz solcher mit Thymus behafteten Individuen der Narkose gegenüber wichtig.

In neuster Zeit ist diese Frage durch Untersuchungen aus der Garrèschen Klinik in ein neues Stadium getreten. Capelle und Bayer berichten über einen Fall von mäßig schwerem Basedow, bei dem primär nicht die Strumektomie gemacht, sondern die Thymus exstirpiert wurde. Der Erfolg war der, daß die Krankheit in ein milderes Stadium übergetreten ist, ohne daß die eigentlichen Basedowsymptome sich wesentlich geändert hätten. Hauptsächlich aber zeigte sich, daß die subjektiven Beschwerden und auch die Herzaktion sich bedeutend besserten. Gleichzeitig mit diesen Änderungen bildete sich das Kochersche Blutbild fast zur Norm zurück. Die Zahl der Leukocyten, die vorher 5800 betrug, stieg wieder bis zu 8000 an. Die Neutrophilen, die ursprünglich nur 52 Proz. ausmachten, gehen wieder auf 71 Proz. in die Höhe, während die Lymphocyten von 39 Proz. auf 22 Proz. herabsinken. Die Autoren ziehen daraus den Schluß, daß die Basedowthymus sowohl in der Entwicklung als auch in der Symptomatologie der Glotzaugenkrankheit eine Rolle spielen muß, und daß ihr inneres Sekret wohl ähnliche Wirkungen auslösen kann, wie sie im allgemeinen von dem Schilddrüsensafte erwartet werden. Dieser Befund, der auch sonst viel Wahrscheinlichkeit für sich hat, scheint zu beweisen, daß die Schilddrüsenstoffe durch die Thymus nicht, wie Gebele annimmt, kompensiert, sondern eher potenziert werden. Gebele hat nämlich durch Versuche zu zeigen geglaubt, daß die Thymusvergrößerung bei Morbus Basedowii als ein natürlicher Regulierungsvorgang anzusehen sei, indem die Thymus bei gleichzeitiger Entwicklung des Basedow sich vergrößert, für sie einspringt und deren Wirkung kompensiert. Wäre diese Vorstellung die richtige, dann müßte in dem Falle von Capelle und Bayer sich der Zustand verschlimmert haben, nachdem die giftigen Substanzen der Schilddrüse keine sie entgiftenden Thymusstoffe mehr vorfanden.

Jedenfalls lehren alle diese Beobachtungen, daß es ratsam erscheint, die Basedowfälle in Formen mit und ohne Thymuspersistenz zu teilen, und wir glauben, daß da die Berücksichtigung der vagotonischen Symptome wichtig erscheint. Auch würde sich weiter ergeben, daß die sogenannten unvollkommenen Formen des Morbus Basedowi die Folgen dispositioneller Vorbedingungen darstellen. —

Es ist versucht worden, die Symptome bei der Basedowschen Krankheit auf Reizerscheinungen des visceralen Nervensystems zurückzuführen. Wir wissen nun aus der experimentellen Pathologie, daß die beiden Anteile dieses Nervensystems, nämlich das sympathische und das autonome, Antagonisten sind, so daß man sich schwer vorstellen kann, daß antagonistisch angreifende Kräfte, wie sie doch die Äußerungen der entgegenarbeitenden Nervensysteme darstellen, gleichzeitig gereizt sein können, es somit, auf den konkreten Fall übertragen, schwer verständlich ist, wie z. B. beim Basedow gleichzeitig Reizung des autonomen und sympathischen Systems bestehen kann; und dies um so mehr als von uns auf Grund klinischer Untersuchungen festgestellt werden konnte, daß Individuen, die starke Empfänglichkeit für autonome Reize zeigen, auf Adrenalin kaum reagieren und umgekehrt. Dieses Gesetz wurde ergänzt durch Proben an psychisch erregten Individuen. Es konnte an psychischen Kranken gezeigt werden, daß dieser Antagonismus nicht mehr gilt, sondern mit beiderlei Reizmitteln abnorm starke Effekte zu erzielen sind, somit eine gleichzeitige erhöhte Reizbarkeit beider sonst antagonistisch arbeitenden Systeme möglich ist. Der Wagebalken, der die Angriffspunkte für beiderlei Systeme bildet, erscheint gleichsam zerbrochen, so daß auf diese Weise jede Komponente für sich ziehen kann, ohne den Antipoden in ihm entgegengesetzter Richtung nach sich zu ziehen (Eppinger, Heß und Pötzl). Man sieht nun beim typischen Basedow sehr häufig gleichzeitig Erregung sowohl des autonomen als auch des sympathischen Systems, außerdem aber auch eine Art Phasenwechsel, indem derselbe Angriffspunkt bald sympathisch, bald autonom gereizt sein kann. Wir möchten glauben, daß wir es hier beim Basedow mit ähnlichen Bedingungen zu tun haben dürften wie beim psychisch Kranken. Wenn man nun bedenkt, daß psychische Erregungen gerade beim Morbus Basedowii eine große Rolle spielen, so ist damit die Möglichkeit gegeben, die gleichzeitige Erregung der beiderlei visceralen Nervensysteme zu erklären. In diesem Sinne haben wir unsere Krankengeschichten durchgesehen; ein Teil davon wurde von Noorden jun. publiziert; er konnte in den meisten Fällen zeigen, daß die psychisch ruhigen Basedows sich bald rein sympathisch, bald mehr rein vagotonisch zeigten, daß dagegen bei jenen Individuen, wo Psychosen in der Symptomatologie ihres Basedow eine Rolle spielen, am öftesten beiderlei Reizerscheinungen vertreten waren.

Eine gesonderte Betrachtung erfordern jene Fälle, wo sich der Hyperthyreoidismus zu einer bereits bestehenden Struma hinzugesellt, also wo der Basedow zu einem aus früherer Zeit datierenden Kropfe hinzukommt. Kommt es da zur vollen Entwicklung eines typischen Basedow, so unterscheidet er sich von den bereits erwähnten Formen durch nichts als höchstens dadurch, daß die Struma auch eine Stenose der Trachea mit sich bringt, was beim gewöhnlichen Basedow fast nie einzutreten pflegt. In Gegenden, wo gleichzeitig Struma und Basedow vorkommen, wie z. B. in Wien, sieht man diese Fälle viel häufiger. In der Regel wird das Symptomenbild durch ein plötzliches Anwachsen der Struma eingeleitet; es kann aber auch der Symptomenkomplex der Basedowschen Krankheit oft plötzlich einsetzen. Der

Anstoß zur Entstehung ist oft kryptogenetisch, manchmal jedoch an gewisse bekannte Schädlichkeiten gebunden. So sehen wir manchmal eine Infektionskrankheit als auslösendes Moment, gelegentlich auch eine Gravidität, vor allem aber häufig das Klimakterium. Besonders interessant sind jene Fälle, wo eine Kropfoperation als auslösendes Moment angesehen werden muß. Sehr häufig sieht man folgenden Zusammenhang: zum Zwecke des Vertreibens des Kropfes wird manchmal auch von Ärzten ein Schilddrüsenpräparat gegeben. In Gegenden, wo die Basedowsche Krankheit zu Hause ist, kann eine relativ kleine Menge von Schilddrüsentabletten genügen, um Erscheinungen von Hyperthyreoidismus hervorzurufen. In solchen Fällen empfiehlt es sich, in der Anamnese auch auf jenes Moment zu achten. Auf den Jodbasedow wird noch später eingegangen werden. Die Fälle von Kropf plus Basedow sind prognostisch relativ günstig, weil sie selten ganz schwere Formen annehmen; möglich, daß der Bau des Kropfes die Bedingungen für einen vollkommenen Hyperthyreoidismus ungünstig gestaltet. Die erwähnten Formen werden auch als sekundärer Basedow zusammengefaßt, obwohl sie im Prinzip nichts anderes bedeuten als die „primären". Vielleicht richtiger ist die Bezeichnung nach Kocher: Struma Basedowificata. —

All die erwähnten Formen von Basedow sind meines Erachtens nach dadurch charakterisiert, daß sie neben den Erscheinungen des objektiv nachweisbaren Hyperthyreoidismus (Struma vascularis) Reizerscheinungen im Bereiche des visceralen Nervensystems darbieten, außerdem aber auch den erhöhten Stoffumsatz nachweisen lassen; oft gesellen sich auch psychische Störungen hinzu. Es gibt nun vereinzelte Krankheitsbilder, die keine Stoffwechselstörungen zeigen, sondern bloß Reizerscheinungen im visceralen Nervensystem und eventuell Veränderungen von seiten der Psyche. Manchmal hat man neben den Erscheinungen der Struma vascularis bloß Reizerscheinungen in einem oder dem anderen Gebiete des visceralen Nervengebietes.

So kennen wir Fälle von objektiv nachweisbarem Hyperthyreoidismus, und daneben nur Erscheinungen von seiten des Zirkulationsapparates. Diese Fälle sind von jenen Formen zu unterscheiden, wo der Kropf eventuell durch seine Masse auf die Umgebung, vor allem auf die obere Brustappertur drückt, so daß ausschließlich mechanische Verhältnisse vorliegen. Sie sind als Fälle von Kropfherz (cf. weiter unten) bekannt und werden auch als thyreotoxische Kropfherzen zusammengefaßt. Minnich hat darüber eine große Monographie geschrieben. Charakteristisch für diese Fälle ist die Abwesenheit aller mechanischen Momente von seiten des „Kropfes" und vor allem das Fehlen irgendwelcher retrosternaler Strumen. Wir haben gesehen, daß beim Basedow durch die Thyreotoxikose zuerst Tachykardie geschaffen wird; im weiteren Verlaufe kann es zu vorübergehender Dilatation des Herzens kommen, diese kann, wenn es dem Patienten besser geht, durch Hypertrophie seiner Kammern (meist links) wieder kompensiert werden. Wird ein solches Individuum wieder gesund, so bleibt es bis zu einem gewissen Grade herzkrank; zum mindesten bleibt die Hypertrophie und die Neigung zu Dilatation. Häufig klagen solche Patienten auch über das subjektive Gefühl von Herzklopfen. Wenn nun diese Erscheinungen, die gewöhnlich die Teilerscheinungen eines Basedow darstellen, allein auftreten, ohne daß die anderen Symptome einer Thyreotoxikose bestehen oder wenn sie höchstens angedeutet sind, dann kann man, falls Symptome einer Struma vascularis bestehen, mit der Möglichkeit des thyreotoxischen Kropfherzens rechnen. Kraus unterscheidet zwei Intensitätsstufen. Die erste wird vorwiegend durch erhöhte Herztätigkeit und gesteigerte Herzfrequenz, zu welchen sich auch die subjektiven Beschwerden des Herzklopfens hinzugesellen können, charakterisiert. Eine Zunahme der Herzfrequenz zeigt sich vorwiegend bei psychischen Erregungen, im späteren Verlauf auch bei körperlichen Anstrengungen. Daß bei Körperruhe 102 bis 140 Pulse gezählt werden, ist selten. Subjektive Anfälle von stärkerem Herzklopfen und dem Gefühl von Atemnot, die sich bis zu wahrer Herzangst steigern können, setzen relativ früh ein. Im weiteren Verlaufe wird auch die Herzaktion erheblich verstärkt, der Herzspitzenstoß ist meist hebend; die Carotiden und anderen größeren Gefäße schlagen deutlich sichtbar; der Puls fühlt sich groß, weich und dikrot an. Nur bei sehr hoher Frequenz nimmt die Spannung ab, sonst ist sie gewöhnlich erhöht. Fast immer besteht, besonders wenn die Herzfrequenz gerade keine sehr hohe ist, respiratorische Arhythmie. Bezüglich anderer Symptome, die auf Hyperthyreoidismus eventuell zu beziehen wären, erwähnt er das „Glanzauge". Die Augen sind feucht, aber nicht vorgetrieben, die Pupillen weit. Ein schneller feinschlägiger Tremor kann bei Kropfherzen gelegentlich nachgewiesen werden, ebenso leichtes Schwitzen; doch sind dieselben, wie Kraus sagt, geringer ausgeprägt als beim typischen Morbus Basedowi. Dermographismus wird häufig gefunden. Ebenso zeigen sich die Patienten leicht erregbar und klagen über Schwindelgefühl. Neben dieser Gruppe unterscheidet Kraus noch eine Form des Kropfherzens, die die höhere Intensitätsstufe repräsentiert. Das linke Herz ist bereits hypertrophiert, die Herzdämpfung nach links verbreitert, der Spitzenstoß außerhalb der Papillarlinie fühlbar. Auch röntgenologisch läßt sich eine Verbreiterung nachweisen. Wichtig ist zu wissen, daß die Herzgröße einem sicher bemerkbaren Wechsel unterliegen kann, was sich auch orthodiagraphisch nachweisen läßt. Verkleinerung des Herzschattens geht parallel mit einer Besserung der subjektiven Beschwerden. Die Vergrößerung des Herzens beruht nach Kraus bloß auf einer Zunahme des diastolischen Volumens. Digitalis wird schlecht vertragen. Im Gegensatz zum typischen Basedowherzen kann Jodtherapie günstige Erfolge haben. Kommen solche Fälle zur Obduktion, so kann, trotzdem während des Lebens eine nachweisbare Herzvergrößerung zu erkennen war, die Herzhypertrophie fehlen. Auch die Tatsache, daß in Perioden der Besserung oder nach partieller Strumektomie das Herz kleiner werden kann, bestätigt obige Angaben. Halten solche Zustände lange an, so kommt es allerdings zu einer wirklichen Hypertrophie des Herzens.

Kraus meint diese Verhältnisse mit der in der Steiermark, dem ausgesprochenen Kropflande, so häufigen idiopathischen Herzhypertrophie in Zusammenhang zu bringen. Der Kropf als Masse kann mit diesem Vorkommnis kaum in engerer Beziehung stehen. Dagegen meint Kraus, daß solche Träger von idiopathischer Herzhypertrophie in ihrer Jugend unter dem Symptomenbilde des thyreotoxischen Kropfherzens erkrankt gewesen seien, daß es infolge der Dauer zu einer Herzhypertrophie gekommen sei, daß aber die Struma in ein kachektisches Stadium mit Atrophie der Schilddrüse übergegangen sei, so daß bei der Sektion Zeichen von Hyperthyreoidismus nicht mehr zu erkennen seien. Weiter will Kraus betont wissen, daß das Kropfherz resp. die Herzhypertrophie allmählich einer Myokarditis weicht; ein Verhalten, das beim typischen Morbus Basedowi nicht so sehr häufig zu beobachten ist. Jedenfalls ist die Tatsache, daß die Kropfträger Steiermarks einem frühzeitigen, meist durch Myokarddegeneration charakterisierten Senium verfallen, bemerkenswert.

Neben dem thyreotoxischen Herzen ist das Rosésche Kropfherz, oder die dyspnoische oder pneumische Form des Kropfherzens anzuführen. In den Fällen dieser Art versucht man vorwiegend die mechanischen Folgen, die der Kropf setzt, mit den Herzbeschwerden ursächlich in Zusammenhang zu bringen. Die Zustände entwickeln sich oft erst nach langjährigem Bestehen der Struma. Auch an der Stimme ist meist der Kropf zu erkennen. Die Patienten sind dyspnoisch. Die Dyspnoe ist selten rein exspiratorisch, sondern meist kombiniert. Häufig leiden solche Leute an hartnäckigen Bronchialkatarrhen. Der Kropf kann als Masse auf die obere Brustapertur drücken und die ein- und ausführenden Gefäße drücken. Die Folgen können Schwindel, Kopfschmerzen, Neigung zu kongestiver Rötung des Gesichtes, Nasenbluten, Stauungskatarrhe der Nase und der oberen Luftwege sein. Wohl infolge der Atembeschwerden, die vorzugsweise durch Stenose und auch durch die Katarrhe bedingt sind, kommt es zu Dilatation des rechten Herzens, die besonders gut röntgenologisch nachweisbar ist. Oft ist an der Spitze des Herzens ein kurzes systolisches Geräusch zu hören, der 2.Pulm.Ton abgeschwächt. Der Puls ist zumeist frequent und klein und zeigt die Zeichen des Puls. irregul. perpetuus. Die Patienten sind wegen Atembeschwerden, Opressionsgefühl und Hustenanfällen unfähig zur Arbeit. Es kommt allmählich zu Zeichen schwerer Herzinsuffizienz; die nächtliche Orthopnoe steigert sich bis ins Unerträgliche. Dabei kommt es zu Anasarka. Unter sehr bedrohlichen Erstickungsanfällen gehen solche Individuen zugrunde. Zeichen von eventuellem Hyperthyreoidismus fehlen. Sind nervöse Reizerscheinungen da, so sind es wohl zumeist nur zufällige Komplikationen. —

Neben dieser mechanischen Form des Kropfherzens gibt es noch das „neurotische" Kropfherz, das verursacht ist durch den Druck oder Verwachsungen der Struma auf, bezw. mit den herzregulierenden Nerven. Nachdem die Nervenläsionen meist nur einseitig sind, so sind die Folgen inbezug auf die Herztätigkeit fast Null. Herzhypertrophie kommt nicht zur Ausbildung. Werden beide Nn. vagi in Mitleidenschaft gezogen, so kommt es zu Tachykardie. Anfangs sind oft Bradykardien zu finden. Es ist sehr wichtig, diese Formen zu kennen, weil sie ebenfalls einzelne Basedowsymptome vortäuschen können. Durch Druck auf den Grenzstrang des Sympathicus kann auf der betreffenden Seite Exophthalmus herbeigeführt werden. Die andere Seite bleibt unbetroffen; meist ist auf dieser Seite Mydriasis. Auch können Temperaturunterschiede in den Gehörgängen nachweisbar werden. Durch die Einseitigkeit der Symptome wird man zumeist auf die richtige Ursache geführt; es muß jedoch nicht immer die Schilddrüse schuld daran sein.

Es gibt nun seltene Fälle, wo man nachweisen kann, daß neben dem mechanischen Moment noch andere Ursachen mit eine Rolle spielen müssen. Lüthi und Verebély konnten nachweisen, daß es bei venöser Stauung in der Schilddrüse neben den Erscheinungen der passiven Hyperämie auch zu tieferen histologischen Veränderungen der Schilddrüse kommen kann, die gewisse Ähnlichkeit mit den Erscheinungen bei Morbus Basedowi haben sollen. Experimentell ließ sich als Folge der Stauung auch Tachykardie und eine Erhöhung der N- und P-Ausscheidung sicherstellen. Es können also mechanische und funktionelle Ursachen nebeneinander vorkommen.

Wenn zu einem aus früherer Zeit bestehenden Kropfe Erscheinungen von Hyperthyreoidismus hinzukommen und gleichzeitig neben der Zunahme des Halsumfanges auch kachektische Symptome sich einstellen, so hat man dann mit der Möglichkeit zu rechnen, daß die Struma krebsig oder sarkomatös entartet ist (z. B. Löwy, Steyskal). Ähnliche Beobachtungen kommen aber auch vor, wenn Metastasen von anderweitigen Tumoren sich in die Schilddrüse verirrt haben (Hirschfeld). Mikulicz erwähnt weiter einen Fall von Morbus Basedowi, bei dem er statt einer Basedowstruma ein Lymphangiom angetroffen hatte. Die angeführten Tatsachen sprechen dafür, daß die Erklärung für das Auftreten der Erscheinungen des Hyperthyreoidismus kaum einheitlich zu geben sind. In jenen Fällen, wo Medullarkrebse der Thyreoidea bestehen und wo die Basedow-symptome erst beim Auftreten der Metastasen zum Ausbruch kommen, hat man es mit der Wahrscheinlichkeit zu tun, daß einerseits der primäre Tumor, vor allem aber die Meta-stasen noch als funktionierende Organe ähnliche Symptome nach sich ziehen können, wie sie von Hyperplasien der Schilddrüse bekannt sind. Denn daß Metastasen gelegentlich die Funktion des Mutterbodens übernehmen können, lehren einerseits die Erfahrungen, die man von gewissen Lebercarcinommetastasen her kennt, indem sie Galle produzieren, aber auch von der Schilddrüse selbst. Bekannt ist auch die Beobachtung von Eisels-berg: nach der Exstirpation einer maligen entarteten Struma stellten sich die Symptome der Kachexia strumipriva ein. Dieselben verschwanden, als nachher eine Metastase im Sternum aufschoß, und sie kamen mit neuer Intensität wieder, als die Metastase entfernt wurde. Anderseits kann man sich die Erklärung der Basedowsymptome auch so vor-stellen, daß die Metastase oder auch der primäre Tumor ähnliche Veränderungen im noch restierenden gesunden Schilddrüsengewebe hervorruft, wie sie auch von anderen äußeren direkt einwirkenden Einflüssen her bekannt sind (Basedowsymptome nach Blutung, Strumitis, Strumaoperationen). Daß nicht in jedem Falle von maligner Struma die Basedowsymptome auftreten müssen, ist ein Moment, das für letztere Ansicht spricht, wie auch die Kenntnis, daß selbst primäre Fibrosarkome Erscheinungen von Hyper-thyreoidismus auslösen können. —

Bei der Besprechung des thyreotoxischen Kropfherzens haben wir unter anderem erwähnt, daß das Schilddrüsengift gelegentlich nicht so reichlich produziert wird, so daß man annehmen muß, daß entsprechend den wenigen hypersecernierenden Schilddrüsen-partien nur einzelne Körperbezirke sich dafür empfänglich zeigen, die gewissermaßen einen Locus minoris resistentiae abgeben, wie wir uns das von der Vagotonie resp. Sympathico-tonie vorgestellt haben. Ähnlich wie es für das Kropfherz die Herznerven sind, können es auch hier verschiedene Partien des visceralen Nervensystems sein, an denen sich gleich-sam das nur in geringen Mengen produzierte Schilddrüsengift zuerst fängt. Wenn also Fälle beschrieben werden — dieselben sind jedoch recht selten —, bei welchen weder die kar-diovasculären Erscheinungen noch nervöse Krankheitszeichen zu sehen sind oder höchstens ganz leise angedeutet erscheinen, dagegen Augensymptome ebenso stark ausgeprägt an-getroffen werden wie bei einem vollwertigen Basedow, so wird man an jene Verhältnisse zu denken haben. Selbstverständlich wird man sich in diesen Fällen bemühen müssen, teils Zeichen von objektiv nachweisbarem Hyperthyreoidismus (Struma vascularis), teils Zeichen anderweitiger, vielleicht nur angedeuteter Symptome einer Thyreotoxikose aufzudecken. Von ausschlaggebender Bedeutung kann in solchen Fällen die Untersuchung des Blutes sein. Wir wissen, daß Verfütterung großer Mengen von Schilddrüsenextrakt einerseits basedow-ähnliche Erscheinungen provozieren kann, anderseits ein eigentümliches Blutbild nach sich zieht. Wir sehen eine starke Vermehrung der Lymphocyten und zwar zu einer Zeit, wo ander-weitige Symptome noch fehlen. Der normale Prozentsatz von 20—25 Proz. erreicht Werte von 50 bis nahezu 70 Proz. Gleichzeitig erfolgt ein Absinken der neutrophilen Leukocyten. Die Steigerung der Lymphocyten ebenso wie die Abnahme der neutrophilen Leukocyten kann eine absolute sein, ist jedoch viel häufiger eine relative, was gleichbedeutend ist mit Leuko-penie. Weiter ist festgestellt worden, daß ebenfalls durch Zufuhr von sehr viel Schilddrüsen-saft die Gerinnung des Blutes wesentlich verzögert werden kann. Auch soll der Gefrierpunkt des Blutes erniedrigt werden. Alle diese geschilderten Verhältnisse zeigen sich nicht nur bei Verfütterung von Schilddrüsensubstanzen, sondern vor allem beim Basedow und allen Hyper-thyreosen. Der gewöhnliche Kropf, falls er nicht unter der Behandlung mit Jod oder Schild-drüsensubstanzen gestanden ist oder falls nicht kryptogenetische Zeichen von Hyperthyreose vorhanden sind, hat niemals ähnliche Blutbilder. Wir besitzen daher in der Untersuchung des Blutes ein die Diagnose der Hyperthyreose wesentlich unterstützendes Moment, weil wir diese Erscheinungen bereits zu den Frühsymptomen zählen können. Auf diese Unter-suchungsmethoden wird von Kocher großes Gewicht gelegt. Auch durch Darreichung kleiner Jodmengen kann manchmal eine Entscheidung getroffen werden, ob Hyperthyreoi-dismus vorliegt oder nicht, denn Patienten mit Erscheinungen von Hyperthyreoidismus zeigen gewöhnlich eine Intoleranz gegen selbst kleine Mengen von Jod, indem sie rasch mit Abmagerung und Tachykardie reagieren. Bevor wir weitergehen, muß erwähnt werden, daß es auch bei anscheinend gesunden Individuen nach Verfütterung von Schilddrüsen-tabletten zu Glykosurie kommen kann. Viel häufiger sieht man sie bei der Behandlung von Kröpfen mit Schilddrüsentabletten (Fr. Müller).

Daß Glykosurie, zum mindesten alimentäre Zuckerausscheidung bei Basedow vorkommen kann, ist bereits in der Symptomatologie gesagt worden; es gibt nun Diabetesfälle, die sich ebenfalls, was die Glykosurie anbelangt, durch Zufuhr von Schilddrüsensubstanzen steigern lassen, andere wieder nicht. Schließlich ist zu erwähnen, daß es Glykosurien gibt bei gleichzeitig bestehendem Hyperthyreoidismus, wobei aber die Basedowerscheinungen so in den Hintergrund treten (Falta), daß diese Fälle eher als leichte Diabetes anzusehen sind. In solchen Fällen sieht man, daß unter der Röntgenbehandlung der Schilddrüse — einer Methode, um die sekretorische Tätigkeit der Schilddrüse einzuschränken — Glykosurie schwindet. Ähnliche Verhältnisse können von Fettstühlen gelten. So konnte Falta beobachten, daß bei Patienten, die nur andeutungsweise Zeichen von Hyperthyreoidismus zeigen, sich dieses Symptom, das öfter bei Basedowikern beobachtet wird, auch durch Röntgenbestrahlung der Thyreoidea zum Schwinden bringen läßt. Solche partiell sich darbietenden Basedowsymptome bei bestehender Struma vascularis kommen auch noch in anderen Kombinationen vor. Zum Teil werden wir auf sie noch zurückkommen. Stets drängt sich in dergleichen Fällen die Frage auf, warum sich gerade ein Symptom so sehr bemerkbar macht, das in anderen Fällen, die vielleicht einen viel stärkeren Hyperthyreoidismus mit sich führen, kaum angedeutet ist. Von mancher Seite wurde angenommen, daß das Schilddrüsensekret gleichsam polyvalent ist und daß die Verschiedenheit der Symptome damit in Einklang zu bringen sei. Es ist aber auch möglich, für diese Verhältnisse noch an andere Momente zu denken. Am besten läßt sich dies von Kohlehydratstoffwechsel ableiten. Es ist nämlich von uns gezeigt worden, daß durch Hyperthyreoidismus die Wirkung des inneren Pankreassekretes gehemmt werden kann. Wenn nun tatsächlich Hyperthyreoidismus besteht, so ist anzunehmen, daß das Pankreas sich bemüht, ihm entgegenzuarbeiten und somit seine Funktion steigert. Es hängt nun ganz von der Leistungsfähigkeit dieser Drüse ab, ob sie dauernd eine solche Mehrarbeit zu leisten imstande ist oder ob sie nicht ebenfalls insuffizient wird, wodurch die Glykosurie dauernd zur Geltung kommen kann, oder ob sie nicht wenigstens noch dann arbeiten kann, wenn sie keine hemmenden Einflüsse durch den Hyperthyreoidismus zu paralysieren hat. Jedenfalls läßt sich mit der Möglichkeit rechnen, daß in solchen Fällen nicht nur eine Drüse eine Rolle spielen dürfte, sondern daß das Gesamtbild der Symptome die arithmetische Summe verschieden gezeichneter Summanten sein kann, wie es uns schon das physiologische Zusammenspiel des hormonopoetischen Apparates lehrt. Wir finden dafür auch anatomische Anhaltspunkte, indem sich bei Erkrankungen der unterschiedlichen Drüsen mit innerer Sekretion Veränderungen zeigen, die dafür sprechen, daß pathologische Prozesse, die eine Drüse ergreifen, auch in anderen Drüsen tiefgreifende Änderungen setzen können (v. Neusser). Man kann also mit Falta sagen, daß das Symptomenbild, welches der Hyperthyreoidismus setzt, von der Reaktion und Mitbeteiligung der anderen Drüsen mit innerer Sekretion wesentlich beeinflußt wird.

Schließlich kommen wir noch auf eine Gruppe von Krankheitsfällen zu sprechen, die sich ebenfalls dem Symptomenkomplex des Hyperthyreoidismus anschließt. Wir sehen sehr häufig Individuen, die mit Struma behaftet sind, und bei denen neben kardiovasculären Erscheinungen allgemein nervöse Symptome im Vordergrund der Klagen stehen. Nachdem sich bei solchen Leuten ein oder das andere Augensymptom zeigen kann, oft auch nur auf einer Seite angedeutet, weiter, da solche Individuen gern zu Schweißen neigen, ja sogar gelegentlich Diarrhöen abwechselnd mit Obstipation haben können, neben Herzklopfen über alle möglichen nervösen Zustände klagen, kann man sich leicht veranlaßt sehen, auch an Basedow zu denken. In Gegenden, wo Struma vorzukommen pflegt, wird man zu dieser Annahme öfter veranlaßt als in kropfarmen Gegenden. Neben diesen Erscheinungen zeigen sich aber auch oft Zeichen von allgemeiner Nervosität, eventuell Hysterie. Oft sieht man mehrere Mitglieder einer Familie mit solchen Beschwerden behaftet; auch hört man gelegentlich, daß auch die Eltern über ähnliche Beschwerden zu klagen hatten. Solche Krankheitserscheinungen können durch viele Jahre hindurch — oft wechselt ein Stadium der Besserung mit dem einer Verschlimmerung — währen. Akute Infektionskrankheiten, sowie Erkrankungen überhaupt, wirken auf solche Leute sehr schlecht ein. Jede psychische Erregung macht sich noch Wochen hindurch geltend. Im Stadium des beginnenden Klimakteriums sollen ebenfalls akut einsetzende Verschlimmerungen zur Beobachtung kommen. Solche Individuen können blühend aussehen, sind aber wegen leichter Ermüdbarkeit nicht im stande, anstrengendere Arbeiten zu leisten. Oft laborieren solche Leute, besonders Frauen, an Magenerkrankungen, wobei nicht selten Magendilatation bei gleichzeitig bestehender Hyperacidität zu konstatieren ist. Bei bestehenden Anomalien am Genitale begeben sich solche Frauen in spezialistische Behandlung, worauf der allgemeine Zustand sich nur noch mehr verschlimmert. Andere Mädchen, oft blaß, leicht ermüdbar, werden wegen solcher Beschwerden als chlorotisch erkannt. Eine Untersuchung des Blutes ergibt aber Vermehrung der roten Blutkörperchen und eine Steigerung des Hämoglobingehaltes. Oft haben die Mädchen auch einen leichten Blähhals. Derlei Fälle beschreibt Fr. Müller als Pseudochlorosen. Unter dergleichen Umständen eine sichere Entscheidung zu treffen, ob hier ein Symptomenbild vorliegt, das auf der Basis eines Hyperthyreoidismus sich aufbaut oder nicht, gehört zu den größten Schwierigkeiten. Gerade hier ist eine Einigung selbst unter guten Basedowkennern recht schwierig. Wie berechtigt ist hier der Ausspruch Fr. Müllers: wir sollten eine Reaktion auf Hyperthyreoidismus haben. Auf zwei Momente soll man aber in allen zweifelhaften Fällen stets acht haben, das ist der Blutbefund und die Gefäßerscheinungen an der Schilddrüse. Gerade auf diese beiden, vor allem aber auf die letzteren, wird bei der Beurteilung, ob Hyperthyreose vorliegt oder nicht, fast gar kein Gewicht gelegt. Ist in zweifelhaften Fällen kein Zeichen einer Struma vascularis vorhanden, so sollte man diese Fälle überhaupt gleich ausschließen. Bezüglich des Namens hierher gehöriger Fälle ist ebenfalls keine Einigung erzielt worden. Ausdrücke wie Forme fruste, Basedowoid, Struma basedowificata kennzeichnen diese Fälle nicht genau. Es ist daher im Sinne von Kocher am besten, glattweg nur von Hyperthyreoidismus zu sprechen. Bezeichnungen wie gelinde und schwere Formen, mit Unterabteilungen: geringerer und höherer Grad sind vollkommen ausreichend. Wir haben dafür auch eine anatomische Berechtigung. Wir wissen seit den Untersuchungen von Mac Callum, der sich mit der pathologischen Histologie der Struma beschäftigte, daß gar nicht so selten jene histologischen Veränderungen, die ein Charakteristikum der Basedowstruma darstellen und mit der Hypersekretion in Zusammenhang gebracht werden, auf ganz kleine und umschriebene Bezirke von Schilddrüsen beschränkt sein können. —

Schließlich haben wir noch auf eine Form von Krankheitsbildern einzugehen, die der genuinen Basedowschen Krankheit anzugliedern ist: der akute Jodismus oder der „Jodbasedow" Kochers. Man sieht in manchen Gegenden, z. B. in Wien, daß Jodpräparate überhaupt sehr schlecht vertragen werden. Es ist dies eine alte Erfahrung, die schon von Rilliet herstammt und hauptsächlich aus Gegenden stammt, in denen Basedow auffallend oft vorkommt.

Bereits Trousseau vermutete, daß die Erscheinungen, die im Anschluß an langen Jodgebrauch auftreten, mit der Basedowschen Krankheit in Zusammenhang stehen können; er meint aber, daß die davon betroffenen Individuen schon vorher mit Basedow behaftet waren. Einen sogenannten Jodbasedow akquirieren allenfalls Leute, die sich wegen des Kropfes in Jodbehandlung begaben. Merkwürdig ist, daß syphilitische Individuen fast nie mit Hyperthyreoidismus nach Jodzufuhr antworten. Es sind die Jodbasedowe meistens Mischformen von mechanischer und toxischer Strumawirkung. Bevor wir auf die Symptome des eigentlichen Jodbasedow eingehen, sollen die Erscheinungen des reinen Jodismus beschrieben werden. Das häufigste Symptom ist Schnupfen. Nasenbluten wurde ebenfalls beobachtet, ist aber seltener. Viel häufiger sind Bronchialkatarrhe, die von den leichtesten Formen an bis zu den schwersten mit Lungenkomplikationen (Lungenödem) auftreten können. Selbst Glottisödem wurde beobachtet. Im Anfang ist die Zunge trocken, ebenso Mund und Pharynx. Später kommt es zu Speichelfluß, Magenbeschwerden, Erbrechen und Durchfällen. Die Kranken klagen über Kopfschmerzen und Schlaflosigkeit, dabei zahlreiche Formen von Hautausschlägen, Rötung der Conjunctiva, Tränenträufeln und Ohrensausen. Diese Symptome wurden angeführt, um zu zeigen, daß sie mit jenen Erscheinungen, die dem Basedow zugehören, in keinerlei Vergleich stehen. Wir sehen hier auch schon nach relativ kleinen Dosen von Jod Erscheinungen ähnlich denen nach Darreichung von Schilddrüsenpräparaten. Es stellt sich ziemlich rasch eine rapide und auffallende Abmagerung ein. Schon nach kleinen Joddosen kommt es zu Inappetenz und Diarrhöen. Am deutlichsten zeigen sich oft diese Erscheinungen dort, wo das Jod eine gleichsam glänzende Wirkung auf den Kropf entwickelt. Viel öfter sieht man aber nach vorübergehender Verkleinerung rasches Wachsen der Struma. Dasselbe kann einseitig bleiben. Bald gesellen sich die anderen Symptome des Basedow hinzu: Gefäßgeräusche über der Struma, Tachykardie, psychische Erregungen, Tremor, vor allem aber auch Veränderungen im Blutbilde im Sinne der Lymphocytose. Es ist für die Ätiologie des Basedow überhaupt von großer Bedeutung, auf den Zusammenhang zwischen Jodverabfolgung und dem Beginn der Basedowsymptome hinzuweisen. Auf Grund der Untersuchungen von A. Kocher wissen wir, daß Jod im Organismus des Basedowikers nur sehr kurze Zeit zurückgehalten wird. Kocher spricht direkt von einer Schilddrüsendiarrhöe, weil die Basedowschilddrüse das Jod nicht behalten kann. Die Prognose des Jodbasedow ist im allgemeinen eine günstige, da man ihre Ursache beseitigen kann. War jedoch Jod schon sehr lange gegeben worden, und ist das Symptomenbild des Basedow bereits deutlich hervorgetreten, so kann die Prognose eines Jodbasedow sich ebenso ungünstig gestalten, als wie die eines gewöhnlichen Basedow.

Wenn wir nun versuchen, die verschiedenen Krankheitsformen, die wir nun besprochen haben, zusammenzufassen, so wollen wir sagen, daß es zweckmäßig erscheint, zwei Gruppen von Hyperthyreoidismus voneinander zu trennen: eine solche mit Stoffwechselstörungen, also mit erhöhtem Grundumsatz, und eine zweite ohne diese Erscheinungen. Die erste Gruppe fällt vielfach mit dem Begriff Morbus Basedowi zusammen; die Zeichen desselben sind: Struma vascularis und eine Reihe von Symptomen, die sich teils als autonome, teils als sympathische Reizerscheinungen ergeben, psychische Erregungszustände und schließlich die Stoffwechselstörungen und Veränderungen des Blutes. Neben den ausgeprägten Fällen von Hyperthyreoidismus gibt es eine viel größere Zahl der gelinden Form von Hyperthyreoidismus mit allen Übergängen vom scheinbar physiologischen Vorkommen derselben an bis zu den schweren und schwersten Zuständen, die sich durch den äußeren Aspekt ganz der typischen Basedowkrankheit anschließen. Wenn in einzelnen Fällen nur das eine oder das andere Symptom, das sonst nur als Einzelerscheinung des Basedow bekannt ist, vorkommt, so ist dann nur mit einem geringen Grade von Hyperthyreoidismus zu rechnen, wobei aber vielleicht durch gleichzeitige Beteiligung anderer Drüsen mit innerer Sekretion in bestimmten Körpergebieten eigens geartete Verhältnisse geschaffen werden, denen zufolge diese Partien ganz besonders reizbar erscheinen. Indem diese Formen hauptsächlich bei Individuen mit labilem Nervensysteme zu sehen sind, meist auch degenerative, neuropathische Anlagen mitwirken, und wohl auch Anomalien des hormonopoetischen Apparates nachweisbar werden, so ist es nicht verwundersam, wenn dadurch der Boden für die polyvalentesten Krankheitsformen geschaffen wird. Schließlich gibt es Individuen, die einmal einen echten Basedow überstanden haben, der aber abgeheilt ist, soweit man dies aus der fehlenden Struma vascularis, dem negativen Blutbilde und dem guten Ernährungszustande erschließen kann. Allerdings hat ein solches Individuum noch Protrusio bulbi, Exophthalmus, ev. Tachykardie und Kropf. Solche Fälle gleichsam als ungeheilte Fälle von Basedow zu führen, ist sehr fraglich, obwohl dies öfter vorkommen dürfte, wie speziell aus den Statistiken nach Operationen hervorgeht. Wir möchten solche Fälle im Sinne von Narben auffassen: denn ähnlich wie der Hyperthyreoidismus das Herz so schädigen kann, daß als Residuum davon eine bleibende Hypertrophie (idiopathische Herzhypertrophie) sich ausbilden kann, ebenso kann der ursprünglich nur durch nervöse Umstände protrahierte Bulbus infolge des mittlerweile sich festgelegten retrobulbären Fettgewebes sich nicht mehr in seine alte Lage begeben, wodurch die Protrusio zu einer dauernden werden kann. Bei solchen Formen habe ich aber nie Graefe-Phänomen oder Tremor oder andere nervöse Reizerscheinungen gesehen. Auch der Herznervenapparat kann bleibend geschädigt sein, so daß die autonomen Impulse sich nicht Geltung verschaffen können, wodurch ein ähnlicher Zustand geschaffen wurde wie nach Vagusdurchschneidung. Hier aber noch von Basedow zu sprechen, halte ich für nicht gerechtfertigt, vorausgesetzt, daß die obigen Bedingungen erfüllt sind. Dies ist besonders im Gegensatz zu dem gemästeten Basedow gesagt. Man kann nämlich, falls es die Patienten vertragen, durch Zufuhr von enormen Calorienmengen schwere Basedowfälle anmästen, wodurch eine Heilung vorgetäuscht erscheint. Bringt man diese Fälle jedoch auf die ihrem Körpergewicht entsprechenden Calorienmengen, so erkennt man, daß diese Patienten noch lange nicht abgeheilt sind. In solchen Fällen bestehen noch immer einige nervöse Reizerscheinungen, ebenso Struma vascularis usw. —

Einer gesonderten Besprechung bedarf auch die Basedowsche Krankheit im Kindesalter. Aus der Zusammenstellung von Sattler wissen wir, daß 5,3 Proz. aller Basedowkranken auf die Zeit der Kinderjahre (bis zum Ende des 15. Lebensjahres) entfallen. 6 Proz. davon entfallen auf die ersten 5 Jahre, 24 Proz. auf die zweiten, 70 Proz. auf die dritten. Die Erkrankungen im Kindesalter sind relativ leicht. Auffallend für alle Kinderformen ist die Geringfügigkeit der Tachykardie. Kaum in einem Viertel der Fälle erhebt sich die Pulszahl über 120. Auch die subjektiven Herzerscheinungen sind nur gering angedeutet. Der Puls bietet wenig Charakteristisches; von mancher Seite wird ein starkes Klopfen der Bauchaorta erwähnt. Vasomotorisische Störungen, ebenso Schweiße gehören durchaus nicht zu den häufigen Symptomen. Trotzdem sind das Symptome, welche die Aufmerksamkeit zuerst auf sich lenken.

Die Struma ist meist klein. Manchmal zeigt sich ein periodisches An- und Abschwellen. Vasculäre Zeichen habe ich in den 4 Fällen, die ich sah, nicht vermißt. Protrusio und Exophthalmus gehören zu den Seltenheiten; allenfalls noch in den ausgesprochenen Fällen. Dasselbe gilt vom Graefe- und Moebiussymptom. Auch der Tremor ist nicht so häufig anzutreffen wie beim Erwachsenen. Erbrechen und Diarrhöen leiten oft die Krankheit ein, nehmen aber im weiteren Verlaufe wieder ab. Genaue Stoffwechseluntersuchungen liegen nicht vor; aber auch der erhöhte Umsatz scheint beim Basedow des Kindes sich in mäßigen Grenzen zu halten. Zeichen von nervöser Reizbarkeit oder psychische Störungen kommen eigentlich nur bei älteren Kindern vor. Wenn sie vorhanden, so wird in mehreren von diesen Fällen erwähnt, daß eine starke psychische Erregung den Basedow ausgelöst haben soll. Viel häufiger sieht man dagegen als Komplikationen Chorea und epileptiforme Zustände. Fieber gehört zu den größten Seltenheiten. Spontane Glykosurie sah man nie, alimentäre vereinzelt. Öfter sah man Ödeme, die auch rezidivierten und als angioneurotische aufgefaßt werden. Sehr oft wird angegeben, daß die Kinder dabei rasch wachsen (z. B. Schkarine). Jedenfalls ersieht man aus diesen wenigen Bemerkungen, daß der Krankheitsverlauf keinesfalls ein schwerer ist und auch als symptomenarmer bezeichnet werden muß (Rahel Hirsch). Der Verlauf ist aber meist langwierig, dafür der Beginn akut einsetzend. Die Dauer ist trotzdem meist kürzer als beim Erwachsenen. Der Prozentsatz der Todesfälle wird von Sattler auf 4,5 Proz. berechnet. Es ist daher die Gefahr eines tödlichen Ausganges eine relativ geringere als beim Erwachsenen.

Diagnose.

Die Diagnose des Morbus Basedowii resp. der Hyperthyreose wird die Hauptsymptome und die Entstehungsursache derselben zu berücksichtigen haben. Leicht ist die Diagnose des typischen Basedow, und wird eine Verwechslung mit einer anderweitigen Affektion kaum unterlaufen, selbst wenn ein oder das andere Kardinalsymptom fehlt. Der Wert der einzelnen Erscheinungen als der Kardinalsymptome wird verschieden bemessen. Auch hier soll wieder betont werden, daß keines der Kardinalsymptome für sich pathognomonisch für den Basedow oder für die Hyperthyreose sein darf, und es ein großer Fehler wäre, die Diagnose z. B. auf die Tachykardie hin als eines der wichtigsten Symptome der Merseburger Trias zu stellen. Sicherlich kommt bei fast jedem Basedow und auch bei den geringgradigen Formen einer Thyreotoxikose Tachykardie vor. Doch ist dieselbe so vieldeutig, daß aus ihr allein unmöglich die Diagnose zu stellen ist. Die Differentialdiagnose gegenüber einer selbst okkulten Herzinsuffizienz wird dem erfahrenen Arzte, besonders bei längerer Beobachtung, wohl kaum Schwierigkeiten bereiten. Digitalisbehandlung klärt meist in wenigen Tagen auf, indem alle die Herzmittel auf die thyreotoxischen Tachykardien kaum einen nennenswerten Einfluß nehmen. Paroxysmale Tachykardien sind anderweitig zu sehr charakterisiert, als daß sie hier in Betracht kämen. Überlegungen bedarf die Bewertung der Tachykardie überhaupt nur in minder ausgesprochenen Fällen von Hyperthyreoidismus, oder wenn man jene als Frühsymptom verdächtigt. Öfter sieht man bei jüngeren sehr großen Individuen scheinbar unmotivierte Tachykardie. In nicht wenigen von solchen Fällen kann man Zeichen von Pendelherz entdecken. In zweifelhaften Fällen soll eine Röntgenuntersuchung vorgenommen werden. Ich glaube, daß so manche

Fälle Holmgren's dahin gehören dürften, um so mehr als mehrere davon mit orthostatischer Albuminurie kompliziert waren. Auch bei der Chlorose kennen wir Stadien, wo die Tachykardie sehr im Vordergrund steht. An Angustie der Aorta hat man ebenfalls zu denken. Es soll aber nicht geleugnet werden, daß es Komplikationen von Hyperthyreoidismus mit Chlorose gibt. Chvostek konnte darauf hinweisen, daß oft der ganze, mehr oder weniger ausgesprochene Symptomenkomplex sich in kurzer Zeit zu einer Chlorose hinzugesellen kann, aber gleichzeitig mit dem Rückgehen der chlorotischen Erscheinungen wieder schwindet. Er betont die nahen Beziehungen der Genitaldrüsen, die wohl mit der Chlorose in Zusammenhang zu bringen sind, zur Schilddrüse. Die Pseudochlorose wurde bereits erwähnt. Wenn neben der Tachykardie noch andere Störungen im Zirkulationsapparat zutage treten: Capillarpuls, Klopfen der größeren Gefäße, erregte Herzaktion mit angedeutetem Pulsus celer, ev. leichte Arhythmie mit Atemschwankungen und typischem Puls irregul-perpetuus, aber auch gleichzeitig eine Struma besteht, dann erwachsen immer mehr die Schwierigkeiten einer genauen diagnostischen Abgrenzung. Chvostek glaubte einen solchen Symptomenkomplex, der bei Individuen im mittleren Lebensalter auftritt und oft zu einer auf hereditär-neuropathischen Veranlagung beruhenden Nervosität hinzukommt, als kardiovasculäre Neurose abgrenzen zu müssen. Außerdem gibt es noch einzelne andere Erscheinungen, die an Hyperthyreose erinnern: Neigung zu Schweißen, angedeutete Augensymptome, sammtartige Beschaffenheit der Haut usw. Die Gründe, die Chvostek veranlaßten, hier von hyperthyreoidistischen Erscheinungen abzusehen, waren die Anamnese (Heredität), die Labilität des Herzens (z. B. Pulsdifferenz beim Liegen und Sitzen und die Reizbarkeit des Herzens durch leichte physische Anstrengungen, die dem hyperthyreoidistischen Herzen eigentlich nicht zukommen sollen. Solange nicht genaue Blutbefunde für diese Fälle erliegen und auch die Schilddrüse auf vasculäre Symptome hin nicht näher untersucht wird, ist ein bestimmtes Urteil nicht abzugeben. Ein auch unzuverlässliches Symptom, das seit Piere Marie den Kardinalerscheinungen zugerechnet wird, ist der Tremor. Obwohl fast bei jedem Basedow nachweisbar, läßt sich aus der Anwesenheit desselben allein niemals ein Basedow diagnostizieren. Selbst Kombinationen von Tachykardie und Tremor sind trügerisch. Abusus sowohl von Alkohol als auch von Tabak kann mit beiderlei Symptomen einhergehen und dürfte in gewissen Stadien, besonders bei mit Struma behafteten Individuen, den Verdacht von Hyperthyreoidismus erwecken. Manchmal kann auch die Bleiintoxikation zu Verwechslungen Anlaß geben (Fr. Müller), indem bei ihr Tremor und Tachykardie, zuweilen auch ein leichter Grad von Exophthalmus ganz merklich vorkommen. Auch manche Frühformen von Tuberkulose sind darnach, um den Hyperthyreoidismus in den Kreis der Erwägungen zu ziehen. Scheinbar unmotivierte Abmagerung, daneben Schweiße und Tachykardie drängen sich mehr in den Vordergrund als der Lungenspitzenkatarrh. Besteht in solch unklaren Fällen auch noch eine Struma, so kann das Krankheitsbild für den unerfahrenen Beobachter noch mehr kompliziert werden. Viel spezifischer für Hyperthyreoidismus kann das dritte Kardinalsymptom gelten: der Exophthalmus, worunter meist die Protrusio verstanden wird. Kraus bezeichnet sie als diagnostisch ausschlaggebend. Nun ist aber gerade dieses Symptom dasjenige, welches beim echten Basedow recht häufig fehlen kann. Auf die differentiell-diagnostische Schwierigkeit als eines Substitutionsausganges ist schon hingewiesen worden. Ratsam ist es in zweifelhaften Fällen, sich auch das Gesicht der Geschwister und Eltern anzuschauen. Ein leichter Grad von Protrusio und Exophthalmus besagen oft gar nichts; — und gerade auf dieses Symptom hin wird sehr oft gefehlt.

Die anderen Symptome geben viel seltener Anlaß dazu, sich irreführen zu lassen. Rein äußerlich nennt man sie auch Nebensymptome.

Wir müssen wegen der vielfachen differentiell-diagnostischen Schwierigkeiten noch einmal betonen, daß die Qualität der Struma in zweifelhaften Fällen das einzig Entscheidende sein kann. Wegen der Vieldeutigkeit der Symptome und der Schwierigkeit, aus ihnen allein einen bindenden Schluß zu ziehen, ob in einem vorliegenden Fall tatsächlich Hyperthyreoidismus besteht oder nicht, bemühte man sich stets, objektive Methoden zu Rate zu ziehen. Erst in jüngster Zeit ist auf zwei solche Möglichkeiten hingewiesen worden. Reid Hunt gab an, daß weiße Mäuse sich gegenüber dem Acetonitril viel widerstandsfähiger zeigen, wenn sie mit Schilddrüse gefüttert wurden; umgekehrt gehen Tiere, die mit dem Blute thyreoektomierter Tiere gefüttert und später mit Acetonitrat injiziert wurden, schon an viel kleineren Dosen zugrunde. Die Ergebnisse wurden von Trendelenburg im Prinzipe bestätigt. Das Blut von normalen Menschen oder Tieren an weiße Mäuse verfüttert, trägt nicht zur Entstehung der Hyperresistenz gegen Acetonitril bei; anders dagegen das Blut von Patienten, die an Basedow leiden. Diese Methode wurde von G. Ghedini an einem großen Krankenmaterial überprüft und er kam zu folgenden Resultaten: Die Resistenz wurde erhöht durch das Blut von typischen Basedowkranken, ebenso von zwei Fällen von Uraemie und von einem Fall von Nephritis chronica. Außerdem wurde die Reaktion positiv erkannt in mehreren Fällen, die sich auch anderweitig dem Hyperthyreoidismus zugehörig zeigten. In mehreren Fällen, die vielleicht als Basedowoid oder Formes frustes zu bezeichnen gewesen wären, war das Resultat negativ. Es wäre wertvoll, diese leider recht umständliche Methode an einem noch größeren Material zu überprüfen. In jüngster Zeit bot sich bei einem schweren Basedow die Reaktion als positiv dar und 14 Tage nach der Operation wieder als negativ. Der Fall verließ fast geheilt die Klinik. Vielleicht könnte in manchen Fällen durch diese Reaktion die Differentialdiagnose gesichert werden. In anderer Richtung bewegen sich die Methoden behufs Nachweises von Adrenalin. Bekanntlich wird jetzt fast allgemein der Standpunkt vertreten, daß im Blute von Basedowikern Adrenalin vermehrt erscheint. Speziell die Methode von A. Fraenkel scheint technisch am leichtesten durchführbar zu sein. In jüngster Zeit hat auch Trendelenburg ein geeignetes Verfahren beschrieben. Beide Methoden wurden zur Basedowdiagnostik herangezogen; auch hier zeigt sich der schwere Basedowfall fast stets positiv, der leichte (Formes frustes, Kropfherz) aber negativ. Vorläufig haben aber beide Methoden fast ausschließlich nur wissenschaftliches Interesse.

Komplikationen des Morbus Basedowii.

Bei Besprechung der Komplikationen der Basedowschen Krankheit sollen nur jene besprochen werden, die öfter beobachtet wurden und jene, von denen es wahrscheinlich ist, daß teils ihre Symptome, teils ihre Entstehung mit dem Hyperthyreoidismus in Zusammenhang gebracht werden können. Vielfach sind es ebenfalls Störungen der inneren Sekretion, so daß kurz auf die Wechselbeziehungen der Drüsen mit innerer Sekretion eingegangen werden muß. Wir sehen als solche Komplikationen: Diabetes mellitus, Akromegalie, Addisonsche Krankheit, Myxödem, Osteomalacie. In den meisten Fällen kommt es nicht zur Ausbildung des zweiten vollständigen Symptomenkomplexes. Vielfach sind es auch nur Teilerscheinungen, die uns an eine Verwandtschaft der beiderlei Erkrankungen erinnern. Wir wenden uns zuerst der Komplikation von Morbus Basedowi und Akromegalie zu. Es existieren davon in der Literatur mehrere sichere Fälle (Diénot, Lancereaux); hier bestanden nicht nur Riesenwuchs des Knochenbaues, sondern auch typische Weichteile-veränderungen (am Unterkiefer, an Händen und Füßen, Zunge und Nase). Viel häufiger zeigt sich dagegen, worauf zuerst Holmgren aufmerksam machte, daß mit Hyperthyreose in den Wachstumsjahren ein vermehrtes Längenwachstum der langen Röhrenknochen verbunden ist, so daß solche Kinder eine ungewöhnliche Größe zeigen. Es ist inter-essant darauf hinzuweisen, daß bereits Trousseau Beobachtungen machte, die wahr-scheinlich in Zusammenhang mit diesem Gegenstande stehen. Er ist dann, wie ge-sagt, von Holmgren aufgegriffen und ausführlich ausgebaut worden. Um über diesen Gegenstand zu orientieren, ist von ihm ein Überblick über die Basedowkasuistik der Kinder bis zum 15. Lebenjahr zusammengestellt worden, der nun folgendes Resultat. ergab. Unter 36 Basedow-Fällen aus dem Kindesalter wurden 27 als groß, 4 als mittel-groß und 5 als klein bezeichnet. Unter 11 Fällen im späteren Wachstumsalter 6 als groß, 2 als mittelgroß und 1 als klein, d. h. insgesamt 25 als groß, 6 als mittelgroß und 6 als klein. Diese Zusammenstellung diente Holmgren vorwiegend nur als Stütze seiner persönlichen Anschauungen, die dahin lauten, daß Individuen mit Tachykardie und Struma (ausdrücklich Fälle von echtem Basedow) in den Wachstumsjahren höheren Wuchs als ihre Angehörigen zeigen, wodurch er sich zu dem obigen Schlusse berechtigt glaubt, daß der Morbus Basedowii im Kindesalter in der weit überwiegenden Zahl der Fälle mit einer ge-steigerten Körperlänge einhergeht. Die angeführten Tatsachen machten es wahrscheinlich, an eine Beteiligung der Hypophyse zu denken. Bezüglich der Beziehungen der Schilddrüse zur Hypophyse weiß man folgendes: seit von Rogowitsch gezeigt wurde, daß nach Thyreo-ektomie Hypertrophie der Hypophyse eintritt, wurde dieser Gegenstand oft behandelt und von allen Autoren bestätigt. Ähnliche Erfahrungen zog man auch aus der menschlichen Pathologie, indem sich bei Myxödem und ähnlichen Zuständen Vergrößerung der Hypo-physe zeigt. Über das umgekehrte Verhalten sind die Angaben der menschlichen und experimentellen Pathologie einstimmig. Caselli sagt, daß bei Tieren nach Exstirpation der Hypophyse die Schilddrüse größer wird; ebenso fand sich in den beiden Fällen von Hypo-physenoperation, die an der Klinik Hochenegg vorgenommen wurden, eine folgende Volumszunahme der Schilddrüse. Beide Organe, Thyreoidea und Hypophyse, zeigen auch vom entwicklungsgeschichtlichen Standpunkte aus einige Ähnlichkeit, indem die Schild-drüse ganz und die Hypophyse größtenteils aus Ausstülpungen des Entoderms des Kopf-darmes hervorgehen. Ganz abgesehen von der Entwicklung erinnert auch der histologische Bau des vorderen Anteiles der Hypophyse sehr an die Struktur der Schilddrüse. Beide sind aus Follikeln gebaut, die kolloide Substanz enthalten, und in beiden ist Jod nachweisbar (Ewald und Schnitzler). Als weiterer Grund der innigen Beziehungen der beiden Drüsen wurde auch das Wechselverhältnis zwischen Akromegalie und Bau der Schilddrüse auf-gefaßt. Hier werden folgende Veränderungen beschrieben: Atrophie, kolloide Entartung teils ohne, teils mit Cystenbildung und Wucherung des interstitiellen Bindegewebes. Um-gekehrt wurden wieder beim Myxödem Vergrößerung der Sella turcica und Veränderungen der Hyophyse gefunden, die nach einem Teil der Untersucher (Rogowitsch) im Sinne einer Steigerung der Drüsentätigkeit aufzufassen sind. Im selben Sinne sprachen die experimen-tellen Resultate (Gley, Hofmeister). Vom klinischen Standpunkte wurde, soweit man dies aus Symptomen erschließen kann, ebenfalls die Verwandtschaft zwischen Myxödem und Akromegalie hervorgehoben. Auch ist ein Zusammenvorkommen beider Krankheiten relativ häufig beobachtet worden. Jedenfalls ergibt sich aus den vorliegenden, ziemlich übereinstimmenden Angaben, daß ein gleichzeitiges Vorkommen von Basedow und Akro-megalie möglich ist. Nachdem die Angaben von Holmgren sicher zu Recht bestehen, so erhebt sich somit die weitere Frage nach dem Zusammenhange zwischen dem hohen Wuchs und der Basedowschen Krankheit resp. den übrigen Formen des Hyperthyreoidis-mus. Der Umweg über die Hypophyse ist auf Grund des Gesagten sehr unwahrscheinlich. Dagegen ist es eine Tatsache, daß Exstirpation der Schilddrüse bei wachsenden Individuen ein Aufhören oder eine Verlangsamung des Längenwachstums nach sich zieht. Es ist da-her der umgekehrte Schluß, daß eine Steigerung der Schilddrüsenfunktion mit einer Steige-rung des Längenwachstums einhergeht, der wahrscheinlichere. Es ergibt sich daraus der Schluß, daß zur Erklärung des größeren Knochenwachstums bei Basedowikern nicht die Annahme eines pluriglandulären Syndroms notwendig ist, sondern daß die Ursache im Basedow selbst zu suchen ist, somit das gesteigerte Längenwachstum bei wachsenden Indi-viduen ein Symptom der Basedowschen Krankheit sein dürfte. Wenn daher die Beob-achtungen von Dienot und Lancereaux richtig sind, so muß wohl an eine kombinierte Affektion von Schilddrüse und Hypophyse zu denken sein. Jedenfalls erscheint ein kausaler Zusammenhang zwischen Akromegalie und Basedow unwahrscheinlich.

Noch schwieriger zu verstehen ist die Kombination von Basedow und Myxödem. Hier haben wir zwei Formen zu unterscheiden. Die eine betrifft Fälle, wo aus einem Basedow heraus sich allmählich ein Myxödem entwickelt, wobei vorauszusetzen ist, daß es ein Stadium im Krankheitsverlaufe gibt, in welchem einzelne Symptome vorliegen, die einerseits dem Basedow, anderseits dem Myxödem zugesellt werden können. Seltener sind dagegen jene Fälle der zweiten Form, wo neben den typischen Symptomen des Morbus Basedowi oder an Stelle von solchen, Zeichen bestehen, die nur dem Krankheitsbilde des Myxödems zuzuzählen wären. Wir haben bereits erwähnt, daß gelegentlich in einer Struma vascularis, besonders wenn sie sich einem gewöhnlichen Kropfe hinzugesellt, sich allmählich ein atrophischer Prozeß entwickeln kann, der dann auf die ganze Schilddrüse übergreift, so daß schon anatomisch dadurch die Möglichkeit geschaffen ist, den Übergang beider Krankheiten ineinander zu erklären. Schwierig ist dagegen eine Erklärung für die andere Form zu finden. Als häufigst kombinierende Symptome werden folgende beschrieben: neben ziemlich allen, wenn auch wenig typisch ausgesprochenen Zeichen von Hyperthyreoidismus (Tachykardie, Augensymptomen, Tremor) kommt es zu Schwellungen an den Beinen und auch an anderen Stellen des Körpers (Gesicht, Brust); dieselben sind nicht eindrückbar und sind schmerzlos, sowie von wechselndem Charakter, indem sie häufig z. B. zur Zeit der Menses wiederkehren, um dann wieder abzunehmen. Meist erscheint dabei das Gesicht aufgedunsen. Manchmal sind die Schwellungen asymetrisch und von verschiedener Härte. Die Haut hat nicht den samtartigen Charakter der Basedowiker, sondern ist trocken, kühl und an manchen Stellen gespannt. Der Haarausfall beschränkt sich nicht nur auf den Kopf und Bart, sondern auch auf die Haare in den Axillen und am Genitale. Gelegentlich kann es auch zu jähem Ausfall der Zähne kommen. Die Körpertemperatur ist oft unternormal. Die Psyche bietet oft das erste charakteristische Symptom. Die Patienten, die doch sehr aufgeregt sein sollen, sind apathisch, es besteht Gedächtnisschwäche, die Sprache wird schwerfällig. Der Ausdruck ist oft stupid. Solche Patienten haben im Gegensatz zum Basedowiker sehr guten Schlaf, auch sonst befinden sie sich oft in einer Art Halbschlaf. Die Schilddrüse selbst ist oft klein und kaum zu tasten. Besonders beachtenswert erscheinen uns die beiden Fälle von Osler und Kowalewski, weil bei denselben auch auf das Schwirren über der kleinen Schilddrüse geachtet wurde. Die andere Form der Kombination, wo sich die Myxödemsymptome erst allmählich aus einem Basedow heraus entwickeln, sind meist chronische Fälle, die bereits mehrere Jahre (7—8) gedauert haben. Bei Kindern kann sich die Wendung viel früher vollziehen. Die ersten Symptome zeigen sich in Form nervöser Erscheinungen: die Pat. werden weniger reizbar, sie sind geduldiger. Ihre hastigen Bewegungen werden langsam und schwerfällig. Junge Leute werden gleichsam über kurze Zeit alt, so müde sind ihr Gang und ihre Bewegungen; dabei können Individuen mit dem noch typischen Gesicht des Basedowikers eine unglaubliche Gleichgültigkeit und Schläfrigkeit zur Schau tragen. Leute, die früher auffallend mager waren, werden jetzt dick. Besonders das Abdomen kann auffällig groß werden. Das Gesicht nimmt einen alten Ausdruck an, die Haut wird runzelig und abschuppend, die Nägel werden gerifft und spröde. Die Haare in den Axillen fallen aus, ebenso und unmotiviert gesunde Zähne. Relativ spät treten die Ödeme mit den Charakteristiken des Myxödems auf. Wiewohl der Puls bald langsamer wird, so hält von Basedowsymptomen das Zittern oft sehr lange an, desgleichen die Erscheinungen am Auge. Nur der feuchte Glanz der Augen schwindet relativ bald und macht einer Trockenheit auch der Konjunktiven Platz. Interessant ist, daß die Erscheinungen im Anschluß an Schreck und Infektionskrankheiten oft plötzlich umschlagen. Bei dieser Gelegenheit soll auch an die umgekehrten Fälle erinnert werden, wo sich aus einem Myxödem ein Basedow entwickelte. Es sind Fälle solcher Art in der Literatur nur 6 bekannt. Indem es — wie früher erwähnt wurde — bekannt ist, daß akromegale Erscheinungen sich oft mit Myxödem paaren können, so meint Falta, daß die Ursache der myxödematösen Erscheinungen, gerade für diese Fälle, die sich zu einem Basedow hinzugesellen, nicht so sehr in der Thyreoidea zu suchen sei, sondern auf eine Funktionsverminderung der glandulären Hypophyse zurückzuführen wäre. Er zieht daraus die weitere Konsequenz, ob nicht bei jenen Individuen mit myxödemartigen Symptomen letztere auf Schilddrüsenzufuhr nicht schwinden, und wo sich sogar Intoleranz gegen Thyreoidinzufuhr zeigt, an eine Funktionsverminderung der glandulären Hypophyse zu denken sei. Im übrigen ist zu bemerken, daß jene Myxödemfälle, die sich aus einem Basedow heraus entwickeln, unter selbst sehr geringer Schilddrüsenfütterung sich rasch und günstig beeinflussen lassen, ohne daß die Basedowerscheinungen wieder zum Vorschein kommen müssen. Die anderen Kombinationen werden durch Thyroideatabletten eher verschlimmert.

Es wird auch über das Nebeneinandervorkommen von Basedow und Addisonscher Krankheit berichtet. Sektionsbefunde stehen aus. Das Kriterium, warum man sich zur Annahme einer Nebennierekombination entschloß, waren die Pigmentierungen. Nun ist das Symptom: Pigmentierung, ja selbst Bronzefärbung, wie auch dunkle Fleckung an der Schleimhaut ein diagnostisch so wenig verwertbares Zeichen, daß aus ihm allein die Diagnose auf Addison vollkommen unstatthaft ist. Übrigens haben manche Autoren in ihren weiteren Publikationen ihre ursprüngliche Annahme eines Addison zurückgezogen (Oppenheim), weil gleichzeitig mit der Ausheilung des Basedow auch die Pigmentierungen verschwanden. Auch ist schon an anderer Stelle berichtet worden, daß die Pigmentierung ein Symptom der Basedowschen Krankheit sein kann und beim Schwinden des Basedow ebenfalls schwindet. Von uns wurde der Standpunkt vertreten, daß dieses Symptom im Sinne einer autonomen Reizung aufgefaßt werden kann, indem wir von vergleich-anatomischen Untersuchungen her wissen, daß die Chromatophoren vom Adrenalin gereizt werden und so selbst physiologisches Pigment schwindet. Auch die experimentellen Untersuchungen machen es unwahrscheinlich, daß bei Hyperthyreoidismus allein Nebenniereninsuffizienz vorkommt, obwohl von mancher Seite über kleine Nebennieren bei Basedowscher K. berichtet wird. Möglich ist jedoch der Umweg über den Status thymicus, weil gerade von ihm bekannt ist, daß er im Gegensatz zum chromaffinen System steht; dies war mit ein Grund, den Bestaud des vagotonischen Basedow zu vertreten. Tuberkulose der Nebenniere bei Basedow ist schon deswegen unwahrscheinlich, weil die Tuberkulose hier nicht so häufig vorkommt.

Es ist bereits eine gesicherte Tatsache, daß aus einem Basedow sich ein echter Diabetes entwickeln kann (Fr. Müller, v. Noorden). Daß die Schilddrüse zu manchen Formen von Glykosurie in Beziehung steht, ist bereits erwähnt worden. So wissen wir, daß Zufuhr von Schilddrüsensubstanzen sowohl an gesunde Menschen als auch an Tiere häufig zu Glykosurie führt oder zum mindesten die Assimilationsgrenze für Kohlehydrate stark herabsetzt. Es sind nun weitere Fälle bekannt, wo nach Aussetzen der Thyreoidintherapie die Glykosurie nicht mehr schwand. In solchen Fällen kann sich Acidose als weiteres Charakteristikum eines schweren Diabetes hinzugesellen. Alle solche Fälle müssen auch prognostisch als schwer bezeichnet werden, da Heilungsversuche auf großen Widerstand stoßen. Noch viel unangenehmer sind dagegen jene Fälle, wo gleichzeitig Basedow und Diabetes nebeneinander vorkommen. Denn hier können die wichtigsten therapeutischen Maßnahmen, die zur Hebung des einen Zustandes dienen sollen, in anbetracht der Glykosurie kontraindiziert sein. Die Statistik lehrt, daß das die gefährlichsten Formen des Basedow sind. Sattler stellt mehrere dieser Fälle zusammen und berichtet darüber. In 37 von 56 Fällen, wo eine Kombination von Basedow und Diabetes vorlag, konnte er die Angaben über den weiteren Verlauf zusammenstellen. 22 von den 37 endeten tödlich, 7 im Coma diabeticum, der Rest starb an Erschöpfung oder Tuberkulose usw. Oft tritt gleichzeitig Diabetes und Basedow auf, manchmal hat der Diabetes schon vorher bestanden. Sattler sagt. daß unter 40 Fällen, wo man sich ein Urteil aus der Anamnese gestatten konnte, 26 mal zuerst der Basedow bestanden, und 6 mal der Diabetes; 8 mal erfolgte der Beginn beider Krankheiten gleichzeitig. Aus weiteren Berechnungen ergibt sich, daß zirka 3 Proz. aller Basedowfälle mit Diabetes kombiniert sein sollen. Auf Grund meiner Untersuchungen ist das zu hoch. Ich sah unter 104 Fällen nur einmal Diabetes. Die immerhin große Häufigkeit der Kombination beider Zustände läßt an ein ursächliches Zusammentreffen beider denken.

Als Grund für diese Annahme führt Sattler folgende Tatsachen an: der Morbus Basedowii ist viel häufiger beim weiblichen Geschlecht und betrifft öfter jugendliche Individuen; für den Diabetes gilt gerade das Gegenteil; die Kombination von Basedow und Diabetes ist beim weiblichen Geschlecht viel stärker vertreten (5 : 1); in bezug auf das Alter nähern sich die Verhältnisse denen beim Diabetes. Viel wichtiger erscheint uns der Hinweis, daß beide Krankheiten allein bei verschiedenen Familienmitgliedern vorkommen können. Bekannt ist die Familie, die Allan Reeve Manby mitteilte. Ich glaube, mehr Aufschluß läßt sich aus gewissen experimentellen Erfahrungen ableiten. Wir konnten zeigen, daß von der Schilddrüse direkt oder indirekt Erregungen auf die Kohlehydratbildung resp. Mobilisierung ausgehen, welche im Zustande des Hyperthyreoidismus verstärkt werden. Die eigentliche Wirkung stellen wir uns so vor, daß das Schilddrüsensekret hemmend auf das Pankreas wirkt, so daß auf diese Weise die günstigsten Bedingungen zur Entwicklung einer Glykosurie geschaffen werden.

Auch die Osteomalacie soll hier Erwähnung finden, indem auch diese Krankheit als gelegentlich mit Basedow kombiniert erkannt wird. Zuerst wurde dies von v. Recklinghausen beschrieben. Darüber existiert eine genaue klinische Angabe. Der Fall wurde anatomisch genau untersucht und es wurden, obwohl ein Puerperium nie stattgefunden hatte, Deformitäten an den Knochen erkannt wie bei der puerperalen Osteomalacie. In neuster Zeit wurde diese Frage von Hoennicke eingehend berücksichtigt. Er kam zu folgenden Schlüssen: die Osteomalacie kommt gehäuft in jenen Gegenden vor, wo sich geographisch Kropfbezirke feststellen lassen; bei vielen Patienten lassen sich teils Strumen nachweisen, teils stammen sie aus Familien, die mit Kropf belastet waren. Weiter konnte er zeigen, daß bei vielen Osteomalacien und zwar gleichgiltig, ob sie Strumen hatten oder nicht, Zeichen zu erkennen waren, die für Hyperthyreoidismus sprechen: z. B. Schwindel, Herzklopfen, Zittern von dem Typus des Basedowschen Tremor, aber auch Schweiße und Durchfälle. Der Gedanke an Beziehungen zwischen Ovarien und Thyreoidea war naheliegend wegen gewisser operativer Erfolge (Ovariotomie) bei Osteomalacie. Hinzufügen möchten wir noch, daß Christofeletti in jüngster Zeit den Standpunkt vertreten hat, daß die Osteomalacie auf einer Insuffizienz des chromaffinen Systemes beruht. Geringe Zeichen von Osteomalacie wollte man öfter bei Basedowscher Krankheit gesehen haben (Lewin). Von Kombinationen sind genau 13 Fälle beschrieben; bei 10 Fällen ging der Basedow der Osteomalacie voraus, in 3 Fällen war das umgekehrte vorhanden. Einmal sah man die Kombination bei einem Manne. Bei Frauen handelte es sich stets um die nicht puerperale Form. Ich sah jüngst bei einem Manne Osteomalacie und starke Lymphocytose. Jaksch und Rotky haben in jüngster Zeit eine eigentümliche Knochenerkrankung als Komplikation des Basedow beschrieben. Diese Knochenkomplikation, die etwas an Osteomalacie erinnerte, wurde röntgenologisch als eigentliche Halisterese erkannt.

Auch Tetanie sah man mit Basedow kombiniert. Immerhin ist diese Kombination ziemlich selten. Selbstverständlich darf man sich bei der Beurteilung der Tetanie vom Fazialisphänomen allein nicht irreführen lassen, denn Frankl-Hochwart konnte zeigen, daß gerade dieses Zeichen verhältnismäßig häufig zu sehen ist in Verbindung mit Struma und vasomotorischer Erregbarkeit. Speziell kann man diese Trias öfter bei unvollständigen Formen von Hyperthyreoidismus finden. Eine Erklärung für die typischen Fälle von Tetanie plus Basedow wäre in der Erkenntnis zu suchen, daß vielleicht die Epithelkörperchen bei Hyperthyreoidismus an Suffizienz verlieren. Für das Gegenteil hat man anatomische Anhaltspunkte, weil man nach Schilddrüsenexstirpation Hypertrophie der Glandulae parathyroideae sieht.

Von Chvostek wird der Standpunkt vertreten, daß der Myasthenie eine Störung in der Funktion der Epithelkörperchen zugrunde liegt. Erdheim fand bei Hyperplasie der Gl. parathyreoideae keine Myasthenie. Dies sei vorausgeschickt. Zeichen von Myasthenie wie bulbäre Symptome, doppelseitige Ptosis und Veränderlichkeit derselben, Lähmung von externen Augenmuskeln, Erschöpfbarkeit beim Kauen und Schlingen und vor allem starke Ermüdbarkeit der peripheren Muskeln und Wechsel dieser Erscheinungen, ohne daß trophische Störungen der Muskulatur bestünden, sieht man öfter bei Basedow, so daß auch von dessen Kombination mit Myasthenie gesprochen wird. Wenn Chvostek mit seiner Vorstellung recht hat, so wäre bei dieser Kombination an Hypersekretion der Schilddrüse und der Epithelkörperchen zu denken. Die Zahl der in der Literatur festgelegten Fälle ist aber eine geringe.

Im Anschluß an diese Bemerkungen wäre noch auf einige Kombinationen der Basedowschen Krankheit mit Änderungszuständen des weiblichen Genitales zurückzukommen. Da ist vor allem die Schwangerschaft und die Kastration. Es ist eine allgemein bekannte Tatsache, daß Frauen, die mit Basedowscher Krankheit behaftet sind, trotz dieses Zustandes, der doch auf viele Krankheiten wie auch umgekehrt ungünstig einwirkt, ungestört ihre Schwangerschaft zu Ende tragen und selbst stillen können. Fälle, wo aber auch das Gegenteil der Fall ist und es außerdem zu Frühgeburt oder Abortus kommt, sind ebenso gekannt wie gefürchtet. Gesichert erscheint nur die eine Tatsache, daß der Embryo in der zweiten Hälfte der Schwangerschaft relativ sehr wenig gefährdet erscheint. Möglich, daß hier die gesunde Schilddrüse des Kindes schon mit eine Rolle spielt.

Von besonders großer Wichtigkeit ist es, daß mit Eintreten der Gravidität auch der Basedow oft einen günstigen Verlauf nimmt. Bereits Basedow hatte eine solche Beobachtung machen können. Es häufen sich dergleichen Angaben in der späteren Zeit so sehr, daß man gezwungen wird, hier an mehr als an bloße Zufälligkeit zu glauben. Anders dagegen, wenn eine Kastration ausgeführt werden muß. In einem Fall, der eine relativ leichte Form von Hyperthyreoidismus darstellte, kam es unmittelbar im Anschluß daran zu bedrohlichen Erscheinungen. Aus der Literatur konnte ich auch noch eine ähnliche Beobachtung feststellen. Es dürfte sich hier wohl um ähnliches Zusammentreffen handeln wie beim Klimakterium, von dem wir ja wissen, daß es bei Individuen mit selbst geringen Graden von Hyperthyreoidismus schwer einsetzt und die Frauen oft während der ganzen Wechseljahre zu angestrengterer Arbeit unfähig macht.

Entsprechend der Zeit, wo man den Charakter des Basedowschen Krankheitsbildes als Neurose auffassen wollte, bemühte man sich, die verschiedensten nervösen Komplikationen festzustellen. Tatsächlich ist auch die Hysterie eine der häufigsten Komplikationen. Nachdem dieselbe, wie ich glaube, hauptsächlich in minder ausgesprochenen Fällen zu sehen ist, so ist wohl anzunehmen, daß diese nervöse Störung zum Teil in einer vorhandenen neuropathischen Prädisposition wurzelt. Bereits Charcot betont bei Besprechung des Morbus Basedowi, daß derselbe ein Glied der „Familie nevropathique" sei und daß dies vielleicht ein Hinweis auf die Äthiologie wäre. Wir kennen ja die verschiedensten Symptome bei Hyperthyreoidismus: Hemianästhesie, Hyperal-

gesie, Hemiplegien und Lähmungen einzelner Extremitäten; auch epileptiforme Krampfzustände werden auf Hysterie bezogen. Manche Symptome sind schwer zu trennen,
indem sie sowohl der Hysterie als auch dem Basedow zukommen können. Wir erwähnen vor allem Erbrechen, Anorexie, Heißhunger. Das Gesamtbild und vor allem der rasche
Wechsel, sowie eventuell die leichte suggestive Beeinflußbarkeit und die Erfahrung des
Arztes entscheiden hier. Viel leichter wird die richtige Auffassung der Symptome sein, wenn
anästhetische oder hemianästhetische Zonen nachweisbar werden, weil solche Symptome
beim Basedow allein nie beobachtet werden. Sattler bemerkt sehr richtig, daß die Komplikation mit Hysterie in den verschiedenen Ländern je nach der Verbreitung der Hysterie
eine verschiedene ist. Ausgesprochene Fälle von Hysterie sieht man bei uns in Österreich
relativ selten, in Frankreich dagegen viel häufiger. Nachdem in den meisten Fällen schon
das Bild der Hysterie sowie anderweitige Zeichen einer hereditär degenerativen Veranlagung
der Entwicklung des Basedow vorausgegangen waren, hat sich Stern veranlaßt gesehen,
neben dem echten Basedow eine zweite Form aufzustellen, die sich stets auf neurotischem
Boden aufbaut, dagegen das Gute hat, nie eine besondere Intensität zu erreichen. Der
Name Basedowoid soll diesen Gegensatz auch formell kenntlich machen. Über eine Berechtigung dieses Begriffes haben wir uns an anderer Stelle ausgesprochen. In früheren
Zeiten hat man eine Zeitlang Hysterie und Basedow miteinander verquickt, so daß mancher
Autor geglaubt hat, die Ursache der Hysterie in der Schilddrüse suchen zu sollen.

Ähnlich verhält es sich mit der Kombination von Basedow und Epilepsie. In den
meisten Fällen litten die Patienten schon vor ihrer Erkrankung an Epilepsie. Auch hier
möchten wir behaupten, daß es vorwiegend minder ausgesprochene Fälle von Hyperthyreoidismus waren. Seltener dagegen sind die Fälle, wo Epilepsie gleichzeitig mit dem Ausbruch
des Basedows auftrat, oder wo die Epilepsie sich im weiteren Verlaufe erst einstellte.
Immerhin sind die Fälle bemerkenswert, wo der hinzukommende Basedow das Symptomenbild verschlechtert hatte, und wo wieder nach Besserung des Hyperthyreoidismus
die epileptischen Anfälle sehr in den Hintergrund traten. Das gleichzeitige Vorkommen
von Tabes und Basedow war Anlaß für mehrere Dissertationen (Wiener, Lewinnek).
Auch diese Publikationen entsprechen einer Zeit, in der man die Basedowsche Krankheit noch als eine Neurose auffaßte und glaubte, der Ätiologie näher zu kommen,
wenn man sein Augenmerk auf alle möglichen Komplikationen richtet. Die Erkenntnis
mancher solcher Fälle war der Grund, die Ursache für den Basedow in einer Erkrankung
der Medulla oblongata zu suchen. Möbius vertritt die Anschauung, daß das verbindende
Glied die Lues wäre, indem er meinte, daß die Syphilis einerseits Veränderungen setzt, die
zu Basedow führen, anderseits aber auch die Tabes nach sich zieht.

Bevor wir auf die sehr häufige Komplikation mit der Chorea bei Kindern zu sprechen
kommen, möchten wir einige Punkte aus der Arbeit von Holmgren berühren. Er sieht sich
auf Grund von statistischen Angaben veranlaßt zu sagen, daß gemäß der Anamnese Infektionskrankheiten oft unmittelbar vor Beginn des Basedow beobachtet werden. Besonders
spielen der akute Gelenkrheumatismus (Jones) und die Angina hier eine Rolle. Anderseits betont er in diesem Zusammenhang die auch dem Laien eben so bekannte Tatsache, daß Kinder
oft im Anschluß an eine Infektionskrankheit größer erscheinen. Holmgren meint nun, daß
Infektionen imstande sind, durch Einwirkung auf die Schilddrüse (nicht eitrige Thyroiditis)
das Längenwachstum zu befördern. Wichtig für unsere Frage wäre nur der Umstand des
ätiologischen Momentes, weil wir wissen, daß auch die Chorea eine sehr häufige Nachkrank-
heit des Gelenkrheumatismus resp. von Anginen darstellt. Fast alle Autoren, die kindlichen
Basedow beschreiben, betonen die relativ häufige Komplikation von Basedow und Chrorea.
Bei dieser Gelegenheit kann auch daran erinnert werden, daß die eigentümliche motorische
Unruhe, die bei vielen Basedowikern beobachtet wird, etwas an Chorea erinnert. Steiner
geht sogar soweit, daß er das beim Basedow neben dem Tremor beobachtete choreatische
Zittern, das Kahler zuerst erkannte, als einen nicht vollkommenen Veitstanz bezeichnete.

Auf die Verbindung mit Paralysis agitans hat Möbius zuerst aufmerksam gemacht.
Seither ist nur mehr ein ähnlicher Fall beobachtet worden. An sonstigen Komplikationen
sind noch multiple Sklerose, Tumor cerebri, Syringomyelie bekannt. Man wird wohl in
all den Fällen an Zufälligkeiten denken müssen, umsomehr als die Durchsicht der Krankengeschichten lehrt, daß es sich in keinem Fall um einen typischen Fall von Basedow gehandelt hat.

Sehr beachtenswert erscheint uns das gleichzeitige Vorkommen von manchen Psychosen mit Hyperthyreoidismus. Fast jeder Basedowiker zeigt etwas Absonderliches in
seinem Gebaren und der Übergang zu wirklichen Psychosen ist oft ein sehr allmählicher,
z. B. zum manisch depressivem Irresein in Sinne von Kräpelin. Sattler findet unter
150 Fällen von Psychosen diese Form 70 mal vertreten. Uns persönlich interessiert diese
Frage ganz besonders, weil gerade von uns gezeigt werden konnte, daß im Stadium
des manisch depressiven Irreseins eine beiderseitige Reizbarkeit des autonomen und sym-

pathischen Systemes ausgeprägt ist. Jedenfalls sind die mit Psychosen komplizierten Fälle prognostisch höchst ungünstig. Sonst wird noch das Mitvorkommen von Melancholie und Dementia praecox beobachtet.

Schließlich muß unter den Komplikationen noch die Chlorose erwähnt werden. Zum Teil ist dies schon geschehen. Bereits Wunderlich hat das gelegentliche Vorkommen einer Kombination von Morbus Basedowi und Chlorose beschrieben. Friedr. Müller betonte, daß speziell in kropfreichen Gegenden dem Ausbruche einer Hyperthyreose eine Art „Pseudochlorose" vorausgehen kann. v. Noorden fand unter 255 Bleichsüchtigen 34 mal Basedow. In jüngster Zeit hat Morawitz (Houdmann) diese Frage eingehend studieren lassen. Zumeist überwiegen im Anfang die Erscheinungen der Bleichsucht; erst später gesellen sich die Basedowsymptome hinzu. Hier an gemeinsame Ursachen zu denken, ist wohl zu weit gegangen. Wir müssen deswegen im Sinne von v. Noorden annehmen, daß es sich um getrennte Stoffwechselerkrankungen handeln müsse. —

Verbreitung.

Für die ganze Auffassung der Basedowschen Krankheit muß es als sehr auffallend bezeichnet werden, daß die verschiedenen Krankheitsbilder des Hyperthyreoidismus nicht in allen Ländern gleich häufig vorkommen. Während meiner langjährigen Tätigkeit (8 Jahre) an der Grazer medizinischen Klinik sah ich nur 5 ausgesprochene Fälle von Basedow, während in den Wiener Krankenhäusern auf den internen und chirurgischen Abteilungen wohl fast stets ein oder mehrere Basedowfälle auf „Lager" sind. So ist es verständlich, daß es mir möglich war, innerhalb kurzer Zeit ($2^1/_2$ Jahre) genaue Krankengeschichten von über 104 Fällen von mehr oder weniger typischen Basedows selbst zu verfolgen. Jedenfalls ist Wien ein Boden, auf dem der Hyperthyreoidismus sehr gut gedeiht. Ich bin mit der Zusammenstellung einer Karte beschäftigt, die, ähnlich wie es für das Myxödem und den Kretinismus geschehen ist, auch für die Basedowsche Krankheit die Ausbreitung der Krankheit zeigen soll. Vorläufig sind wir nur über einige Gegenden genau unterrichtet. Gehäuftes Vorkommen wird in folgenden Bezirken erwähnt: Leipzig, Thüringen, Hessen, Frankfurt, Ostseeküste, überhaupt Norddeutschland, anscheinend auch Zürich, Wien und Prag. Sehr selten kommt der echte Basedow in der Steiermark und Kärnten vor. Auch in Tirol ist die vollkommen ausgesprochene Form eine Seltenheit. Schweden ist vom Hyperthyreoidismus ziemlich heimgesucht. Wenigstens müssen wir dies aus den großen Statistiken von Landström und Holmgren erschließen. Sowohl in England als auch in den Vereinigten Staaten von Amerika muß in gewissen Gegenden der Basedow ziemlich verbreitet sein. Frankreich ist dagegen relativ arm an Hyperthyreosen, denn es existieren über diesen Gegenstand, außer aus Paris selbst, nur sehr wenig Publikationen. In Japan ist der Basedow selten ebenso wie in Indien.

Es galt einmal als Regel, daß der Basedow in Gegenden, die besonders stark vom Kropf heimgesucht sind, seltener zu sehen sei als in Bezirken, wo die Struma nicht oft vorkommt. Für die Alpenländer scheint dieses Gesetz wirklich zuzutreffen. Dagegen in Niederösterreich, vor allem in Wien, kommt sowohl Basedow als auch Struma vor. Allerdings muß hervorgehoben werden, daß Cysten und Kolloidkröpfe in Wien seltener sind, dagegen häufiger weiche parenchymatöse symmetrische Schilddrüsenschwellungen (Blähhals). Es ist eine bekannte Tatsache, daß Individuen, die schon von Jugend her mit Struma behaftet waren, unter den Erscheinungen des Hyperthyreoidismus erkranken können, wenn sie aus ihrer Heimat entfernt werden. Speziell uns Wienern ist das bekannt. Bei dieser Gelegenheit soll daran erinnert werden, daß Wilms auf experimentellem Wege zeigen konnte, daß gesunde Ratten strumös wurden, sobald sie Wasser aus Kropfgegenden zu trinken bekamen. Ältere erfahrene Ärzte in Wien behaupten, daß der Basedow hierselbst seit Einführung der Hochquellwasserleitung viel häufiger zu sehen sei.

Disposition und Erblichkeit.

Man ist geneigt anzunehmen, daß gewisse Individuen, zum Teil wurde dies auch von Nationen und Rassen behauptet, besonders zur Basedowkrankheit disponieren. Erfahrungsgemäß sind das besonders Individuen, die leicht erregbar sind, meist von nervösen Eltern abstammen und ein ruheloses Temperament zeigen. Man könnte fast sagen, daß so manches der Symptome des vollwertigen Basedow schon in früher Jugend gleichsam en miniature vorhanden war. Was den äußeren Habitus betrifft, sind es oft große zarte, blonde Menschen, die sich etwas anämisch darbieten. Allerdings muß dem wieder entgegen gehalten werden, daß schwere und akut einsetzende Fälle oft bis dahin ganz gesunde Menschen betrafen. Die Annahme von Holmgren, daß vorwiegend großwüchsige Individuen (von Frauen frühzeitig menstruierende) mit reichlichem Haarwuchs und blondem Äußeren sich besonders disponiert zeigen, läßt sich sicherlich nicht für die große Mehrzahl verallgemeinern. Nur für Kinder dürfte, wie bereits erwähnt, die Vorstellung von Holmgren mehr zutreffend sein. Nach unseren Anschauungen möchten wir glauben, daß es speziell jene Individuen sind, die ein leicht erregbares, viscerales Nervensystem haben. Oft haben diese Leute den Habitus des Status thymicolymphaticus. Bei der Durchsicht der Literatur, die die Basedowsche Krankheit betrifft, kann man wahrnehmen, daß Familien beschrieben werden, in denen die Krankheit mehrfach vorkommt. Weiterhin ist bekannt, daß gerade in solchen Familien häufig auch andere Leiden zu sehen sind, welche zu den Krankheiten der Drüsen mit innerer Sekretion in vielfacher Beziehung stehen (Diabetes, Gicht). Eine andere Gattung von Erkrankungen, die ebenfalls in gewissen Familien, wo bereits Basedow beobachtet wurde, häufig zu sehen sind, sind die Nervenkrankheiten. Ein Familienstammbaum, den Grober publiziert hat, illustriert das erwähnte in besonders klarer Weise:

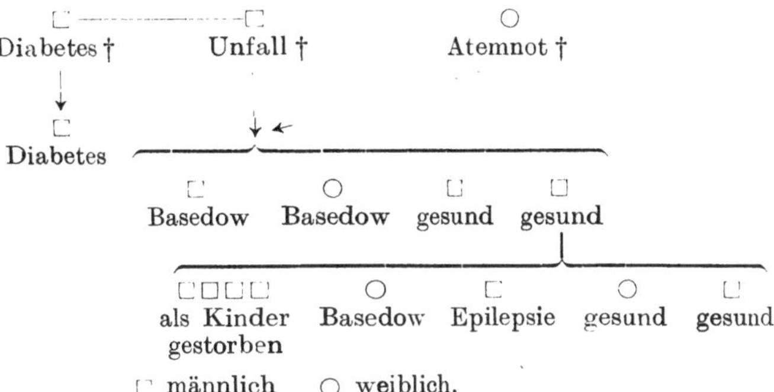

Auf Grund dieses Stammbaumes und anderer Familienkrankengeschichten zieht Grober folgende Schlüsse: es handelt sich vielleicht um eine Übertragung einer mehr allgemeinen Konstitutionsschwäche, die je nach Lage der einzelnen Belasteten, je nach den exogenen oder anderen endogenen Einflüssen, die auf sie während der Lebensbetätigung einwirken, bald als Basedow, bald als Diabetes, bald als schwere funktionelle Neurose in die klinische Erscheinung tritt.

Häufigkeit.

Auf Grund der Tatsachen, die im Kapitel Verbreitung der Basedowschen Krankheit dargestellt wurden, läßt sich ein abschließendes Urteil über die Häufigkeit des Hyperthyreoidismus nicht vertreten. Angaben von West, daß das Vorkommen der Krankheit auf ein $1^0/_0$ abzuschätzen sei, sind ebenso belanglos wie ähnliche, allerdings sehr differierende Angaben von Flint und Mohren. Die Ursachen solch großer Differenzen sind darin zu suchen, daß das Auftreten des Basedow sehr wahrscheinlich an lokale Verhältnisse gebunden ist. Ähnlich zu bewerten sind Angaben von Gail, wenn er sagt, daß unter 15 Fällen von Basedowscher Krankheit mehr als die Hälfte Juden waren. Die Statistik stammt aus Krakau, wo fast ein Drittel der Bevölkerung Juden sind. In Wien sehen wir sehr viele Galizianer und können behaupten, daß bei den polnischen Juden der Basedow eine Seltenheit ist.

Geschlecht.

Ganz anders verhält sich die Disposition in bezug auf das Geschlecht. Fast alle Autoren geben ein Überwiegen der Frauen zu. Die Angaben schwanken zwischen 1 : 49 (Reynold) und 1 : 4 (Taylor, Angabe aus dem Jahre 1856). Buschan hat 980 Fälle aus der Literatur zusammengestellt und fand darunter 805 Frauen und 175 Männer. Daraus ergibt sich ein Verhältnis von 1 : 4,6. Sattler beobachtete ein Verhältnis von 1 : 5,44. Aber auch hier sind sicher geographische Unterschiede ausschlaggebend. In England ist das weibliche Geschlecht viel mehr disponiert als in den südlichen Ländern. Die Beteiligung des weiblichen Geschlechtes erhellt auch aus der Familiengeschichte mancher Fälle. Es ist möglich, daß die Prädisposition des weiblichen Geschlechtes damit zusammenhängt, daß bei Frauen die Struma häufiger zu sehen ist. Daß das mit der Menstruation zusammenhängt, die bekanntlich fast stets mit leichter Anschwellung der Schilddrüse einhergeht, wäre nicht unmöglich.

Einfluß des Alters.

Am häufigsten beobachtet man den Basedow in der Zeit zwischen dem 15. und 30. Lebensjahr. Trotzdem muß man sagen, daß der Hyperthyreoidismus fast in allen Altersstufen zur Beobachtung kommt. Das Kindesalter vor dem vollendeten 15. Jahre ist relativ selten heimgesucht. Sattler sagt auf Grund der aus Literatur zusammengefaßten 3477 Fälle, daß im Kindesalter das männliche Geschlecht eine verhältnismäßig viel größere Zahl für sich in Anspruch nimmt als es im späteren Alter der Fall ist. Ebenso ist nach dem 45. Lebensjahr ein Zurückgehen im Überwiegen des weiblichen Geschlechtes zu bemerken. Eine Ausnahme bildet nur die Zeit des Klimakteriums. Unvollständige Formen von Hyperthyreoidismus sind vor dem 20. Lebensjahre und nach dem 40. öfter zu sehen als in der Zeit zwischen dem 20. und 40.: das ist die Periode für die typisch ausgebildeten Basedowfälle. Eine Abgrenzung zwischen verheirateten und ledigen Frauen ist schwer durchzuführen.

Verlauf.

Der Verlauf der Basedowschen Krankheit ist fast stets ein chronischer. Fälle, wo das Krankheitsbild bereits nach Jahresfrist abgeklungen war, gehören zu den größten Seltenheiten. Meist schleppt sich die Krankheit durch viele Jahre hindurch fort. Im Verlaufe selbst kommt es zu einem starken Wechsel der Erscheinungen. Vor allem unterliegen die Erscheinungen von Seite des Verdauungsapparates und von Seite des Herzens großen Remissionen. Perioden relativen Wohlbefindens wechseln mit Zeiten, wo die Erscheinungen des Hyperthyreoidismus wieder stark in den Vordergrund treten. Vor allem werden solche Anfälle durch subjektive Störungen eingeleitet, die überhaupt objektive Verschlimmerung nach sich ziehen. In manchen Fällen lassen sich diese Exacerbationen auch am Zu- oder Abnehmen des Halsumfanges verfolgen. Man spricht von Krisen oder Paroxysmen. Sowohl in leichten als auch in schweren Fällen setzt eine Verschlimmerung nicht plötzlich ein, sondern beginnt ganz allmählich. Nur psychische Alterationen (Shoks) können im Verlaufe der Krankheit plötzliche Verschlimmerung hervorrufen. Jene Fälle, wo der Exitus als Folge des Hyperthyreoidismus das Krankheitsbild abschließt, sind doch relativ selten. Meist ist der letale Ausgang mehr eine Folge neu hinzutretender Komplikationen. Trotzdem muß aber erwähnt werden, daß speziell in akuten Fällen oder in akuten Nachschüben die Möglichkeit des letalen Endes als der unmittelbaren Folge der Intoxikation vor Augen gehalten werden muß. Nur zu oft sieht man, daß solche akute Exacerbationen, die auch als akuter Thyreoidismus hingestellt werden, oft auf anderweitig komplizierende Intoxikationen zurückzuführen sind. Vor allem kommt hier die ungerechtfertigte Behandlung mit Jod oder Schilddrüsentabletten in Frage, oder es kann eine interkurrente Infektionskrankheit oder gastrointestinale Intoxikation plötzlich den Basedow verschlimmern. Solche Störungen können bei scheinbar schon in Heilung begriffenen Fällen Krankheitsbilder auslösen, die dann ev. als Rezidive hingestellt werden. Im allgemeinen neigen aber zu solchen Rezidiven nicht so sehr die vollwertigen typischen Basedowformen, als vielmehr jene Fälle hin, die sich im Anfang als leichtere, zum mindesten nicht als voll ausgebildete Formen gezeigt haben.

Im allgemeinen, wie bereits angegeben, übt die Schwangerschaft einen günstigen Einfluß auf den Verlauf des Hyperthyreoidismus. Es muß aber hervorgehoben werden, daß dies durchaus nicht als allgemeine Regel gelten darf.

Dauer der Krankheit.

Aus den Darstellungen über den Verlauf ergibt sich, daß die Dauer der Basedowschen Krankheit eine sehr verschiedene sein kann. Relativ am kürzesten dauern jene Fälle, wo das ätiologische Moment (Jod, Schilddrüsenzufuhr, Kropfoperation, Thyreoiditis) leicht nachweisbar ist. Als längstdauernd sind jene Fälle von Hyperthyreoidismus zu bewerten, die sich zu allgemeinen nervösen Störungen hinzugesellen. In der Mitte zwischen beiden sind jene Fälle, wo ein vollwertiger, wie auch schwerer Basedow ein vorher vollkommen gesundes Individuum betrifft. Beim Kind dauert der Basedow gewöhnlich nur kürzere Zeit. Selbstverständlich spielt hierbei die Therapie, vor allem auch das soziale Moment eine große Rolle.

Prognose.

Die Prognose ist eine sehr verschiedene, je nachdem ein schwerer oder leichter Hyperthyreoidismus vorliegt. In jüngster Zeit hat sich Stern mit dieser Frage beschäftigt. Auf Grund eines ziemlich großen Krankenmaterials hat er festgestellt, daß Fälle, wo der Basedow ein vollkommen gesundes Individuum betrifft, fast immer, falls nicht eine üble Komplikation den Exitus bedingt, vollständig ausheilen können, wogegen jene Fälle, welche nervöse Leute betreffen,

wenn sie auch nicht große Intensität zeigen, quoad Prognose die ungünstigsten Aussichten darbieten. Nach seiner Ansicht handelt es sich in solchen
Fällen um ein sehr chronisches Leiden, das oft schon im zweiten Lebensdezen-
nium beginnt und unter verschiedenen Remissionen und Exacerbationen bis ins
Alter hineinreicht. In der Mehrzahl der Fälle kommt es fast nie zur Ausheilung
der cardialen und nervösen Beschwerden. Wegen jenes prognostischen Unterschie-
des sah sich Stern veranlaßt, die beiden Formen prinzipiell voneinander zu
trennen. Stern betont, daß der echte Basedow in keinem Fall, weder im Beginn, noch auf der Akme, noch im Abklingen Symptome zeigt, die an das Basedowoid, wie er sich ausdrückt, erinnern. Wir möchtem dem entgegenhalten,
z. T. hat dies schon Sattler getan, daß die Unterscheidungsmerkmale zwischen
dem vollen Basedow und dem Basedowoid keineswegs zutreffend und für eine
Trennung ausreichend erscheinen. Nach dem Studium seiner Krankheitsgeschichten möchten wir glauben, daß vieles, was Stern als Basedowoid bezeichnet, den
Kriterien des Hyperthyreoidismus kaum standhalten kann und daß er gerade
hier dem Fehler, dem er am meisten ausweichen wollte, nämlich aus der Übereinstimmung von Krankheitssymptomen auf die nosologische Identität der
Krankheitsfälle zu schließen, doch öfter als er glaubt, anheimgefallen ist. Im
übrigen wird es uns nicht wundern, daß, wenn das thyreotoxische Gift ein
Individuum trifft, das an und für sich ein labiles Nervensystem hat, es dieses
so schädigen kann, daß es auch für die Zukunft schwer geschädigt bleibt. Das
einzige, was wir gleichsinnig mit Stern aufrechthalten wollen, ist, daß wirklich neuropathische Individuen zu objektiv schwerem Basedow seltener prädisponiert erscheinen als zu jenen Formen, die man im Sinne der älteren Autoren
als Formes frustes hinzustellen gewöhnt ist. Daß dagegen der schwere Hyperthyreoidismus (Morbus Basedowi), wenn er auch ganz gesunde Individuen
betrifft, immer vollkommen — wie es Stern behauptet — verschwinden soll
und gar keine Residuen hinterläßt, möchte ich durchaus nicht verallgemeinernd
unterschreiben; von mancher Seite wird die Prognose auch vom Blutbild abhängig gemacht: ausgesprochene Lymphocythose und normale Gesamtzahl
der weißen Blutkörperchen überhaupt gilt günstiger als Lymphocythose +
Leucopenie (Klose).

Soweit wir die Prognose in bezug auf sympathische und vagotonische Fälle
beurteilen können, glauben wir sagen zu dürfen, daß die vagotonischen Formen ungünstiger zu bewerten sind, dagegen die sympathischen eher ausheilen.
Auf den Zusammenhang der vagotonischen Fälle mit Status thymicolymphaticus
haben wir bereits an anderer Stelle hingewiesen. Die günstigste Prognose geben
jene Fälle ab, die rasch einsetzen und in kurzer Zeit die volle Intensität erreichen.
Statistisch anzugeben, wie hoch die Mortalität einzuschätzen ist, ist deshalb kaum
möglich, weil einerseits der Basedow in den verschiedenen Landen verschieden
schwer ist, und weil anderseits die Grenzen, innerhalb welcher ein Krankheitsbild noch als Basedow zu bezeichen ist, von den einzelnen Klinikern, wenigstens
bis jetzt, sehr verschieden weit gezogen wurden. Bei längerwährenden Fällen
ist die Prognose sehr abhängig von der Toleranz des Herzmuskels. Sobald derselbe einmal geschädigt erscheint, muß die ev. Heilung des Hyperthyreoidismus sehr bald energisch in Angriff genommen werden, falls nicht bleibende
Schäden eintreten sollen. Besteht gleichzeitig noch Abmagerung und ev. Diarrhöen, so sind die ungünstigsten Bedingungen für eine zweckmäßige Besserung
der Herzschädigung geschaffen.

Therapie.

Die logische Therapie wäre, die Herabsetzung der Tätigkeit der Schilddrüse anzustreben. Dies ließe sich auf zweifache Weise erzielen. Entweder reduziert man das secernierende Organ auf ein Minimum, was teils durch Exstirpation einzelner Drüsenabschnitte, teils durch Unterbindung der zuführenden Gefäße ermöglicht wird, oder man bemüht sich durch anderweitige Eingriffe, die Sekretion der Schilddrüse einzudämmen.

a) Chirurgische Therapie.

Ursprünglich wurde die Thyreoectomie bei der Basedowschen Krankheit, nicht so sehr in der Absicht vorgenommen, um das ursächliche Moment zu entfernen, sondern weil man glaubte, es mit einem gewöhnlichen Kropf zu tun zu haben. Auch gab es Chirurgen, die sich deshalb entschlossen die Struma zu entfernen, weil man glaubte, daß der Kropf auf die visceralen Nerven drücke und auf diese Weise die Symptomatologie des Basedow bedingt wäre. Macnaughton zog, um die Schilddrüse zum Schrumpfen zu bringen, ein Haarseil durch die Struma; Eulenburg verwendete in derselben Absicht die Galvanopunktur. Die erste Exstirpation des Kropfes bei Basedowscher Krankheit nahm Rehn vor. 1884 konnte er bereits über vier so vorgenommene Operationen berichten und gab dabei an, daß auch die Symptome der Basedowschen Krankheit gleichzeitig geschwunden seien. Die Indikation, von der sich Rehn leiten ließ, war eine Indicatio vitalis, weil die Struma, die von ihm nur als ein Symptom der Basedowschen Krankheit angesehen wurde, starken Druck auf die Atemwege ausübte. Dies blieb durch lange Zeit hindurch die einzige Indikation. In der Folge häuften sich solche Beobachtungen, und allmählich konnte man sich davon überzeugen, daß die Basedowsche Krankheit durch die Kropfoperation entschieden gebessert werde. Seitdem Möbius mit Nachdruck hervorgehoben hat, daß das Primum movens der Basedowschen Krankheit in der Schilddrüse zu suchen sei und daß die sämtlichen Erscheinungen dieser Krankheit den Ausdruck einer Hypersekretion der Schilddrüse bedeuten, wurden die alten Operationsmethoden wiederum aufgegriffen und im großen Maße ausgeführt.

Wenn man die Erfolge der chirurgischen Therapie, die, wie bereits erwähnt, in Exstirpation ganzer Schilddrüsenlappen oder in der Unterbindung großer Schilddrüsengefäße besteht, verfolgt, so kommt man zu den verschiedensten Resultaten:

Autor	Jahr	Gesamtzahl	Heilung Proz.	Besserung Proz.	Tetanie Proz.	ungeheilt Proz.	Exitus Proz.	Keine Angaben Proz.
Mattiesen . . .	1896	117	48	52	—	—	—	—
Allen Starr . .	1896	—	39	24	—	15	12	10
Heydenreich . .	1895	61	82	8	3,4	—	6,6	—
Schulz	1897	128	73	20	—	3,5	3,5	—
Kinnicull . . .	1896	187	32	25	—	6	6,9	31
Sorgo	1898	174	28	50	—	6	14	2
Rehn	1900	319	48	27,9	—	4,1	13	—

Allen der erwähnten Statistiken haften gewisse Mängel an; vor allem kann man sich bei der Durchsicht der Krankheitsgeschichten davon überzeugen, daß wir uns in vielen Fällen, die in diese Statistiken mit einbezogen wur-

den, derzeit kaum mehr zu der Diagnose Basedow entschließen könnten. Weiter
ist die Beobachtungsdauer eine relativ zu kurze. Schließlich wurde von manchen
Autoren nicht nur eigenes Material benutzt, sondern auch Fälle aus der Literatur mit herangezogen. Es sind daher Statistiken, die zwar über ein nicht zu
großes Material verfügen, wohl aber unter Berücksichtigung aller beachtenswerten Kautelen unternommen wurden, viel verwendbarer, als die erst erwähnten
Zusammenstellungen:

Autor	Jahr	Gesamtzahl	Heilung	Besserung	ungeheilt	Exitus	Keine Angaben	Beobach- tungs- dauer	Rezidiv	Tetanie
			Proz.	Proz.	Proz.	Proz.	Proz.	Jahre	Proz.	Proz.
Wolff	1898	9	—	66	—	22	—	—	12	—
Helferich (Hampel) .	1898	6	66	17	—	—	—	—	17	—
Mickulicz (Reinbach)	1900	18	66	22	6	6	—	—	—	—
Krönlein (Witmer) .	1900	23	39	36	8,5	8,5	4	2—10	4	—
Curtis	1903	11	55	9	—	27	9	—	—	—
König (Lessing) . .	1905	8	—	—	—	12,5	—	—	—	—
Hartley	1905	21	66,6	—	—	9,5	23,9	—	14	—
Riedel (Schulze) . .	1906	50	72	12	2	14	—	1—18	—	—
Garré (Moses) . . .	1908	28	14,3	57,2	10,6	3,6	14,3	—	—	—
Kocher	1902	59	76	17,3	—	6,7	—	—	—	—
	1908	320	—	—	—	3,4	—	—	—	—
Mayo	1904	40	70	15	—	—	15	—	—	—
	1907	176	—	—	—	—	5,1	—	—	—
Landström	1907	54	52,2	18	29	5,5	—	—	11	—
Mac Cosh	1908	22	18,2	54	13	4,6	—	—	—	—
Leischner (Eiselsberg)	1910	45	40	18	—	11	—	—	—	—
Enderlen	1911	40	70	20	2,2	2,2	—	—	—	—
Klose	1912	61	75,5	9,8	1.6	13,6	—	—	—	—
Weispfenig	1912	30	60,0	6,6	23,3	10,0	—	—	—	—

Es ist schon im Vorhinein gesagt worden, daß die logische Therapie bei
der Basedowschen Krankheit die Schilddrüsenexstirpation, zum mindesten
die Einschränkung des secernierenden Gewebes sei. Wenn man nun auf
Grund des ziemlich großen Zahlenmateriales die Operationsresultate dieser
Forderung gegenüberstellt, so sieht man, daß die Erfolge immerhin noch sehr
viel zu wünschen übrig lassen. Die besten Erfolge hat Kocher aufzuweisen
(76 Proz. Heilung). Wenn man nur die geheilten Fälle berücksichtigt, so hat
Garré die ungünstigsten Erfolge (14 Proz.). Der Begriff Besserung ist ein
sehr relativer; es sind daher die Schwankungen zwischen 66 Proz. (Wolff) und
9 Proz. (Curtis) nicht zu verwundern. Viel beachtenswerter sind die Angaben der unheilbaren Fälle. Landström nennt 29 Proz. Kocher und Mayo
finden für diese Kategorie überhaupt keine Berücksichtigung. Jedenfalls läßt
sich aus den Statistiken schließen, daß je größer die Erfahrung des einzelnen
Chirurgen in Sachen des M. Basedowi ist, um so bessere Resultate erzielt
werden. Vielleicht wird das am besten charakterisiert in der Übersicht des
Kocherschen Materiales, welche nicht nur die positiven Erfolge, sondern hauptsächlich auch die Schwankungen der Todesfallzahlen betrifft. Bei fast allen
Chirurgen sind Todesfälle unter den zuerst vorgenommenen Operationen zu
bemerken. So hatte Kocher unter seinen ersten 59 Basedowoperationen 4 Todesfälle; sein ganzes späteres Material, 261 Fälle, hatte nur 6 letale Ausgänge aufzuweisen. Warum können manche Chirurgen nur über relativ ungünstige Resultate berichten? Sicherlich liegt da die Ursache zum Teil in der Opera-

tionsmethode. Je mehr die Drüse operativ verkleinert wird, desto besser der
Erfolg. Verfolgt man die einzelnen Krankengeschichten und achtet man speziell auf die Mißerfolge, so läßt sich zumeist ersehen, daß nicht genug energisch vorgegangen wurde. Wir müssen daher kurz auf die Methodik eingehen. Die Chirurgen unterscheiden drei Methoden: 1. Unterbindung von
drei Arterien, 2. halbseitige Excision, 3. halbseitige Excision und Unterbindung einer Arterie des nicht exstirpierten Schilddrüsenlappen. Um diese
drei Methoden nach ihrem Werte abzuschätzen, braucht man nur eine Zusammenstellung von Landström zu beachten.

	Unterbindung an 3 Arterien	Halbseitige Excision	Halbseitige Excision und Unterbindung einer Arterie
Heilung	50 Proz.	37,5 Proz.	80 Proz.
Besserung . . .	16,7 „	25 „	20 „
Mißerfolge . .	33,3 „	37,5 „	—

Jedenfalls sieht man, wie recht Kocher hat, wenn er von einem Parallelis-
mus zwischen den Graden des Erfolges und der Menge des ausgeschalteten
Parenchyms spricht; selbstverständlich darf man bei der Exstirpation der
Schilddrüse nicht über ein gewisses Maß hinausgehen. Das Maximum ist, wie
soeben erwähnt, die Exstirpation der einen Hälfte und Unterbindung einer
Schilddrüsenarterie der anderen Hälfte. Exstirpiert man mehr, so kann das
Symptomenbild der Kachexia strumipriva den Basedow ablösen. Auch mit
den Gefahren der postoperativen Tetanie muß gerechnet werden. Allerdings
läßt sich dies alles bei entsprechender Technik und Vorsicht vermeiden.

Wir haben gesehen, daß in ca. 65 bis 75 Proz., nach der jüngsten Mitteilung von Kocher sogar in 76 Proz. der Fälle durch entsprechende Operation eine Heilung des Basedow zu erzielen ist. Übrigens muß man darauf
hinweisen, daß Kocher ein abschließendes Urteil über Heilung nie vor Ablauf eines Jahres als spruchreif angesehen hat. Trotzdem ist der Begriff Heilung in den Augen der verschiedenen Autoren nicht der gleiche.

Zumeist zeigt sich, daß bald nach der Operation der Tremor, die Abmagerung und die Tachykardie schwinden. Auch die subjektiven Beschwerden,
wie Herzklopfen und psychische Erregbarkeit, nehmen ab. Dagegen halten
die Augensymptome speziell die Protrusio bulbi und der Exophthalmus oft
unverändert an und gehen selbst nach Jahren nicht zurück. Es ergibt sich
daher die Frage, kann man in solchen Fällen, wo noch einzelne Symptome,
besonders gerade die augenfälligsten, weiter bestehen, von einer Heilung
sprechen. Auch hier macht sich wieder bemerkbar, wie schwer die Wertung
der Symptome beim Basedowschen Krankheitsbilde ist. Wir glauben, daß
man auch hier wieder als markantestes und untrüglichstes Zeichen den erhöhten Stoffwechsel in den Vordergrund stellen soll. Zeigt sich bei einem Individuum nach der Operation, daß es mit den seinem Körpergewichte entsprechenden Kalorienmengen und bei einem Plus an Nahrung eventuell an Gewicht
ansetzt (vorausgesetzt daß keine Diarrhöen entstehen), dann fehlt eines der
Hauptsymptome der Thyreotoxicose. Die Körpergewichtszunahme betrifft vor
allem den Paniculus adiposus, weniger die Muskulatur. Gleichzeitig läßt
sich die Besserung auch durch Stoffwechseluntersuchungen erkennen, indem
der Gesamtstickstoff sinkt und gegenüber der Einfuhr keine negative Bilanz
mehr zu erkennen ist. Der Patient selbst empfindet, daß seine Kraft zunimmt
und er wieder arbeitsfähig wird. Mit der Abnahme des erhöhten Umsatzes
hängt es wohl auch zusammen, wenn das sonst so lästige Hitzegefühl abnimmt.

Eventuelle Fiebersteigerungen bleiben aus. Ebenso nimmt die Toleranz gegen die Kohlehydrate zu, alimentäre Glycosurie besteht nicht mehr. Eventuell komplizierende Glycosurien hören mit einem Schlage auf. Auch die Tachykardie ist wohl als Ausdruck einer Schilddrüsenvergiftung aufzufassen, und ein Zurückgehen der Herzfrequenz nach der Operation kann man als günstiges Zeichen ansehen. Dauerte die Tachykardie vor der Operation schon längere Zeit an, so ist dies an und für sich schon für den Herzmuskel nicht gleichgültig; es kommt zu Veränderungen des Parenchyms, zu Dilatation und vielfach auch zu Hypertrophie. Diese Komplikationen können bereits an und für sich schuld sein, daß die Herzfrequenz hoch ist. Wenn daher im Anschluß an die Thyreoectomie die Tachykardie nur um ein Geringes abnimmt und wenn eventuell Herzbeschwerden wie Dyspnoe weiter bestehen, während die anderen Basedowsymptome gewichen sind, so wird man den scheinbaren Mißerfolg der Operation, soweit es wenigstens das Herz anbelangt, mit einer Erkrankung des Herzmuskels in Zusammenhang bringen müssen, um so mehr, wenn Steigerungen der Frequenz hauptsächlich im Anschluß an Anstrengungen auftreten. Daß die Schilddrüsenvergiftung tatsächlich das Herzfleisch nicht nur so lange der eigentliche Basedow besteht, sondern auch für die Zukunft schwer schädigen kann, läßt sich aus der dann nachweisbaren Herzverbreiterung schon intra vitam erschließen. Besteht bereits vor der Operation eine nachweisbare Herzvergrößerung so ist nicht zu erwarten, daß unmittelbar nach der Operation das Herz seine normale Größe wieder erlangt. Hier hat dann eventuell Digitalis oder eine anderweitige spezifische Herztherapie einzusetzen. Nur eine genaue Kenntnis des Gesagten schützt vor eventuellen Irrtümern, die sonst auch geschehen, wenn man nicht die Folgen langwieriger Tachykardien namentlich ohne Basedow kennt. Es ist die Operation für diese Fälle gleichsam der Prüfstein, ob die Tachykardie nur der Effekt einer bloßen Intoxikation ist oder ob neben jener Komponente auch das Herzfleisch geschädigt erscheint.

Es ist Landström vollkommen recht zu geben, wenn er sagt, daß in keinem von den genesenden Fällen ein Rückgang der Herzbreite zur Norm mit Sicherheit zu konstatieren war. In den gegebenen Erörterungen sehen wir auch den Hauptgrund, warum Kocher — jetzt schließen sich diesem Wunsche die meisten Chirurgen an — fordert, daß der Basedowkranke möglichst bald operiert werde, ehe es zur Ausbildung von Herzveränderungen gekommen ist. Jedenfalls ergibt sich auch aus dem Dargelegten, daß aus der Tachykardie resp. aus der Besserung nur mit einer gewissen Reserve zu schließen ist, ob die Operation auf den Basedow einen günstigen Erfolg gehabt hat. Speziell in älteren Fällen ist darauf zu sehen und ein wirklicher Erfolg oft erst nach längerer Dauer einer entsprechenden Behandlung des Herzens zu bemerken. Die übrigen Symptome von Seite des Zirkulationsapparates schreiten nach der Operation rasch der Besserung entgegen. Die Arhythmie hört auf, eventuelle Venenpulsationen sistieren rasch, der Capillarpuls ist sehr bald nicht mehr nachweisbar. Die akzidentellen Herzgeräusche bessern sich zumeist parallel mit der Tachykardie. Jedenfalls bessern sich alle Erscheinungen am Zirkulationsapparat nicht von einem Tag zum anderen, sondern erst allmählich. Schließlich soll auch auf einen passenden Vergleich hingewiesen werden, der sehr treffend die Herzwirkung der Thyreoektomie charakterisiert. Kocher meint, der Erfolg ist mit einer Digitaliswirkung zu vergleichen. Ebenso wie der Erfolg ein rascher sein kann, wissen wir auch, daß bei älteren Vitien, die schon längere Zeit bestanden haben, die Digitalis erst allmählich sich Geltung verschafft und nach Ablauf längerer Zeit bleibende Kompensationen sichert.

Ähnliche Verhältnisse gelten bezüglich der Augensymptome; weniger betreffs des Graefe- und Möbiussymptomes, als vielmehr der Protrusio und des Exophthalmus. Anfangs stellt das Vordrängen der Bulbi und eventuell die konsekutive weite Lidspalte den Effekt einer nervösen Reizung dar. Hält jedoch dieser Zustand länger an, dann wird gleichsam dauernd ein leerer Raum zwischen hinterer Bulbusfläche und zugehöriger Orbitalwand geschaffen, der sich allmählich durch Fettgewebe ausfüllen kann. Daß dieses so neugebildete Gewebe nicht unmittelbar nach der Thyreoektomie schwinden kann, eventuell überhaupt nicht mehr schwindet, ist einzusehen. In dem Sinne wird man aber den Exophthalmus und die Protrusio nicht so sehr als Symptom eines noch bestehenden Augenreizes hinstellen dürfen, sondern eher im Sinne einer Gewebssubstitution nach einer überstandenen Affektion verwerten. Insofern darf man sich nicht wundern, wenn Kocher, der doch von 76 Proz. Heilung spricht, angibt, daß nur in 26 von 45 Fällen der Exophthalmus nach der Operation geschwunden ist. Immerhin sieht man aber Besserungen der Augensymptome, wobei als bester Maßstab das Urteil der Angehörigen zu verwerten ist. Auch der Patient selbst gibt an, daß das lästige Druckgefühl, das häufig bei dem Exophthalmus vor der Operation bestanden hat, nunmehr verschwunden ist. Jedenfalls läßt sich zum mindesten das eine aus all den zahlreichen Krankengeschichten herauslesen, daß nach ausgiebiger Operation eine Zunahme der Protrusio keineswegs mehr beobachtet werden konnte. In manchen Fällen sieht man ein asymetrisches Zurückweichen der Protrusio; auf diese Fälle werden wir noch bei der Besprechung der Resektion des Sympathicus zurückkommen. Schließlich muß noch erwähnt werden, daß die anderen Symptome: Graefe, Stellwag und Möbius fast immer vollkommen nach der Operation behoben erscheinen.

Sehr gute Erfolge sieht man in bezug auf die Erscheinungen von Seite des Verdauungstraktes. Vor allem werden die schwerwiegendsten Symptome sehr günstig beeinflußt. Sowohl das Erbrechen als auch die Diarrhöen, die fast aller internen Therapie trotzten, sieht man rasch schwinden und die Erfolge sind dauernde. Eventuelle Inappetenz macht einem verstärkten Nahrungsbedürfnis Platz. In den meisten Fällen hören die hartnäckigen Schweißausbrüche sehr bald nach der Operation auf, ebenso klagen von nun an die Patienten nicht mehr über jene anfallsweisen Kongestionen; auch der objektiv nachweisbare Dermographismus ist nach der Operation lange nicht mehr so stark auslösbar wie vorher. Ähnlich günstig zeigt sich der Erfolg in bezug auf den Haarwuchs. Alsbald hört das Ausfallen der Haare auf und kräftiger Haarwuchs setzt ein. Es gilt dies auch von den zuweilen ausgefallenen Augenbrauen.

Im Anschluß daran muß auch der Pigmentierungen gedacht werden. Speziell Kocher erwähnt einen Fall, wo im Anschluß an eine Thyreoektomie ein vollständiges Verschwinden einer der Addisonschen Färbung analogen allgemeinen Pigmentierung zu beobachten war. Jedenfalls sieht man, daß Pigmentierungen schwinden können. Auch die nervösen Reizerscheinungen treten nach einer gelungenen Operation bald ganz in den Hintergrund. Der Schlaf kehrt wieder zurück, der oft bestandene Schwindel läßt nach; vor allem aber schwinden die psychischen Störungen, das fahrige und unbeständige Wesen hört auf, die geistige Ermüdung erscheint nach der Operation dauernd behoben; auch hier wird die psychische Besserung von den Angehörigen der Patienten zuerst wohltuend empfunden. Der Tremor, der von den Kranken besonders lästig empfunden wird, hört zumeist nicht gleich nach der Operation auf, speziell das Zittern der Zunge besteht noch lange fort (Kocher). Ein Symptom, das ebenfalls als Zeichen des eingetretenen Erfolges hingenommen werden kann, ist die Regelung der Menses. Hatten dieselben vollkommen sistiert, so treten sie bald nach der Operation wieder ein. Bleibt eine Besserung in bezug auf die Menstruationsstörungen trotz erfolgter Operation längere Zeit aus, so ist dies nach Kocher als prognostisch ungünstig aufzufassen. Bei Frauen sieht man gelegentlich auch eine Zunahme der Mammae, und zwar nicht nur des Paniculus, sondern auch des Drüsenparenchyms.

Schließlich haben wir der restierenden Schilddrüse noch kurz zu gedenken. Das Charakteristikum der Basedowstruma ist vor allem der Gefäßreichtum und die damit zusammenhängenden Folgen. Wenn man nun den Strumarest berücksichtigt, so ist selbstverständlich sein weiteres Schicksal von der jeweiligen Operationsmethode abhängig. Exstirpiert man die eine Hälfte, so ist damit oft viel erreicht. Es muß aber hier betont werden, daß es nicht gleichgültig ist, welche Hälfte herausgenommen wird. Man hat sich nicht von der Größe des zu exstirpierenden Schilddrüsenlappens täuschen zu lassen, sondern vielmehr auf die Beschaffenheit Rücksicht zu nehmen. Wenn man die sorgfältigen Krankengeschichten aus der Kocherschen Klinik durchsieht, erkennt man, daß nicht so sehr auf eine eventuelle Struma geachtet wird, sondern ausschließlich jener Teil zur Operation ausersehen wird, der sich als sehr vascularisiert zeigt. ,,Nur, wenn man sich genau an die Ausdehnung und Intensität der vasculären Erscheinungen an der Struma hält, kann man auf einen die Krankheit günstig beeinflussenden Erfolg zählen.'' sagt Kocher. Auch hier gilt der Satz, daß nicht die Größe eines Organes entscheidend ist für ihre Funktion! Der operative Eingriff soll daher soweit ausgedehnt werden, daß so viel als möglich die Übervascularisation der Drüse beseitigt erscheint. Deswegen exstirpiert man zuerst die Hälfte. die am reichsten mit Gefäßen versorgt ist. und dann unterbindet man möglichst viel Gefäße der anderen Seite, falls diese ebenfalls noch übermäßig vascularisiert wäre. Nur wenn man diese Erfahrungen genau berücksichtigt, hat man auf Erfolg zu rechnen. Ich glaube, wenn diese Überlegungen von den Chirurgen mehr berücksichtigt werden würden, die Erfolge übereinstimmender wären. Interessant sind die Angaben Kochers, er betont, daß in manchen Fällen es gar nicht notwendig erscheint. einen Lappen zu entfernen, falls man sich überzeugen kann, daß die Unterbindung von Gefäßen bereits genügt, um die Vascularisation zu beseitigen. Die Ausschaltung dieses Symptoms ist für die Berner Chirurgen das ausschlaggebende für die Wahl der Operationsmethode. Deßwegen ist für sie ihre Tätigkeit erst dann beendigt, wenn sie sich nach der Operation davon überzeugen können, daß die Übervascularisation in Rückbildung begriffen resp. geschwunden ist. Verschwindet dieses Symptom nicht bald, so sieht sich Kocher eventuell gezwungen, noch einmal operativ vorzugehen, d. h. nochmals, falls bereits ein Schilddrüsenlappen herausgenommen wurde, Ligaturen an dem noch restierenden Lappen zu legen. Selbstverständlich dürfen nicht alle Gefäße abgebunden werden, sonst liefe man zu sehr Gefahr, sich dem Symptomenbilde der Kachexia strumipriva zu nähern. Man muß immer noch einige Gefäße übriglassen; daher wird ein vollkommenes Abnehmen der Übervascularisierung der Drüse erst nach Ablauf einer gewissen Zeit nach der Operation zu erwarten sein. In der Regel zeigt sich diese Abnahme ziemlich bald. Wenn aber nach einigen Wochen dieselben noch bestehen, so ist entweder die Rückbildung der Basedowsymptome nur eine sehr langsame, oder man muß sich, wie bereits erwähnt wurde, entschließen, nochmals eine Operation vorzunehmen, falls man nicht mit der Möglichkeit eines neuen

Aufflackerns resp. eines Rezidives rechnen will. Jedenfalls ergibt sich aus dem Dargelegten, daß die Aufgabe des Chirurgen die sein soll, entweder die Struma vascularis zu entfernen, oder, falls sie beiderseitig ist, die Operation so zu wählen, daß die Struma möglichst eingeschränkt werde. —

Das Verfahren der sukzessiven Operation wird fast ausschließlich von der Kocherschen Schule ausgeübt. Kocher gibt noch im Jahre 1909 an, daß er in einem Drittel der Fälle mehrfache Operationen angewendet hat. Meist gestaltete sich das Verfahren so: zuerst unterbindet er eine obere Schilddrüsenarterie und zwar immer auf der Seite, wo die stärkere Vascularisation besteht. Erst nach ca. 14 Tagen nimmt er die Unterbindung ein oder zwei weiterer Arterien vor. Oft zeigt sich schon nach der ersten Sitzung Besserung. Erfolgt dieselbe nicht, dann nimmt er nach einigen Wochen die halbseitige Excision vor. Kocher hat auf Grund dieser Methode ausgezeichnete Resultate. Trotzdem haftet dieser Methode ein großer Nachteil an, indem derartige mehrfachen Eingriffe sowohl für den Arzt als auch vor allem für den Patienten große Anforderungen an Geduld und Ausdauer stellen. Deswegen entschließt man sich gleich von allem Anfang an, energisch vorzugehen, weil einerseits der Erfolg früher zu erwarten ist, und anderseits sich fast die gleichen Resultate erzielen lassen. Diese Methode, die auch auf die eventuellen Gefahren einer Tetanie Rücksicht nimmt, gestaltet sich derzeit folgendermaßen: Exstirpation des am stärksten vascularisierten Schilddrüsenlappens unter gleichzeitiger Entfernung des Isthmus und Zurücklassen einer Schicht von Drüsengewebe in der Recurrensgegend, außerdem Ligatur der oberen Schilddrüsenarterie der anderen Seite und eventuell Resektion des Oberhornes (Melchior).

Die Thyreoektomie ist eine nicht ganz ungefährliche Operation. Trotz der vollendeten Technik der Berner Schule schwankt der Prozentsatz der Fälle mit tödlichem Ausgang zwischen 3,4 und 6.7 Proz. Der Exitus erfolgt entweder postoperativ oder relativ häufig als Narkosentod. Es erscheint nun notwendig, hier auf die postoperativen Störungen einzugehen. In ziemlich vielen Fällen (Kocher berichtet im Jahre 1902 über 75 Proz. der operierten Fälle überhaupt) stellt sich ziemlich bald nach der Operation ein eigentümliches Symptomenbild ein. Die Patienten, die noch nicht ganz aus der Narkose erwacht sind, werden sehr unruhig und aufgeregt, klagen über sehr starkes Herzklopfen und Druckgefühl in der Herzgegend, das Gesicht erscheint stark gerötet, der ganze Körper wird von einem ziemlich feinschlägigen Tremor erschüttert; es kommt zu Erbrechen, Schweißausbruch und Diarrhöen, enormer Herzfrequenz mit starker Irregularität und zu Fieber. Kurz alle Symptome, wie sie sich im Verlaufe des Basedows zeigen können, nur viel stärker ausgeprägt und von bedrohlichem Charakter. In nicht wenigen Fällen kommt es im weiteren Verlaufe zu Erscheinungen beängstigender Herzinsuffizienz, wie Dyspnoe, Cyanose, Leberschwellung und Oedemen an den Beinen, sogar Icterus. Gerade solche Fälle sind ganz besonders gefahrvoll. Zum Glück erholen sich jedoch auch solche Patienten noch und gehen im weiteren Verlaufe einer glücklichen Heilung entgegen. Jedenfalls gibt es da für den Arzt sehr sorgenvolle Stunden. Wenn man sich fragt, welche Fälle dazu prädestiniert erscheinen, so muß zunächst erwähnt werden, daß häufig Nachblutungen und Wundinfektionen mit eventueller starker Tamponade den sogenannten postoperativen Störungen vorausgehen können. Weiter sei erwähnt, daß wenn auch nicht so schwerwiegende Symptome hinzutreten müssen, doch fast alle Basedowkranke unmittelbar nach der Operation eher eine vorübergehende Verschlimmerung fühlen. Alle die genannten Erscheinungen müssen etwas der Basedowstruma Spezifisches sein, indem bei gewöhnlichen Kropfoperationen ähnliche Folgeerscheinungen immer fehlen. Jedenfalls scheint es geboten, sich mit der Ätiologie dieser postoperativen Störungen zu beschäftigen, wobei der postoperative Basedowtod wohl als der schwerste Grad derselben anzusehen ist. Da diese Störungen bei den schlimmsten Formen des Basedow vorkommen, so wurde von einem Teil der Beobachter die Anschauung vertreten, daß durch die Manipulation an der Schilddrüse während der Operation Kropfsaft plötzlich in die Zirkulation gebracht wird, und daß dies die Ursache der acuten Verschlimmerung sei. In diesem Sinne bemühten sich die Chirurgen, das Parenchym während der Thyreoektomie möglichst wenig zu drücken, und durchtrennten, um eine Resorption des ausgetretenen Drüsensaftes möglichst hintanzuhalten, die Drüse mittels Thermocauter. Alles schien für diese Ätiologie zu sprechen; nur glaubte man das stets auftretende, postoperative Fieber nicht im Sinne einer akuten Schilddrüsenvergiftung deuten zu können, da das Fieber bei Basedow selbst einen relativ seltenen Befund darstellt. Mayo, Curtis und Landström, z. T. auch Kocher sehen daher das unangenehme Ereignis der postoperativen Basedowstörungen als Zeichen eines akuten Hyperthyreoidismus an. In neuerer Zeit glaubt man die Theorie des Hyperthyreoidismus erschüttert zu sehen, da die gleichen Symptome bei Basedowkranken auch nach Eingriffen am Ovarium auftreten (Rehn, Mayo). Diesbezüglich ist eine Zusammenstellung von Hirst interessant, welche lehrt, einen wie ungünstigen Ausgang Operationen vorwiegend am Genitale bei Basedowkranken nehmen können (unter 71 Fällen starben 13 unter ähnlichen Erscheinungen, wie man sie als postoperative Basedowstörungen angesehen hat). Aber auch ganz kleine Operationen (Zahnextraktionen, Mammaamputationen) können bei Basedowkranken gefahrdrohende Erscheinungen nach sich ziehen. Jedenfalls sind das gewichtige Momente, die gegen die Theorie der Kropfsaftresorption sprechen und uns auffordern, in noch anderen Momenten die Ursache zu suchen. Vor allem wurde die Narkose selbst beschuldigt. Tatsächlich sah man sich auf Grund von Erfahrungen veranlaßt, statt der allgemeinen Narkose die Lokalanästhesie in Anwendung zu ziehen. Man hatte günstigere Erfolge: trotzdem blieben viele Chirurgen bei der allgemeinen Äthernarkose und greifen zu Lokalanästhesie nur in Fällen schwerster Herzerkrankung. Wenn man anderseits bedenkt, daß die Lokalanästhesie die psychischen Erregungen, die mit den Vorbereitungen einer Operation verbunden sind, nicht ausschaltet, so wird man von diesem Standpunkte aus doch wieder die leichte Narkose bevorzugen. Wenn man schließlich noch in Erwägung zieht, daß solche sogenannten postoperativen Störungen auch zur Zeit der Vorbereitung zur Operation auftreten können, so wird dies wohl genügend dartun, daß die Narkose allein für die erwähnten Störungen nicht direkt verantwortlich gemacht werden kann. Todesfälle erfolgen nicht nur als Folgen von postoperativen Störungen, sondern auch im Sinne des typischen Narkosetodes. Meist handelt es sich hier um Fälle von Status thymicolymphaticus.

Persistenz der Thymus, sowie die Zeichen des Status lymphaticus kommen, soweit man aus den Sektionsprotokollen ersehen kann, nicht nur in diesen Fällen vor, sondern sind überhaupt sehr oft mit Basedowscher Krankheit vergesellschaftet. Es geht derzeit eine Strömung, die die postoperativen Störungen damit in Einklang bringen will. Das gemeinsame Band, das sich um beiderlei Zustände schlingen soll, ist der scheinbar unvermittelte, plötzliche Tod. Tatsächlich ist aber der Tod im Gefolge der postoperativen Störungen durchaus nicht ähnlich dem typischen Thymustode, der als Ausdruck momentanen Herzkollapses charakteristisch ist. Weiter ist, wie Melchior richtig bemerkt, Thy muspersistenz keineswegs regelmäßig bei typisch verlaufenden, postoperativen Basedowtodesfällen gefunden worden. Jedenfalls müssen wir uns Melchior anschließen, wenn er sagt, daß die postoperativen Störungen nicht ausschließlich mit der Thymusvergrößerung in Zusammenhang zu bringen seien. Anders in den Fällen von typischem Narkosetod, weil sich hier tatsächlich eine Analogie mit bereits Bekanntem findet. Trotzdem muß aber betont werden, daß die Kombination mit Status thymico-lymphaticus den Krankheitsverlauf modifizieren kann und schuld sein dürfte an einer gewissen unzureichenden Widerstandsfähigkeit, so daß solche Individuen, falls sie postoperativ im Sinne des akuten Thyreoidismus erkranken, vielleicht mehr gefährdet sind, als Individuen ohne Thymus.

Ganz abgesehen von anderweitigen Komplikationen, die den Exitus nach einer Thyreoektomie nach sich ziehen können (Bronchopneumonien, Herzklappenfehler usw.), gingen auch Fälle an akuter Tetanie zugrunde. Seitdem man die Beziehungen der Epithelkörperchen zu Tetanie kennt, gehören solche unangenehme Komplikationen zu den größten Seltenheiten, indem sie leicht vermieden werden können. Leichtere Grade von Tetanie kommen öfter zur Beobachtung, ähnlich wie bei Strumektomien überhaupt; dieselben gehen aber zumeist rasch vorüber.

Leider ist oft zu beobachten, daß der Erfolg der Operation nur ein vorübergehender ist, indem nach Zeiten vorübergehender Besserung, ja eventuell scheinbarer Heilung die alten Symptome wieder aufflackern; kurz es entwickelt sich ein sogenanntes Rezidiv. Wir haben bereits darauf hingewiesen, unter welchen Bedingungen der Chirurg fürchten muß, daß sich ein Rezidiv entwickeln kann, und wie er ihm eventuell vorbeugen kann. Tritt tatsächlich ein Rezidiv ein, so muß eine zweite Operation erfolgen. Kocher läßt es zumeist nicht so weit kommen. Für ihn ist Richtschnur die Vascularisierung der Schilddrüse; deswegen operiert er auch den Basedow nicht in einer Sitzung, sondern sukzessive, solange er noch vasculäre Erscheinungen verfolgen kann. Dies wird wohl der Hauptgrund sein, warum er seltener in die Lage kommt, Rezidive operieren zu müssen. Vorschriften über die Operationsmethodik beim Rezidiv sind nicht vorhanden. Der Chirurg hat sich an zwei Dogmen zu halten, einerseits nicht zuviel herauszunehmen, andererseits die Vascularisation möglichst einzudämmen. Die Erfolge solcher Spatoperationen sind als relativ günstig zu bezeichnen. Meist kommen die Patienten selbst mit dem Wunsche operiert zu werden, um von den Qualen wiederum befreit zu werden. Todesfälle sind selten. Schulz verlor einen Patienten an Tetanie. Es erklärt sich dies wohl daraus, daß das durch die erste Operation gesetzte Narbengewebe das Operationsfeld so kompliziert gestaltet, daß eine genaue Orientierung in der Gegend der Epithelkörperchen nur sehr schwierig wird.

Aus der Physiologie wissen wir, daß einzelne Symptome speziell am Auge des Basedowkranken durch Reizung des Grenzstranges des Sympathicus ausgelöst werden können. Von dieser Erwägung ausgehend, wurde von Jalsoulay und Jonnescu zur Heilung der Basedowschen Krankheit die Durchschneidung der Halssympathici vorgeschlagen. Balacescu stellt die Resultate, die bis zum Jahre 1902 erhoben wurden, zusammen und findet: unter 17 doppelseitigen Resektionen der Halssympathici finden sich 10 Heilungen, 5 Besserungen, 2 Mißerfolge. Aus den Krankengeschichten läßt sich aber entnehmen, daß ein Erfolg bloß im Bereiche der Augen zu sehen war, während die anderen Symptome vor allem die Abmagerung, die Tachycardie und die Diarrhöen unverändert weiter bestanden. Im besten Falle handelt es sich also eventuell um eine Besserung eines Symptomes, keineswegs aber um die Heilung der gesamten Krankheit. Auf Grund dieser Erfahrungen ist auch von deutscher und englischer Seite diese Methode nur in Fällen, wo sich die Therapie haupt-

sächlich gegen den Exophthalmus und die Protrusio zu richten hatte, versucht worden.
Garrè sah nicht den geringsten Erfolg. Kocher übte sie viermal aus und sah nicht nur nicht
eine Besserung, sondern in einem Falle direkt eine ungünstige Beeinflussung der Augensymptome. Curtis spricht sich ähnlich aus. Aus dem vorgebrachten Material muß der Schluß
gezogen werden, daß man diese Methode nicht einmal in jenen Fällen vorschlagen kann,
wo starke Protrusio besteht. Wird dieses Symptom so stark, daß man fürchten muß, eine
Schädigung des Bulbus zu gewärtigen, dann soll eventuell eine Plastik versucht werden.

b) Interne Therapie.

Wenn man das bis jetzt im Kapitel Therapie Erwähnte überblickt, so
könnte es den Anschein haben, als wäre eine Heilung des Basedow nur auf
operativem Wege möglich. Dem ist aber nicht so! Auch hier kann man auf
anderem Weg viel leisten. Unsere gegenwärtige Anschauung über den Basedow
ist die, daß es sich im wesentlichen um eine vermehrte Sekretion des inneren
Sekretes der Schilddrüse handelt. Das Sekret wirkt wie gewisse andere Gifte,
die ihren Angriffspunkt im visceralen Nervensystem finden. Soweit man aus
der Symptomatologie und der experimentellen Pathologie unterrichtet ist, wird
sowohl das autonome als auch das sympathische Nervensystem gereizt. Wir
wissen weiter, daß das Plus oder Minus an inneren Sekreten im Organismus
geregelt werden kann durch kompensatorische Tätigkeit anderer Drüsen (cf.
Allgemeine Pathologie). Jedenfalls besteht ein solcher Mechanismus auch bei
der Hypersekretion der Schilddrüse, also beim Basedow.

Bei einer Erkrankung der inneren Sekretion, dem Myxödem, besitzen wir
in der Organotherapie ein ausgezeichnetes Verfahren, so daß man dadurch
fast normale Verhältnisse schaffen kann. Fragen wir uns, ob die neueren Vorstellungen auch für die Therapie des Basedow fruchtbringend waren? Ob
also die vermehrte Tätigkeit der Schilddrüse durch Über- oder Unterfunktion
einer anderen Drüse mit innerer Sekretion überkompensiert werden könnte?
Überlegungen, die sich auf Experimente am Tiere stützten, lassen es wahrscheinlich machen, daß eine vermehrte Funktion der Schilddrüse durch erhöhte
Tätigkeit des Pankreas oder der Thymus oder der Epithelkörperchen, oder
durch verminderte Tätigkeit des chromaffinen Systems oder der Hypophyse
im Sinne eines Plus oder Minus gebremst werden könnte. Leider haben wir
die wirksamen Mittel nicht in Händen, um die Theorie in der Praxis zu überprüfen, denn wir kennen weder das innere Sekret des Pankreas, noch der Thymus, noch der Epithelkörperchen. Immerhin soll erwähnt werden, daß von
ähnlichen Anschauungen ausgehend Mikulicz versucht hatte, an Basedowiker
Thymus zu verfüttern. So gab er dreimal wöchentlich feingehackte Kalbs-
thymus (10—15 Gramm) auf Brot und sah als Chirurg günstige Resultate.
Er berichtet über eine Frau, die bereits wegen Basedow auf die chirurgische
Klinik zwecks Operation gebracht wurde, bei der jedoch die Thymusfütterung
einen solchen Umschwung hervorrief, daß die Operation unterblieb. Über
ähnlich günstige Resultate berichten Cunnigham und Owen. In einem Falle
der letzteren Autoren trat, nachdem die Therapie ausgesetzt wurde, wieder ein
Rückfall ein, der wieder nach Aufnahme der Therapie schwand. Mackenzie
leugnet jede Heilwirkung, Möbius spricht sich sehr vorsichtig aus. Wir haben
in den letzten Jahren diese Therapie aufgenommen und glauben sagen zu können,
daß speziell in den sympathischen Fällen immerhin eine Wirkung zu sehen
ist. Jedenfalls enthält die Thymus wirksame Prinzipien, soweit man dies aus
dem Blutbilde erschließen kann. Auf Grund unserer Vorstellungen wäre die
Thymusfütterung bei sympathischen Fällen berechtigt und auch weiterhin zu
versuchen. Trotzdem muß man sich stets gerade bei der Basedowschen

Krankheit vor Augen halten, daß man mit einem sicheren Urteil über therapeutische Versuche sehr vorsichtig sein muß.

Mit anderen Präparaten sind ebenfalls Versuche angestellt worden (Vasalesches Parathyreoidin usw.); doch konnte über günstige Resultate nicht berichtet werden. Man kann also sagen, daß bis jetzt von einem organotherapeutischen Verfahren für die Behandlung des Basedow nichts Sicheres zu erhoffen ist. Die Theorie sagt. der Basedow ist ungefähr das gerade Gegenteil des Myxödems. Verfütterung von Schilddrüsentabletten sind somit bei Basedow direkt kontraindiziert. Trotzdem wurden allerdings noch in einer Zeit, in der man sich über die Ätiologie dieser Krankheit noch keine klare Vorstellung machte, auch Basedowikern Schilddrüsentabletten, und zwar auch in therapeutischer Absicht gereicht. Die Urteile darüber aus jener Zeit sind ziemlich übereinstimmend, und zwar in dem Sinne, daß stets Verschlimmerung zu bemerken war. Einige Autoren bemerken, daß sie keinen Einfluß gesehen hätten. Nur der Unzuverlässigkeit mancher Präparate ist es zu verdanken, daß zum mindesten kein Schaden erwachsen ist. In der Literatur setzen sich von einer Zusammenstellung zur anderen zwei Angaben fort, die als Curiosa bezeichnet werden müßten. wenn nicht doch etwa Verwechselungen vorgelegen haben. Sowohl Voisin als auch Owen berichten über günstige Erfolge von Schilddrüsenfütterung bei Basedowikern. Der zweite Fall klärte sich nach Jahresfrist auf, indem sein Autor in einer zweiten Mitteilung die Tatsache in dem Sinne richtig stellte, daß der betreffende Patient nicht Schilddrüse, sondern Thymus genossen hatte. Ich selbst kann über einen Fall berichten, wo ein Patient ohne Wissen des Arztes ca. 200 Schilddrüsentabletten genommen hatte. Der bereits gebesserte Basedow brach neuerdings aus und führte unter fortschreitender Kachexie ad exitum. Es ist somit entschieden vor der Anwendung von Schilddrüsenpräparaten zu warnen.

In anderer Richtung bewegt sich die Therapie, die von Ballet und Enriquez 1895 angewendet wurde. Sie geht von der Vorstellung aus, daß im Körper des Basedowikers ein Gift produziert wird, das vielleicht durch jenes Gift, das im myxödematösen Körper zirkuliert, gleichsam neutralisiert werden könnte. Zu diesem Behufe wurde das Serum von Hunden, denen die Schilddrüse exstirpiert wurde, Basedowikern eingespritzt. Die Autoren geben an, daß der Erfolg ihren Erwartungen entsprochen hat. Burghart versuchte Basedowiker mit dem Blute von Myxödemkranken zu behandeln und lobt sich ebenfalls seine Behandlungsmethode. Moebius hat für diese Frage die Firma Merck (Darmstadt) interessiert, und es wird seither ein Serum in den Handel gebracht, das von schilddrüsenlosen Hammeln stammt. Das Antithyreoidin wird nicht subkutan verabfolgt, sondern per os gereicht. Seit dem Jahre 1901 wurde dieses Medikament vielfach in Anwendung gezogen, doch sind die Angaben über die Erfolge dieser Therapie sehr geteilt. Es stehen sich absprechende und wieder sehr günstig lautende Urteile einander gegenüber. In der späteren Zeit hat sich Moebius selbst über die Erfolge auch nicht mehr gar so günstig ausgesprochen. So schreibt er z. B. 1903: das Basedowserum hat niemals Störungen hervorgerufen. An einer anderen Stelle: zwar schien die Zahl der Pulse nicht stark abzunehmen, aber der Umfang des Halses wurde geringer. Die Kranken sagten, sie fühlten sich ruhiger, sie schliefen besser. Sehr günstige Erfolge hatten: Alexander, Dürig, Baumann, Rosenfeld und Peters aufzuweisen. Wenn man anderseits davon absieht, daß man bei der Basedowbehandlung sich nie auf ein Medikament allein verlassen, sondern sich bei der Therapie immer von verschiedenen Grundsätzen leiten lassen soll, so lauten

die Resultate doch nur sehr zweifelhaft, obwohl von mancher sehr verläß-
lichen Seite für diese Medikation sehr das Wort gesprochen wird.

Von ähnlichen Grundsätzen wie bei der Serumtherapie ließ sich Lanz
(1899) leiten, wenn er den Kranken die Milch von schilddrüsenlosen Ziegen
zu trinken gab. Auch bei dieser Therapie sahen manche Autoren sehr gute
Erfolge. Burghart und Blumenthal veranlaßten, daß die Milch derartiger
Ziegen im Großen hergestellt wird. Das Rodagen ist eine im Vacuum getrocknete Milch solcher Tiere. Für die Milchpräparate dürfte ungefähr dasselbe
Urteil gelten wie über das Moebiusserum. Zusammen mit anderen Medika-
tionen kann es immerhin versucht werden. Sichere und konstante Erfolge sind
nicht zu erwarten. Lanz gab pro Person einen halben Liter und selbst mehr
von der Milch der schilddrüsenlosen Ziegen. Die entsprechenden Mengen von
Rodagen sind beträchtliche, so daß das Verfahren durchaus kein billiges ist.

Nachdem dem Internisten kaum ein sicheres internes Mittel zur Verfügung
steht, der erhöhten Tätigkeit der Schilddrüse entgegenzuarbeiten, versuchte
man es auch mit der Röntgenbestrahlung der Thyreoidea. Beck (1905) berichtet als erster über günstige Erfolge bei Basedow. Allerdings ging in seinen
Fällen bereits eine Strumektomie voraus, so daß dieses Verfahren hier mehr
im Sinne einer Nachbehandlung figurierte. Weiter wurde dieses Verfahren als
ausschließliche Therapie angewendet von Widermann, Gilmer, Schwarz
und anderen. Die Urteile über die isolierte Röntgentherapie sind sehr geteilt.
Im allgemeinen kann man sagen, daß diese Methode von Röntgenologen gelobt, von Chirurgen und Internisten dagegen gemieden wird. Vor allem muß
man dieser Methode ein gewisses Mißtrauen entgegenbringen, weil in doch
relativ häufigen Fällen im Anschluß an diese Therapie eine vehemente Verschlimmerung einsetzte, ja ähnliche Erscheinungen sich einstellen können, wie
sie beim postoperativen akuten Thyreoidismus beschrieben wurden. Speziell muß
man sich an den Fall Decastello erinnern. Ähnlich ein Fall Gilmer. Von
Mayo wurde dieses Verfahren gleichsam als vorbereitende Kur vor Operationen
angewendet. In Zukunft wird man sich vor dieser einleitenden Methode auch
zu hüten haben, seitdem von Eiselsberg festgestellt wurde, daß sich im
Anschluß an Röntgenbestrahlungen leicht so dichte Verwachsungen zwischen
Haut und Thyreoidea entwickeln können, so daß dadurch der ohnehin schon
schwere operative Eingriff noch mehr gefährdet werden kann. Alles in allem
genommen sind die Erfolge der Röntgenbehandlung der Basedowstruma nicht
hoch anzuschlagen.

Ich selbst habe nach der Röntgenbehandlung gar keinen günstigen Erfolg
gesehen. Der eine Fall wurde später an der Klinik Eiselsberg operiert und
zeigte dann die Verwachsungen, die die Operation wesentlich erschwerten.
Um hier einen objektiven Maßstab zu haben, wurde von Rudinger der Stoffwechsel vor und nach einer Röntgenbestrahlung untersucht. Soweit man aus
diesen Zahlen einen Schluß ziehen kann, ist ein Einfluß auf den Stoffwechsel
kaum zu leugnen, denn vor der Bestrahlung bestand vermehrter Eiweißzerfall,
nachher sogar N-Retention. Zu anderen Resultaten kamen Porges und
Pribram: eine Röntgenbestrahlung war zwar imstande, das Körpergewicht
zu heben, dagegen blieb der Umsatz der Versuchsperson — also das eigentlich
Entscheidende — gleich hoch. Aus dem Gesagten ersieht man, daß uns Internisten kaum ein wirksames Mittel zur Verfügung steht, um die Basedowsche
Krankheit gleichsam an der Wurzel zu erfassen, also die Hypersekretion in
der Schilddrüse zu bremsen. Ebenso haben wir gesehen, daß uns bis jetzt jede
sichere Möglichkeit fehlt, das produzierte Gift zu neutralisieren. —

Ein anderer Weg der Therapie wäre der, die Wirkung, die das Schilddrüsengift — wohl unter Vermittelung des Nervensystemes — an den Endapparaten äußert, zu beeinflussen. Die Angriffspunkte wären vor allem das Zentralnervensystem, der Zirkulations- und Verdauungsapparat und jene Zentren, die den Stoffwechsel regulieren. Weiter beeinflußt das Schilddrüsengift gewisse Apparate am Auge, die mit glatter Muskulatur versehen sind. Wenn wir den moderneren Anschauungen über das viscerale Nervensystem folgen, so müßten wir sagen, die Wirkungen, die das Basedowgift provoziert, sind ähnlich jenen gewisser Gifte, die sowohl das sympathische als auch das autonome Nervensystem reizen. Fragen wir uns, ob nicht jene Gifte, die hemmenden Einfluß auf diese beiden Systeme nehmen, in der Behandlung des Basedow Aufnahme finden könnten. Eigentlich besitzen wir nur ein Mittel, das das autonome System lähmt, es ist das Atropin. Substanzen, die das sympathische Nervensystem hemmen sollen, sind die Körper des Ergotoxins. Es ist interessant, daß die Belladonna in England sehr häufig gegen den Basedow verwendet wird. Speziell Gowers und Mackenzie und andere loben dieses Medikament außerordentlich. Moebius spricht sich darüber folgendermaßen aus: vielleicht wirkt das Mittel in England anders, in Deutschland scheint es gar keinen Erfolg zu haben. Gowers gibt die Belladonna in folgender Zusammenstellung: Tinct. Belladonn. 0.3 jede Stunde, später außerdem noch 3—4 mal 0.9 p. d. Er hebt hervor, daß man das Präparat in langsam steigenden Dosen nehmen lassen kann, bis die höchste Dosis, die der Betreffende vertragen kann, erreicht wird. Buschan gibt das Präparat nach dem Vorgange von Meigs gemischt mit Arsen und Salzsäure: Tinct. Belladonn. 10.0, Sol. arsen. Fowl. 5.0, acid. mur. dilut. 2.0 D. S. dreimal täglich 10 Tropfen. Ähnlich gut bewährt sich eine Kombination mit Digitalis und Chinin: Chinin. sulf. Folia Digitalis aa. 1.5, extr. Belladon. extr. aloes aa. 0.24, Pulv. Ipec. 2.5 ut f. p. Nr. 40, 3mal täglich je eine Pille.

Ich habe es sehr viel in Form von Atropin. sulf. verwendet und bin im allgemeinen damit sehr zufrieden gewesen. Nur muß man sich stets vergegenwärtigen, was dieses Mittel beeinflussen kann, und dementsprechend hat man sich die Fälle auszusuchen. Vor allem wendete ich es an in Fällen von Opressiongefühl und Atemnot, gegen Schweißausbrüche, gegen Erbrechen, Diarrhöen. Einen Erfolg bei Tachykardien darf man nicht erwarten, es kann dieselbe sogar etwas zunehmen; aber die subjektiven Beschwerden und vor allem die Erscheinungen von seiten des Magendarmkanales bessern sich entschieden. Oft werden auch die Wallungen günstig beeinflußt. Selbstverständlich empfiehlt es sich nicht, große Dosen zu geben. Meist genügen Pillen zu 0.00025 Atropin. sulf. 2—3 mal täglich. In jenen Fällen, wo die Diarrhöen im Vordergrund der Symptome stehen — also 10—15 Stühle und auch mehr — kann man es auch versuchen, größere Dosen zu geben. Speziell eines Falles erinnere ich mich, wo eine einmalige Injektion genügte, um für mehrere Tage Besserung zu sehen. Die Tachykardie hat nicht zugenommen, auch die anderen Symptome haben durchaus keine Verschlimmerung erfahren. Jedenfalls möchte ich glauben, daß dieses Medikament viel öfter angewendet werden sollte, als es im allgemeinen geschieht. Besonders dürften vagotonische Fälle geeignet sein, bei ihnen mit diesem Mittel Versuche anzustellen.

Über das Ergotin habe ich keine eigenen Erfahrungen. Aus der Literatur ist uns über das Ergotin folgendes bekannt. Zuerst verwendete es Willebrand (1855), er gab Mutterkorn 4 mal tgl. 10 Gran = 0.625 g; er erzielte Besserung jedoch nur so lange als das Medikament verwendet wurde. v. Gräfe, Wilson, Winternitz, v. Strümpell und andere sahen ebenfalls nach innerlichem oder subcutanem Gebrauch günstige Effekte. Dem stehen wieder die Angaben von Gowers und Williams entgegen, die nicht nur nichts, sondern direkt eine Verschlimmerung bemerkten. Sehr beachtenswert sind weiter die Berichte von Flashar und Pepper. Sie injizierten das Ergotin intraparenchymatös in den Kropf und berichten über ausgezeichnete Resultate. Winternitz reicht das Präparat in folgender Zusammenstellung: Ergot. 5.0, Chin. sluf. 5.0 und f. pill. Nr. 50, S. 23—4 Pillen tgl. Es wird ratsam sein, nicht mit dem Gemenge, also mit Ergotin zu arbeiten, sondern vielmehr die isolierten Körper, wie es das Imidazolyläthylamin ist, in Anwendung zu ziehen. Wenn man sich von theoretischen Überlegungen leiten lassen darf, so wird man dieses Mittel hauptsächlich gegen sympathische Reize versuchen. Unsere Versuche sind noch nicht abgeschlossen, weswegen diese Frage nur berührt sein soll. Von uns ist gemeinsam mit v. Noorden jun. berichtet worden, daß durch Klysmen, denen einige Tropfen Adrenalin zugesetzt werden, hartnäckige Diarhöen sich bessern, ja selbst zum Stillstand gebracht werden können. Wenn man die antagonistische Wirkung des autonomen und sympathischen Systemes kennt, so erscheint diese Anwendung vollkommen gerechtfertigt. Es wird Aufgabe der Pharmakologie sein, uns über die Wirkungsweise der unterschiedlichen Alkaloide aufzuklären und so unseren symptomatischen Arzneischatz zu vermehren. Selbstverständlich können aber alle die erwähnten Mittel nur symptomatische bleiben, eine schematische Behandlung des Basedow mit einem dieser

Mittel kann eher schaden. Ich glaube, daß gerade bei der Behandlung des Basedow am besten demonstriert werden kann, wie wertvoll es ist, die Symptome in sympathico- und vagotonische zu trennen.

Als Kuriosum möchte ich noch hinzufügen, daß Combes in einem Falle, den ich laut beigegebener Krankengeschichte als sympathischen Fall bezeichnen möchte, Pikrotoxin mit sehr gutem Erfolge anwendete. Er gab: Pikrot. 0.002 extr. secale corn. 0.10 dreimal täglich diese Dosis in Pillen. —

Nachdem man weiß, daß Digitalis bei der Behandlung von Herzkranken die Pulsfrequenz herabsetzt, glaubte man auch beim Basedow auf dieses Medikament große Hoffnungen setzen zu dürfen. Besonders Trousseau trat energisch für den Gebrauch der Digitalispräparate ein; er gab sehr große Dosen, sogar bis zur Höhe beginnender Vergiftungssymptome. Digitalis wurde vielfach von den verschiedensten Klinikern geg ben. Einzelne loben es, so daß sie es in keinem Falle von Basedow gemieden wissen wollen (Niemeyer, Mackenzie, Schönfeld usw.), andere (Gräfe, Bäumler, Möbius, F. Müller usw.) berichten wieder über sehr ungünstige Erfahrungen. Ge.ade die letzteren sagen, daß das Medikament nicht nur im Stiche ließ, sondern schädliche Erscheinungen hervorrief. Stets waren es Symptome, die auf Reize des autonomen Systemes zurückzubeziehen waren. Im allgemeinen wird man aber die Digitalis nicht so sehr gegen die Tachykardie in Anwendung ziehen, sondern auf jene Fälle beschränken, wo sich Zeichen einer geschwächten Herzmuskulatur zeigen. Sind bereits Zeichen von Insuffizienz vorhanden, dann muß man diese Präparate in Anwendung ziehen, wenn auch — vorwiegend in vagotonischen Fällen wird dies zutreffen — unangenehme Nebenerscheinungen drohen (Erbrechen, Ekel, Inappetenz, Kopfschmerzen). Sind diese Symptome bereits Teilsymptome des Basedow, so werden sie ganz besonders in den Vordergrund treten. Hier bewährt sich meiner Erfahrung nach das Atropin, eventuell Strychnin außerordentlich. Auch für diese Fälle gilt als Maß der Besserung der Herztätigkeit nicht die Behebung der Tachykardie, die trotz des Atropin zumeist noch weiterbesteht, sondern vorwiegend die der anderen Symptome seitens des Zirkulationsapparates. Wegen der unangenehmen Nebenwirkungen der Digitalis sah man sich genötigt, auch noch andere Herzmittel zu versuchen: Strophantus und Convallamarin. Ich stimme jenen Ärzten vollkommen bei, die angeben, daß beide Mittel, vor allem aber Strophantus von Basedowikern sowie überhaupt von nervösen und neurasthenischen Individuen schlecht vertragen werden. Auch kann man sich auf die Herzwirkung bei Basedowikern nicht verlassen.

Zumal die Gefäße in der Nähe der Schilddrüse sehr weit sind, bemühte man sich, durch verengende Medikamente Einfluß zu nehmen. In die em Sinne wurde auch das Ergotin gegeben. Auch von der Ipecacuanha erhoffte man Ähnliches. Dieulafoy lobt dieses Mittel sehr. Es ist aber von ihm bereits zugestanden worden, daß es leicht Diarrhöen zu provozieren vermag.

Dem Chinin wird ein bremsender Einfluß auf den Stoffwech el zugeschrieben; moglich, daß die günstigen Wirkungen, die man von diesem Mittel gesehen hat, darauf zurückzubeziehen sind. Vor allen hat es Friedreich gelobt. Interessant ist eine Angabe von F. Müller: ein Basedowkranker bekam, ohne daß er vorher Fieber gehabt hatte, stets nach Zufuhr von 0,75 gr Chinin hohes Fiebes (40 Grad).

Wir haben uns bemüht zu zeigen, daß psychische Erregungen sicher einen ungünstigen Einfluß auf die Schwere des Basedow nehmen können. Es wurde gezeigt, daß Aufregungen die Symptome deutlicher machen können, die in Zeiten ruhigen Verhaltens kaum angedeutet sind. Um diese Unruhe und die damit verbundene Schlaflosigkeit zu bekämpfen, empfiehlt sich die Darreichung von Bromsalzen. Es ist sicherlich das beste symptomatische Mittel, das uns in der Therapie des Basedow zu Verfügung steht. Um Ruhe hauptsächlich zur Schlafenszeit zu verschaffen, empfiehlt es sich das Brom abends zu geben. Man soll nicht über 3 Gramm pro die hinausgehen. Hat der Patient dagegen normalen Schlaf, so kann man die 3 Gramm auf die Tagesstunden verteilen. Es wurden auch andere Antineuralgica versucht, so Antipyrin, Canabis sativa oder Phenacetin. Dies Medikamente stehen weit hinter dem Brom zurück. Unter die Nervina wären auch die Arsenpräparate zu zählen. Meines Erachtens bewähren sie sich besonders in jenen chronischen Fällen, die jahrelang dauern und wo Monate relativer Besserung mit solchen schlechteren Befindens abwechseln. Mendel berichtet über sehr gute Erfolge, die er durch intravenöse Injektionen von Atoxyl gepaart mit Jodnatrium erzielte. Er gab von einer Lösung (Atoxyl 1.0, Natr. jod. 4.0. A_2 destill. 20.0) im Anfang täglich, später seltener 1 ccm. Durch Untersuchungen von Chiari und Fröhlich ist festgestellt worden, daß Kalkzufuhr die Reizbarkeit sowohl des autonomen als auch sympathischen Nervensystemes herabsetzt. Ich habe seit diesen experimentellen Beobachtungen Kalk in Form des Calc. lacticum 3—5 gr. pro die gegeben und habe sehr günstige Wirkungen gesehen. Es ist nicht unmöglich, daß auch das von Kocher in die Therapie des Basedow eingeführte phosphorsaure Natron ebenfalls durch Mobilisierung des Kalkes seinen Einfluß geltend macht. Auch Möbius spricht sich sehr günstig über das phosphorsaure Natron aus. Er erzählt, daß seine Patienten das „neue Mittel" lieber nehmen als das Brom. Kocher legt das Schwergewicht der Behandlung auf die Zufuhr von Phosphor, den er teils als Salz, teils pur gegeben wünscht. In diesem Sinne gab er auch ähnlich wie bei der Osteamalacie Phosphor pur. und zwar am besten als Phosphorlebertran. Ich habe vor mehreren Jahren den Basedowikern große Mengen von Phosphor gegeben, habe aber keine nennenswerten Besserungen gesehen.

Einer ausführlichen Besprechung bedarf die sogenannte Jodtherapie des Basedow. Da man wußte, daß Jodzufuhr imstande ist, eine Struma zu verkleinern, lag es nahe, diese Therapie auch beim Basedow anzuwenden. Man verordnete den Basedowkranken das Jod teils in Form von Jodsalben, teils innerlich in Form von Jodkali, Jodeisen, jodhaltiger Mineralwässer usw. Es ist auffallend, daß auch über diesen Gegenstand noch geteilte Meinungen bestehen. Tatsächlich gelingt es durch Zufuhr von Jodpräparaten eventuell ein Symptom des Basedow zu bessern; aber wenn man die Patienten einige Zeit nachher wieder zu sehen bekommt, so hat sich fast immer der Allgemeinzustand auffallend verschlechtert. Die verschlechternde Wirkung der Jodpräparate der Basedowschen Krankheit gegenüber erscheint uns so typisch, daß wir fast sagen möchten, falls eine auf Basedow diagnostizierte Krankheit auf Jod besser wird, sicher kein Basedow vorlag. Die schlimmsten Wirkungen sieht man beim innerlichen Gebrauche von Jodkali. Allerdings sind wir in Wien mit der Darreichung von Jod ganz besonders vorsichtig. Nur zu oft sehen wir, daß speziell beim Versuch z. B. der Angina-pectorisbehandlung mit Jodkali, wenn auch in mildester Form gegeben, Erscheinungen zutage treten, die fast an leichte Basedowsymptome erinnern. Mir persönlich ist diese Empfindlichkeit der Wiener Bevölkerung ganz besonders aufgefallen, weil in Graz, wo ich früher klinisch tätig war. Jodkali als das typische Mittel mit ausgezeichnetem Erfolge gegen Arteriosklerose und hauptsächlich gegen Angina pectoris gegeben wird. wobei man fast nie oder besser gesagt erst nach wochenlanger Darreichung leichte Erscheinungen von Jodismus zu sehen bekommt. Jene Empfindlichkeit gerade der Wiener Bevölkerung ist schon von anderer Seite betont worden (Breuer). Auch für Genf scheint die Gefahr des Jodismus groß zu sein (Gautier). Das Gefährliche der Jodbehandlung ist nicht ein momentaner Nachteil; viel öfter zeigt sich der Schaden erst nach längerer Zeit und hält oft sehr lange an. Man kann bezüglich der Jodpräparate bei Basedow sagen, daß man mit keinem Medikament so schaden kann wie eben mit Jod, und sei es auch nur eine Jodsalbe. Bemüht man sich, die Krankengeschichten, wo sich findet, daß Jod genützt hat, nachzusehen, so kommt man zu der Erkenntnis, daß nur eine gewöhnliche Struma vorgelegen hat (Thyssen, Maude):

Schließlich wäre noch zu erwähnen, daß es nicht ratsam erscheint, Basedowkranken Eisenpräparate zu reichen. Zuerst warnte Trousseau eindringlichst vor dem Eisengebrauch. Wir verwenden das Eisen nur in der Rekonvaleszenz und da nur, wenn die Tachykardie keine hochgradige ist, denn es kann die Herzfrequenz noch erheblich steigern.

Eine gesonderte Betrachtung soll die Behandlung der Diarrhöen erfahren. Im allgemeinen gelten dieselben für unbeeinflußbar. Bestehen nur wenige breiige Stühle, so ist eine therapeutische Beeinflussung nicht notwendig. Sind aber deren mehr als 5 oder 6, dann besteht die Gefahr, daß dieselben an und für sich ebenfalls den Organismus schwächen und man sieht sich gezwungen, therapeutisch einzugreifen. Meist zeigt sich hier unser Handeln fast vollkommen wirkungslos. Die gewöhnlichen Stopfmittel haben kaum eine nennenswerte Wirkung. Dies gilt vor allem vom Tannin resp. Tannalbin,

Opium usw. Wir haben einige Male in Fällen, die jeglicher Behandlung zu trotzen schienen, Atropin subkutan gegeben und recht gute Erfolge gesehen. Auch haben wir bereits der Adrenalinklysmen Erwähnung getan. Dieselben wurden meist nach einem Reinigungsklystier gegeben. Auf ca. 250 Flüssigkeit (warm) kamen 20—30 Tropfen der Takamine-Lösung. Dieselbe wurde dann mittels eines hohen Darmrohres ganz langsam (im Laufe von ca. 5—10 Minuten, einlaufen gelassen). Oft hilft Calcium carbonicum.

Alles in allem genommen zeigt sich, daß die Arzneibehandlung des Basedow bis jetzt als eine rein symptomatische bezeichnet werden muß. Trotzdem muß man sich aber als Internist vor Augen halten, daß man dieser Krankheit durchaus nicht ganz machtlos gegenübersteht, besonders wenn man noch dazu in hydriatischen und vor allem in diätetischen Behandlungsmethoden Erfahrung hat.

Einer der wesentlichsten Faktoren für den man bei der Behandlung des Basedowikers zu sorgen hat ist der erfrischende Schlaf, selbst wenn man fast täglich dazu entsprechende Pharmaca anwenden muß. Ein weiterer Behelf, der sehr beruhigend auf den ganzen Krankheitsverlauf wirken kann, ist Bettruhe. Besonders wenn Abmagerung konstant vorwärtsschreitet, ist darauf unbedingt zu bestehen. Damit ein solcher Patient außerdem die entsprechende Ruhe findet, muß er von seinen täglichen Lebensgeschäften abgehalten werden. Nicht nur der Geist, sondern auch der Körper braucht die denkbar größte Schonung. Selbst wenn die häusliche Pflege noch so zweckentsprechend erscheint, ist der Spitals- resp. Sanatoriumsbehandlung immer mehr der Vorzug zu geben. Trotzdem sorge man für entsprechende Zerstreuung, damit der Patient in seiner Einsamkeit nicht das Gefühl einer beschäftigungslosen Einzelhaft habe. Bei entsprechender Jahreszeit können solche Kranke den ganzen Tag über sich im Freien aufhalten. Man muß sich bemühen, die Basedowiker, falls sie Kurorte aufsuchen, dahin zu belehren, daß sie den Fremden, die sie anstarren, möglichst ausweichen möchten. Spaziergänge sollen lieber vollkommen untersagt werden, erst bis entschiedene Besserung einsetzt, darf mit leichten Bewegungen angefangen werden. Es ist auffallend, wie der Aufenthalt im Mittelgebirge (Höhen zwischen 800—1000 m) ausgezeichnet vertragen wird. Stiller empfiehlt sogar Höhen von 1000—1500 m (Karpathen). In manchen Fällen ist es vorsichtiger, mit Höhen von 500—800 m zu beginnen. Welcher Faktor bei der Höhenbehandlung der maßgebende ist, wissen wir nicht. Nur wenige Fälle vertragen das Höhenklima nicht, dagegen wieder besser den Aufenthalt an der Seeküste. Abnorme sexuelle Verhältnisse sind vollkommen auszuschalten. An dieser Stelle muß aber bemerkt werden, daß die Basedowsche Krankheit gelegentlich durch Schwangerschaft und Wochenbett geheilt wurde. Selbstverständlich hat man in jedem Fall genau zu individualisieren. Bei schweren Fällen sind viel energischer Vorschriften zu empfehlen, als bei solchen, deren Erscheinungen nicht so ungünstig sind.

Die Sympathicustheorie war der Anstoß, daß man versuchte, das Gebiet des Halssympathicus zu elektrisieren. Auch die Anhänger der anderen Theorien haben sich der elektrischen Therapie angeschlossen und ebenfalls gute Erfolge verzeichnen können. Am meisten eignet sich die Galvanisation. Die Technik gestaltet sich meist so: Plattenelektrode (Anode) am Sternum, die Kathode (Knopfelektrode) hinter dem Kieferwinkel. Langsames Einschleichen des galvanischen Stromes bis auf 1—2 Milliampere durch 2—4 Min. Auch versucht man durch Querdurchleitung die Schilddrüse mit Stromschleifen zu beeinflussen (zwei Plattenelektroden zu beiden Seiten der Struma in einem Abstand von ca. 5 cm, langsames Ein- und Ausschleichen des Stromes bis 2—3 MA. durch 2—3 Min.. dann Strom wenden und noch einmal); man sieht oft einen momentanen Erfolg. Die Prozedur soll alle zwei Tage wiederholt werden. Chvostek sagt, daß falls nach einer solchen Applikation statt einer Pulsverlangsamung Tachykardie auftritt, die Elektroden zu wechseln sind: Kathode am Sternum, Anode subaural. Diese Behandlung muß, falls sich Herabsetzung der Pulsfrequenz zeigt, durch Monate hindurch fortgesetzt werden. Auch hier gilt der Grundsatz der ganzen B.-Therapie: Geduld, und zwar sowohl von Seite des Arztes als auch des Patienten. Besonders eingenommen für diese Therapie zeigt sich Vigouroux und Chvostek. Wir haben einige sehr schöne Erfolge gesehen. Wenn Möbius meint, daß der Heilwert hauptsächlich ein suggestiver sei, so dürfte das wohl übertrieben sein.

Hydriatische Prozeduren können, falls sie nicht übertrieben werden, einen außerordentlichen Heilfaktor abgeben. Je milder und indifferenter sie angewendet werden und je mehr sie den individuellen Verhältnissen angepaßt erscheinen, desto erfolgreicher sind sie. Nicht zu empfehlen sind kalte Einpackungen oder kalte Duschen. Außer halbwarmen.

allerdings prolongierten Bädern soll man in schweren Fällen nichts Hydriatisches anwenden. Die Anwendung von wirklichen hydriatischen Prozeduren bleiben für die Rekonvaleszenz reserviert. Jedoch soll man mit denselben nicht zu bald oder stürmisch
beginnen, weil manche Individuen auch selbst laue Bäder schlecht vertragen. Nicht
hoch genug kann man die lokale Applikation von Kälte auf das Herz, vor allem aber auf
die Gegend der Schilddrüse veranschlagen. Ein Kühlschlauch auf die Struma soll täglich
durch mindestens 2—4 Stunden appliziert werden. Winternitz hat diese Eisbehandlung
in origineller Weise die „hydriatische Digitalis" genannt; Trinkkuren haben in typischen
Fällen keinen Wert. In der Rekonvalescenzperiode können sie, falls sie den Körper
nicht schwachen, in Anwendung gezogen werden.

Das größte Gewicht ist jedoch auf die Ernährung zu legen. Es besteht sicher ein
Parallelismus zwischen der quergestreiften und glatten Muskulatur insofern, daß wenn die
periphere abmagert, auch die Muskulatur der inneren Organe an Kraft verliert. Vor allem
gilt dies bezüglich des Herzens. Man muß sich daher bemühen, der Einschmelzung des
Organeiweißes und der Fettdepots möglichst entgegenzuarbeiten. Es ist daher alles zu
verbieten, was den Organismus schwächt, dagegen alles anzuwenden, um das Gewicht zu
heben, resp. die Abmagerung aufzuhalten. Ein Basedowiker soll fortlaufend gewogen
werden; im allgemeinen kann man dem Appetit des Patienten folgen. In vielen Fällen ist
man froh, wenn der Patient uberhaupt etwas ißt. In Fällen, wo Heißhunger besteht, soll
der Patient nicht zu sehr mit Eiweiß gefüttert werden, nachdem Basedowiker Kohlehydrate und Fette viel besser vertragen. Diese rein praktischen Erfahrungen fanden durch
Untersuchungen von Rudinger, sowie von Pribram und Porges eine gewisse theoretische
Grundlage; Rudinger konnte nämlich feststellen, daß es gelingt Basedowiker, die man
bei Landergreeischer Kost hält, durch Zufuhr von größeren Mengen von Kohlehydraten soweit einzustellen, daß sie doch den Landergreeischen Minimalstickstoff erreichen. Es
konnte dadurch ebenfalls gezeigt werden, daß die Vermehrung der Eiweißzersetzung als
Folgezustand des Hyperthyreoidismus durch Zufuhr von Kohlehydraten herabgesetzt
werden kann. Rudinger meint daher, daß die Schilddrüse jenen Teil des Eiweißumsatzes
beherrscht, der durch Kohlehydrate verdrängt werden kann. Die Versuche von Porges
und Pribram bringen ähnliche Resultate: der Grundumsatz wird durch Eiweiß oder Fleisch-
abstinenz nicht beeinflußt; dagegen bewirkt Eiweißüberfütterung eine Erhöhung des Grundumsatzes. Man muß also den Basedowikern eine reichliche, vorwiegend Fette und Kohlehydrate enthaltende Kost reichen. Entsprechend dem erhöhten Umsatze bei Basedow
darf man sich nicht begnügen, nur ca. 35 Kal. pro Kilogramm zu geben; meist werden
40—45 notwendig sein, ohne daß dies noch als Mastkur aufzufassen ist. Vertragen die
Patienten sogar noch ein Plus, dann wird eine Art von Mastkur sehr geeignet erscheinen.
Wenn daher ein Patient von selbst auffallend viel ißt, dann kann leicht der erhöhte Umsatz
paralysiert werden; die Patienten brauchen nicht stark abzumagern, wodurch eines der
Hauptsymptome des Basedow eliminiert zu sein scheint. Denn es gibt auch gemästete Basedows. Es ist ratsam, den Kranken die Kost nicht in Form gehäufter Mahlzeiten zu reichen,
sondern viel mehr auf das „Oft essen" zu dringen. Zu warnen ist vor künstlichen Eiweiß-
präparaten: Somatose usw. Dieselben werden von B. schlecht vertragen. Mäßige Alkohol-
mengen werden, falls der Patient dieselben gewohnt ist, sicher gut vertragen. Größere
Quanten müssten aber als Reizmittel des Herzens aufgefaßt werden. Ähnliches gilt von
zu großen Mengen Kaffee, Tee und Gewürzen sowie übertriebenem Rauchen. Das
schematische Verbieten all des Genannten kann in dem persönlichen Wohlbehagen des
Kranken von einschneidender Bedeutung sein, wodurch oft mehr geschadet als genützt
werden dürfte. Auffallend ist, daß soweit ich meine Krankengeschichten durchsehe, Rauchen
ungemein selten ist. Durch das Verbieten aller möglichen kleinen Gewohnheiten läuft man
Gefahr, aus dem Patienten einen Hypochonder zu machen, der aus Angst, es könnte schaden,
nicht mehr weiß, was er genießen soll. Viel besser erscheint es mir, dem Kranken die Grund-
prinzipien der Krankheit und vor allem auch der Therapie auseinanderzusetzen, damit er
lernt, sich klar und vernünftig selbst zu beobachten, und erkennt, auf was er verzichten soll,
was Beschwerden verursacht, resp. dieselben vermindert. — Überblickt man das Gesagte,
das natürlich die interne Therapie des Basedowschen Symptomenkomplexes nur in Grund-
zügen charakterisieren konnte, so gewinnt man den Eindruck, daß dieselbe der chirurgischen
Therapie betreffs der Promptheit der Erfolge kaum standhalten kann; es muß aber betont werden, daß Basedowfälle auch ohne Operation ausheilen können. Um die beiden
Methoden: interne gegen operative abzuschätzen, müssen wir Internisten uns bemühen, unsere Fälle auch statistisch gegenüber den Resultaten der Chirurgen zusammen-
zustellen.

Vergleich zwischen chirurgischer und interner Therapie.

Von interner Seite liegt bis jetzt nur ein sehr geringes Berichtmaterial vor. Murray berichtet über 40 Fälle, die er intern behandelte und längere Zeit beobachten konnte. 7 Fälle starben, in 31 Fällen trat Besserung ein (und zwar 14 mal geringe Besserung, 8 mal erhebliche, in neun Fällen trat eine „practical recovery" ein, 2 von diesen letzteren rezidivierten wieder). Sein Schlußresümee lautet: selbst in den günstigsten Fällen erfolgt nach einer Erkrankung an Morbus Basedowi nur selten eine völlige Wiederkehr des normalen Zustandes. Eine weitere Statistik stammt von Williamson: Von 50 Fällen aus der Krankenhausbehandlung starben 4 im Krankenhause, zwei später. 24 Fälle (einschließl. d. Gestorbenen) konnte er durch 5 Jahre hindurch verfolgen. 3 blieben ungebessert, 7 wurden besser, geheilt wurden 7, ein Fall lebt; jedoch sind keine genaueren Details zu ermitteln. Syllaba berichtet über 56 Fälle, von denen 50 ihrem ganzen Verlaufe nach kontrolliert wurden. Von diesen 50 Fällen sind 13 = 26 Proz. gestorben (3 plötzlich, 5 an „Asystolie", ein Fall an den Durchfällen, ein Fall an Fieber, einer an Kachexie, einer an Erysipel, ein Fall an progress. Paralyse). Von den 50 Fällen waren 18 gebessert und 13 geheilt = 62 Proz.; 2 Fälle wurden operiert, beidemal Rezidiv. Im Folgenden möchte ich mein eigenes, ziemlich großes Material in statistischer Weise vorbringen:

Ich berichte über 58 Fälle von schwerem Basedow, die ich teils an der Klinik (48 Fälle), teils in der Praxis (10 Fälle) durch mindestens 2 Jahre hindurch beobachten konnte; mehrere Fälle (12) habe ich von Anfang an nicht beobachtet, dagegen standen mir genaue Krankengeschichten aus früheren Jahren zur Verfügung, so daß für diese sich nur die Gelegenheit einer Überprüfung ergab. Außerdem berichte ich über 8 Fälle, die einer operativen Behandlung zugeführt wurden, und die vor und nach der Operation ebenfalls genau überprüft wurden. Auch hier ist die Beobachtungsdauer mindestens ein Jahr gewesen; selbstverständlich war sie keine kontinuierliche.

In den beiden Tabellenhälften sind alle Basedowfälle angeführt, die nicht operiert wurden, resp. wo die Operation abgelehnt wurde. Es sind 13 Männer und 45 Weiber berücksichtigt. Der Grund, daß so viele Weiber angeführt sind, liegt z. T. in der Tatsache, daß in den letzten 4 Jahren vorwiegend Frauenstationen von mir geführt wurden. Zur besonderen Erklärung der Tabelle sei angeführt, daß unter „gegenwärtigem Alter" das Alter verstanden ist, welches die Patienten bei der letzten Untersuchung hatten; unter „Dauer der Beobachtung" ist der Zeitabschnitt verstanden, der verstrichen ist zwischen der Zeit der ersten Beobachtung und der Zeit der Zusammenstellung der Tabelle. In den darauf folgenden 16 Kolonnen sind die wichtigsten Basedowsymptome angeführt. In der Abteilung „vor" ist mittels „+" oder „—" angegeben, ob das betreffende Symptom vorhanden war oder ob es gefehlt hat. Außerdem sind durch Zahlen die durchschnittlichen Werte der Herzfrequenz angegeben, ebenso die Körpergewichte der Patienten (Minimalgewichte). In der Rubrik „Anzahl der Symptome" ist numerisch angeführt, wie viele von den berücksichtigten Symptomen vorhanden waren und wie viel nach Ablauf der Beobachtungen noch restierten. Diese Einteilung ist sicher eine sehr willkürliche und die Zahlen nicht gleichsam arithmetisch, sondern nur vom allgemein klinischen Standpunkte aus berechnet. Die Ausdrücke in der Kolonne Erfolg: leicht gebessert und gebessert sind vielleicht subjektiv gehalten und andere Ärzte hätten vielleicht, wenn sie dieselben Patienten gesehen hätten, anders abschließende Urteile getroffen. Doch diese Mängel haften sehr vielen Tabellen an. In der Endkollonne ist mit K resp. P angedeutet, ob der Patient im Spitale behandelt wurde, oder ob ich den Patienten privat sehen konnte. Nachdem der Stand der Patienten nicht berücksichtigt wurde, ist vielleicht diese Trennung berechtigt. Außerhalb der Schlußkolonne sind einzelne Anmerkungen angeführt. die bei der Beurteilung der Gesamtresultate von Wichtigkeit erscheinen. Auf die Therapie wurde nicht Rücksicht genommen. Aus der Tabelle ergibt sich, daß 3 Patienten an den Folgen der Basedowschen Krankheit gestorben sind. Es muß dabei erwähnt werden, daß zwei andere auch gestorben sind, doch hängt bei diesen die Todesursache mit dem Basedow nicht zusammen, nachdem die Krankheit längst abgeheilt war (cf. Tabelle Nr. 32 u. 58). Verschlimmert haben sich 7 Fälle, gebessert wurden 20, leicht gebessert wurden 4; unverändert blieben 5 und geheilt wurden 19. Prozentual ergeben sich folgende Resultate: Exitus 5,1 Proz., verschlimmert 12 Proz.. gebessert 34 Proz.. leicht gebessert 6,9 Proz., unverändert blieben 8.8 Proz.. geheilt wurden 32,8 Proz. Bevor wir die Verhältnisse genauer besprechen wollen, muß noch angeführt werden, daß die verschlimmerten resp. gleichgebliebenen Fälle nicht Privatpatienten waren, denn diese sämtlichen 10 wurden teils geheilt (7), teils gebessert (3). Es ergibt sich daraus, daß soziale Momente bei der Behandlung eine große Rolle spielen.

Wenn wir zuerst die geheilten Fälle berücksichtigen, so zeigt sich. daß von den 19 Fällen das Kalkül „geheilt" nur in 2 Fällen bereits vor 2 Jahren gestellt wurde, bei 3 nach Abschluß von 2 Jahren. und bei 14 erst nach 3 Jahren; in vielen Fällen sind bereits 5 und mehr Jahre verflossen.

Das abschließende Urteil „gebessert", das in 19 Fällen gefällt wurde, betraf 15 mal Fälle, wo erst 2 Jahre, 3 mal wo 3 Jahre abgelaufen sind und nur zweimal war eine längere Zeit als 2 Jahre verstrichen. Bezüglich der Diagnose „leicht gebessert" gilt ganz dasselbe: bei sämtlichen 4 Fällen sahen wir das schon nach 2 Jahren.

Verschlimmerung sahen wir nur einmal nach 5 Jahren, das war aber ein Rezidiv. Sonst waren es fast lauter Fälle, die wir vor Ablauf von 3 Jahren sahen. allerdings waren das stets sehr schwere Fälle.

Wenn wir nun die besten chirurgischen Statistiken, z. B. die Kochersche unserer Zusammenstellung gegenüberstellen, die zufälligerweise über ebensoviel Fälle berichtet, wie die Kochers, so zeigen sich folgende Zahlen:

Kocher:			Eigene Fälle:		
Heilung	76	Proz.	Heilung	32,8	Proz.
Besserung	17,3	,,	Besserung	34,4	,.
ungeheilt	—		ungeheilt	8.8	,,
leicht gebessert	—		leicht gebessert	6,9	,,
verschlimmert	—		verschlimmert	12,0	,,
Exitus	6,7	Proz.	Exitus	5,1	,,

Es zeigt sich somit, daß selbst, wenn wir Besserung und Heilung zusammenrechnen, wir mit unseren internen Mitteln und unter Zuhilfenahme der besten Hifskräfte: Geduld und Ausdauer nicht dieselben Resultate erzielen können wie der Chirurg. Allerdings muß betont werden, daß wir zum Vergleich die beste Statistik herangezogen haben. Aber wenn wir auch die Statistiken anderer chirurg. Kliniken in Betracht ziehen, so überragen sie doch fast alle den internen Erfolg, und dies um so mehr, wenn man berücksichtigt, daß wirkliche Heilung, erreicht durch interne Therapie, sehr lange auf sich warten läßt, und die letale Prognose sich nicht viel schlimmer gestaltet, als es die

Additional material from *Innere Sekretion und Nervensystem,*
ISBN 978-3-662-34272-5, is available at http://extras.springer.com

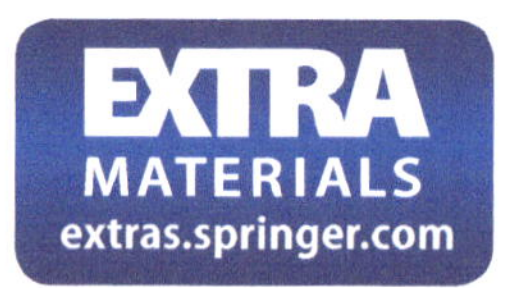

chirurgische Statistik lehrt. Trotzdem muß aber betont werden, daß es dauernde Heilungen auch ohne chirurgischen Eingriff gibt, wenn auch der Erfolg oft sehr lange auf sich warten läßt.

Indikation zur Operation.

Die Frage, die sich nunmehr jedem Arzte bei der Beurteilung eines Basedowfalles aufdrängt, ist die, soll ein jeder Fall der Operation zugeführt werden, oder gibt es Erkennungszeichen, aus denen man schließen kann, daß hier operiert werden muß, während man in anderen Fällen mit der internen Therapie auskommen dürfte, oder soll die Operation nur, wie Eulenburg und Klemperer gemeint haben, als Notausgang nach fruchtloser innerer Therapie in Betracht kommen.

All diese Fragen sind vielfach diskutiert worden, z. T. sind sie noch nicht endgültig abgeschlossen. Absolute Indikation zur Operation haben jene Fälle, wo neben den Erscheinungen des Basedow Kompression der Trachea besteht, also wo es sich eventuell um einen sekundären Basedow handelt. d. h. das betreffende Individuum hatte bereits eine Struma, dieselbe ist durch den hinzukommenden Basedow größer geworden und drückt derzeit die Luftröhre. In seltenen Fällen entwickelt sich erst im Verlaufe des Basedow eine Struma. Diese Fälle sind ebenfalls indiziert für die Operation. Beide Formen werden in Frankreich als „goitre exophthalmique chirurgical" bezeichnet; die Erfolge sind, soweit die Stenose in Betracht kommt, meist durch die Strumektomie gesichert. Weiter besteht die Ansicht, daß in Fällen, wo sich Hornhautulcerationen in ihren Anfängen zeigen, es ebenfalls ratsam erscheint, rasch zu handeln, damit der Prozeß nicht zu schnell fortschreitet. Wie verhält man sich aber in den anderen Fällen? Bereits die allerersten Erfahrungen haben gelehrt, daß schon lange anhaltende Fälle (Spätstadien) sich quoad Heilung recht ungünstig verhalten, dagegen solche jüngeren Datums die besten Aussichten bieten. In diesem Sinne hätte also der Arzt nicht lange zu warten, sondern müßte sich entschließen, frühzeitig dem Patienten die Operation anzuempfehlen. Anderseits hat der Arzt vor sich die Erfahrungen berufener Internisten und vielleicht auch seine eigenen, die sagen, daß der Basedow sich intern behandeln läßt und zwar manchmal mit sehr gutem Erfolge. Manchmal heilen speziell akute Fälle in mehreren Monaten ganz aus und wenn nicht, so doch in absehbarer Zeit. Und die Chirurgen selbst sagen, man solle versuchen, jeden Basedow zuerst intern zu behandeln, bevor man zur Operation schreitet. Schließlich muß sich der Arzt selbst zugestehen, daß die Operation bei Basedowikern durchaus keine leichte ist, denn selbst dem erfahrensten Chirurgen stoßen Zufälle zu, die er nicht in der Hand hat, sondern die allein in der Individualität des Patienten gelegen sind. Vor allem aber erkennt der Arzt, falls er die Statistiken der Chirurgen übersieht, daß oft die guten Erfolge erst nach Jahresfrist und später zu sehen sind, nachdem neuerdings der Internist mit medikamentösen und diätetischen Maßnahmen eingesetzt hat. Man sieht daraus, daß, wenn man sich nicht auf den prinzipiellen Standpunkt stellt, jeden Basedow dem Chirurgen zu überweisen, man sich viele Fragen vorzulegen hat, die zumeist sehr schwer zu beantworten sind.

Eine sehr wichtige Frage ist die wo ist die Grenze zwischen Früh- und Spätstadien. Wo hört die Periode auf, von der man behauptet, hier ist quoad sanationem die günstigste Prognose, und wo beginnt das Stadium, wo man mit einer wenig eingreifenden oder gar nicht gefährlichen Operation nicht mehr auskommt und die Prognose eine bereits unsichere wird? In Erkenntnis dieser Schwierigkeiten für den Praktiker wurden präzise Zeitpunkte fixiert. Eichhorst gibt in dem Sinne die Vorschrift, die Operation dann zu empfehlen, wenn nach drei Monaten interner Behandlung keine Besserung oder gar eine Verschlechterung eingetreten ist. Nun sind aber Basedowiker sehr unbeständige Patienten, die häufig auch die Gewohnheit haben, nicht nur rasch ihre Anschauungen, sondern auch ihre Ärzte zu wechseln. Soll man daher bei der Berücksichtigung der dreimonatlichen Frist sich nur auf seine eigene Behandlung verlassen oder die der Kollegen mitrechnen? Ist bei einem solchen Zögern nicht ein Schaden für den Patienten zu befürchten? Von mancher Seite wird gesagt, man soll nicht so lange warten, bis sich Schädigungen am Herzen zeigen, weil in ihnen die Hauptursache postoperativer Komplikationen zu suchen sei, man soll vorher operieren, oder wenn jene eingesetzt haben, nicht länger warten. Dem ist wieder zu entgegnen, daß einerseits die Herzsymptome erst zu einer Zeit auftreten können, wenn anderweitig der Krankheitsprozeß schon sehr weit vorgeschritten ist, anderseits sind ihre ersten Anfänge, da man sich auf die Herzfrequenz nicht allein verlassen kann, sehr schwer zu erkennen und falls sie einmal schon deutlich ausgeprägt erscheinen, dann lehnt der Chirurg gern solche Fälle ab. resp. vertröstet auf Zeiten relativer Besserung. Man hat die Funktionen resp. Störungen anderer Organe gleichsam als Prüfstein für die Reife zur Operation empfohlen (Blutbefund, Struma, Gefäßsymptome an derselben): auch hier lassen sich jedoch keine strikten Grenzen ziehen, auf die sich der praktische Arzt verlassen kann. Ein Symptom ist als Maßstab noch sehr wenig berücksichtigt worden: der erhöhte Stoffumsatz. Wenn man bei den für das Körpergewicht entsprechenden Kalorien (Fieber, Erbrechen und vor allem Fettstühle und Diarrhöen ausgenommen) findet, daß der Körper doch an Gewicht verliert, so ist darin wohl das beste Maß gegeben, daß der Basedowsche Prozeß noch nicht abgeschlossen ist, sondern weiterbesteht. Dies dürfte wohl das beste Kriterium sein, wenn man sich sozusagen im Zweifel befindet, ob der Prozeß noch stationär ist oder ob bereits Besserung eingetreten ist. Dieser Maßstab kann aber verdeckt sein, wenn der Patient mehr, als seinem Körpergewichte entspricht, Nahrung zu sich nimmt. Erscheint der Verlauf im Anfang auch günstig und reagiert die interne Medikation auch entsprechend, so ist damit noch lange nicht bewiesen, daß der ganze weitere Verlauf auch bei gehöriger Pflege ein günstiger sein muß, denn akute Exacerbationen sind immer zu fürchten, besonders wenn Aufregungen hinzukommen, oder wenn der Patient wieder gezwungen wird, seine frühere Beschäftigung aufzunehmen. Insofern ist der Patient, der sich Ruhe und Erholung gönnen kann und nicht gezwungen ist, seinen sozialen Pflichten nachzukommen, viel günstiger daran und kann das Risiko, ohne Operation sich durch die Krankheit durchzuhelfen, eher übernehmen. Wenn aber trotz aller Schonung der Zustand nicht abnimmt und die Abmagerung weiterschreitet, dann soll man nicht lange zögern, sondern auf die Operation dringen. Wir würden also für jene Fälle, die wir relativ frühzeitig in Behandlung übernehmen, postulieren, daß sie, vor allem die Möglichkeit betreffs der sozialen Stellung vorausgesetzt, sich Schonung durch mindestens ein halbes Jahr leisten möchten. Zeigt sich, daß trotz der energischen internen Behandlung der Zustand im Laufe von 1—3 Monaten sich eher in absteigender Linie befindet und gar nicht die Tendenz zeigt zur Besserung, dann soll ohne Rücksicht auf die soziale Stellung operiert werden. Ebenso sollte man zur Operation raten, falls nach Ablauf von 3—5 Monaten der Zustand stationär

geblieben ist oder wenn Schwankungen bestehen und die einzelnen Exacerbationen bedrohlichen Charakter annehmen, selbst wenn dieselben bis jetzt
nur kurzwährend waren. Hält schließlich der Zustand bereits ein halbes Jahr
an und die Besserung ist nicht sehr ausgesprochen, dann sollte jeder akut
eingesetzte Fall dem Chirurgen überwiesen werden. Lavierende Fälle, die
bereits länger als ein Jahr mit relativ gutem Erfolge intern behandelt wurden,
bieten keine unbedingte Indikation zur Operation, da ja in solchen Fällen
die Heilung nach einer Operation auch relativ lange auf sich warten läßt. Das
gleiche gilt von noch älteren Fällen, falls nicht akute Exacerbationen zur
Operation zwingen.

Viel schwieriger sind jene Fälle therapeutisch zu beraten, die man als
nichterster Arzt sieht und bei denen angegeben wird, daß der Zustand schon
längere Zeit besteht, aber auch jene Fälle, wo ihr Beginn kein genau zu
präzisierender ist und wo die betreffenden Individuen stets nervös waren.
Häufig sind das Fälle, wo sich die Zeichen von Status thymicus finden und
vor allem wo die subjektiven Erscheinungen viel mehr in den Vordergrund
treten, wo speziell die Tachykardie sich nur unmittelbar im Anschluß an Erregungen, weniger im Anschluß an körperliche Anstrengungen einstellt, endlich wo die Abmagerung nicht so hochgradig wird oder überhaupt fehlt.
Ganz abgesehen davon, daß das Fälle sind, die, was Dauer der Erkrankung anbelangt, bereits zu den Spätformen eingereiht werden könnten
und deswegen schon, was die völlige Ausheilung, selbst wenn operativ vorgegangen wird, anbelangt, eine ungünstige Prognose bieten, so sind sie,
falls man sie auch frühzeitig der Operation zuführt, zur Operation nicht besonders geeignet. Zum Teil gehören jene Fälle hierher, die von uns als vagotonische
Basedows bezeichnet wurden. Wir haben an anderer Stelle versucht, die Bedeutung derselben zu präzisieren und verweisen auf das dort Gesagte. Hier
soll nur betont werden, daß diese Fälle nicht günstige Aussichten darbieten
und imstande sind, die sonst glänzenden Erfolge der Thyreoektomie bei Basedow
zu diskreditieren. Indem die sogenannten Formes frustes oder Basedowoids
auch häufig mehr vagotonisch gekennzeichnet sind, so gilt von ihnen dasselbe Urteil. Auch sie bieten keine günstige Aussichten für operative Erfolge.

Schließlich muß betont werden, daß die Fälle von vollwertigem Basedow
im Anschluß an eine akute Thyreoiditis, häufig unter zweckmäßiger interner
Behandlung, vollkommen ausheilen, so daß man, was diese Formen anbelangt,
mit der Operation zuwarten kann, namentlich wenn sich nicht momentane
Indikationen ergeben.

Es ist bereits mehrmals darauf hingewiesen worden, daß schwerste Fälle
und besonders jene, wo die Herzkrankheit im Vordergrund steht, insofern
eine ungünstige Prognose geben, als sie häufig die Operation nicht überstehen. Wenn man aber anderseits wieder sieht, daß, falls die Operation
gelingt, diese Fälle doch sich bedeutend bessern, ja selbst ausheilen können,
somit der operative Eingriff lebensrettend war, so erhebt sich die Frage, ob
es gerechtfertigt ist, diese Fälle für Operationen auszuschalten, um so mehr, als
der Begriff „schwerer Basedow" doch nur ein sehr individueller ist. Ärzte, die
wenige Fälle gesehen haben, werden mit dem Urteil: schwerer Fall viel rascher
sein als Erfahrene. Wie leicht kann auf diese Weise so mancher Fall, der durch
die Operation gerettet werden konnte, verloren gehen. Einen gleichen Standpunkt hat schon Riedel vertreten, denn er gibt an, daß er nie eine Operation
bei Basedow abgelehnt hat. In dieser Hinsicht wäre die Operation nur dann ab-
zulehnen, wenn der Zustand bereits ein so desolater ist, daß die Katastrophe

unmittelbar bevorsteht. Jedenfalls möchte sich der Chirurg nicht nur die geeigneten Fälle aussuchen, sondern auch dann operieren, wenn er Gefahr läuft, sich seine Statistik zu verderben, denn die Zeit, wo man auf Grund von Zusammenstellungen sich ein Urteil über den günstigen Erfolg einer Operation verschaffen wollte, ist längst überholt. Vollkommen ungerechtfertigt erscheint uns die Behauptung, jene Fälle als kontraindiziert von der Operation auszuschalten, die mit Albuminurie einhergehen (Curtis). Landström konnte übrigens zeigen, daß nicht weniger als 14 seiner 54 operierten Fälle Eiweiß im Harne zeigten. 3 Fälle starben und nur einer von ihnen hatte Albumen. Weiter ist wichtig zu wissen, daß nach einer gelungenen Operation die Albuminurie schwindet. Ganz dasselbe gilt von der Glykosurie, selbst wenn sie eine ständige ist und sich der Fall bereits dem Diabetes nähert.

Berechtigt erscheint es jedoch, jene Fälle nicht zu operieren, die, wie der Fall Rehn, bereits Zeichen eines komplizierenden Myxödems zeigen. In solchen Fällen lauft man Gefahr, durch die Operation einen vollwertigen Athyreoidismus auszulösen.

Die Frage, ob man unbedingt versuchen muß, vor einer Thyreoektomie den Allgemeinzustand zu heben, ist in jedem Falle besonders zu beantworten. War der Fall bereits lange in interner Behandlung, so wird es auch dem Chirurgen nicht gelingen, wesentliche Änderungen zugunsten des Patienten zu erzielen. Im Gegenteil, das längere Liegen auf einer chirurgischen Station verschlimmert meist den Zustand noch mehr, denn die Aufregungen der drohenden Operation, die Eingriffe, die an den benachbarten Patienten ausgeführt werden, sind zumeist nicht geeignet, das psychische Leben der Basedowiker zu heben. Kommt dagegen der Patient gleichsam von der Gasse, dann ist unbedingt entsprechende Vorbereitung (zweckmäßige Ernährung, Bäder, Brom usw.) zu empfehlen. Sehr beachtenswert finde ich den Vorschlag von Mayo, einige Tage vor der Operation Belladonna zu geben. Meiner Anschauung nach ist der Thymustod die Folge eines Shockes, der in den Bahnen des Vagus zieht. Nachdem Atropin die Reizbarkeit des Vagus schwächt oder sogar lähmt, so ist diese Vorbereitung sehr empfehlenswert und zwar nicht nur bei Basedowkranken, sondern bei jedem chirurgischen Eingriff, der mit allgemeiner Anästhesie eingeleitet wird

---

Literatur.

Albertsberg, Neuritis optica door het gebruik van Schildklier. Nederlandsch tijdschr. v. genesk. **2.** Nr. 22. S. 125. 1901.

Alexander, Behandlung d. M. B. mit Antithyroidin. Münchner med. Wochenschr. 1905. S. 1393.

Apelt, Basedowsche K. im Anschluß an Thyreoiditis acuta. Münchner med. Wochenschr. 1908. Nr. 41.

Aran, Arch. gén. de méd. 1861. S. 106.

Asher, Diskussion zum Vortrag: Kraus. Kongr. f. inn. Med. 1906. S. 118.

Balacescu, Die totale und bilaterale Resektion des Sympathicus. Arch. f. klin. Chir. **67.** 1902. Heft 1.

Ballet u. Enriquez, Corps thyroide et maladie de B. Semaine méd. 1895. S. 330.

Baruch, v. Bruns Beiträge. **75.** Heft 1 u. 2. 1911.

Baumann, W., Therapie d. B. K. mit Antithyreoidin Moebius. Berliner klin. Wochenschr. 1908. Nr. 20.

Baumann u. Roos, Zeitschr. f. physiol. Chem. **21.** 1895. S. 319, 481.

Beck, Röntgentherapie b. M. B. Berliner klin. Wochenschr. 1905. S. 593.

Becker, Über spontane Arterienpulse in der Netzhaut bei d. B. Wiener med. Wochenschr. **23.** S. 565. 1872.
Biedl, Innere Sekretion. Berlin-Wien 1910.
Blum, Schilddrüse als entgiftendes Organ. Berliner klin. Wochenschr. Nr. 43. 1898.
Blum, Neues und Altes zur Physiologie und Pathologie der Schilddrüse. Kongr. f. inn. Med. 1906. S. 183.
Blum, Chemie und Physiologie der Jodsubstanz der Schilddrüse. Arch. f. d. ges. Physiol. **77.** 1899.
Boston, Varieties and symptoms of exophthalmic goiter. Med. Bulletin. **29.** 1907. S. 129.
Breuer, Ätiologie d. B. K. und des Thyreoidismus. Wiener klin. Wochenschr. S. 27. 1900.
v. Bruns, Untersuchungen über die Schilddrüsenbehandlung. v. Bruns Beitr. **16.** S. 521. 1896.
Bryson, Preliminary note on the study of exophthalmic goiter. New York med. Journ. 1889. Nr. 24. Dez. 24.
Burghart, Spezifische Behandlung d. M. B. Therapie d. Gegenw. 1903. S. 337.
Buschan, Basedowsche Krankheit. Wien 1894.
Mac Callum, The pathology of exophthalmic goiter. Journ. of Amer. Med. Assoc. Oct. 1907.
Capelle u. Bayer, Thymektomie bei Morbus Basedowi. v. Bruns Beitr. **72.** 1911. S. 214.
Capelle, Beitrag zur Basedow Thymus. Münchner med. Wochenschr. 1908. Nr. 35.
Caro, Blutbefunde bei M. B. Berliner klin. Wochenschr. 1908. Nr. 39. S. 1755.
Caselli, Studii anatomici e sperimentali sulla fisiopatologia della glandula pituitaria. Reggio Emilia 1900.
Chvostek, Diagnose und Therapie d. Morbus Basedowii. Wiener klin. Wochenschr. 1910. S. 191.
Chvostek, Über alimentäre Glykosurie bei M. B. Wiener klin. Wochenschr. 1892.
Chvostek, Symptome von Morbus B. bei Chlorose. Wiener klin. Wochenschr. 1893. Nr. 42, 45.
Cooper, On protrusion of the eyes. Lancet. **1.** S. 551. 1879.
Cristofeletti, Pathogenese d. Osteomalacie. Gynäkologische Rundschau. **5.** 1911. S. 1.
Curtis, The results of the surgical treatment of exophthalmic goiter. Ann. of Surg. 1906. S. 335.
Cyon, Zur Physiologie der Schilddrüse und des Herzens. Pflügers Arch. **70.** 1898. S. 1.
Diénot, De la glycosurie dans la maladie de Basedow. Thèse de Lyon. 1898.
Dollinger, Deutsche med. Wochenschr. 1911. Nr. 41.
Dunger, Akute nicht eitrige Thyreoiditis. Münchener med. Wochenschr. 1908. Nr. 36. S. 1879.
Edmunds, W., Observations and experiments on the pathology of Graves disease. The Brit. med. Journ. **1.** S. 1146. 1895.
Eiselsberg, Behandlung des Kropfes mit Röntgenstrahlen. Wiener klin. Wochenschr. 1909. Nr. 46.
Eiselsberg, Erfolgreiche Einheilung der Katzenschilddrüsen. Wiener klin. Wochenschr. 1892.
Eiselsberg, Wachstumsstörungen bei Tieren nach frühzeitiger Schilddrüsenexstirpation. Arch. f. klin. Chir. **49.** 1895.
Eppinger u. Hess, Die Vagotonie. Berlin 1901, Hirschwald. Sammlung klin. Abh., herausgegeben von Noorden.
Eppinger u. Hess, Pathologie des visceralen Nervensystems. I., II., III. Mitteilung. Zeitschr. f. klin. Med. **67 u. 68.** 1910.
Eppinger u. v. Noorden, Therapie d. Basedow-Diarrhöen. Beitr. z. Path. u. Therap. d. Ernährungsstörungen. **2.** Heft 1. 1909.
Eppinger, Falta, Rudinger, Wechselwirkungen der Drüsen mit innerer Sekretion. Zeitschr. f. klin. Med. **66. u. 67.** 1909.
Eppinger, Zur Theorie der Basedowschen Krankheit. Österr. Ärztezeitung. 1908. Nr. 23.
Eppinger u. Hess, Zur Pathologie der Basedowschen Krankheit. Kongr. f. inn. Med. 1909. S. 385.

Eppinger, Pötzl u. Hess, Vegetatives Nervensystem bei Psychosen. Wiener klin. Wochenschr. 1910. S. 1831.

Erdheim, Diskussion zum Vortrag Kraus. Münchner Verh. d. Kongr. f. nn. Med. 1906. S. 112.

Eulenburg, Pathologie des Sympathicus. Berlin 1873.

Eulenburg u. Landois, Vasomotorische Neurosen im Gebiete der symp. Car. Wiener med. Wochenschr. 1867. S. 1444.

Ewald u. Schnitzler, Über das Vorkommen von Thyreoidin in der Hypophyse. Wiener klin. Wochenschr. 1896.

Falta, Diskussion zum Vortrage Dimitz. Wiener klin. Wochenschr. 1911. S. 1174.

Falta, Basedowdiarrhoen. Zeitschr. f. klin. Med. 71. 1910.

Filehne, Pathologie der Basedowschen Krankheit. Sitzungsber. d. Soc. zu Erlangen. 1879. 14. Juli.

Flint, The Frame work of the glandula parathyreoidea. Amer. Journ. of Anat. 4. 1905.

Frankl Hochwart, Tetanie der Erwachsenen. Wien 1907. S. 78.

Fraenkel, A., Über den Gehalt des Blutes an Adrenalin bei M. B. Arch. f. exper. Path. 60. S. 395. 1909.

Friedreich, Lehrbuch der Herzkrankheiten (die Basedowsche Krankheit). Erlangen 1867. S. 306.

Freund, W. A., Bindegewebe im weibl. Becken. Gynäk. Klinik. I. Straßburg 1885. S. 274.

Fürth u. Schwarz, Natur der blutdruckerniedrigenden Substanz der Schilddrüse. Pflügers Arch. 124. S. 361. 1908.

Fürth, Schilddrüse und Circulationsapparat. Ergebn. d. Physiol. 8. S. 524. 1909.

Fürth u. Schwarz, Einwirkung des Jodothyrins auf den Circulationsapparat. Pflügers Arch. 124. S. 113. 1908.

Gauthier, G., Du goitre exophth. dans sa nature et ses causes. Rev. de méd. 10. 1890. S. 409.

Gauthier, G., De la cachexie thyroidienne dans la maladie de Basedow. Lyon med. 1888. 27. Juni.

Gebele, Thymuspersistenz bei M. B. Arch. f. klin. Chir. 93. S. 1. 1910, und Bruns Beitr. 70. S. 1. 1910.

Geigel, Über Basedowsche Krankheit. Würzb. med. Z. 1866. S. 70—80.

Ghedini, G., Acetonitrilreaction und Differenzialdiagnose bei M. B. Wiener klin. Wochenschr. 1911. S. 736.

Gifford, H., Über ein neues Augensymptom bei Morbus Basedowii. Klin. Monatsblatt f. Augenheilk. 44. S. 201. 1906.

Gley, E., Des effects de la thyroidectomie. Remarqu. à Moussn. Compt. rend. 1892.

Goldstein, Deux cas de syndrôme de Basedow traités par l'adrenalin. Rev. neurol. 1909. Nr. 18.

Griffith, A. Hill, Analysis of cases from the clinics of Dr. Little and Gluscot. Transact. of the Ophth. Soc. Un. Kingd. 6. S. 60.

Grober, Erbliches Auftreten d. B. K. Med. Klin. 1908. S. 1262.

Hammar, Gewicht, Involution und Persistenz d. Thymus. Arch. f. Anat. u. Phys. (Anat. Abtlg.) 1906.

Hampel, Beitrag z. chir. Behandl. v. M. B. Diss. Greifswald. 1898.

Handmann, Schilddrüsenänderungen bei Chlorose. Münchner med. Wochenschr. 1911. Nr. 22.

Hart, Thymuspersistenz. Münchner med. Wochenschr. 1908. Nr. 13 u. 14.

Hartley, Thyroidectomy for exophth. goiter. Ann. of Surg. 151. 1905. S. 33.

Haškovec, Funktion der Schilddrüse. Klin. Zeit- u. Streitfragen. 9. III. u. IV. Heft. 1895.

Haškovec, Wirkung des Thyreoideaextraktes. Wiener klin. Wochenschr. 1911. S. 1117.

Hedinger, Beziehungen zwischen St. thymicus und Morb. Addisonii. Frankf. Zeitschr. 1. 527.

Heydenreich, Le traitement chirurgial de la mal. d. B. Semaine méd. 1895. S. 269.

Hirsch, Rahel, Basedow im Kindesalter. Char.-Ann. **33.** 1909.
Hirschberg, Basedowsche Krankheit. Wiener Klin. 1894. Heft 2 u. 3.
Hirschl, Zur Kenntnis d. M. B. Jahrb. f. Psych. 1902. S. 1.
Hirst, Mortality of operations other than strumectomic. Amer. Journ. of obstetrics. 1905.
    S. 367.
Hoenicke, Wesen der Osteomalacie. Abhandlungen herausgegeben von Hoche. **5.** Heft
    4 u. 5. 1905.
Hofbauer, Pathogenese des Kropfasthmas. Med. Blätter. Nr. 14. 1907.
Hoffmann, Zur Lehre von M. B. Zeitschr. f. klin. Med. **69.** 1909. S. 69.
Hofmeister, Folgen der Schilddrüsenexstirpation. Deutsche med. Wochenschr. 1896.
Holmgren, J., Über den Einfluß d. B. K. auf das Längenwachstum. Leipzig 1909,
Horsley, Funktion der Schilddrüse. Festschr. Virchow. 1891.
Hougardy, Un cas de goître exophthalmique avec papille de stare. Ann. d. l. soc. méd.
    chirurg. de Liège. **51.** S. 165. 1912.
Huchard, Nature et traitement du goître exophthalmique. Journ. de Praticienne. 1900.
    29. Dez. S. 157.
Hunt, Reid, Influence of thyroid feeting. Journ. of biol. chem. **1.** 1905. S. 33.
Hürthle, Beitrag zur Kenntnis des Sekretionsvorganges der Schilddrüsen. Pflügers Arch.
    56, S. 1. 1894.
Jagič u. Gordon, Blutbild bei M. B. u. Basedowoid. Wiener klin. Wochenschr. 1908. Nr. 46.
v. Jaksch, Morb. Bas. mit Veränderungen am Knochen. Wiener klin. Wochenschr. 1902. S. 881.
v. Jaksch u. Rotky, Eigenartige Knochenveränderung im Verlaufe des M. B. Fortschritte
    d. Röntgenstrahlen. **13.** 1908.
Jalsulay, Le traitement du goître exophthalmique. Médecine mod. 1894. S. 275.
Jellinek, Ein nichtbeachtetes Symptom bei B. K. Wiener klin. Wochenschr. **17.** S. 349.
Jendrassik, Verhältnis der Poliomyelonencephalitis z. B. K. Arch. f. Psychiatrie. **17.**
    S. 301. 1886.
Jessop, On Graves disease. Transactions of the ophthalm. Soc. **6.** S. 123. 1886.
Jones, Exophthalmic goiter and rheumatoid arthritis. Lancet. 1909. 16. Januar.
Jonnesco, La resections du sympathique corrient. X. Congr. Franç. d. Chir. 1896.
Kahler, Über die Erweiterung des Symptomenkomplexes bei B. K. Prager med. Wochen-
    schr. **13.** Nr. 30 u. 32. 1888. S. 313.
Kinnicut, The theory of the thyreoid origin. New York med. Rec. 1896. S. 541.
Klose, Experim. Untersuchungen über d. B. K. Arch. f. Chir. **95.** Heft 3. 1911.
Klose, Basedowsche Krankheit. Ergebnisse der inneren Medizin. **10.** S. 167.
Klose, v. Bruns Beiträge. **77.** S. 601. 1912.
Köben, De exophthalmo ac strumo cum cordis affectione. Inaug.-Diss. Berlin 1855.
Kocher, Blutuntersuchungen bei M. B. Arch. f. klin. Chir. **87.** 1908. S. 130.
Kocher, Der Jodbasedow. Verhandlungen d. Deutsch. Gesellschaft f. Chir. **2.** 1910. S. 396.
Kocher, Krankheitserscheinungen bei Schilddrüsenerkrankungen geringen Grades. Les
Kocher, A., Jodausscheidung im menschlichen Harn. Mitteil. a. d. Grenz. **14.** S. 359.
Kocher, A., Über Morbus B. Grenzgeb. d. inn. Med. u. Chir. **9.** 1902. S. 1.
Kocher, Th., Pathol. d. Schilddrüse. Kongr. f. inn. Med. 1906. S. 59.
Kocher, Th., Prix Nobel en 1909. Stockholm 1910.
Köppen, Beiträge zum Symptomenkomplex multipler Gehirnerkrankungen. Arch. f.
    Psychiatrie. **26.** S. 99. 1894.
Kostlivý, Chronische Thyreotoxicosen. Mitteil. a. d. Grenzgebieten. **21.** 1910. S. 671.
Kottmann, Zeitschrift für klinische Medizin. **71.** Heft 3. 1911.
Kowalewsky, Myxodème ou cachexie pachydermique. Arch. de neur. **18.** 1889. S. 422.
Krauss, W., Archiv für Augenheilkunde. **71.** Heft 4. 1912 u. **72.** Heft 1. 1912.
Kraus, Morb. B. Handb. d. prakt. Med. **2.** S. 259. 1899.
Kraus, Pathologie der Schilddrüse. Verhandl. d. Kongr. f. inn. Med. 1906. S. 23.
Kraus, Über das Kropfherz. Wiener klin. Wochenschr. 1899. Nr. 15 u. Deutsche med.
    Wochenschr. 1906. Nr. 47.
Kraus u. Friedental, Über die Wirkungen der Schilddrüsenstoffe. Berliner klin. Wochen-
    schr. 1908. S. 1709.
Kroug, D. Morbus B. St. Petersburg. med. Wochenschr. 1906. S. 402.

Lampé, Deutsche med. Wochenschr. 1912. Nr. 24.
Lancereaux, La trophonevrose acromégalique, sa coexistence avec la goître exophthalmique. Semaine méd. 15. Nr. 8. 1895.
Landström, John, Über M. B. Stockholm 1907, P. A. Norstedt & Söner.
Langendorf, Beiträge zur Kenntnis der Schilddrüse. Arch. f. Anat. u. Phys. 1889. Suppl. S. 219.
Langhans, Maligne Struma. Virchows Arch. 1907. S. 189.
Lanz, Schilddrüsentherapie des Kropfes. Münchner med. Wochenschr. 1903. S. 146.
Leischner u. Marburg, Chirurgische Behandlung d. M. B. Mitteil. a. d. Grenzgeb. 21. 1910. S. 761.
Lessing, Chir. Behandlung d. B. K. Char.-Ann. 24. 1904. S. 471.
Lewandowsky, Festschrift f. v. Leyden. 2. 1902.
Lewinek, Basedow u. Tabes dorsalis. Inaug.-Diss. Würzburg 1897.
Lewin, Kasuistik d. Morbus Basedowi. Inaug.-Diss. Berlin 1911.
Löwy, Basedowsymptome bei Schilddrüsenneoplasmen. Wiener klin. Wochenschr. 1909. Nr. 48.
Lüthi u. Verebély, Pathologie der bronchialen Epithelkörperchen. Virchows Arch. 1907. S. 187, 192.
Mac Cosh, Observations on the treatment of exophth. goiter. New York med. Rev. 1908. S. 476.
Magnus, Levi, Gaswechsel b. Myxödem u. Schilddrüsenfütterung. Verhandl. d. Kongr. f. inn. Med. 1896. S. 140.
Marie, P., Contribution à l'étude et une diagnostic de formes frustes de la Maladie d. Basedow. Paris 1883.
Marine, Bull. of John Hopkins Hosp. 1907.
Mattiesen, Beitrag z. Pathol. u. chir. Behandlung d. M. B. Inaug.-Diss. Erlangen 1896.
Mayo, Ch., Thyrectomy for exophthalmic goiter. New York med. Rev. 1904. S. 734.
Melchior, Die B. Krankheit. Ergebn. d. Chir. 1. 1910. S. 301.
Mendel, Intravenöse Chemotherapie der B. K. Therap. d. Gegenw. 1910. Heft 2.
Mikulicz, Thymusfütterung bei B. K. Berliner klin. Wochenschr. 1895. S. 342.
Minnich, Das Kropfherz. Leipzig u. Wien 1904.
Minor, Über saccadiertes Atmen der Basedow-Kranken. Zeitschr. f. d. ges. Neurol. u. Psych. 12. 1912. S. 552.
Moebius, Combination v. M. B. u. Paralysis agitans. Memorabilien 31. S. 449. 1881.
Moebius, Über das Wesen d. Basedowschen Krankheit. Zentralbl. f. Nervenheilk. 1886. S. 356. Nr. 147.
Moses, Chir. Behandlung d. M. B. Berliner Klin. 1909. S. 250.
Mourignaud et Bouchut, L'ictère dans la maladie de Basedow. Gaz. des hôpit. 1908. Nr. 147.
Müller, Fr., Zur Kenntnis d. B. K. Arch. f. klin. Med. 51. 1893. S. 335.
Mundel, Zur pathol. Anatomie d. M. B. Deutsche med. Wochenschr. 1892. S. 89.
Murray, C. R., Remarks on the treatment of myxoedema with thyroid jodes. Brit. med. Journ. 1892.
Murray, G. R., The Bradshaw Lecture on exophth. goiter. Brit. Med. Journ. 2. 1905. S. 1245.
v. Neusser, Status thymico-lymphaticus. Wien 1911. Braumüller.
v. Noorden, jr., Zuckerkrankheit. 5. Aufl. 1912.
v. Noorden, Die Bleichsucht. Nothnagels Handb. 8. 1897.
Notkin, Beiträge z. Schilddrüsenphysiologie. Wiener med. Wochenschr. 1896.
Oppenheim, Komplikation von Basedow u. Addisonscher Krankheit. Berliner klin. Wochenschr. 25. 1888. Nr. 19. S. 384.
Osler, An acute myxoedematous condition, with tachykardy etc. Journ. of nerv. and mental disease. 26. S. 68. 1899.
Oswald, A., Über den Jodgehalt der Schilddrüse. Hoppe Segler Zeitschr. 23. 1897. S. 265.
Oswald, A., Zur Kenntnis des Thyreoglobulins. Zeitschr. f. phys. Chem. 32. 1901. S. 121.
Pässler, Erfahrungen über B. K. Deutsch. Zeitschr. f. Nervenheilk. 6. S. 210. 1895.

Payr, Schilddrüsenfisteln. Arch. f. klin. Chir. **71.** Heft 2.

Payr, Transplant. v. Schilddrüse in d. Milz. Arch. f. Chir. **80.** 1906. S. 1.

Perrin, Moindre résistence des lapins thyroidectomisés à l'intoxication par le chlorure mercurique. Compt. rend. S. B. **67.** 1909. S. 849.

Pick u. **Pineles,** Wiener klin. Wochenschr. 1908. S. 241.

Pineles, Akromegalie und andere Blutdrüsenerkrankungen. Volkmanns Vorträge N. F. Nr. 242. 1899.

Piorry, Goître exophth. Gaz. hebd. 1862. S. 477.

Porges u. **Pribram,** Einfluß verschiedenartiger Diactformen auf den Grundumsatz bei M. B. Wiener klin. Wochenschr. 1908. Nr. 46.

de Quervain, Die akute nicht eitrige Thyreoiditis. Mitteil. a. d. Grenzgeb. 1904. 2. Suppl.-B. S. 1.

Ramsay, Exophthalmic goiter. Glasgow Med. Journ. **36.** 1891. S. 81 u. 178.

v. Recklingshausen, Jugendliche Osteomalacie u. Basedowsche Krankheit. Virchows Festschr. **1.** S. 20. 1891.

Rehn, Chirurg. Behandl. d. M. B. Mitteil. a. d. Grenzgeb. 1900. Heft 1.

Rehn, Thymusstenose u. Thymustod. 35. Chir. Kongr. 1906. **2.** S. 264.

Rehn, Über d. Exstirp. d. Kropfes bei M. B. Berliner klin. Wochenschr. 1884. Nr. 11. S. 163.

Reinbach, Über die Erfolge d. operativen Therapie b. M. B. Mitteil. a. d. Grenzgeb. **2.** 1900. S. 199.

Reynold, A contribution to the clinical history of Graves disease. Lancet. **1.** 1890. S. 1055.

Riedel, Prognose d. Kropfoperation b. M. B. Deutsche med. Wochenschr. 1908. Nr. 46. S. 1715.

Riedel, Prognose d. Kropfoperation bei M. B. Deutsche med. Wochenschr. 1908. Nr. 40.

Rogowitsch, Hypoplegie nach Entfernung der Schilddrüse. Zieglers Beitr. **4.**

Rosenfeld, Antithyroidinserum. Allgem. med. Zentralztg. 1903.

Roth, Blutuntersuchungen bei Morbus Basedowii. Deutsche med. Wochenschr. **6.** 1910.

Rudinger, Eiweißumsatz bei Morbus Basedowii. Wiener klin. Wochenschr. Nr. 46. 1908.

Rudinger, Röntgenstrahlen auf Eiweißumsatz. Deutsche med. Wochenschr. Nr. 2. 1907.

Sainton, Le signe de Jellinek dans la syndrôme de Basedow. Neurol. Zentralbl. 1908. S. 1316.

Sainton u. **Rathery,** Troubles pupillaires dans le syndrôme de Basedow. l'Encéphale. 1908. Nr. 7.

Salomon u. **Almagia,** Durchfälle bei M. B. Wiener klin. Wochenschr. 1908. Nr. 24.

Sattler, Die Basedowsche Krankheit. I. u. II. Teil. Leipzig 1910.

Schiff, Bericht über eine Versuchsreihe betr. die Wirkungen d. Exstirp. d. Schilddrüse. Arch. f. exper. Path. **18.** 1884.

Schkarine, La maladie de Basedow dans l'enfance. Gaz. (rum.) med. 1908. Nr. 1 u. 2.

Scholz, Über das Kropfherz. Berliner klin. Wochenschr. 1909. Nr. 9.

Schulz, Über M. B. und seine operative Behandlung. Berliner Klinik. Heft 108. 1897.

Schulze, K., Zur Chirurgie d. M. B. Mitteil. a. d. Grenzgeb. **16.** 1906. S. 161.

Sharkey, Seymour on Graefe's lid. sign. Brit. Med. Journ. **2.** 1890. S. 959.

Sochler, Exp. Beiträge z. Kenntnis d. inneren Sekretion. Arch. f. exper. Path. **43.** 1900.

Sorgo, Die operative Therapie der Basedowkranken. Zentralbl. f. d. Grenzgeb. 1898. S. 239.

Starr, Allen, On the nature et treatment of exophth. goiter. Amer. med. News. 1896. S. 421.

Steiner, J., Morbus B. im Kindesalter. Arch. f. Kinderheilkunde. 1896 u. 1897.

Stern, Differenzialdiagnose und Verlauf des Morbus Basedowii. Jahrb. f. Psych. u. Neurol. **29.** S. 180. 1909.

Steyskal, Wiener Gesellsch. f. inn. Med. 1908.

Stiller, Höhenluft bei M. B. Med. Klin. 1908. Nr. 9.

Stoffela, Über Morbus B. Wiener med. Wochenschr. 1883. S. 641—803.

Stokes, Diseases of the heart. Dublin 1853. Deutsch von Lindwurm. 1856. S. 229.

Strümpell, Lehrbuch d. spez. Path. u. Ther. **2.** 16. Aufl. 1907. S. 306.

Sudeck, Münchner med. Wochenschr. 1911. Nr. 16.

Syllaba, Prognose bei d. B. K. IV. Kongr. d. böhmisch. Ärzte in Prag. 1908. S. 329.

Taylor, On anemic protrusion of the eyeball. Med. Times and Gaz. 1856. S. 515.

Thoma, Elastizität d. Netzhautarterien. Arch. f. Ophth. **35.** S. 1.

Thorbecke, Morbus B. mit Thymuspersistenz. Inaug.-Diss. Heidelberg 1905.

Topolanski, Augensymptome bei Morbus B. Arch. f. Augenheilk. **63.** S. 199. 1909.

Trendelenburg, Biochem. Zeitschr. 1910.

Trousseau, Leçons sur le goître exophth. l'Union **8.** 1860. S. 437.

Trousseau, Sur le goître exophth. Arch. gen. de méd. 1862. S. 244.

Vassale, Ulteriori esper. int. alla gland. tiroide. Riv. sper. fren. 1892.

Virchow, Die krankhaften Geschwülste. **3.** I. 1867. S. 73.

Walter, Einfluß der Schilddrüse auf die Regeneration der peripheren markhaltigen Nerven.

Weintraud, Diskussion zum Vortrag Kraus-München. Verhandl. d. Kongr. f. inn. Med. 1906. S. 121.

Weispfenig, v. Bruns Beiträge. **79.** Heft 2. 1912.

West, Deutsche Zeitschr. f. Nervenheilk. **38.**

Wietfeld, Über die Basedowsche Krankheit. Tagesbl. d. Vers. Deutsch. Naturf. Dresden 1868. S. 64.

Wiener, Basedow und Tabes incipiens. Inaug.-Diss. Berlin 1894.

Wiener, Thymoglobulingehalt der Schilddrüse nach experim. Eingriffen. Arch. f. exper. Path. **61.** 1909.

Wilms, Experim. Erzeugung u. Ursachen des Kropfes. Deutsche med. Wochenschr. 1910. S. 604.

Williamson, Remarks on prognosis in exophthalmic goiter. Brit. med. Journ. 1896. S. 1373.

Wolff, Halbseitige Kropfoperation bei M. B. Mitteil. a. d. Grenzgeb. 1898. S. 38.

Das Myxödem.

Von

Hans Eppinger-Wien.

Geschichtliches und Einleitung.

Sir William Gull konnte im Jahre 1873 über 5 Kranke berichten, bei denen sich gewisse Züge zeigten, die an Kretinismus erinnerten. Während aber der Kretinismus sich bereits in frühester Kindheit entwickelt, traten die ersten Erscheinungen der Krankheit jener Fälle erst später, zum Teil bei schon ausgewachsenen Individuen auf. Sein Hauptaugenmerk richtete Gulls auf den stupiden Habitus und die eigentümlich lederartige Beschaffenheit der Haut. Anläßlich des Kongresses der British Medic. Association in London 1875 konnte William Ord eine größere Anzahl solcher Fälle der Versammlung vorführen. C. A. Ewald, der Gelegenheit hatte, dieselben zu sehen, beschreibt sie: „auf den ersten Blick glaubte man eine Gruppe von Eskimos oder Samojeden vor sich zu haben. Die geschwollenen, ins gelblich spielenden Gesichter mit schlitzartigen Augen und stumpfsinnigem Ausdrucke, die plumpe Figur, die lederartige Beschaffenheit der Haut, der spärliche Haarwuchs, das torpide Wesen der Kranken gab ihnen ein ganz eigentümliches Gepräge." Zwei Jahre später konnte Ord über eine weitere Anzahl solcher Fälle Mitteilung machen. Er erkennt bereits, daß es sich trotz gewisser Ähnlichkeiten nicht um Fälle von gewöhnlichem Kretinismus handeln könne, und daß sie daher unter ein eigenes Krankheitsbild zu gruppieren seien. Ord hatte auch Gelegenheit, Sektionen vorzunehmen. Als besonders bemerkenswert erwähnt er die eigentümliche Beschaffenheit der Haut. Sie wird von ihm als schleimig ödematös beschrieben. Wegen dieser besonders markanten Erscheinung schlägt Ord vor, besagte Krankheit als Myxödem zu bezeichnen. Es ist interessant hervorzuheben, daß er im Sektionsprotokolle eines solchen Falles der Veränderungen an der Schilddrüse Erwähnung tut. Es ist möglich, daß er auf die Schilddrüse deswegen besonderen Wert legte, weil bereits Curling und Hilton Fagys bei Kretinismus Atrophie und sogar Fehlen der Schilddrüse erwähnt hatten.

Dezidiert wurde die enge Beziehung zwschen Schilddrüse und Myxödem zuerst von Hadden (1882) ausgesprochen. Nach ihm ist die Verkleinerung der Thyreoidea direkt ein Symptom dieser Krankheit. Spastische Zustände der Schilddrüsengefäße sollen die Ursache sein.

Bald nach dem Erscheinen dieser Publikationen mehrten sich die Beobachtungen von ähnlichen Fällen. Neben England war es besonders Frankreich, von wo zahlreiche Fälle mitgeteilt wurden. Charcot erwähnte schon zu dieser Zeit, daß er dergleichen Formen von Ödem bereits seit 15 Jahren kenne und sie mit dem Namen einer Cachexie pachydermique bezeichnet habe. In

Deutschland erweckte (1887) ein Vortrag von Virchow über das Myxödem besonderes Interesse.

In England sah man sich bereits 1883 (auf Anregung von Semon) von Regierungs wegen veranlaßt, nach London eine Myxödemkommission einzuberufen, die über die Ätiologie und eventuelle Therapie berichten sollte. Die Tätigkeit dieser Kommission konnte rüstig vorwärts schreiten, zumal von anderer Seite die Frage nach der Ätiologie weitgehend gefördert wurde. Kocher berichtete am Chirurgenkongreß Frühjahr 1883, daß fast 30 von 100 Kropfoperierten, die weiter verfolgt und nachuntersucht wurden, ein bestimmt charakterisierbares Krankheitsbild darboten, das Cachexia strumipriva genannt wurde. Dasselbe war in seiner vollen Ausbildung hauptsächlich bei Personen zu bemerken, denen die ganze Schilddrüse entfernt wurde, dagegen nur mit geringen oder auch nur vorübergehenden Erscheinungen bei jenen, wo nicht sämtliches Kropfgewebe entfernt wurde. Bald folgten der Mitteilung Kochers, teils als Bestätigung, teils als weitere Aufschlüsse über die Ätiologie dieser neuen Krankheit, Beobachtungen von den beiden Reverdins. Sie vor allen Anderen erkannten bei Nachuntersuchung ihrer Patienten die Beziehungen der Cachexia strumipriva zum Myxödem, das ihnen von England her bekannt war und nannten dieses Krankheitsbild Myxoedème postopèratoire.

Aus historischen Gründen soll hier dessen Erwähnung getan werden, daß Billroth an seiner Klinik ganz andere Folgeerscheinungen nach totaler Kropfexstirpation sah. Dadurch, daß die Operationstechnik, wie sich durch neuere Untersuchungen feststellen ließ, eine andere war, ergab sich die Möglichkeit, sich vorzustellen, daß die Epithelkörperchen in Mitleidenschaft gezogen wurden. Seitdem wir wissen, daß die Funktion dieser Gebilde eine ganz andere ist als die der Glandula thyreoidea, ist jener Widerspruch zwischen der Wiener und der Berner Schule beseitigt, und kommen daher für die Beurteilung der Cachexia strumipriva nur die Operationsresultate von Kocher und Reverdin in Betracht. Dasselbe gilt von den experimentellen Forschungen, da wir über die Befunde, daß bei Fleischfressern nach Schilddrüsenexstirpation Tetanie, bei Pflanzenfressern dagegen Myxödem eintreten soll, derzeit nur als wie über historische Geschehnisse denken. Jedenfalls kann auf Grund experimenteller Forschungen die Tatsache hingenommen werden, daß es bei reiner Schilddrüsenexstirpation gelingt, ein dem postoperativen Myxoedem ähnliches Krankheitsbild zu erzeugen. Wenn auch diese Schlüsse auf Erfahrungen jüngeren Datums zurückzuführen sind, so waren die Thesen, die die Kommission der Clinical Society (publiziert erst im Jahre 1888) aufstellte, im Prinzipe doch zurecht geblieben. Sie lauteten: die Schilddrüse besitzt eine chemische, noch ungeklärte Funktion, von welcher normales Wachstum und normales Funktionieren der anderen Organe abhängig ist. Genuines Myxödem und sporadischer Kretinismus sind miteinander identisch und sind wesensgleich mit der Cachexia strumipriva, die der Ausdruck des Wegfalles der physiologischen Funktion der Schilddrüse ist.

Sogenannte Gegenargumente, die die vorgebrachten Lehren erschüttern sollten, bereiteten den Pathologen nur geringe Schwierigkeiten. So wurde z. B. bekannt gegeben, daß von den bis zu den Jahren 1887—1888 vorgenommenen Totalexstirpationen der Schilddrüse nur 27 Proz. — von 255 Fällen nur 69 — mit Cachexia antworteten. Weiter muß angeführt werden, daß in manchen Fällen von sogenannter Totalexstirpation die Cachexia strumipriva im Sinne von Kocher keine fortschreitende war, ja in manchen Fällen mit bereits ausgebrochenem Symptomenkomplexe wieder — ohne sonstige Therapie — geschwunden ist. Wegen der nur angedeuteten Erscheinungen sprach man von einem Myxoedème fruste. Auch die Tatsache, daß es gelegentlich schon nach partieller Exstirpation zu vollwertigem Myxödem kommen könne, wurde vorgebracht.

Auch bei diesen Schwierigkeiten zeigte uns die experimentelle Pathologie vielfach den richtigen Weg der Deutung dieser scheinbar sich widersprechenden Tatsachen, indem nachgewiesen wurde, daß an verschiedenen Stellen des Organismus versprengte Schilddrüsenkeime vorkommen können, die nach eventueller Entfernung der Hauptschilddrüse an Stelle der eigentlichen Thyreoida vikariierend sich vergrößern und wohl auch deren Funktion zu übernehmen imstande sind. Da auch beim Menschen solche „Nebenschilddrüsen" entlang der Trachea, auch oben am Processus pyramidalis, dann innerhalb der oberen Brustappertur im Bereiche der Thymus vorzukommen pflegen, konnte angenommen werden, daß auch diese Nebenorgane den Ausbruch einer Cachexia strumipriva verhindern können. Eine Bestätigung dieser Annahme bildete der Fall Vollmann.

Schwieriger waren wohl die Fälle von operativem Myxödem bei partieller Exstirpation zu deuten. Hier mußte wohl angenommen werden, daß der restierende Teil vom Schilddrüsengewebe bereits minderwertig war. Jedenfalls schien die Lehre vom Zusammenhang der Cachexia strumipriva mit dem Wegfall der Schilddrüsenfunktion nicht erschüttert. Daher der von Kocher vorgeschlagene Name: Cachexia thyreopriva vollkommen berechtigt.

Einen weiteren, wohl entscheidenden Schritt nach vorwärts in der Erkenntnis dieser strittigen Fragen bildeten die Transplantationsversuche von v. Eiselsberg und Horsley. Daß Schiff ähnliche Versuche bereits vor Jahren schon unternommen hatte, wurde erst nachträglich festgestellt. Bircher und Kocher waren es, die die zuerst am Tiere gewonnenen Erfahrungen auch für die menschliche Pathologie verwertbar gestalteten. Als es nun später Murray und Howitz gelang, durch orale Zufuhr von Schilddrüsensubstanzen die Kachexie zu hemmen, erschien die ganze Frage plötzlich geklärt. Die von Reverdin geäußerte Vermutung, daß der postoperative Zustand Myxödem bedeutet, wäre nunmehr durch die Fütterungsversuche an echten Myxödemen bewiesen.

In Erkenntnis dieser Tatsachen, daß Ausfall von Schilddrüse so schwere Folgeerscheinungen am Knochenbau, an Haut, Haaren, vor allem aber in geistiger Beziehung nach sich ziehen kann, versuchte man so manche andere Krankheitsbilder, die mit ähnlichen Erscheinungen einhergehen, ätiologisch gleich zu deuten. War der Zusammenhang des Myxödems mit dem Kretinismus bereits vorher vermutet worden, so konnte man sich durch eventuelle Erfolge nach Schilddrüsenfütterung von der Richtigkeit dieser Hypothese überzeugen. Die Anschauungen betreffs der therapeutischen Erfolge gelten zurzeit noch nicht als abgeschlossen. Immerhin muß selbst von den Gegnern zugestanden werden, daß sich durch lang fortgesetzte Schilddrüsentherapie auch hier glänzende Erfolge erzielen lassen. Daß aber beim endemischen Kretinismus neben der thyreogenen Komponente sicherlich noch andere Faktoren mit eine Rolle spielen müssen, wird uns im folgenden noch zu beschäftigen haben.

Viel Verwirrung in der Auffassung des endemischen Kretinismus brachte das Studium des sogenannten sporadischen Kretinismus mit sich. Während für den gewöhnlichen Kretinismus das geographisch-endemische Moment diagnostisch entscheidend ist und man weiter feststellen kann, daß in der Aszendenz Kretinen und Kropf eine Rolle spielen, fehlen beim sporadischen

Kretinismus derlei anamnestischen Angaben. Im übrigen ähneln sich die Patienten fast vollkommen. Vor allem handelt es sich auch hier um Individuen, die bereits im frühesten Alter die charakteristischen Zeichen an sich trugen. Es ist ein besonderes Verdienst von Pineles, wohl als erster mit gehörigem Nachdruck darauf hingewiesen zu haben, daß sich in den meisten Fällen von sporadischem Kretinismus ein gemeinsamer pathologisch anatomischer Befund erheben läßt, das ist die Thyreoaplasie. Die Thyreoaplasie, ein angeborener Zustand, kann überall auftreten und hat insofern nichts mit dem endemischen Kretinismus zu tun, und verdient daher auch nicht den Namen: sporadischer Kretinismus. Die richtige Bezeichnung wäre kongenitales Myxödem.

In früherer Zeit wurden fälschlich zum sporadischen Kretinismus auch Fälle zugezählt, wo man in der Anamnese die Angabe fand, daß sie als gesunde Kinder zur Welt kamen, sich gut entwickelten, laufen und sprechen lernten und erst später, im 5. bis 6. Lebensjahre, kretinistisch wurden. Solche Fälle kommen ausschließlich in Gegenden zur Beobachtung, wo Myxödem überhaupt häufig ist, und stehen wir nicht an, dieselben dem typischen Myxödem zuzuzählen, weil sie auf entsprechende Schilddrüsentherapie günstig reagieren. Wegen der relativen Jugend dieser Personen kann man dieses Krankheitsbild — wenn überhaupt gesondert — als infantiles Myxödem hinstellen. Somit wäre die Bezeichnung sporadischer Kretinismus auf Grund der angeführten Momente, weil irreführend, aus der klinischen Nomenklatur auszumerzen.

Nachdem man erkannt hatte, einen wie gewaltigen Einfluß die normale Schilddrüsenfunktion auf das Längenwachstum nimmt, sahen sich so manche Autoren veranlaßt, auch andere Wachstumstörungen mit dem Myxödem in Zusammenhang zu bringen. Schließt man sich jedoch den maßgebenden Autoren, die diesen Gegenstand behandelt haben, an, so kann man wohl feststellen, daß weder die Chondrodystrophie, noch der Zwergwuchs mit Idiotie, noch der Mongolismus auf Störungen der Schilddrüsenfunktion zurückzuführen sind. Diese Krankheitsbilder werden uns nur differentialdiagnostisch interessieren. Schließlich muß darauf hingewiesen werden, daß in jüngster Zeit Kocher auf thyreoprive Störungen geringen Grades hingewiesen hat. Es handelt sich hier um die den Formes frustes des Basedow entsprechenden Krankheitsbilder des Myxödems.

Wir glauben daher folgende Formen von Hypothyreosen unterscheiden zu müssen:

1. idiopathisches Myxödem,
2. operatives Myxödem (Cachexia thyreopriva),
3. Thyreoaplasie (kongenitales Myxödem),
4. endemischen Kretinismus,
5. thyreoprive Störungen geringen Grades.

Die ersten drei Formen sollen, indem sie nur ätiologisch differieren, auch gemeinsam abgehandelt werden.

A. Symptomatologie.

Eines der charakteristischen Zeichen bei Ausfall der Schilddrüsenfunktion ist a) **die Veränderung an der Haut.** Es handelt sich hier um eine allgemeine Schwellung, die unvermerkt und schleichend einsetzt. Am deutlichsten ist diese Veränderung am Kopfe und an den Händen zu bemerken. Die Kopfhaut läßt sich oft leicht verschieben und etwas aufheben; entsprechend der Lambdanaht finden sich parallele Falten, durch Wulstungen der Haut entstanden. Das Gesicht scheint ödematös; doch läßt sich durch Fingerdruck keine Delle erzeugen. Die eigentümlichen Veränderungen an den sackartig sich wölbenden Lidern erinnern ganz besonders an die bekannten Ödeme der Nephritiker, zumal dann, wenn, was gar nicht zu den Seltenheiten gehört, die Schwellungen bald verschwinden und bald sich steigern. Ähnliche, den Ödemen gleichende Wülste treten in der Gegend des Kinnes, der Wangen, der Augenbrauen, der Stirne und an den Lippen auf. An den Lippen und Wangen können die Schwellungen so überhand nehmen, daß die betreffenden Partien überhängend werden. Während aber die Haut bei echten Ödemen zumeist gleichmäßig gespannt erscheint, weist dieselbe hier noch immer kleine Fältchen auf. Auch von den größeren Falten gilt, daß sie nie so stark verstrichen erscheinen, wie man es bei echten Ödemen sonst zu sehen gewohnt ist. Das Zunehmen der Stirnfalten ist direkt charakteristisch. Am Halse sind besonders charakteristisch die unter dem Kinn übereinander gelagerten starken Fettpolster. Starke Verdickungen an der Haut des Halses erschweren die Palpation der Thyreoidea. Besonders starke, gleichsam der Haut eingelagerte Geschwulstmassen sieht man oberhalb der beiden Klavikeln nach hinten ziehen und sich im Nacken vereinigen. Solche an Ödem sehr erinnernde Geschwulstmassen können den ganzen Körper bedecken. Sie können an physiologisch etwas prominenten Stellen auftreten, sind aber an atypischen Stellen ebenso häufig und dann circumscript, nicht symmetrisch gelagert. Die Hände der Myxödematösen ähneln einander sehr. Sie sind plump, dick, die Finger oft klauenartig gekrümmt. Die Handrücken sind manchmal ganz besonders geschwollen, wodurch die ganze Hand verkürzt und tatzenförmig aussehen kann. Ewald beschreibt die Hand einer solchen Person, als ob sie Fausthandschuhe an hätte. An den Füßen können ähnliche Veränderungen auftreten, so daß die Schuhe zu klein werden. Gelegentlich kann sich an den Unterschenkeln neben den typischen myxödematiösen Schwellungen echtes Ödem entwickeln. Dasselbe kann bei Ruhe verschwinden, um nach vielem Herumgehen wiederzukommen. Dieser Wechsel kann in der Beurteilung des Krankheitsbildes manche Verwirrung anrichten; die vordere Bauchhaut, die Hüft- und Gesäßgegend beteiligen sich gleichfalls an den Schwellungen. Hier läßt sich oft die Haut in 7 bis 8 qcm dicke Falten, die wenig elastisch sind, aufheben. Während beim vorher mageren Individuum eine gewisse Zunahme des Paniculus sich nicht unschön bemerkbar macht, verrät sich beim echten Myxödem die Schwellung des Fettgewebes in Form auffallender, förmlich eckiger Ablagerungen.

Die Haut des gesamten Körpers ist trocken, rissig, gleichsam spröde. Infolge der starken Abschilferung sieht die Haut wie mit Mehl bestreut aus. Die Wäsche solcher Patienten ist oft voll von einem kleienartigen Pulver. Solche Patienten schwitzen nicht, es läßt sich auch Schweiß durch Medikation kaum provozieren. Auch die sichtbaren Schleimhäute können von dieser Trockenheit ergriffen werden. Schnupfen ist eine Seltenheit. Der Tränenfluß ist jedoch selten gehemmt. Die Hautfarbe ist blaß, wachsartig, an manchen Stellen durchscheinend, gleichsam porzellanfarben. Im späteren Verlaufe der Krankheit kann es auch zu Pigmentierungen kommen, die die Gegenden um die Augen, Mund und Stirne, an den Extremitäten, vor allem an den Oberarmen und Unterschenkeln besonders bevorzugen. Die Farbe derselben erinnert sehr an die der bekannten Flecken bei schwangeren Frauen. In gelinder Weise gibt sich die Pigmentierung in Form eines gleichmäßig gelblichen Tones an der ganzen Haut zu erkennen. Die Trockenheit der Haut kann sich an den Wangen besonders stark geltend machen. Die Haut ist hier auch rauh wie

bei Individuen, die sehr lang der Kälte ausgesetzt waren. Leichte bläuliche
Verfärbung kann diesen Gedanken noch mehr erwecken. Der Haarboden ist
stark schuppend. Die Haare sind zumeist brüchig und kurz und fallen
leicht aus. Am Haupte, einschließlich der Augenbrauen, sind sie sehr spärlich; in den Axillen und an den Pubes müssen sie nicht fehlen. Die Nägel
sehen brüchig aus und sind fast immer von Längsleisten durchzogen, wachsen
langsam und auch unregelmäßig. Auch die Zähne werden brüchig und neigen
zu Caries. Echte Hautkrankheiten wie Ekzeme, Ichthyosen, gehören nicht
zum Krankheitsbilde, finden aber als eventuelle Komplikationen auf der trocke-
nen Haut einen günstigen Boden. Infolge der unterschiedlichen Anschwellungen empfinden die Patienten in diesen Gegenden ein bedrückendes Gefühl
von Schwere, das besonders an den unteren Extremitäten das Gehen wesentlich behindern kann. Auch das Spannungsgefühl an den Händen ist oft mit
Grund, den früher gewohnten Handarbeiten aus dem Weg zu gehen. Ein regel-

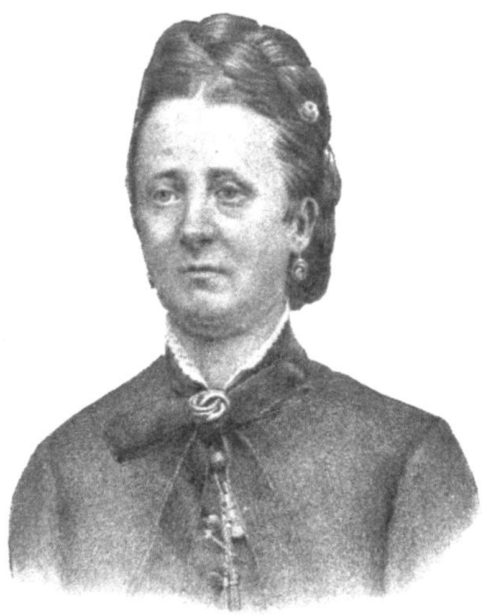

Abb. 2.

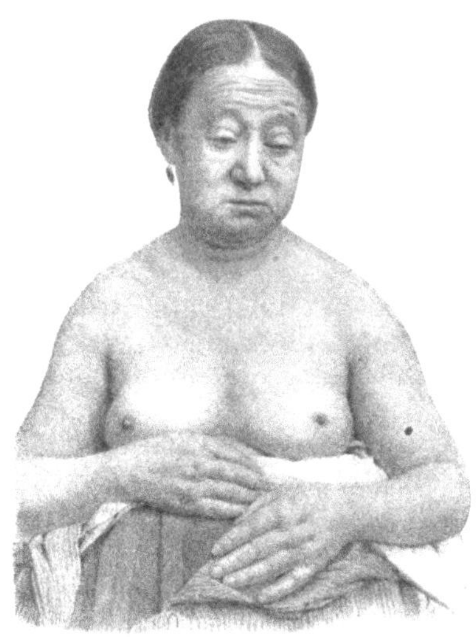

Abb. 3.

mäßiges Symptom ist das der Kälte der Haut. Dasselbe wird aber auch von
den Patienten subjektiv als sehr lästig empfunden. Solche Individuen frieren
beständig, selbst in heißen Jahreszeiten. Der Gegensatz zwischen roten Wangen
wie von erhitzten Patienten und dem Gefühl von Kälte ist oft sehr deutlich.
Auch die Hände und Füße sind stets stark gerötet und kalt. Im Gegensatz
zu den kalten Füßen und Händen der Vasomotoriker sind hier die peripheren
Teile noch außerdem trocken. Die häufig im Winter hinzukommenden
Frostbeulen können die Dicke der Haut noch steigern. Jedenfalls besteht ein
Unvermögen, die Körpertemperatur gemäß den Schwankungen der atmo-
sphärischen Umgebung zu regulieren.

b) **Das Nervensystem:** Die Intensität der Erscheinungen hängt ganz von
der Schwere des Falles resp. vom Mangel an Schilddrüsensubstanz ab. Objektive
Veränderungen an den Gehirnnerven sind relativ selten. Geschmacks- und Geruchsstörungen erwähnt Ewald in einem Drittel der Fälle. Einmal finde ich
Atrophie der Optici und Ödem der Retina erwähnt. Dagegen wird oft über

schlechtes Sehen geklagt. Das Gehör scheint nur beeinträchtigt zu werden, wenn durch eventuelle Schwellungen am äußeren Gehörgange oder durch Verdickungen am Trommelfelle, die allerdings sehr oft erwähnt werden, die äußere Leitung erschwert erscheint. Störungen im Bereiche der Augenmuskelnerven — also gleichsam antagonistische Erscheinungen des Basedow — fehlen. Oft sieht man, daß die Patienten scheinbar unmotiviert die Augen schließen. Manchmal wird als Grund dessen ein Gefühl von Spannung in den Augenlidern angegeben. Von mancher Seite wird auch beiderseitige Gesichtsfeldeinschränkung nach oben beschrieben, die jedoch durch Wülste der oberen Augenlider bedingt sein kann. Trigeminus, Facialis und Hypoglossus sind unbeteiligt. Charakteristisch ist dagegen die Trägheit der Sprache. Der typische Myxödemkranke spricht nur, wenn er gefragt wird. Die Sprache ist dabei undeutlich, rauh und auch oft tiefer. Für manche Fälle kann die allgemeine Verdickung der Zunge, die öfter beobachtet wird, als Grund der Undeutlichkeit und Schwere der Sprache angegeben werden. Vielleicht, daß darauf die eigentümliche Angabe mancher Patienten zurückzuführen ist, daß sie bei Rückenlage schlechter sprechen als in Seitenlage oder aufrechter Stellung. Eine auffallende Bradykardie, die auf einen Reizungszustand des Vagus zurückzuführen wäre, sah ich nie.

Sehr im Vordergrunde stehen die Störungen der cerebralen Funktionen. Über Gedächtnisschwäche klagen fast alle Patienten. Objektiv braucht sie sich durchaus nicht immer bemerkbar zu machen. Denn wenn man den Patienten Zeit läßt, so bekommt man fast immer richtige Antworten. Wichtiger ist die Trägheit im Denkvermögen. Es fehlt solchen Leuten der Antrieb zu jeder geistigen Energie. Bei einer längeren Unterredung stößt man zumeist auf große Schwierigkeiten, da die Patienten, still vor sich hinbrütend, aufhören, überhaupt auf Fragen zu antworten. Oft ist das Finale bei einem Versuche, eine genaue Anamnese zu erheben, ein heftiges Weinen. Die Trägheit und Müdigkeit zeigen sich auch bei ihren Handlungen. Aufgetragene Arbeit wird fast nie vollendet. Auch beim Ankleiden und Essen zeigt sich bereits diese Willenlosigkeit. Die Folge von all dem ist, daß die Kranken stundenlang in der ursprünglich gewählten Stellung — wenn sie auch manchmal eine sehr unbequeme ist — vor sich hindämmern. Zur Zeit des Schlafes aber sind die Patienten unruhig und werden von unangenehmen Träumen vielfach gestört, wofern sie überhaupt nur schlafen können.

Die das Gesicht stark entstellenden Wülste und Falten, der schläfrige Ausdruck der Augen, die langsamen Bewegungen und die monotone Sprache sind imstande, das Individuum zu einem ganz blödsinnigen zu gestalten, besonders, wenn Fragen nicht beantwortet werden. Eventuelle subjektive Beschwerden bestehen in dem Gefühl von Schwere im ganzen Körper, sowie der Behinderung der geschwollenen Glieder zum Gehen und Hantieren. Oft wird auch über Gürtelgefühl um den Rücken geklagt. Im Anfang der Krankheit klagen manche Patienten über Druckgefühl im Kopfe, besonders in den Schläfengegenden.

Die Motilität an Händen und Beinen ist in ihrer Intensität stark herabgesetzt. Außerdem geschehen alle Bewegungen träge und langsam. Paresen sind nur als Komplikationen bekannt. Die Hautempfindlichkeit ist oft beeinträchtigt. Es ist jedoch nicht selten schwer zu entscheiden, ob hier die Dicke der Haut oder wirklich Störungen der Sensibilität eine Rolle spielen. Dasselbe gilt von der elektrischen Erregbarkeit, die ebenfalls häufig als herabgesetzt beschrieben wird. Die Reflexe sind wohl immer vorhanden und nicht auffallend träge. Der Gang der Patienten ist so wie die Bewegungen überhaupt träge, plump und etwas breitspurig. Die Angaben mancher Autoren, daß es im echten Myxödem auch zu Erscheinungen von Tetanie kommen soll, stehen sehr vereinzelt da. Das gleiche gilt von gelegentlichen Konvulsionen und wirklich komatösen Zuständen. Mit Psychosen bei experimentellem Myxödem beschäftigte sich Blum. Ich habe bei einem Myxödem eine nicht heilenwollende Facialislähmung gesehen. Als die Schilddrüsentherapie eingeleitet wurde, gingen die Erscheinungen, auch was die Lähmung anbelangt, außerordentlich rasch zurück. Bei dieser Gelegenheit erinnere ich an die schönen Untersuchungen von Walter, der experimentell den Einfluß der Schilddrüse auf die Regenerationsfähigkeit in atrophischen Nerven untersuchte. Eine vollständige Entfernung der Schilddrüse hatte bei Kaninchen eine sehr starke Hemmung der Regenerationsfähigkeit markhaltiger Nerven zur Folge, die durch Darreichung von Schilddrüsentabletten rasch gebessert werden konnte.

c) **Die Schilddrüse.** In die Glandula thyreoidea wird der Sitz der ganzen Erkrankung verlegt. Sie ist meist gar nicht zu fühlen, wobei man aber bedenken muß, daß die verdickte Haut darüber die Palpation außerordentlich erschwert. Es ist auch charakteristisch für das Myxödem, daß die ganze Gegend der Schilddrüse auf Druck nicht empfindlich ist, während selbst beim normalen Menschen beim längeren Palpieren ein lästiges Empfinden verspürt wird. Ewald erwähnt, daß in ca. 80 Proz. die Schilddrüse als verkleinert angegeben wird; in der Hälfte davon soll sie überhaupt gefehlt haben. Ärzte, die ihre Beobachtungen in Kropfgegenden machten, erwähnen gelegentlich strumöse Entartung des Organes. Jedenfalls ist die Diagnose intra vitam auf Verkleinerung oder gar Fehlen der Schilddrüse sehr unverlässlich. Die oben erwähnte Statistik Ewalds bezieht sich daher nur auf Leichenbefunde.

d) **Der Zirkulationsapparat:** Aus dem Pulse läßt sich nichts erschließen, aus dem man im Myxödem den Gegensatz des Basedow erkennen könnte. Er ist oft klein und schwach, jedoch nie auffallend verlangsamt oder gar beschleunigt. In wenigen Fällen besteht eine leichte Verdickung der tastbaren Gefäßwandungen. Der Blutdruck scheint bei typischen Fällen von Myxödem selten bestimmt worden zu sein. Ich sah genug häufig Werte unter 100 mm Hg R. R.

Am Herzen selbst zeigt sich ebenfalls nichts Charakteristisches. Störungen, die auf eine abnorm leicht ermüdbare Herzaktion zu beziehen wären, sind eigentlich nicht bekannt. Dagegen scheinen die Vasomotoren nicht entsprechend leistungsfähig zu sein, was sich aus den kalten, wahrscheinlich nicht gehörig ernährten peripheren Extremitäten ablesen läßt.

e) **Temperatur:** Bei der Klage über Kältegefühl handelt es sich nicht nur um subjektive Störungen, sondern es besteht tatsächlich eine Herabsetzung der Temperatur. Werte unter 36,5 sind fast etwas Regelmäßiges. Auch durch wärmeres Bekleiden gelingt es nur schwer, diesem unangenehmen Gefühle zu steuern. Tritt dagegen eine Infektion hinzu, so kann es trotzdem zu mächtigem Fieber kommen (Brumeville).

f) **Verdauungsorgane:** Es wird oft über Trockenheit im Munde geklagt. Die Vergrößerung der Zunge wurde bereits erwähnt. Der Magen wird häufig ektatisch angetroffen. Bezüglich der Funktion des Magens kann ich über zwei Fälle berichten; einmal bestanden normale Salzsäurewerte, einmal auffallend niedrige. In dem zweiten Fall war die Austreibungszeit 9 Stunden. Das gesamte Abdomen ist oft, namentlich bei jugendlichen Myxödemen stark aufgetrieben. Hartnäckige Obstipation ist nur zu häufig zu beobachten. In den Fällen, die ich sah, zeigte die Verstopfung mehr den Charakter der atonischen Form. Darreichung von viel Cellulose bessert die Hartleibigkeit nicht. Milz und Leber wurden nie vergrößert angetroffen.

g) **Genitalien:** Zessieren der Menses bei weiblichen Personen und frühzeitige Impotenz beim Manne sind häufig zu beobachtende Erscheinungen. Treten die Zeichen von Hypothyreoidismus bereits beim wachsenden Organismus zutage, so bleibt das Genitale klein. Die Hoden treten entweder verspätet oder gar nicht ins Scrotum. Oft wird Phimose oder sehr lange Vorhaut bemerkt. Fehlt die Funktion der Schilddrüse dauernd, so bleiben die Genitalien andauernd klein und kindlich. Die Behaarung fehlt.

h) **Blut:** Die älteren Angaben über die Blutverhältnisse sind nur betreffs der Zahl der roten Blutkörperchen und des Fleischl-Wertes übereinstimmend, indem beide als vermindert gefunden wurden. Verschieden sind die Angaben über die weißen Blutkörperchen. Manche Autoren finden Lymphocytose (Beuer und Engel), andere (Kocher vor allen) eine Verminderung der weißen Blutkörperchen. Fast konstant wird über eine beträchtliche Eosinophilie (bis 10 Proz.) berichtet. Kocher erwähnt, daß nicht selten das erste Zeichen beginnender Besserung bei entsprechender Schilddrüsentherapie eine Veränderung des Blutbildes ist. Sehr interessant sind die Beobachtungen bezüglich der Blutgerinnung. Dieselbe ist im Gegensatz zu solcher beim Basedow beschleunigt und zeigt außerdem starke Gerinnselbildung. Ursache soll ein vermehrter Fibringehalt des Blutes sein. Esser findet bei seinen experimentellen Untersuchungen das Knochenmark infolge größeren Blutreichtums dunkelrot und weicher als das von gleichalten Kontrolltieren.

i) **Harn:** Im Harn läßt sich nichts für das Myxödem Charakteristisches erkennen. In länger dauernden Fällen soll es fast immer zu Albuminurie kommen, auch sah man Cylindrurie. Wegen des vermuteten Zusammenhanges dieser Erkrankung mit irgendwelcher Schleimabsonderung in der Haut (daher auch der Name Myxödem) wurde in früherer Zeit auf vermehrten oder verminderten Mucingehalt des Harnes mit negativem Erfolge geachtet. Zucker wurde nie beobachtet.

k) **Stoffwechsel:** Nachdem der Schilddrüse ein stimulierender Einfluß auf den Gesamtstoffwechsel zuzuschreiben ist, wird zu erwarten sein, daß ein Fehlen derselben den gegenteiligen Erfolg nach sich ziehen dürfte, was auch tatsächlich gefunden wurde. Zuerst wurde von Magnus Levy nachgewiesen, daß der Sauerstoffverbrauch auf 50 bis 60 Proz. des Normalen herabgesunken ist. Aus den gleichzeitig bestimmten Kohlensäurewerten ist zu erschließen, daß der Gesamtstoffwechsel darniederliegt. Die neueren Untersuchungen von Steyrer und Bergmann haben dies mit genaueren Methoden durchaus sichergestellt. Was sich durch die großen Grundumsatzmethoden beweisen ließ, wurde durch Detailanalysen im Harne und Stuhl vielfach bestätigt. Ohne daß sich eine negative Bilanz zeigt, kommt der myxödem. Organismus mit geringeren Calorienmengen aus, als ein gleich großes normales Individuum. Es ist daher das Myxödem imstande, sich mit einer Nahrungsmenge ins Gleichgewicht zu setzen, die für ein normales, gleich schweres Individuum ganz ungenügend wäre (Bergmann). Dem entsprechend kann man sagen, daß die Stickstoffausscheidungen vermindert sind; dasselbe gilt vom Harnstoff, Harnsäure usw. Es ist wichtig zu wissen, daß es ganz im Gegensatz zum Normalen gelingt, bei größerer Nahrungszufuhr Stickstoffansatz zu bewirken. An nichts läßt sich der Einfluß der Schilddrüse so genau ablesen, wie an Stoffwechseluntersuchungen. Schon nach kurzer Darreichung der Tabletten vergrößert sich wieder der Sauerstoffverbrauch, und der Gesamtstoffwechsel kann sich relativ rasch über normale Werte erheben. Bei sich gleichbleibender Kost verliert der myxödem. Organismus sogar an Stickstoff. Ein Teil dieses Plus an Stickstoff soll aus krankhaften Ablagerungen in den Geweben herrühren. Es wird dies hauptsächlich daraus erschlossen, daß gegen Ende der Behandlung bei gleichbleibender und selbst vermehrter Zufuhr von Schilddrüsentabletten die Stickstoffverluste abnehmen. Untersucht man das prozentische Verhältnis zwischen Gesamtstickstoff und der Harnstoffmenge, so sieht man, daß die Harnstoffsynthese nicht pathologisch verläuft. Über den Salzstoffwechsel sind die Anschauungen noch nicht ganz einig. Ein Teil der Autoren behauptet, daß beim typischen Myxödem Chlor und Phosphor vermindert, d. h. während der Behandlung vermehrt ausgeschieden wird, andere leugnen dies wieder. Calcium und Magnesium scheinen dagegen von der Norm nicht abzuweichen. In der Regel ist beim Myxödem die Assimilationsgrenze für Kohlehydrate, so wie man es auch von dem experimentellen Versuche her erwarten muß, erhöht. Typische Patienten vertragen 300 g Dextrose leicht, ohne daß es zu einer Zuckerausscheidung zu kommen braucht. Knöpfelmacher konnte durch Schilddrüsenzufuhr die Assimilationsgrenze für Zucker herabsetzen. Es ist nun sehr auffällig, daß von einer Reihe von Beobachtern deutliche Glykosurie bei Myxödem beschrieben wurde (Gordon, Wilson, Garnier, Strasser). Noch auffallender ist es, daß diese, wenn auch nur geringgradige Glykosurie infolge von Schilddrüsenzufuhr, die das Myxödem sonst günstig beeinflußt, zum Schwinden brachte. Magnus Levy hält die Möglichkeit eines nephrogenen Diabetes offen. Schließlich soll noch erwähnt werden, daß bei Myxödem auch die Perspiratio insensibilis um 40 bis 60 Proz. gegenüber der Norm herabgesetzt sein kann. Auch die Urinmenge zeigt sich oft im Vergleich zu der des normalen Menschen vermindert. Daß hier etwas Spezifisches vorliegen dürfte, ist am besten daran zu erkennen, daß sich beide Symptome durch Schilddrüsenzufuhr in ihr Gegenteil umformen lassen. Garnier und Lebret meinten die Funktionen von Niere, Leber und Darm nach der Methylenblauausscheidung beurteilen zu können. Nach Zufuhr von Schilddrüsentabletten bei Myxödem wurde der Farbstoff viel schneller ausgeschieden, als vor der Therapie.

l) **Knochensystem:** Bei keinem Lebensvorgang zeigt sich die Abhängigkeit von der Schilddrüsentätigkeit und dem Lebensalter so deutlich, wie beim Knochenwachstum. Durch die Mannigfaltigkeit der daraus sich ergebenden Symptome können bei gleichbleibender Ätiologie so mannigfaltige Krankheitsbilder entstehen, daß man an die gemeinsame Ursache fast vergessen möchte. Angeborene oder frühzeitig erworbene Ausschaltung der Schilddrüsenfunktion kann, solange das Skelett noch wachstumsfähig ist, Difformitäten bedingen, die sich mit den früher nur den Kretinen zugesprochenen vielfach berühren. Vor allem wird das Längenwachstum stark herabgesetzt. Je älter daher das Individuum wird, desto mehr hat man Berechtigung, von Zwergwuchs zu sprechen. Sowohl die bloße Besichtigung des Skelettes, als auch die Röntgenuntersuchung belehrt uns, daß es sich nicht um ein atypisches, sondern ausschließlich um ein verzögertes Wachstum handelt. Jene Zeichen, die am Schädel des Kretinen charakteristisch sind, fehlen bei der angeborenen Athyreose. Ein wichtiges Zeichen ist das Fehlen der Knochenkerne in den Hand- und Fußwurzelknochen. Man sieht selbst bei 10jährigen Kindern noch nicht die kleinsten Spuren einer Ossification z. B. im Capitulum des os Hamatum, das normaler Weise im 4. bis 6. Monate zu verknöchern beginnt. Setzt die Schilddrüsenfunktion später aus, so bleibt der Verknöcherungsprozeß auf der Stufe stehen, als der pathologische Zustand einsetzte. Am stärksten werden jene Knochen affiziert, die bei Eintritt des Athyreoidismus noch knorpelig angelegt waren. Deswegen werden die bindegewebigen Knochen des Craniums am wenigsten gehemmt. Im Verhältnis zum übrigen Körper imponiert uns daher der ganze Schädel als makrocephaler. Nimmt man noch die Dicke der Weichteile hinzu, so ist einzusehen, daß die Größe des Schädels des jugendlichen Myxödemes sehr augenfällig wird. Wird ein solches Individuum älter, so können die Schädelknochen wie die eines normalen Menschen ossifizieren; dann ist der Unterschied zwischen Schädel und dem übrigen Skelett noch auffallender. Es ist weiterhin für den Schädel des jugendlichen Myxödemes noch charakteristisch, daß die große Fontanelle länger offen bleibt, die Nähte spät verknöchern und es zu verzögertem Zahnen kommt. Nachdem die Knochen der in der Jugend erworbenen Myxödeme auch oft gebogen erscheinen, so war dies, sowie die früher erwähnten Symptome für Pathologen Grund genug, um Verbindungen zwischen Myxödem und der Rachitis zu suchen. Speziell waren es Bourneville und Hertoghe, die erklärten, daß jedes in der Jugend entwickelte Myxödem rachitisch wäre. Die Frage wurde noch komplizierter, als das typische Myxödem noch mit der Chondrodystrophie verwechselt wurde. Daß jedoch dieser Prozeß mit dem kongenitalen Myxödem nicht das mindeste zu tun hat, ist von Kaufman gezeigt worden. Daß aber auch die Rachitis mit der Athyreose nichts zu tun haben kann, wird uns klar, wenn wir uns die Charakteristika beider Prozesse vergegenwärtigen. Bei Rachitis handelt es sich um eine ins Pathologische gesteigerte Knocheneinschmelzung, verbunden mit Kalkarmut und Osteoporose, während wir gerade vom Myxödem zeigen konnten, daß das physiologische Knochenwachstum einfach verzögert ist. Bei der Rachitis sind die Epiphysen aufgetrieben, scharf begrenzt und unregelmäßig konturiert. Die Grenzen zwischen Knorpel und Knochen sind verschoben, die Epiphysenlinie nimmt statt ihren linearen Verlauf ein gezacktes Aussehen an. Nie sieht man bei der Rachitis eine hochgradige Retardation in der Knochenentwicklung und eine Verspätung der knöchernen Verschmelzung zwischen Dia- und Epiphyse. Daß früher Rachitis mit Myxödem verwechselt werden konnte, ist wohl nur dahin zu erklären, daß es bei beiderlei Personen zu Verbiegungen und Verkrümmungen der langen Röhrenknochen, zu Offenbleiben der Fontanellen, verspäteter Zahnung und eben solchem Gehvermögen kommt. Eine Kombination ist daher nur möglich, wenn primär eine Rachitis bestanden, und im weiteren Verlaufe derselben sich dann die Schilddrüsenunterfunktion hinzugesellt hätte.

B. Pathologische Anatomie.

a) Haut: Wegen der Anwesenheit von Schleim in der Haut hat das ganze Krankheitsbild seinen Namen bekommen. Es ist begreiflich, daß sich das pathologisch anatomische Interesse auf diese Substanz gerichtet hat. Tatsächlich findet man auch zwischen den verdickten und sicherlich auch vermehrten Bindegewebszügen des Coriums mit einer Masse erfüllte Räume, die auch zwischen den einzelnen Fettläppchen zu sehen ist. Durch die Anwesenheit dieser halbflüssigen Substanz im Interstitium bekommt das ganze Gewebe ein transparentes Aussehen. Es ist eine zum Teil noch immer strittige Frage, ob diese Flüssigkeitsdurchtränkung tatsächlich, wie man ursprünglich annahm, von Mucin herrührt oder von Ödem. Auch durch die vielfachen chemischen Untersuchungen ist nicht viel Licht in diese wichtige Frage eingedrungen. Hun und Pruden fanden 50 mal mehr Schleim als in der normalen

Haut; meistens ist diese von ihnen überhaupt frei von schleimiger Substanz gefunden worden. Stevenson und Halliburton fanden ebenfalls den Mucingehalt der Haut vermehrt und zwar beim Myxödem sowohl des Menschen als auch des Affen. Auch soll diese Substanz, die zwar noch nicht näher untersucht wurde, im Blute und in der Parotis myxödematöser Affen vorhanden sein. Schließlich muß noch erwähnt werden, daß von mancher Seite überhaupt an der mucinösen Degeneration der Haut gezweifelt und vielmehr der Standpunkt vertreten wird, daß es sich um eine Art von gewöhnlichem Ödem handle. Dadurch, daß die Flüssigkeit sich vorwiegend in den obersten Hautschichten absetzt, soll die Haut die eigenartige Beschaffenheit bekommen, auf Fingerdruck nicht sofort nachzugeben. Ewald meint, daß es sich um eine trophische Störung handle, und zwar um eine eigentümliche Degeneration des Fettgewebes, die zu vergleichen wäre mit einem Beharren auf der Stufe des embryonalen Schleimgewebes. Jedenfalls harrt diese Frage noch der endgiltigen Lösung.

b) **Nervensystem:** Betreffs pathologisch anatomischer Veränderungen am Nervensystem wurde wenig ermittelt. Wenn auch von manchen Autoren Schädigungen an den Ganglienzellen in Form von Unregelmäßigkeiten, Vakuolen und auch Vermehrung der Neuroglia beschrieben wurden, so ist diesen Veränderungen wegen des Vorkommens auch bei anderen krankhaften Zuständen kaum etwas Spezifisches zuzuschreiben. Viel wichtiger erscheinen uns Befunde im Sinne einer diffusen Neuritis.

c) **Schilddrüse** und die anderen **Drüsen mit innerer Sekretion:** Es ist in zahlreichen Fällen gelungen, den Nachweis zu erbringen, daß beim Myxödem der Neugeborenen, aber auch bei dem älterer Personen, die Thyreoidea fehlte. Speziell durch genaue histologische Untersuchungen ist festgestellt worden, daß es sich hier um angeborene Defekte handelte. Die histologischen Untersuchungen erschienen deshalb so wichtig, weil dadurch jeglicher Zweifel über irgendwelche stattgehabte Entzündungen illusorisch und damit auch der angeborene Defekt bewiesen wurde. Interessant ist die Beobachtung von Maresch, der doch noch im Bereiche der makroskopisch nicht nachweisbaren Thyreoidea einzelne Schilddrüsenacini mikroskopisch feststellen konnte. Ein weiterer sehr wichtiger Grund für die Annahme eines kongenitalen Defektes ist die Anwesenheit der unversehrt gebliebenen Epithelkörperchen (Maresch, Peuker, Erdheim). Wenn man sich vergegenwärtigt, wie innig diese kleinen Gebilde mit der Thyreoidea verbunden sind, so müßte man an ihnen, falls tatsächlich entzündliche Vorgänge hier eine Rolle gespielt hätten, auch diese Veränderungen gefunden haben. Das war mit ein Grund anzunehmen, daß sich die Epithelkörperchen unabhängig von der Schilddrüse entwickeln, und daß sie weder in Schilddrüsengewebe übergehen, noch die Folgen der Thyreoaplasie verhindern können. Das Myxödem der Erwachsenen muß allerdings als eine erworbene Affektion aufgefaßt werden, denn hier scheint die Schilddrüse in jüngeren Jahren normal funktioniert zu haben. Die makroskopischen Befunde des Organes bei solchen Kranken deuten fast immer auf eine Verkleinerung desselben hin. Sehr oft findet man das Organ in ein festes, aber auch zum Teil durch Fett ersetztes Gewebe umgewandelt. Mikroskopisch zeigt eine solche Schilddrüse, die wegen Drüsenmangel auch blaß aussieht, Verödung des Drüsenparenchymes mit reichlicher Wucherung des interstitiellen Bindegewebes. Daneben sieht man eine regelmäßig acinöse Verteilung des Fettgewebes, was dafür spricht, daß letzteres sich an Stelle des geschwundenen acinösen Drüsengewebes gebildet hat. Bezüglich der Ätiologie dieses Schwundes sind wir aber noch ganz im unklaren.

Um eventuelle komplizierende Symptome richtig zu verstehen, ist es wichtig, die Wechselwirkungen, die die Organe mit innerer Sekretion aufeinander ausüben, zu beleuchten. Die experimentell festgestellte Tatsache, daß nach Schilddrüsenexstirpation die Hypophyse größer wird, ist nunmehr auch für den Menschen bestätigt worden (Ponfick und Boyce). Besonders der vordere Drüsenlappen zeigt Zeichen bedeutender Hypertrophie. Die Zellstränge sind verdickt, die chromophilen Zellen zeigen sowohl quantitative als auch qualitative Veränderungen. Sie übertreffen an Zahl alle anderen Zellen außerordentlich, außerdem sind sie vergrößert und erinnern etwas an Zellen mit Kolloiddegeneration. Diese Veränderung bildete den Grund der verschiedenen Anschauungen. Während von der einen Seite behauptet wird, daß es sich hier um den Ausdruck einer vikariierenden Tätigkeit handelt, vertreten wieder andere den Standpunkt, daß es sich hier um eine parallelgehende Erkrankung handle, also um eine gleichzeitige Erkrankung beider Drüsen. Grund für diese Auffassung war darin gelegen, daß der drüsige Anteil der Hypophyse sich atrophisch zeigte, dagegen der nervöse erhalten blieb. Interessant sind einige Umstände, die Erdheim bei angeborenem Myxödem erheben konnte: er fand neben einer fehlenden Schilddrüse auch eigenartige Tumoren am Zungengrunde, die mit dem Ductus lingualis in Zusammenhang standen und sich als mit Pflasterepithelien ausgekleidete Cysten entpuppten. Also nicht nur im Bereiche der eigentlichen Thyreoidea, sondern auch im Gebiete des Ductus lingualis angeborene Störungen. Außerdem konnte er auch eine Aplasie der postbranchialen Körper der lateralen Schilddrüsenanlage nachweisen. Rocaz und Cruchet fanden bei einem Myxödemfall eine Atrophie der Schilddrüsengefäße.

Von weiteren Drüsen wäre anzugeben, daß die Epithelkörperchen nicht nur bei den angeborenen, sondern auch bei den später erworbenen Formen von Myxödem intakt gefunden wurden. Dagegen in jenen Fällen von postoperativem Myxödem, wo sich auch tetanische Erscheinungen zeigten, wird wohl mit ziemlicher Bestimmtheit anzunehmen sein, daß da diese kleinen Gebilde entweder beschädigt oder vielleicht mit exstirpiert wurden. Schließlich ist noch darauf aufmerksam zu machen, daß von Pineles auf Hypoplasie der Thymus bei Thyreoaplasie hingewiesen wurde, ein Verhalten, das auch Erdheim schon früher bei seinen Fällen sah. Mikroskopisch findet sich bei ganz jungen Individuen die Thymus fast frei von Lymphocyten und Hassalschen Körperchen, dagegen reich an Bindegewebe. Das wäre also das Gegenteil der Thymuspersistenz bei Basedowscher Krankheit. Ähnliches berichtet auch Bernheim Kasser. Genaue Untersuchungen des Pankreas und der Nebennieren fehlen derzeit noch.

d) **Zirkulationsapparat:** Über besondere Befunde am Herzen bei Myxödem ist, soweit man das den nicht zahlreichen Obduktionsbefunden entnehmen kann, nichts zu finden, dagegen zeigen sich schon bei relativ jugendlichen Individuen hochgradige atheromatöse Veränderungen an den größeren Gefäßen. Sogar Amyloidose ist, scheinbar grundlos, angetroffen worden. Selbst über obliterierende Arteritis wird berichtet. Es ist auf diese Befunde besonders Gewicht zu legen, da v. Eiselsberg bei seinen strumektomierten Ziegen ebenfalls auf beträchtliche Ateromatose hingewiesen hatte.

e) **Genitalien:** Atrophie des Genitales ist nicht typisch für das reine Myxödem; wenn es vorhanden ist, dann hat man entweder mit angeborenen Zuständen zu rechnen oder mit Komplikationen, vor allem von Seite der Hypophyse. Treten dagegen beim Myxödem Erscheinungen von Insuffizienz des

Genitalapparates auf — und da ist sogar ziemlich häufig der Fall —, so wird an
ausschließlich funktionelle Schädigungen zu denken sein.

f) **Knochensystem:** Beim frühzeitig einsetzenden Myxödem zeigt sich entsprechend der makroskopisch deutlich nachweisbaren Verzögerung im Wachstum auch mikroskopisch eine solche, denn sowohl die periostale als auch
endochondrale Ossification ist deutlich gehemmt. Diese Erscheinungen sind
für das wachsende Individuum bei Ausfall der Schilddrüsenfunktion so typisch,
daß Dieterle folgende Schlüsse ziehen konnte: die Störungen des Knochenwachstums sind die ersten und regelmäßigsten Teilerscheinungen der athyreotischen Kachexie, d. h. einer dem senilen Marasmus ähnlichen allgemeinen Ernährungsstörung, und beruhen auf einem Nachlassen sämtlicher am Knochenwachstum beteiligter Gewebe. Feinere Details am Knorpel beschreibt Kassowitz. Im kleinzelligen Knorpel ist die Zahl der Markkanälchen vermehrt;
das Perichondrium findet sich nur halb so gefäß- und zellreich als wie beim
normalen, entsprechend alten Individuum. Die Gefäßkanälchen werden nur
von dünnen Fäserchen durchzogen und entbehren vollkommen des osteoiden
Gewebes. Auch die Grundsubstanz des kleinzelligen Knorpels bietet Veränderungen in Form von deutlicher Zerklüftung dar. Die Grenze zwischen den
Fibrillenbündeln und der hyalinen Grundsubstanz ist deutlich sichtbar.

Nachdem wir nun die allgemeine Symptomatologie und pathologische
Anatomie des Myxödem besprochen haben, können wir uns den verschiedenen
Formen desselben zuwenden.

C. Spezielle Symptomatologie.

a) **Idiopathisches Myxödem:** Am häufigsten beginnt die Krankheit mit
Veränderungen der Haut. Anamnestisch wird oft angegeben, daß den Schwellungen Neuralgien vorangegangen sind. Zumeist beginnt das Myxödem im
Bereiche des Gesichtes. Erst in zweiter Linie kommen die Extremitäten an
die Reihe. Die Raschheit der Entwicklung und Ausdehnung der Hautveränderungen ist individuell sehr verschieden. Es können sich sehr deutliche Erscheinungen bereits im Verlaufe einiger Wochen entwickeln. Am häufigsten wird
das dritte Alters-dezennium von der Krankheit ergriffen. Doch machen
aber die anderen Altersperioden keine Ausnahme. Bezüglich der Ätiologie ist
wertvoll zu wissen, daß das weibliche Geschlecht von der Krankheit viel
mehr betroffen wird als das männliche. Die Statistik von Pruden spricht
von 113 Weibern gegenüber 32 Männern. Ähnlich Heinzheimer: 117 : 10.
Verheiratete Frauen scheinen häufiger zu erkranken als ledige. Auch scheint
die Fruchtbarkeit der Frauen hier eine Rolle zu spielen, denn Hun und Pruden
konnten bei 64 Frauen 300 Lebendgeburten und 29 Abortus anführen. Der
Beginn des Myxödems ist zumeist sehr schleichend. Es gibt sichere Beobachtungen, aus denen man schließen muß, daß der Beginn der Erkrankung
sich bis auf Jahre zurück verfolgen läßt. Deswegen ist die Diagnose in den
Anfangsstadien oft außerordentlich schwierig. Das ist auch der Grund, daß
so manche dieser Fälle die längste Zeit als nervöse oder psychisch sehr wankelmütige Individuen in Behandlung stehen. Eine scharfe Grenze zwischen dem
gewöhnlichen Myxödem und der juvenilen oder sogar der infantilen Form
läßt sich nicht genau ziehen. Prinzipiell muß nur der Gegensatz zwischen angeborener Form — also Thyreoaplasie — und jener Form festgehalten werden,
wo sich die Krankheit auf eine scheinbar normal entwickelte Thyreoidea aufsetzt. Nachdem die Krankheit aber eminent chronisch und in ihren Anfängen

oft sehr verschleiert sich zeigen kann, ist bei Individuen unter 5 Jahren die Diagnose fast nur anatomisch möglich.

b) **Operatives Myxödem** oder **Cachexia strumipriva.** Auf den Zusammenhang zwischen Schilddrüsenexstirpation und der Krankheit selbst ist in der Einleitung genügend eingegangen worden. Die ersten Erscheinungen können verschieden lang nach dem operativen Eingriff auftreten. Ist die Schilddrüse total entfernt worden, so lassen die ersten Erscheinungen nicht lange auf sich warten. In richtiger Erkenntnis der wichtigen Funktion der Schilddrüse wird bei den nunmehr vorzunehmenden Schilddrüsenoperationen mit viel mehr Rücksichten vorgegangen als in früheren Zeiten, so daß diese Krankheit in ihrer vollen Bildung eine fast historische genannt werden

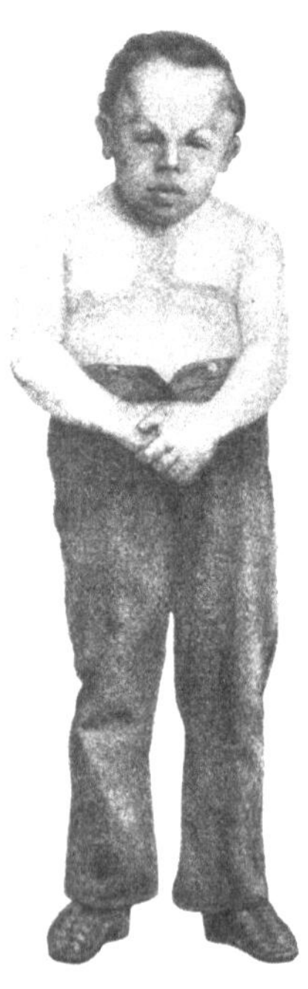

Abb. 4. Nach Wölfler.

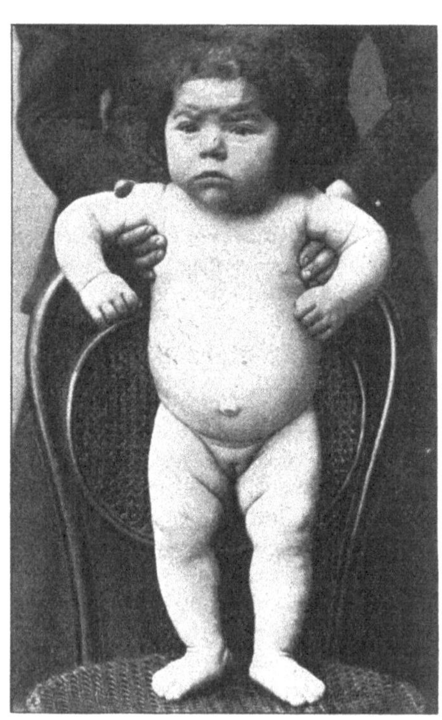

Abb. 5. Nach Kassowitz.

könnte. Die Patienten werden auffällig schwerfällig und müde. Es kann sich in den Beinen und Händen das Gefühl von Kälte und auch Zittern hinzugesellen. Die Menschen werden apathisch, langsam im Denken und Reden. Je geistig regsamer und höher stehender das Individuum war, desto auffälliger nunmehr der Kontrast. Sehr häufig bemerken die Patienten ihren geistigen Rückgang selbst und werden den sie beobachtenden Menschen gegenüber nur noch schweigsamer. Es ist auffallend, daß im Anfang die Veränderungen an der Haut vorübergehenden Charakter darbieten können. Die Ödeme sind im Gegensatz zu den Stauungs- und toxischen Schwellungen nach dem Schlafe, also in den Morgenstunden, oft deutlicher zu sehen als während des Tages, wo die Patienten auf sind. Die an den Extremitäten und auch am Gesichte auftretenden und dann verschwindenden Schwellungen benennt man auch, vielleicht fälschlich, Oedema fugax. Während die Veränderungen an der Haut immer mehr und mehr manifest werden, beginnen auch die Haare auszufallen. Die Kachexie schreitet rasch weiter, um so mehr, als die Kranken auch blaß und anämisch werden. Ist das Individuum noch nicht völlig erwachsen, so kann es, was allerdings erst im Laufe der Jahre zu bemerken ist, klein bleiben und dann auch die eigentümlichen Veränderungen am Knochensysteme zeigen.

Überdies soll hier erwähnt werden, daß tetanische Zeichen nicht zur reinen Form der Cachexia strumipriva gehören, von der wir voraussetzen, daß bei ihr die Epithelkörperchen unbeteiligt bleiben. Die von Baumgärtner beobachtete Glottisstenose, wie sie gelegentlich nach Schilddrüsenoperationen vorkommen kann, hat ebenfalls nichts mit dem Ausfall der Thyreoidea zu tun, sondern ist auf Nebenverletzungen, vor allem der beiden Recurrentes zu beziehen.

c) **Thyreoaplasie** (kongenitales Myxödem): Solche Kranke sind zumeist Neugeborene und werden von den Angehörigen als normal bezeichnet. Selten war bei der Geburt Kunsthilfe notwendig. Sie gedeihen auch häufig in den ersten Monaten, ähnlich gesunden Kindern. Ein Zurückbleiben manifestiert sich gewöhnlich erst vom 4. bis 6. Monat an, oft nach Absetzen von der Mutterbrust. Alsdann aber beginnen die Erscheinungen des Myxödemes rasch einzusetzen und können die schwersten Formen erreichen. Es ist direkt charakteristisch für die Thyreoaplasie, daß die Symptome des Myxödems jenseits des ersten Lebensjahres nie „halbe" sind, sondern immer als sehr hochgradige bezeichnet werden müssen. Eine Thyreoaplasie mit nur Formes-frustes-Erscheinungen gibt es nicht. Auch hier überwiegt das weibliche Geschlecht. Pineles erwähnt das Verhältnis 7 : 2, Kassowitz 8 : 3. Es ist für die Auffassung des ganzen Prozesses wichtig, die geographischen Verhältnisse zu berücksichtigen. Die Thyreoaplasie ist nicht wie das kryptogenetische Myxödem an typische Gegenden gebunden, sondern scheint überall vorzukommen. Es handelt sich hier ebenso um einen Bildungsfehler, wie bei so manchen andere Erkrankungen, weswegen auch, ähnlich wie bei anderen solchen Zuständen, mehrere angeborene Anomalien nebeneinander vorkommen können. Im Gegensatz zum Kretinismus, mit dem dieses Krankheitsbild vielfach verwechselt wurde, fehlt in der Aszendenz Kropf, Kretinismus. Darauf mit besonderem Nachdruck hingewiesen zu haben, ist ein Verdienst von Bourneville. Auch muß seinen Angaben, daß die Vorfahren solcher Mißbildungen von Epilepsie, chronischem Alkoholismus schwerer Tuberkulose heimgesucht wurden, mehr Gewicht beigelegt werden. Wurde die Schläfrigkeit solcher Kinder vor dem 5. bis 6. Monate zuerst für die Gewohnheit eines gesunden Kindes gehalten, so fällt sie nach dieser Zeit sichtlich auf. Das Kind beginnt schlecht zu schlucken, es vergißt darauf. Gesicht und Körper werden überhaupt dicker. Die Haut wird faltig, die Nase breit, die Nasenwurzel sinkt ein, die Nasenlöcher erscheinen, weil aufwärtsstehend, groß, die Augen sind tiefliegend. Der Mund wird beständig offen gehalten, die Zunge wird herausgestreckt und ist sicherlich auch größer. Zwischen den großen und wulstigen, oft cyanotisch aussehenden Lippen fließt Speichel heraus. Dadurch, daß die Gesichtshaut in vielfache derbe Runzeln gelegt wird, wird der Ausdruck blöd, greisenhaft, gelegentlich auch wie sorgenvoll. Die Haare des Kopfes sind spröde, glanzlos, an manchen Stellen lückenhaft und reichen über die Haargrenze ins Gesicht hinein. Oft besteht Conjunctivitis. Gelegentlich kommt es auch zu Verbildungen der Ohrmuscheln. Die Hautfarbe des Gesichtes wie überhaupt des Körpers ist bläulich; keine Wangenröte. Während der Kopf entsprechend dem Alter weiterwächst, bleibt der übrige Körper im Größerwerden zurück. Dadurch, daß die Weichteile des Stammes und der Extremitäten an Umfang zunehmen, wird das Mißverhältnis zwischen Länge und Dicke des Kindes immer deutlicher und dadurch charakteristisch. Je älter das Individuum, desto deutlicher dieser Unterschied. Wir führen hier als Beispiel dafür eine Tabelle aus der Arbeit von Kassowitz an.

Alter	Länge	Normale Länge nach Gnetelet	Differenz	Fehlbetrag in %
2½ Jahre	72,0	79,6	— 7,6	9,8
4¾ ,,	80,5	98,0	— 17,5	17,8
5¼ ,,	82,0	101,0	— 19,0	18,8
7½ ,,	83,0	114,0	— 31,0	27,2
10½ ,,	91,5	130,0	— 38,0	29,6
12 ,,	95,0	136,0	— 41,0	30,1
20 ,,	116,0	166,0	— 50,0	30,1

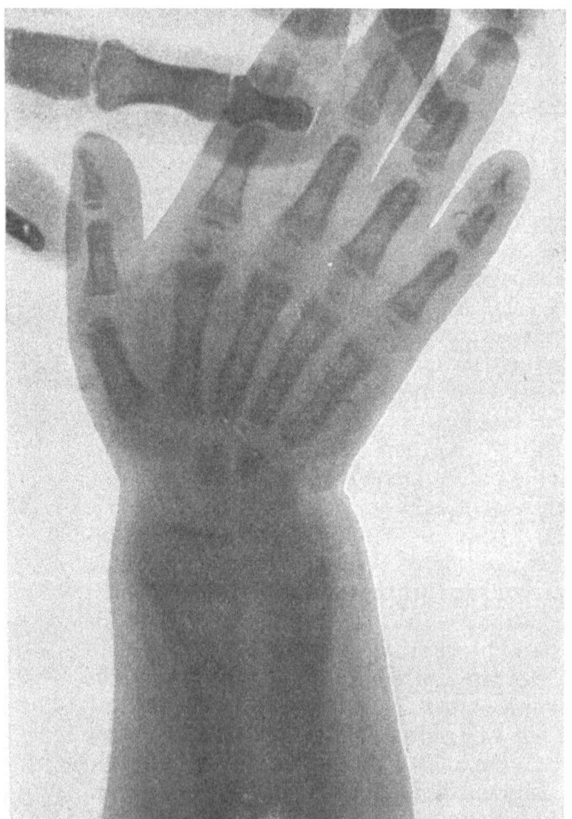

Abb. 6. Nach Kassowitz.

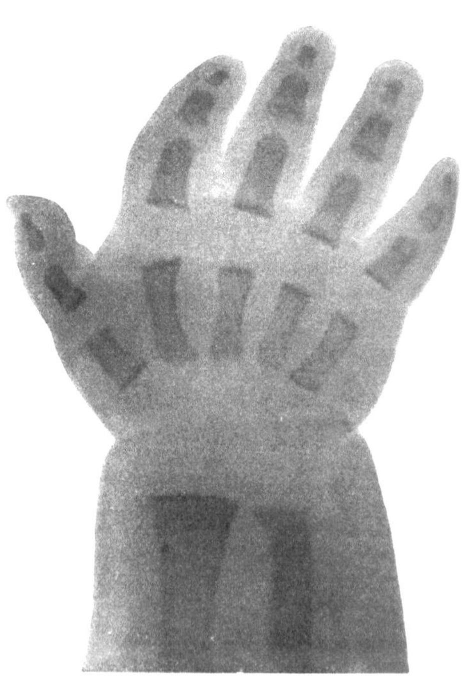

Abb. 7. Nach Siegert.
Ergebnisse d. inn. Med. 6. S. 624.

Vom Knochenbau, speziell der Extremitäten, gilt bei der Thyreoaplasie dasselbe, was in dem Kapitel „Allgemeine Symptomatologie" über diesen Gegenstand gesagt wurde. Die verspätete, oder besser gesagt, die ausbleibende Verknöcherung der Epiphysenfugen und die Nichtausbildung der Knochenkerne

(Handwurzelgelenk) ist eine so typische Erscheinung, daß man aus der Anlage der Knochenkerne erschließen kann, in welchem Zeitalter das Myxödem eingesetzt hat. Um hier die entsprechenden Unterschiede zwischen Thyreoaplasie und infantilem idiopathischen, also nicht angeborenem Myxödem zu erkennen, legen wir die Ossificationstabelle von Dieterle bei, aus der man erkennen kann, wie die physiologische Ossification der Handknochen erfolgt.

Alter	Auftreten des Knochenschattens in	Körperlänge
Neugeborne	Diaphyse der Phalangen, des Metacarpus, des Radius, der Ulna	50 cm
4 Monate		
5 „		
6 „	Capitatum, Hamatum	60 cm
7 „		
8 „		
12 „		
1¼ Jahre	Radiusepiphyse	75 cm
1½ „		
2 „		
2½ „	Basalepiphyse der Grundphalangen 2., 3. und 4. Jahr	85 cm
2¾ „	„ der Endphalange 1. Jahr	95 cm
3 „	Übrige „Basalepiphysen ohne Ordnung	100 cm
3½ „	—	—
4 „	Os lunatum	
5 „		108 cm
5½ „	Multangulum maius et minus	
6 „	Os naviculare	110 cm
7 „	Distale Ulnaepiphyse	117 cm
8 „	—	130 cm
9 „	—	—
10 „	Os pisiforme	135 cm
11 „	—	—
12 „	—	—
13 „	Sesambein, Hamulus ossis lunati	150 cm
16—17 Jahre	Verschwinden der Epiphysenlinien der Finger und Metacarpi	165 cm
18 Jahre	—	—
19 „	—	170 cm
20 „	Verschwinden sämtlicher Epiphysenlinien	170—180 cm

Auch die Fontanelle bleibt offen, selbst bis in das 15. Jahr, wenn nicht vorher entsprechende Therapie eingeleitet wurde, ein Verhalten, das selbst bei den schwersten Rachitisfällen nicht zur Beobachtung kommt. Die Zähne kommen spät und mangelhaft; selbst 10 bis 15 jährige Kranke mit Thyreoaplasie haben höchstens 1 bis 2 Backenzähne, die tief in der Gingiva stecken. Ganz abgesehen vom Fettreichtum, ist der Bauch groß, meteoristisch aufgetrieben, oft hängend (Froschbauch). Durch die hartnäckige Obstipation kann die Größe des Bauches noch mehr gesteigert werden. Wenn Stuhl spontan erfolgt, so ist er einem Ziegenkot ähnlich; der Harn kann oft genug nicht gehalten werden. Eine typische Erscheinung ist der Nabelbruch; derselbe enthält oft keinen reponiblen Inhalt. Auch ist kein Bruchring fühlbar. Die Folgen dieser jahrelangen Obstipation können Rectumprolapse zeitigen. Die Harnmengen sind gering. Albumen wird fast immer vermißt. Es besteht oft beträchtliche Anämie. Der Fleischlgehalt sinkt bis 45. Argulinsky betont den Tiefstand des Nabels. Es ist leicht begreiflich, daß eine so schwere Herabsetzung der Lebensenergie des Organismus sich auch dem Zentralnervensystem mitteilen muß. Ausbleiben der Sprache oder sehr spätes Einsetzen ist eine der häufigsten Erscheinungen. Wegen der Apathie solcher Individuen ist eine Entscheidung, ob Taubstummheit oder bloß Sprachmangel vorliegt, oft schwer zu treffen. Von den meisten wird eher Taubstummheit geleugnet. Gehen ist selbst 10 bis 12jährigen Individuen fast unmöglich. Die Fortbewegung erfolgt, wenn unbewußt, höchstens auf allen vieren. Solche Kinder liegen fast den ganzen Tag, wegen des Kältegefühles fest zugedeckt, eigentümlich knurrend, in ihren Betten. Meist die Finger im Munde, nehmen sie an ihrer Umgebung kaum Anteil, schreien nicht nach Nahrung, wie sie überhaupt wenig sich bemerkbar machen. Es ist begreiflich, daß wegen der psychischen und körperlichen Störungen gerechte Zweifel betreffs eines Kretinismus aufkommen können. Dies der Grund, warum man solche Krankheitsbilder früher in den Begriff: sporadischer Kretinismus, einbeziehen wollte. Es ist ein Verdienst von Pineles, auf diesen Widerspruch hingewiesen zu haben, indem er die literarisch festgestellten Fälle von sporadischem Kretinismus Revue passieren ließ, und zeigte, daß man wohl in allen diesen Fällen Thyreoaplasie vor sich gehabt haben dürfte. Wenn man bedenkt, wie kompliziert der Begriff Kretinismus ist, so war es sehr richtig, für diese ätiologisch gesonderte Krankheitsgruppe den Namen Kretinismus nicht nur nicht beizubehalten, sondern ihn aus der Literatur womöglich gänzlich auszumerzen. Wenn man bedenkt, daß es sich bei der Thyreoaplasie um einen angeborenen Zustand handelt, so wird es nicht Wunder nehmen, wenn sich neben dieser Anomalie auch andere Mißbildungen finden lassen. Wir nennen hier: angeborene Herzfehler, Gaumenspalten, offene Kiemenfisteln, steiles Gaumgewölbe. Dies der Grund, warum so manche dieser Individuen nur ein kurzes Leben fristen.

Wenn es sich nun um einen angeborenen Schilddrüsenmangel handelt, so ist es für den ersten Moment scheinbar befremdend, warum die Zeichen des Myxödemes relativ spät (im 5. bis 6. Monat) sich bemerkbar machen. Besonders lehrreich ist der anatomisch sichergestellte Fall von Peucker, wo es das betreffende Kind schon bis zu den Anfangsgründen des Sprechens gebracht hatte. Beim kongenitalen Fehlen der Thyreoidea ist es also nicht notwendig, daß sich die Symptome des Myxödems schon im embryonalen Leben entwickeln müssen. Scheinbar übernimmt die mütterliche Thyreoidea ihre Aufgabe auch für den Embryo und scheint dem Kinde für das extrauterine Leben noch einen gewissen Funktionfond mitzugeben. Möglich, daß die Muttermilch den Ausbruch der Erscheinungen noch weiterhin verzögern kann.

An dieser Stelle soll nochmals betont werden, daß es auch jugendliche Myxödeme gibt, wo es sich nicht um eine Thyreoaplasie handeln muß. Es kann diese Krankheit auch Kinder betreffen, die ursprünglich eine ganz gesunde Schilddrüse besessen haben dürften. Dementsprechend sind die ersten Erscheinungen erst im 3., 4. oder späteren Jahren zu erwarten, während sich diese Individuen in den ersten Jahren wie vollkommen gesunde Kinder verhalten. Indem daraus ersichtlich ist, daß die Schilddrüse während der ersten Jahre normal gearbeitet hatte, so wird wohl anzunehmen sein, daß die Thyreoidea erst später von einem Krankheitsprozesse befallen wurde. Da weiter für diese Fälle charakteristisch ist, daß sie hauptsächlich in jenen Gegenden zur Beobachtung kommen, wo das Myxödem überhaupt, gleichsam anatomisch vorkommt, so wird man wohl am ungezwungensten vorgehen, wenn man diese Fälle zu dem gewöhnlichen, idiopathischen Myxödem hinzuzählt. In diesem Sinne haben wir — wie es oft geschieht — derlei Fälle nicht separat als

Myxoedema infantum abgetrennt. Eine milde Form scheinen die Fälle vorzustellen, die Herthoge als Hypothyroidie bénigne chronique beschrieb.

d) **Endemischer Kretinismus.** Nachdem dieses Krankheitsbild in diesem Handbuche eine gesonderte Besprechung findet, so können hier nur einige Fragen in Betracht kommen. Die Untersuchungen über die Ausfallserscheinungen nach Entfernung der Schilddrüse legten den Gedanken nahe, die Veränderungen der Thyreoidea — den Kropf — und das Symptomenbild des echten Kretinismus gemeinsam zu betrachten und vor allem in den Veränderungen der Schilddrüse das Primäre der Erkrankung zu erblicken. Denn tatsächlich scheinen sich manche der Symptome einerseits beim Myxödem und andererseits beim Kretinismus zu begegnen. Denn ähnlich wie nach Schilddrüsenentfernung sehen wir auch beim Kretinismus Veränderungen am Knochensystem, an der Haut, am Genitale und am Nervensysteme (Stoffwechsel). Bei genauerer Betrachtung läßt sich aber erkennen, daß die einzelnen Erscheinungen bei den beiderlei Erkrankungen nicht miteinander zu verwechseln sind. Hautveränderungen sind bei den echten Kretinen auch vorhanden, doch erinnern sie durchaus nicht an die des Myxödems. Scholz sagt mit großem Recht. die Haut des Kretinen läßt sich nicht einmal als „pseudo-myxödematös" bezeichnen. Auch Bircher erwähnt, daß in 60 Proz. seiner Fälle von Kretinen Hautveränderungen überhaupt fehlen. Auch lassen sich die Knochenveränderungen beiderlei Erkrankungen nicht miteinander vergleichen. Während der myxödematöse Zwerg proportioniert ist, verhält sich der Wuchs des Kretinen höchst unproportioniert. Während beim reinen Schilddrüsenschwund sowohl die endochondrale als auch periostale Verknöcherung gehemmt erscheint und so die Epiphysen und die Synchondrosen im Wachstum zurückbleiben, bestehen solche Verhältnisse beim Kretin nicht. Hier wird vor allem das Wachstum überhaupt nur während des Entwicklungsalters gehemmt und durchaus nicht universell, sondern nur an manchen Epiphysen oder Synostosen und da bald mehr bald weniger. Eine ähnliche Divergenz ergibt sich bezüglich der geistigen Störungen. Der von Jugend auf Myxödematöse verhält sich vielfach wie ein Idiot. Beim Kretin dagegen, der durchaus nicht immer intellektuell geschädigt sein muß, sind die geistigen Störungen sehr oft auf anderweitige Defekte, wie vor allem auf Taubstummheit oder Schwerhörigkeit, zurückzubeziehen. Scholz stellt fest, daß sich auch der Stoffwechsel anders verhalten kann; vor allem zeigt sich das während der Schilddrüsentherapie. Im Gegensatz zum Myxödematösen oder auch zum Basedowiker wird während der Darreichung von Tabletten Chlor und Schwefelsäure zurückgehalten. Im übrigen lehnt sich der Stoffwechsel des Kretin vielfach an den der Myxödemkranken an. Ein gewichtiges Wort haben hier die Erfolge nach Darreichung von Schilddrüsentabletten zu sprechen gehabt. In dieser Frage stehen sich nun aber die Ansichten fast gegensätzlich gegenüber. v. Wagner berichtet über ausgezeichnete Erfolge der Schilddrüsenbehandlung bei den Kretinen von Steiermark. Eigentlich an demselben Material hatten Scholz und Kutschera ihre therapeutischen Untersuchungen vorgenommen und kamen zu gar keinen günstigen Resultaten. Ähnlich urteilen Bircher und Klympely. Trotz langer Behandlung sahen sie bloß einen Erfolg im Längenwachstum, die geistigen Eigenschaften blieben jedoch ganz unbeeinflußt. Wenn man aber anderseits sieht, wie die Kretinen unter Zufuhr von allerdings ziemlich großen Mengen von Thyreoidalsubstanz abmagern, so wird man wohl mit Recht im Sinne von Scholz sagen können, daß sich der Zustand eher verschlechtert als bessert. Die Untersuchungen über die Kretinenschilddrüsen haben ebenfalls nichts ergeben, was zu gunsten eines Zusammenhanges von Myxödem und Kretinismus spräche. Es zeigen sich allerdings auch an einzelnen Stellen atrophische Partien, aber trotzdem sind daneben so zahlreiche normale, mit Kolloid entsprechend gefüllte Partien vorhanden, daß man daraus unmöglich etwas für den Kretinismus Charakteristisches heraus lesen darf, um so weniger als sich absolut kein Parallelismus zwischen der Schwere des Falles und den histologischen Veränderungen erkennen läßt. Trotzdem wird von der unitarischen Seite einerseits an der Identität von Myxödem und Kretinismus festgehalten, anderseits in der Schilddrüse das Primäre erblickt und versucht, die Polyvalenz des Symptomenbildes auch in der Mannigfaltigkeit der Schilddrüsenveränderung festzuhalten. Jedenfalls glauben wir aber, daß gewichtige Momente zugunsten der Anschauung von Scholz und Bircher sprechen, die da sagen, der Kretinismus ist nicht thyreogenen Ursprunges und steht nur insoweit mit der Schilddrüse in Zusammenhang, als die eigentliche Ursache des Kretinismus neben anderen Schädigungen auch solche an der Thyreoidea nach sich ziehen kann, die sich äußerlich als Struma zu erkennen geben. Auf die Details dieser ganzen Frage einzugehen ist, wie gesagt, Aufgabe eines separaten Abschnittes.

e) **Thyreoprive Störungen geringeren Grades:** Die Symptome des typischen Myxödems sind so in die Augen springend, daß die Diagnose kaum zu übersehen ist. Es gibt aber auch Individuen, bei denen der Zustand trotz jahrelangen Bestehens sich nicht verschlimmert und bloß einzelne Symptome sich Geltung verschaffen. Um diese Fälle richtig zu beurteilen, empfiehlt es sich am besten, die Organotherapie als Experimentum Crucis in Anwendung zu ziehen. Denn sieht man jetzt einen Erfolg, so wird die Vermutung einer Schilddrüseninsuffizienz richtig gewesen sein. Diese Fälle, die oft von den Ärzten falsch beurteilt werden, nennt Kocher Thyreopenie. In Gegenden, wo das Myxödem häufiger vorzukommen pflegt, wird der Arzt viel häufiger an die Möglichkeit einer solchen Forme fruste zu denken haben, als wie z. B. bei uns. Solche Formen zeigen sich im Kindesalter, wobei nur das Hauptsymptom, ein Zurückbleiben im Wachstum auffällt; bei anderer Gelegenheit ist wieder die Trägheit oder Unaufmerksamkeit des Schulkindes das in die Augen Stechende, während die anderen Symptome kaum angedeutet sind. Hartnäckige Verstopfung ist ebenfalls eine der Hauptbeschwerden. Frauen mit verkapptem Myxödem werden oft durch lange Zeit fälschlich auf chlorotische Unterleibsleiden, allzu frühzeitige Menopause, Fettsucht hin behandelt. Kocher nominiert auch verschiedene ätiologische Momente, die Anlaß zu geringen Graden von Myxödem geben können. So wäre es z. B. die Vergrößerung einer bereits bestehenden Struma, welche die vielleicht schon vorher gestörte Schilddrüsentätigkeit aus ihrem latenten Stadium hervortreten lassen kann. Bei Frauen kann eine Schwangerschaft die latente Schilddrüsenkachexie zum Ausbruch der manifesten Symptome führen. Auch soll hier erwähnt werden, daß in Analogie zum Basedow sich Patientinnen mit Hyperthyreoidismus während der Schwangerschaft entschieden wohler fühlen. Dann wären starke Blutverluste als auslösende Momente zu erwähnen; wo dann Verwechslungen mit Anämien verzeihlich sind. De Quervain konnte histologisch feststellen, daß Tuberkulose, vor allem aber Alkoholismus, die Schilddrüse schädigen können. Tatsächlich werden auch diese Faktoren von Kocher als Ursachen beschuldigt, die eine latente Schilddrüsen-Insuffizienz zur Erscheinung bringen können. Auf die Beziehungen zu den anderen Blutdrüsen soll gelegentlich der Komplikationen eingegangen werden. Schließlich sei noch des Seniums Erwähnung getan. Daß sich im höheren Alter 'mit ziemlicher Sicherheit jedes Organ, also auch die Schilddrüse, gleichsam abbraucht und daher nicht mehr vollwertig seine Funktionen zu leisten imstande ist, wird seit den Untersuchungen von Rubner allgemein angenommen. Wenn man bedenkt, daß tatsächlich im höheren Senium die Haut eine eigentümliche Veränderung erfährt, Haare ausfallen, Nägel brüchig werden, Ausfallserscheinungen sich auch von seitens des Zentralnervensystemes einstellen und daß auch der Stoffwechsel sicher träger, die Temperatur niedrig ist, die Patienten an Kältegefühl leiden und sich auch an den Gefäßen die bekannten Veränderungen zeigen, so versteht man, daß so Manchen die Ansicht beschleichen muß, die senile Kachexie als ein chronisches Myxödem aufzufassen. Ewald tritt dieser Anschauung schroff entgegen und beschuldigt vor allem die Atrophie des Intestinaltraktes. Er fragt auch ganz richtig, warum gibt man dann nicht Greisen Schilddrüse zu essen, denn auf diese Weise müßte doch der Marasmus senilis ein für allemal aus der Welt geschafft werden.

D. Pathogenese.

Für die Beurteilung des ganzen Krankheitsbildes ist es wichtig, sich einige statistische Daten zu vergegenwärtigen. Das Myxödem kommt nur in gewissen Gegenden gehäuft vor. Die meisten Beobachtungen stammen aus England, Frankreich und Holland. Viele Gegenden in Deutschland und Österreich scheinen fast vollkommen frei von dieser Krankheit zu sein. Weiterhin ist noch interessant, daß, wie bereits früher erwähnt wurde, vorwiegend Frauen davon ergriffen werden. Wenn wir auch Genaueres darüber nicht wissen, so werden jedenfalls diese zwei Momente berücksichtigt werden müssen. Anamnestisch werden Traumen (auf die Schilddrüse, Fuchs) oder Aufregungen, Sorgen oder andere Gemütsbewegungen beschuldigt. Auf einige ätiologische Faktoren kamen wir bereits bei der Besprechung der Formes frustes von Myxödem zu sprechen. Beachtenswert sind die Angaben von Prudden, der in zwei Familien hereditäres Vorkommen von Myxödem festzustellen vermochte. Einmal Mutter und Kind, ein anderes Mal Bruder und Schwester. Noch weiteres berichtet Ord, der 3 Fälle von hereditärem Myxödem sah. Nach seiner Statistik wären das 8 Proz. Sicher ist es aber, daß Nervenkrankheiten in der Aszendenz einen begünstigenden Einfluß nehmen (nach Ewald in 25 bis 30 Proz.). Nach Pel und Byrom-Bramwell scheint in den Familien von Myxödematösen Tuberkulose auffallend häufiger vorzukommen. Selbstverständlich wurde auch die Syphilis in die Ätiologie aufgenommen. Speziell Köhler setzt sich für dieses Moment sehr ein, indem er nach einer Jodbehandlung neben den anderen Erscheinungen von Lues auch das Myxödem schwinden sah.

E. Komplikationen.

Es sollen hier nicht die verschiedenen Krankheiten angeführt werden, die als gelegentliche Nebenbefunde beim Myxödem vorkommen, sondern ausschließlich nur jene, die gleichsam logisch berechtigt sind. Wir denken hier vor allem an die Kombinationen mit Erkrankungen anderer Drüsen mit innerer Sekretion. Es ist bei der Besprechung der Basedowschen Krankheit darauf hingewiesen worden, in welchem wechselseitigen Verhältnis die Drüsen mit innerer Sekretion zueinander stehen. Des geringen Raumes wegen können wir hier nicht nochmal darauf eingehen und müssen uns auf das dort

Gesagte beziehen. Auf Grund experimenteller Untersuchungen wurde angenommen, daß ein Ausfall der Tätigkeit der Schilddrüse die des chromaffinen Systemes hemmt, dagegen die Pankreastätigkeit, sowie die Funktion der Epithelkörperchen fördert. Von anderer Seite wurde auch ein fördernder Einfluß auf Ovarium und Thymus postuliert. Ebenso wurde die Ansicht vertreten, daß die Tätigkeit der Hypophyse nach Ausfall der Schilddrüse gefördert wird. Es frägt sich nun, ob sich aus der Pathologie des Myxödemes, das doch einen vollkommenen Schilddrüsenverlust darstellt, zugunsten dieser Anschauung etwas Positives vorbringen läßt. Es zeigen sich bei Durchsicht der Literatur Resultate, die dafür sprechen, daß in einer Anzahl von Fällen von Myxödem sich auch Alterationen an der Hypophyse nachweisen ließen. Es ist von einer ganzen Reihe von Autoren die Wahrnehmung gemacht worden, daß sich nach Exstirpation der Thyreoidea eine Vergrößerung der Hypophyse einstellt. Bereits die ersten Autoren, die dies feststellten, meinten, daß dies auch den Ausdruck der Steigerung der Tätigkeit des Organes bedeute. Das umgekehrte Verhalten, Vergrößerung der Schilddrüse nach Hypophysisexstirpation, ist bis jetzt noch nicht eruiert worden. Dagegen scheint auch hier die menschliche Pathologie das beste Experiment gemacht zu haben, denn in einer ganzen Reihe von Akromegaliefällen fand man Veränderungen an der Schilddrüse, die vielfach an die beim Myxödem erinnerten. Auch die klinische Kombination von Myxödem und Akromegalie war mit ein Grund, die Veränderung in den beiderlei Drüsen pathologisch-anatomisch zu studieren. Solche Fälle sind besonders von Pineles in seiner bekannten Arbeit gesammelt worden. Interessant ist es, daß in der Regel das Krankheitsbild des Myxödemes vorausgeht, und sich erst im weiteren Verlaufe der Krankheit die Zeichen der Akromegalie hinzugesellen. Pathologisch-anatomisch und nunmehr auch röntgenologisch ist Vergrößerung der Hypophyse in einer ganzen Reihe von Fällen beobachtet worden. Die Beziehungen des Kretinismus zur Thyreoidea werden auch hier wieder nahe gerückt, indem sich nur gelegentlich bei Kretinen ebenfalls leichte Vergrößerungen der Hypophysis zeigten, doch erreichten dieselben niemals größere Ausdehnungen, zum mindesten niemals solche Grade, wie sie beim Myxödem typisch zu sein scheinen. In Parenthese nur soll hier erwähnt werden, daß manche Autoren daran dachten, die Sehstörungen bei Kretinen auf einen eventuellen Druck der größeren Hypophyse auf das Chiasma beziehen zu wollen. Wenn also auch die Ergebnisse der menschlichen Pathologie sich nicht so eindeutig gestalten, wie sie die experimentelle Pathologie gezeitigt hat, so sind doch die Beziehungen zwischen Schilddrüse und Hypophyse und wohl auch umgekehrt genau so über allen Zweifel erhaben, wie es von uns postuliert wurde. Wie verhält sich nun das chromaffine System bei Myxödem. Bereits Kocher hat in Anlehnung an unsere Untersuchungen die Pigmentationen beim Myxödem auf eine Schädigung der Nebenniere bezogen. Wir möchten schon glauben, daß die hohe Toleranz gegen Kohlehydrate, selbst bei gleichzeitiger Adrenalinzufuhr, in obigem Sinne zu deuten wäre. Vielleicht ist die von manchen Ärzten beobachtete geringe Pulsfrequenz, der niedrige Blutdruck ähnlich zu deuten. Wir haben nun aber bei Besprechung des Basedow großes Gewicht darauf gelegt, daß der Schilddrüse nicht nur ein sympathicotropes, sondern wohl auch vagotropes Hormon innewohnt, so daß bei Ausfall der ganzen Schilddrüse sich der Antagonismus gegenüber den anderen Drüsen nicht so bemerkbar machen dürfte, als wenn die Schilddrüse nur sympathicotrope Einflüsse entfalten könnte. Veränderungen am Pankreas geben sich klinisch kaum kund. Denn die hohe Toleranz gegen Zucker kann gerade so via chromaffines System gedeutet werden. Die pathologische Anatomie ist uns hier auf unsere Fragen noch völlig Antwort schuldig geblieben. Es existiert bloß die eine Angabe, daß die Nebenniere stark fettig degeneriert war. Es sei hier auch der Platz, die Beziehungen zwischen Myxödem und Basedowischer Krankheit zu besprechen. Zum Teil ist dies im Kapitel Basedowsche Krankheit schon geschehen. Es ist allgemein pathologisch ganz verständlich, daß Noxen allerdings unter Hinzutreten irgendwelcher unbekannter, aus einem Zustande vermehrter Tätigkeit die Hypersekretion, in unserem Falle der Hyperthyreoidismus, allmählich in das Gegenteil umschlägt. Ich selbst habe solche Fälle gelegentlich bei zu energisch vorgenommenen Thyrektomien bei Basedowscher Krankheit gesehen.

F. Diagnose und Differentialdiagnose.

Wenn man einmal ein typisches Myxödem gesehen hat, so wird es wegen der charakteristischen Symptome kaum mehr schwer fallen, in ähnlichen Fällen die richtige Diagnose zu stellen. Differentiell kommen mit Hinzunahme der mit Ödem einhergehenden Nephritis höchstens gewisse chronische, ohne Fieber einhergehende Erysipele der Nase und Lippen in Betracht. Indem diese Schwellungen, langsam fortschreitend, immerhin größere Dimensionen annehmen können, so kann dann leicht ein Myxödem vorgetäuscht werden. Auch zur Zeit der Climax des Weibes kann es gelegentlich zu flüchtigen Ödemen, speziell im Gesichte, kommen (Pseudomyxœdème ovarien — Dalché). Eine andere, scheinbar sehr seltene Form, die nicht mit der Schilddrüse in Zusammenhang zu stehen scheint, ist das Pseudomyxœdème syphilitique (Dalché). Ebenso das Trophœdème familial (Meige). Hier können mehrere Mitglieder einer Familie davon befallen werden (Meige). Eine ebenfalls dunkle Form ist das allgemein idiopathische Ödem (Staehelin). Gewisse Formen und Stadien der Sklerodermie können nur bei sehr oberflächlicher Betrachtung mit Myxödem verwechselt werden. Schon die Palpation der Haut verhindert hier eine eventuelle Täuschung. Auch gewisse Krankheitsbilder von atypisch verlaufender Paralyse, besonders bei älteren Frauen, geben Anlaß, an die Möglichkeit eines beginnenden Myxödemes zu denken. Weiter käme die Degeneratio adiposa genitalis wegen differenzieller Diagnose eines Hypophysentumors in Betracht. Hier wird man vor allem auf die Gesichtsfeldeinschränkung, die Kopfschmerzen, sowie überhaupt auf die Hirndruckerscheinungen, Polyurie, hypoplastisches Genitale, auf die mangelhafte Haarbildung, beim Manne auf den femininen Habitus zu achten haben. In jedem verdächtigen Falle wird man das Röntgenverfahren zu Rate ziehen. Speziell auf eine eventuelle Usur der Sella turcica ist zu fahnden. Weiter käme in Frage die Dercumsche Krankheit. Ganz abgesehen von fehlenden psychischen Störungen, ist an der Definition dieses Leidens festzuhalten. Die Hauptsymptome wären: eine universelle, diffuse oder auch nur disseminierte Lipomatose; außerdem die Druckschmerzhaftigkeit des Fettes, die bald sehr ausgesprochen, bald nur angedeutet ist. Übergänge zur gewöhnlichen Fettsucht sind relativ häufig zu sehen. Während aber beim Myxödem sich Fettansammlungen auch an den Händen finden können, bleiben bei der Dercumschen Krankheit, sowie bei der gewöhnlichen Fettsucht diese Partien zumeist frei. Vor allem fehlt aber die typische Physiognomie. Trotzdem soll aber erwähnt werden, daß selbst von maßgebendster Seite an einen Zusammen-

hang zwischen Dercumscher Krankheit und Schilddrüseninsuffizienz festgehalten wird.

Viel schwieriger verhält sich die Differentialdiagnse beim Kinde. Auch
wurden früher vielfach ähnliche Krankheitsbilder zusammengeworfen. In
mancher Beziehung ist bereits Klärung eingetreten. Eine gewisse Ähnlichkeit
können folgende Krankheitsbilder besitzen, besonders wenn es sich noch um
jugendliche Individuen handelt: Athyreose, Chondrodystrophie, echter Kretinismus, Zwergwuchs, Mongolismus, eventuell Rachitis.

Das Krankheitsbild „Kretinismus" war früher gleichsam ein Topf, in den
die verschiedensten Formen von körperlicher und psychischer Verkümmerung
hineingeworfen wurden. Aus diesem Gewirr von Krankheitsbildern hat Kaufmann eine Form her-
ausgegriffen: die
Chondrodystro-
phie. Als später er-
kannt wurde, einen
wie wesentlichen Ein-
fluß die Schilddrüse
auf das Knochen-
wachstum nimmt,
glaubte Hofmeister
und später auch
Stölzner, bei thy-
reopriven Tieren am
Knochensystem ähn-
liche Bilder zu sehen
wie bei der Chondro-
dystrophie. So ent-
stand auch der Name:
Chondrodystrophia
thyreopriva. Also eine
neuerliche Verquik-
kung der Begriffe:
Myxödem, Chondro-
dystrophie und na-
türlich auch des Kre-
tinismus. Es ist ein
Verdienst von Die-
terle, dem wir im fol-
genden vielfach fol-

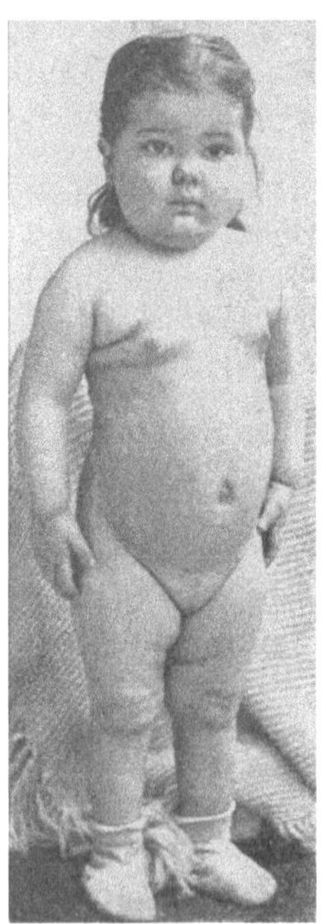

Abb. 8.
Nach Cushing.

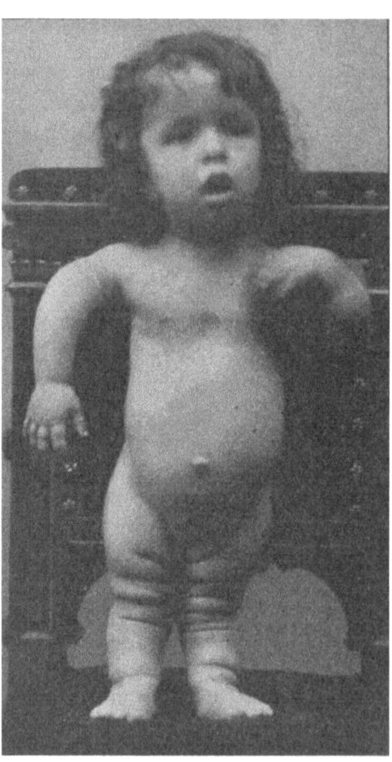

Abb. 9.
Nach Kassowitz.

gen müssen, diesen Irrtum neuerdings im Sinne seines Lehrers Kaufmann geklärt zu haben. Abgesehen von der Kleinheit der Körpers und
dem großen Kopf haben aber beiderlei Zustände wenig Gemeinsames. Weder
ätiologisch noch anatomisch zeigen sich irgendwelche Ähnlichkeiten. Den
wenigsten Irrtümern wird man begegnen, wenn man sich an die Beschaffenheit der Knochen hält, besonders wenn man Gelegenheit hat, sich röntgenologisch über Ossificationsvorgänge zu orientieren.

Wenn man sich den Verknöcherungsprozeß bei Athreose vor Augen halten
will, so ist es am besten, man geht vom mikroskopischen Bilde aus. Darüber
sagt Dieterle: „Der Epiphysenknorpel wird zellärmer, die Markcapillaren

hören fast ganz auf in die vorbereiteten Knorpelzellen vorzudringen. Am Ende der Diaphyse bildet sich ein knöcherner Querbalken als Abschluß des Längenwachstums. Das Lymphoidenmark verwandelt sich in den Diaphysenenden in Fettmark. Die periostale Knochenbildung nimmt in gleichem Verhältnisse ab, wie die endochondrale, so daß die Proportionen des Skelettes ungefähr denen beim normalen Neugeborenen entsprechen. Die Appositions- und besonders die Resorptionsvorgänge sind beträchtlich geringer, der Verkalkungsprozeß verläuft dagegen in sehr vollkommener Weise, so daß der Knochen sogar sklerotisch wird mit starker Verengerung der Markhöhle. In den Epiphysen fehlen die Knochenkerne oder treten mit außerordentlicher Verspätung auf, der Epiphysenknorpel bleibt zeitlebens unverbraucht liegen." Während also die Wachstumsstörung sich bei der Thyreoaplasie erst im extrauterinen Leben einstellt, kommen die Kinder mit fötaler Skeletterkrankung bereits stark deformiert zur Welt. Wegen der in diesem Falle auffallenden Kürze der Extremitäten spricht man auch von Mikromelie; man kann sie pathologisch-anatomisch und auch bereits klinisch in die eigentliche Chondrodystrophia foetalis (Kaufmann) und in die Osteogenesis imperfecta (Krolik) scheiden. Viele Kinder mit Chondrodystrophie kommen tot zur Welt. Wenn sie sich erhalten, so bieten sie in den ersten Wochen wenig gemeinsame Züge mit der Athyreose; aber auch später, denn die Symptome des Myxödems fehlen: es ist keine niedere Temperatur, Verhalten der Haut und Schleimhäute normal, keine Obstipation, oft die Schilddrüse zu tasten; die Kinder sind lebhaft. Vor allem ist aber schon intra vitam das Skelett charakteristisch. Die Extremitätenknochen sind im Verhältnis zum Rumpfskelett viel zu kurz. Erreichen solche Kinder ein höheres Alter, so zeigt sich die Intelligenz normal, die Geschlechtsreife, einschließlich der sekundären Geschlechtscharaktere ist ebenfalls entsprechend. Bloß der Gang und das Skelett bleiben das auffällige. Pathologisch anatomisch handelt es sich um eine eigentümliche Verbildung des Knorpels (daher Chondrodystrophie). Das Dickenwachstum des Knochens ist erhalten, bloß die Längenentwicklung ist gehemmt. Daher die langen Röhrenknochen plump und kurz. Bei der Osteogenesis imperfecta ist zwar der Knorpelbau normal, dagegen ist die Tätigkeit der Osteoblasten geschädigt, wodurch es zu zahlreichen intrauterinen Frakturen kommen kann. Die Folge ist auch hier zu kurze Röhrenknochen. Beide Anomalien beginnen wie gesagt intrauterin.

Wie verhält es sich nun mit dem echten Kretinismus? Selbstverständlich können wir hier nur auf einige Details eingehen und glaube ich hier ganz besonders das Knochenwachstum berühren zu müssen. Bekanntlich zeigen sich beim Kretinismus — ganz abgesehen vom endemischen Vorkommen — Wachstumsstörungen, Idiotie, daneben gewisse Defekte, außerdem oft Taubstummheit und Kropf. Die einzelnen Symptome sind verschieden stark ausgeprägt, weswegen man auch von Vollkretinen, Halbkretinen und Kretinoiden sprechen kann. Der typische Vollkretin ist klein, seine Knochen plump, die Röhrenknochen leicht gebogen. Es handelt sich um einen proportionierten Zwergwuchs; nie aber um Erscheinungen der Mikromelie. Die Epiphysenlinien bleiben bis in das 25. Lebensjahr erhalten. Die Ossificationskerne treten erst spät auf. Die Hände sind kurz, plump, schaufelförmig. Ähnlich gebaut sind die Füße. Die Hauptursache der Veränderungen ist nicht so sehr in den Knochen, als vielmehr in den Weichteilen zu suchen. Virchow hat im Jahre 1857 als Ursache der eigentümlichen Schädelveränderung der Kretinen eine Verkürzung der Schädelbasis beschuldigt und hierfür eine frühzeitig eintre-

tende Synostose des Os tribasilare verantwortlich gemacht. Als nun Virchow
bei einem neugeborenen „Kretin" tatsächlich diese Synostose der Basisknochen
vorfand, schien die Frage der Cretinaetiologie geklärt. In neuerer Zeit ist nun von
Kaufmann bei der Chondrodystrophie gefunden worden, daß das Sphenoid und
das Occipitale einen gemeinsamen, regelmäßigen Knochenkern besitzen. Was lag
näher, als einen ursächlichen Zusammenhang zwischen Chondrodystrophie
und Kretinismus zu ver-
treten. In dem Sinne ver-
trat auch Virchow sei-
nen Standpunkt, indem
er erklärte: der Kreti-
nismus ist eine ende-
misch verbreitete Form
von Chondrodystrophie
(Virchows Archiv 94, S.
193). Wenn man aber
bedenkt, daß der echte
Kretin nie Mikromelie
zeigt, die Chondrodystro-
phie angeboren ist, der
Kretin auch nicht als ty-
pischer zur Welt kommt

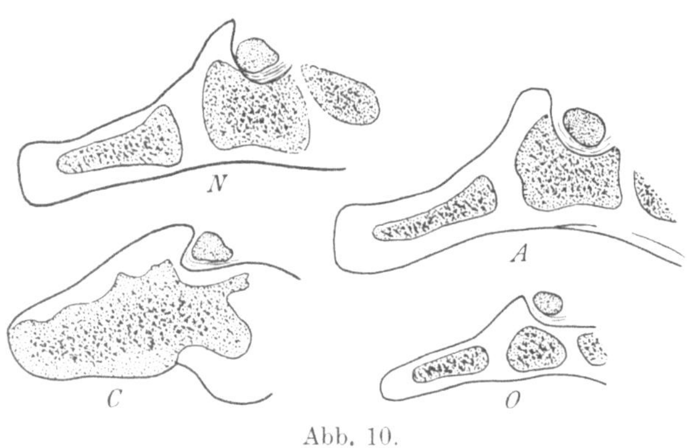

Abb. 10.

und anderseits wieder die Mikromelie keine endemischen Grenzen kennt, so ergeben sich genug Ungereimtheiten, die zum Teil nur so erklärt werden konnten,
daß Virchow keinen Kretin, sondern wohl eine Chondrodystrophie vor sich gehabt haben dürfte (Weygand). Was für Beziehungen ergeben sich nunmehr zwischen Thyreoaplasie und Kretinismus in bezug auf den Knochenbau? Ist tatsächlich, wie Kocher meint, Myxödem und Kretinismus einheitlich, auch was das
Knochenwachstum anbelangt? Anatomische Untersuchungen an jugendlichen
Kretinen fehlen. Dagegen kann man sich röntgenologisch leicht ein Urteil
in dieser Frage bilden, und sind hier besonders die Untersuchungen von Wyss
anzuführen. Er findet keine vorzeitige Verknöcherung der Knochenfugen.
also keine Chondrodystrophie; außerdem Hemmung der Verknöcherung des
knorpeligen Skelettes, spätes Auftreten von Knochenkernen und langsames
Verschwinden der Epiphysenfugen. Also eigentlich dem Myxödem ähnliche
Verhältnisse. Allerdings muß man sich sagen, daß diese Angaben durchaus nichts
Spezifisches an sich tragen, nachdem auch bei normalen Individuen, z. B.
solchen mit Status thymicus behafteten, sich ähnliche Abweichungen zeigen
können. Wyss faßt sich daher sehr vorsichtig, indem er sagt: Die Unterschiede gegenüber der Norm beziehen sich in der Regel nur auf wenige Jahre. Es
ist daher nur ausnahmsweise nach dem 25. Lebensjahr noch ein abnormer Befund
zu erwarten. Auch in der Aufeinanderfolge der Kernossificationen — allenfalls im Sinne einer leichten Verspätung — unterscheidet sich der Kretin
nicht wesentlich vom normalen Individuum. Jedenfalls kann man nur sagen,
daß beim Kretinismus die Schilddrüse, wenn sie überhaupt eine ursächliche
Rolle spielt, nur von untergeordneter Bedeutung sein kann. Denn es gibt
Knochenstörungen, ganz ähnlich jenen bei Thyreoaplasie und Kretinismus,
wo sicherlich die Schilddrüse daran nicht beteiligt ist. Das beweist der Palt-
aufsche Zwergwuchs. Hier handelte es sich um ein 49 jähriges, 111 cm²
großes Individuum, bei dem noch alle Knorpelfugen erhalten waren. Auch
mikroskopisch erinnerte das Bild sehr an die Verhältnisse bei Athyreose. Die

Schilddrüse war normal beschaffen, das Individuum intra vitam geistig und körperlich kräftig und gesund. Es scheint wohl ganz ungerechtfertigt, wenn von mancher Seite versucht wird, auch diesen Fall in das Krankheitsbild der Athyreose einzuzwängen.

Welche gemeinsamen Züge zeigen Kretinismus und Myxödem? Weiter: Können die typischen Erscheinungen des Kretinismus durch Schilddrüsenausfall erzeugt werden? Die erste Frage beantwortet sich am besten, wenn man die typischen Bilder von Kretinen mit solchen von Myxödem vergleicht. Auf alle Details können wir nicht eingehen, aber jedenfalls sind die gemeinsamen Symptome nicht reichlich: die Haut nennt Scholz, der neben Bircher wohl die größte Erfahrung in dieser Frage haben dürfte, nicht einmal pseudo-myxödematös. Frey weist überdies nach, daß die Kretinen in vielen Fällen reichlich schwitzen. Die typischen myxödematösen Veränderungen im Gesichte der Myxödeme fehlen vollkommen und auch die anderen Symptome sind so

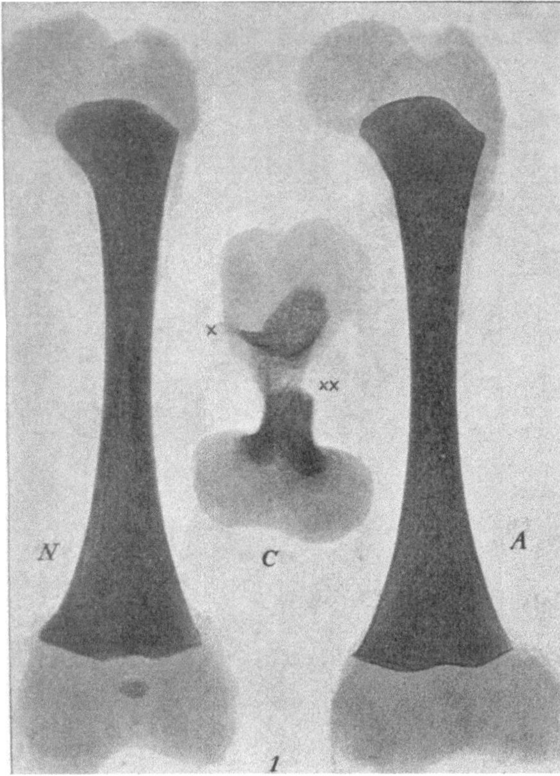

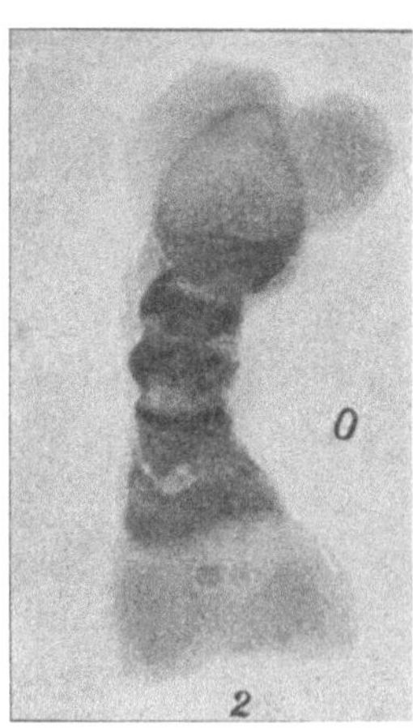

Abb. 11.

wechselnd, daß Maffei bereits 1844 sagen konnte: Nach Beobachtung mehrerer hundert Kretinen bin ich außer stande, eine bei ihnen ständige Körperform anzunehmen und zu beschreiben; es gibt keinen Kretinenprototyp. — Und nun umgekehrt: welche Symptome von Kretinismus können auch durch Athyreose entstehen? Taubstummheit? Beim reinen Myxödem und bei der Athyreose fehlt sie. Allerdings meinen v. Wagner und Bayon eine myxödematöse Schwellung der Rachengebilde als Ursache der Taubstummheit betrachten zu müssen. Daß dem aber nicht so ist, konnte Liebermann zeigen. Das typische anatomische Bild der Taubstummheit beim Kretinismus fehlt bei

Athyreose. Es ist daher wohl anzunehmen, daß die Taubstummheit nur eine Teilerscheinung des Kretinismus ist und mit einer eventuellen Schilddrüseninsuffizienz nichts zu tun hat. Daß auch die histologischen Befunde an der Kretinenschilddrüse nicht zu gunsten einer mangelhaften Tätigkeit der Thyreoidea zu verwerten sind, ist bereits erwähnt worden. Jedenfalls kann man nur sagen: Kretinismus erinnert betreffs mancher Symptome, z. B. gerade im Knochenbau, etwas an Hypothyreoidismus, aber an eine Gleichheit beider Begriffe ist sicherlich nicht zu denken. Wir glauben daher folgerichtig mit Scholz sagen: zu können: „Der Kretinismus ist eine mit cerebralen Schädigungen gepaarte, strumöse Entartung der Bewohner gewisser Territorien, deren Ursache bisher unbekannt ist; jedenfalls ist Kretinismus kein endemisches infantiles Myxödem.‘‘

Schließlich käme noch der Mongolismus in Betracht, der allerdings nur dem unerfahrenen Arzte in der Beurteilung der Krankheitbilder: ob Myxödem, Kretinismus usw., etwas Schwierigkeiten bereiten kann. Der Name stammt von dem mongolischen Aussehen, speziell der schiefen Stellung der Augenspalten. Mädchen und Knaben können gleich häufig davon befallen wer-

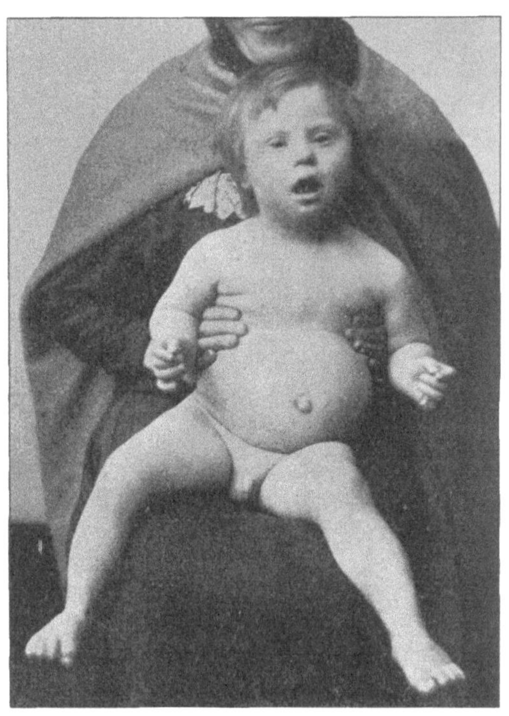

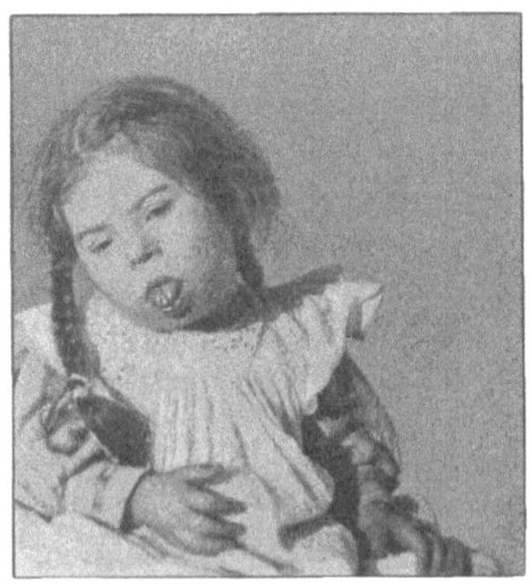

Abb. 12. Nach Siegert
Ergebnisse f. inn. Med. 6. S. 586.

Abb. 13. Nach Kassowitz.

den. Der Gesichtsausdruck ist durch die Form und Lage der Lidspalten, der Nasenform (eingesunkene und breite Nasenwurzel), den mikrocephalen Schädel so charakterisiert, daß derselbe stets leicht wiederzuerkennen ist. Der Mund wird oft leicht offen gehalten und kann dadurch das Gesicht noch weiter entstellen. Die Wangen sind manchmal klownartig gerötet. Während aber das Gesicht des Mongoloiden etwas komisches an sich hat, ist das des Myxödemes apathisch, eher sorgenvoll. Nie ist das myxödematöse Kind leicht zum Lachen zu bringen. Die Zunge ist im Gegensatz zum athyreoidotischen Kinde klein, kann aber auch vor dem Munde hängen; das ist aber, wie Kassowitz sagt, wohl mehr auf die Imbecillität zurückzuführen. Beiden Zuständen ist gemeinsam der späte Fontanellenschluß. Oft hat aber der Mongolismus auch Zeichen von Kraniotabes. was dem Myxödem völlig fehlt. Die Fontanelle schließt sich beim Mongolismus fast immer am Ende des 3. Jahres. Bei beiden Zuständen können sich steile Gaumen vorfinden; ebenso auch das späte Auftreten von Zähnen, das beim Mongolismus jedoch nie so bedeutend und gleichmäßig verzögert ist. Das Längenwachstum des mongoloiden Kindes ist normal; atypisch ist bloß die Gelenkschlaffheit, so daß sich ohne Schwierigkeit und Schmerzen die Hand auf die Dorsalseite des Vorderarmes legen läßt. Ähnliches ist an fast allen Gelenken zu bemerken. Trotzdem können solche Kinder gut gehen lernen. Oft sieht man Trichterbrust oder Pectus carinatus. An der Haut der Mongoliker zeigt sich nicht die geringste Ähnlichkeit mit der bei dem Myxödem. Das Unterhautzellgewebe kann allerdings reichlich sein und den Gesichtsausdruck leicht verwischen. Das Ohr ist fast immer affenartig ausgebildet. Auch sonst ist der Mongolismus nicht frei von Bildungsfehlern (angeborenes Vitium cordis, Hernien, Kiemenfisteln usw.). Penis und Scrotum sind oft auffallend klein; manchmal Kryptorchismus. Schweiß und Temperatur normal. Obstipation besteht auch hier. Die psychischen Funktionen sind stark eingeschränkt, oft Idiotie. Die Kinder lernen spät gehen und sitzen. Harnkontinenz tritt erst spät auf. Wie verhält sich hier die Schilddrüsentherapie? Die Psyche, der Gesichtsausdruck, die Fettansammlungen, die Gelenksschlaffheit werden nicht im mindesten beeinflußt; wohl aber die Obstipation, die Nabelhernie, der große Bauch und die eventuell bestehende knurrende Atmung.

G. Prognose und Therapie.

Während in früherer Zeit die Therapie des Myxödems aussichtslos war, kann sie jetzt seit Einführung der Organotherapie als relativ zuverlässig, insofern ist die Prognose günstiger, bezeichnet werden. Die Erfolge, die man von den Schilddrüsen-transplantationen erhofft hatte, sind nur vorübergehender Art gewesen. Die Lebensdauer bei Athyreose ist sehr beschränkt. Der älteste, einwandfrei beobachtete Fall ist der von Maresch (11 Jahre alt), dann folgt ein 6 jähriges Mädchen (Murator); die anderen Fälle dieser Art sind zumeist unter zwei Jahren gestorben. Die Prognose ist daher sehr ungünstig. Hier läßt auch die Organotherapie vielfach im Stich, im Gegensatz zur infantilen Form des idiopathischen Myxödemes. Schilddrüsenzufuhr bei sehr jugendlichen Individuen hat oft blutige, schwer zu stillende Diarrhöen zur Folge.

Auf die alte, der Organotherapie vorausgehende Behandlungsweise braucht wohl kaum eingegangen zu werden. Es sind da die unterschiedlichsten Mittel, vor allem solche, die gegen die Trockenheit der Haut gerichtet waren, versucht worden; aber alle Autoren stimmen darin überein, daß sich dadurch niemals ein Effekt erzielen ließ. Ganz vereinzelt wurde über Besserung nach Darreichung von Jodpräparaten Erwähnung getan. Einen Wendepunkt in der ganzen Frage, vor allem aber für die Therapie, bildete einerseits die Erkenntnis, daß das Myxödem mit der Cachexia strumipriva eins sei, und anderseits der Erfolg nach Implantation von Schilddrüsen bei experimenteller Kachexie. Auf diese Tatsachen ist bei der Besprechung der Schilddrüsenphysiologie im Abschnitte „Basedowsche Krankheit" eingegangen worden. Bircher war der erste, der die Erfahrungen der Experimentatoren auf die menschliche Pathologie übertrug. Ihm ist es nämlich gelungen, bei einer schweren Cachexia strumipriva durch Implantation einer menschlichen Struma in die vordere Bauchwand des thyreopriven Menschen einen günstigen, wenn auch nur vorübergehenden Erfolg zu erzielen. Nach 1½ Monaten trat wiederum ein Rezidiv ein und Bircher entschloß sich abermals zu einer Implantation und zwar wiederum mit gutem und sogar länger anhaltendem Erfolge. Zu ziemlich gleicher Zeit empfahl Horsley statt menschlicher Thyreoiden Drüsen von Affen oder Schafen beim Menschen zu implantieren. Diese beiden Methoden wurden nun von den verschiedenen Chirurgen überprüft und mit bald gutem, bald wieder schlechtem Erfolge verwendet. Zumeist wurden Besserungen erst nach mehrfachen Implantationen erzielt, da die, wenn auch von einem Menschen (z. B. Mutter) herrührenden, implantierten Organe nach kurzer Zeit resorbiert wurden. Eine wahre Pfropfung der Schilddrüse gelingt nur selten und ist zum mindesten nicht Regel. Die Art und Weise wie die Schilddrüse implantiert wurde, war eine sehr verschiedene. So versuchte Lubarsch Schilddrüse in die Niere zu verpflanzen, Christiani empfahl zahlreiche kleine Schilddrüsenstückchen subcutan in die verschiedensten Stellen zu versetzen und konnte experimentell den Nachweis erbringen, daß noch nach 4 Jahren Schilddrüsenstückchen als funktionierend nachweisbar waren. Von einer ganz originellen Anschauung ging Payr aus: er sagte sich, daß die Schilddrüsencarcinommetastasen sich mit Vorliebe im Knochenmark etablieren und meinte, daß vielleicht hier für die Schilddrüsensubstanz ein ganz besonders günstiger Boden vorliegen dürfte. Er implantierte daher die eine Schilddrüsenhälfte eines Hundes in das Femur. Gleichzeitig machte er auch Versuche mit Implantation in die Milz. In zahlreichen Versuchen konnte er nachweisen, daß diese Technik viel günstigere Resultate lieferte als durch Verpflanzung der Schilddrüse an andere Stellen. Er kam zu der Überzeugung, daß auf Grund der histologischen Bilder sich die Verbindung zwischen Milz und Schilddrüse besonders innig gestaltet, und konstatierte, daß auch in den abführenden Blutgefäßen Kolloid zu sehen war. Auf Grund dieser außerordentlich günstigen Resultate entschloß sich Payr, diese Implantationsmethode auch beim Menschen zu versuchen. Als ein geeignetes Objekt bot sich ihm ein 6 jähriges Kind, das verblödet und im Wachstum zurückgeblieben war und bei dem trotz jahrelang fortgesetzter Fütterungstherapie keine Erfolge erzielt werden konnten. Diesem Kinde hatte Payr den Processus pyramidalis thyreoid. der eigenen Mutter in die Milz implantiert und sah darauf hin einen ausgezeichnet günstigen Erfolg. Nur um ein Zeichen der Gunst dieser Methode zu nennen, betrug die Wachstumszunahme innerhalb von 5 Monaten 12 cm. Payr hielt diesen Fall für eine Athyreose. Obwohl im Anfang eine deutliche Besserung zu sehen war, so hielt der Zustand in den folgenden Jahren nicht das, was er im Anfang zu versprechen schien. Im Anschluß an Payr konnte Müller über günstige Resultate bei 2 Kretinen berichten, denen er menschliche Schilddrüse in die Epiphyse der Tibia implantiert hatte. Ähnlich auch Moscowicz. Die Implantationsversuche in die Tibia hatte in neuerer Zeit mit verbesserter Technik Kocher aufgenommen. Die näheren Details dieser Untersuchungen sind von Chava Serman publiziert worden. Kocher kommt zu dem Resultate, daß die Implantation in die entsprechend vorbereitete Tibia viel ungefährlicher sei als in die Milz und daß sie da einen ebenso günstigen Boden findet wie in der Milz. Auf Grund experimenteller Untersuchungen stimmt Carraro mit den Erfolgen von Kocher nicht überein. Er hält an der alten schon von Bircher gewählten Stelle, nämlich der vorderen Bauchdecke, fest und meint, daß diese Stelle günstiger sei als selbst die Milz; allerdings muß bemerkt werden, daß es sich hier um Autoimplantationsversuche handelte. Alloplastische Experimente dagegen sind fast immer negativ verlaufen. Viel erwartete man von den groß angelegten Versuchen mit Transplantation in Gefäße nach Carrel. Nachdem sich Stich und Makkas vergeblich bemüht hatten, die Arterie einer Thyreoidea eines Hundes in die Carotis eines anderen zu implantieren, haben Borst und Enderlen diese Versuche im großen wieder aufgenommen. Sie nahmen 7 Auto-, 7 Hetero- und eine Alloplantation vor. Von den 7 autoplastischen Verpflanzungen hatten zwei ausgezeichnete Erfolge nach sich gezogen. Die Heterotransplantationen hatten sämtlich ein negatives Resultat. Auch die einzige alloplastische Transplantation einer menschlichen Schilddrüse in die Milzgefäße eines Hundes hatte keinen Erfolg, denn nach 2 Tagen war die Drüse vollkommen nekrotisch. Borst und Enderlen nahmen auch einen Versuch beim Menschen vor, indem sie eine menschliche Schilddrüse in die Art. brachialis eines Kretinen einpflanzten. Doch auch hier konnte sich das Organ, obwohl die Methode gelang, nicht erholen und verkleinerte sich zusehends. Jedenfalls sieht man, daß all die Versuche, um auf diese Weise günstige Resultate beim Menschen zu erzielen, wenig einladend sind. Wenn auch die Implantation gelingt, sei es von Mensch auf Mensch oder vom Tier auf einen Menschen, so sind die Dauerresultate schlecht. Wenn sich schon der Chirurg zu operieren entschließen muß, so ist die erst angewendete Methode noch immer die beste — nämlich die Implantation in die vordere Bauchdecke, sowie sie von Bircher zuerst ausgeführt wurde. —

Wenn auch die chirurgische Therapie auf vielen anderen Gebieten viel mehr als die interne Therapie zu leisten imstande ist, so gilt dies nicht von der Behandlung des Myxödems. Zuerst haben Gley und Vassalle es versucht, experimentell erzeugtes Myxödem durch Injektion von Schilddrüsensaft zu bessern. Murray hat dann als erster ähnliche Versuche beim Menschen ausgeführt, indem er subcutane Injektionen eines Glycerincarbolextraktes tierischer Schilddrüsen mit ausgezeichnetem Erfolge verwendete. Vermehren hatte aus dem Glycerinextrakt ein Präcipitat erzeugt und dies in Pillenform an Myxödeme verfüttert. Die ersten wirklich günstigen Resultate durch Verfütterung ganzer, teils roher, teils gekochter Schilddrüsen stammen von Howitz Fox und Mackenzie. Als Kuriosum soll erwähnt werden, daß man auch glänzende Erfolge durch Applikation von Schilddrüse per Rectum erzielte. Es ist ein großes Verdienst der Firma Borrough, Wellcome und Comp., ein ausgezeichnetes Schilddrüsenpräparat in Handel gebracht zu haben, so daß all die Mühen der Zubereitung und vor allem der Beschaffung von entsprechendem Material dadurch behoben schienen. Später sind dann auch von Merck-Darmstadt und Parke Davis derlei Präparate in Handel gebracht worden. Die Präparate stammen fast alle von Hammelschilddrüsen. Die Tabletten, die bereitet werden, enthalten entweder 0,1 oder 0,3 g getrocknete Schilddrüsensubstanz. Gleichgültig von welcher der drei Firmen die Tabletten stammen, alle sind als zuverlässige Präparate zu verwenden und zeitigten stets die besten Erfolge, wenn überhaupt welche zu erzielen waren. Indem sich zeigt, daß Schilddrüsenpräparate auch noch gekocht und wie Schäfer sagt, auch noch nach Kochen mit 10 Proz. Salzsäure versetzt wirken, so muß angenommen werden, daß die wirksame Substanz durchaus nicht so hoch zusammengesetzt sein dürfte. Es lag in der Natur der Sache, daß man sich bemühte, die wirksame Substanz zu isolieren und dies um so mehr, als man den Schilddrüsentabletten durchaus nicht ansehen konnte, ob sie die wirksame Substanz in gehöriger Menge enthielten. Als ein solcher Versuch muß der von E. Fränkel bezeichnet werden. Er gelangte sogar bis zur Darstellung einer krystallinischen Substanz, die Alkaloidreaktionen gab und wahrscheinlich einen Guanidinring enthielt. Aus den Versuchen mit der reinen Substanz läßt sich aber entnehmen, daß sie angeblich nur die tetanischen Erscheinungen hemmte, dagegen gegen die Kachexie sich unwirksam zeigte. Die Untersuchungen von Fränkel sind seither nicht mehr aufgenommen worden. Baumann machte die berühmte Entdeckung, daß die Schilddrüse Jod enthält; auch konnte er einen jodhaltigen wirksamen Körper isolieren und nannte ihn Thyreojodin oder Jodothyrin. Durch spätere Untersuchungen, vor allen durch die von Oswald konnte gezeigt werden, daß dieser Körper noch kein einheitliches Produkt darstellt und durch Erhitzen mit Schwefelsäure sich eine amorphe Substanz gewinnen läßt, die 9,3 Proz. Jod und 0,6 Proz. Phosphor enthält. In der Folge wurde der Jodgehalt der Tabletten als Maßstab für die Konzentration an wirksamer Substanz verwertet. So liefern z. B. die Elberfelder Farbwerke eine Schilddrüsentablette, die in 1,0 g 0,0003 g Jod enthält. Durch neuere Untersuchungen, und wir selbst konnten uns davon überzeugen, ist dagegen gezeigt worden, daß das Jodothyrin eine ganz unwirksame Substanz darstellt und kaum imstande sein dürfte, die Kachexie zu beheben. Oswald meint vielmehr, daß dieses Spaltungsprodukt sich in Wirklichkeit erst mit einem Nucleoproteid als wirksames Produkt erweist. Es soll bemerkt werden, daß Blum nicht an eine chemische Einheit in der Schilddrüse glaubt. Jedenfalls hat die Chemie in diese so wichtige Frage kein völliges Licht hineingebracht. Ein wasserlösliches Schilddrüsenpräparat stellt das Thyroglandin vor. Ein Fällungsprodukt durch Tannin haben Lanz und Jaquet dargestellt. Ein anderes reineres Produkt ist das von Kocher angeregte Thyraden. Überblickt man diese verschiedenen Präparate, so gewinnt man den Eindruck, daß sie mehr aus wissenschaftlichem Interesse verfertigt wurden, denn die besten Erfolge hatte man mit den ursprünglich von Bourrough und Wellcome dargestellten. Zum mindesten stehen dieselben den anderen in nichts zurück. So lange wir nicht in den Besitz eines besseren Präparates gelangen, werden wir von diesen getrockneten Schilddrüsenpräparaten nicht abgehen müssen, denn die Erfolge bei wirklicher Schilddrüsenfunktionsschädigung sind ausgezeichnete. Eine Ausnahme bildet die Verwendung von Schilddrüsensubstanzen in der Behandlung von Kindern. Hier ist eine Flüssigkeit, womöglich gesüßt, sehr zu bevorzugen. Wir empfehlen für diese Zwecke: Thyreoid-Elixier der Firma Allen und Hanbury in London.

Es ist bereits des öfteren erwähnt worden, daß der Erfolg zumeist ein so prompter ist, daß in ihm ein diagnostisches Kriterium erblickt werden kann, denn bei allen Formen von Schilddrüsenausfall ist bei entsprechender Darreichung von Thyreoidsubstanzen binnen kürzester Zeit ein Erfolg zu erzielen. Beim idiopathischen und besonders beim operativen Myxödem sieht man die Haut rasch abschwellen; sie, die früher immer kalt war, fühlt sich warm an. Auch die Cyanose schwindet. Die dicken Wülste im Gesichte, am Hals und am ganzen Körper werden flacher und schwinden schließlich ganz. Auch der Hals- und der Bauchumfang wird kleiner. Das Gesicht bekommt ein anderes Aussehen nicht nur durch die Hautveränderungen, vor allem aber durch die Lebhaftigkeit im Blick und der mimischen Bewegungen. In gleicher Weise macht sich auch die glänzende Wirkung am geistigen Leben des betreffenden Individuums bemerkbar. Die Apathie verschwindet. Leute, die früher durch die Krankheit das ihnen charakteristisches Wesen verloren haben, finden es wieder. Das Haar wird wieder länger oder fängt, wenn es ganz ausgefallen war, wieder zu wachsen an. Bei Frauen tritt die Menstruation wieder ein, oder wenn das betreffende Individuum noch keine Menses gehabt hatte, können diese nunmehr zur richtigen Zeit beginnen. Einen günstigen Einfluß auf die

Fortpflanzungsfähigkeit scheint aber die sonst so günstig durchgeführte Schilddrüsentherapie nicht zu haben (Lanz). Besonders deutlich zeigt sich der Erfolg am Blutbild und am Stoffwechsel. Rasch erreicht der oft nur 50 Proz. des Normalen betragende Gaswechsel die annähernd normale Höhe. Er kann sie bei forçierter Zufuhr sogar überschreiten, ähnlich wie beim Gesunden. Der Anstieg zum Normalen geht langsam, in fast gerader Linie vor sich; bei Darreichung von durchschnittlich 2 bis 3 Tabletten täglich ist der normale Wert in 3 bis 4 Wochen erreicht (Magnus Levy). Nach Einstellen der Organotherapie sinkt der Sauerstoffverbrauch langsam wieder, erreicht aber erst nach 2 bis 3 Monaten die niedrigen Anfangswerte. Was vom Sauerstoffverbrauch gilt, läßt sich auch am Eiweiß- und Kohlehydratumsatz erkennen. Auch die früher bestandene Obstipation legt sich nach der Organtherapie und die Urinmengen können gehörig werden. Die Toleranz gegen Kohlehydrate nimmt ab. Die subnormalen Temperaturen bewegen sich nunmehr innerhalb normaler Grenzen. Es kann sogar vorkommen, daß die allerdings auch sonst geheilten Patienten sich im Sommer über Hitzegefühl und übermäßige Schweißbildung beklagen. Im Beginne der Therapie kann es auch zu spontanen Temperatursteigerungen kommen — selbst bis gegen 39° C. Bei ausgewachsenen Individuen ist selbstverständlich eine Veränderung am Knochensystem zu erwarten.

Wenn auch die hier beschriebenen Erfolge fast zur Regel gehören, so können sie gelegentlich doch längere Zeit auf sich warten lassen. Ja, es kann auch zu Mißerfolgen kommen, obwohl solche — mit Ausnahme bei ganz jugendlichen Personen — zur Vorsicht in der Beurteilung der Diagnose: Myxödem mahnen. Es ist daher ratsam, die einmal eingeleitete Therapie, wenn sich auch nicht gleich Besserung zeigt, nicht sofort aufzugeben, sondern, vorausgesetzt daß man dadurch keinen Schaden anrichtet, durch längere Zeit beizubehalten. Normalien in bezug auf Alter der Patienten und die Dauer der Krankheit lassen sich schwer präzisieren.

Was die Menge der zu verabreichenden Tabletten betrifft, so gilt im allgemeinen, seitdem man sich auf die gleichmäßige Wirksamkeit der Schilddrüsenpräparate verlassen kann, folgendes: Man fängt bei Darreichung der Bourrough- und Wellcome-Tabletten zuerst mit 3 bis 4 Tabletten pro die an und kann, falls sich keine unangenehmen Nebenwirkungen zeigen, bis auf das Doppelte hinaufgehen. Sollten sich unangenehme Wirkungen einstellen, so ist zu versuchen, mit entsprechend kleineren Dosen auszukommen. Hat man aber durch Schilddrüsenzufuhr günstige Erfolge erzielt, so muß die Therapie eine dauernde bleiben, falls man nicht Gefahr laufen will, daß sich das alte Krankheitsbild wieder einstellt. Hier sind natürlich nicht die ursprünglich gewählten Dosen notwendig. Oft genügen dann 1 bis 2 Tabletten pro die. Die Patienten empfinden es oft am besten selbst, ob sich eine Verschlechterung einstellt. Als Symptome von drohender Schilddrüsenvergiftung gelten vor allem: Diarrhöen, fliegender Puls, Schweiße, Erbrechen, Wallungen. Wenn man sich an die Fabrikate bekannter Firmen hält, so ist die Gefahr, verdorbene Präparate zu bekommen, gering. Eine besondere Diät ist, so weit man die allgemeine Meinung über diesen Gegenstand kennt, während der Schilddrüsenzufuhr nicht notwendig. In früherer Zeit fürchtete man sich, wegen der falschen Beurteilung der Tetanie, vor zu großem Fleischgenuß. Von mancher Seite wird angegeben, daß Myxödemkranke in kalten Jahreszeiten mehr Tabletten vertragen, als z. B. im Sommer.

Sehr interessant sind die Beobachtungen über die Schilddrüsenerfolge bei

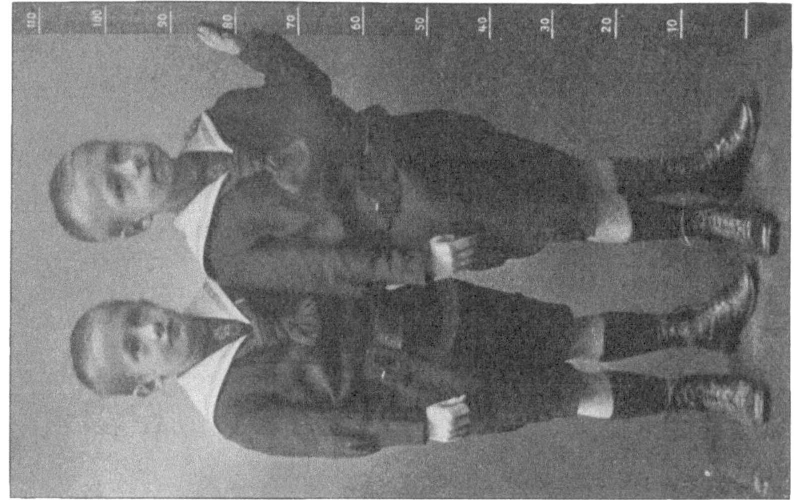

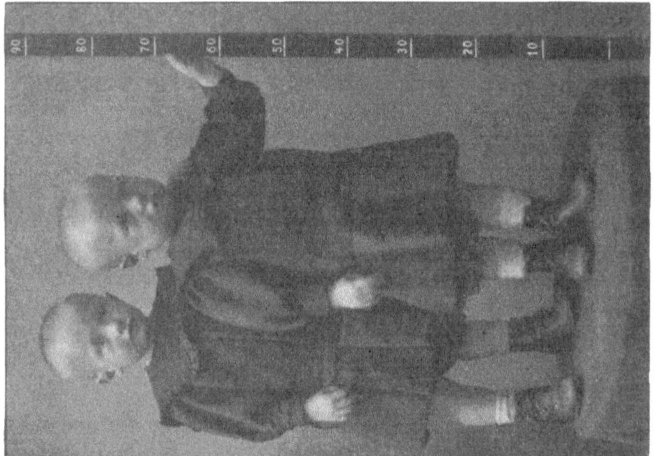

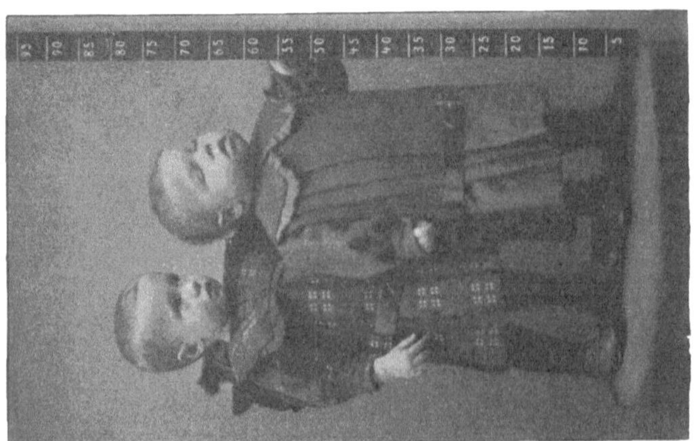

Abb. 14. Nach Siegert. Ergebnisse der inneren Medizin. **6.** S. 646.

noch wachsenden Individuen. Auch bei diesen zeigt sich innerhalb kürzester Zeit ein auffallender Erfolg, indem ebenfalls eine Änderung in geistiger und körperlicher Beziehung zu beobachten ist. Der Erfolg ist hier ein um so prägnanterer, als der Unterschied vor und nach der Behandlung als ein ganz enormer bezeichnet werden muß. Die Haut fängt zuerst an sich zu schuppen, dann wird sie weich, rosig und feucht. An Stelle der sulzigen Weichteile kommt es zu festen Formen. Eines der ersten Zeichen der eintretenden Besserung ist oft das Schwinden der Obstipation und des großen Bauches, gleichzeitig damit bessert sich auch der Appetit. Das Gesicht verliert seine Runzeln und Verdickungen, der Blick wird lebhaft. Die Zunge wird kleiner und bleibt nunmehr im Mund. Die Cyanose der Lippen schwindet, ebenso das Knurren. Auch brechen die Zähne rasch durch. Kurz das Häßliche und Quasisenile schwindet aus dem Gesicht, wie überhaupt aus dem Körper. Auffallend sind auch hier die Veränderungen an den Haaren. Während man früher trotz Mühe und Sorgfalt die Haare schwer mit Kamm und Bürste ordnen konnte, gelingt dies jetzt leicht. Während die Kinder vorher eine selbständige Lokomotion kaum ausführten, lernen sie rasch stehen und gehen. Auffallend ist, wie rasch sich eine event. Nabelhernie schließt resp. verschwindet. Ohne Kunsthilfe gelingt das. Vor allem ist aber ein Wechsel im geistigen Verhalten zu bemerken. Die Kinder erwachen gleichsam aus ihrem jahrelangen Schlafe, beginnen zuerst sich für ihre Umgebung zu interessieren, fangen an zu sprechen, während sie vorher kaum ein paar harte Töne von sich gestoßen hatten. Die Besserung, fast kann man sagen Heilung, erfolgt verschieden rasch. Innerhalb eines halben Jahres kann man oft schon die schönsten Erfolge erwarten. Am Knochensystem ist rasche Ossification die Regel. Besonders deutlich zeigt sich das am Einsetzen der Ossification der Epiphysen-Kerne und am Längenwachstum. Während das Wachstum früher fast still zu stehen schien, ist jetzt eine rasche Zunahme der Länge um 8 bis 10 cm² innerhalb eines halben Jahres zu bemerken. Röntgenologisch erkennt man die schnelle Ossification. Allerdings erfolgt die Umwandlung zum Normalen um so langsamer, je geringer die Rückständigkeit ausgebildet war, und umgekehrt das übernormale Längenwachstum um so energischer, je stärker die Hemmung gewesen war. Beim Säugling reichen 1 bis 2 Tabletten (0,1 bis 0,2) von B. W. u. Co. aus. Bei älteren Kindern gibt man (0,2 bis 0,3) = 2 bis 3 Tabletten. Vom Thyroidelixier gibt man 6 + 1 Kaffeelöffel = 0,1 Schilddrüse.

Im allgemeinen kann man neben den anderen Zeichen von Schilddrüsenvergiftung (siehe S. 28) auch die Abmagerung nominieren. Jedoch würde man sich, falls man darauf allein achten wollte, leicht irre führen lassen. Denn es gibt im Anfang der Therapie durch Verlust des Fettes und Wassers immer eine Abnahme des Körpergewichts. Sie wird von manchen Autoren gleichsam als Pseudogewichtsabnahme bezeichnet.

Jedenfalls können wir mit Ewald sagen, daß die großartigen Erfolge der Schilddrüsenbehandlung beim Myxödem, die längst aus dem Stadium des Versuches heraus und gesicherter Besitz unseres therapeutischen Rüstzeuges geworden sind, voll und ganz anzuerkennen sind und daß wir diesen Erwerb als eines der bedeutsamsten Ereignisse der letzten Zeit auf pathologischem und therapeutischem Gebiete zu bezeichnen haben.

Die Schilddrüsentherapie des Kretinismus ist derzeit ein noch nicht abgeschlossenes Kapitel der Pathologie. Selbstverständlich sind hier nur die Urteile jener Autoren zu hören, die Gelegenheit hatten, in einer Kretinengegend an einem großen Materiale ihre Beobachtungen zu sammeln. Ich zähle dazu vor allem Scholz, Bircher, v. Wagner. Scholz sah, allerdings gab er relativ große Dosen, gar keine Erfolge. In mancher Beziehung eher Verschlechterung. Vor allem bei vielen Kretinen Abmagerung, Impotenz, Diarrhöen, Tachykardien, Schweiße — kurz Vergiftungserscheinungen. v. Wagner sah, er reichte durchschnittlich pro Kretin 2 Tabletten, so günstige Erfolge, daß auf seine Veranlassung hin die österreichische Regierung eine systematische Schilddrüsenbehandlung anordnete. v. Wagner sah nicht nur Besserung der körperlichen Gebrechen, sondern auch eine günstige Änderung der Psyche. Auch das Längenwachstum wurde zumeist gebessert. In den weiteren Mitteilungen klingen die Resultate nicht mehr so ermutigend, als wie in den ersten. Jedenfalls ergab sich gegenüber den gewöhnlichen Myxödemen ein Unterschied, indem sich die Kretinen gegenüber Schilddrüsenzufuhr viel empfindlicher zeigen. Bircher schließt sich den Anschauungen von Scholz vollkommen an. Ich habe mit Scholz unter Kraus die Schilddrüsenbehandlung der Kretinen mit beobachten können und kann mich daher für die Meinungen von Scholz aussprechen. Jedenfalls wird es sich empfehlen, falls man Gelegenheit hat, einen echten endemischen Kretinismus zu behandeln, mit der Schilddrüsenzufuhr sehr vorsichtig vorzugehen. 1 bis 2 Tabletten täglich verfüttert schadet selbst Gesunden gar nicht.

Literatur.

Argutinsky, Fall von Thyreoaplasie. Berliner klin. Wochenschr. 1905. S. 1098.

Abrikossoff, Anatomische Befunde bei Myxödem. Virchows Arch. **177.** 1904. S. 426.

Bayon, Ätiologie des Schilddrüsenschwundes. Neurol. Zentralbl. 1904. S. 792.

Baumgärtner, Cachexia strumipriva. Verhandl. d. deutsch. Gesellsch. f. Chir. 1884.

Bernheim-Karrer, Atypische Myxödemfälle. Jahrb. f. Kinderheilk. **64.** 1906. S. 26.

Bergmann, Stoff- und Energieumsatz bei infantil. Mxyödem. Zeitschr. f. experim. Path. **5.** 1908. S. 646.

Bence und **Engel,** Blutbild bei Myxödem. Wiener klin. Wochenschr. 1908. S. 905.

Bircher, Endemischer Kropf. Basel 1883.

Bircher, Myxödem und kretinische Degeneration. Volkmanns Vortr. Nr. 357. 1890.

Bircher, Fortfall und Änderung der Schilddrüsenfunktion. Lubarsch-Ostertag. 1902 und 1911.

Blum, Neue exp. Wege. Virchows Arch. **162.** 1900. Heft 3.

Blum, Psychosen thyreopriver Hunde. Neurol. Zentralbl. 1902. S. 695.

Bourneville und **Bricon,** Idioti myxoedémateuse. Arch. de neurol. **12.** 1886.

Buschan, Myxödem u. verwandte Zustände. Leipzig, Deuticke. 1896.

Curling, Two cases of absence of the thyreoid. Med.-chir. Transact. **33.** S. 303.

Charcot, Myxœdème, cachexie pachydermique ou état crétinoïde. Gaz. des hôpit. 1881. Nr. 10.

Christiani, Effets de la thyroidectomie. Rev. méd. de la Suisse. 1895. Janvier.

Dieterle, Athyreose. Virchows Arch. **184.** 1906. S. 180.

Dieterle, Endemischer Kretinismus. Jahrb. f. Kinderheilk. **64.** 1906. S. 465.

Erdheim, Schilddrüsenaplasie. Zieglers Beitr. z. Path. u. path. Anat. **35.** 1904. S. 366.

Eiselsberg, Vegetat. Störungen bei jungen Schafen. Deutscher Chir.-Kongreß. Verhandl. XXII. 1893.

Eiselsberg, Krankheiten der Schilddrüse. Deutsche Chir. Ges. **38.** Stuttgart, Enke 1901.

Esser, Blut und Knochenmark. Arch. f. klin. Med. **89.** 1906. S. 576.

Ewald, Erkrankungen der Schilddrüse. Nothnagls Handb. 2. Aufl. Wien, Hölder 1909.

Fuchs, Vier Fälle von Myxödem. Jahrb. f. Kinderheilk. **41.** 1905. S. 60.

Gull, William, On a cretinoid state supervening in adult life in women. Transact. of the Clin. soc. of London. 1874. S. 180.

Hilton, Fagys, On sporadic cretinism occurring in England. 1876.

Hadden, The nervous symptom of myxoedema. Brain 1882. S. 188.

Herthoge, Rolle d. Schilddrüse. Übersetzt v. Spiegelberg. München, Lehmann 1900.

Hofmeister, Experim. Untersuchungen. Bruns Beiträge. **11.** 1894. S. 441.

Hougardy u. **Langstein,** Stoffwechselversuche. Jahrb. f. Kinderheilk. **61.** 1905. S. 633.

Heyn, Zur Lehre vom Myxödem. Arch. f. Psychiatrie. **41.** 1906. S. 49.

Hagenbach, Funktion der Schilddrüse. Grenzgeb. d. Med. u. Chir. **18.** S. 329.

Kaufmann, Untersuchungen über die fötale Rachitis. Berlin 1892. Zieglers Beitr. z. Path. u. path. Anat. **13.**

Kassowitz, Infantiles Myxödem. Wien, Perles 1902.

Knöpfelmacher, Therapeutische Versuche. Wiener med. Wochenschr. 1895. Nr. 41.

Kocher, Th., Kropfoperationen und ihre Folgen. Verhandl. d. chir. Gesellsch. f. Chir. **12.** 1883. Arch. f. klin. Chir. **29.** S. 254.

Kocher, Krankheitserscheinungen. Les prix Nobel 1909.

Kocher, Schilddrüsenfunktion. Schweitzers Corresp.-Blatt. 1895. Nr. 1.

Kocher, Verhütung des Kretinismus. Deutsche Zeitschr. f. Chir. **34.**

Kocher, A., Jodausscheidung. Grenzgeb. d. Med. u. Chir. **14.** Heft 4.

Kraus, Pathologie d. Schilddrüse. Kongr. f. inn. Med. 1906.

Lanz, Progenitur Thyreopriver. Bruns Beitr. **45.** 1905. S. 208. Arch. f. klin. Chir. **74.** 1904. S. 882.

Magnus, Levy, Über Myxödem. Zeitschr. f. klin. Med. **33.** 1897. Heft 3. **52.** Heft 3 bis 4.

Magnus, Levy, Therapie des Myxödems. Therap. d. Gegenw. 1907. Heft 2 bis 3.

Maresch, Kongenitaler Schilddrüsendefekt. Zeitschr. f. Heilk. **19.** 1898.

Noorden, Entwicklung der Myxödemfrage. Münchner med. Wochenschr. 1887.

Noorden, Gegenwärtiger Stand der Lehre von der Schilddrüse. Münchner med. Wochenschrift. 1887.

Ord, On myxoedema. Med. chir. Trans. **59.** 1878.

Oswald, Eiweißkörper der Schilddrüse. Hoppe-Seyler. **27.** 1899. Heft 1 bis 2.

Oswald, Jodgehalt der Schilddrüse. Hoppe-Seyler. **23.** 1897. Heft 3. Virchows Arch. **169.** S. 444.

Paltauf, Zwergwuchs. Wien 1891.

Peucker, Schilddrüsenaplasie. Zeitschr. f. Heilk. **20.** 1899.

Pineles, Thyreoaplasie. Wiener klin. Wochenschr. 1902. Nr. 43.

Pineles, Akromegalie und Myxödem. Volkmanns Vortr. 1899. Nr. 242.

Pineles, Klin. und exp. Beiträge. Grenzgeb. f. Med. u. Chir. **14.** 1904. S. 120.

Quervain, Veränderungen des Zentralnervensystems. Virchows Arch. **133.** S. 481.

Reverdin, Note sur vingt deux opérations du goître. Genf. Rev. méd. de la Suisse. 1883. Nr. 4 bis 6.

Reuss, Stoffwechsel. Jahrb. f. Kinderheilk. **67.** Heft 3.

Rogowitsch, Veränderungen der Hypophyse. Zieglers Beitr. z. Path. u. path. Anat. **4.**

Roos, Thyreojodin. Hoppe-Seylor. **22.** 1896. S. 18.

Sonnenburg, Akutes Myxödem. Arch. f. klin. Chir. **48.** 1894.

Stölzner, Fötales Myxödem. Jahrb. f. Kinderheilk. **50.** 1899. S. 107.

Siebenmann, Taubstummheit. Wiesbaden, Bergmann 1904.

Schlesinger, Pseudohypertrophie. Grenzgeb. d. Med. u. Chir. **13.** 1905. S. 219.

Scholz, Klin. u. anat. Untersuchungen. Berlin, Hirschwald 1906.

Virchow, Über Myxödem. Berliner klin. Wochenschr. 1887. Nr. 8.

Vollmann. Myxödem und Kropfoperation. Diss. Würzburg 1893.

Vrolik, Tabulae ad illustrandam embriogenesim. Amsterdam 1849.

Weiß, Tetanie. Wiener med. Wochenschr. 1883. S. 683.

Wyss, Beitr. zur Entwicklung d. Skelettes. Diss. Bern 1899.

Walter, Regeneration periph. Nerven. Zeitschr. f. Nervenheilk. **38.** 1912. S. 1.

Weygandt, Heutiger Stand v. d. Lehre d. Kretinismus. Abhandl. d. Nerv.- u. Geisteskrankheiten. **4.** 1904. S. 302.

Zesas, Cachexia strumipriva. Deutsche med. Wochenschr. 1885.

Der Kretinismus.

Von

H. Vogt - Wiesbaden.

1. Der endemische Kretinismus.

Der endemische Kretinismus tritt nicht nur in seiner ausgesprochenen Form auf, sondern auch in einer ganzen Reihe von Unterarten, denen allen die Ursache gemeinsam ist, daß eine frühzeitige Erkrankung der Schilddrüse zugrunde liegt. Die Krankheitsformen sind der ausgeprägte endemische Kretinismus s. s., der endemische Kropf, die endemische Taubstummheit und der endemische strumöse Schwachsinn (Weygandt).

Die Geschichte des Kretinismus ist eines der amüsantesten und interessantesten Kapitel der Geschichte der Medizin. Schon im Altertum, namentlich aus den Angaben des Plinius ersichtlich, war der Kropf, und zwar auch sein endemisches Vorkommen bekannt. Der bekannte Asienreisende Marco Polo hat dann von den großen endemischen Herden in Zentralasien die ersten Nachrichten nach Europa gebracht; die erste wissenschaftliche Bearbeitung stammt von Malcarne, Turin 1789 (nach Ewald). Eine besondere Bedeutung erhielt die Kretinismusbekämpfung dann später durch die Veröffentlichungen von Guggenbühl,

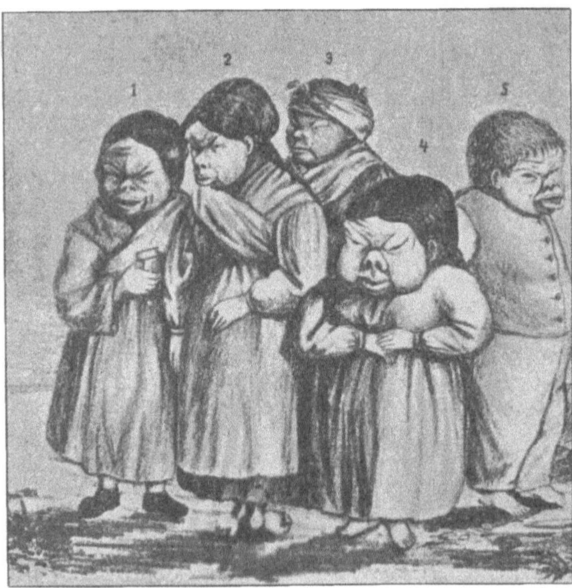

Abb. 15. Kretinengruppe. Altes unterfränkisches Bild. Aus Virchow und Schmerbach. (Nach Weygandt.)

der auf dem Abenberg in der Schweiz eine Anstalt zur Behandlung solcher Kranken einrichtete. Bis in die neuere Zeit sind die Veröffentlichungen auf diesem Gebiet ungemein zahlreich gewesen, und die gesamte Literatur über den Kretinismus würde wohl eine der umfangreichsten derartigen Zusammenstellungen in der ganzen Medizin abgeben, was gewiß etwas heißen will. (Abb. 15.)

Der Kretinismus [1]) ist gemäß seinen Ursachen — wir werden sehen, daß Wasser- und Bodenverhältnisse das ausschlaggebende, ursächliche Moment darstellen — eine an bestimmte Örtlichkeiten gebundene, daher „endemische" Krankheit. Seine Verbreitung in manchen Gegenden ist eine ungemein umfangreiche, und der Kretinismus stellt für manche von ihm betroffene Gegenden eine schwere Plage dar, da er ungemein viel lebendige Kraft des Landes brachlegt und durch die Verpflegung der Kranken hohe Kosten verursacht. Interessante Angaben über die Ausbreitung und die große soziale Bedeutung der Krankheit verdanken wir H. und E. Bircher: in den Jahren 1875—1884 wurden in der Schweiz jährlich durchschnittlich 1700 Rekruten d. i. 7 Proz. der Stellungspflichtigen wegen Kropf zurückgewiesen und 400 d. i. 2 Proz. aus dem Heere entlassen; die Zahl der wegen einer Form der kretinischen Degeneration jährlich als dienstuntauglich Ausscheidenden betrug damals demnach 2200—2500 Mann; die schweizerische Dienstpflicht beträgt 10 Jahre; die Schweiz verliert also dauernd durch den Kretinismus 22000—25000 Mann, das ist mehr als eine Division oder $^1/_6$ ihres Bestandes. Dazu kommt, daß die Ausmusterung wegen der genannten Krankheit nur noch übertroffen wird durch die „allgemeine körperlich zurückgebliebene Entwicklung", eine Rubrik, die großenteils selbst wieder durch kretinische Individuen ausgefüllt wird. Die Schweiz, das von den Kulturländern von der Krankheit am meisten heimgesuchte Land, hat die größte Zahl der Irren-Verpflegungs-Plätze (200 : 1), dabei sind der größere Teil der Kretinen nicht in Anstalten. Jeder, der die Schweiz bereist hat, kennt namentlich aus der Berner Gegend, aus dem Kanton Wallis die Tatsache, daß ganze Täler fast zum größeren Teil der Bevölkerung verseucht sind. Unter 336000 in den Jahren 1899—1904 schulpflichtig gewordenen Kindern waren 39000 gebrechlich, hiervon 15000 infolge einer der Formen der kretinischen Degeneration. In ähnlicher Weise wie die Schweiz sind auch andere Gebirgsländer heimgesucht, doch fehlen darüber meist nähere und ähnlich eingehende Zahlen. In der österreichischen Provinz Steiermark allein (v. Wagner) sind etwa 8000—9000 Kretinen vorhanden (ohne die Kröpfe, also nur ausgeprägte Kretinen); im Jahre 1883 fanden sich in den 3 italienischen Provinzen Piemont, Lombardei und Venetien ca. 129000 Kröpfe und 13000 Kretinen (Allara u. a.). Über die Verbreitung der Endemien in Europa cf. die Karte Abb. 16. Eine genaue Zusammenstellung der Erfahrungen, die über außereuropäische Länder vorliegen, cf. bei E. Bircher 1908.

Die Frage nach der Ursache der kretinischen Degeneration kann einstweilen noch als nicht völlig entschieden gelten. Sicher ist nur, daß die Ausschaltung der Schilddrüse in mehr oder weniger großem Umfang die Ursache für die körperliche und geistige endemische Degeneration der Bevölkerung ist: wodurch aber wiederum diese Schädigung der Schilddrüse zustande kommt, ist noch strittig, wenn auch die neueren Untersuchungen von E. Bircher eine Lösung der Frage zu geben scheinen. Die lange Zeit angenommene Athyreose ist sicherlich nicht der Grund für den endemischen Kretinismus. Wir werden bei der pathologischen Anatomie hierauf zurückkommen: das Wesentliche für die jetzt geltende Anschauung ist die Tatsache (Scholz u. a.), daß sich Kretinen mit normal großen Schilddrüsen und gut erhaltenem Schilddrüsengewebe nicht so selten finden. Schon von alters her hat man dagegen

---

[1]) Mit Kretinismus im allgemeinen ist im folgenden nicht der endemische Kretinismus (s. s.) gemeint, sondern die Gesamtzustände, die zur endemischen kretinischen Degeneration gehören.

in den Verhältnissen des Trinkwassers und in der Bodenbeschaffenheit die
wahren Ursachen der Krankheit gesucht, wenn auch die näheren Zusammen-
hänge bis in die neuere Zeit noch dunkel geblieben sind. Namentlich der Einfluß des Wassers hat hierbei immer eine große Rolle gespielt; das „Kropf-

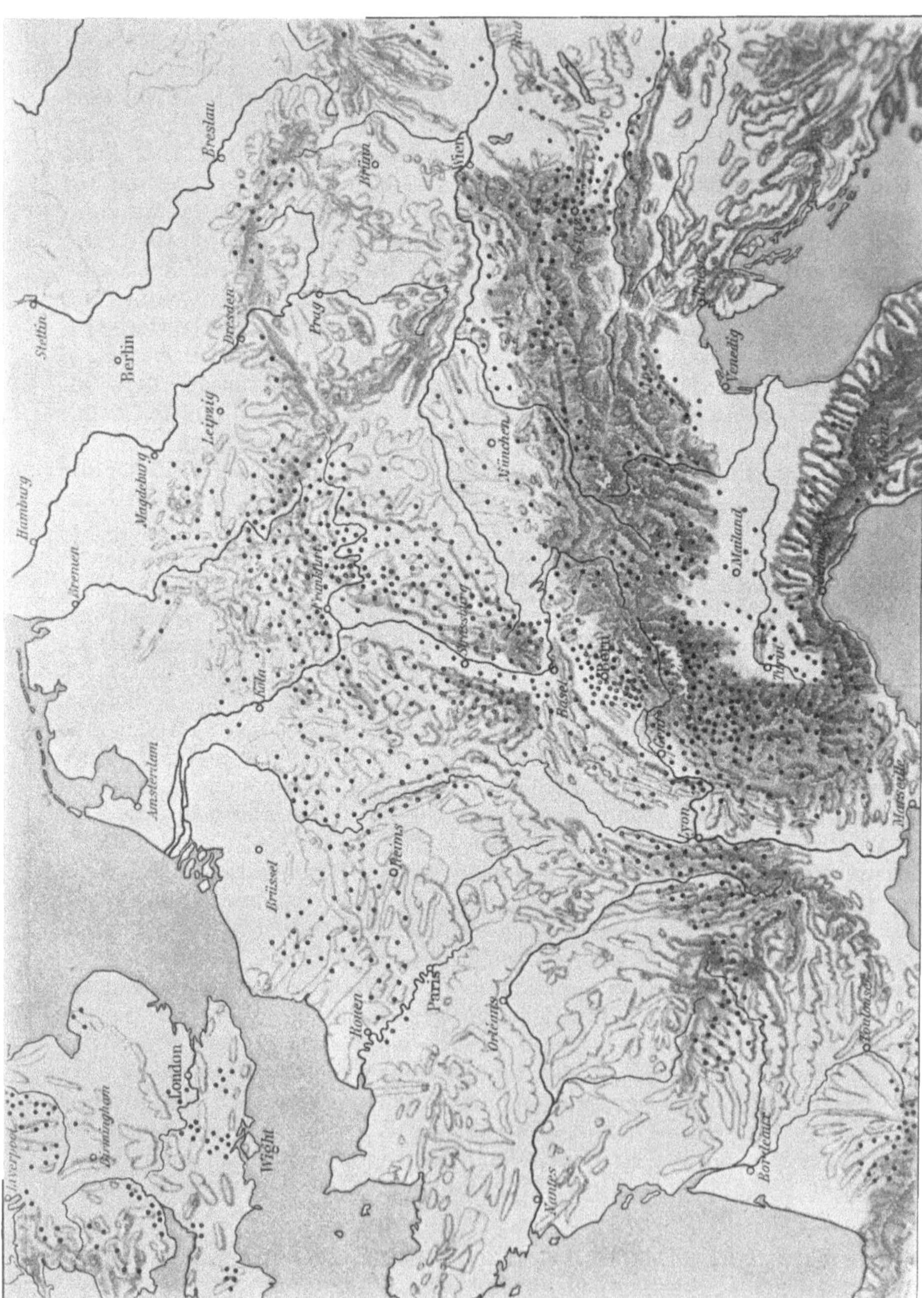

Abb. 16. Karte der Verbreitung des Kretinismus in Mittel- und Westeuropa. Aus Ewald. (Nach E. Bircher.)

wasser" erzeugt bei der eingeborenen Bevölkerung und selbst bei gesunden zugezogenen Personen in ziemlich kurzer Zeit Kropf: die Kinder der eingeborenen Bevölkerung werden teilweise kretinisch. Mit der Sicherheit eines Experimentes bestätigen zahlreiche Erfahrungen diesen Zusammenhang: Costa, Botini, Johannsen u. a. Kein Wunder, daß selbst Ärzte in verseuchten Gegenden in ihrem Hause das Wassertrinken streng verboten und ihren eigenen Kindern nur Wein zu trinken gaben. Bei der Kropfepidemie in Nancy — auch akut kann solcher Einfluß auftreten — blieben die weintrinkenden Offiziere verschont. Auch bei Tieren (Hunden, Ratten) kann man durch Kropfwasser Kröpfe erzeugen (Dexler, Wilms). In welcher Eigenschaft des Wassers nun seine Gefährlichkeit für den Menschen gegeben ist, ist nach allem die Hauptfrage. Nach unseren heutigen Anschauungen können wir nur in einem organischen Krankheitsgift das Wesen der Schädigung sehen: ob es sich dabei um einen Mikroorganismus oder um ein organisches Gift handelt, ist zweifelhaft: die Untersuchungen nach diesem Punkte hin sind nicht eindeutig: lange Zeit hatte man rein chemische Eigenschaften des Wassers beschuldigt, so die Magnesia (Granche), Schwefel (Saint-Lager), Gips (Tronchin u. a. m.).

Die größte Förderung unserer Anschauungen haben uns nun ohne Zweifel die Untersuchungen von E. Bircher gebracht, der nachweisen konnte, fußend auf den Untersuchungen seines Vaters, daß die kretinische Degeneration eine chronische Infektionskrankheit ist, deren organisches Miasma an gewissen marinen Ablagerung unserer Erdrinde haftet und durch das Trinkwasser in den Körper gelangt. Übrigens hatten schon A. v. Humboldt, Vest, Virchow u. a. diese Ansicht vermutungsweise ausgesprochen, neuere Bearbeiter der Frage, namentlich v. Eiselsberg, Ewald, Bérard haben dann, mit den neueren Beweismitteln der Wissenschaft ausgerüstet, die Theorie der Gewißheit näher gebracht. Besonders war auch schon älteren Beobachtern, wie Escherich, Falk, Granges, Heidenreich, Lebert, Hirsch aufgefallen, daß gewisse Formationen des Bodens die Endemie mit Vorliebe zeigten, andere nicht. H. Bircher hat aber als erster systematisch die Frage untersucht und dadurch die Grundlagen für die durch E. Bircher gegebenen Feststellungen geschaffen.

H. Bircher ging aus von der Tatsache, daß in Aarau 3 Gemeinden auf dem linken Ufer der Aare von Kropf frei, eine weitere linksuferige und alle rechtsuferigen aber stark vom Kropf befallen waren: nun liegen die linksufrigen Gemeinden sämtlich auf der Juraformation, soweit sie frei sind, die mit der Endemie behafteten Gemeinden aber liegen sämtlich auf der Meermolasse. Von dieser einmal gefundenen Tatsache aus gingen die Autoren nun weiter, und es ließ sich in einheitlicher Weise feststellen, daß in der Schweiz die Formationen des Trias, der Meermolasse, des Eocän in erster Linie als kropftragende Schichten zu betrachten waren: obere und untere Süßwassermolasse zeigten nur in jenen Gegenden die Endemie, wo jene mit der Meermolasse in inniger Verbindung steht oder wo das Trinkwasser imstande ist, in die tiefer gelegene Meermolasse einzudringen und diese auszulaugen. „Frei von Kropf usw. sind die aus dem Inneren der Erde glutflüssig aufgestiegenen und an der Oberfläche erstarrten Eruptivgebilde des kristallinischen Gesteins, die Sedimente des Jura und des Kreidemeeres, des quaternären Meeres und die sämtlichen Süßwasserablagerungen."

Auf der Basis dieser Tatsachen läßt sich die Kretinenkarte selbst ausgedehnter Gebiete erklären, und es stimmt in der Tat, soweit das bisher nach-

geprüft ist, das Vorkommen des endemischen Kretinismus mit den Boden-
verhältnissen, die H. und E. Bircher als maßgebend gefunden haben, gut
überein, cf. die beigegebene Karte des mittleren Teiles von Europa, die E.
Bircher 1883 festgestellt hat (Abb. 16).

Die kretinische Degeneration umfaßt, wie gesagt, den typischen
Kretinismus, den endemischen Kropf, die endemische Taubstummheit und
den endemischen strumösen Schwachsinn. Allen diesen Krankheitsbildern
ist gemeinsam, daß sie eine mehr oder weniger schwere körperliche und geistige
Alteration, unter ersterer besonders eine starke Beeinträchtigung der Sinnesleistungen, endemisch auftretend, zeigen.

Der endemische Kretinismus sensu strictiori: Die Symptome
des Kretinismus sind gegeben (Ewald) in der Veränderung des Knochenwachstums, in Habitusveränderun-
gen, besonders solchen der Haut
und der Genitalien, in geistigen Veränderungen und Veränderungen der
Leistungen der Sinnesorgane (Abb.
17—21).

Der Habitus des Kretinen
ist ein außerordentlich charakteristischer, so daß auch Laien meist
die Diagnose richtig zu stellen vermögen. Das Gesicht der Kretinen
ist breit, die Stirn niedrig, die Nase
auffallend breit. Wie die ganze
Haut zeigt besonders auch die des
Gesichtes in entstellender Weise
tiefe Furchen, Runzeln und Wülste.
Die Lippen sind gewulstet, die
Zunge ist groß und aufgedunsen
(Baginsky). Die ganze Statur ist
klein und kontrastiert mit dem großen, dicken und plump erscheinen-
den Schädel. Dieser selbst ist meist
nicht an sich besonders groß, wohl
aber niedrig und breit, so daß er
groß und vierschrötig erscheint. Oft
weist er offene Fontanellen auf. Der
Gesichtsbau ist prognath. Die Brust
ist flach, nicht vorgewölbt, der Bauch
schlaff, oft ein Hängebauch. Die
Extremitäten sind kurz und plump,

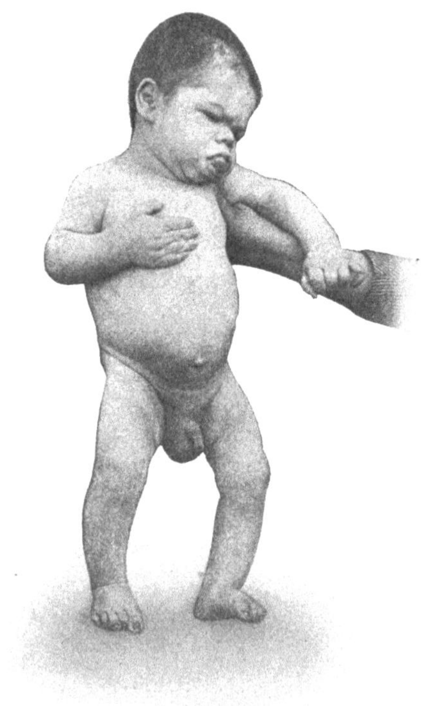

Abb. 17. Fall von endemischem Kretinismus
(Kind) aus Unterfranken.
(Aufnahme von Prof. Weygandt.)

namentlich auch Finger und Zehen plump. Alle Bewegungen erfolgen schwerfällig und träge, der Gang ist breitbeinig und schlürfend. Im Benehmen fällt
die große Verlangsamung aller Reaktionen besonders stark auf.

Im besonderen zeigt das Skelett ausnahmslos eine retardierte Verknöcherung und ein außerordentlich verringertes Längenwachstum. Ein 36jähriger
weiblicher Kretin meiner Beobachtung hatte eine Körpergröße von nur 106 cm,
auch andere Beobachter, Bircher, Wagner haben ähnliche Angaben gemacht. Ganz besonders wichtig sind (diese Verhältnisse haben in der Geschichte des Kretinismus eine besondere Rolle gespielt) die Verhältnisse

am Schädel. Virchow wies darauf hin, daß die Schädelbasis der Kretinen-
schädel eine starke Verkürzung zeigt: er bezog dies auf die Tribasilarsynostose
(Sphenooccipitalsynostose), die er als das primäre Moment ansah. Keineswegs
zeigen aber alle Kretinen (Bayon) diesen Befund, und Untersuchungen, die
Weygandt sogar zum Teil an dem von Virchow selbst studierten Material
vorgenommen hat, erweisen, daß die Virchowsche Auffassung nicht zutrifft.
Röntgenuntersuchungen haben vielmehr ergeben, daß sämtliche Suturen und
Synchondrosen erhalten sind (Kassowitz, Bayon), namentlich gilt dies auch

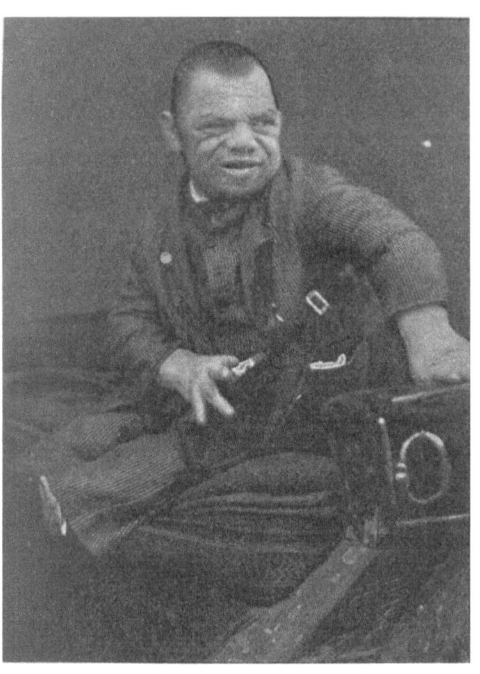

Abb. 18. Erwachsener Kretin (endem.) aus
Salzburg.
(Aufnahme von Prof. Weygandt.)

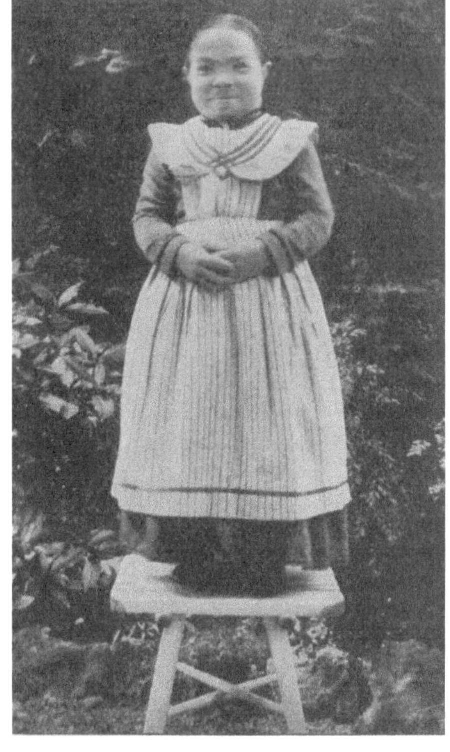

Abb. 19. Endemischer Kretinismus, Zwerg-
wuchs.
Originalaufnahme von A. Homburger.
(Nach Knoblauch.)

für die übrigen Teile des Skeletts, vom Schädel abgesehen (Langhans u. a.).
Die äußere Kopfform des Kretinenschädels hat etwas Charakteristisches
(Scholz): derselbe ist klein, flach und breit; die Gesichtsbreite übertrifft die
Höhe (Orthokephalie); außerdem besteht meist Prognathie, die einzelnen
Knochen sind — dies gilt wiederum allgemein — plump und schwer. Die
genannte Kopfform ist nun natürlich auch bestimmend — wenigstens zum Teil
— für den eigenartigen Gesichtstyp der Kretinen: dieser ist gekennzeichnet
durch ein breites, niedriges Gesicht, die Nasenwurzel ist eingesunken, die
Nase breit und sehr flach, die Nasenlöcher sehen nach vorn. Die Wangen-
knochen stehen stark vor, die Mundhöhle erscheint auffallend groß: die übrigen

Eigentümlichkeiten des Gesichts (Lippenwulstung, faltige Haut usw. cf. unten) sind durch die Anomalien der Haut bedingt.

Diese — die Haut — zeigt jenen Zustand, den man (Ewald) als Cachexie pachydermique bezeichnet: es handelt sich hierbei um eine eigenartige, durch „Verdickung und Schlaffheit" (Ewald) ausgezeichnete Veränderung. Die Haut sieht welk und faltig aus, ist meist farblos, fahl, oft ganz hell, fast weiß oder leicht gelblich. Dadurch wird das ganze Aussehen greisenhaft und alt. Ebenso mangelhaft wie die Haut sind die Hautprodukte, Haare und Nägel: die letzteren sind brüchig, welk, trocken, die ersteren spärlich, fallen leicht aus, brechen nach kurzem Wachstum ab, so daß die Köpfe meist mit kurzen Borsten besetzt sind. (Über die Haare als sekundäre Geschlechtscharaktere cf. unten). Die Haut bildet nun durch eine besonders starke, lokal ausgeprägte Ansammlung des Unterhautgewebes an mehreren Stellen dicke Polster und Wülste, solche sitzen gewöhnlich im Nacken, am Hals, an den oberen Brustteilen, auch an dem Hand- und seltener dem Fußrücken: diese Schwellungen haben die Eigenschaft, daß sie in ihrem Turgor sehr wechseln, sie sind bald teigig und ziemlich groß, bald gleichen sie mehr schlaffen Säcken. Auch die Schleimhäute sehen meist welk und blaß aus, aber sie haben doch einen anderen Typ als wie etwa bei der Anämie: sie sind zugleich mehr grau, fahl gefärbt, welk, auch oft stark faltig.

In der äußeren Erscheinung fehlt nun noch ein wesentliches Charakteristikum; dieses ist gegeben durch die mangelhafte Ausbildung der Geschlechtsorgane. Die äußeren Genitalien bleiben meist dauernd infantil, können sich aber auch durch eine auffallende Größe auszeichnen. Die typisch differenzierte sexuelle Entwicklung (Periode beim weiblichen Geschlecht usw.) bleiben in ausgesprochenen Fällen stets aus: auch soweit es zu einer besseren sexuellen Entwicklung kommt, erfolgt diese langsam. Fälle, in denen kretinische Mädchen geboren haben, sind dabei zahlreich beobachtet worden: es handelte sich meist um tote Früchte oder um elende, nicht lebensfähige Kinder, sehr oft um Mißgeburten schwererer Art, auch um Hirnmißbildungen. Natürlich bleiben auch die sekundären Geschlechtscharaktere meist klein und unentwickelt, die Schamhaare, die Brüste, die Veränderung der Stimme usw. bleiben in den meisten Fällen kindlich und mangelhaft.

Viele Kretinen tragen die Zeichen der Schilddrüsenerkrankung — in der doch die nächste Ursache ihres ganzen Zustandes zu suchen ist — deutlich zur Schau: sie tragen mehr oder weniger große Kröpfe (Abb. 21). Doch verhalten sich in dieser Beziehung die einzelnen Fälle durchaus verschieden, offenbar ist keineswegs die Veränderung der Schilddrüse, die den Kropf bedingt, auch die direkt zum Kretinismus führende Veränderung (cf. später bei der Erörterung der pathologischen Anatomie); eine erhebliche andere Zahl besitzt eine durchaus normal palpable Schilddrüse: in manchen Fällen hat man den Eindruck, sie nicht fühlen zu können. Ewald, auch H. Bircher betrachten mit Recht den Palpationsnachweis der Schilddrüse, namentlich eventueller Verkleinerungen derselben, mit Skepsis. Jedenfalls hat, das kann auch aus der klinischen Betrachtung gesagt werden, der endemische Kretin durchaus keinen übereinstimmenden klinischen Schilddrüsenbefund, zweifellos hat er keineswegs durchgehend eine Athyreose oder Hypothyreose: nach v. Eiselsberg fehlt sie wohl gelegentlich (dreimal in 14 Fällen). Eine Struma haben nach Ewald 63 Proz. aller Kretins.

Die Funktion der inneren Organe ist beim Kretin nicht in charakteristischer Weise gestört, aber herabgesetzt, träge und verlangsamt: Herz und

Gefäßsystem zeigen keine wesentlichen Veränderungen, die Verdauung ist oft sehr stark gehemmt, es besteht Neigung zur Obstipation. Der Stoffwechsel entspricht (Scholz) dem Verhalten beim Myxödem, nicht dem bei der experimentellen Athyreose: es fand sich, daß bei nicht behandelten Kretinen der Stoffumsatz außerordentlich träge von statten geht. Die Ausscheidung ist durchweg vermindert, der Harn dick. (Schilddrüse steigert den Stoffumsatz, befördert die Diurese, es erfolgt aber keine wesentliche Zunahme des Eiweißabbaus. Das Gewicht nimmt dabei ab durch den Zerfall N-freier Körper.)

Von besonderer Wichtigkeit im klinischen Bild ist das Verhalten der Sinnesfunktionen und der geistigen Eigenschaften: Die meisten ausgebildeten Kretinen zeigen einen geistigen Defekt, der sie in die Reihe der

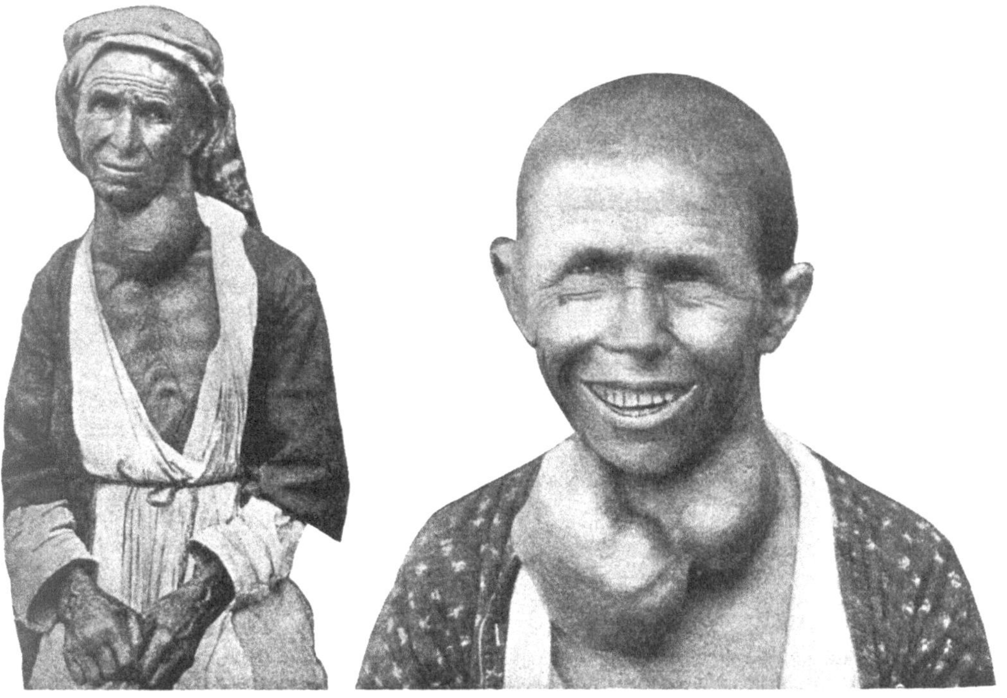

Abb. 20. Fälle von endemischem Kretinismus aus Swanetien (Kaukasus), nach Orbelli. Mutter (links) Kropf; Tochter (rechts) typische Kretine mit Kropf.

Idiotie weist. Dabei hat der Schwachsinn des Kretinen durch die schon genannte hochgradige Verlangsamung aller Reaktionen, durch die enorme Trägheit der Bewegungen, die Stumpfheit und Langsamkeit und Indolenz einen ganz besonders charakteristischen Zug. Die genannten geistigen Züge der Idiotie und höheren Grade der Imbezillität, und zwar der apathischen Form, sind meist vorhanden. Viele ermangeln aller geistigen Reaktionen, einige bringen es wenigstens zu einer Erkennung der sie unmittelbar und täglich umgebenden Eindrücke und Personen und lernen sich notdürftig selbst zu versorgen. Es gibt aber, namentlich in den Fällen, in denen die sonstigen Zeichen auch weniger hochgradig ausgebildet sind, auch Fälle mit etwas geringerer Behinderung des geistigen Vermögens, die den mittleren Graden der

Imbezillität zuzurechnen sind. Was fast immer diese Kranken auszeichnet,
ist die bereits mehrfach erwähnte, außerordentlich hochgradige Indolenz, die
oft nicht allein dem Grade der geistigen Beeinträchtigung entspricht. In
schwereren Fällen ist so bei Kretinen bemerkt worden, daß sie stundenlang
in die Sonne schauen, daß sie völlig leblos wochen- und monatelang daliegen.
Auch in den leichteren Formen der geistigen Schädigung fallen die Kranken
durch ihre außerordentliche Trägheit und Langsamkeit der Reaktion auf;
diese Eigenschaft und eine gewisse Schüchternheit fremden Personen gegenüber (Weygandt), die die leichteren Grade von geistiger Erkrankung zuweilen auszeichnet, lassen den geistigen Defekt oft größer erscheinen als er
in der Tat ist. Die körperliche und geistige Rüstigkeit geht bei den Kranken
meist Hand in Hand; die etwas höher stehenden Fälle zeigen daher auch
ein etwas ausgeprägteres Maß von Bewegungsmöglichkeiten und lassen sich
auch zu einfachen Verrichtungen, Holztragen, Wasserholen usw. abrichten.
Auch bestimmte Botengänge, bei denen sie immer denselben Weg zu machen
haben, sind sie nicht selten zu lernen imstande, wie jeder, der die Schweiz auf
einsamen Pfaden bereist hat, weiß. In diesen Grenzen bewegen sich die meisten
Fälle von Kretinismus, dabei sind — innerhalb der eben dargestellten Möglichkeiten — die nicht so ganz hochgradig geschädigten Fälle entschieden die
häufigeren und wie Weygandt auf Grund seiner großen, auch auf Reisen
gesammelten Erfahrungen mitteilt (die Mehrzahl der Kranken befindet sich
ja entschieden nicht in Anstalten), bringen es eine sehr große Anzahl
dieser Kranken zu einfachen und kümmerlichen Möglichkeiten, mit denen
sie sich durch das Leben schlagen in der Rolle von Korbflechtern, Boten,
Handlangern usw., viele freilich auch als Bettler, manche aber doch auch
durch die Tätigkeit in einem einfachen Handwerk. Bei ausgeprägtem Kretinismus sind noch geringere Grade, die sich der Norm noch mehr nähern,
nämlich leichtere Grade von Imbezillität und Debilität entschieden mehr selten
als häufig; einfache Schulkenntnisse besitzen übrigens doch eine Anzahl. aber
meist nur in recht bescheidenen Grenzen. Trotzdem die Grundnatur des
psychischen Verhältnisses eine apathische und indolente Art ist, sind manche
der Kranken durch mehr oder weniger hochgradige Reizbarkeit ausgezeichnet
und — wenn auch seltener — kommt es bei ihnen zu erheblicheren Ausbrüchen
des Affektes.

An sich selbst sind die Kranken natürlich außerordentlich nachlässig, sie
sitzen am liebsten still: doch zeigen sie nicht alle völlige und dauernde Gleich-
mäßigkeit im Verhalten, vielmehr bestehen bei manchen Fällen ausgesprochene
periodische Schwankungen. Zeiten größerer Indolenz wechseln ab mit Zeiten
stärker hervortretender Lebhaftigkeit. Über das Besprochene hinausgehende
Anzeichen geistiger Störung sind selten, doch berichtet Weygandt über Größen-
und Verfolgungsideen in einem Falle: es dürfte sich hier wohl um sekundäre
Krankheitserscheinungen handeln; in seltenen Fällen sind epileptiforme Krämpfe
beobachtet worden.

Von der geistigen Beeinträchtigung abgesehen, die durch die Erkrankung
des Gehirns gegeben ist, wird nun aber die geistige Entwicklung wieder direkt
in Mitleidenschaft gezogen durch ein für das Krankheitsbild schließlich noch
recht charakteristisches Zeichen, nämlich die hochgradige Verminderung der
Sinnesfunktionen. Vor allem leidet das Gehör in den meisten Fällen enorm
(Kocher), es gibt (cf. unten) eine im wesentlichen nur durch die mangelhafte
Entwicklung von Gehör und Sprache ausgezeichnete Form der kretinischen
Degeneration. Außerdem sind Geschmack und Geruch geschädigt. Es fehlt

demnach eine gewisse Vorliebe und ein Interesse an Speisen und Getränken, dazu kommt, daß meist auch kein ausgesprochenes Hunger- und Sättigungsgefühl vorhanden ist. Die Kretinen sind daher vielfach ausgesprochene Vielfraße. Auch der Gesichtssinn ist zuweilen vermindert. In der Beurteilung dieser Erscheinungen greifen natürlich zweierlei Faktoren immer übereinander: die mangelhafte Ausbildung der Sinnesleistung selbst und die hochgradige geistige Trägheit, die die in der Tat im Sinnesorgan wahrgenommenen Eindrücke nicht zur geistigen Perzeption gelangen läßt. Aber auch wenn man dies berücksichtigt, bleibt doch für viele Fälle eine schwere Schädigung der Sinnesleistungen selbst, besonders des Gehöres, übrig.

Die Sensibilität zeigt keine Ausfälle, ist aber ebenso wie die Schmerzempfindung außerordentlich stumpf in allen ihren Qualitäten. Die Motilität ist, wie schon gesagt, vor allem durch die enorme Trägheit der Bewegungen charakterisiert.

Wie schon oben hervorgehoben, zeigen keineswegs alle Fälle in dieser Weise den ganzen Typus der Erscheinungen. Vielmehr sind gerade beim Kretinismus formes frustes und solche Formen, die nur das Hervortreten einzelner Momente zeigen, besonders häufig. Vor allem gehört hierher der in Kretinengegenden überall vorhandene Kropf. Es kann lediglich bei dieser Erscheinung bleiben, oder es können sich andeutungsweise auch Erscheinungen kretinischer Degeneration hinzugesellen. So sind besonders Fälle von Kropf mit leichtem Intelligenzdefekt (endemischer strumöser Schwachsinn, Weygandt) zu beobachten. Eine weitere Form der kretinischen Degeneration ist die endemische Taubstummheit (v. Eiselsberg, Bircher).

Der endemische Kropf — unter Kropf versteht man nur die Anschwellung der Schilddrüse — kann sich im einzelnen Fall auf die ganze Drüse erstrecken, oder nur Teile derselben (Struma unilateralis, bilateralis, mediana) in sich fassen: je nach Lage hat man bekanntlich einen substernalen Kropf, wenn die Anschwellung großenteils hinter das Brustbein tritt, einen submaxilaren — wenn sie weit nach oben reicht — unterschieden. In manchen Fällen wechselt die struma infolge starker Exkursionsfähigkeit des Kehlkopfes (Ewald) ihre Lage zu verschiedenen Zeiten. Zuweilen ist die äußerliche Erscheinung nur gering, während der Tumor ganz oder teilweise in die Tiefe verlagert ist. Der rechtsseitige Kropf ist — da der Rückfluß des Blutes von dieser Seite erschwert ist — häufiger als der der linken Seite. Die Größe kann außerordentlich verschieden sein, die dadurch hervorgebrachte Entstellung bedarf keines weiteren Wortes. Wichtig in klinischer Beziehung sind vor allem folgende Erscheinungen: eine Verwachsung mit der Haut und der Umgebung erfolgt — beim Fernbleiben sekundärer Entzündungen — niemals. Die Kröpfe zeigen nicht ein konstantes, sondern meist ein in geringen Grenzen schwankendes Volumen; sie sind wegen ihres großen Gefäßreichtums zu starken Anschwellungen disponiert. Vorübergehende Anstrengungen, Kreislaufstörungen usw. (Ewald) können ganz besonders stark das Volumen beeinflussen. Bekannt ist ferner, daß das Volumen des Kropfes beim weiblichen Geschlecht durch sexuelle Vorgänge, besonders Menses und Gravidität beeinflußt wird. Die Gefahr des Kropfes liegt in der Einwirkung, die er auf seine Umgebung ausüben kann. Die ihn umliegenden Halsmuskeln werden meist dünn und klein, können aber auch hypertrophieren. Die wichtigsten Momente liegen in der Beeinträchtigung des venösen Blutrückflusses aus Hals- und Kopfgebieten, in der Erschwerung der Respiration durch Druck auf die Luftröhre und in der Lähmung der Glottiserweiterer durch Druck auf den Nervus recurrens vagi: daß diese Wirkungen, die von der Struma ausgehen, das Leben bedrohen können, liegt auf der Hand. Aber auch noch lange, ehe es zu schweren Störungen kommt, erzeugt der Kropf durch die genannten Wirkungen meist recht üble Beschwerden, die in Kurzatmigkeit, in einer durch die behinderte Atmung

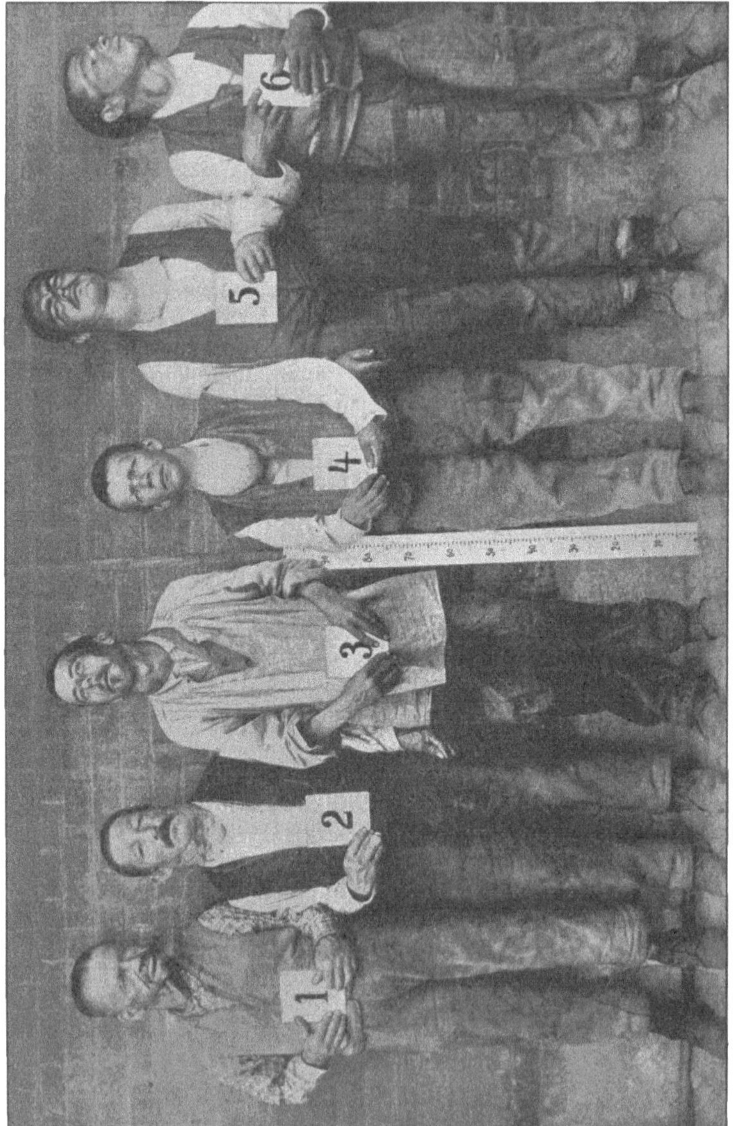

Abb. 21. Endemische Kröpfe aus dem Kanton Bern.

Von den Abgebildeten ist nur Fall 2 geistig nicht geschädigt; die übrigen sämtlich sind mehr oder weniger hochgradig schwachsinnig (endemischer, strumöser Schwachsinn).

(Aufnahme von Prof. Weygandt.)

begünstigten chronisch-katarrhalischen Affektion der oberen Luftwege, in Stauungserscheinungen des oberen venösen Kreislaufes bestehen. Ganz besonders wichtig ist ferner die Wirkung auf das Herz, bei der es sich teils um eine Reizung der Rami cardiaci des Nervus vagus, teils um toxische Einwirkungen von der erkrankten Schilddrüse aus handelt: die Erscheinungen sind

Herzklopfen, Tachykardie, zuweilen Irregularität, geringer Blutdruck, auch Vergrößerung des Herzens, besonders nach links (Kraus, Minnich). Die beschriebenen Erscheinungen charakterisieren das sogenannte „Kropfherz" (hypertrophisches Kropfherz und thyreogene Tachykardie, Kraus, Ewald). Erscheinungen, die seltener und auch weniger wichtig sind, sind Schmerz in der Ohrgegend durch Druck auf den Nervus auricularis posterior, Beeinträchtigung des Schluckens (Dysphagie).

Zwischen dem Kretinismus, wie er oben dargestellt ist und dem endemischen Kropf finden sich nun alle Übergänge: es gibt, wie gesagt, sehr viele Kretinen, die Kröpfe haben — es gibt auf der anderen Seite in befallenen Gegenden zahlreiche Menschen, die nur eine Struma, sonst nichts, aufweisen. Nicht selten verbinden sich aber mit dem Vorhandensein von Kropf leichte Anzeichen der Degeneration, entweder ein leichter oder leichtester Schwachsinnsgrad, zuweilen mit einer Andeutung der charakteristischen Erscheinungen des kretinischen Schwachsinns (Schwerfälligkeit, Indolenz usw.): wir haben dann eine jener Formes frustes, den strumösen, endemischen Schwachsinn (Weygandt) vor uns, eine in den betreffenden Gegenden sehr häufige Erkrankungsform; hier kann wiederum der Kropf zurücktreten, es kann sich bei einem Menschen nur Schwachsinn und vielleicht Beeinträchtigung des Körperwachstums, oder Schwachsinn und Hautveränderungen finden: alles rudimentäre, der kretinischen Degeneration aber im ganzen zuzurechnende Formen (Abb. 21).

Mit ganz besonderer Vorliebe befällt nun die Erkrankung und auch in endemischer Weise die Hörfähigkeit: wir müssen nach den Untersuchungen, besonders von Bircher, die endemische Taubstummheit der kretinischen Degeneration zurechnen. Sie ist überall, wo Kretinismus vorkommt, auffallend häufig (Rösch, Virchow): so betrug die Zahl der Taubstummen in Steiermark 2154; die Schweiz besitzt (Hammerschläg) den größten Prozentsatz Taubstummer unter allen Kulturländern (v. Wagner): Die Herabsetzung der Hörfunktion liegt dabei nicht, wie Kocher wollte, im Gehirn, auch nicht in der Beschaffenheit der Rachenschleimhaut (Bayon u. a.), sondern sie ist bedingt durch eine direkte Schädigung des inneren Ohres und ist vielleicht durch die Beeinträchtigung des Knochenwachstums in der Ausbildung der Schädelbasis bedingt (Bircher). Nach den Untersuchungen von Dieterle, Siebenmann u. a. scheint es sich dabei nicht um einen Einfluß zu handeln, den die Schädigung der Schilddrüse direkt auf das Ohr ausübt, denn die Athyreose macht keine Hörstörung (auch nicht experimentell). Dagegen zeigen — und das spricht für die Zusammengehörigkeit der endemischen Taubstummheit mit der kretinischen Degeneration — über 50 Proz. endemisch Taubstummer Kröpfe und außerdem kommen zwischen endemischem Kretinismus und endemischer Taubstummheit alle möglichen Übergangsformen vor.

Das Verhältnis aller dieser Krankheitsbilder zueinander ist nun folgendes: es handelt sich bei allen um eine gemeinsame Ursache, die eben in den oben genannten exogenen Faktoren (Wasser, Boden usw.) gegeben ist. In manchen Fällen wird nur die Schilddrüse ergriffen, und es kommt — warum ist fraglich — hier nicht zu weiteren Erscheinungen; vielleicht wird (Ewald) die Funktion der Drüse hier von anderen Organen übernommen. Selbst einzelne Täler (Allara u. a.) zeichnen sich dadurch aus, daß sie enteeder nur Kröpfe, oder schwerere Formen der Erkrankung erzeugen. Beim Kretinismus s. s. liegt die Sache so, daß die Degeneration früh im Leben zu einer Ausschaltung der Funktion der Thyreoidea führt (Aplasie, schwere Veränderung der Drüse oder funktionelle Ausschaltung ohne groben anatomischen Befund): die Folgen sind dann die schweren Krankheitserscheinungen. Warum es schließlich in den einzelnen Fällen entweder zu einer dieser Formen, oder aber zu anderen Krankheitsformen (Taubstummheit usw.) kommt, kann niemand sagen: es ist ja die Tatsache, warum einzelne Menschen überhaupt, auch in befallenen Gegenden, von der Krankheit frei bleiben, andere verschieden schwer erkranken, auch an sich ebenso rätselhaft: hier wie bei jeder Infektion spielt eben auch die persönliche Disposition mit.

Die pathologische Anatomie zeigt uns zunächst Schilddrüsenveränderungen: „die partielle oder totale Atrophie der Schilddrüse ist ein unumgängliches Attribut der Krankheit" (Ewald). Die Veränderungen bestehen in atrophischen und degenerativen Vorgängen (Hanau, de Coulon u. a.), Kleinheit der Follikel, Vorhandensein großer, besonders chromatinreicher Zellen und in Spärlichkeit des Kolloids in den Lymphgefäßen. Isenschmidt hat den interessanten Nachweis geführt, daß in Kretinengegenden die Schilddrüsen gesunder Kinder (die noch kein Zeichen kretinischer Degeneration erkennen lassen) bereits Veränderungen zeigen, die sich ganz in der Richtung der später bei Kretinen deutlich nachweisbaren bewegen: die Schilddrüsen von Kindern aus kretinismusfreien Gegenden lassen diese Veränderungen vermissen. Andererseits enthalten aber die Schilddrüsen von Kretinen normales Gewebe in genügender Menge; ja es liegen eine ganze Reihe von Untersuchungen vor, die zeigen, daß auch Kretinen mit Schilddrüsen vorkommen, die nur normales Gewebe enthalten. Bircher untersuchte 16 Kretinen- und 3 Taubstummenschilddrüsen und fand in denselben wohl vereinzelt atrophische Verhältnisse, aber weitaus überwiegend normales Gewebe. Auf die pathologische Anatomie des endemischen Kropfes einzugehen, würde hier zu weit führen. Jedenfalls gehört als wesentliches Attribut zur kretinischen Degeneration in ihren verschiedenen klinischen Formen eine, sei es auch in manchen Fällen nur geringgradige, Entartung der Schilddrüse.

Das Knochensystem der Kretinen zeigt eine von Klebs als „kretinoide Dysplasie" bezeichnete Veränderung. Dieselbe besteht in einer noch nicht ganz klaren Veränderung und Störung des Knorpelwachstums (Langhans, Kaufmann u. a.), die in einer Verkleinerung und Verschiebung der Knorpelzellen und einer Usurierung des Knorpels gegeben ist. Die Veränderung erstreckt sich nicht nur auf die langen Röhrenknochen, sondern auch auf die kurzen Knochen, besonders das Becken. Eine (cf. oben) charakteristische Erscheinung ist die retardierte Verknöcherung (Weygandt u. a.), wie zahlreiche Röntgenuntersuchungen erweisen (Stahl, v. Langhans, v. Wyß u. a.). Die im ganzen plumpe und grobe Gestaltung des Skeletts tritt auch in der Form der einzelnen skelettierten Knochen hervor: die knöcherne Struktur ist aber in den Knochen selbst nicht verändert (abgesehen vom Offenbleiben der Epiphysenlinien).

Die Körperorgane zeigen vielfach eine, an sensile Zustände erinnernde Beschaffenheit (Weygandt), also einfache Atrophie, schlaffe Muskulatur, atrophische Geschlechtsorgane usw.

Die pathologische Anatomie des Nervensystems hat bis jetzt keinen als pathognomon anzusprechenden Befund ergeben. Zuweilen werden Kleinheit der Windungen erwähnt (Bourneville), Langhans weist auf Veränderungen der Lymphspalten hin, nach Weygandt sind die Spitzfortsätze der Zellen besonders langhin sichtbar (ein degeneratives Charakteristikum der Nervenzellen). Von Wichtigkeit ist der Hinweis Bournevilles, daß die Hypophyse eine Vergrößerung zeigte. Scholz und Zingerle haben in eingehenden mikroskopischen Untersuchungen nachgewiesen, daß das Gehirn zeigt: 1. degenerative Veränderungen an Nervenzellen und Fasern, die nicht charakteristischer Natur sind. Sie sind als sekundär zu betrachten, 2. gewisse schwer zu definierende Mängel der Architektonik und der Ausbildung der spezifischen Elemente. Auch diese haben nichts für die Krankheit Beweisendes. Die älteren Angaben über Befunde ganzer Nervensysteme (Virchow, Klebs, Kocher, Demme usw.) enthalten nichts Charakteristisches.

Befunde an den Sinnesorganen liegen bisher in sehr spärlicher Zahl vor. Die Affektion des Gehörsorgans ist bei den schwerhörenden Kretinen und bei den diesen nahestehenden endemischen Taubstummen als eine organische anzusehen (Ewald), es sind einmal Veränderungen an Trommelfell und mittlerem Gehörapparat (v. Wagner, Schwendt u. a.) nachgewiesen; ferner sind Katarrhe dieses Teiles des Gehörapparates sehr häufig. Die wesentliche Beeinträchtigung des Gehörs erfolgt aber durch eine, wahrscheinlich mit der Verknöcherung der Schädelbasis zusammenhängende (cf. oben) Schädigung des inneren Ohres (Siebenmann, Dieterle u. a.).

Der endemische Kretinismus ist, einmal erworben, eine chronische Affektion. Gemäß der Art, wie er erworben wird — durch das Wasser, bezw. durch Veränderung des Wassers infolge der Bodenbeschaffenheit, durch Eindringen eines organischen Giftes in den Körper auf diesem Wege — fällt die Erwerbung der Krankheit in die Kindheit, und zwar bei Eingeborenen in die erste Kindheit. Daß Personen, die aus gesunden Gegenden stammen, wenn sie in Kropfgegenden ziehen, dort die Krankheit d. h. wenigstens einen Kropf erwerben können, ist bekannt. Es gibt aber in befallenen Gegenden ohne Frage auch Fälle, die schon von Geburt an Zeichen der Degeneration tragen: Hier kommt noch eines in Betracht: es ist bekannt, daß Eltern mit Kröpfen und den leichteren Zeichen der klinischen Degeneration oft Kinder mit schwerer Degeneration haben (Abb. 20). Auch die Verwandtschaftsehen in Kretinengegenden befördern das Auftreten einer schwereren Degeneration. Es spielen hier also auch Erblichkeitsverhältnisse herein; ferner sind die allgemeinen hygienischen Verhältnisse mit in Rechnung zu stellen: es sind Beispiele bekannt, wo ohne Änderung der Trinkwasserverhältnisse durch allgemeine Besserung der Lebensverhältnisse der Bevölkerung ein Nachlassen der Endemie auftrat (Ewald).

Beim endemischen Kretinismus treten im allgemeinen die Krankheitserscheinungen jedenfalls erst nach und nach im Laufe der Kindheit und Jugend (oder selbst später) ein. Der Verlauf der Krankheit ist exquisit chronisch. Ist es erst zur Ausbildung der vollen Krankheitserscheinungen gekommen, — was im einzelnen Fall natürlich durchaus verschieden sein kann — so bleibt die Krankheit stationär, wenn keine Behandlung eintritt, selbst durch das ganze Leben; die Lebensdauer der Kretinen kann eine recht lange sein, jedenfalls bedroht die Erkrankung an einer der verschiedenen Formen des Kretinismus das Leben nicht direkt, sondern nur mittelbar durch die geringere Widerstandskraft des Individuums. Die sekundären Erkrankungen des Kropfes (Tumoren, Vereiterung, Entzündungen usw.) können hier nicht abgehandelt werden.

2. Der sporadische Kretinismus.

In Gegenden, in denen der Kretinismus und seine Nebenformen nicht endemisch ist, kommen gelegentlich bei Kindern Krankheitsfälle vor, die nach der ganzen Erscheinungsweise dem endemischen Kretinismus auf das Haar ähnlich sind. Es handelt sich hierbei natürlich nicht um exogene Einflüsse von Wasser und Boden, denn dann müßten ja die Krankheitsfälle eben zahlreicher sein, sondern es handelt sich um individuelle Krankheitsfälle. Die Ursache dieses sogenannten sporadischen Kretinismus liegt in einer Aplasie der Schilddrüse. Wir haben hier also einen direkten Folgezustand des Schilddrüsenmangels, während bei den endemischen Formen die Schilddrüsenerkrankung nur ein Mittelglied in der Reihe der Erscheinungen ist. Dieser der Krankheit zugrundeliegende Schilddrüsenmangel ist eine angeborene Anomalie (in 7 von 20 genau untersuchten Fällen fand sich auch mikroskopisch keine Spur der Drüse).

Die sporadischen Fälle von Kretinismus (angeborenes Myxödem) sind nun in klinischer Beziehung (Abb. 22) den Fällen des endemischen Kretinismus äußerst ähnlich, wie sich das ja von selbst versteht, da ein Mangel der Drüse eine ganz ähnliche Wirkung haben muß wie eine sehr frühe Ausschaltung ihrer Funktion: die Kinder (sporadische Form) werden gleichfalls gesund geboren, gegen Ende des ersten, Anfang des zweiten Jahres treten dann die Erscheinungen hervor: nach einer Theorie von Schreier deshalb zu dieser Zeit, weil die Kinder solange durch die Milch der eine Schilddrüse besitzenden Mutter geschützt seien, nach anderen deshalb, weil zu dieser Zeit normaler Weise die Funktion der Schilddrüse ihre Tätigkeit lebhafter oder erst überhaupt beginnt. Für die Diagnose ist der wichtigste Anhaltspunkt natürlich die Tatsache, ob ein Fall aus einer verseuchten Gegend stammt oder nicht. Eine Reihe von klinischen Merkmalen, die aber nicht immer einen sicheren Anhalt gewähren, sind die folgenden: Die endemischen Fälle zeigen keine so hochgradige sulzige Beschaffenheit der Haut. Das Längenwachstum ist in beiden Fällen gestört, die Schädelveränderung fehlt aber meist der sporadischen

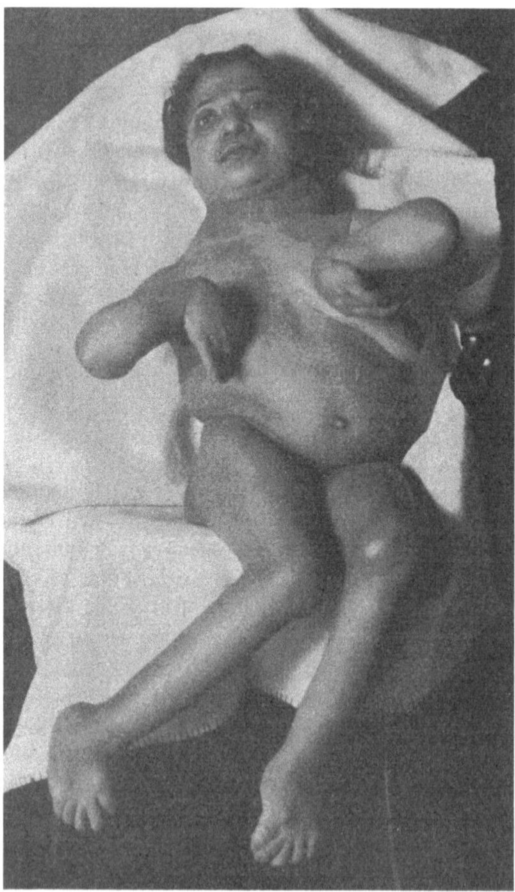

Abb. 22. Sporadischer Kretinismus (Idiotie und Zwergwuchs) bei einem 29jährigen Mädchen. (Nach A. Knoblauch).

Form (Ewald): nach Weygandt ist diesen Unterscheidungen kein großes Gewicht beizulegen. Die übrigen Erscheinungen stimmen in beiden Krankheitszuständen ziemlich weitgehend überein: der Verlauf ist insofern verschieden, als endemische Kretins nicht selten ein recht hohes Alter erreichen, sporadische aber im zweiten bis dritten Lebensjahrzehnt, in den meisten Fällen indessen schon viel früher, zugrunde gehen. Es erübrigt hier noch einmal eine Aufzählung der klinischen Einzelheiten zu geben, da der Zustand den endemischen Formen durchaus ähnelt: auch die sporadischen zeigen die Veränderung der Haut, die kindlichen Proportionen, den dicken Kropf, den Zwergwuchs, das vierschrötige Gesicht, kurz den ganzen Habitus jener. Auch die Muskelschlaffheit, die Trägheit in der Reaktion der Sinnesqualitäten, das Ausbleiben der Geschlechtscharaktere usw. usw. ist alles auch der sporadischen Krankheitsform eigen. Die myxödematöse Beschaffenheit der Haut hat man in der Bezeichnung „kongenitales Myxödem" zum Wesentlichen der Benennung gemacht: Nach Pineles sind etwa 20 derartiger Fälle von sporadischem Kretinismus oder kongenitalem Myxödem, beruhend auf einer angeborenen Thyreoaplasie, bisher bekannt.

Differentialdiagnostisch macht der Kretinismus, der endemische sowohl wie der sporadische, meist keine Schwierigkeiten: der typische Krankheitsfall ist durch eine lange Reihe von sehr scharf bestimmten Eigenschaften gekennzeichnet: doch gibt es einmal in den Formes frustes Fälle, die mit verwandten Krankheitszuständen verwechselt werden können, ferner aber können namentlich Erkrankungen der Schilddrüse während des Lebens natürlich ganz ähnliche Folgen haben, auch sie müssen ja zu den Erscheinungen der Ausschaltung der Schilddrüse führen. Das infantile Myxödem — also die spontane Erkrankung der Schilddrüse in den Jugend- oder Kinderjahren — kann natürlich dem kongenitalen, also dem Kretinismus sehr ähnlich werden: jene Krankheit wird aber meist dadurch gekennzeichnet, daß sie viel später, meist erst im fünften Lebensjahre oder später in Erscheinung tritt, ein Zeitpunkt, zu dem die kongenitale Form ja natürlich längst voll entwickelt ist. Wie beim infantilen handelt es sich auch beim Myxödem der Erwachsenen um eine Erkrankung der Schilddrüse, und zwar um eine solche im späteren Lebensalter. Die Unterscheidung ist danach auch durch den Krankheitseintritt natürlich gegeben, doch kann die äußere Erscheinung namentlich den Formes frustes des Kretins recht ähnlich werden. Es kommt jedoch nie zu so hochgradigen Erscheinungen wie bei der Ausschaltung im Kindesalter.

Eine dem Kretinismus nahestehende Krankheit ist der Mongolismus. Da auch der letztere eine pastöse Hautbeschaffenheit zeigt, so können Fälle beider Krankheitszustände bei kleinen Kindern sich recht ähnlich werden. Die differentialdiagnostischen Punkte sind bei dem Kapitel Mongolismus näher angegeben. Schließlich sei noch erwähnt, daß natürlich durchaus nicht jeder Schwachsinnige, der Zwergwuchs zeigt, ein Kretin ist: es gibt z. B. den chondrodystrophischen Zwergwuchs, der durch die Verbildungen des Skeletts eine ganz andere Genese von vornherein erkennen läßt. Manche dieser Formen zeigen einen normalen Gang der Verknöcherung, z. B. die Mikromelie, die außerdem ganz andere Körperproportionen als der Kretinismus erkennen läßt. Die nanosomen Zwerge sind körperlich wohl proportioniert, auch geistig meist normal: im ganzen kann man sagen, daß bei diesen verschiedenen Formen gut charakterisierte verschiedene Krankheitszustände vorliegen, die zwar manches Verwandtschaftliche, aber, und zwar namentlich nach der Seite des Kretinismus, auch ausreichende Unterschiede erkennen lassen.

Therapie: Die Bekämpfung des endemischen Kretinismus ist viel weniger eine Aufgabe der individuellen Therapie, als vielmehr eine solche der sozialen

Hygiene. Für die Einengung der Endemien kommt in allererster Linie die Frage der Wasserversorgung in Betracht. Wie die zuerst von Bircher sen. durchgeführten Maßnahmen zeigen, kann eine verseuchte Gegend dadurch im Laufe der Zeit ganz frei von der Endemie werden.

Die Gemeinde Aargau in der Schweiz hatte:

1885	59 Proz.	Kropf unter der Schuljugend
1886	44 ,,	,, ,, ,, ,, ,,
1889	25 ,,	,, ,, ,, ,, ,,
1895	10 ,,	,, ,, ,, ,, ,,
1907	2,5 ,,	,, ,, ,, ,, ,,

Die Gemeinde hatte 1884 eine neue Wasserleitung mit gesundem Wasser gebaut. Die Verminderung der Krankheit konnte mit Recht als die Folge dieser Maßnahme bezeichnet werden, ja die Verminderung kommt einer gänzlichen Ausrottung des Kropfes gleich, denn es ließ sich nachweisen, daß die 2,5 Proz., die 1907 noch übrig waren, teils Zugewanderte waren, teils solche Kinder, die aus einem noch mit verseuchten Wasser versorgten Anwesen stammten.

In individueller Hinsicht besitzen wir seit Baumgärtner eine Therapie, die auf Einführung der fehlenden Schilddrüse oder Schilddrüsensubstanz hinausläuft. Die früher angewendeten und auch noch gelegentlich versuchten Mittel, wie Arsen und besonders Jod (da die Schilddrüse ja für den Jodstoffwechsel des Körpers zweifellos eine große Rolle spielt) treten dahinter zurück. Die Thyreoidintherapie nimmt eine bevorzugte Stellung ein beim sporadischen Kretinismus: hier handelt es sich eben einfach um den Ersatz der fehlenden Drüse durch das Präparat. Die Mitteilungen über den Erfolg der Schilddrüsenverabreichung beim kongenitalen Myxödem und sporadischen Kretinismus sind übereinstimmend gut. Sie sind allerdings nicht so glänzend wie beim infantilen Myxödem und bei dem der Erwachsenen: immerhin liegen hier eine recht große Reihe ausgezeichneter Ergebnisse vor (Bramwell, Ord, Peterson, Osler, Bruns u. a. m.).

Was die Behandlung des endemischen Kretinismus mit Schilddrüsenpräparaten anbelangt, so ist zu sagen, daß die Erfolge hier keinesfalls so sicher und beständig sind wie bei den genannten Formen. Es gibt sich ja auch im ganzen Krankheitsbild die Tatsache kund, daß hier das Verhältnis der Ausschaltung der Schilddrüse und der Krankheitserscheinungen kein so einfaches ist, wie beim sporadischen Kretinismus usw. Beim endemischen Kretinismus scheint in der Tat in manchen Fällen, namentlich in schwereren Fällen, das Mittel zu versagen, doch liegt die Situation nicht so ungünstig, wie namentlich Bircher dies auffaßt. Denn es sind (Magnus-Levy, Wagner, Weygandt u. a.) doch auch eine Reihe guter Erfolge bekannt.

Die „Substitutionstherapie" (Ewald) früher durch Implantation, Verfüttern von Drüsensubstanz und Extrakte ausgeübt, wird heute ausschließlich durch Tabletten aus eingetrockneter Drüsensubstanz ausgeführt. Man verwendet am besten die Tabletten von Burrough, Wellcome & Co., à 0,1—0,3 gr und gibt je nach Alter und Widerstandskraft des Falles $^1/_4$ bis 5 Tabletten pro Tag in allmählich steigender Dosis. Man muß vom ersten Tage an die Patienten sehr genau beobachten, da die Reaktionsweise der einzelnen Individuen auf das differente Präparat eine grundverschiedene ist. Manche vertragen größere Mengen sehr gut, manche zeigen schon bei kleineren Mengen schwere Störungen. Die Störungen sind die Erscheinungen des Hyperthyreoidismus, die in Anorexie, ziehenden Schmerzen, Oppressionsgefühl, Atembeschwerden und mehr oder weniger schweren Herzstörungen bestehen. Die Pulsfrequenz steigert sich manchmal rasch auf 110—130 Schläge. Eine Gewöhnung an das Mittel tritt nur selten ein und dann nur bei Fällen, die eine größere Dosis längere Zeit gebraucht haben. Das Mittel hat in vielen Fällen einen ausgezeichneten Erfolg. Ziemlich rasch verschwinden schon einige Erscheinungen, wie besonders die Beschaffenheit der Haut sich rasch bessert. Die Hautverdickungen verschwinden und der ganze Gesichtstypus und Habitus wird ein gesunder. Noch ausgeprägter sind die Dauerwirkungen, die sich besonders auf die Erhöhung des Körpergewichts, auf die Beschleunigung des Wachstums und die Besserung der geistigen Beschaffenheit beziehen. Das Körperwachstum ist auch bei älteren Fällen manchmal ein ganz auffallendes; so wuchs ein 40 jähriger Kretin noch um 6 cm, ein 11 jähriges Mädchen in 5 Jahren um 36 cm (Wagner). Die Stumpfheit und Trägheit der Individuen nimmt nach und nach ab, sie werden geistig reger und nähern sich manchmal wirklich in einem außerordentlich hohen Grade fast völlig geistig gesunden Kindern. In einschlagenden Fällen gehört die Thyreoidintherapie wirklich zu den erfreulichsten Eindrücken, die man von medikamentöser Therapie überhaupt gewinnen kann. Allerdings sind, wie gesagt, die Erfolge beim ausgeprägten Kretinismus, namentlich beim endemischen, in vielen Fällen nicht befriedigend und jedenfalls nicht so in die Augen fallend, wie beim Myxödem. Trotzdem verdient jeder Fall mit Schilddrüse behandelt zu werden. Allerdings ist eine Dauerdarreichung nicht zu vermeiden, nach Aussetzen der Medikation stellen sich stets mehr oder minder rasch wieder Krankheitszeichen ein, doch kommt man dann meist mit geringeren Gaben aus, um einigermaßen die erreichten Erfolge zu bewahren.

An gebräuchlichen und erprobten Präparaten sind ferner zu nennen die Tabletten des Thyreoidinum siccum Merck, von den Tabletten (à 0,1) gibt man 1—3 Stück pro die, 0,4 des Mittels entspricht den wirksamen Bestandteilen einer ganzen Drüse; ferner das Jodothyrin (Baumann und Roos), man gibt 1—3 mal täglich 0,3 und steigt nicht über 3,0 pro die. Das Präparat enthält 10 Proz. Jod. Weniger gebräuchlich sind das Thyraden Hauf: jede Tablette entspricht ungefähr $\frac{1}{3}$ wirksamer Substanz frischer Drüse, man gibt 6 Stück steigend: empfohlen sind Dosen bis 30 Stück pro Tag, ferner Thyroglandin-Lennan, Ajodin u. a. m.

Die Behandlung der Kretins muß natürlich eine außerdem symptomatische sein und sich gegen die körperlichen und geistigen Defekte richten: es handelt sich hier namentlich um eine ärztlich geleitete Anstaltsverpflegung, um Erziehung und Unterricht im Sinne der modernen Idioten- und Schwachsinnigenfürsorge. Wie die geistige Natur der Kranken von vornherein zeigt, sind viele Fälle in der Lage, einfache Verrichtungen zu erlernen und dadurch noch in bescheidenen Grenzen nützliche Mitglieder der menschlichen Gesellschaft zu werden. Die Kranken leben vielfach außerhalb der Anstalt, weil sie im ganzen gutmütig sind, wegen ihres apathischen Wesens nicht leicht kriminell oder gefährlich werden, auch sexuell wegen der mangelnden Geschlechtsentwicklung nicht unnütz sich fühlbar machen. Die strafrechtliche und zivilrechtliche Beurteilung ist natürlich ein Problem des einzelnen Falles.

Die Behandlung des Kropfes fällt vielfach mit der des Kretinismus zusammen: näher soll hier nicht drauf eingegangen werden.

Literatur.

Allara, Der Kretinismus. Leipzig. W. Friedrich, 1894.

Allara, Sulla estirpazione d. tiroide. Lo Sperimentale, 1884.

Baginsky, Zur Kenntnis der kongenitalen Makroglossie und der Beziehungen zwischen Makroglossie, Kretinismus und kongenitaler Rhachitis. Henochs Festschrift. 1890, S. 514.

Baumann, Über die Jodverbindungen der Schilddrüse. Münchener med. Wochenschr. 1896, Nr. 14 u. 17.

Baumann, Über die Wirksamkeit des Thyrojodins. Münchener med. Wochenschr. 1896. Nr. 20.

Baumann, Jodgehalt der Schilddrüse von Menschen und Tieren. Hoppe-Seylers Zeitschr. **21, 22.** 1895, 1896.

Baumgärtner, Über Kropfexstirpationen usw. Aus der chirurgischen Sektion der 54. Naturforscherversammlung. Zentralbl. f. Chirurgie. 1881, S. 680.

Baumgärtner, Zur Cachexia strumipriva. Verhandl. d. deutschen Gesellseh. f. Chirurgie. 1884.

Bayon, Beitrag zur Diagnose und Lehre vom Kretinismus. Würzburg. Huber, 1903.

Bayon, Erneute Versuche über den Einfluß des Schilddrüsenverlustes und der Schilddrüsenfütterung auf die Heilung von Knochenbrüchen. Würzburg, Huber, 1903. (Verhandl. d. Würzburger physik.-med. Gesellsch.. N. F., **35**).

Bérard, Goître congénital. Bull. de la soc. de Chir. 1861.

Bircher, F., Zur Pathogenese der kretinischen Degeneration. Berlin 1908, Urban und Schwarzenberg.

Bircher, H., Der endemische Kropf und seine Beziehungen zur Taubstummheit und zum Kretinismus. Basel 1883.

Bircher, H., Das Myxödem und die kretinoide Degeneration. Volkmanns klin. Vorträge, Nr. 357, 1890.

Bourneville, Idiotie myxoedémateuse (myxoedème infantile). Traitement par l'ingestion du glande thyroide du mouton. Progrès médic. 1897. 6. Mars.

Bourneville et **Briçon,** De l'idiotie compliquée de Cachexie pachydermique. Arch. de Neurol.. Septembre 1886. **12.**

Bramwell, Clinical features of myxoedema. Treatment of myxoedema (Edinburgh medico-chirurgical Soc. February, 15. and 16., 1893) British med. Journ., February 25., 1893. S. 410.

Bramwell, The clinical features of myxoedema. Edinburgh med. Journ. May 1893.

Bramwell, The Thyroid treatment of Myxoedema and sporadic Cretinism. Edinburgh Hosp. Rep., Vol. 3. 1895.

Bruns, Über die Kropfbehandlung mit Schilddrüsenfütterung. Deutsche med. Wochenschr. 1894. Nr. 41, S. 785.

Bruns, Weitere Erfahrungen über die Kropfbehandlung mit Schilddrüsenfütterung. Beiträge zur klin. Chirurgie. 1895. **13.** 1. Heft.

Bruns, Beobachtungen und Untersuchungen über die Schilddrüsenbehandlung des Kropfes. Beitr. z. klin. Chirurgie. **16.** Heft 2.

de Coulon, Über Thyreoidea und Hypophysis der Kretinen. Virchows Arch. **1047.** 1897.

Demme, Die Krankheiten der Schilddrüse. Handb. d. Kinderkrankh. III. 2. Hälfte. Bern 1879.

Dexler, Kretinismus bei Hunden.

Dieterle, Die Athyreosis unter besonderer Berücksichtigung der dabei auftretenden Skelettveränderungen, sowie der differentialdiagnostisch vornehmlich in Betracht kommenden Störungen des Knochenwachstums. Virchows Arch. **184.**

v. Eiselsberg, Die Krankheiten der Schilddrüse. Stuttgart 1901, F. Enke (Deutsche Chirurgie, Lieferung 38).

Escherich, Ein Fall von infantilem Myxödem, mit Schilddrüse behandelt. Wiener med. Wochenschr. Nr. 8. 1895.

Ewald, Über einen durch die Schilddrüsentherapie geheilten Fall von Myxödem, nebst
Erfahrungen über anderweitige Anwendung von Thyreoideapräparaten. Berliner klin.
Wochenschr. Nr. 2. 1895; Münchner med. Wochenschr. Nr. 30. 1894.
Ewald, Arsen- und Thyreoideapräparate. Therap. d. Gegenw. September 1899.
Ewald, Über Myxödem. Organotherapeutisches. Deutsche Klinik. 3. 1903.
Ewald, Über einen durch die Schilddrüsentherapie geheilten Fall von Myxödem, nebst
Erfahrungen über anderweitige Anwendung von Thyreoideapräparaten.
Ewald, Die Erkrankungen der Schilddrüse, Myxödem und Kretinismus. II. Aufl. Wien-
Leipzig 1909.
Grocco, Il mixoedema et la malattia de Bright. Ann. univ. di Med. e chir. Gennajo
1883.
Hammerschlag, Studien über endemische Taubstummheit. Zeitschr. f. Ohrenheilk. 1909.
Hanau, Cretinism and myxoedema. Brit. Med. Journ. October 4. 1890.
Hanau, Demonstration mikroskopischer Präparate von Atrophie der Schilddrüse bei
Kretinismus. mit Bemerkungen über das Verhältnis von Kretinismus zu Myxödem.
Verhandl. d. X. internationalen Kongresses zu Berlin. 2. S. 128.
Heidenreich, Der Kropf. Ansbach 1845.
Hirsch, Kropf und Kretinismus. Handb. d. historisch-geographischen Pathologie. Stutt-
gart 1883.
Hirsch, Ein Fall von Myxödem. Berliner klin. Wochenschr. 1888. Nr. 10.
Isenschmid, Zur Kenntnis der menschlichen Schilddrüse im Kindesalter. Frankfurter
Zeitschr. f. Pathologie. 5. 1910. Nr. 2.
Kassowitz, M., Infantiles Myxödem, Mongolismus und Mikromelie. Wien 1902. M. Perles.
Kaufmann, C., Die Cachexia strumipriva. Korrespondenzbl. f. Schweiz. Ärzte. Nr. 8.
1885.
Klebs, Über Kretinismus und Mikrocephalie. Verhandl. d. Würzburger physiolog.-med.
Gesellsch. 18. Sitzungsber. 1873.
Klebs. Beobachtungen und Versuche über Kretinismus. Arch. f. exper. Path. u. Pharm.
2. 1873.
Klebs, Studien über die Verbreitung des Kretinismus in Österreich sowie über die Ur-
sache der Kropfbildung. Prag 1877.
Kocher, Zur Pathologie und Therapie des Kropfes. 3. Abschnitt. Über Entzündung
des Kropfes. Deutsche Zeitschr. f. Chirurgie. 10. 3. und 4. Heft.
Kocher, Vorkommen und Verteilung des Kropfes im Kanton Bern. Ein Beitrag zur
Kenntnis der Ursachen der Kropfbildung. Bern 1889.
Kocher, Zur Verhütung des Kretinismus und kretinoider Zustände nach neueren For-
schungen. Deutsche Zeitschr. f. Chirurgie. 34.
Kocher, Die Schilddrüsenfunktion im Lichte neuerer Behandlungsmethoden verschiedener
Kropfformen. Korrespondenzbl. f. Schweiz. Ärzte. Nr. 1. 1895.
Kraus, Über das Kropfherz. Wiener med. Wochenschr. 1899. S. 416.
Kraus, Die Pathologie der Schilddrüse. Kongr. f. inn. Med. München 1906.
Langhans, Über Veränderungen usw. bei Cachexia thyreopriva des Menschen und Affen
sowie bei Kretinismus. Virchows Arch. 128. 2. und 3. Heft. 1892.
Langhans, Anatomische Beiträge zur Kenntnis der Kretinen. Virchows Arch. 149.
1897.
Lebert, Mehrere Fälle von Thyreoditis. Berliner med.-enzyklopäd. Wörterbuch. Suppl.
Band. S. 469.
Lebert, Die Krankheiten der Schilddrüse. Breslau 1862.
Lombroso, Ricerche sul cretinismo in Lombardia. Gaz. med. ital.-lomb. Milano 1859.
S. 253 ff.
Lombroso, Studii clinici e antropometrici sulla microcefalia ed il cretinismo. Riv.
clinic. di Bologna. 1873. S. 193 ff.
Magnus-Levy, Über Organotherapie bei endem. Kretinismus. Berliner klin. Wochenschr.
1903. Nr. 32.
Magnus-Levy, Die Therapie des Myxödems. Therap. d. Gegenw. 1907. Heft 2 und 3.
Magnus-Levy, Versuche mit Thyreoantitoxin und Thyrojodin. Deutsche med. Wochen-
schr. 1896. Nr. 31.

Magnus-Levy, Über Myxödem. Zeitschr. f. klin. Med. **52.** Heft 3 und 4.

Magnus-Levy, Untersuchungen zur Schilddrüsenfrage. Zeitschr. f. klin. Med. **33.** Heft 3 und 4. 1897.

Minnich, W., Das Kropfherz und die Beziehungen der Schilddrüsenerkrankungen zu dem Kreislaufapparat. Leipzig und Wien. Franz Deuticke. 1904.

Orbelli, Swanetien. Petersburg 1899. (Russisch.)

Ord, On myxoedema, a term proposed to be applied to an essential condition in the cretinoid affection occasionally observed in middle-aged women. Medico-chirurg. Transactions, Vol. **111 (93).** 1878.

Ord, Myxoedema treated by thyroid extract. (Clinical society of London, January 27.) Lancet, February 4. 1893.

Ord, Some cases of sporadic cretinism treated by the administration of thyroid extract. Lancet, November 4. 1893.

Ord, Über Myxödem. Wiener med. Presse. Nr. 32. 1890.

Ord und **White,** Myxoedema treated by the administration of Thyroid gland. (Clinical Society of London, November 24.) Lancet, December 2. 1893.

Orelli, Swanetien. Petersburg 1904.

Osler, W., On sporadic cretinism in Amerika. Transact. americ. physic. Philadelphia 1893. 8. S. 380.

Peterson, F., Results of thyroid treatment in sporadic Cretinism. Pediatrics, May 1896.

Rösch, Unters. über den Kretinismus und die Entartung usw. Erlangen 1884.

Scholz, W., Über den Einfluß der Schilddrüsenbehandlung auf den Stoffwechsel des Menschen. Zentralbl. f. inn. Med. 1895. Nr. 43 und 44.

Scholz, W., Über den Stoffwechsel der Kretinen. Zeitschr. f. exper. Path. u. Therap. 1905. **2.**

Scholz uud **Zingerle,** Mikr. Studien über den Kretinismus. Zeitschr. jug. Schwachs. **3.** 1909.

v. Vest, J., Über die Funktion der Schilddrüse usw. Ref. Schmidts Jahrb. **20.** 1838.

Virchow, Über Kretinismus, namentlich in Franken. Würzburger Verhandl. Jahrg. 1851—1856.

Virchow, Knochenwachstum und Schädelformen mit besonderer Rücksicht auf Kretinismus. Virchows Arch. **13.** 1858. S. 323.

Virchow, Über Myxödem. Berliner klin. Wochenschr. 1887. Nr. 8 und 1889. S. 81.

Wagner von Jauregg, Über die Folgen der Exstirpation der Schilddrüse. Wiener med. Blätter. 1884. Nr. 25.

Wagner von Jauregg, Weitere Versuche über Exstirpation der Schilddrüse, nebst Bemerkungen über den Morbus Basedowii. Wiener med. Blätter. 1884. Nr. 30.

Wagner von Jauregg, Über den Kretinismus. Mitt. d. Ver. d. Ärzte in Steiermark. 1893. Nr. 4.

Weygandt, W., Der heutige Stand der Lehre vom Kretinismns. Samml. v. Abhandl. aus dem Gebiete der Nerven- u. Geisteskrankheiten. 1904. **4.** Heft 6 und 7.

Weygandt, W., Kretinismus. Neurol. Zentralbl. 1906.

Wilms, Experimentelle Schilddrüsenerkrankung usw. Sitzungsber. Kongr. d. deutsch. Gesellsch. f. Chirurgie. 1910.

Wyß, H. v., Über die Bedeutung der Schilddrüse. Korrespondenzbl. f. Schweiz. Ärzte. 1889. Nr. 6. S. 175.

Wyß, R. v., Beitrag zur Entwicklung des Skeletts von Kretinen und Kretinoiden. Inaug.-Diss. Bern 1899.

Die Tetanie.

Von

Eduard Phleps - Graz.

Mit 3 Abbildungen.

Einleitung.

Das Krankheitsbild der Tetanie ist in seinen wesentlichen klinischen Symptomen sehr gut bekannt und in vielen Einzelheiten sorgfältig ausgearbeitet. Im Vordergrunde stehen eigentümliche, meist anfallsweise auftretende tonische Krämpfe, die vor allem gewisse Muskelgruppen der oberen Extremitäten befallen, doch werden auch die unteren Extremitäten, sowie bei schweren Fällen auch die Rumpfmuskulatur betroffen. Nur ausnahmsweise finden sich auch Krämpfe in den Masseteren, im Zwerchfelle, im Gebiete der Augenmuskeln usw. Die Krämpfe im Bereiche des Schlund- und Kehlkopfgebietes, sowie der Atmungsmuskulatur im weiteren Sinne finden sich regelmäßig bei Säuglingen und geben der Erkrankung in diesem Lebensalter ein charakteristisches Gepräge.

Die Krämpfe verlaufen fast immer ohne Bewußtseinsstörung und sind mehr oder weniger von Schmerzen begleitet. Von seiten des sensiblen Nervensystems sind weiter regelmäßig Parästhesien in den Extremitäten zu erwähnen, sowie eine Überempfindlichkeit sensibler Nervenstämme auf Druck und dergleichen mehr.

Bei der klinischen Untersuchung läßt sich in den meisten Fällen eine Reihe typischer Befunde feststellen; insbesondere: künstliche Auslösbarkeit der Krämpfe, an den oberen Extremitäten durch Druck in den Sulcus bicipitalis internus (Trousseausches Phänomen), mechanische Übererregbarkeit der peripheren motorischen Nervenstämme, besonders deutlich am Facialis (Chvosteksches Phänomen), Steigerung der elektrischen Erregbarkeit der peripheren Nerven (Erbsches Zeichen). Trophische Störungen an den Haaren, Zähnen, Fingernägeln, an der Linse, sowie Stoffwechselstörungen allgemeiner Art vervollständigen das interessante Krankheitsbild.

Die erste abgrenzende Schilderung der Erkrankung verdanken wir Steinheim (1830). Ein Jahr später folgte eine unabhängig von dieser entstandene Darstellung der Tetanie von Dance. Mit dem epidemischen Auftreten der Erkrankung in Paris setzen dann eine Reihe von Arbeiten französischer Autoren ein, denen wir eine fruchtbare Ausgestaltung des Krankheitsbildes verdanken (Corvisart 1852, Trousseau 1854 u. a.). Von Corvisart stammt die Krankheitsbenennung „Tetanie". Das gehäufte Auftreten der Erkrankung in Deutschland und vor allem in Wien brachte dann die Arbeiten von Skoda 1862, Riegel 1874, Erb 1874, Chvostek sen. 1878. Ein sehr wichtiger Wendepunkt unserer Kenntnisse der Erkrankung ist in der Beobachtung einer

Tetanie nach totaler Strumaexstirpation auf der Billrothschen Klinik im Jahre 1880 gegeben. In der Beschreibung dieses Falles durch M. Weiß wird zum ersten Male ein pathogenetischer Zusammenhang zwischen der Operation im Gebiete der Schilddrüse und Tetanie angenommen. Es folgten bald eine Reihe gleichartiger Beobachtungen an verschiedenen Kliniken (v. Eiselsberg, Kocher u. a.) und auch durch das Tierexperiment konnte eine ergänzende Erweiterung dieser Auffassung erbracht werden (Schiff, v. Wagner, Horsley, v. Eiselsberg). Die Einleitung zur heutigen Klärung über die Entstehung der Tetanie wurde durch die Entdeckungen von Sandström, Gley und Kohn gebracht, die nachwiesen, daß die Nebenschilddrüse ein entwicklungsgeschichtlich und anatomisch von der Schilddrüse wesentlich verschiedenes Organ darstellt. Die physiologische Bedeutung desselben kam dann in den experimentellen Versuchen von Vassale, Generali, Cristiani, Walbaum und Biedl zur Klärung und führte zu dem Ergebnisse, daß nicht die Schilddrüsenexstirpation, sondern diejenige der Nebenschilddrüse es ist, die zum Krankheitsbilde der Tetanie führt. Die beweisenden Schlußsteine dieser Auffassung sind in den Arbeiten von Jeandlize, Pineles, Erdheim, Leischner u. a. gegeben. In diesen Arbeiten wurde nicht nur die Wesensgleichheit zwischen tierischer und menschlicher Tetanie erwiesen, sondern auch die einheitliche Auffassung aller sogenannten „Tetanieformen" als einer Erkrankung sui generis gefordert, deren wesentlichste Ursache in allen Fällen auf eine Funktionsschädigung der Epithelkörperchen zurückgeführt werden muß.

Diese als gesicherte Tatsachen anzusehenden Forschungsergebnisse haben von seiten mancher Kliniker bis in die jüngste Zeit einen nicht ganz begreiflichen Widerstand erfahren und nötigen deshalb in Anbetracht der besonderen allgemeinen neurologischen Bedeutung der Erkrankung zu einer etwas breiteren Darstellung der klinischen und pathogenetischen Verhältnisse der Tetanie. Die prinzipiell wichtigen Beziehungen zwischen Drüsen mit innerer Sekretion und zentralem Nervensystem offenbaren sich gerade in dem Beispiele der Tetanie in besonders lebhafter Weise und sind vielleicht noch besser zu übersehen als bei anderen derartigen Drüsen (Geschlechtsdrüsen, Schilddrüse, Nebenniere usw.). Nach den physiologisch-experimentellen und klinischen Erfahrungen bei der Tetanie ist die Abhängigkeit der Leistungen des zentralen Nervensystems von solchen drüsigen Organen eine sehr enge, und schon die bisherigen Forschungsergebnisse haben zu fruchtbaren Schlüssen im Sinne umfassender physiologischer Überlegungen sowie zur Revision verschiedener bisher gültiger Lehren genötigt. Die superiore Stellung des zentralen Nervensystems gegenüber gewissen peripheren Organen hat sich als sehr fraglich erwiesen, denn die Intaktheit oder wenigstens genügende Leistung dieser Drüsen stellt eine conditio sine qua non für die normale Funktionsfähigkeit des zentralen Nervensystems dar.

Symptome der Tetanie.

Die Muskelkrämpfe.

Am häufigsten treten die Muskelkrämpfe an den oberen Extremitäten auf und geben ihnen durch die tonische Starre und bestimmte Haltung der Hände ein charakteristisches Aussehen. Die Finger werden in den Grundphalangen gebeugt, in den distalen Partien fast vollkommen gestreckt gehalten, der Daumen befindet sich in einer Mittelstellung zwischen Opposition und Adduktion und wird fest gegen die übrigen Finger angepreßt. Trousseau hat dafür die bezeichnende Benennung der Geburtshelferhand gefunden. Die Intensität des Krampfes kann so hochgradig sein, daß bei längerer Dauer desselben ein Decubitus an den Berührungsstellen zwischen Daumen und den übrigen Fingern entstehen kann. Das Handgelenk steht entweder in leichter Dorsalflexion oder in leichter volarer Beugung. (Abb. 23.)

Das Ellbogengelenk wird in Mittelstellung fixiert, der Oberarm adduziert. Neben dieser typischen Stellung der Hände kann auch gewöhnlicher Faustschluß mit eingeschlagenen Daumen oder krampfhafte Hyperextension der Finger in sämtlichen Gelenken vorkommen. An den unteren Extremitäten äußern sich die Krämpfe in tonischer Streckstellung in Hüft- und Kniegelenk, maximaler Plantarflexion bei gleichzeitiger Beugung in den Zehen und Supination im Sprunggelenke; ausnahmsweise kommt auch Pronation im Sprunggelenke vor. Durch Mitbeteiligung der Adduktoren werden die Beine oft aneinander gepreßt. Bei Kindern sind die oberen und unteren Extremitäten oft gleichmäßig betroffen. Die Verteilung der Krämpfe auf die distalen Extremi-

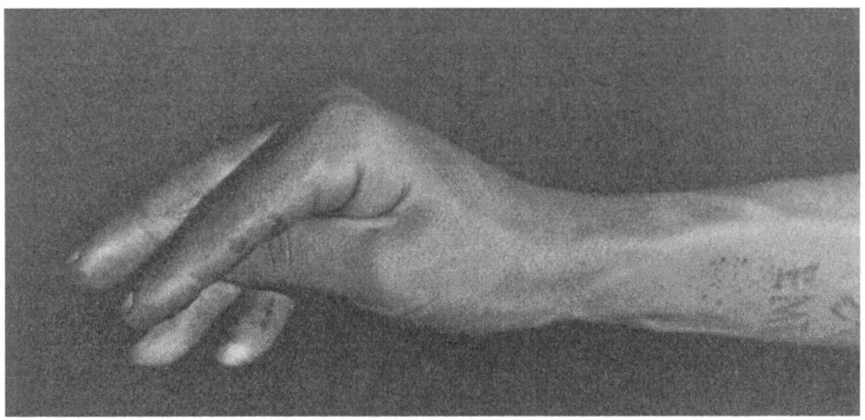

Abh. 23. Typische Stellung der Hand im tetanoiden Krampfanfall.

tätenpartien hat zur Bezeichnung „Carpo-Pedalspasmen" geführt. Die Rumpfmuskulatur bleibt in der Regel verschont, doch kann sich auch eine allgemeine tonische Muskelstarre im ganzen Rumpfbereiche einstellen.

Im Gebiete des Gesichtes sind ausgesprochene Krämpfe selten; das Gesicht bekommt in vielen Fällen durch eine auffallend starre Mimik einen eigentümlichen Ausdruck: Die Mundwinkel stehen tief, die Nasolabialfalte ist stark ausgeprägt, die Stirn ängstlich in Falten gelegt und die Lidspalten im Gegensatze dazu oft weit geöffnet: „Tetaniegesicht". (Abb. 24.)

Krämpfe in den Masseteren gehören zu den seltenen Erscheinungen, ebenso Gähnkrämpfe, Zungenkrämpfe mit Sprachstörungen (v. Jaksch), isolierte Zwerchfellkrämpfe, sowie solche in den äußeren und inneren Augenmuskeln und schließlich im Gebiete der Blasen- und Rektummuskulatur. Eine besondere Bedeutung kommt den tonischen Krämpfen im Bereiche der Schlund- und Kehlkopfmuskulatur, dem „Laryngospasmus" zu, der sich namentlich bei Kindern und in Analogie zu diesen auch bei jungen Tieren (O. Mayer und Pfeiffer) sehr häufig findet und ein prognostisch unter Umständen sehr ernstes Symptom darstellen kann, da gelegentlich während eines solchen Anfalles der

Exitus eintritt. Die Erkenntnis, daß diese wichtige und gefährliche Krampfform eine spezifische Erscheinung der Tetanie darstellt, verdanken wir den Studien von Loos an der Grazer Kinderklinik. Solche Krampfanfälle verraten sich durch ein eigentümlich krähendes Inspirium; sie können vollkommen frei von Cyanose und Dispnoe sein. Es werden dabei nicht nur die Schlund- und Kehlkopfmuskel ergriffen, sondern die Atmungsmuskulatur in ihrer Gesamtheit einschließlich des Zwerchfells. Die Inspirationen erfolgen bei diesen Krämpfen verlangsamt, mühsam und können für längere Zeit vollkommen ausbleiben. Außer diesen inspiratorischen Krampfzuständen gibt es auch einen direkten Stillstand der Atmungsbewegungen in Exspirationsstellung; die Kombination dieser Störung mit dem Sistieren der Herztätigkeit gehört zu den allerschwersten Formen tetanoider Innervationsstörungen und ist namentlich bei der Tetanie der Säuglinge sehr gefürchtet, doch kommen sie auch bei schweren Formen der Tetanie von Erwachsenen, insbesondere nach operativer Entfernung der Epithelkörperchen, zur Beobachtung.

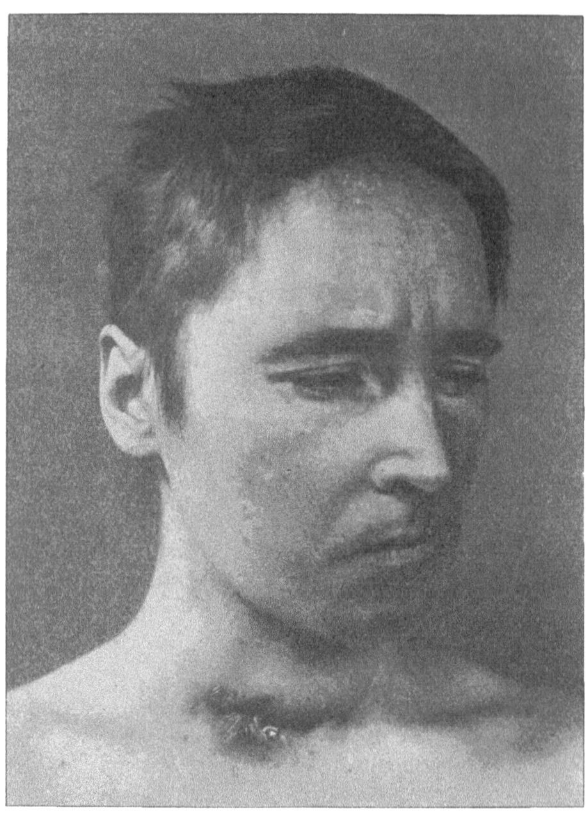

Abb. 24. „Tetaniegesicht" und Haarausfall bei einem weiblichen Patienten mit strumipriver Tetanie.

Außer diesen tonischen Krämpfen gibt es noch eine andere Erscheinung an den peripheren Muskeln, die gleichfalls auf eine spinale Lokalisation der krampfhaften motorischen Reizerscheinungen hinweist, es sind dies fasciculäre Muskelzuckungen, die sich in verschiedenen Muskelgebieten, wie im Gesichtsbereiche, besonders aber an den oberen Extremitäten einstellen. Dadurch kann es zu einem eigentümlichen Wogen und Flimmern in der Muskulatur kommen, das sich beim Menschen besonders häufig vor dem Beginne eines tonischen Muskelkrampfes einstellt, oder auch selbständig als persistierende oder vorübergehende Erscheinung zu beobachten ist. Bei Tieren ist dieses Symptom viel häufiger, meist kaum zu vermissen.

Der Verlauf der Krampfanfälle ist ein äußerst vielgestaltiger, desgleichen die Verteilung auf die verschiedenen Körpergebiete. In den meisten Fällen sind nur die oberen Extremitäten in ausgesprochener Weise befallen, während an den unteren nur ein subjektives Gefühl von Ziehen und Spannen mit gleichzeitigen Parästhesien bestehen kann, ohne daß es zu ausgesprochenen Krämpfen kommt. In seltenen Fällen beschränken sich die Krämpfe während der ganzen Dauer der Erkrankung nur auf eine Körperseite; es kann auch bloß eine Extremität, meist eine obere, befallen werden. Die Krämpfe beginnen in den distalen Partien der oberen Extremitäten und schreiten von hier proximalwärts vor. Daran schließen sich in schwereren Fällen die geschilderten krampfhaften Streckstellungen in den unteren Extremitäten, und nur in besonders schweren Fällen gleichzeitige tonische Krämpfe in der gesamten Rumpfmuskulatur. Die Beschränkung der Krämpfe auf die oberen Extremitäten kann im allgemeinen auch bei schwereren Krankheitsfällen vorkommen, wobei die übrige Körpermuskulatur nur in einzelnen wenigen Krampfanfällen ergriffen wird. Die laryngospastischen Krämpfe kommen sowohl in Verbindung mit den übrigen Krämpfen als auch isoliert vor. Bei Erwachsenen werden sie meist nur in schweren Fällen gleichzeitig oder im Anschlusse an schwere allgemeine Krämpfe beobachtet. Der Verlauf der Krämpfe ist jedoch auch bei demselben Krankheitsfalle ein sehr wechselnder. Die Dauer der einzelnen Krampfanfälle ist gleichfalls sehr schwankend, von wenigen Sekunden bis zu Dauerkrämpfen von mehreren Stunden und Tagen.

Die Schmerzhaftigkeit der Krämpfe ist sehr verschieden; bei Erwachsenen ist sie ausgesprochener, bei Kindern scheint sie wesentlich geringer zu sein, denn man findet häufig, daß Kinder trotz der Krampfzustände ihrer oberen Extremitäten scheinbar schmerzfrei, soweit es die krampfhaft kontrahierten Muskeln gestatten, spielende Bewegung am Bettzeug, an den Zehen usw. machen.

Als auslösendes Moment für die einzelnen Krampfanfälle sowohl wie für das Auftreten der ersten typischen Krämpfe überhaupt, wird wiederholt ein körperliches Trauma oder ein stärkerer psychischer Insult angegeben. Auch bei der klinischen Untersuchung kommt es oft vor, daß die Kranken auf die Vorbereitung der Untersuchung, besonders mittels des elektrischen Stromes und dergleichen, mit einem Anfalle reagieren. Eine andere Bedeutung ist als auslösendes Moment in gewissen Beschäftigungsarten zu sehen. (Über die ursächliche Bedeutung gewisser Berufsarten usw. siehe Kap. Vorkommen der Tetanie und Pathogenese.) Viele Kranke machen die Angabe, daß sich die Krämpfe besonders dann einstellen, wenn sie mit den Händen feinere Arbeit verrichten, wobei sie gleichzeitig eine gewisse Kraftleistung aufbringen müssen, während sie bei Arbeiten anderer Art, wobei nur mäßige allgemeine Körperkraft in Frage kommt, von den Krämpfen freibleiben. Dieses Verbundensein der Anfälle mit gewissen Hantierungen bildet wohl den Übergang zu den als Intentionskrämpfe beschriebenen Erscheinungen, die besonders in den Händen auftreten und sich subjektiv in einem Gefühl krampfhafter Bewegungsbehinderung äußern. Die Kranken haben im Beginne einer Arbeit große Schwierigkeiten, die beim Zugreifen geschlossenen Finger wieder zu strecken. Diese eigentümliche Innervationsstörung kann in einzelnen Fällen auch bei der Untersuchung nachgewiesen werden, indem die Kranken nach einem energischen Faustschlusse sekundenlang außerstande sind, die Hand wieder zu öffnen (v. Voß, Köster, J. Hoffmann, Kasparek, v. Frankl-Hochwart). Ähnliche Innervationsstörungen können auch im Mund- und Schlundbereiche vorkommen: Wenn man die Kranken den Mund mit vorgestreckter Zunge offen halten läßt, kann sich nach wenigen Minuten ein schmerzhafter Krampf einstellen, der ein Schließen des Mundes unmöglich macht (Schultze). Auch durch Gähnen werden gelegentlich solche Krämpfe im Mundbereiche ausgelöst (v. Frankl-Hochwart, Monogr. S. 60). Solche Störungen können auch isoliert ohne weitere typische Tetanieanfälle längere Zeit hindurch bestehen bleiben. Bei Tieren sind Intentionskrämpfe namentlich von Pineles und Erdheim als eine regelmäßige Erscheinung beschrieben worden. Ausnahmsweise kommen auch ausgesprochene myotonische Krämpfe zur Beobachtung, doch weichen solche Fälle meist auch in anderen Einzelheiten von dem reinen Bilde der Tetanie ab (Fr. Schultze, v. Orchowski, Bettmann, Köster u. a.).

Außer den tonischen Krampfformen können in schwereren Fällen ausgesprochen klonische Krämpfe cerebraler Herkunft auftreten, wie bei reiner Eklampsie. Solche Anfälle verlaufen dann entweder fast nur in klonischer Form oder man sieht neben der tonischen Starre in den Extremitäten klonische Zuckungen, die die Extremitäten durchschütteln und ihnen verschiedene wechselnde Bewegungen geben. Das Sensorium bleibt dabei meist frei.

Schließlich gibt es auch Krampfformen, die das volle Bild epileptischer Anfälle zeigen, wie bei der gewöhnlichen Epilepsie. Doch kann auch bei diesen Krampfformen eine typische Tetaniestellung der Extremitäten und ein Überwiegen der tonischen Innervationsformen beobachtet werden. Diese epileptiformen Krampfanfälle kommen besonders bei Tetanie nach Exstirpation der Schilddrüse und der Epithelkörperchen zur Beobachtung (Westphal, Hirschl, Hoffmann, v. Frankl-Hochwart, Kraepelin, Jeandlice u. a.). Die epileptiformen Krämpfe bestehen entweder vom Beginne der Erkrankung an und beherrschen die Krankheit während ihres ganzen Verlaufes oder es kommt erst nach längerer Dauer der Tetanie in wiederholten Exacerbationen zu diesen schweren Krampfformen, die dann als scheinbar genuine Epilepsie fortdauern können. Derartige Fälle finden sich sowohl im Kindesalter (Potpeschnigg) als auch bei Erwachsenen. Von der genuinen Form der Epilepsie unterscheiden sie sich durch die schon erwähnten charakteristischen Krampfformen sowie vor allem durch die noch später zu schildernden Latenzzeichen der Tetanie; auch ist bei diesen Fällen auffällig, daß sie durch Brommedikation meist sehr wenig beeinflußbar sind. (Siehe auch später Kap. Psychische Störungen und Diagnose.)

Erscheinungen von seiten sensibler und sensorischer Nerven.

Eine fast konstante Erscheinung sind sehr lebhafte Parästhesien, die so wie die tonischen Krämpfe namentlich in den oberen Extremitäten lokalisiert sind. Sie bestehen in Ameisenlaufen, Brennen, Totsein der Finger u. dgl. Diese Empfindungsstörungen können gleichwie die Krampfanfälle intermittierend auftreten, teils als Einleitung der Krampfanfälle, teils selbständig, oder sie haben dauernden Charakter und bleiben länger bestehen als die Krämpfe selbst. Sie können auch in Körpergebieten auftreten, die während der ganzen Dauer der Erkrankung frei von Krämpfen sind. Außer diesen Empfindungsstörungen wird von vielen Kranken über ein lästiges Gefühl von Ziehen und Spannen in den Extremitäten berichtet, das die Bewegungen vorübergehend erschwert. Die Krampfanfälle selbst können von hochgradigen Schmerzen begleitet sein, so daß die Kranken zu lebhaftesten Schmerzäußerungen kommen, in anderen Fällen machen die Krämpfe so geringe Beschwerden, daß der Arzt gar nicht zu Rate gezogen wird und die Tetanie dann nur als Gelegenheitsdiagnose gemacht wird. Ausgesprochene Empfindungsstörungen schwererer Art (Anästhesien usw.) sind, abgesehen von den in Verbindung mit der Tetanie vorkommenden psychogenen Krankheitsformen, sehr selten. Die Kranken berichten wohl über einen Verlust der feinen taktilen Empfindungen, doch sind das wohl Störungen, die mit den erwähnten Parästhesien usw. im Zusammenhange stehen. Auch bei der Prüfung der Sensibilität wird namentlich an den Fingerspitzen angegeben, daß zarte Nadelstiche und Berührungen nicht so deutlich empfunden werden, wie in gesunder Zeit, ohne daß man objektiv einen nennenswerten Ausfall nachweisen kann. In einzelnen Fällen (z. B. Schultze) wurden ausgebreitete Analgesien der ganzen oberen Extremität festgestellt.

Von seiten des Gehörs wird vielfach über lästige Ohrgeräusche geklagt, doch konnte bisher im Zusammenhange mit der Tetanie niemals eine Abnahme der Hörschärfe nachgewiesen werden.

Von seiten des Geschmackes und Geruches sind keine Störungen bekannt.

Sehstörungen nervöser Art (Starbildung s. u. im Zusammenhange mit den trophischen Störungen) konnten nur in zwei Fällen nachgewiesen werden. In einem von Hanke-v. Frankl-Hochwart und in einem von Müller entwickelte sich bei einer länger dauernden Tetanie eine ausgesprochene Atrophie des Opticus mit den Zeichen einer vorausgegangenen Neuritis. Einige andere Fälle der Literatur (Kunn, v. Jaksch, Marschner) sind durch Komplikationen mit anderen Erkrankungen, die eine Affektion des Opticus bewirken können, unklar und können deshalb in ihrer Genese nicht einwandfrei auf die Tetanie bezogen werden. Bei einer 29. Jahre alten Patientin mit latenter Tetanie, die ich in letzter Zeit beobachtete, fand sich neben Schichtstar, trophischen Störungen an den Zähnen, allgemeiner psychischer Entwicklungshemmung im Sinne von Infantilismus, auch eine beiderseitige beginnende Atrophia nervi optici. Patientin konnte nur berichten, daß sie in der Kindheit „Fraisen" gehabt habe; Anhaltspunkte für spätere Exacerbationen von Tetanie konnten nicht gewonnen werden. Ob die Opticusatrophie dieses Falles auf die latent verlaufende Tetanie bezogen werden darf, kann ich nicht entscheiden. Die Zähne hatten neben den tetanoiden trophischen Störungen auch unvollkommenen Hutchinson-Charakter, Wassermann war negativ.

Störungen von seiten der Atmung, der Herzaktion und der Temperatur.

Während der tetanoiden Anfälle ist die Atmung und Pulsfrequenz oft hochgradig beschleunigt. Es kann zu Zeichen schwerer Dispnoe und Cyanose kommen, wobei die Kranken sichtlich nach Atem ringen und trotz forcierter Anstrengung nur oberflächliche Atemzüge zustande bringen. Im Anschlusse an schwere Krämpfe findet sich oft ein einfaches Aussetzen der Atmung, bedrohlich lange Atempausen durch oberflächliche Atmungen unterbrochen, denen hie und da eine tiefe Inspiration folgt. Der Puls kann dabei sehr klein und hochgradig beschleunigt, in anderen Fällen auch verlangsamt werden. Derartige Zustände stellen ein äußerst bedrohliches Symptom dar. Auch in der anfallsfreien Zeit kommen flüchtige Störungen in der regelmäßigen Atemfolge vor, ähnlich wie sie bei Chorea bekannt sind. Diese Atmungsstörungen sind zum Teil auf tetanische Krämpfe im Zwerchfell zu beziehen und können in ausgesprochenen Fällen gelegentlich unter dem Bilde asthmatischer Anfälle verlaufen (Bechterew, v. Neußer, Solowjeff), zum Teil auf sonstige Störungen in der medullären Innervation der Atmungstätigkeit (s. o. Krämpfe im Bereiche der Atmungsmuskulatur).

Die Körpertemperatur bleibt im Verlaufe der Tetanie in den meisten Fällen normal, doch sind von verschiedenen Seiten Temperaturveränderungen beschrieben worden. So beobachtete v. Jaksch bei einem relativ großen Bruchteil seiner Fälle während der ersten Tage der Erkrankung Temperaturen bis zu 39⁰, ebenso v. Frankl-Hochwart, die gleichen Beobachtungen machten Loos, Oddo bei der Kindertetanie. Das Fieber hat remittierenden Charakter und dauert, wie erwähnt, gewöhnlich nur sehr kurze Zeit. Die Seltenheit in der Beobachtung desselben erklärt sich vielleicht auch daraus, daß die Mehrzahl der Tetaniefälle erst in späterer Zeit zur ärztlichen Beobachtung gelangen. Diese Veränderungen der Körpertemperatur gelten selbstverständlich nur für solche Fälle, bei denen keine Komplikationen mit einer anderweitigen fieberhaften Erkrankung angenommen werden kann. Außer den Temperaturerhöhungen kann es nach Ablauf der ersten Krankheitsphase zu subnormalenTemperaturen kommen, die während der ganzen Dauer der Erkrankung bestehen bleiben.

Vasomotorisch-trophische und sekretorische Störungen.

Lokale vasomotorische Störungen werden relativ selten beobachtet. Sie treten meist in der Form von Quinkeschen Hautödemen auf, die im Gebiete von Hand- und Fußrücken, seltener im Gesichte (v. Frankl-Hochwart), lokalisiert sind und sich gewöhnlich in Begleitung längerdauernder schwerer Krampfzustände entwickeln. Sie können letztere auch erheblich überdauern. In einzelnen Fällen wurden auch vorübergehende Schwellungen der Gelenke beobachtet. Relativ häufig besteht mehr oder weniger ausgesprochene Dermographie. In vielen Fällen ist eine auffällige allgemeine Blässe der Haut zu bemerken, die ebenso wie die Erniedrigung der Körpertemperatur und andere vasomotorische Störungen allgemeiner Art auf eine noch später (siehe Pathogenese) zu erörternde Schädigung in der vasomotorischen Koordination mit Überwiegen der Sympathicuskomponente zu beziehen sind. (Unsere Aufmerksamkeit wird sich diesen Erscheinungen künftig ganz besonders zuwenden müssen.) Auf solche Störungen weisen die Beobachtungen von Erythemen (v. Jaksch u. a.), die gelegentlich an Scarlatina erinnern können (Escherich, Oddo). Sehr interessante, teils allgemeine, teils auf die krampfenden Extremitäten lokalisierte vasomotorische Störungen beschrieb kürzlich Curschmann. Auch ich hatte Gelegenheit, mehrere derartige Fälle zu sehen, darunter auch einen, bei dem ein Ödem der distalen Partien der linken oberen Extremität mit schmerzhaften Parästhesien dem Ausbruche spontaner Krämpfe mehrere Tage vorausging; die Latenzzeichen der Tetanie waren jedoch schon mit dem Beginne des Ödems nachweisbar. v. Eiselsberg sah bei einem Falle nach Kropfoperation eine Urticaria dem Ausbruche der Tetanie vorausgehen. In anderen Fällen wurde ausgebreiteter Herpes beobachtet, auch pemphigusartige Hautveränderungen werden in einzelnen Fällen erwähnt. v. Neußer sah in einem Falle alternierende vasomotorische Schwellungen der Nasenmuscheln, die sich bei einer späteren Exacerbation in gleicher Weise wiederholten. Bei längerdauernden, häufig exacerbierenden Erkrankungen kann es zu abnormen Pigmentbildungen an den distalen Partien der oberen Extremitäten sowie an den Lidern und dem Gesichtsbereiche, seltener am Rumpfe, kommen. Sie haben entweder fleckige Form nach Art der Chloasmata gravidarum oder es sind diffuse Verfärbungen von grauer oder brauner Farbe und können an das Bild einer Addisonschen Krankheit erinnern, wie in einem Falle von Hoffmann.

Auf den pathogenetischen Zusammenhang der trophischen Störungen im engeren Sinne des Wortes mit Epithelkörperchen-Insuffizienz hat vor allem Erdheim hingewiesen. Eine sehr häufige Form derselben stellt der Verlust der Fingernägel dar. Sie werden oft in kurzer Zeit abgestoßen oder es kommt nur zu einem Brüchigwerden derselben mit wellenförmigen, quer über den Nagel verlaufenden Riffen, die von schmaleren Längsriffen durchzogen werden. In besonders schweren Fällen kann es zu ausgebreiteten Nekrosen an den Endphalangen im Sinne der Raynaudschen Krankheit kommen, wie z. B. in einem Falle von Nathan.

Die Haare zeigen vergleichbare krankhafte Veränderungen, sie können in kurzer Zeit fast vollkommen ausfallen, erneuern sich jedoch, sowie die Nägel, bald wieder; bei chronischen oder auch häufig exacerbierenden Fällen können sie dauernd dünn und kurz bleiben.

Eine interessante trophische Störung, die sehr beachtenswert ist, weil sie ein auffälliges, dauerndes Zeichen von Tetanie in der ersten Lebenszeit darstellt, wird an den Zähnen beobachtet. Es kommt zu Defekten in der Schmelzanbildung und in der Verknöcherung des Dentins. Der Zahnschmelz bekommt durch quergestellte Furchen und lochförmige Lückenbildungen ein welliges Aussehen. Die Schmelzdefekte sind meist in horizontaler Reihe, die über sämtliche betroffenen Zähne hinzieht, angeordnet. Solche Reihen können mehrere übereinander liegen oder es findet sich bloß eine einzige zarte Linie. Die Eckzähne erhalten durch diese Mißbildung oft das Aussehen eines Stufenkegels. (Abb. 25.)

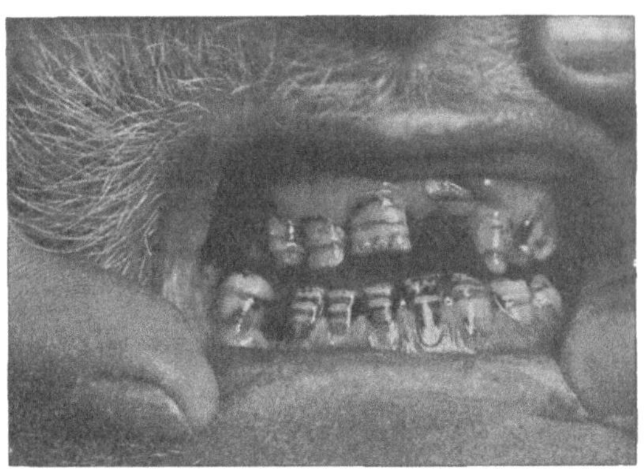

Abb. 25. Trophische Störungen an den Zähnen bei einem Falle chronisch exacerbierender Tetanie ohne irgendwelche Reste rhachitischer Knochenveränderungen.

Am häufigsten sind die Schneide- und Eckzähne betroffen, seltener auch die Molaren. Diese Zahndefekte kommen nach unserer Erfahrung sehr häufig zustande und überwiegen die Zahl der Kataraktfälle bei Tetanie des frühen Kindesalters. Allerdings kommt ihnen wegen des späteren Manifestwerdens keine Bedeutung für die Diagnose des akuten Stadiums in der Kindheit zu, dafür aber um so mehr bei späteren Exacerbationen (in der Pubertät, bei Graviditäten usw.) als Wahrscheinlichkeitsanhaltspunkt dafür, daß der eigentliche Beginn der Erkrankung schon in die früheste Kindheit zu verlegen ist; eine Annahme, die sich an der Hand der Anamnese der Mutter in den meisten Fällen bestätigt findet. Fleischmann hat in der öst.-ung. Vierteljahrsschrift für Zahnheilkunde eine genauere Beschreibung dieser trophischen Veränderung beim Menschen gebracht. Ihre Entstehung fällt nach seiner Annahme in die Zeit der Entwicklung der bleibenden Zähne, d. i. in die zweite Hälfte des ersten Lebensjahres, eine Zeit, in der erfahrungsgemäß auch die größte Häufigkeit der Kindertetanie beobachtet wird. Nach Fleischmann haben diese Veränderungen mit Rachitis nichts zu tun; andere Autoren sind allerdings anderer Meinung. Das periodische Auftreten der Tetanie mit ihren Exacerbationen steht in Übereinstimmung mit der periodischen Anbildung der Defekte. Die Untersuchungen Fleischmanns folgten den Beobachtungen und Studien von Erdheim, welcher bei der Tetanie der Ratten regelmäßig trophische Störungen an den Nagezähnen auftreten sah. Sobald es gelingt, die Tetanie durch Transplantation von Epithelkörperchen zu heilen, schwinden auch die trophischen Zahnstörungen.

Eine sehr wichtige Lokalisation von trophischen Störungen stellt die Kataraktbildung dar. Sie ist bisher meist nur bei der Tetanie der Erwachsenen, seltener bei Kindern nachgewiesen worden und scheint sich am häufigsten bei den schweren Formen nach Strumaoperation mit Epithelkörperchenschädigung, sowie bei der Maternitätstetanie in grob auffälliger Form zu entwickeln; doch sind auch die übrigen Tetanieformen nicht frei davon. Bei akuten schweren Formen stellt sie sich meist gemeinsam mit Veränderungen an den Haaren und Fingernägeln ein, bei chronisch exacerbierenden leichterer Art oft ohne diese. Unsere zahlreichen Untersuchungen latenter Tetanien (s. später Kap. Verlauf und Prognose), die nach den anamnestischen Angaben nur in früher Kindheit akute Exacerbationen zeitigten, haben in auffällig vielen Fällen Cataracta perinuclearis nachweisen lassen. Es muß also angenommen werden, daß die Linsentrübungen auch bei der Kindertetanie viel häufiger vorkommen, als bisher bekannt war. Allerdings muß gleich bemerkt werden, daß es sich sehr häufig nicht um grobe Trübungen handelte und daß die meisten Patienten durchaus keine subjektiven Sehstörungen hatten. In vielen Fällen bestanden bloß vereinzelte randständige, zarteste, strich- und punktförmige Trübungen, jedoch in typischer perinuclearer Anordnung, so daß kein Zweifel an der Diagnose einer Perinuclearis bestehen konnte.

Bei der Tatsache, daß die Linsentrübungen oft sehr zart sind, und randständig sitzen, ist es wohl nicht überflüssig, zu betonen, daß man sich mit einem negativen Befunde bei der Untersuchung an mittelweiten Pupillen nicht begnügen darf. Die Pupille muß vielmehr zum Zwecke reichlicher Übersicht über die Linse entsprechend erweitert und das Auge des Untersuchenden mit einem genügend starken Plusglase bewaffnet sein. Bei einiger Übung und Sorgfalt werden sich dann auch feinste Trübungen dem oft sehr wichtigen diagnostischen Nachweise nicht entziehen können.

Der Star stellt gelegentlich das einzige dauernde Zeichen einer vor vielen Jahren überstandenen Tetanie dar und gibt dadurch oft trotz negativer anamnestischer Angaben zu einer sorgfältigen Untersuchung auf latente Zeichen von Epithelkörpercheninsuffizienz Veranlassung. Die Trübungen haben meist den Charakter der Perinuclearis oder einer diffusen Linsentrübung, seltener den einer Kerntrübung oder einer Polaris anterior. In der Regel sind beide Linsen betroffen.

Die Auffassung des Tetaniestares als trophische Störung ist seit den eingehenden Arbeiten von Peters allgemein angenommen. Er führt sie auf Störungen in der Ernährung der Linse infolge Erkrankung des Ciliarepithels zurück. Damit ist die ältere Theorie, die die Entstehung des Katarakt mit den Konvulsionen als solchen und mit den gelegentlich beobachteten Krämpfen im Ciliarmuskel und im Sphincter iridis in Zusammenhang brachte, endgültig verlassen worden. Ganz gleichartige Linsentrübungen wurden auch bei experimenteller Tiertetanie und vereinzelt bei Neugeborenen von tetaniekranken Menschen und Tieren beobachtet. Bezüglich des histologischen Charakters des Tetaniestares kann in Analogie mit dem Befunde bei den trophischen Störungen der Zähne erwähnt werden, daß auch die Linsentrübungen in ihrer Anordnung auf ein periodisches Entstehen hinweisen, indem zwischen einzelnen Schichten von Trübung normale Linsensubstanz dazwischengelagert ist. Für den Zusammenhang der Linsentrübungen mit trophischen Störungen hat sich unter anderem namentlich auch Pineles eingesetzt, indem er darauf hinweist, daß auch bei anderen Erkrankungen, die Beziehungen zu Drüsen mit innerer Sekretion haben, häufig Starbildungen vorkommen, z. B. bei Diabetes (Pankreas, Nebennieren).

Alle diese trophischen Störungen betreffen Gewebe, die ektodermalen Ursprunges sind; ob auch an anderen Gewebsarten, so namentlich an den Knochen, Wachstumsstörungen vorkommen, die ausschließlich auf die wesentliche Ursache der Tetanie, die Epithelkörpercheninsuffizienz zu beziehen sind, läßt sich gegenwärtig noch nicht mit voller Sicherheit nachweisen, doch sprechen gewisse Beobachtungen für eine solche Annahme. Dahin gehört der Nachweis von Störungen im Calciumstoffwechsel und von Verminderung des Knochenwachstums bei jungen Ratten, die Epithelkörperchen-Schädigungen erlitten hatten (Iselin, Erdheim), sowie die seit lange bekannte auffällige Koinzidenz von Rachitis mit Tetanie im Kindesalter, der Rachitis tarda jugendlicher Individuen und schließlich der nach den Beobachtungen von Schüller verhältnismäßig häufige Nachweis von „chronischer" Knochenatrophie bei Erwachsenen, die mehrere und längerdauernde Exacerbationen der Tetanie durchmachen. Auf Störung im Knochenwachstum wird von Canal, Morel und Erdheim die Verzögerung in der Heilung von künstlichen Knochenbrüchen bei parathyreoidektomierten jungen Tieren zurückgeführt. Weiter berichtet Morel von einer beschleunigten Knochenbildung bei jungen Kaninchen, die mit Epithelkörperchenextrakt behandelt werden.

Auffällige Sekretionsstörungen kommen bei der Tetanie im allgemeinen nur ausnahmsweise zur Beobachtung. Verhältnismäßig häufig findet sich sowohl während des Anfalles als auch unabhängig davon stärkerer Schweißausbruch. Gelegentlich klagen die Kranken über auffällig starken Speichelfluß. Vereinzelt sind die Beobachtungen über Polyurie, die mit ausgesprochener Polydipsie verbunden sein kann. Noch seltener ist der Nachweis von Eiweiß im Urin, ohne daß irgendwelche Zeichen einer Nephritis vorhanden sind. Auch echter Diabetes kann vorübergehend vorkommen. Diese Erscheinungen müssen mit den früher erwähnten lokalen und allgemeinen vasomotorisch-trophisch-vegetativen Störungen von einem gemeinsamen Gesichtspunkte gesehen werden und weisen so wie diese auf Funktionsstörungen zentraler Reflexstationen. (Bezüglich Stoffwechselstörungen siehe Kap. Pathogenese.) Die Fälle von echter Nephritis mit Tetanie und dauerndem Diabetes kommen hier zunächst nicht weiter in Betracht.

Trousseausches Phänomen.

Trousseau beobachtete 1864 beim Anlegen einer Aderlaßbinde am Oberarme eines Tetaniekranken typische Krampfstellung der Hand. Wiederholungen des Versuches bestätigten, daß diese Erscheinung sich bei Tetaniekranken regelmäßig auslösen ließ. Es war damit die Entdeckung des ersten und gleichzeitig eines der wichtigsten Latenzzeichen der Tetanie gemacht worden. Die Auslösung des Phänomens geschieht am besten in der ursprünglichen Form durch Anlegen einer Kautschukbinde um den Oberarm, wobei man den noch zusammengerollten Rest der Binde unter die letzte Schlinge in den Sulcus bicipitalis internus legt, um den Druck auf die hier liegenden Nervenstämme zu erhöhen. Bei der Umschnürung ist weiters darauf zu achten, daß auch die arterielle Blutzufuhr unterbrochen werden muß, so daß keine venöse Stauung in den distalen Partien der Extremität entsteht. In vielen

Fällen genügt schon etwas längerdauernder Fingerdruck zur Auslösung des Krampfes. Man verfährt dabei derart, daß man den Oberarm von vorne umgreift, wobei der Daumen seine Stütze auf der Außenseite erhält, während die vier Finger auf die Nervenstämme im Sulcus bicipitalis internus drücken. Zur Erhöhung des Druckes kann die andere Hand in gleichem Sinne die Streckseite des Oberarmes umgreifen. Es ist dabei erforderlich, einen ziemlich energischen Druck auszuüben und bei negativem Erfolge des Versuches sich nicht damit zufrieden zu geben, sondern den Versuch mit der Kautschukbinde zu wiederholen. Da die Dauer der Kompression in vielen Fällen mehrere Minuten betragen muß, ist die Fingerkompression wegen Ermüdung usw. weniger sicher. Es empfiehlt sich daher in den meisten Fällen die Bindenkompression anzuwenden. In ausgesprochenen Fällen genügt allerdings schon ein mäßiger Druck von wenigen Sekunden, um das Phänomen in typischer Weise zur Erscheinung zu bringen. Andere Male ist selbst nach mehr als zehn Minuten langer Bindenkompression kein Krampf zu bemerken; dann ist der Versuch jedoch immer noch nicht endgültig negativ, denn es kann vorkommen, daß erst mehrere Minuten nach Entfernung der entsprechend lange ausgeübten Bindenkompression noch nachträglich ein verspätetes Trousseausches Zeichen in der umschnürten Extremität auftritt. Als initiale Erscheinungen lassen sich, vorausgesetzt, daß der Krampf nicht zu plötzlich einsetzt, in der Regel fasciküläre Zuckungen in den kleinen Handmuskeln, namentlich im Interosseus I, aber auch an den langen Vorderarmmuskeln beobachten. In einzelnen Fällen verläuft das Trousseausche Phänomen überhaupt vorwiegend nur in solchen fascikulären Zuckungen, während die Krampfstellung der Finger nur andeutungsweise vorhanden ist bei gleichzeitigem subjektiven Gefühl von krampfhaftem Ziehen und sonstigen Parästhesien. Dies gilt namentlich für leichte Tetaniefälle, sowie für den Nachweis des Trousseauschen Phänomens bei latenter Tetanie.

Bei manifester Tetanie kann sich an die Auslösung des Trousseauschen Zeichens ein allgemeiner Anfall anschließen oder es kommt gleichzeitig mit dem Krampfe der umschnürten Extremität auch zu einer gleichsinnigen tonischen Kontraktur in der anderen oberen Extremität. Solch ein gleichzeitiges Trousseausches Phänomen läßt sich besonders dann erzielen, wenn man gleich nach dem Abklingen des Krampfes in der einen Extremität nun die andere umschnürt. Der Krampf tritt dann nicht nur häufig in der an zweiter Stelle umschnürten Extremität rascher auf, sondern wiederholt sich gleichzeitig auch in der zuerst umschnürten. Weiter kann man beobachten, daß mit dem Einsetzen des Krampfes in der oberen Extremität auch die gleichseitige untere in einen typischen Starrkrampf gerät. Dies gilt auch für Fälle, bei denen nicht nur eine Körperhälfte von Tetaniekrämpfen befallen ist, sondern bei denen, wie in den meisten Fällen, gleichmäßige Verteilung auf die beiden Körperseiten vorliegt.

v. Frankl-Hochwart konnte im Tierexperimente nachweisen, daß bei tetaniekranken Hunden ein Druck auf die bloßgelegten Nervenstämme im Sulcus bicipitalis internus jedesmal typischen Krampf auslöste, während weit energischere Kompression der Gefäße nicht von Krämpfen gefolgt war. Durch dieses einwandfreie Experiment war die früher vielfach erörterte Frage, ob es die Kompression der Nervenstämme oder diejenige der Gefäße sei, die den Krampf auslöst, zugunsten der Nervenkompression entschieden.

Die Auslösbarkeit des Trousseauschen Phänomens findet sich zwar in den meisten Fällen von Tetanie, doch ist der negative Ablauf des Versuches durchaus kein diagnostischer Gegenbeweis, denn es gibt ausgesprochene Tetaniefälle schwerer Art, mit allen anderen Zeichen manifester Tetanie und mit den übrigen Latenzzeichen derselben, ohne daß sich auch bei wiederholten Untersuchungen das Trousseausche Zeichen auslösen läßt. Andererseits wird diese Erscheinung von einzelnen für nicht absolut pathognomonisch für Tetanie gehalten, da auch in vereinzelten Fällen von psychogenen Krampfzuständen ein sehr ähnlicher Krampf nachweisbar ist (siehe Diagnose). Bei der Tetanie der Tiere ist das Trousseausche Phänomen gleichfalls vorhanden, nur mit dem Unterschiede, daß hier die künstliche Auslösung der Krämpfe gewöhnlich an den hinteren Extremitäten besser gelingt als an den vorderen und daß die Auslösung am besten durch Umschnürung der Fußgelenke mittels einer Schnur geschieht.

Auch durch thermische Reize läßt sich in ähnlicher Weise wie durch Druck auf die Nervenstämme ein Krampf gleicher Art hervorrufen. Auf diese Erscheinung hat Kaschida aufmerksam gemacht. Er verwendete Säckchen, die mit Eis oder heißem Wasser gefüllt waren und im Sulcus bicipitalis internus aufgelegt wurden. Von anderen Körperstellen läßt sich durch Druck gleichfalls ein Krampf auslösen, so z. B. gelegentlich durch Umschnürung des Handgelenkes, durch Druck in das Gebiet des Nervus cruralis unterhalb des Ligamentum Pouparti. In einem Falle, bei dem ausgesprochene isolierte Zwerchfellkrämpfe bestanden, konnte Bechterew durch Druck in die Supraclaviculargegend künstlich einen Zwerchfellkrampf hervorrufen (N. phrenicus). In manchen Fällen kann man durch einfachen Druck auf einzelne Muskeln, z. B. den Biceps, einen Krampf in der betreffenden Extremität auslösen, sogar stärkeres Kneifen einer emporgehobenen Hautfalte oder andere stärkere Hautreize können genügen (Schultze).

H. Schlesinger berichtete kürzlich von einer in den meisten Fällen ausgesprochener Tetanie leicht nachweisbaren künstlichen Auslösbarkeit der Krämpfe an den unteren Extremitäten. „Erfaßt man das im Kniegelenke gestreckte Bein und beugt stark im Hüftgelenke ab, so stellt sich nach kurzer Zeit (spätestens zwei Minuten) ein Streckkrampf im Kniegelenke bei extremer Suppination des Fußes ein." Anstatt das Bein zu erheben, kann man auch in sitzender Stellung bei gestreckten Beinen den Rumpf stark vornüberneigen. In einzelnen Fällen kommt es auch zur Adduktion der Beine mit Pronation der Füße und Zehenbeugung. Schlesinger nimmt an, daß das Phänomen „teils durch direkte, teils durch reflektorische Reizung übererregbarer Nerven zustande kommt. Ausgangspunkt des Reizes ist die Zerrung des N. ischiadicus, die nur infolge der eigentümlichen und spezifischen Übererregbarkeit umfangreiche tonische Krämpfe auslöst." Diese künstliche Auslösbarkeit von Krämpfen an den unteren Extremitäten wurde von verschiedenen Seiten bestätigt, und auch ich konnte mich wiederholt davon überzeugen. Auf Grund meiner Erfahrungen muß ich jedoch empfehlen, den Versuch über die von Schlesinger angegebene Zeit von zwei Minuten fortzusetzen, da der Krampf auch erst später in der geschilderten Weise auftreten kann.

Chvosteksches Phänomen.

(Steigerung der mechanischen Erregbarkeit an den motorischen Nerven.)

Chvostek sen. veröffentlichte 1878 die Beobachtung, daß in den meisten Fällen von Tetanie eine Steigerung der mechanischen Erregbarkeit an den peripheren Nerven nachweisbar ist. Die Erscheinung findet sich am häufigsten am N. facialis und wird dann auch einfach als Facialisphänomen bezeichnet;

doch kommt es vor, daß sie gerade am Facialis nicht nachweisbar ist, während sie an anderen Nervenstämmen, insbesondere am Ulnaris, weniger häufig am Radialis, deutlich auftritt. Die Auslösung des Facialisphänomens geschieht derart, daß man mit einem Perkussionshammer den Facialisstamm vor dem äußeren Gehörgange beklopft. Es tritt dabei in ausgesprochenen Fällen eine blitzartige Zuckung im ganzen Facialisgebiete auf. In weniger ausgesprochenen Fällen gelingt die Auslösung der Zuckung nur beim Beklopfen einer Stelle dicht unter der vorderen Partie des Jochbogens. Bei sehr hochgradiger Steigerung der mechanischen Erregbarkeit tritt die Zuckung schon bei einfachem Streichen mittels des Fingers oder des Perkussionshammerstieles quer über den Facialisstamm auf.

v. Frankl-Hochwart unterscheidet folgende drei Grade des Fascialisphänomens: Chvostek I Zuckung im ganzen Facialisgebiet bei Beklopfen des Facialisstammes (von Schultze wurde als Chvostek I das Auftreten der Zuckung bei bloßem Streichen bezeichnet), Chvostek II Zuckung im Gebiete des Nasenflügels und Mundwinkels bei Perkussion unter dem Pons zygomaticus, Chvostek III Zuckung bloß im Mundwinkel bei Perkussion sowie bei II. Es empfiehlt sich, diese Einteilung zu einer annähernden Bestimmung für die Intensität der mechanischen Übererregbarkeit beizubehalten. An anderen Nervenstämmen erfolgt die Auslösung in vergleichbar gleicher Weise wie am Facialis.

Der Nachweis dieser mechanischen Übererregbarkeit wurde ursprünglich als pathognomonisch für die Tetanie gehalten. Spätere umfangreichere Untersuchungen zeigten jedoch, daß sich das Facialisphänomen auch in Fällen nachweisen läßt, die mit Tetanie nichts zu tun haben. Allerdings ist dabei zu berücksichtigen, daß die ausgeprägteren Formen desselben (Chvostek I) sich nur sehr selten bei anderen Krankheiten finden. Die leichten Formen jedoch, insbesondere Chvostek III, sind so häufig nachweisbar, daß ihre Verwertung zur Diagnose der Tetanie nur mit entsprechender Vorsicht geschehen kann. Geringere Grade des Facialisphänomens finden sich, worauf namentlich H. Schlesinger aufmerksam gemacht hat, besonders häufig bei beginnender Lungentuberkulose, doch auch bei verschiedenen anderen akuten und chronischen Erkrankungen, bei Erschöpfungszuständen, bei Neurasthenie, Epilepsie usw. und schließlich auch bei sonst völlig gesunden Individuen. Aber auch die ausgeprägtesten Grade können zum Beispiel bei unvollkommen geheilter Facialisparese verhältnismäßig häufig gefunden werden, insbesondere bei jenen Fällen, die im Verlaufe der Heilung ticartige Zuckungen aufweisen, weiter gelegentlich bei Myxödem und Kretinismus, bei Osteomalacie, bei Morbus Basedow, in Fällen von Bulbärparalyse, wie in einem Falle von Erb. Ich konnte in zwei solchen Fällen nicht nur deutliches Facialisphänomen (Schultze I), sondern auch hochgradige Steigerung der mechanischen Erregbarkeit an sämtlichen Nervenstämmen der oberen Extremität nachweisen. Dabei war es auffällig, daß jedesmal bei leichtestem Beklopfen des Radialisstammes die Zuckung nicht nur an der gereizten Extremität auftrat, sondern ganz gleichzeitig auch an der anderen. Die gleiche Beobachtung kann man bei der Tetanie bezüglich des Facialisphänomens machen. Auf Grund dieser Tatsache setzte sich neuerdings Moro für die reflektorische Entstehung des Facialisphänomens ein. In Übereinstimmung mit dem wesentlichen Inhalte dieser Ansicht muß man wohl annehmen, daß die Erhöhung der mechanischen Nervenerregbarkeit gewiß nicht nur auf Veränderungen in den peripheren Nerven zu beziehen ist, sondern daß sie so wie das Trousseausche Phänomen vor allem durch pathologische Störungen in den spinalen Reflexstationen bedingt wird.

Wenn auch das Facialisphänomen in den meisten Fällen von Tetanie wenigstens in mittlerem Grade nachweisbar ist, so gibt es doch wieder Fälle, bei denen es dauernd fehlen kann. Andererseits muß hervorgehoben werden, daß in sehr vielen Fällen gerade das Facialisphänomen selbst nach dem Verschwinden aller übrigen Zeichen der Tetanie noch nachgewiesen werden kann, so daß es für diese Fälle berechtigtermaßen als das wichtigste Zeichen latenter Tetanie angesehen werden muß. Auffällig ist der Nachweis von besonders häufigem Facialisphänomen zu Zeiten von Tetanieepidemien bei Individuen, die keine anderen Zeichen von Tetanie haben. Diese Beobachtung wurde besonders in Wien, einem alten Tetanieherde, wiederholt gemacht. Das Persistieren des Facialisphänomens nach Verschwinden der übrigen Tetaniesymptome, sowie dieses gehäufte Auftreten zur Zeit von Epidemien, weiter der Nachweis desselben bei mehreren Familienmitgliedern, von denen einige an ausgesprochener Tetanie erkrankt sind, legt die berechtigte Vermutung nahe, in diesen Fällen im Facialisphänomen die Wahrscheinlichkeit für das Bestehen einer ganz leicht ausgeprägten Tetanie zu sehen. Bei Kindern ist das Facialisphänomen nach Escherich weniger konstant als bei Erwachsenen und steht an pathognomonischem Werte gegenüber dem Nachweise der elektrischen Übererregbarkeit wesentlich zurück. Bei Säuglingen kann an Stelle des Facialisphänomens durch Beklopfen der Lippen eine blitzartige Zuckung im M. orbicularis oris ausgelöst werden.

Die mechanische Übererregbarkeit der peripheren Nervenstämme ist auch in den meisten Fällen experimenteller Tiertetanie nachweisbar.

In den meisten Fällen ist auch eine Steigerung der direkten mechanischen Muskelerregbarkeit vorhanden, doch hat diese Erscheinung nur geringe diagnostische Bedeutung. Bei der Auslösung der mechanischen Muskelerregbarkeit ist es sehr wichtig, darauf zu achten, daß nicht eine beliebige Stelle des Muskels beklopft wird, sondern daß man zu diesem Zwecke die Nerveneintrittsstelle im Muskel wählt.

Besondere Beachtung verdient die mechanische Übererregbarkeit der Zungenmuskulatur. Nach den Erfahrungen von Fr. Schultze kann man durch Beklopfen der Zunge regelmäßig eine umschriebene Dellenbildung an der Stelle des Reizes hervorrufen. „Klopft man auf zwei korrespondierende Stellen der Seitenteile der Zunge kurz nacheinander, so kommt eine Art Taillenbildung des Organes zustande; und man kann durch beliebiges Beklopfen die Substanz der Zunge gewissermaßen so umformen, wie der Bildhauer seinen Ton" (Schultze). Dieses Zungenphänomen Schultzes gleicht vollkommen dem Bilde der mechanisch übererregbaren Zungenmuskulatur bei der Thomsenschen Krankheit; ich konnte es bei ausgesprochenen Fällen regelmäßig nachweisen.

Steigerung der elektrischen Erregbarkeit an den motorischen Nerven (Erbsches Phänomen).

Eine in den meisten Fällen von Tetanie wenigstens in ihrem akuten Stadium nachweisbare Erscheinung ist die Erhöhung der elektrischen Erregbarkeit an den motorischen Nerven. Sie wurde 1878 von Erb nachgewiesen und als pathognomonisch für Tetanie angesehen. Genauere Untersuchungen mittels des Galvanometers wurden dann von v. Frankl-Hochwart und Hoffmann im Jahre 1888 veröffentlicht. Durch diese und die späteren Untersuchungen wurden im wesentlichen die von Erb gefundenen Veränderungen in der Zuckungsformel und in der Herabsetzung der Schwellenwerte bestätigt. Der Nachweis der elektrischen Übererregbarkeit erfolgt in der Weise, daß man die in jedem einzelnen Falle vorhandenen Schwellenwerte mit den Normalwerten z. B. an der Hand der Stinzingschen Tabellen vergleicht, doch ist dabei zu berücksichtigen, daß sich diese Normalwerte in verhältnismäßig großen Unterschieden bewegen. So gilt z. B. für den N. ulnaris als normal eine K. S. Z. von 0.6 bis etwas über 3 Mamp., für den Radialis 0.9 bis 3.4. Es ist also möglich, daß die Untersuchung einen Wert ergibt, der noch innerhalb dieser Durchschnittsgrößen liegt, aber für das Individuum im Vergleiche zu früherer Zeit doch eine Erhöhung bedeutet. Direkt ausschlaggebend ist im Vergleiche zu den Normaltabellen nur eine solche Erhöhung, die unter die durchschnittlichen Minima fällt. In vielen Fällen würde sich also die Entscheidung, ob eine Erhöhung der elektrischen Erregbarkeit besteht, erst treffen lassen, wenn längere Zeit nach dem akuten Stadium der Erkrankung vergangen ist, da jedoch auch die Zuckungsformel bei der Tetanie eine Veränderung erleidet, so liegt auch hierin ein hoher diagnostischer Wert zur Feststellung der relativen Übererregbarkeit. Für eine Erhöhung der elektrischen Erregbarkeit auch bei scheinbar normalem Wert der K. S. Z. spricht: Frühes Auftreten des K. S. T., frühzeitiges Auftreten der A. S. Z., der sich sehr bald auch die A. Oe. Z. anschließt, die bei Gesunden höher liegt, insbesondere aber das Auftreten der K. Oe. Z., die normalerweise noch weit später zu finden ist. K. Oe. Tet. findet sich meist nur bei sehr ausgeprägtem Erbschen Phänomen, also in Fällen, wo auch die K. S. Z. beträchtlich erniedrigt ist, während die frühzeitige K. Oe. Z. sich gleichzeitig auch bei einer K. S. Z. finden kann, die innerhalb der Normalwerte liegt. Schon Erb war es aufgefallen, daß sich die Erhöhung der elektrischen Erregbarkeit am Nervus ulnaris am besten zeigt. Im Zusammenhange damit wies er auch darauf hin, daß die Krämpfe in den oberen Extremitäten vorwiegend jene Muskeln betreffen, die vom Ulnaris innerviert werden. Es empfiehlt sich jedoch in jedem Falle, auch einige andere Nervenstämme zu untersuchen und vor allem die beiden Körperseiten miteinander zu vergleichen. Außerdem muß die elektrische Untersuchung beim negativen Ausfalle der ersten Prüfung mehrmals wiederholt werden, denn es gehört zu den größten Seltenheiten, daß das Erbsche Zeichen auf der Höhe der Erkrankung dauernd fehlt (v. Westphal, N. Weiß, v. Frankl-Hochwart haben solche Fälle beschrieben). Die günstigste Zeit zum Nachweise der elektrischen Übererregbarkeit ist die im Anschlusse an einen Anfall (siehe darüber weiter unten). Die Wichtigkeit des Vergleiches der beiden Seiten gilt vor allem für jene Fälle, in denen die Krämpfe nur eine Körperseite betreffen, wie z. B. in einem Falle von v. Frankl-Hochwart, bei dem der Krampf zunächst nur die rechte obere Extremität ergriff. Es fand sich auch nur rechterseits erhöhte elektrische Erregbarkeit, während links normale Werte bestanden. Bei einer späteren Untersuchung nach einigen Tagen zeigte sich auffälligerweise auch links eine Erhöhung der Erregbarkeit, und damit zusammentreffend hatten sich auch auf dieser Seite Parästhesien und ein Gefühl von Zusammenziehen in der Muskulatur eingestellt.

Steward beobachtete während der tetanoiden Krämpfe eine stärkere Erhöhung der elektrischen Erregbarkeit als in den freien Intervallen. Eine gleichartige Wahrnehmung machte ich in einem Falle, bei dem während der elektrischen Untersuchung ein typischer Krampfanfall in der untersuchten Extremität auftrat. Es zeigte sich in diesem Falle beim Abklingen des Anfalles nicht nur eine ganz beträchtliche Steigerung der Erregbarkeit, sondern auch ein Überwiegen der A. S. Z. über die K. S. Z., während das Verhältnis früher

umgekehrt war. Eine einfache A. S. Z. war während des pathologischen Inner-
vationszustandes überhaupt nicht mehr zu erzielen, sondern es trat schon bei
0.6 ein ausgesprochener A. S. Tet. auf. Seit dieser Zeit prüfe ich die elektrische
Erregbarkeit regelmäßig sowohl in der krampffreien Zeit als während des Ab-
klingens der Krämpfe. Wenn solche nicht vorhanden sind, so lassen sich im
Trousseauschen Phänomen gleichartige Bedingungen schaffen. Zwischen der
elektrischen Untersuchung und dem Abnehmen der Kompressionsbinde sollen
einige Augenblicke zum Zwecke der Wiederherstellung normaler Zirkulationsverhältnisse verstreichen, doch darf der Untersuchte in dieser Zeit, ebenso
wie während der Umschnürung, keinerlei Bewegungen mit der untersuchten
Extremität machen, sondern muß sie, auf eine gute Unterlage gestützt, in
möglichst entspannter, gleichmäßiger Mittelstellung belassen. Bei diesen Prü-
fungen habe ich namentlich für die K. Oe. Z. regelmäßig eine Erhöhung von
mehreren Zehnteln bis über 1.0 M. A. P. gefunden, was folgende Beispiele belegen sollen: 1. Untersuchung am Nervus ulnaris ohne vorherigen Trousseau:
K. S. Z. 1.2, A. S. Z. 1.4, K. Oe. Z. 4.0, A. Oe. Z. 2.8, kein Tetanus bis 5.0.
2. Nach Trousseau, der erst nach dem Abnehmen der Binde schwach positiv
war: K. S. Z. 1.0, A. S. Z. 1.5, K. Oe. Z. 2.8, A. Oe. Z. 1.5, die Anoden-Öffnungs-
Zuckung überwiegt hierbei bei Strömen, die größer sind, als 2.0, beträchtlich
die A. S. Z. an Intensität. Als weiteres Beispiel folgender zweiter Fall: 1. Nervus ulnaris vor Trousseau: K. S. Z. 1.0, A. S. Z 2.4, K. Oe. Z. 5.0, A. Oe. Z.
3.0, K. S. Tet. 4.6, A. S. Tet. 5.0. 2. Nach Trousseau, der rasch auslösbar ist:
K. S. Z. 0.6, A. S. Z. 2.2, K. Oe. Z. 2.0, A. Oe. Z. 3.0, K. S. Tet. 2.6, A. S.
Tet. 3.6.

Am besten eignet sich jenes Stadium des abklingenden Trousseauschen
Phänomens, in dem nur mehr Spuren von fasciculären Zuckungen und höchstens
eine Andeutung von krampfhafter Dauerinnervation zu konstatieren sind. Der
diagnostische Wert der Untersuchung im abklingenden Anfalle gilt vor allem
für jene Fälle, die in freiem Intervall keine sicher nachweisbare Erhöhung der
Erregbarkeit erkennen lassen, sowie für die Diagnose der latenten Tetanie.
Die relative Übererregbarkeit kann in solchen Fällen unter Umständen erst
richtig erkannt werden, wenn man die Werte nach dem Trousseauschen Zeichen
mit einer Untersuchung vergleicht, bei der man vorher keinerlei Reize gesetzt hat.

In diesen Bedingungen scheint mir unverkennbar ein Ausdruck dafür
gegeben zu sein, daß die Entstehung des Erbschen Zeichens mit dem Auftreten
von Krämpfen resp. mit den pathologischen Innervationsbedingungen spinaler
Herkunft im Zusammenhange stehen muß. Als weitere Stütze dieser Annahme
sei auf die Fälle einseitiger Tetaniekrämpfe verwiesen, bei denen neben dem
Trousseauschen auch das Erbsche Phänomen nur auf der krampfenden Seite
nachweisbar ist, wie z. B. in den Fällen von v. Frankl-Hochwart (Monographie S. 25 u. 71). Bei anderen Krampfarten fehlt die Erhöhung der elektrischen Erregbarkeit während des Krampfes, davon konnte ich mich insbesondere auch bei einem Falle psychogener Krämpfe eines jungen Mannes überzeugen, die große Ähnlichkeit mit Tetanie hatten und deshalb auch von anderer
Seite für echte Tetanie gehalten worden waren. (Es bestand auch künstliche
Auslösbarkeit der Krämpfe in den oberen Extremitäten durch Druck in den
Sulcus bicipitalis internus.) Auch bei Gesunden ist nach Umschnürung der
Extremität keine Erhöhung der Erregbarkeit zu finden.

Ein eigentümliches Verhalten beobachtete Bechterew in einem Falle
von Tetanie, der ausgesprochene Erhöhung der elektrischen Erregbarkeit zeigte.

Es bestand darin, daß die elektrische Erregbarkeit sich während jeder Untersuchung beträchtlich steigerte, so daß er mit Stromstärken, die im Beginne
der Untersuchung eine K. S. Z. hervorriefen, später einen ausgesprochenen
K. S. Tet. erhielt. Er bezeichnet diese Erscheinung als „Erregungsreaktion".
Diesen Befund konnte ich gleichfalls beobachten, und glaube zur Erklärung
desselben darauf verweisen zu müssen, daß wir bei der elektrischen Untersuchung
sowohl einen lokalen als durch die besonderen und ungewohnten Umstände
einen für die meisten Kranken äußerst wirksamen allgemeinen, psychogenen
Reiz setzen, der ebenso wie andere stärkere Reize, Traumen usw. zum Manifestwerden tetanoider Erscheinungen, zu Krämpfen usw. führen kann. So sieht
man gar nicht selten bei der elektrischen Untersuchung allgemeine Tetanieanfälle auftreten oder der Krampf beschränkt sich auf die elektrisch untersuchte Extremität allein.

Wie wir gesehen haben, muß man auch für die Entstehung der elektrischen
Übererregbarkeit sowie bei dem Trousseau- und Chvostekschen Phänomen auf
Veränderungen der spinalen Innervation rekurrieren, und es ist nicht auszuschließen, daß diese pathologischen Innervationsbedingungen auch durch den
lokalen Reiz des elektrischen Stromes gesteigert werden, in gleichem Sinne
wie auch die künstliche Auslösbarkeit der typischen Muskelkrämpfe im Trousseauschen Zeichen zu verstehen ist. (Siehe oben.) Die Bezeichnung „Erregungsreaktion" scheint mir im Zusammenhange mit dieser Erklärung
besonders gut gewählt.

Bei der Tetanie der Kinder ist die Erhöhung der elektrischen Erregbarkeit gegenüber dem weniger konstanten Nachweise des Facialisphänomens
und des Trousseauschen Zeichens von besonderer Bedeutung und wird deshalb
von Escherich bei der Beschreibung der latenten Tetaniezeichen als das
wichtigste Symptom an die Spitze gestellt. Zur Prüfung wählt man bei kleinen
Kindern aus Gründen der Erleichterung des technischen Teiles der Untersuchung den N. peroneus an seiner Umschlagstelle um das Cap. fibulae. Für
die Feststellung der elektrischen Übererregbarkeit bei Kindern muß berücksichtigt werden, daß die Grenzwerte bei Säuglingen wesentlich höher liegen als
bei Erwachsenen. Auf der Klinik Escherichs wurden durch wiederholte
systematische Untersuchungen Grenzwerte für die elektrische Erregbarkeit
des ersten Lebensalters festgestellt. Für den normalen Säugling gelten nach
den Untersuchungen von v. Pirquet folgende Tatsachen. In den ersten Lebenswochen ist in der Regel bei einer Stromstärke unter 5 Mamp. nur eine K. S. Z.
nachweisbar, bei etwas älteren Kindern auch A. S. Z. Für die Tetanie wird
eine anodische Übererregbarkeit als mittlerer Grad und eine kathodische als hoher Grad unterschieden. Für erstere gilt A. O. Z. unter 5 Mamp.,
dabei kann die A. S. Z. fehlen oder sie ist vorhanden. Bei höheren Graden
tritt die A. O. Z. vor der A. S. Z. auf. Für die kathodische Übererregbarkeit
gilt K. O. Z.unter 5 Mamp.; gleichzeitig ist bei geringeren Strömen schon K. S. Z.
und A. Oe. Z. nachweisbar. An Stelle der K. Oe. Z. kann mit gleicher Bedeutung
der Kathoden-Öffnungs-Tetanus treten.

Diese Unterscheidung einer anodischen von einer kathodischen Übererregbarkeit ist für die Erwachsenen nicht als Regel durchführbar, denn es
gibt viele Fälle relativer oder weniger stark ausgeprägter Übererregbarkeit,
die nicht anodischen Charakter hat; andererseits muß zugegeben werden, daß
sie sich doch auch bei Erwachsenen findet und dann auch eine entsprechende
diagnostische Beachtung verdient. Der Nachweis einer relativen Steigerung
der elektrischen Erregbarkeit ist bis auf einen ganz verschwindenden Bruchteil

der Fälle im akuten Stadium immer zu erbringen, wenn die oben erwähnten Zuckungsgesetze berücksichtigt werden und man sich nicht bloß mit der Feststellung der K. S. Z. begnügt. Als besonders günstigen Zeitpunkt für die elektrische Untersuchung möchte ich nochmals die Phase des abklingenden Anfalles oder des Trousseauschen Phänomens hervorheben, weil auf diese Weise auch im Stadium latenter Tetanie, vorausgesetzt, daß sich ein auch nur schwaches Trousseausches Zeichen erzielen läßt, in der Regel auch eine relative elektrische Übererregbarkeit nachweisbar ist. Damit ist auch die letzte Möglichkeit, die Übererregbarkeit aus dem Vergleiche mit einer späteren Untersuchung mehrere Wochen nach dem Verlauf der akuten Krankheitsphase festzustellen, entbehrlich. Man müßte bei dieser Art der Feststellung überdies noch darauf Bedacht nehmen, daß das Erbsche Phänomen in seltenen Fällen als letztes Zeichen latenter Tetanie erhalten bleiben kann, während Trousseau und Chvostek schon fehlen. Es läßt sich also nicht bestimmen, wie lange Zeit nach dem akuten Stadium der Krankheit verstreichen muß, bis die Rückkehr normaler elektrischer Erregbarkeit angenommen werden muß. (Siehe auch Kap. Verlauf und Pathogenese der Erkrankung.)

Für die diagnostische Bewertung der A. Oe. Z. muß noch darauf hingewiesen werden, daß Marina bei Hysterie eine Veränderung der elektrischen Erregbarkeit gefunden hat, die er als „neurotonische" bezeichnet. Sie besteht darin, daß die A. Oe. Z. relativ frühzeitig auftritt, weiter daß sich sowohl ein K. S. als ein A. Oe. Tet. erzielen läßt. Der Unterschied gegenüber der Übererregbarkeit bei Tetanie liegt in dem Fehlen niederer Grenzwerte.

Außer der galvanischen Übererregbarkeit findet sich häufig auch eine solche für den faradischen Strom, doch bei weitem weniger konstant. Sie kann in Fällen ausgesprochenster galvanischer Übererregbarkeit vollkommen fehlen. Ein isoliertes Vorkommen faradischer Übererregbarkeit bei normaler galvanischer ist nicht beobachtet worden. Für den Ablauf der faradischen Reizung vom Nerven aus beschreibt Chvostek jun. ein eigentümliches Verhalten der Zuckung, das er bei Tetanie häufig beobachten konnte: Ohne besondere Herabsetzung des Schwellenwertes tritt sofort ein fibrilläres Wogen im Muskel auf, das bald in tetanische Kontraktion übergeht; meist überwiegt das Wogen. Besonders häufig sah Chvostek diese Erscheinung am Facialis. Gleichzeitig kann an anderen Nerven, besonders am Ulnaris, die tetanische Kontraktion gegenüber dem Wogen überwiegen. Die Erscheinung ist ähnlich der myotonischen Reaktion von Erb bei der direkten Reizung des Muskels. Chvosteks Reaktion unterscheidet sich von dieser dadurch, daß sie schon bei geringen Strömen auftritt, daß sie bei direkter Reizung fehlt, sowie daß die Nachkontraktion nicht vorhanden ist. Chvostek bringt dieses Flimmern in den Muskeln mit dem auch spontan im Verlaufe der Tetanie beobachteten Flimmern und Wogen in der Muskulatur in Zusammenhang. Diese Erscheinung ist übrigens nicht nur bei Reizung mit dem faradischen Strome, sondern auch beim galvanischen gar nicht so selten zu beobachten.

Zum Nachweise der galvanischen elektrischen Übererregbarkeit verwertet Chvostek jun. noch die Methode, daß er bei Reizung des Nerven die geschlossene Elektrode sachte auf den Reizpunkt aufsetzt und dann wieder abhebt, anstatt Stromschluß und Öffnung durch den Taster zu bewirken. Er hat dabei gefunden, daß die Zuckung früher auftritt als bei der letzteren Methode. Dieser Unterschied findet sich zwar auch bei Gesunden, doch nicht in dem Maße wie bei Tetanie.

Ausnahmsweise kann man auch eine ausgesprochene myotonische Ver-

änderung der Erregbarkeit beobachten, doch handelt es sich in diesen Fällen
in der Regel nicht um reine Tetanie.

Mechanische und elektrische Übererregbarkeit der sensiblen Nerven.

Hoffmann hat darauf hingewiesen, daß nicht nur an den motorischen
Nerven, sondern auch an den sensiblen eine mechanische Übererregbarkeit
feststellbar ist: Beim Beklopfen von Nervenaustrittspunkten, wie z. B. des
Trigeminus oder anderer oberflächlich liegender Nervenstämme, geben die
Patienten nicht nur eine deutlich unangenehme Empfindung von Schmerz
und Parästhesie an, sondern schildern eine auffällig starke Ausbreitung dieser
Empfindung im Gebiete des gereizten Nerven. Auch für Reize mit dem elek-
trischen Strome, sowohl mit dem faradischen als dem galvanischen, konnte
Hoffmann dieselbe Erscheinung feststellen. Er fand gleichzeitig, daß die
Intensität der Empfindungen der Zuckungsformel für den galvanischen Strom
parallel geht.

Diese Befunde wurden bei vielen Fällen von anderer Seite bestätigt und Chvostek
jun. beschäftigte sich besonders eingehend mit dieser Erscheinung. Er trennt bei dem
Reiz mit dem galvanischen Strome die lokale Empfindung von der ausstrahlenden Empfindung und die dauernde von der momentanen. Beim Gesunden tritt zuerst die lokale
K. S.-Empfindung und fast gleichzeitig damit K. S.-Dauerempfindung auf. Dann folgt
die A. S. E. und die A. S.-Dauerempfindung. Die ausstrahlenden Empfindungen treten
erst bei stärkeren Strömen auf und zwar zuerst bei der K. S., dann bei der A. S., dann
A. Oe., schließlich dauernde ausstrahlende Empfindung zunächst bei K. S., dann bei A. S.
Für den Gesunden gelten Stromstärken von K. S. E. lokal 1.1 bis zur ausstrahlenden
A. S. D. E. 4.4 Mamp. Bei Tetanie genügen zunächst für die lokale Empfindung geringere
Reize, weiter tritt die ausstrahlende Empfindung früher auf oder sie ist gleich von Anfang
an vorhanden, desgleichen ist die Differenz zwischen ausstrahlender Empfindung und
andauernder ausstrahlender Empfindung sehr gering oder die letztere setzt gleich ein.

Außer den sensiblen Nerven berücksichtigte Chvostek auch den Acusti-
cus und fand, daß auch hier in vielen Fällen eine Übererregbarkeit für den
galvanischen Strom nachweisbar ist: Schon bei Strömen von 2.5 tritt eine
K. S.-Klangempfindung resp. K. S.-Klangdauerempfindung auf. Nachuntersuchungen haben diesen Befund mehrfach bestätigen können. Eine gleichartige Übererregbarkeit wies v. Frankl-Hochwart für die Geschmacks-
empfindung nach, während er am Opticus keinen Unterschied gegenüber
Gesunden finden konnte. Nach Chvosteks Erfahrungen ist der geeignetste
Zeitpunkt für die Untersuchung während der Anfälle oder in dichtem Anschlusse an dieselben, doch kann die elektrische Übererregbarkeit sensibler
und sensorischer Nerven auch mehr oder weniger isoliert nach der akuten
Phase erhalten bleiben.

Verhalten der Reflexe, der motorischen Kraft, Vorkommen von Paresen und Muskel-Atrophien.

Die Sehnenreflexe können im akuten Stadium der Tetanie in vereinzelten
Fällen deutlich herabgesetzt sein oder sogar vollkommen fehlen. Aber auch
das umgekehrte Verhalten, eine Steigerung derselben kommt vor. In den
meisten Fällen jedoch ist an dem Verhalten der Reflexe im Vergleiche zu Gesunden nichts zu konstatieren.

Die motorische Kraft zeigt in vielen Fällen keine besondere Veränderung,
nur geben namentlich erwachsene Patienten an, daß sie sich subjektiv bei
weitem weniger muskelkräftig fühlen und daß sie bei körperlicher Arbeit viel
rascher ermüden. Diese Ermüdbarkeit betrifft nicht nur die oberen Extremi-

täten, die vorwiegend von Krämpfen befallen werden, sondern auch die unteren und die Herabsetzung der Arbeitsfähigkeit im allgemeinen. Eine ausgesprochene Herabsetzung der Muskelkraft kann sich besonders nach den Krampfanfällen deutlich zeigen. Es kommen auch im Anschlusse an solche sogar ausgesprochene Paresen vor. Patienten mit chronisch exacerbierender Tetanie machen wiederholt die Angabe, daß sie zu der Jahreszeit, während der sich alljährlich die Krämpfe wiederholen, (Jänner bis März) im ganzen ermüdbarer und weniger leistungsfähig sind als in den freien Intervallen. Außerdem gibt es Fälle, die auch in der freien Zeit bezüglich ihrer körperlichen Leistungsfähigkeit weit hinter gesunden, sonst gleichwertigen Individuen zurückstehen und deshalb nur leichtere Hilfsarbeiten verrichten können. (Über fortschreitende Abnahme allgemeiner nervöser Leistungen, Siechtum, Demenz siehe weiter unten.) In einigen Fällen kommt es nach Jahren zu einer eigentümlichen Gangstörung. Der Gang ist watschelnd, ähnlich wie bei Dystrophia musculorum progressiva. (v. Jaksch, Schultze, Westphal, Kalischer, v. Frankl-Hochwart u. a.; auch eigene Beobachtungen.) Die Ursache ist in einer Schwäche der Becken- und Lendenmuskulatur zu sehen. Bei einem Falle dieser Art sahen wir neben der motorischen Schwäche ausgesprochene Atrophie der Becken- und Oberschenkelmuskulatur mit mäßiger quantitativer Herabsetzung der elektrischen Erregbarkeit, während an den nicht nennenswert atrophischen Unterschenkeln sowie an der diffus atrophischen Muskulatur des Schultergürtels und der oberen Extremitäten typische hochgradige elektrische Übererregbarkeit bestand.

Ein Analogon zu diesen Befunden beim Menschen findet sich bei der tierischen Tetanie in den Paresen verschiedener Muskelgebiete, die besonders beim Affen deutlich hervortreten können (Horsley, Pineles).

Bei vier Fällen von chronisch exacerbierender, seit frühester Kindheit bestehender Tetanie sah ich neben allgemeiner Ermüdbarkeit, die auch in den freien Intervallen auftrat, eine ausgesprochene, bleibende, mäßig starke Ptosis mit Erschwerung des Blickes nach oben. In der Literatur finden sich noch vereinzelte Fälle von isolierten Muskelparesen und Muskelatrophien (Chvostek jun., Schultze, v. Frankl-Hochwart u. a.).

Vorkommen der Tetanie.

Eine auffällige Steigerung in der Häufigkeit von Tetanieerkrankungen während gewisser Jahreszeiten war für die Tetanie der Kinder schon den alten englischen und französischen Autoren aufgefallen. Für die Tetanie der Erwachsenen machten auf Grund von Beobachtungen in Wien zunächst Chvostek sen. und v. Jaksch auf eine gleiche Erscheinung aufmerksam. Es ist vor allem die Zeit vom Januar bis Mitte April mit dem Höhepunkte im Monate März, während der regelmäßig gehäufte Tetaniefälle beobachtet werden. Mit großer Konsequenz hat v. Frankl-Hochwart den Verlauf der Tetanie im Wiener allgemeinen Krankenhause vom Jahre 1880 bis 1905 verfolgt und dabei ein sehr wertvolles Material zum Überblick über den epidemischen Verlauf der Erkrankung fruchtbringend ausgearbeitet. Er konnte nachweisen, daß dieses Exacerbieren der Tetanie während der genannten Monate für alle Arten der Erkrankung gilt, nicht nur für die sogenannte idiopathische Arbeitertetanie, sondern auch für die Tetanie bei Magen- und Darmaffektionen, bei Infektionskrankheiten, bei der Maternität, sowie für die Rezidiven operativer Tetanie. Die Statistik von v. Frankl-Hochwart gibt gleichzeitig ein sehr instruktives

Bild über das Schwanken der Tetaniehäufigkeit im Verlaufe mehrerer Jahre. So zeigen die Jahre 1883, 1886, 1887 und dann wieder das Jahr 1896 eine auffällige Vermehrung der Tetaniefälle. Das Jahr 1886 weist auch für Petersburg (v. Voß) die größte Häufigkeit auf. Im Jahre 1896 wurde auch an anderen Wiener Spitälern (Garnisonsspital, Matauschek) ein häufigeres Auftreten von Tetanie festgestellt. In demselben Jahre wurde auch an der Poliklinik für Nervenkrankheiten in Breslau, wenn auch in weit kleinerem Maße eine, Vermehrung der Fälle beobachtet. Ebenso weist die Statistik des Grazer Kinderspitales in diesem Jahre eine besondere Häufigkeit von Tetanie auf. Derartige Häufungen von Fällen sind auch an der Hand der alten französischen Literatur feststellbar.

Für den epidemischen oder endemischen Charakter der Tetanie spricht auch die Tatsache, daß seit dem Bekanntwerden der Erkrankung eine besondere Häufigkeit der Tetanie an gewissen Orten beobachtet wird, so während der Mitte des vorigen Jahrhunderts in Paris, dem sich später bis in die Gegenwart Wien an mindestens ebenbürtiger Stelle anschließt Eine so große Häufigkeit der Tetanie wie in Wien wurde bisher überhaupt nirgends beobachtet. v. Frankl-Hochwarts Statistik umfaßt für den genannten Zeitraum von 15 Jahren im Wiener allgemeinen Krankenhause allein 576 Fälle. Diese Zahl gibt nur einen annähernden Anhaltspunkt für die Verbreitung der Krankheit in der ganzen Stadt, die außerdem noch eine Anzahl großer, gut ausgestatteter Krankenhäuser und Ambulatorien hat. In Deutschland weist Heidelberg allein eine relative Häufung von Tetanie auf. Andere Städte scheinen fast vollkommen frei zu sein. Im allgemeinen wird die Tetanie in Österreich häufiger beobachtet als in Deutschland; so weisen die statistischen Versuche von Matauschek auf eine relative Häufigkeit in Krakau, Brünn und Prag. In Graz gehört die Tetanie gewiß nicht zu den seltenen Krankheiten, da alljährlich durchschnittlich etwa 30 im allgemeinen Krankenhause allein zur Beobachtung kommen, doch ist dabei zu berücksichtigen, daß die Kranken weniger in der Stadt ansässige Personen, sondern Zugereiste aus der weiteren Umgebung sind. Man kann also bezüglich der südöstlichen Alpenländer nur von einem sporadischen Auftreten der Tetanie Erwachsener sprechen. Ein auffälliger Gegensatz besteht zwischen der Häufigkeit der Erkrankung bei Kindern und der bei Erwachsenen bezüglich der Verteilung auf einzelne Städte. So zeigen z. B. Berlin, Bonn und andere Städte in Deutschland eine sehr große Häufigkeit von Kindertetanie, während die Tetanie Erwachsener sehr selten beobachtet wird. In England, Skandinavien, Frankreich und Italien gehört die Tetanie zu den seltenen Krankheiten. Es gibt nirgends ständige Tetanieherde, die auch nur annähernd Wien oder selbst Heidelberg vergleichbar wären. Verhältnismäßig häufig scheint die Tetanie noch in Petersburg vorzukommen. Eine örtliche, kleine Epidemie wurde von Wermel 1901 in einer Fabrik zu Moskau beobachtet. Vaughan berichtet über sieben Tetaniefälle, die in New York in einem italienischen Arbeiterquartier mit sehr schlechten hygienischen Verhältnissen auftraten. Unter den betroffenen Personen gehörten fünf einer Familie an. Das gleichzeitige Ergriffenwerden mehrerer Familienglieder kommt verhältnismäßig häufig vor. So berichten Jacobi, Peters, v. Jaksch, Schlesinger, v. Frankl-Hochwart u. a. von derartigen Fällen. Auch in Graz konnten sowohl im Kinderspitale (Potpeschnigg), als an der Nervenklinik wiederholt derartige Beobachtungen gemacht werden. Von der Möglichkeit einer direkten Vererbung einer gewissen Prädisposition zur Tetanie soll später eingehend berichtet werden, hier sei nur erwähnt, daß mehrere Generationen hintereinander von Tetanie befallen werden können. v. Frankl-Hochwart berichtet über zwei Beobachtungen, bei denen drei Generationen Tetanie hatten, eine gleichartige Beobachtung konnte auch unsererseits gemacht werden.

Dem Geschlechte nach findet sich, daß männliche Individuen häufiger betroffen werden; auch für die Kindertetanie ergibt die Statistik doppelt soviel männliche als weibliche Individuen.

Noch eine weitere Tatsache muß hervorgehoben werden, und zwar das Überwiegen gewisser Berufsarten unter den Tetaniekranken. Die Schuster und Schneider stellen bei weitem das größte Kontingent unter den verschiedenen Berufen. Diese Beobachtung war schon seitens der alten Autoren (Murdoch 1832) gemacht worden. Seit dieser Zeit wurde diese Wahrnehmung von allen Seiten immer wieder bestätigt. Wegen dieser Häufigkeit der Tetanie unter den Schustern erhielt die Tetanie auch die Bezeichnung „Schusterkrampf". Auch über die Verteilung der Erkrankung auf die verschiedenen Berufsarten ergibt die Statistik v. Frankl-Hochwarts die deutlichsten Zahlen. Unter seinen 528 Kranken finden sich 223 Schuster und 117 Schneider, also zusammen 340. Zu gleichartigen Ergebnissen kommt Mader auf Grund einer allerdings weniger umfangreichen Statistik des Wiedener Krankenhauses in Wien. In anderen Städten, wie z. B. in Petersburg, wurden insbesondere Metallarbeiter ergriffen. Die erwähnte Epidemie in einer Moskauer Fabrik betraf Arbeiter, die mit Gummiwaschen beschäftigt waren. Im allgemeinen läßt sich sagen, daß die Tetanie der Erwachsenen vorwiegend die arme Bevölkerung befällt und vor allem solche, die in hygienisch schlechten Wohnungen leben und ungenügend ernährt sind. Eine beachtenswerte Beleuchtung dieser Verhältnisse unter besonderer Berücksichtigung der Schlafstellen bei kleinen Handwerkern geben Sternberg und Großmann im Zusammenhange mit der Mitteilung zweier Fälle von Arbeitertetanie. Beide Patienten schliefen in demselben Bette, das hygienisch denkbar schlecht untergebracht war. Die beiden Autoren weisen mit Recht auf ähnliche Bedingungen, die sich vielfach bei Schustern finden, die immer wieder fast ausschließlich bei Schustern wohnen.

Was die Verteilung der Tetanie auf die verschiedenen Altersstufen betrifft, so findet sich bei weitem die größte Verbreitung im Kindesalter. Vor dem dritten Monate tritt die Erkrankung selten auf. In der zweiten Hälfte des ersten Lebensjahres erreicht sie ihre größte Höhe, sinkt dann bis zum zwanzigsten Monate auf ein geringes Maß und schwindet schließlich immer mehr, bis sie endlich nach dem dritten Jahre wieder ausgesprochen selten wird Diese Angaben entstammen der statistischen Bearbeitung des an Kindertetanie außerordentlich reichen Kinderspitales in Graz durch Potpeschnigg.

Aus derselben Statistik ergibt sich, daß die Gesamtzahl der Tetanien unter den Erkrankungen der Kinder des gleichen Alters für die erste Periode der besonderen Häufigkeit der Tetanie 4—6 Proz. beträgt. Wenn die Tetanie auf die Gesamtheit der in Kinderspitälern behandelten Kranken berechnet wird, so ergibt sich nach einer vergleichenden Statistik der Kliniken von Wien, Prag, Berlin, Bonn, Graz nur 2 Proz. Diese Verschiebung erklärt sich ganz selbstverständlich, wenn man berücksichtigt, daß die Zahl der großen Häufigkeit der Tetanie im Kindesalter nur bis zum zwanzigsten Monate reicht und daß nach dem dritten Lebensjahre die Tetanie auch im Kindesalter zu den selteneren Krankheiten gehört, soweit es sich nicht um Exacerbationen einer früher entstandenen Tetanie handelt (Escherich, Monogr., S. 2).

Im späteren Lebensalter findet sich vom 15. bis zum 25., enger genommen vom 17. bis 20. Jahre, neuerdings eine auffällige Häufung von Tetanieerkrankungen, doch ist die Häufigkeit nicht annähernd so groß wie in der ersten Kindheit.

Es wurde schon oben erwähnt, daß vorwiegend junge Männer erkranken, während das weibliche Geschlecht seltener befallen wird. In späterem Alter wird die Tetanie der Erwachsenen im allgemeinen wieder seltener. Die Tetanie der Maternität, sowie die nach Kropfoperationen und anderen besonderen Gelegenheitsursachen soll bezüglich ihres Auftretens in verschiedenen Altersstufen später besprochen werden. Die erwähnte besondere Häufigkeit bei jugendlichen Erwachsenen betrifft vor allem die sogenannte idiopathische Tetanie, die in folgendem gleich eingehender beschrieben werden soll.

Die Tetanie der jugendlichen Erwachsenen (idiopathische Tetanie).

In den vorstehenden Erörterungen über den epidemischen Charakter der Erkrankung wurde im wesentlichen die Tetanie der jugendlichen Erwachsenen berücksichtigt. Wie der Name sagt, erkranken meist jugendliche Individuen, und zwar insbesondere Männer aus gewissen Arbeiterkategorien, Schuster und Schneider, unter Bedingungen, die dazu nötigten, eine bisher noch unbekannte epidemische oder endemische Noxe als Ursache der Erkrankung anzunehmen. Als erste Zeichen der Krankheit treten gewöhnlich längere oder kürzere Zeit hindurch Parästhesien in den Extremitäten auf, denen sich dann, entweder allmählich einsetzend oder gleich in voller Intensität auftretend, die typischen Krampfanfälle anschließen. Verhältnismäßig häufig besteht gleichzeitig eine leichte Magenerkrankung. Als auslösende Momente für das plötzliche Auftreten der Krämpfe werden wiederholt psychische oder mechanische Traumen angegeben, oder es sind flüchtige Infektionskrankheiten, Anginen und dergleichen, die dem Ausbruche der Krämpfe kurz vorhergehen. In gar nicht so seltenen Fällen ergibt eine sehr sorgfältige Anamnese, daß schon in früheren Jahren während der typischen Tetaniemonate ein gleichartiger Krankheitszustand bestanden hat oder es ist von seiten der Eltern zu erfahren, daß der betreffende Patient in seiner frühesten Jugend an „Fraisen"- und Stimmritzenkrämpfen gelitten hat. In der großen Mehrzahl der Fälle läßt die Anamnese in dieser Richtung jedoch vollkommen im Stiche und auch die objektive Untersuchung findet keine Residuen früherer Erkrankung (Star, trophische Störungen an den Zähnen), so daß man genötigt ist, anzunehmen, daß die ersten Zeichen der Erkrankung erst in späterem Alter aufgetreten sind.

In besonders leichten Fällen kommt es vor, daß die Tetanie nur als Gelegenheitsdiagnose gemacht wird, wenn die Patienten wegen anderer Beschwerden zum Arzte kommen und sich bei der Anamnese Anhaltspunkte ergeben, die auf die Möglichkeit einer Tetanie hinweisen. Insbesondere wird der zufällige Befund eines Chvostekschen Phänomens sehr häufig Veranlassung geben, nach weiteren Zeichen von Tetanie zu forschen.

In dem frühesten Beginne der Erkrankung kann, wie wir oben erwähnt haben, eine leichte Temperatursteigerung in der Dauer von wenigen Tagen beobachtet werden. In den meisten Fällen kommen die Patienten erst später zur ärztlichen Untersuchung.

Schwere trophische Störungen an den Fingernägeln, an den Haaren, Kataraktbildung usw. kommen in der Regel nur bei schwereren Fällen, Linsentrübungen meist nur nach mehrfachen Exacerbationen zur Beobachtung. Der Verlauf und die Dauer der Erkrankung sind ebenso verschieden und vielgestaltig wie bei allen anderen Erscheinungsformen der Krankheit und sollen später im Zusammenhange mit diesen besprochen werden. Es sei nur erwähnt, daß die Krankheit in den meisten Fällen bei entsprechender symptomatischer

Behandlung und mit dem Einsetzen der wärmeren Jahreszeit wieder verschwindet, so daß man geneigt sein kann, eine vollkommene Heilung anzunehmen.

Tetanie nach Kropfoperationen.

Das Vorkommen von Tetanie nach Kropfoperation stellt ein besonders
wichtiges Kapitel in der Lehre über diese Erkrankung dar, denn erstens hat
die experimentelle Klärung ihrer Pathogenese von den postoperativen Tetanien
ihren Ausgang genommen und zweitens kommt auch dem klinischen Bilde
dieser Krankheitsfälle insofern eine besondere Bedeutung zu, als wir gerade bei
ihr die schwersten Formen mit letalem Ausgange finden können.

Die ersten Zeichen der Erkrankung können schon wenige Stunden nach
der Operation auftreten, oder es vergehen mehrere Wochen bis zu ihrem Erscheinen. Die Krampfanfälle sind oft äußerst schwer, können die gesamte
Körpermuskulatur betreffen und sich in kurzen Intervallen wiederholen. Verhältnismäßig häufig bekommen die Krämpfe ausgesprochen epileptiformen
Charakter und es sind gerade die postoperativen Tetanien, bei denen sich außer
der Kindertetanie diese schwersten Krampfformen schon im Beginne einstellen
können. Besonders gefahrdrohend werden diese Krämpfe, wenn sie sich mit
Störungen der Atmung, sei es als typisch-laryngospastische Krämpfe, sei es
als einfaches Aussetzen der Atmung (s. o.) verbinden. Ein besonders alarmie-
rendes Symptom stellt namentlich die zweite Form dar. Sie findet sich
meist in direktem Anschlusse an epileptiforme Krämpfe oder bei Häufung
schwerer allgemeiner tetanoider Krämpfe, kann sich jedoch auch mehrere
Stunden nach denselben unmittelbar einstellen und zum Exitus führen.

Neben den schweren Krampfzuständen entwickeln sich meist auch die
charakteristischen trophischen Störungen in kurzer Zeit, und mit dem Nachweise der latenten Tetaniezeichen: Trousseau, Erb, Chvostek usw. ist das
ganze Bild einer klassischen schweren Tetanie gegeben. Dazu kann noch das
Auftreten von psychischen Störungen teils in Form von ängstlichen Erregungs-
zuständen, teils von einfacher Verminderung intellektueller Leistungen, namentlich des Gedächtnisses, kommen oder es entwickelt sich eine schwere allgemeine
Psychose mit Desorientierung, Halluzinationen usw. (Die Psychosen im Verlaufe der Tetanie sollen später eine kurze zusammenfassende Darstellung finden,
es sei hier nur erwähnt, daß sich allgemeine Störungen der Gehirntätigkeit bei
jeder schweren oder länger dauernden Tetanie finden können.)

Die postoperative Tetanie zeigt jedoch durchaus nicht immer dieses ernste
Krankheitsbild. Es gibt ganz leichte abortive Formen, die sich in einem einzigen leichteren oder schwereren Anfalle erschöpfen können und auch die latenten Zeichen der Erkrankung nur kurze Zeit hindurch nachweisen lassen.
Von diesem leichtesten Grade angefangen gibt es jedoch einen geschlossenen
Übergang bis zu den schwersten, die in wenigen Tagen zum Tode führen. Zu
berücksichtigen ist auch, daß das Bild in jedem einzelnen Krankheitsfalle ein
sehr wechselndes sein kann, daß nach einer scheinbaren Besserung wieder die
schwersten Krampfanfälle auftreten können oder daß nur fasciculäre Muskelzuckungen bei gleichzeitigen lebhaften Parästhesien zu beobachten sind,
während typische tonische Krämpfe tagelang zu vermissen sind usw. Bei ausgesprochenen psychotischen Zuständen und schweren epileptischen Krämpfen
können die typischen tonischen Carpopedalspasmen vollkommen fehlen, später
aber wieder auftreten. Der Krankheitsverlauf kann also in verschiedenem
Sinne Schwankungen aufweisen.

Der spätere Verlauf der postoperativen Fälle ist, abgesehen von den erwähnten ganz schweren Formen, gleichartig, wie bei den übrigen Tetanien. Auch bei der postoperativen Tetanie können sich nach scheinbar vollkommener Heilung unter gleichen auslösenden Momenten, wie bei den anderen Formen, Exacerbationen einstellen. Dies gilt besonders für Frauen bei eventuellen späteren Graviditäten.

Die früher geschilderten epidemiologischen Charaktere der Erkrankung haben für die postoperative Tetanie keine Geltung. Ebenso trifft die Bevorzugung des männlichen Geschlechtes und gewisser Alterskategorien nicht zu. Die Art der Struma, die die Operation nötig machte, ist für das Auftreten der späteren Tetanie von keinem Belange.

Die große Bedeutung, die die Tetanie nach Kropfoperationen für die Pathogenese der Erkrankung in allen ihren Formen erlangt hat, ist darin gelegen, daß sie der experimentellen Tiertetanie nicht nur in allen klinischen Einzelheiten, sondern auch in ihrer Genese vollkommen gleicht. In beiden Fällen handelt es sich um eine Tetanie, die in zeitlichem und ursächlichem Zusammenhange mit operativen Eingriffen im Gebiete der Schilddrüse entsteht.

Das Vorkommen von schweren Krampfzuständen mit gelegentlichem letalen Ausgange nach Kropfoperationen war schon von älteren Autoren beobachtet und beschrieben worden (Dupuytren, Ch. Jong, Langenbeck), doch wurden diese schweren Krankheitszustände erst 1881 auf der Billrothschen Klinik richtig erkannt und von N. Weiß und Wölfler als Tetanie beschrieben. In der folgenden Zeit mehrten sich derartige Beobachtungen immer reichlicher, so daß ein Zweifel über den Zusammenhang des operativen Eingriffes mit der verhältnismäßig oft nachher beobachteten Tetanie nicht mehr bestehen konnte, nur war man zunächst nicht imstande, das Wesentlichste der operativen Schädigung richtig zu erkennen. Weiß suchte die Entstehung der Tetanie folgendermaßen zu erklären: Die vielen bei der Kropfoperation notwendigen Gefäßunterbindungen führen zu Reizzuständen in dem die Gefäße begleitenden Sympathicus und von hier aus zu Reizübertragungen auf das Rückenmark. Dazu komme noch infolge der vielen Gefäßunterbindungen die Möglichkeit von Blutzirkulationsstörungen, die zu einer Hyperämie des Rückenmarkes führen könne. Auf alle diese Störungen antworte das Rückenmark mit Krämpfen. Von anderer Seite wurde die Ursache in Eiterungen gesehen, die im Verlaufe der Heilung auftraten und im Zusammenhange mit Recurrensschädigungen die Krankheit hervorrufen sollten. Die Mangelhaftigkeit dieser Erklärungsversuche konnte erst später mit dem Aufdämmern unserer Kenntnis von der Schilddrüsenfunktion in konkreter Weise angegriffen werden. Experimentelle Versuche führten dann zur Annahme, daß der Schwerpunkt der operativen Schädigung in der Entfernung der Schilddrüse zu suchen sei. Der exakte Nachweis dafür wurde in Versuchen von v. Eiselsberg gesehen. Er konnte in Wiederholung der vom Physiologen Schiff zuerst ausgeführten Transplantation von Schilddrüse in das Peritoneum experimentell beweisen, daß bei der Katze jedesmal nach Entfernung von Schilddrüsengewebe, das lebensfähig in den Bauchdecken eingeheilt war, tödliche Tetanie eintrat, wenn die Schilddrüse am Halse vorher vollkommen entfernt worden war, während das Versuchstier ebenso gesetzmäßig am Leben blieb, wenn man ihm die transplantierte Schilddrüse ließ und nur die Reste der Drüse im Halsgebiete vollkommen entfernte. v. Wagner-Jauregg gebührt das Verdienst, nachgewiesen zu haben, daß die Entfernung der Schilddrüse bei Hunden ein Krankheitsbild hervorruft, das der Tetanie der Menschen gleicht-

Aber auch die Ableitung der Tetanie aus der Entfernung von Schilddrüsengewebe bot noch viele Schwierigkeiten Es kamen Strumaoperationen vor, bei denen die ganze Schilddrüse entfernt wurde, ohne daß nachträglich Tetanie auftrat, während sich die Krankheit in anderen Fällen schon an partielle Exstirpation anschloß. Dabei ergab der Vergleich, daß es sich nicht nur um die Größe des zurückgelassenen Stückes allein handeln konnte, auch nicht um die Zurücklassung bestimmter Partien der Schilddrüse, etwa des oberen oder des unteren Poles des einen oder beider Lappen.

Nach den späteren experimentellen Untersuchungen über die Nebenschilddrüse wurde dann, insbesondere durch Pineles und Erdheim, auch für den Menschen der Nachweis erbracht, daß es sich bei der postoperativen Tetanie nicht um Schädigung der Schilddrüse als solcher handelt, sondern um Schädigung der Epithelkörperchen. Es wurde durch äußerst sorgfältige postmortale Untersuchungen der Halsorgane bei postoperativen Tetanien namentlich durch Erdheim nachgewiesen, daß die Epithelkörperchen tatsächlich entweder vollkommen oder bis auf eines oder zwei fehlten, während die übrigen bei der Operation mit entfernt worden waren. Außer der vollkommenen Entfernung kommen, wie Leischner sehr berechtigtermaßen hervorhebt, auch anderweitige Schädigungen der Epithelkörperchen in Frage, wie Quetschungen bei der Operation, Blutungen, Narbenzug bei der Heilung usw. Auf Grund dieser Arbeiten muß man zu dem Schlusse kommen, daß die Schwere jedes Falles von postoperativer Tetanie von dem Grade der durch die Operation gesetzten Schädigung der Epithelkörperchen abhängig ist und daß sie dieser parallel geht. Das Endglied dieser Beweiskette für den ursächlichen Zusammenhang der postoperativen Tetanie des Menschen mit Schädigung der Epithelkörperchen ist in der erfolgreichen Transplantation von Epithelkörperchen bei solchen Fällen durch v. Eiselsberg, Pool, Garrè und kürzlich durch Danielson mit glänzendem Erfolge erbracht worden.

Die Tetanie der Maternität.

Ein relativ häufiges Vorkommen der Tetanie während der Gravidität und Lactation war schon den ersten Beschreibern der Tetanie aufgefallen. In der späteren Zeit haben sich mit der weiteren Ausbreitung und dem Bekanntwerden der Krankheit derartige Beobachtungen und dementsprechend auch Mitteilungen darüber in der Literatur reichlich vermehrt, so daß v. Frankl-Hochwart in der letzten Auflage seiner Monographie mit Einschluß seiner eigenen Fälle einen statistischen Überblick über 76 Fälle zusammenstellen kann, ohne damit das vorhandene Literaturmaterial vollkommen zu erschöpfen. Die Maternitätstetanie ist auch in Gegenden, wo die Tetanie der Erwachsenen mehr sporadisch vorkommt, diejenige, die noch am häufigsten beobachtet wird. Das Auftreten der Erkrankung ist an keine bestimmte Phase der Schwangerschaft oder der Lactation gebunden, sie kann ebensogut in der ersten Zeit, als am Ende der Gravidität, wie auch intra partum oder in dichtem Anschlusse an denselben einsetzen, schließlich auch erst zur Zeit der Lactation, sowie dicht nach dem Abstillen. Schon den alten französischen Autoren war es aufgefallen, daß die Graviditätstetanie während der Wintermonate in gehäufter Zahl auftrat, und sie schlossen daraus auf die Möglichkeit eines epidemischen Charakters der Erkrankung. Diese Annahme hat in den späteren Beobachtungen ihre Bestätigung gefunden, indem auch die Maternitätstetanie genau so wie die Arbeitertetanie vorwiegend in den Tetaniemonaten auftritt. v. Frankl-Hochwart

hat in seiner Statistik über die Maternitätstetanie auch hierfür beweisende
Zahlenbelege erbracht.

In dieser Gruppe unserer Erkrankung finden sich zahlreiche Beobachtungen,
bei denen Frauen in jeder Gravidität oder Lactation immer wieder an Tetanie
erkrankten. Dabei kann es vorkommen, daß die Erkrankung immer schwerere
Formen annimmt und daß sie auch in der Zwischenzeit nicht vollkommen
verschwindet, wodurch dann das ausgesprochene Bild einer chronischen Tetanie
entstehen kann. In anderen Fällen verläuft eine oder mehrere Graviditäten
ohne Tetanie und die Krankheit wiederholt sich erst bei einer späteren Gravidität. Weiter gibt es Formen von chronischer Tetanie, die merkwürdigerweise
während der Gravidität sistieren und nach Beendigung derselben neuerdings
auftreten. In einzelnen Fällen kann eine auffällige Abhängigkeit der Krampfanfälle von Uteruskontraktionen beobachtet werden, gleichgültig ob diese
spontan im Zusammenhange mit der normalen Wehentätigkeit erfolgen oder
durch ärztliche Manipulationen ausgelöst werden. Die ersten Mitteilungen
hierüber stammen von Neumann. Im Jahre 1906 hat Groß eine Zusammenstellung solcher Fälle aus der Literatur gebracht. Bei dem von ihm selbst
beobachteten Falle wurden die Anfälle nicht nur durch die therapeutischen
Eingriffe am graviden Uterus ausgelöst, sondern auch noch neun Monate später
bei einer Auskratzung des nicht graviden Uterus. Auffallend ist, daß diese
reflektorischen Beziehungen in einem Falle von Meinert auch während der
Narkose erhalten blieben. Neumann sieht in der durch Uteruskontraktion
hervorgerufenen Auslösbarkeit der Anfälle eine ähnliche Reflexerscheinung wie
beim Trousseauschen Phänomen, und Voelker führt auch die durch das Stillen
ausgelösten Anfälle auf Uteruskontraktionen zurück, die ihrerseits reflektorisch
durch den Saugakt hervorgerufen werden.

Die Maternitätstetanie ist in vielen Fällen durch besonders schwere Krampfzustände gekennzeichnet, insbesondere sind es auch hier ausgesprochen epileptiforme Krämpfe, die das Leben der Betroffenen ernstlich gefährden können.
Nicht so selten kommt es im Verlaufe der Erkrankung zur spontanen Frühgeburt und damit zum Verschwinden der Tetanie, oder die bedrohlichen Krankheitserscheinungen nötigen zur frühzeitigen künstlichen Beendigung der Gravidität. Neben diesen schweren Formen können jedoch alle Abstufungen bis
zu ganz leichten, kurz dauernden Erkrankungen vorkommen. In sehr vielen
Fällen entwickeln sich sehr bald ausgesprochene trophische Störungen: Haar-
und Fingernägelausfall, Kataraktbildung. Die Tetanie der Gravidität hat noch
insofern eine besondere Bedeutung, als auch die Frucht durch die Erkrankung
der Mutter gefährdet ist, und zwar nicht nur durch eine eventuelle frühzeitige
Ausstoßung, sondern auch durch eine erhöhte Disposition zur gleichen Krankheit. Wie wir später sehen werden, kann auch das Neugeborene untrügliche
Zeichen von Tetanie aufweisen, so daß also von einer direkten Vererbung der
Erkrankung gesprochen werden kann. Eine gesonderte Besprechung verdienen
diejenigen Fälle von Maternitätstetanie, die im Anschlusse an frühere Kropfoperationen auftreten. Einwandfreie Beispiele dieser Art sind zwar in der
Literatur nicht reichlich vorhanden, da die meisten postoperativen Graviditätstetanien an solchen Frauen beobachtet wurden, die die Operation erst während
der Gravidität durchmachten. Zwei Fälle jedoch erscheinen wegen der Übereinstimmung mit den Erfahrungen im Tierexperiment beweisend. Es sind
dies die Fälle von Meinert und von v. Eiselsberg.

Die Patientin Meinerts wurde im vierten Monate der Gravidität einer einseitigen
Kropfoperation unterzogen und zeigte hierauf vorübergehende Tetanie; die spätere Zeit

der Schwangerschaft war frei davon. Bei einer nächsten Gravidität stellte sich ein äußerst heftiges Aufflackern der Krankheit ein und nötigte zur Einleitung der Frühgeburt. In dem Falle v. Eiselsbergs wurde die Frau 1886 total strumektomiert und bot darauf vorübergehende Tetanie. Während der beiden folgenden Schwangerschaften trat keine Tetanie auf. 1892 wurde wegen einer Metastase der Schilddrüsengeschwulst das Manubrium sterni abgetragen und damit wohl auch retrosternale Gewebspartien, Thymus, Drüsenreste usw. aus der Gegend des unteren Poles der Schilddrüse mitentfernt. An diese Operation schloß sich eine sehr langsam abklingende Tetanie an. Während einer nun folgenden Gravidität im nächsten Jahre kam es zu einer hochgradigen Steigerung der Krankheit, die auch nach der Geburt anhielt.

Vergleichbare Fälle von Maternitätstetanie im Tierexperimente sind schon aus jener Zeit bekannt, die die besondere Bedeutung der Epithelkörperchen nicht kannte, sondern im Experimente nur die Schilddrüse im ganzen berücksichtigte. So beschreibt Halsted eine Hündin, der er die eine Hälfte der Schilddrüse entfernt hatte. Sie wurde nach der Operation gravid und warf fünf zum Teil tote, zum Teil lebenskräftige Junge. Die letzte Zeit der Schwangerschaft war von ausgesprochener Tetanie begleitet, die nach der Geburt verschwand. Eine ganz gleichartige Beobachtung machten Verstraten und Van der Linden bei einer Katze. (Auch diese Katze gebar ein totes Junges.) Es folgen nun Tierexperimente, die der besonderen Stellung der Epithelkörperchen Rechnung tragen. Der erste derartige Fall stammt von Vassale, der bei einer partiell parathyreodektomierten Hündin bei zwei aufeinanderfolgenden Schwangerschaften eine typische Lactationstetanie beobachtete. Nachdem Erdheim unter seinen vielen Versuchen an Ratten zufälligerweise eine ganz einwandfreie Graviditätstetanie gesehen hatte, veranlaßte er Adler und Thaler, die experimentellen Studien der Schwangerschaftstetanie im besonderen zu verfolgen, und es ist diesen beiden in einer Reihe von Versuchen gelungen, den Beweis dafür zu erbringen, daß die Maternitätstetanie der Tiere auf eine Insuffizienz der Epithelkörperchen-Funktion zurückgeführt werden muß.

Aus diesen Versuchen sei nur erwähnt, daß unter 20 Tieren, denen eine teilweise Schädigung der Epithelkörperchen beigebracht wurden, 14 gravid wurden, 10 einmal, 2 zweimal, 1 dreimal und 1 viermal. Bei einem Tiere, das zweimal gravid wurde, verlief die erste Gravidität ohne Tetanie, in den übrigen Fällen kam es bei jeder Schwangerschaft zu ausgesprochener Tetanie

Auf Grund dieser experimentellen Ergebnisse kann wohl bezüglich der Graviditätstetanie der Tiere kein Bedenken bestehen, sie in ihrer Ursache auf Insuffizienz der Epithelkörperchen zurückzuführen. Für den Menschen liegen zwar wenige einwandfreie beweiskräftige Fälle vor, doch genügen eigentlich die vorhandenen, da sie ganz gleichartig sind, wie die experimentellen; und es ist nur zu wünschen, daß die Kasuistik beweisender menschlicher Fälle nicht allzu reichlich vermehrt werde, um so mehr, als der Beweis für die ursächliche Insuffizienz der Epithelkörperchen auch auf anderem Wege erbracht werden kann, d. i. vor allem durch therapeutische Inplantation lebensfähiger Epithelkörperchen. Bei diesem Verfahren würde auch in vielen Fällen die aus vitalen Indikationen notwendige Einleitung der Frühgeburt vermeidlich werden.

Die postoperativen menschlichen Graviditätstetanien einerseits, sowie der therapeutische Erfolg der künstlichen Frühgeburt und das Verschwinden der Erkrankung bei der normalen Rückkehr zu extramaternalen Bedingungen (Beendigung der Gravidität oder des Stillgeschäftes) andererseits müssen als Ausdruck dafür aufgefaßt werden, daß in der Gravidität erhöhte Anforderungen an die Leistung der Epithelkörperchen gestellt werden. Diese Annahme findet eine vollkommen gleichartige Bestätigung in der experimentellen Tiertetanie.

Schon Lange kam bei seinen Versuchen an Katzen zu dem Schlusse, daß die Tiere in der Schwangerschaft mehr Thyreoidea benötigen als normale. In den späteren Versuchen, die elektive Schädigungen der Epithelkörperchen wählten, mußte diese Erfahrung natürlich auf die Epithelkörperchen bezogen werden. Im Zusammenhange mit dieser erhöhten Leistung der Epithelkörperchen während der Maternität steht wohl die Beobachtung von Seitz, der fand, daß die Epithelkörperchen während der Gravidität eine stärkere Vascularisierung und Vermehrung der chromophilen Zellen aufweisen.

In der Tatsache, daß auch die Maternitätstetanie sich im wesentlichen an die Tetaniemonate hält, können wir die Wirkung zweier konkurrierender Bedingungen sehen, erstens der in den Tetaniemonaten besonders zur Geltung kommenden, unbekannten Noxe der Epithelkörperchen, die zur idiopathischen Tetanie führt, und zweitens eines veränderten physiologischen Zustandes (Maternität), der nachweislich eine erhöhte Anforderung an die Leistung der Epithelkörperchen stellt. Es muß also nachträglich eigentlich ganz selbstverständlich erscheinen, daß es unter solchen Bedingungen um so sicherer zur Äußerung dieser idiopathischen Epithelkörperchen-Schädigung kommt. Die Rolle der Maternität ist dabei, wie sich aus den klinischen und experimentellen Tatsachen ergibt, mehr die eines auslösenden als ursächlichen Faktors.

In gewissen Beziehungen zur erhöhten funktionellen Bedeutung der Epithelkörperchen während der Gravidität steht wohl auch die in letzter Zeit insbesondere von Neu gefundene Vermehrung von Adrenalin ähnlichen Substanzen im Blute der Graviden, Kreißenden und Wöchnerin. Weiter wurde von Guieyesse sowie von Stoerk und v. Haberer sowohl bei Tieren als beim Menschen eine Schwangerschaftshypertrophie der Nebennieren gefunden, die sowohl die Rinde als das chromaffine System selbst betrifft. Bei der antagonistischen Wirkung zwischen Nebennieren und Epithelkörperchen ist das Manifestwerden einer Insuffizienz der letzteren während einer Phase physiologischer Überproduktion der ersteren um so verständlicher. (Siehe hierüber auch Kap. Pathogenese.)

Im Zusammenhange mit der Maternität sei auf die Tatsache verwiesen, daß auch während der Mentruation Steigerungen der Krankheitserscheinungen und Exacerbationen latenter Tetanie vorkommen. Als Ursache dafür wird im Anschlusse an die oben erwähnte, gelegentlich beobachtete Auslösbarkeit der Krämpfe durch Uteruskontraktionen von Groß angenommen, daß auch bei der Menstruation Uteruskontraktionen die Exacerbationen bewirken. Auch der letzten Phase im Verlaufe des weiblichen Geschlechtslebens, dem Klimakterium, scheint in einzelnen Fällen eine auslösende Bedeutung für das neue Auftreten von Tetanie zuzukommen.

Die Tetanie bei Magen- und Darmerkrankungen.

Diese „Tetanieform" stand lange Zeit im Vordergrunde des Interesses. Man sah in der Magen-Darmerkrankung die Ursache der Tetanie und wies als Beweis dafür auf das Verschwinden der Krampfanfälle usw. nach der Heilung des Grundleidens hin. Eine besondere Form glaubte man insbesondere in der Magendilatationstetanie gefunden zu haben, und Kußmaul suchte eine eigene Theorie für diese Fälle zu finden. Er meinte, daß infolge der großen Flüssigkeitsretentionen im Magen eine Bluteindickung zustande komme und daß diese dann zu Krämpfen führe. In der späteren Zeit gab Kußmaul selbst diese Erklärungsversuche auf. Fleiner betonte die Gärung des angesammelten Mageninhaltes und leitete die Krämpfe von der plötzlichen Entlastung des

Magens beim Erbrechen oder beim Aushebern mit der Schlundsonde ab. In letzterer Zeit dachte man in Autointoxikationen durch den in Zersetzung befindlichen Mageninhalt die Ursache der Tetanie gefunden zu haben. Von einer Reihe von Autoren wurde auch nach einem Tetaniegifte im Mageninhalte solcher Kranken gesucht. Der Erfolg war entweder vollkommen negativ oder zum mindesten sehr zweifelhaft.

Was die Art der Erkrankungen des Inestinaltraktes betrifft, so sind es die verschiedenen Formen meist chronischer oder wenigstens längere Zeit dauernder Krankheitsfälle, die von Tetanie begleitet werden. v. Frankl-Hochwart hat einen großen Teil der in der Literatur beschriebenen hierher gehörigen Fälle zu einer übersichtlichen Darstellung zusammengefaßt. Darunter finden sich Pylorusstenosen, Gallensteinerkrankungen, Carcinome des Magens, weiter Icterus catarrhalis, ein Fall von Tänie usw. Der Verlauf der Tetanie in ihrer klinischen Form ergibt im Vergleiche zu dem bisher erwähnten nichts Besonderes. Es finden sich hier ebenso wie bei den anderen Fällen ganz leichte Erkrankungen neben sehr schweren, chronisch verlaufenden, die die Magen-darmerkrankungen bis zum letalen Ausgange begleiten können.

Gegen die Annahme, daß in der Krankheit des Intestinaltraktes, sei es auf dem Wege einer Autointoxikation oder ähnlicher Gedankengänge Fleiners die Ursache der Tetanie liegt, spricht schon v. Frankl-Hochwarts statistischer Nachweis, daß auch bei dieser Gruppe unserer Erkrankung die meisten Fälle in der für die Tetanie charakteristischen Jahreszeit auftreten. Weiter kann auch die Tatsache hervorgehoben werden, daß gerade die Jahreszeit, die namentlich im Kindesalter die meisten Intestinalerkrankungen, die Sommerdiarrhöen bringt, fast vollkommen tetaniefrei bleibt, und doch wäre ja auch hier zu den Autointoxikationen reichlich Gelegenheit. Die Kurven über die Frequenz dieser Intestinalerkrankungen und der Tetanie verlaufen bezüglich der Jahreszeit in absolut entgegengesetztem Sinne (Potpeschnigg). Rudinger und Jonas, die sich auch bezüglich der übrigen sogenannten „Tetanieformen" für die Auffassung eingesetzt haben, daß sie alle ein einheitliches Krankheitsbild darstellen, machen gegenüber den angeführten Hypothesen Kußmauls und Fleiners usw. ganz richtig auf folgende Überlegungen aufmerksam: Die Annahme einer Bluteindickung und darin begründeter Tetanie scheitert schon daran, daß reichliche Flüssigkeitszufuhr die Tetanie unbeeinflußt läßt. Weiter, daß zwischen Beginn der Magen-Darmerkrankung und Tetanie oft ein großer Zeitraum liegt. Stagnation und nachfolgende Hypersekretion kann vollkommen fehlen. Gegen die Autointoxikation als Ursache spricht der Umstand, daß die Magendilatation sehr häufig vorkommt, während eine sie begleitende Tetanie zu den Seltenheiten gehört.

Wir können also in den Magen-Darmerkrankungen nur ein allgemeines prädisponierendes oder auslösendes Moment für den Ausbruch der Tetanie sehen und werden auch in dem Zurücktreten oder in der vollkommenen Heilung der Tetanie nach Beseitigung der Intestinalerkrankung nur eine Bestätigung dieser Ansicht finden, gleichwie wir es bei der Tetanie der Maternität getan haben, wo der Beweis auf dem Wege des Tierexperimentes in einwandfreier Weise zu erbringen war.

Die Tetanie im Zusammenhange mit Infektionskrankheiten, Vergiftungen und anderen Erkrankungen.

In der Gruppe von Tetanie bei Infektionskrankheiten finden sich sowohl solche Fälle, bei denen schon früher Tetanie bestand, als auch solche, bei denen diese zur Zeit der fraglichen Infektionskrankheit zum ersten Male beobachtet wird. Eine große Zahl der Fälle tritt in den bekannten Tetaniemonaten und an Orten auf, wo auch sonst häufig Tetanie vorkommt, und zwar meist während einer Zeit auffälliger Vermehrung der Tetaniefälle überhaupt. Hierher gehören die Beobachtungen von Tetanie bei Typhus, so z. B. bei einer Typhusepidemie in Paris durch Aran. Später wurden auch von anderen Autoren gleichartige Fälle beschrieben. In anderen Fällen kommt die Tetanie in Verbindung von Morbillen oder Angina zum Ausbruche (v. Frankl-Hochwart, Chvostek u. a.), dazu kommen noch Erkrankungen an Influenza, Pneumonie, Nephritis, sowie andere akute Infektionskrankheiten. Chvostek hat die Frage des ursächlichen Momentes der Infektionen für solche Fälle einer sehr überzeugenden Lösung zugeführt, indem er bei einer Anzahl von Tetaniefällen im Stadium der Remission sowohl bei zufälliger natürlicher Infektion als auch nach künstlicher Einverleibung von Alttuberkulin eine ganz gesetzmäßige Steigerung der Krankheitserscheinungen oder ein Manifestwerden der Tetanie aus einem vollkommen latenten Stadium beobachtete. Rudinger und Berger kamen durch ähnliche Versuche bei der Tiertetanie zu dem gleichen Ergebnisse. Wir müssen uns daher Chvosteks Ansicht anschließen und in diesen Fällen von Vergesellschaftung unserer Erkrankung mit akuten Infektionskrankheiten eine Konkurrenz zweier Faktoren sehen: Erstens der idiopathischen epidemisch-endemischen Epithelkörperchenschädigung (soweit es sich nicht um Fälle traumatisch-operativer Defekte derselben handelt), und zweitens der Infektionskrankheit, gleichgültig welcher Art. Letztere kommt auch hier wieder so wie bei den früher besprochenen Tetaniefällen, die Gravidität, die Magen-Darmkrankheiten, nur als auslösendes Moment in Frage.

Besondere Berücksichtigung verdienen nur solche Fälle von Infektionskrankheiten und Tetanie, die sich nicht an Orten endemischer Tetanie und außerhalb der typischen Jahreszeit einstellen. Sie sind gewiß ganz vereinzelt selten, können aber deshalb doch nicht übergangen werden. Vom allgemeinen pathologischen Gesichtspunkte aus muß die Möglichkeit freigelassen werden, daß eine Reihe von Infektionen zu einer direkten spezifischen Erkrankung der Epithelkörperchen führen kann, in deren Gefolge es dann zu allen Zeichen der Epithelkörpercheninsuffizienz, mithin zum klinischen Bilde der Tetanie kommt. Daß die Epithelkörperchen auf diese Weise erkranken können, ist nach den Erfahrungen an anderen Organen gewiß nicht von der Hand zu weisen und ich verweise im Zusammenhange damit auf die verschiedenen pathologisch-anathomisch nachgewiesenen Erkrankungen der Epithelkörperchen. (Siehe Kap. Pathogenese.)

Zu dieser Auffassung für die Entstehung der Krankheit nötigten z. B. zwei Fälle, die an der Grazer ₀Nervenklinik zur Beobachtung kamen. Beide betrafen erwachsene Individuen, die während der warmen Jahreszeit von einer anamnestisch nicht näher feststellbaren Infektionskrankheit befallen wurden, in deren Gefolge sich eine chronische zu Kachexie führende Tetanie entwickelte, die schließlich letal endigte.

Durch die Fälle von Tetanie bei verschiedenen Vergiftungen hat die Lehre dieser Erkrankung wenig Förderung erfahren, doch lassen sich andererseits auf Grund unserer bisherigen allgemeinen Kenntnisse über das Wesen der Tetanie auch für diese Verhältnisse analoge Erklärungen wie bei den bisher besprochenen Noxen geben. Die Art der in der Literatur beschriebenen Vergiftungen, bei denen Tetanie beobachtet wurde, ist eine äußerst mannigfache. v. Voß hatte unter seinen Tetaniekranken eine größere Anzahl von solchen, die Zeichen einer chronischen Bleivergiftung boten. Gleiche Beobachtungen wurden auch von anderen Autoren mitgeteilt. In anderen Fällen kam es nach einer Operation in Chloroformnarkose zum Ausbruche der Tetanie. Einige dieser Fälle betrafen Gravide. Andere Male entwickelte sich im Anschlusse an Ergotinvergiftung eine Tetanie, desgleichen nach Adrenalininjektionen. Weiter wird Alkoholmißbrauch mit der Entstehung der Erkrankung in Beziehung gebracht, sowie noch verschiedene andere Intoxikationen, wie Morphium, Stovain usw.

Das Ergotin, insbesondere aber das Adrenalin, stellen eine für das Manifestwerden der Tetanie besonders fördernde Intoxikation dar, indem sie als blutdrucksteigernde, den Sympathicus reizende Mittel die Gleichgewichtsstörung im Sinne der Epithelkörpercheninsuffizienz direkte hervorrufen können. (Näheres hierüber Kap. Pathogenese.) Von dem schädlichen Einflusse des chronischen Alkoholmißbrauches bei vorhandener Tetanie konnten wir uns in einem Falle unserer Klinik überzeugen, der während des Krankenhausaufenthaltes und Alkoholabstinenz Verschwinden aller Krankheitserscheinungen zeigte. Sie stellten sich jedoch nach der Entlassung bei der in Alkoholmißbrauch verfallenden Gastwirtin sehr bald wieder ein und führten zur neuerlichen Aufnahme der Kranken, die bei Abstinenz ein abermaliges Zurücktreten der Krankheitserscheinungen bot. In einem zweiten Falle traten im Beginne eines Alkoholdelirs dauernde tetanoide Krämpfe auf und gaben auch den Bewegungen des Beschäftigungsdelirs ein eigentümliches Gepräge. Mit dem Abklingen des Delirs verschwanden auch die Krämpfe, und bald darauf waren auch die Latenzzeichen der Tetanie kaum mehr in Spuren nachweisbar.

In Erinnerung an das im vorhergehenden über die ursächliche Stellung von Infektionskrankheiten, Magen-Darmerkrankungen und die Gravidität Gesagte können wir den verschiedenen Vergiftungen mit von außen eingeführten Substanzen in bezug auf das Manifestwerden der Tetanie auch nur die Rolle eines auslösenden Momentes zuschreiben. Von diesem Gesichtspunkte aus lassen sich ganz ungezwungen auch andere Schädigungen, wie körperliche und psychische Traumen, starke Kälteeinwirkungen und hochgradige körperliche Überanstrengungen usw., in gleichem Sinne als auslösende Ursachen verstehen. Allen diesen Bedingungen ist gemeinsam, daß sie an die Leistung des Gesamtorganismus höhere Anforderungen stellen und dadurch die relative Insuffizienz eines zum Leben unumgänglich notwendigen Organes, wie es die Epithelkörperchen sind, zu einer manifesten machen können. Diese Auffassung ist sowohl von solchen Autoren vertreten worden, die Fälle von Intoxikationskrankheiten im Zusammenhange mit Tetanie mitteilen (v. Voß), als auch von jenen, die von den gegebenen allgemeinen klinischen und experimentellen Gesichtspunkten ausgehend für die Zusammenfassung aller sogenannten „Tetanieformen" zu einem einheitlichen Krankheitsbegriffe eingetreten sind, wie Schultze, Pineles, Chvostek, Erdheim, Escherich u. a. (Siehe auch später Kap. Pathogenese.)

In aller Kürze sei noch des Zusammentreffens von Tetanie mit verschiedenen organischen Erkrankungen des zentralen Nervensystems gedacht. In den meisten Fällen handelt es sich wohl nur um ein zufälliges Nebeneinander: So sahen Erdheim und v. Frankl-Hochwart einen Fall von Tetanie bei einem cystischen Tumor des Kleinhirns. Sowohl die Tumorsymptome als die der Tetanie traten im Anschlusse an ein leichtes Trauma auf. Hochhaus berichtet von einem Falle von Syringomyelie, die von einer schweren Tetanie mit Psychose begleitet war. Einen gleichen Fall von Syringomyelie mit Tetanie hatte ich Gelegenheit, an unserer Klinik zu beobachten: Neben einer Tetanie, deren Anfang in die früheste Kindheit zu verlegen war und die nach längerer Pause um das 20. Lebensjahr zu exacerbieren begann, entwickelten sich die Zeichen einer Syringomyelie. In zwei Fällen von Bonome und Cervasato entwickelte sich im Anschlusse an eine schon früher bestandene Tetanie unter heftiger Exacerbation derselben eine Erkrankung der grauen Substanz des Rückenmarkes nach dem Typus der Poliomyelitis anterior. Die Autoren geben zwar dem Gedanken Raum, in den gefundenen pathologischen Veränderungen des Rückenmarkes ätiologische Offenbarungen der Tetanie zu sehen, doch wird diese Ansicht von vielen anderen mit Recht nicht geteilt. Auch Escherich lehnt eine derartige Annahme ab (Monogr. S. 122). Buettner sah das Manifestwerden der Tetanie in einem Falle von Tabes während häufiger und langedauernder Krisen. Zur Gruppe der Infektionskrankheiten im Zusammenhange mit Tetanie gehört wohl der Fall von Determann (spinale Lähmungserscheinungen ausgesprochener Art und Tetanie nach Influenza), sowie ein Fall von tuberkulöser Meningitis und Tetanie von Escherich. Die pathologisch-anatomische Untersuchung der Epithelkörperchen ergab in diesem Falle die Zeichen einer abgelaufenen Erkrankung in denselben, also Anhaltspunkte für eine Insuffizienz. Auffällig ist immerhin, daß auf der Klinik Escherich bei Meningitis mehrmals eine Erhöhung der elektrischen Erregbarkeit nachgewiesen wurde, allerdings ohne sonstige Zeichen von Tetanie und auch nicht als gesetzmäßige Begleiterscheinung der Meningitis.

Recht unklar sind die Fälle von Basedowscher Krankheit mit Tetanie (Hirschl, Marinesco u. a.). In einigen Fällen dieser Art wurde Tuberkulose eines Epithelkörperchens gefunden (Stumme, Lorenz). Übersichtlicher liegen die Verhältnisse bei großen oder rasch wachsenden Strumen anderer Art mit Tetanie, da es hier zu einer Verwachsung zwischen den Bindegewebskapseln der Schilddrüse und der Epithelkörperchen kommen kann, wodurch dann bei der Größenzunahme der Struma eine hochgradige Dehnung der Epithelkörperchen mit konsekutiver Atrophie derselben zustandekommt. (Benjamins, Erdheim.) Als Beweis für diese Ansicht können auch die Fälle von Exner und Lorenz erwähnt werden, bei denen die Tetanie nach operativer Verkleinerung der Struma rasch verschwand. Gelegentlich tritt die Tetanie gleichzeitig mit Myxödem auf. In diesen Fällen ist zu vermuten, daß ausnahmsweise Thyreoidea und Parathyreoidea gleichzeitig erkranken, wodurch es zu einer Mischform der beiden Krankheitsbilder kommt.

Die Fälle von Osteomalacie und Tetanie lassen sich bei dem gegenwärtigen Stande unseres Wissens nicht klar sehen. Erdheim hat gewissen Berührungspunkten dieser beiden Erkrankungen besondere Aufmerksamkeit geschenkt, ohne jedoch zu befriedigenden Schlüssen zu kommen. Im Zusammenhange hiermit sei erwähnt, daß Panse bei trächtigen Kaninchen nach Schilddrüsenexstirpation Osteomalacie beschreibt. Interessant ist auch der Fall von S. Bondi: Eine Patientin mit Osteomalacie bekam nach mehreren Adrenalininjektionen typische Tetanie, die bald nach dem Sistieren des Adrenalins verschwand. Hier konkurriert allerdings neben der Osteomalacie das Adrenalin als additives und auslösendes Moment. Ein Fall von Osteomalacie mit Tetanie wurde auch von Schönborn auf der dritten Jahresversammlung des Vereins der Nervenärzte in Wien 1909 mitgeteilt. (Siehe auch oben über trophische Störungen an den Knochen.)

In der pädiatrischen Literatur ist das gleichzeitige Vorkommen von Rachitis mit Tetanie besonders viel diskutiert worden. Von einigen Autoren wird sogar die Vermutung geäußert, daß die Rachitis nur eine Teilerscheinung der Tetanie darstelle und in ihrer Entstehung auf die Insuffizienz der Epithelkörperchen zu beziehen sei. Escherich lehnt diesen Standpunkt mit Recht ab und verweist in seiner Monographie über die Kindertetanie auf den Verlauf der Kurven für diese beiden Krankheiten des Kindesalters: Bis zum Ende des ersten Lebensjahres verlaufen sie sowohl bezüglich ihrer Häufigkeit als bezüglich des Zusammenhanges mit der kalten Jahreszeit und den allgemeinen schlechten hygienischen Verhältnissen usw. annähernd parallel. Dann aber sinkt die Tetaniekurve rasch, während diejenige der Rachitis noch bis in das vierte Lebensjahr auf beträchtlicher Höhe bleibt. Weiter betont er. daß es eine große Anzahl rachitischer Kinder gibt, die gar nie Symptome von Tetanie aufweisen. Auch das Verschwinden der Tetanie bei entsprechender Behandlung der Rachitis spricht nicht für eine einheitliche Ursache. Dagegen gibt wieder zu bedenken, daß bei Rachitis verhältnismäßig häufig eine Erhöhung der elektrischen Erregbarkeit ohne sonstige Zeichen von Tetanie vorkommt.

Die Versuche einer Verschmelzung der beiden Krankheitsbilder erscheinen uns verfehlt, gleichgültig, ob man die Tetanie als Symptome der Spasmophylie in der Rachitis untergehen lassen, oder umgekehrt, die Rachitis als trophische Knochenstörung der Epithelkörpercheninsuffizienz unterordnen will. Wir können in der Rachitis nur, sowie bei einer großen Anzahl anderer Erkrankungen akuter oder chronischer Art, ein allgemeines prädisponierendes oder auslösendes Moment für die Tetanie sehen.

Die Beziehungen der psychogenen Erkrankungen (Hysterie) zur Tetanie werden später im Kapitel Diagnose besprochen. Im allgemeinen läßt sich über die bisher bekannten Fälle von Kombinationen der Tetanie mit anderen Erkrankungen des zentralen Nervensystems sagen, daß es sich zum größten Teile um zufällige Vergesellschaftungen handelt, dafür spricht auch, daß der größte Teil der Fälle zur typischen Tetaniejahreszeit auftritt; andererseits stellt die anatomische Erkrankung des Nervensystems gewiß ein Moment dar, in dem wir die Grundlage einer Herabsetzung allgemeiner Leistungsfähigkeit sehen müssen. Wenn wir bedenken, daß sämtliche klinischen Zeichen der Tetanie auf funktionelle Störungen des zentralen Nervensystems zurückgeführt werden müssen, so ist es gewiß nicht unwahrscheinlich, anzunehmen, daß das Manifestwerden derselben durch eine primäre Erkrankung des zentralen Nervensystems gefördert wird.

Psychische Störungen.

Bei einer großen Anzahl von akuten Tetanien finden sich leichtere psychische Störungen in Form von Angstzuständen, erhöhter Erregbarkeit, Schlaflosigkeit usw., doch kommt es selten zu ausgesprochenen Psychosen. Bei den chronisch verlaufenden Erkrankungen treten verhältnismäßig häufig leichtere Grade allgemeiner nervöser Störungen gleicher Art auf, nur sind sie hier oft stärker ausgesprochen und stellen ein psychisches Äquivalent zu dem allgemeinen körperlichen Siechtum dar. Es kommt oft auch zu Störungen der Merkfähigkeit und des Gedächtnisses, sowie zu allgemeiner Verminderung der intellektuellen Leistungen, die jedoch nur selten die Höhe einer ausgesprochenen Demenz erreichen. Die ersten genaueren Beschreibungen von Tetaniepsychosen stammen von v. Frankl-Hochwart aus der Meynertschen Klinik 1889. Er hat diesen zuerst beschriebenen drei Fällen später noch zwei hinzugefügt. In allen Fällen bestand vor dem Ausbruche der eigentlichen Psychose eine Tetanie mit typischen Krämpfen und die Psychose bildete die Acme des Krankheitsverlaufes, der sich dann weiter entweder lytisch gestaltete oder in einer steilen Kurve rasch abklang. In einem seiner Fälle konnten derartige Exacerbationen in kurzen Intervallen zweimal nacheinander beobachtet werden; ähnlich in einem Falle von Hirschl dreimal. Letzterer Fall ist allerdings nicht ganz einwandfrei bezüglich der Stellung der Psychose zur Tetanie. Die Art der Psychose war in den Fällen v. Frankl-Hochwarts nach seiner Schilderung und Auffassung die einer halluzinatorischen Verworrenheit. In allen Fällen bestanden ausgesprochene Angstzustände mit mehr oder weniger lebhaftem Bewegungsdrange. Letzterer ist namentlich in dem dritten Falle v. Frankl-Hochwarts deutlich ausgeprägt. Ähnliche Krankheitsbilder hat auch Kräpelin gesehen (Psychiatrie, VIII. Aufl., Bd. I, S. 52). Weiter werden noch Psychosen im Rahmen unserer Krankheit beschrieben von Schultze, Lapinsky und Danielson, letzterer bei einer schweren Tetanie nach Strumaoperation. Ein gleicher Fall findet sich bei Kaufmann. In einem Falle unserer Klinik sehen wir im Verlaufe einer chronischen Tetanie neben pathologischen Angstzuständen die Entwicklung einer schweren Demenz. Derartige Fälle werden auch von anderer Seite, so von v. Frankl-Hochwart, erwähnt.

Es ist hier am Platze, darauf hinzuweisen, daß gewisse Muskelspannungszustände bei Psychosen weitgehende Ähnlichkeit mit den tonischen Krämpfen der Tetanie haben und dadurch zu Täuschungen führen können. Diese Verwandtschaft war es offenbar, die seinerzeit Arndt veranlaßte, gewisse Fälle als Tetanie-Psychosen aufzufassen. Nach seiner Beschreibung würde man sie jetzt dem klinischen Bilde von Angstpsychosen mit sogenannten „Katatonen"-Symptomen zuweisen. Auch v. Frankl-Hochwart lehnt die Zugehörigkeit dieser Fälle Arndts zu den Tetaniepsychosen gewiß mit Recht ab. Sogenannte katatone Zustände beschreibt andererseits im Abklingen einer echten Tetanie Escherich (S. 111 seiner Monographie) bei einem viereinhalbjährigen schwachsinnigen Kinde.

Bei Besprechung der psychischen Störungen muß nochmals auf das Vorkommen ausgesprochen epileptischer Krankheitserscheinungen im Rahmen der Tetanie zurückgegriffen werden. Bei dieser Tetanieepilepsie kommen nicht bloß epileptiforme Krampfanfälle vor, sondern auch petit mal und andere psychische Störungen von kürzerer und längerer Dauer, wie sie auch sonst der Epilepsie eigen sind, so z. B. in den Fällen von Westphal, Schultze, Hochhaus, in einem Falle von Kräpelin und in mehreren Beobachtungen unserer Klinik. Bei längerer Dauer der Erkrankung können schließlich die eigentlichen Zeichen der Tetanie zurücktreten und dem Bilde einer gewöhnlichen Epilepsie weichen. In dem Falle Kräpelins kam es zu Demenz und myxödematösen Zeichen.

Im Zusammenhange mit den psychischen Störungen leichteren und schwereren Grades muß erwähnt werden, daß auch bei den Tieren sehr häufig deutliche allgemeine nervöse Störungen beobachtet werden, die eine gewisse Vergleichbarkeit zu diesen Erscheinungen beim Menschen darstellen. Derartige Beobachtungen machten z. B. Pineles und Horsley bei Affen, Blum bei Hunden, Erdheim bei Ratten.

Verlauf und Prognose.

Der Verlauf der Erkrankung ist bei der experimentellen Tiertetanie nicht nur der menschlichen vergleichbar, sondern im wesentlichen gleichartig. Es gibt flüchtige, leichte Formen und schwere akut verlaufende, sowie chronische unter verschiedenen Umständen exacerbierende, die dann schließlich unter Siechtum zum Tode führen. Bei der Tiertetanie finden sich gewisse Unter-

schiede nach der Tierspezies, so zeigen die ausgewachsenen Hunde nach totaler
Entfernung der Epithelkörperchen eine äußerst schwere perakut tödliche
Tetanie, während sie bei Affen einen protrahierten Verlauf hat usw. Das Tierexperiment hat weiter in einwandfreier Weise bewiesen, daß die Schwere und
der Verlauf der Krankheit vor allem von dem Grade der künstlichen Epithelkörperchenschädigung abhängt. In engstem Anschlusse hieran müssen auch
die menschlichen Fälle nach Strumaoperationen beurteilt werden, deren Intensität, wie wir oben gesehen haben, gleichfalls dem Grade der Epithelkörperchenschädigung parallel geht. Wir begegnen unter den postoperativen Tetanien
dem gelegentlichen vollkommenen Verluste der Epithelkörperchen entsprechend
auch den schwersten Tetaniefällen mit tödlichem Ausgange, andererseits aber
finden sich unter diesen traumatisch operativen Fällen vorübergehende leichte
Erkrankungen, die später dauernd geheilt bleiben oder bei entsprechenden
Gelegenheitsursachen (Gravidität usw.) exacerbieren, und schließlich auch
solche von ausgesprochen chronischem Verlaufe mit mehrfachen akuten Steigerungen. Diese Verlaufsarten können sich auch bei jeder anderen Tetanie zeigen,
nur ist die perakute Form bei Erwachsenen sehr selten, bei Kindern häufiger
beobachtet. Die Maternitätstetanie fordert nur scheinbar zu einer besonderen
Berücksichtigung in ihrem Verlaufe auf. Bei der Wiederholung von Graviditäten
handelt es sich um eine Reaktivierung einer exquisiten Gelegenheitsursache,
die ihrer Art nach besondere Ansprüche an die Epithelkörperchenfunktion
stellt: während der in vielen Fällen auftretenden mehrfachen schweren Exacerbationen kommen auch die trophischen Störungen meist deutlich zum
Ausdrucke.

Die Tetanie kann sich bei allen bekannten auslösenden Ursachen in einem
einzigen leichteren oder schwereren Anfalle erschöpfen und dabei auch nur
kurze Zeit hindurch die charakteristischen Latenzzeichen nachweisen lassen.
In den meisten Fällen jedoch wiederholen sich mehrere Tage oder Wochen
hindurch die typischen Krampfanfälle und auch die Latenzsymptome sind
noch längere Zeit nachher auslösbar. Nach mehreren Wochen oder Monaten
können auch diese vollkommen schwinden, so daß man zunächst von einer
Heilung der Krankheit sprechen könnte. Länger dauernde Beobachtungen
haben jedoch gezeigt, daß die Erkrankung nach einem oder mehreren Jahren
neuerdings auftreten kann. Wie wir oben erwähnt haben, können auch einzelne
Graviditäten vollkommen gut überstanden werden. Es gibt aber auch Erkrankungen, die eine lange Reihe von Jahren immer wieder exacerbieren und auch
in der krampffreien Zeit mehr oder weniger ausgesprochene Zeichen latenter
Tetanie nachweisen lassen. Unter diesen Fällen finden sich solche, die sogar
von der frühesten Kindheit an bis in das späte Alter alljährlich ein leichteres
oder schwereres Rezidiv durchmachen. Nach scheinbar vollkommener Heilung
der Tetanie in der Kindheit kann es besonders zur Pubertätszeit zu einer neuerlichen Exacerbation kommen (Potpeschnigg und auch eigene Beobachtung).
Auch die sogenannte Arbeitertetanie liefert eine große Zahl solcher chronisch
exacerbierender Fälle. Zwischen den einzelnen Exacerbationen bestehen entweder gar keine Krankheitszeichen oder es sind nur leichtere subjektive Störungen nachweisbar, wie Parästhesien, Gefühl von Ziehen in den Extremitäten, flüchtige Krämpfe, die jedoch auch nur bei gewissen Hantierungen auftreten können,
weiter allgemeine nervöse Störungen mäßigen Grades, erhöhte Affektlabilität,
Angstzustände, Schwindel, Kopfschmerzen, Schlaflosigkeit, allgemeine Ermüdbarkeit mit Herabsetzung der Muskelkraft und dergleichen mehr. Daneben ist
das eine oder das andere objektive latente Tetaniesymptom feststellbar.

v. Frankl-Hochwart bezeichnet diese Zustände, bei denen keine ausgesprochenen Krämpfe bestehen, als „tetanoide Zustände". Von anderer Seite wurde dafür die Bezeichnung latente Tetanie gewählt. Sie finden sich sowohl als einleitende Phase mehrere Tage bis Wochen vor dem Ausbruche der manifesten Krämpfe sowie zu Zeiten von Tetanieepidemien bei Individuen, die überhaupt keine schwereren Krankheitszeichen aufweisen, als auch im Anschlusse an einen einzigen akuten Anfall und schließlich im Stadium der Remission bei chronischen Tetanien. Die Zugehörigkeit dieser Zustände zur Tetanie ist in jenen Fällen, wo diese Krankheitszeichen nicht im Rahmen einer ausgesprochenen Tetanie vorkommen, unter Umständen eine strittige, doch spricht die Häufigkeit derartiger Fälle während der Tetaniemonate und an Tetanieorten für die Auffassung v. Frankl-Hochwarts u. a., die wiederholt derartige Fälle beobachten konnten. Auch der Begriff der chronischen Tetanie stammt von v. Frankl-Hochwart und stellt einen sehr wichtigen Teil unserer Kenntnisse über den Verlauf der Krankheit dar. Wir können v. Frankl-Hochwart nur zustimmen, wenn er bei diesen chronischen Fällen darauf aufmerksam macht, daß man richtiger nicht von chronisch rezidivirenden, sondern von chronisch exacerbierenden Krankheitsfällen sprechen soll, denn in sehr vielen Fällen lassen sich die charakteristischen Zeichen der „latenten Tetanie" oder des „tetanoiden Zustandes', auch in der Zwischenzeit nachweisen. v. Frankl-Hochwart berichtet (Monographie S. 96) von einem derartigen Falle chronischer Tetanie, der 20 Jahre hindurch bestand. Auch von anderer Seite sind Fälle beschrieben worden, die viele Jahre hindurch exacerbierten. Auf der Grazer Klinik stand eine Patientin in Behandlung, die im Alter von 15 Jahren angeblich unter den Zeichen einer Infektionskrankheit zum ersten Male an Tetanie erkrankte, dann eine Reihe von Exacerbationen durchmachte, und schließlich das Bild einer kontinuierlich verlaufenden, jahrelang bestehenden Tetanie bot, die 20 Jahre nach ihrem Beginne unter zunehmender Kachexie zum Tode führte. Bei einem anderen Falle einer 49jährigen Frau bestand die Tetanie seit der Kindheit und exacerbierte alljährlich in leichteren oder schwereren Formen, namentlich während mehrerer Graviditäten und oft auch zur Zeit der Menses. Im späteren Verlaufe der Krankheit bestanden auch während der warmen Jahreszeit Krämpfe, allerdings weniger heftig als während der Wintermonate. Trotz dieser selten langen Dauer der Krankheit kam es zu keiner vorgeschrittenen Kachexie usw., so daß Patientin leichterer Arbeit und Erwerb nachgehen konnte. Bei einem dritten Falle schließlich war die Tetanie, die im ersten Lebensjahre begonnen hatte, noch mit 66 Jahren vorhanden und exacerbierte nach dem Berichte des Greises alljährlich während des Winters.

Bei schweren Formen chronisch exacerbierender Tetanie kommt es häufig zu einem ausgesprochenen Siechtume, das neben den latenten Zeichen der Tetanie die oben geschilderten Veränderungen vasomotorisch-trophischer Art an der Haut, Linsentrübungen usw., Abnahme der Muskelkraft und allgemeine oder auf einzelne Körpergebiete beschränkte Muskelatrophie und dergleichen mehr aufweist. Dazu kommen noch leichtere oder gröbere psychische Störungen, Demenz usw. (siehe oben).

v. Frankl-Hochwart verdanken wir eine sorgfältige Nachuntersuchung einer größeren Zahl von Krankheitsfällen bei Erwachsenen und seine zahlenmäßigen Belege beweisen, daß die Prognose der Erkrankung bei weitem weniger gut zu stellen ist, als man früher auf Grund von Einzelbeobachtungen vielfach annahm. Von seiten einzelner Autoren war allerdings schon auf wiederholte

Rezidive aufmerksam gemacht worden, doch fehlte zur Verallgemeinerung dieser Erkenntnis die Übersicht über eine größere Anzahl von Beobachtungen. Diese hat v. Frankl-Hochwart in der „Revision" eines Teiles seiner Fälle erbracht. Von 37 Fällen, die aus einer größeren Anzahl einer persönlichen Kontrolle unterzogen werden konnten, zeigten sieben das ausgesprochene Bild chronischer Tetanie. Bei 19 bestanden leichtere tetanoide Zustände, bei 6 waren nur allgemeine nervöse Beschwerden vorhanden, die jedoch auch auf die Tetanie bezogen werden mußten. Vollkommene Wiederherstellung konnte kaum in einem Fünftel der Fälle gefunden werden.

Eine ebenso wertvolle Statistik über den Verlauf der Kindertetanie hat Potpeschnigg auf Grund der Beobachtungen an der Grazer Kinderklinik aufgestellt. Von 109 Fällen starben 23 Proz. während des Aufenthaltes im Spitale. Von den 84 übrigbleibenden waren bis zur Nachuntersuchung 19 gestorben. Zur späteren Kontrolle kamen mit Einschluß einiger Fälle aus der Münchner Klinik im ganzen 24 Kinder. Unter diesen konnten nur 5 als vollkommen geheilt bezeichnet werden, die übrigen boten entweder Störungen der körperlichen Entwicklung und der Intelligenz oder andere nervöse Krankheitserscheinungen. In 4 Fällen bestand ein Zustand, der der chronischen Tetanie nahesteht.

Diese Statistiken kann ich durch eine Übersicht über 103 von mir selbst beobachtete Fälle ergänzen. Der Krankheitsbeginn war in 39 Fällen mit Sicherheit in 14 mit größter Wahrscheinlichkeit in das erste bis zweite Lebensjahr, zu verlegen. Von diesen 53 Fällen waren nur 5 frei von sicheren Zeichen latenter Tetanie (Trousseau, Erb, Chvostek), also als geheilt zu bezeichnen. Bei zwei Patienten hiervon war die Diagnose der früheren Tetanie unsicher. Zur Untersuchung kamen diese 53 Kranken im Alter von sechs Monaten bis zum siebenten Dezennium. Das Durchschnittsalter war etwa 25 Jahre.

Der Krankheitsverlauf unter den 103 Fällen war bei 5 ein ausgesprochen chronischer, bei 32 ein chronisch exacerbierender. In der akuten Phase kamen 20 zur Beobachtung, im Stadium latenter Tetanie 53. Als geheilt konnten von allen 103 Fällen nur 9 bezeichnet werden. 5 davon betreffen Fälle mit dem Krankheitsbeginne im ersten Lebensjahre. Der eine von diesen stand im 28. Jahre und hatte eine disseminierte Sklerose. Der zweite war 23 Jahre und litt an Raynaudscher Krankheit, der dritte, 23 Jahre, hatte mäßige Intelligenzdefekte und habituelle Kopfschmerzen, der vierte, im 34. Jahre, habituelle Kopfschmerzen, der fünfte war 29 Jahre alt, ohne gröbere Krankheitszeichen. Bei allen fünf bestanden Linsentrübungen. Bei 2 Fällen konnte die Heilungsdauer nur auf Grund eines freien Intervalles von einem Jahre angenommen werden. Der Krankheitsbeginn fiel hier in das vierte bis sechste Lebensjahr. Von den beiden übrigen Fällen betraf der eine einen 23jährigen Mann mit Tetanie bei Gastroptose, die operativ behandelt wurde, und der letzte eine Graviditätstetanie bei einer 38jährigen Frau; sie hatte von der Tetanie eine vorgeschrittene Cataracta zurückbehalten und mußte sich deshalb einer Operation unterziehen.

Dauernde Epilepsie, die in ihrer Entstehung auf Tetanie, deren Latenzzeichen bei unserer Untersuchung (viele Jahre nach Beginn der Erkrankung) noch nachweisbar waren, zurückgeführt werden mußte, wurde in 17 Fällen beobachtet.

Cataracta war in 66 Fällen vorhanden, von denen der Be- ginn der Tetanie in 30 Fällen mit Sicherheit, in 14 mit großer Wahrscheinlichkeit in die früheste Kindheit zurückdatiert werden mußte; auf Tetanie mit dem Beginne im späteren Alter waren die Linsentrübungen nur in 22, d. i. ein Drittel der Fälle zurückzuführen.

Schmelzdefekte an den Zähnen fanden sich unter den 53 Fällen mit dem Beginne im ersten bis zweiten Lebensjahre 49 mal, von denen 38 auch gleichzeitig Linsentrübungen hatten. Die Zähne waren also nur in 4 Fällen mit frühem Beginne freigeblieben, die Linsen dagegen in 9 Fällen.

Aus den erwähnten Statistiken und mehrfachen Einzelbeobachtungen ergibt sich also, daß die Aussicht auf wirkliche Heilung der Tetanie eine durchaus nicht so gute ist, als man früher glaubte. Die Beobachtungen an der Grazer Klinik drücken den ungünstigen protrahierten Verlauf ganz besonders deutlich aus. Auffällig ist vor allem die große Zahl von latenter Tetanie im späteren Alter mit dem Beginn in frühester Kindheit. Aus diesen Befunden ist wohl die imperative Forderung abzuleiten, den Eltern tetaniekranker Kinder den eindringlichen Rat zu geben, die Kinder selbst bei jahrelangem, scheinbar freiem Intervall einer wiederholten sorgfältigen ärztlichen Untersuchung zuzuführen, damit alle therapeutischen Maßnahmen versucht werden, um die Kinder von dem dauernden Zustande relativer Epithelkörpercheninsuffizienz, die auf ihre gesamte Entwicklung schädigend und hemmend wirkt, zu befreien.

Die auffällig große Zahl von Linsentrübungen erklärt sich bei unseren Fällen zum Teil auch daraus, daß uns in letzter Zeit seitens der hiesigen Augenklinik alle Fälle von Cataracta jüngerer Personen zur Untersuchung auf Tetanie zugeschickt wurden.

Trotz unserer äußerst ungünstigen Statistik, die sich vielleicht aus gewissen zufälligen Eigentümlichkeiten unseres Materials erklärt, muß zugestanden werden, daß doch eine große Zahl von Tetanien einen günstigen Verlauf mit vollkommener Heilung haben kann. Die Prognose quoad vitam insbesondere ist in den meisten Fällen eine günstige.

Bei den seltenen, letal ausgehenden Fällen erfolgt der Tod entweder unmittelbar auf der Höhe eines allgemeinen Krampfanfalles, und es kann sich dann die Totenstarre unmittelbar an die tonischen Muskelkrämpfe anschließen, oder der Exitus tritt im Verlaufe der in schweren Fällen auch bei Erwachsenen erwähnten Störungen der Atmung und der Herztätigkeit ein. Krampfanfälle und Atmungsstörungen können zunächst auch von einem Delir mit heftiger Agitation und schließlich von einem länger dauernden Koma gefolgt werden, in dem sich dann der Exitus einstellt.

Die Prognose läßt sich in schweren Fällen höchst unsicher stellen, sowohl quoad vitam als, wie wir oben gesehen haben, quoad sanationem. Quoad vitam richtet sie sich im allgemeinen nach den vorherrschenden Symptomen. Schwere allgemeine Krämpfe mit Atmungsstörungen nötigen auf jeden Fall zu äußerster Vorsicht. Bei postoperativen Fällen müssen auch schon leichte Krankheitszeichen, wie Parästhesien, vages Gefühl von Ziehen, sowie der Nachweis einzelner objektiver Zeichen der Erkrankung (Erb, Chvostek) sehr ernst genommen werden, denn es gibt Fälle, die eine Reihe von Tagen hindurch nur diese leichten Zeichen einer latenten Tetanie aufweisen und dann innerhalb weniger Tage unter Krämpfen und Atmungsstörungen zum Exitus kommen können. v. Eiselsberg hat darauf hingewiesen, daß unter den postoperativen Fällen diejenigen, die erst mehrere Tage nach der Operation Tetaniezeichen aufweisen, im allgemeinen prognostisch ernster aufzufassen sind (bei den frühzeitig auftretenden kommen wohl heilbare Läsionen der Epithelkörperchen, Quetschungen usw. in Frage). In manchen Fällen hängt die Prognose auch von der auslösenden und komplizierenden anderweitigen Erkrankung ab. Die

gilt namentlich von Magen-Darmkrankheiten und Infektionskrankheiten. Mit
Beseitigung solcher schädigender Momente tritt in der Regel ein rasches Verschwinden der Tetanie auf, ohne daß wir jedoch schon berechtigt sind, von
einer dauernden Heilung zu sprechen.

Diagnose und Differentialdiagnose.

Die Diagnose der Tetanie ergibt sich bei akuten ausgesprochenen Fällen
schon aus den charakteristischen Carpopedalspasmen, die, wie schon mehrfach
erwähnt, fast immer bei freiem Bewußtsein ablaufen. Wer einmal die typischen
Krämpfe gesehen hat, wird in solchen Fällen gewöhnlich schon auf den ersten
Anblick hin die Diagnose stellen, und die Bestätigung derselben aus dem Nachweise von Latenzsymptomen (Chvostek, Erb, Trousseau usw.) mit Leichtigkeit
erbringen. Bei weniger klaren Fällen werden gewiß in bestimmten Begleit-
umständen Hinweise für die Diagnose gefunden werden, so in Erkrankungs-
fällen nach Strumaoperationen, bei Magen-Darmerkrankungen, in der Maternität,
sowie bei jugendlichen Handwerkern bestimmter Kategorien und nicht zuletzt
in dem Vorkommen der Erkrankung während der Tetaniemonate (Februar
bis April). Zur Sicherstellung der Diagnose ist es nicht notwendig, daß alle
Latenzzeichen der Tetanie vorhanden sind. Es gibt unzweifelhafte schwere
Tetanien, bei denen dies oder jenes Kardinalzeichen (Erb, Trousseau, Chvostek)
dauernd fehlt oder nur andeutungsweise nachweisbar ist. Weiter ist zu beachten,
daß jedes dieser Zeichen im Verlaufe der Erkrankung vielfache Schwankungen
in seiner Intensität aufweisen kann. Es kommt z. B. vor, daß neben einem
ausgesprochenen Trousseau nur Chvostek II oder gar III besteht und das Erbsche Zeichen nur in dichtem Anschlusse an die künstlich ausgelösten oder
spontanen Krämpfe als relative, vorübergehende Erhöhung der elektrischen
Erregbarkeit nachweisbar ist. In anderen Fällen findet sich eine hochgradige
Steigerung der mechanischen und elektrischen Erregbarkeit an den motorischen
Nerven ohne sicheres Trousseausches Zeichen, obwohl immer wieder spontane,
lang dauernde Tetaniekrämpfe auftreten.

Über den diagnostischen Wert des Trousseau-, Erb- und Chvostekschen
Zeichens wurden wiederholt lebhafte Debatten geführt, bei denen für jedes
einzelne die Meinung vertreten wurde, daß es an sich pathognomonisch für
Tetanie sei und daß aus seinem Nachweise allein schon die Diagnose gestellt
werden könne. Wie wir oben bei Besprechung dieser Krankheitszeichen gesehen haben, können wir einer solchen Auffassung im allgemeinen nicht bei-
pflichten. Jedem der Zeichen kann je nach der Lage des Falles sowohl für das
akute Stadium als für die lange Phase der latenten Tetanie ein ausschlaggebender diagnostischer Wert zukommen und es muß dem richtigen Abwägen
sowie der Erfahrung des Untersuchenden anheimgestellt bleiben, aus der
sorgfältigen Analyse aller subjektiven und objektiven Krankheitserscheinungen
die wesentlichen zur Formulierung der Diagnose herauszugreifen. Nach unserer
Erfahrung kommt bei Erwachsenen dem Trousseauschen Zeichen, namentlich
bei latenter Tetanie oder solchen mit seltenen spontanen Anfällen insofern ein
absoluter diagnostischer Wert zu, als bei entsprechender Auslösung desselben
(Binde) und sorgfältiger Beobachtung seines Verlaufes eine Verwechslung mit
ähnlichen Krämpfen bei psychogenen Zuständen nicht gut möglich ist. Dazu
kommt noch, daß wir in allen Fällen, die ein Trousseausches Phänomen feststellen ließen, in direktem Anschlusse daran eine vorübergehende relative
Erhöhung der elektrischen Erregbarkeit oder wenigstens die auffällig frühe

K. Oe. Z. feststellen konnten. Dies gilt auch für Fälle jahrelang protrahierter
Latenz der Erkrankung. Bei anderen Fällen letzterer Kategorie kann auch
dem Chvostekschen Zeichen erhöhter diagnostischer Wert zukommen, da es,
wie wir oben erwähnt haben, oft am längsten von allen Latenzzeichen erhalten
bleibt. Allerdings muß ihm gegenüber die schon früher erwähnte Vorsicht
in seiner Bewertung angewendet werden. Für die Feststellung des Erbschen
Zeichens bei Kindern muß, wie wir oben erwähnt haben, berücksichtigt werden,
daß wir noch nicht vollkommen genügende Anhaltspunkte für die normale
elektrische Erregbarkeit des Kindesalters haben. Wiederholte elektrische
Untersuchungen unter Beachtung der oben angegebenen Vorsichtsmaßregeln
werden wohl in den meisten Fällen genügende Anhaltspunkte ergeben. Bei
Kindern kommt noch als erschwerendes Moment für die Diagnose in Betracht,
daß trophische Störungen auch bei mehrfachen Rezidiven sehr oft nicht nachweisbar sind.

Der diagnostische Wert der mechanischen und elektrischen Reizung sensibler und sensorischer Nerven steht gegenüber jener von motorischen zurück,
weil man dabei der Mithilfe der oft völlig unfähigen Patienten bedarf, in geeigneten Fällen kann sie jedoch zur Stütze der Diagnose herangezogen werden.
(Über die diagnostische Verwertbarkeit allgemeiner vasomotorischer Störungen
und dergleichen, der Blutuntersuchung usw. siehe Kap. Pathogenese.)

Recht schwierig kann sich die Diagnose in jenen Fällen gestalten, bei
denen die Krampfanfälle nicht in der typischen Form auftreten, wenn es sich
um eklamptische oder epileptische Krampfanfälle handelt. Wie schon erwähnt,
bleiben aber diese oft nicht isoliert, sondern es gesellen sich echte Tetaniekrämpfe mit Carpopedalspasmen dazu. Allerdings können auch im Verlaufe
der vielgestaltigen epileptischen Anfälle ähnliche Krampfstellungen vorkommen, ohne daß es sich um Tetanie handeln muß. Ausschlaggebend für die
Diagnose wird auch hier vor allem der Nachweis der latenten Tetaniesymptome,
in erster Linie des Trousseauschen und Erbschen Zeichens, sein, sowie der
anamnestische Nachweis eines wichtigen, zur Tetanie prädisponierenden oder
sie direkt verursachenden Momentes: Operative Schädigung der Epithelkörperchen, Maternität. Bei der Entscheidung, ob Fälle von Epilepsie zur
Tetanie zu rechnen sind, muß in jedem einzelnen Falle berücksichtigt werden,
ob nicht schon vor Beginn der Tetanie eine echte genuine Epilepsie bestanden
hat. Derartige zufällige Kombinationen sind schon beobachtet worden.
v. Frankl-Hochwart hat im Jahre 1881 in Berücksichtigung früherer gleichartiger Beobachtungen von v. Jaksch, Chvostek u. a. sechs eigene Fälle
von Tetanie beschrieben und sich auf Grund seiner Befunde mit Recht für
die Zugehörigkeit epileptischer Krampfanfälle zur klinischen Symptomatik
der Tetanie eingesetzt. Seither haben sich derartige Beobachtungen wiederholt
(Jeandlize u. a.), und es ist heute allgemein angenommen, daß echte epileptische
Krampfanfälle in das Krankheitsbild der Tetanie aufzunehmen sind. Hier
mag nochmals erwähnt werden, daß man bei Epileptikern gelegentlich das
Facialisphänomen nachweisen kann, ohne daß sonstige Zeichen von Tetanie
zu finden sind. Handelt es sich dabei um die typische Tetaniejahreszeit und
um Tetanieorte, so ist es wohl möglich, daß eine leichte Tetanie bei einem
Epileptiker vorliegt. Andererseits aber kann es sich um eine latente Tetanie
handeln, der auch die Epilepsie in ihrer Entstehung zu subsumieren ist. Eine
genaue Anamnese wird neben der sorgfältigen objektiven Untersuchung in
vielen Fällen der letzteren Art die Diagnose dieser tetanoiden Spätepilepsie
gestatten. Dabei ist auch sorgfältig auf die dauernden Zeichen einer früheren

Tetanie, auf Linsentrübungen und Schmelzdefekte an den Zähnen zu achten. Bei nicht genügender Aufmerksamkeit auf diese Zeichen kann es, wie wir auch an unserer Klinik wiederholt gesehen haben, mehrfach vorkommen, daß solche tetanigene Epilepsiefälle der kryptogenetischen, sogenannten genuinen Epilepsie verfallen.

Unter Berücksichtigung der Tatsache, daß ebenso wie beim Menschen auch bei der experimentellen Tiertetanie echte epileptische Krampfanfälle vorkommen, dürfen wir in dieser Epilepsie nicht ein additives Moment zur Tetanie sehen, sondern einen Krankheitszustand, der in engerem Sinne zum Bilde der Tetanie gehört, also eine Tetanieepilepsie.

Bei eklamptischen Anfällen kommt die Differentialdiagnose besonders gegenüber der Graviditätseklampsie und der Eklampsie der Kinder in Betracht. In letzterem Falle wird die Diagnose noch dadurch erschwert, daß es, wie wir früher erwähnt haben, auch eine echte tetanoide Späteklampsie gibt, die sich wie die Epilepsie nach vorhergegangenen typischen Carpopedalspasmen etablieren und später das Krankheitsbild vollkommen beherrschen kann. Auch in diesen Fällen wird in dem Nachweise der wichtigen Latenzsymptome und schließlich in gewissen anamnestischen Daten doch meistens die Entscheidung zu erbringen sein.

Besondere Sorgfalt erfordert die Diagnose der tetanoiden Zustände und chronischen Tetanien im Stadium der Latenz. Unsere Erfahrung hat uns gezeigt, daß eine große Zahl solcher Fälle in dem Notbehelfe der Klassifikation als Neurasthenie oder dergleichen untergehen. Eine gute allgemeine Kenntnis der Tetanie klärt dann gelegentlich manchen solcher Fälle als tetanoiden Zustand auf. Das bei unserem statistischen Material verhältnismäßig häufig nachgewiesene Vorkommen eines auf viele Jahre hinaus protrahierten latenten Verlaufes bei Fällen, die nach der Anamnese nur in früher Kindheit akute Phasen durchgemacht haben, legt die Vermutung nahe, daß auch an anderen Orten, die eine besondere Häufigkeit von Kindertetanie aufweisen, z. B. Bonn, Berlin u. a., derartige Fälle öfter gefunden werden müssen. Es ist selbstverständlich, daß alle anamnestischen Angaben, die auf die Möglichkeit einer Tetanie hindeuten, vom Untersuchenden entsprechend bewertet werden müssen. Dabei kommt es oft vor, daß eine vom Patienten selbst gar nicht als wesentlich vorgebrachte Angabe den richtigen Weg weist und ein genaueres Fahnden nach Tetanieantezedentien veranlaßt. Der objektive Nachweis von trophischen Störungen: Zahnschmelzdefekten, Linsentrübungen usw. wird die weiteren Schritte der Untersuchung sichern und schließlich im Vorhandensein von Latenzzeichen der Tetanie die Diagnose ergeben. Gegenüber leichten Fällen können eventuell ausgesprochene Akroparästhesien Schwierigkeiten bieten, die mehrfache Berührungspunkte mit der Tetanie haben: Anfallsweise auftretende Parästhesien und krampfhaftes Ziehen in den oberen Extremitäten, typische Exacerbationen während der kühlen Jahreszeit. Entscheidend für die Diagnose wird auch hier der Nachweis von Latenzsymptomen (Trousseau, Erb) sein, während das Facialisphänomen auch bezüglich dieser Fälle weniger eindeutig ist. In vereinzelten Fällen wird eine exakte Differenzierung beider Krankheitsbilder nicht möglich sein, doch sprechen sichere Tetanieantezedentien bei noch nachweisbaren Latenzzeichen für eine Unterordnung der Akroparästhesien unter das klinische Bild der Tetanie, selbst wenn sie von Cyanose und Ödem der Hände begleitet sind. Ich verweise hier nochmals auf das Vorkommen von vasoneurotischen Ödemen und dergleichen, die dem Ausbruche spontaner Krämpfe vorausgehen können, und dadurch den Eindruck einer primär vasoneurotischen Erkrankung nahelegen (siehe oben Kap. vasomot. troph. Störungen). Erst die elektrische Untersuchung, die in solchen Fällen auch aus anderen diagnostischen Gründen gemacht werden muß, deckt das Erbsche Phänomen auf und das Trousseausche Zeichen sichert die Diagnose. Solche Fälle konnte ich bisher dreimal sehen und war jedesmal überrascht, in dem Krankheitsbilde eine Tetanie erkennen zu müssen, da bei allen drei Fällen keine spontanen Muskelkrämpfe vorausgegangen waren.

Von den trophischen Störungen erfordern noch die Linsentrübungen und die Veränderungen an den Zähnen besondere diagnostische Beachtung. Erstere müssen uns immer, wenn sie präsenil, besonders in der Form der Cataracta perinuclearis auftreten, veranlassen, auf das sorgfältigste nach anamnestischen Daten der Tetanie, sowie nach dauernden Latenzzeichen zu suchen. Die Zahnveränderungen sind, wie wir oben erwähnt haben, oft auf Tetanie in der frühen Kindheit zurückzuführen und stellen ein auffälliges, dauerndes Wahrzeichen der damaligen Erkrankung dar. Wie wir bei der Schilderung des Krankheitsverlaufes erwähnt haben, können sich solche Tetanien mit längeren oder kürzeren Unterbrechungen bis über das sechste Jahrzehnt fortsetzen. Es kommt daher dem dauernden Zeichen des ersten Krankheitsbeginnes ein besonderer Wert zu. Hat man diese Zahnveränderungen bloß einige Male gesehen und beachten gelernt, so wird man schon nach dem ersten Anblick des Patienten darauf aufmerksam gemacht, nach der Tetanievorgeschichte und eventuell noch vorhandenen Latenzsymptomen zu suchen. Selbstverständlich werden nicht immer Latenzzeichen der Tetanie nachweisbar sein. Ob es sich in solchen Fällen um eine abgeheilte Tetanie handelt, bleibt oft eine offene Frage, weil die Schmelzdefekte vielleicht auch anderer Herkunft sein können. Der gleichzeitige Nachweis von Cataracta perinuclearis ist allerdings fast beweisend, zumal wenn anamnestisch von ,,Fraisen" im ersten bis zweiten Lebensjahre berichtet wird. In vielen Fällen entdeckten wir die Linsentrübungen auf Grund der richtigen Bewertung der augenfälligen Zahnveränderungen, während der Patient selbst keine subjektiven Störungen seines Sehvermögens hatte. Insbesondere führte uns die entsprechende Beachtung der Zahnveränderungen bei mehreren Fällen von Epilepsie auf den richtigen Weg zur Erkenntnis der tetanoiden Entstehung dieser Krämpfe und damit zur Ausscheidung aus der ,,genuinen" Epilepsie.

Eine Verwechslung der Tetanie mit Tetanus wird wohl bei entsprechender Sorgfalt in den seltensten Fällen möglich sein. Schon die Verteilung der Krämpfe ist bei Tetanus eine andere, Trismus und Krämpfe in der Rumpfmuskulatur, sowie in den unteren Extremitäten überwiegen hier gegenüber den tetanoiden Krämpfen in den oberen Extremitäten. Die hochgradige sensorische und sensible Übererregbarkeit fehlt bei Tetanie fast vollkommen, und schließlich sind die ausschlaggebenden Latenzsymptome der Tetanie bei Tetanus nicht vorhanden. Bezüglich der Differentialdiagnose gegenüber Pseudotetanus neonatorum verweise ich auf Escherichs Monographie ,,Die Tetanie der Kinder" und Pfaundler ,,Über den Pseudotetanus der Kinder" usw., Monatsschr. f. Kinderheilk. 1904. Desgleichen bezüglich Hochsingers Myotonie der Säuglinge und anderer Krämpfe der Kinder bei Magen-Darmkrankheiten usw. auf die Handbücher der Kinderheilkunde.

Gegenüber den psychogenen, sogenannten hysterischen Krämpfen kann die Diagnose unter Umständen besondere Schwierigkeiten bieten. Es gibt in dem Rahmen dieser Krankheit Krampfanfälle, die diejenigen der Tetanie weitgehend imitieren können. Dazu kommt noch, daß in einzelnen Fällen auch eine dem Trousseauschen Phänomen ähnliche Auslösbarkeit von Krämpfen, sowie die von Marina beschriebene „neurotonische" Veränderung der elektrischen Erregbarkeit bestehen kann. Was den Verlauf dieser psychogenen Krämpfe selbst anlangt, ist daran zu erinnern, daß sie regelmäßig im Anschlusse an affektvolle Erlebnisse einsetzen, sowie daß der Ablauf des einzelnen Anfalles nicht immer die für Tetanie charakteristische Form beibehält, sondern die polymorphen für Hysterie eigentümlichen Formen annimmt. Das Trousseau ähnliche Phänomen, das sich in solchen Fällen findet, ist auch etwas verschieden von dem echten Trousseauschen Zeichen. Es fehlen vor allem die initialen fasciculären Zuckungen in jenen Muskelgruppen, die im späteren Verlaufe des Phänomens tonisch kontrahiert bleiben. Der Krampf setzt gewöhnlich plötzlich ein, die Hand nimmt nicht jedesmal die typische Geburtshelferstellung ein, sondern verschiedene Formen von Faustschluß usw., weiter läßt sich das Phänomen in vielfacher Weise suggestiv beeinflussen. Was die elektrische Erregbarkeit anlangt, kann hier auf die oben angegebenen Vorsichtsmaßregeln hingewiesen werden. Eine genauere Beschreibung derartiger Pseudotetaniefälle findet sich in einer Arbeit von Curschmann, der auch andere Fälle aus der Literatur berücksichtigt. Im Zusammenhange mit diesen, rein psychogenen Erkrankungen muß erwähnt werden, daß andererseits echte Tetanien vorkommen, zu denen sich ausgesprochen psychogene Krankheitserscheinungen, wie Sensibilitätsstörungen, atypische Krampfanfälle, psychogene Paresen, Angstzustände usw. gesellen können. Derartige Fälle sind von Westphal, Curschmann, v. Frankl-Hochwart u. a. beschrieben.

Gegenüber von Beschäftigungskrämpfen verschiedener Art und lokalisierten Muskelkrämpfen (Crampi) wird die Differentialdiagnose gewiß durch die eigentümliche Lokalisation, durch das Aufhören derselben nach dem Aussetzen der betreffenden Arbeiten, sowie durch den Mangel der charakteristischen Latenzsymptome der Tetanie leicht zu stellen sein.

Pathogenese und Ätiologie.

Schon der Gang der bisherigen Schilderung der Erkrankung in ihrem Zusammenhange mit verschiedenen auslösenden Faktoren machte es notwendig, wiederholt auf vergleichbare Beobachtungen im Tierexperimente hinzuweisen, um dadurch den klinischen Erscheinungsformen gleich von Anfang an jene Stellung anzuweisen, die ihnen in dem einheitlichen Gesamtbilde der Tetanie zukommt. Im folgenden sollen die klinischen und experimentellen Ergebnisse in ihrer Bedeutung für die Entwicklung der Lehre von der Pathogenese der Tetanie kurz zusammengefaßt werden.

Während man früher in der strumipriven Tetanie, in der Tetanie der Maternität, der Magen-Darmkrankheiten usw. ätiologisch und pathogenetisch verschiedene Erkrankungen sah, nötigte später die richtige klinische Übersicht zunächst zur Erkenntnis, daß diese verschiedenen Krankheitsformen in ihrem ganzen Verlaufe keinerlei wesentlichen klinischen Unterscheidungsmerkmale erkennen lassen. Die eigentümliche Art und Verteilung der Krämpfe einschließlich der epileptiformen, die Parästhesien, trophische Störungen, die latenten Zeichen der Tetanie finden sich in verschiedenen Variationen ganz gleichartig bei allen „Formen" der Erkrankung. Auf Grund dieser Beobachtung stellte Schultze 1895 die Vermutung auf, daß die verschiedenen, als Ursachen der Erkrankung angesehenen Faktoren nur die Bedeutung auslösender Momente haben, während die eigentliche Ursache der Tetanie in einer noch unbekannten, endemisch auftretenden Schädigung zu suchen sei, die zu Kropfbildung und Tetanie führe. Die Annahme der Wesensgleichheit der verschiedenen „Tetanieformen" begegnete in den folgenden zehn Jahren, obwohl schon die Entdeckung der Epithelkörperchen und ein wesentlicher Teil ihrer physiologischen und pathogenetischen Bedeutung bekannt war, merkwürdigerweise noch lebhaftem Widerstande von seiten vieler Kliniker, so daß noch eine Reihe von klinischen und experimentellen Arbeiten nötig war, um diese wichtige Erkenntnis zur Anerkennung zu bringen. Hierher gehören die klinischen und experimentellen Studien von Jeandlize 1902, Biedl 1903, die mit Erfolg für die Ableitung der menschlichen Tetanie aus Epithelkörperchenschädigung eintraten, weiter von Pineles, der 1906 auf Grund sorgfältiger Vergleichung aller klinischen Merkmale der Erkrankung die Wesensgleichheit aller „Formen" betonte. In dasselbe Jahr (1906) fallen auch die höchst verdienstvollen Arbeiten von Erdheim, sowie die klinischen Studien von Chvostek jun. Den genannten Autoren schlossen sich v. Eiselsberg, Kocher, Paltauf, Weichselbaum, Escherich, v. Frankl-Hochwart u. a. an. Nicht recht verständlich muß in Anbetracht der erwähnten sorgfältigen vergleichenden Studien die Auffassung vereinzelter Pädiater, z. B. Thiemich, Stölzner u. a. bleiben, die die Tetanie der Kinder von der der Erwachsenen als eine pathogenetisch nicht gleichartige Erkrankung abtrennen zu müssen glauben. Der Beweis für die Gleichheit liegt einerseits in der ganz gleichen Symptomatik und Verlaufsart, andererseits in dem nachweislichen Übergange der Kindertetanie in die der Erwachsenen.

Wie schon in der Einleitung erwähnt, bewirkten die ersten Publikationen postoperativer Tetanie aus der Billrothschen Klinik einen äußerst fruchtbaren Anstoß zur experimentellen Forschung, und die Untersuchung v. Eiselsbergs, v. Wagner-Jaureggs u. a. nötigen zunächst zur Annahme, daß die Tetanie mit Schädigungen im Gebiete der Schilddrüse in pathogenetischem Zusammenhange steht. Die Entdeckung der Epithelkörperchen durch Sandström im Jahre 1880 blieb zunächst durch mehr als ein Jahrzehnt unbeachtet; erst ihre genauere anatomische und entwicklungsgeschichtliche Erforschung durch Moussu, Kohn, Gley, Verdun u. a. nötigten zu einem von vielen Seiten mit großem Erfolge aufgegriffenen neuen experimentellen Erforschen der Tetanie. Damit ergab sich gleichzeitig eine Aufklärung über die eminente physiologische Bedeutung dieser lange Zeit übersehenen kleinen Drüsenkörperchen, die von Kohn wegen ihres Zellcharakters den Namen „Epithelkörperchen" erhielten. Auf Grundlage von Kohns sorgfältigen anatomischen Studien 1895 folgen nun die sehr beachtenswerten Arbeiten von Vassale und Generali 1896, die den ursächlichen Zusammenhang zwischen Epithelkörperchenschädigung und Tetanie zum erstenmal beweisen. Daran schließen sich eine Reihe weiterer wertvoller experimenteller und pathologisch-anatomischer Untersuchungen, die Vassales und Generalis Ergebnisse bestätigen und erweitern: Cristiani, Gley, Jeandlize, Verstraeten und van der Linden, Lusena, Welsch, Walbaum, Civalleri, Biedl, Pineles, Lanz, Erdheim, Mac Callum, Adler und Thaler, Königstein, Mayer und Pfeiffer, Eppinger, Falta, Rudinger u. a. Die wesentlichen Ergebnisse aller dieser Arbeiten lassen sich kurz folgendermaßen zusammenfassen: Die Epithelkörperchen stellen gegenüber der Schilddrüse ein entwicklungsgeschichtlich und morphologisch verschiedenes Gewebe dar, und sind bei allen Säugetieren, bei Vögeln, Schildkröten, Schlangen und Amphibien nachweisbar. Ihre Zahl beträgt bei den Säugetieren im allgemeinen vier. Sie werden in ein inneres und äußeres oder oberes und unteres Paar unterschieden.

Die Entstehung der Epithelkörperchen geschieht entwicklungsgeschichtlich aus der dritten und vierten Kiemenspalte. Nach ihrer Ausbildung machen sie eine Wanderung nach unten zu durch und zwar dasjenige aus der dritten Kiemenspalte weiter abwärts als das aus der vierten, so daß das Epithelkörperchen der vierten zum oberen, das der dritten zum unteren wird. Außerdem gibt es bei den verschiedenen Tierarten eine sehr schwankende Anzahl von akzessorischen Epithelkörperchen, deren Zahl namentlich bei Herbivoren (z. B. Kaninchen, Ziege) eine recht große ist. Auch die Funktionsfähigkeit der akzessorischen Epithelkörperchen ist so gut, daß nach Exstirpation der Hauptepithelkörperchen bei den meisten Herbivoren keine Tetanie auftreten muß. Aus der Unkenntnis dieser akzessorischen Epithelkörperchen erklärte sich später (Gley 1891) die irrtümliche Annahme, daß die Herbivoren im Gegensatze zu den Carnivoren keine Tetanie zeigen (Horsley, Moussu).

Beim Menschen liegt das obere meist kleinere Epithelkörperchen für gewöhnlich an der Hinterfläche des Seitenlappens, etwa in der Mitte seiner Höhe, der Schilddrüse dicht anhaftend, das untere größere findet sich in der Nähe des unteren Poles in weniger enger Verbindung mit der Schilddrüse. Die Blutversorgung der Epithelkörperchen geschieht durch die Arteria thyreoidea inferior. Geis unterscheidet die Ästchen für die beiden Epithelkörperchen als Arteria parathyreoidea superior und inferior. Außer dem Ursprunge aus der Thyreoidea inferior kommt auch ein solcher aus einer Anastomose zwischen Arteria thyreoidea superior und inferior vor. Die Aufsuchung der Epithelkörperchen, besonders des oberen, gelingt am besten, indem man die Arteria thyreoidea gegen ihre Endverzweigungen verfolgt. Abweichungen von der genannten Lage der Epithelkörperchen finden sich vor allem im Sinne von Höhenveränderungen. So kann das obere sowohl dem oberen Pole anliegen als auch zum unteren Schilddrüsenpole herabgelangen und hier sogar mit dem unteren verschmelzen. Das untere kann weit hinab bis zur Thymus verlagert sein. Diese Verlagerungen können entweder bloß ein einzelnes Epithelkörperchen betreffen oder sie werden alle in gleichem oder verschiedenem Sinne verlagert. Dazu kommt noch, daß die Epithelkörperchen von der Oberfläche der Schilddrüse her in tiefere Faltungen dieser Drüse geraten können, sowie daß das eine oder andere Epithelkörperchen außerordentlich klein ist oder sogar vollkommen fehlt. Bei Struma können die Epithelkörperchen ihre Gestalt in verschiedenem Sinne verändern. Sie werden platt gedrückt, in die Länge gezogen und dergleichen mehr. Außer den vier Hauptepithelkörperchen finden sich auch beim Menschen ab und zu akzessorische Nebenschilddrüsen, die dann meist in der Gegend der Thymus liegen.

Traumatische Schädigung (Exstirpation, Kauterisation, Ligierung der Gefäße, Vrebély, Hagenbach) der Epithelkörperchen führt bei allen Säugetieren zum typischen Bilde der Tetanie, deren klinische Zeichen, wie schon erwähnt, in allen wesentlichen Zügen jener der menschlichen Tetanie gleichen und deren Verlauf und Intensität im allgemeinen dem Grade der Schädigung parallel geht: Fibrilläre Zuckungen, vorwiegend tonische Krämpfe, an deren Stelle zum Teil klonische und epileptische treten können, Laryngospasmus, namentlich bei jungen Tieren (O. Mayer und Pfeiffer), trophische Störungen der Haare, Zähne und Linsen (Erdheim), Trousseausches Zeichen (Erdheim), Erhöhung der elektrischen Erregbarkeit (v. Wagner-Jauregg), Parästhesien (J. Wagner, Vassale, Drobnik, Rouxeau, Erdheim), so daß bis auf das letzte Glied der menschlichen Tetanie alle auch in der experimentellen Tiertetanie vertreten sind. Auch bei Vögeln (Doyon und Jouty), sowie bei

Schildkröten (Doyon und Kareff) findet sich ein gleichartiges Krankheitsbild. Es ist daher vollauf berechtigt, die experimentelle Tetanie in ihrer klinischen Prägung derjenigen des Menschen gleichzustellen (Vassale und Generali, Biedl, v. Eiselsberg, Jeandlize, Pineles, Erdheim, Chvostek, v. Frankl-Hochwart, Escherich usw.). Bei einer Reihe von erwachsenen Tieren (Hund, Katze, Ratte) bewirkt die Entfernung der vier Epithelkörperchen eine äußerst stürmische Tetanie, die schon wenige Stunden nach der Operation auftreten kann und in wenigen Tagen zum Tode führt. Nach partieller Exstirpation der Epithelkörperchen kommt es in vielen Fällen zu einer nachweislichen Hypertrophie der zurückgebliebenen. Bei einseitiger Exstirpation und Einheilung der Epithelkörperchen (am beaen zwischen Fascie und Peritoneum) kann zunächst jedes Zeichen von Tetanie ausbleiben. Wenn dann nach entsprechender Zeit die in situ gelassenen Epithelkörperchen der anderen Seite entfernt werden, so kann es zu einer vorübergehenden Tetanie kommen, oder das Versuchstier findet mit dem transplantierten Epithelkörperchen ein vollkommenes Auslangen. Werden aber schließlich auch diese entfernt, so entwickelt sich eine typische letale Tetanie (Lusena, Walbaum, Camus, Cristiani, Biedl, Leischner u. a.). Bei totaler Exstirpation der Schilddrüse unter Schonung der Epithelkörperchen bleiben alle Zeichen von Tetanie aus.

Eine absolute Analogie bezüglich der Entstehung der Erkrankung zwischen der menschlichen und experimentellen Tetanie der Tiere ließ sich bisher nur für die Tetania parathyreopriva nachweisen, diese aber in vollkommenster Weise, da sie eigentlich eine Wiederholung des Tierexperimentes darstellt, denn auch hier handelt es sich um Exstirpation oder traumatische Schädigung der Epithelkörperchen. Seit den schon mehrfach erwähnten ersten Fällen an der Klinik Billroth haben sich derartige Fälle von postoperativer Tetanie so oft wiederholt, daß ein Zweifel an dem kausalen Zusammenhange nicht mehr bestehen kann. Der anatomische Nachweis des operativen Epithelkörperchenverlustes in solchen Fällen wurde schließlich auf dem Wege postmortaler Untersuchungen durch Pineles und die äußerst sorgfältigen und mühevollen Arbeiten Erdheims in einwandfreier Weise erbracht. Ersterer hat zum Beweise für den pathogenetischen Zusammenhang der menschlichen Tetanie mit Epithelkörperchenschädigung in voller Berechtigung auch darauf hingewiesen, daß die Tetanie in Fällen von Exstirpation eines Zungenkropfes immer ausbleibt. Desgleichen, daß sie bei reiner Thyreoaplasie und Myxödem fehlt. (In den Fällen von Zungenkropf haben die Epithelkörperchen ihren normalen Descensus vollzogen, während die Thyreoidea in der Höhe des Zungengrundes geblieben ist, daher können erstere bei dem chirurgischen Eingriffe in diese Gegend gar nicht verletzt werden.)

Im Zusammenhange mit der postoperativen Tetanie war die Beantwortung der Frage, wieviel Epithelkörperchen zum Leben resp. zum Vermeiden der Tetanie nötig sind, von großem Interesse. Die Antwort haben mehrere Autoren auf Grund ihrer Untersuchungen zu geben versucht, doch kommen sie zu keinem übereinstimmenden Resultate. Erdheim findet, daß ein bis zwei Epithelkörperchen ohne Tetaniefolgen entbehrt werden können. Benjamins dagegen gibt an, daß schon nach dem Verluste eines, in anderen Fällen erst nach dem Verluste von drei Epithelkörperchen Tetanie auftritt. Eine einfache zahlenmäßige absolut gültige Beantwortung der Frage ist also nicht in dogmatischer Form möglich. Die natürliche Begründung dafür liegt in der verschiedenen Größe und physiologischen Wertigkeit der einzelnen Epithelkörperchen. Das eine oder beide Epithelkörperchen der einen Seite können z. B. größer sein als die anderen, und damit ist auch der pathologische Ausfall bei Exstirpation derselben ein größerer. Dazu kommt noch die Möglichkeit einer eventuellen direkten Schädigung der zurückgebliebenen Epithelkörperchen, etwa durch Kompression von seiten einer Struma oder durch andere lokale krankhafte Prozesse. Im allgemeinen gilt jedoch die Erfahrung, daß die Entfernung eines Epithelkörperchens ohne jeden Schaden vertragen wird.

Neben der direkten postoperativen Tetanie hat auch die Erkrankung in der Maternität durch das Tierexperiment so viel an Aufklärung gewonnen, daß an ihrem pathogenetischen Zusammenhange mit relativer Epithelkörpercheninsuffizienz nicht mehr gezweifelt werden kann. Als Beweise dafür dienen die Fälle von Maternitätstetanien bei Tieren, die vorher eine partielle Epithelkörperchenschädigung erlitten haben, ohne jedoch an Tetanie zu erkranken (Vassale, Erdheim, Adler und Thaler), und weiter die analogen menschlichen Fälle nach vorhergegangener operativer Schädigung der Epithelkörperchen (Meinert, v. Eiselsberg). (Genaueres hierüber siehe oben: Maternitätstetanie.) Ein weiterer Beweis für die Abhängigkeit der menschlichen Tetanie von der Epithelkörperchenfunktion ist in der erfolgreichen Transplantation von Epithelkörperchen zu Heilungszwecken bei ausgebrochener schwerer Tetanie zu sehen. wie in den Fällen von v. Eiselsberg, Pool, Garré und Danielson. Wenn auch für die idiopathische Tetanie mit ihren verschiedenen auslösenden Ursachen noch nicht der strikte Beweis erbracht worden ist, daß sie auf eine anatomisch immer nachweisliche Epithelkörperchenschädigung bezogen werden kann, so erlauben doch die Verhältnisse der Maternitätstetanie und der direkten Parathyreopriven bei der vollkommenen Übereinstimmung des klinischen Tetaniebildes keine Sonderstellung für die Pathogenese der übrigen idiopathischen Erscheinungsformen der Krankheit.

Mit dieser Annahme einer einheitlichen Pathogenese der Tetanie ist jedoch zunächst nur der Weg für weitere Forschung gewiesen, denn die eigentliche Ätiologie der idiopathischen Tetanie, die Art der Epithelkörperchenschädigung entzog sich bisher in den meisten Fällen einem histologischen Nachweise. Dazu muß noch berücksichtigt werden, daß den pathologisch-anatomischen Untersuchungen der Epithelkörperchen bis in die letzte Zeit überhaupt sehr wenig Aufmerksamkeit geschenkt wurde. Insbesondere Erdheim hat diese Lücke auszufüllen gesucht und in jahrelangen Untersuchungen zahlreiche pathologische Prozesse in den Epithelkörperchen nachgewiesen. Sie stellen sowohl selbständige Erkrankungen als Teilerscheinungen allgemeiner pathologischer Veränderungen dar: Frische und alte Blutungen mit Cystenbildung, leukämische Infiltration, Carcinommetastasen, Tuberkulose, Bakterienembolie, Retentionscysten, Adenome. Yanase setzte unter Erdheims Leitung die Untersuchungen bei Kindern fort und fand eine ganz unerwartete Häufigkeit von Blutungen: Bei 33 (gleich 37 Proz.) von 89 ohne Wahl untersuchten Fällen. Auch von anderer Seite, wie Petersen, v. Verbély, Jeandlize, Schmorl, Benjamins, Pepere u. a. wurden Blutungen und Tuberkulose nachgewiesen. Tumoren der Epithelkörperchen wurden weiter beschrieben von de Santi, Benjamins, Mac Callum, Ascanazy, Hulst, Weichselbaum, Verbély u. a. Bei den meisten dieser Fälle wurde nichts von Tetanie beobachtet, doch muß bemerkt werden, daß das untersuchte Material zum größten Teile Fälle betrifft, die klinisch nicht besonders nach Tetaniezeichen untersucht worden waren. Die pathologischen Untersuchungen beweisen also zunächst, daß an den Epithelkörperchen die verschiedensten krankhaften

Prozesse vorkommen können. In den Fällen von Yanase waren unter den 89 Fällen 50 genauer beobachtet und zeigten elektrische Übererregbarkeit, sowie andere tetanoide Erscheinungen. Hier scheint also doch ein Zusammenhang zwischen den pathologischen Veränderungen und der manifesten Tetanie vorzuliegen. In demselben Sinne spricht für eine ätiologische Bedeutung dieser beim Kinde vielleicht schon intra partum entstehenden Blutungen der Befund alter Hämorrhagien in einem Falle chronischer Tetanie bei einem eineinhalb Jahre alten Kinde von Tomaki Toyofuku und desgleichen in den Fällen von Fischl, Strada-Chiari, Harvier. Auch Escherich akzeptiert in seiner Monographie der Kindertetanie diese Blutungen als ein ätiologisches Moment. Auf einem gleichen Standpunkte steht Erdheim, der sie als erster in zwei Fällen nachwies. Er sieht in ihnen ein prädisponierendes, nicht aber das ätiologische Moment im engeren Sinne des Wortes.

Dasselbe gilt für die verschiedenen anderen pathologischen Befunde an den Epithelkörperchen. Von anderer Seite (Thiemich, Stölzner, Baginsky, Grosser und Betke u. a.) wird den Epithelkörperchenblutungen eine ätiologische Bedeutung für die Tetanie abgesprochen, weil die Häufigkeit und Ausdehnungen der Blutungen in keinem gleichen Verhältnisse zur Tetanie stehen (negative Befunde auch bei Curschmann, Schiffer-Reindorf, Eckert, Harvier, Stuckenberg). Für die lebensgefährliche Bedeutung von ausgedehnten, mit Zerstörung des Gewebes verbundenen Blutungen in den Epithelkörperchen spricht andererseits die Beobachtung von Grosser und Betke, die in drei Fällen von plötzlichem Tode bei Kindern pathologisch-anatomisch nichts anderes als frische ausgedehnte Blutungen in den Epithelkörperchen nachweisen konnten.

Auffällig geringe Anhaltspunkte lieferte die bisherige histologische Untersuchung der Epithelkörperchen bei Tetanie der Erwachsenen. Die untersuchten Fälle betreffen meist Tetanie in Verbindung mit anderen schweren Erkrankungen, in denen die eigentliche Causa mortis gesehen werden muß, wie z. B. Carcinom des Verdauungstraktes oder andere schwere Magenkrankheiten usw. Erdheim fand die Epithelkörperchen bei drei solchen Fällen und in einem Falle, der gleichzeitig einen Kleinhirntumor hatte, frei von nachweisbaren Veränderungen. Auch Königstein konnte bei der Untersuchung eines Falles von Tetanie mit Carcinom des Pankreas, sowie in einem Falle von Kindertetanie bei den gewöhnlichen Färbemethoden nichts Pathologisches nachweisen. Auffällig war jedoch eine starke Jodreaktion und das Verhalten bei der Glykogenfärbung nach Best: Eine große Anzahl von roten Körnchen und Schollen in den Zellen. Gleichartige Kontrolluntersuchungen an weiteren Fällen fehlen vorläufig fast gänzlich. In der allerletzten Zeit hat die Kasuistik der pathologisch-anatomischen Untersuchungen der Epithelkörperchen noch einige wertvolle Ergänzungen erfahren. Haberfeld fand Narben mit Atrophie der Epithelkörperchen, Amyloidosis, angeborene Hypoplasie bei Lues hereditaria. Er ist geneigt, in den Blutungen der Epithelkörperchen die Ursache einer dauernden Schädigung mit konsekutiver Hypoplasie der Epithelkörperchen zu sehen. Die Untersuchungen der Epithelkörperchen bei K. Wirths drei Fällen von Tetanie im höheren Alter durch Erdheim ergab verschiedene Formen von Atrophie und alten Narben. Stumme und Lorenz fanden in je einem Falle von Tetanie bei Basedow Tuberkulose eines Epithelkörperchens. Einen ähnlichen Befund hatten Carnot und Delion. Unter den pathologischen Veränderungen muß auch die Dehnungsatrophie der Epithelkörperchen erwähnt werden, die diese durch rasch wachsende oder große Strumen infolge

von Verwachsung von Thyreoidea- und Epithelkörperchenkapsel erleiden
können (Benjamins, Erdheim). Hierher gehörige Fälle sind beschrieben
von Pineles, Lorenz, Exner u. a.

Der Überblick über die vorhandenen krankhaften Veränderungen der
Epithelkörperchen lehrt also, daß zwar in einer beachtenswerten Zahl von
Fällen positive pathologische Ergebnisse vorliegen, die geeignet sind, mit den
funktionellen Störungen in Beziehung gebracht zu werden, doch stehen diesen
Fällen mindestens ebenso viele mit negativem Befunde an den Epithelkörperchen
entgegen. In der Mehrzahl der Fälle handelt es sich um gröbere pathologische
Prozesse chronischer Art, die nur als prädisponierendes Moment für Tetanie
aufgefaßt werden können. Einheitliche Befunde, die geeignet wären,
das ganze klinische Krankheitsbild mit seiner eigentümlichen
Verlaufsart pathologisch-anatomisch zu stützen, fehlen noch so
gut wie vollkommen. Die epidemisch-endemischen Charaktere der Erkrankung und damit die eigentliche Ätiologie sind noch vollkommen unklar.
Ob die pathologisch-anatomischen Untersuchungen berufen sein werden, über
diese Fragen die befriedigende Aufklärung zu erbringen, läßt sich vorläufig
nicht absehen. Vermutlich werden auch andere Forschungswege berücksichtigt
werden müssen, doch muß der pathologisch-anatomischen Untersuchung zugute
gehalten werden, daß wir kaum über die ersten Anfänge dieser Epithelkörperchenuntersuchungen hinaus sind. Es fehlt auch nicht an Stimmen, die überhaupt die Möglichkeit eines sicheren pathologisch-anatomischen Nachweises
in allen Fällen negieren und dafür annehmen, daß es sich nur um funktionelle
Störungen der Epithelkörperchen handeln kann, etwa ähnlich, wie sie bei einer
Anzahl anderer Drüsen im Laufe verschiedener Infektionskrankheiten vor-
komme. Störungen, die vielleicht erst in sehr lange dauernden schweren Fällen
von einer histologisch nachweisbaren Strukturveränderung begleitet sein
können. Im Zusammenhange hiermit sei auch auf das allerdings seltene Vorkommen von Kretinismus bei histologisch normaler Tyreoidea verwiesen.

Noch lange vor der pathologisch-anatomischen Erforschung der Epithel-
körperchen kam in Berücksichtigung der klinischen Erscheinungen, die vor
allem auf verschiedene Störungen nervöser Leistungen hinwiesen, auch die
Untersuchung des zentralen und peripheren Nervensystems wiederholt zur
Erörterung, doch sind die Ergebnisse so verschiedenartig und in den meisten
Fällen negativ, so daß kein sicherer Schluß für die primäre Erkrankung des
zentralen Nervensystems gezogen werden konnte. Unter den pathologischen
Befunden kommen wiederholt Angaben über Blutungen in den Meningen vor,
über kleinere und größere Hämorrhagien in Gehirn und Rückenmark, Ödem,
Hydrocephalus internus, Veränderungen an den Intervertebralganglien usw.
Eine ernstere Bedeutung schien Veränderungen in den motorischen Vorder-
hornzellen zuzukommen (Weiß, Traina, Ferranini u. a.). Der Nachweis
gleichartiger Veränderungen bei Tetanie des Hundes durch Vassale legte
gleichfalls einen ursächlichen Zusammenhang derselben mit der Erkrankung
nahe; in gleichem Sinne schienen die Befunde Peters von hämorrhagischer
Pachymeningitis der Hals- und Lendenanschwellung, Neuritis der vorderen
Wurzeln, sowie Entzündungserscheinungen in den Intervertebralganglien zu
sprechen, doch konnte dieser Befund in späteren Untersuchungen Anderer nicht
bestätigt werden. In einem von Zappert untersuchten Falle der Klinik
Escherichs fanden sich zwar auch leichte Veränderungen in den Spinalganglien,
Vermehrung der Endothelzellen und ähnliches, doch nichts, was eine ätio-
logische Bedeutung für die Erkrankung haben konnte. Einer der letzten Fälle,

die zur Veröffentlichung gekommen sind, ist der schon erwähnte, in jeder Richtung sorgfältig untersuchte Fall einer Kindertetanie von Tomaki Toyofuku. Es handelte sich um eine sehr schwere chronische, über ein Jahr dauernde Tetanie, die mit Recht den Schluß gestattete, daß sich in diesem Falle eindeutige Veränderungen im zentralen Nervensystem nachweisen lassen mußten, wenn überhaupt bei Tetanie damit gerechnet werden soll, und doch war das Ergebnis im wesentlichen ein negatives. Was sich feststellen ließ, mußte als sekundäre Veränderungen und Entwicklungshemmungen aufgefaßt werden, die in ihrer Entstehung so wie die übrige allgemeine Entwicklungshemmung auf die Insuffizienz der Epithelkörperchen bezogen wurde. Die Tetanie als solche konnte aber keinerlei ätiologische Stütze in diesen Veränderungen des zentralen Nervensystems finden. Eine gleichartige Auffassung derartiger Veränderungen als sekundäre Krankheitserscheinungen wird auch von anderen objektiven Autoren vertreten. Die verschiedenen anderen gelegentlichen Veränderungen im zentralen Nervensystem haben wohl nur die Bedeutung von Zufälligkeitsbefunden.

Nach diesen Ergebnissen ist also von der pathologisch-anatomischen Untersuchung des Nervensystems mit den bisherigen Methoden keine Stütze zur Ätiologie der Erkrankung zu erwarten. Die nachgewiesenen sekundären Veränderungen scheinen jedoch als pathologisch-anatomischer Ausdruck für gewisse allgemeine Störungen von seiten des Nervensystems angesprochen werden zu können, wie sie sich im Gefolge lange dauernder Tetanie finden. Andererseits steht mit dem negativen Befunde im Nervensystem im Einklange, daß auch bei sehr schweren Fällen nach vollkommener Heilung keinerlei dauernde Störungen zurückbleiben. (Als Beispiel sei der durch Transplantation von Epithelkörperchen geheilte außerordentlich schwere, von Psychose begleitete Fall Danielsons erwähnt.)

Bevor wir zur Besprechung darüber kommen, wie wir uns die physiologischen Beziehungen der Epithelkörperchen zu nervösen Funktionen vorstellen können, müssen noch einige Ausfallserscheinungen, die im Tierexperiment nach Epithelkörperchenschädigung nachweisbar sind, erwähnt werden. Sie sind bei der menschlichen Tetanie nur ausnahmsweise oder weniger eindeutig vorhanden und wurden deshalb bei der Schilderung des Krankheitsbildes entweder nur flüchtig erwähnt oder ganz übergangen. Hier sollen die experimentellen Ergebnisse nur in aller Kürze angeführt werden. Bezüglich der ausführlichen Berichte und Literatur verweise ich auf die Arbeiten von Mac Callum und Vögtlin, Eppinger, Falta und Rudinger, auf die ich mich im folgenden stütze. Nach Exstirpation der Epithelkörperchen ist die Assimilationsgrenze für Zucker herabgesetzt. Nach Adrenalininjektion findet sich in solchen Fällen eine verstärkte Glykosurie. Das Verhalten des Hungereiweißumsatzes ist noch nicht genügend aufgeklärt. In einigen Fällen scheint er normal zu bleiben, in anderen ist er beträchtlich gesteigert. Die Kalkausscheidung ist erheblich vermehrt (Mac Callum und Vögtlin, Quest, Leopold und v. Reuss, Cottoni, Neurath). Dagegen nimmt Stölzner, allerdings mit weniger exakten chemischen Beweisen, eine Kalkstauung an, auch Welde fand beim parathyreoidektomierten Hunde eine Kalkstauung. Cybulski konnte im Gegensatze dazu Stölzners Auffassung nicht anerkennen. Die Chlorausscheidung ist nach Epithelkörperchenverletzung im Hunger beträchtlich gesteigert. Im Blute tritt eine hochgradige Verminderung der eosinophilen Zellen auf.

Den Epithelkörperchen kommt also, ähnlich wie dem Pankreas, eine hemmende Wirkung auf den Kohlehydratstoffwechsel zu, nur ist die Wirkung des letzteren hierauf stärker. Auch auf den Eiweißstoffwechsel wirken beide hemmend, doch kommt hier den Epithelkörperchen vielleicht eine noch größere Rolle zu. Bezüglich des Salzstoffwechsels wirkt das Pankreas auf den Phosphor, die Epithelkörperchen auf den Kalkstoffwechsel hemmend. Interessant ist ein gewisses gegensätzliches Verhalten zwischen Schilddrüse und Epithelkörperchen. Nach Exstirpation der ersteren ist der Hungereiweißumsatz herabgesetzt, die Assimilationsgrenze für Kohlehydrate erhöht, desgleichen ist der Einfluß auf den Kalkstoffwechsel und das Nervensystem ein entgegengesetzter. Nach Exstirpation der Schilddrüse hypertrophieren die zurückgebliebenen Epithelkörperchen (Gley, Hofmeister, Moussu, Rouxeau, Walbaum, Paltauf, Biedl u. a.) und umgekehrt die Schilddrüse nach Entfernung der Epithelkörperchen (W. Edmunds, Lusena, Vassale und Generali). Die Tetanie ist nach reiner Parathyreoidektomie stürmischer und schwerer als nach kombinierter Thyreo-Parathyreoidektomie (Vassale und Generali, Eppinger, Falta, Rudinger, Gulecke). Biedl konnte sich jedoch hiervon nicht mit Sicherheit überzeugen und spricht sich über den Antagonismus beider Drüsen sehr reserviert aus. Walbaum nimmt an, daß das Möbius-Serum und Rodagen sowie die Milch thyreoidektomierter Ziegen infolge ihres verhältnismäßig erhöhten Epithelkörperchen-Serumgehaltes den Erscheinungen von Hyperthyreodismus entgegenwirken. Moussu und Charrin berichten von einer Verschlechterung des Myxödems und einer Besserung des Basedow bei Verabreichung von Pferde-Epithelkörperchensubstanz. Den Gegensatz zu diesen Beobachtungen, der in dem scheinbaren Erfolge von Schilddrüsenzufuhr bei Tetanie liegt, erklärt Rudinger mit der Annahme, daß solche Fälle immer auf spontane Erholung der eigenen (akzessorischen) Epithelkörperchen bezogen werden müssen, die trotz und nicht infolge der Schilddrüsentherapie zustande kommt. (Mac Callum denkt daran, daß die erhöhte Kalkausscheidung bei Epithelkörpercheninsuffizienz die Ursache für die allgemeine Erhöhung der nervösen Erregbarkeit darstellen kann. Von den meisten anderen Autoren wird diese Annahme jedoch nicht geteilt und die Versuche, die zur Entscheidung der Frage von Pexa, Parhon und Dumitresco unternommen wurden, sprechen gegen Mac Callum).

Auch der Nebennieren muß noch als eines der wichtigsten Antagonisten der Epithelkörperchen Erwähnung geschehen, denn ein Teil der Störungen nach Epithelkörperchenschädigung ist wohl auf ein relatives Überwiegen des chromaffinen Systems zurückzuführen. Dahin gehört die größere Mobilisierung der Kohlehydrate und das Verschwinden der Eosinophilen aus dem Blute. Nach den sehr beachtenswerten Versuchen von Gulecke verschwinden die Tetaniekrämpfe direkt nach Exstirpation der Nebennieren, und der Exitus des Tieres erfolgt ohne Rückkehr der Tetanie unter den Zeichen des Nebennierenverlustes. Dies gilt jedoch nur für den Fall, als mit den Epithelkörperchen auch die Schilddrüse entfernt wird. Bleibt letztere zurück, so ist die Ausschaltung der Nebennieren nur von vorübergehendem Erfolge. Gulecke sieht darin einen Beweis mehr für den Antagonismus zwischen Schilddrüse und Epithelkörperchen. An die Stelle der Exstirpation der Nebennieren kann mit ebenso sicherem Erfolge die Unterbindung der zugänglichen Nebennierenvenen treten, nur mit dem Unterschiede, daß die Tiere nicht in verhältnismäßig kurzer Zeit zugrunde gehen, sondern sich bis zu fünfeinhalb Tagen wie völlig gesunde Tiere verhalten. Dann folgt wieder zunehmende Tetanie wie bei Tieren mit ungeschädigten Nebennieren. Die Erklärung hierfür ist in dem nachgewiesenen Ersatz der unterbundenen Nebennierenvenen durch Ausweitung kleiner Nachbarvenen gelegen, so daß das Nebennierensekret wieder frei abgegeben werden kann. Auch bei Injektion von Adrenalin konnte er sich an seinen Versuchstieren von der krampfauslösenden Wirkung dieser Substanz überzeugen. — Im Zusammenhange mit dieser Beobachtung erwähnt er auch Fürth und Gerhardt, die 1899 bei Versuchen an Hunden fanden, daß diese nach Adrenalininjektionen von 0,20 Gramm unter Erscheinungen verendeten, die große Ähnlichkeit mit strumipriver Tetanie hatten. In den Versuchen Guleckes ist ein höchst wichtiger Beweis dafür erbracht, daß die Tetaniesymptome Ausfallserscheinungen darstellen, zu deren Unterhaltung den Adrenalinsubstanzen eine wichtige Rolle zukommt.

In Übereinstimmung mit dem Tierexperiment sprechen die Versuche von Adrenalinanwendung bei menschlicher Tetanie gleichfalls für ein relatives Überwiegen des chromaffinen Systems, so in Bondys Fall von Tetanie nach Adrenalininjektionen bei Osteomalacie, welch erstere nach Aussetzen des Adrenalins rasch verschwand, sowie bei Falta und Rudingers Fällen von Arbeitertetanie, die nach Adrenalininjektion eine raschere und stärkere Steigerung des Blutdruckes zeigten als normale und außerdem eine vorübergehende Exacerbation der Tetanie beobachten ließen. Diese verschlechternde Wirkung des Adrenalins mit beträchtlicher Blutdrucksteigerung und gleichzeitiger allgemeiner Cyanose der Haut konnte ich auch an einem Falle unserer Klinik beobachten. Die Frage, ob bei Tetanie eine Vermehrung adrenalinähnlicher Substanzen im Blute nachweisbar ist, wurde noch nicht genügend verfolgt. Die Untersuchungen von H. und L. Hirschfeld bei Kindern scheinen für eine solche Vermehrung zu sprechen, doch sind noch Nachprüfungen erforderlich, weil ihre Versuche nicht unter allen nötigen Kautelen durchgeführt wurden. Die Adrenalinämie der Maternität und ihre Bedeutung für die Schwangerschaftstetanie wurde früher schon erwähnt.

Die hier angeführten Ergebnisse über die Physiologie und allgemeine Pathologie der Epithelkörperchen sind vorläufig nur als ein allerdings höchst bedeutungsvoller Anfang dieser noch jungen Forschungsrichtung zu betrachten. Sie werden vielleicht noch mannigfache Ergänzungen und Berichtigungen erfahren, doch läßt sich schon aus dem Bisherigen ersehen, welche hervorragende Bedeutung den Epithelkörperchen in Bezug auf den physiologischen Ablauf verschiedener allgemeiner Leistungen zukommt. Es ist zu erwarten, daß die Forschung über die Drüsen mit innerer Sekretion, die in letzter Zeit immer mehr Bedeutung für die allgemeine Pathologie und Physiologie bekommt, aus der Klarstellung der Epithelkörperchenfunktion nicht weniger Gewinn ziehen wird, wie aus der von den Nebennieren der Schilddrüse usw.

Wir kommen nun zum letzten Punkte der Pathogenese, d. i. die Frage, wie wir uns das Zustandekommen der physiologischen Funktion der Epithelkörperchen als Drüsen mit innerer Sekretion vorstellen sollen resp. wie nach ihrer Schädigung die beschriebenen pathologischen Erscheinungen entstehen. In der Beantwortung dieser Frage finden sich zwei verschiedene Standpunkte, dieselben, die sich bei Wiederholung der gleichen Fragen auch bezüglich anderer Drüsen gegenüberstehen. Die einen schreiben dem Drüsensekret antitoxische Eigenschaften zu, die sowohl im gesunden Zustande gegenüber verschiedenen Stoffwechselprodukten, als auch im pathologischen gegenüber bakteriellen und anderen Toxinen zur Wirkung kommen. Die anderen sehen in dem Drüsensekret ein einfaches Hormon (Starling und Bayliß), oder deren mehrere, die sowohl auf periphere Organe als auf gewisse Teile des zentralen und peripheren

Nervensystems wirken und auf diesem Wege die verschiedenen allgemeinen Funktionen entstehen lassen. Unter den Vertretern der ersten Annahme präzisieren für die Epithelkörperchenfunktion Pineles sowie O. Mayer und Pfeiffer ihre Ansicht am genauesten. Sie nehmen an, daß nach Epithelkörperchenschädigung im Körper ein bestimmtes Toxin, das „Tetaniegift", entsteht, das, nach der Gleichheit aller Tetaniearten zu schließen, ein bestimmtes einheitliches Autotoxin darstellen muß. Die schädigende Wirkung bakterieller Toxine auf den Zustand von Epithelkörpercheninsuffizienz stützen sie mit der weiteren Annahme, daß das supponierte Tetaniegift bei Gegenwart derartiger neuer Toxine durch das die Infektion begleitende Fieber vermehrt werde. Mit dieser Annahme haben sie wenigstens die gewiß unhaltbare Hypothese anderer, die in zahlreichen kasuistischen Arbeiten immer wiederkehrt, fallen gelassen, nämlich: daß dem Epithelkörperchensekret als solchem die verschiedensten antitoxischen Eigenschaften innewohnen sollen, so gegenüber verschiedenen Toxinen, die bei Erkrankungen des Magendarmtraktes entstehen, sowie gegenüber den zahlreichen Infektionen, die als auslösende Ursache der Tetanie bekannt geworden sind. Dazu kommen noch die verschiedensten von außen eingeführten organischen und anorganischen Gifte. (Wie man sich in dem Epithelkörperchensekret einen derartigen polyvalenten, mit allen erdenklichen antitoxischen Eigenschaften ausgestatteten Körper denken soll, ist in der Tat nicht gut vorstellbar.) Verschiedene Versuche, dieses supponierte Tetaniegift darzustellen, sind bisher in einer, strenger Kritik standhaltenden Weise leider nicht geglückt, einschließlich der Versuche von O. Mayer und Pfeiffer, die bei Injektion von Serum agonalar tetaniekranker Hunde auf Epithelkörperchen-geschädigte Mäuse unter 17 Fällen in sechs Tetanie erzeugen konnten. Von Ergebnissen der Toxinforschung in den letzten Jahren können noch besonders folgende erwähnt werden: Berkeley und Beeb schließen aus einer Vermehrung der Ammoniakausscheidung und aus der schlechten Einwirkung der Fleischnahrung auf ein Tetaniegift, das aus dem Eiweißstoffwechsel stammt. Frouin sieht in der Tetanie eine Carbaminvergiftung. Carlsson und Jacobson finden vermehrten Ammoniakgehalt im Blute und erklären ihn aus einer Insuffizienz der Leber. Der Ammoniakgehalt im Blute parathyreoidektomierter Tiere soll so hochgradig sein wie jene Menge, die bei Infusion in die Blutbahn nötig ist, um bei gesunden Tieren Krämpfe auftreten zu lassen.

Aus der Ähnlichkeit der Symptome des Ergotismus convulsivus mit jenen der Tetanie sieht sich A. Fuchs zur Annahme genötigt, die Identität der idiopathischen epidemischen Tetanie mit dieser Vergiftung zu folgern. Bei Secalevergiftung von Tieren konnte er regelmäßig Initialerscheinungen wie bei experimenteller Tetanie beobachten, ein Ergebnis, das auch Biedl und Eppinger bestätigen. Eine voll entwickelte Tetanie mit Krämpfen usw. war jedoch trotz reichlichster Secalefütterung oder -injektion nicht zu erreichen. Eppinger fand weiter nach Verabreichung von 5,0 Gramm Histidin-Chlor-Hydrat bei darmkranken Menschen vorübergehend leichte Zeichen von Tetanie: Chvostek, Trousseau und Steigerung der galvanischen Erregbarkeit. Als wirksamste Substanz des Mutterkornes ist nach Biedl wahrscheinlich das von Barger und Dale identifizierte ß-Imidazolyläthylamin anzusprechen, also eine Aminobase, welch letztere als Eiweißabbauprodukt auch im Organismus vorkommen und schon in verschiedenen Organextrakten gefunden worden sind. Biedl denkt daran, daß im ß-Imidazolyläthylamin vielleicht das postulierte Tetaniegift gesucht werden könnte, obwohl er die Gleichartigkeit des Ergotismus und der idiopathisch epidemischen Tetanie als fraglich und unbewiesen auffaßt.

Die Ähnlichkeit der beiden Krankheitsbilder erklärt sich nach unserer
Meinung zur Genüge aus der sympathicotropen Eigenschaft des ß-Imidazolyläthylamin, das ebenso wie das Adrenalin auf die motorische myoneurale Verbindung des Sympathicus wirkt (Biedl, Innere Sekretion. S. 218). Daß wir
bei der Tetanie unter anderem einen Zustand erhöhter Sympathicuserregung
vor uns haben, wurde schon oben erwähnt. In dieser Sympathicusreizung
erschöpft sich aber auch im wesentlichen die Ähnlichkeit der beiden Krankheitsbilder, denn trotz hochgradiger und lange dauernder Mutterkornvergiftung
ist es nie gelungen, das volle Bild der Tetanie zu erzeugen. Mit bedeutend mehr
Berechtigung kann man jene Gruppierung der Sympathicuserregungszustände,
die nach Adrenalinintoxikationen beobachtet werden, dem Bilde der Tetanie
nahebringen, und zwar um so mehr, als die Nebennierenkomponente, wie oben
geschildert, auch in der Tetanie deutlich nachweisbar ist. Die Epithelkörperchen
stehen aber schon nach unserer bisherigen Erfahrung nicht nur mit den Nebennieren in funktionellen und zum Teile antagonistischen Beziehungen, sondern
auch mit der Schilddrüse und vermutlich auch mit anderen Organen innerer
Sekretion, so z. B. mit dem in gewissen Beziehungen synergischen Pankreas.
Es geht also nicht an, die Sympathicuserregungszustände und was bei der
Tetanie im Zusammenhange damit steht, einzig aus der relativ vermehrten
Adrenalinkomponente abzuleiten.

Das ß-Imidazolyläthylamin des Mutterkornes scheint uns also vor allem
einen Beweis mehr dafür erbracht zu haben, daß die Annahme der überwiegenden
Sympathicuskomponente im Krankheitsbilde der Tetanie richtig ist, und daß
auch die Symptome von Chvostek, Trousseau und Erb wenigstens teilweise
davon abzuleiten sind.

Im Gegensatze zum Standpunkte der Toxingenese der Tetanie gewinnt
in der letzten Zeit die Annahme, daß es sich bei Schädigungen von Drüsen mit
innerer Sekretion nicht um Intoxikationen, sondern um Verschie-
bungen chemischer Koordinationen handelt, immer mehr namhafte
Vertreter (Starling, Krehl, Biedl u. a.), und es ist zu erwarten, daß auch
in der Lehre von der Tetanie diese Ansicht vollkommen akzeptiert werden wird.

Auf Grund der klinischen Symptome faßten anerkannte Kliniker wie
Eulenburg, Kahler, Nothnagel die Tetanie als eine Erkrankung des
gesamten Nervensystems auf. In der Folgezeit wurde zwar bewiesen, daß es
sich nicht um primäre organische Veränderungen desselben, sondern nur um
sekundäre funktionelle Störungen handelt. Aber eben diese Funktionsstörungen
stehen so im Vordergrunde aller Krankheitserscheinungen, daß wir bei der
Erklärung jedes Symptoms auf Störungen nervöser Leistungen rekurrieren
müssen. Die Auffassung jener Autoren, die die Erkrankung auf den einfachen
Ausfall einer, normalerweise beständig auf das gesamte Nervensystem wirkenden Substanz der Epithelkörperchen zurückführen, kann daher als ein weiterer
Ausbau dieser älteren Ansicht gelten, denn sie läßt das klinische Bild einer
gesetzmäßigen Gruppierung nervöser Reiz- und Ausfallserscheinungen aus
der Störung enger funktioneller Beziehungen zwischen Nervensystem und
Epithelkörperchen entstehen (Mac Callum, Chvostek jun., Biedl, Eppinger, Falta, Rudinger, Jonas u. a.). Im Anschlusse an diese Autoren
denken wir uns die Wirkung des Epithelkörperchensekretes als ein Hormon
im Sinne von Starling und Bayliss, das seine wesentlichen Angriffspunkte
in gewissen Reflexstationen des zentralen Nervensystems haben muß.

Die Frage, in welchen Gebieten des Nervensystems wir die funktionellen
Störungen suchen sollen, resp. in welche Reflexstationen wir die Wirkungs-

sphäre des angenommenen Epithelkörperchenhormones verlegen sollen, wurde auf verschiedenen Wegen zu lösen gesucht, zunächst durch sorgfältige Schlußfolgerung auf Grund einfacher Beobachtung der klinischen Erscheinungen, dann durch histologische Untersuchung des zentralen Nervensystems und schließlich auf experimentellem Wege. Die pathologisch-anatomische Untersuchung hat, wie wir gesehen haben, keine brauchbaren Ergebnisse geliefert. Die experimentellen Versuche sind jedoch beachtenswert. Ich folge hier dem Berichte Biedls („Die innere Sekretion", S. 59). Wenn an einer Extremität sämtliche Nervenstämme durchschnitten werden, so wird sie durch diesen Eingriff sofort ruhig gestellt; auch die Übererregbarkeit der peripheren Nerven verschwindet sehr rasch (Mac Callum, Biedl). Durchschneidung des Rückenmarkes in der Höhe des sechsten bis achten Brustwirbels bewirkt einen sehr groben Unterschied im Verhalten des hinteren Körperendes gegenüber dem vorderen: Während in letzterem lebhafte Krämpfe fortdauern, sieht man an ersterem nur fasciculäre Zuckungen, zu welchen nur bei sehr heftigen allgemeinen Anfällen vereinzelte gröbere Zuckungen mit Bewegungen der hinteren Extremitäten dazukommen. Biedl sieht so wie Mac Callum in diesem Verhalten einen Beweis dafür, daß der Sitz der Übererregung in höheren Stationen zu suchen ist. Mac Callum vermutet ihn in den subcorticalen Zentren.

Nach Exstirpation der Rindenzentren sind die tonischen Zuckungen auf der gekreuzten Seite viel stärker (Horsley, Lanz, Biedl), in der anfallsfreien Zeit ist die Parese gröber als bei Tieren mit intakten Epithelkörperchen. Nach Schädigung einer Kleinhirnhälfte sind die Krämpfe auf der gleichen Seite heftiger (Lanz, Biedl). Lanz glaubt den Hauptsitz in das verlängerte Mark verlegen zu sollen, doch räumt er daneben auch höheren Zentren eine Beteiligung ein. Falta und Rudinger erklären die Erscheinungen aus einem Übererregungszustande motorischer und sensibler Ganglienzellen, der peripheren Neurone. Die Epithelkörperchen sollen auf dem Wege der hinteren Wurzeln Hemmungen ausüben, die durch Epithelkörperchen-Schädigung verloren gehen. „Durch die beständige Aufspeicherung neuer Energien in den motorischen Ganglienzellen kommt es endlich zum Überfließen des Reizes, zum Ausbruche des tetanischen Anfalles." Solche Annahmen, wie die letztere, scheinen uns bei dem gegenwärtigen Stande unseres Wissens etwas zu weit gegangen, sie umfassen auch nicht das gesamte Krankheitsbild. (Die Tetanie erschöpft sich nicht in den Krampfanfällen.) Über allgemeinere Lokalisationsversuche können wir vorläufig nicht hinauskommen, der feinere Mechanismus usw. der Verankerung des Epithelkörperchenhormones wird wohl erst durch künftige experimentelle Versuche einer Klärung näher gebracht werden können.

Auf Grund der klinischen Beobachtungen scheinen uns in Übereinstimmung mit Lanz u. a. die vorherrschenden klinischen Symptome besonders auf Funktionsstörungen in der Medulla oblongata und dem Rückenmarke zu deuten. Für erstere sprechen die Störungen der Atmung und der Herzaktion, die gelegentlich vorkommende Glycosurie und Polyurie, für letztere die bilateralen, vorwiegend auf die Cervical- und Lumbalanschwellung weisenden tonischen Krämpfe, die fasciculären Muskelzuckungen und die Parästhesien. Mit diesen pathologischen spinalen Innervationszuständen stehen wohl auch die klassischen Zeichen der Tetanie (Erb, Trousseau, Chvostek) in ursächlichem Zusammenhange: Sie finden sich in Fällen, wo nur eine Extremität von Krämpfen ergriffen ist, in der Regel an dieser allein. Wahrscheinlich ist auch die Übererregbarkeit der sensiblen Nerven in gleicher Weise auf Veränderungen zentraler

Erregbarkeitszustände zu beziehen. Einwandfreie Zeichen für das Ergriffensein peripherer motorischer und sensibler Nervenstämme fehlen. Höhere Stationen des zentralen Nervensystems, Stammhirn und Rinde werden jedoch, wie wir gesehen haben, öfter in Mitleidenschaft gezogen; dafür sprechen die eklamptischen und epileptischen Krämpfe, sowie in seltenen Fällen die allgemeineren corticalen Störungen in Form von Psychosen. Die vasomotorisch-trophischen Störungen (subnormale Körpertemperaturen, allgemeine Blässe der Haut, Urticaria, lokalisierte Ödeme usw.) können in Übereinstimmung mit den übrigen Symptomen, die vorwiegend auf die Medulla oblongata und spinale Zentren verweisen, gleichfalls auf diese Reflexfelder bezogen werden. (Funktionell gleichartige vasomotorische Reflexstationen, die weiter cerebral liegen, können allerdings nicht sicher ausgeschlossen werden.) Die Auffassung der trophischen Störungen als direkte toxische Erscheinungen ist wohl bei der heute allgemein anerkannten Lehre von dem reflektorischen Charakter der trophischen Leistungen des zentralen Nervensystems nicht mehr haltbar.

Die Bewertung der experimentellen Lokalisationsversuche erfordert eine besondere Vorsicht, weil nach derartigen schweren Eingriffen in der ersten Zeit immer mit den bekannten allgemeinen Funktionsstörungen zu rechnen ist. Immerhin spricht die Steigerung der tetanoiden Zuckungen nach corticalen und cerebellaren Läsionen dafür, daß diese Zentren auch bei der Tetanie ihre normale hemmende Funktion auf untergeordnete Stationen bewahren, daß also in ihnen nicht Reflexfelder mit besonderer tetanoider Übererregbarkeit zu suchen sind. Beim Durchschneidungsversuche des Rückenmarkes ist vielleicht die sogenannte „Schockwirkung" oder Diaschisis (v. Monakow) noch in erhöhtem Maße zu berücksichtigen, deshalb werden wir aus dem wesentlichen Zurückstehen der Zuckungen an dem gelähmten hinteren Körperende, nicht allzuweit gehende Schlüsse ziehen und vielmehr gerade das Erhaltenbleiben von tetanoiden Zuckungen betonen müssen. Wenn es auch nur fasciculäre Zuckungen mit vereinzelten gröberen Bewegungen sind, die übrig bleiben, so müssen wir darin doch tetanoide Krankheitsäußerungen sehen, die bei der Durchschneidung des Rückenmarkes gewiß nur spinal ausgelöst sein können. Auch Eppinger, Falta und Rudinger kamen bei diesem Versuche zu dem gleichen Schlusse, ja, sie sehen in den tetanoiden Krämpfen des hinteren Rumpfendes den Beweis dafür, daß „das Gehirn unmöglich der Sitz der tetanoiden Veränderungen sein kann". Sie finden auch Fortdauer der elektrischen und mechanischen Übererregbarkeit an den Nervenstämmen des hinteren Rumpfendes.

Obwohl also noch nicht vollkommene Übereinstimmung in der Frage über die Lokalisation der tetanoiden nervösen Funktionsstörungen erzielt werden konnte, so haben die erwähnten experimentellen Versuche doch zu sehr wertvollen Schlußfolgerungen geführt. Ob außer den Beziehungen des Epithelkörperchensekretes zum zentralen Nervensystem auch direkte Einwirkungen auf periphere Gewebe vorkommen, ist vorläufig noch nicht zu beantworten.

Durch die Epithelkörperchenschädigung kommt es zu einem allgemeinen konstitutionell pathologischen Zustand, dessen Ausdruck in der Summe aller tetanoiden Zeichen zu sehen ist. Die experimentellen Stoffwechseluntersuchungen usw. weisen in Übereinstimmung mit den klinischen Erscheinungen am Menschen darauf hin, daß den Epithelkörperchen vor allem eine hemmende Funktion auf verschiedene nervöse Leistungen zufällt. Mit dem Ausbleiben derselben kommt es in den fraglichen Reflexgebieten zu einer erhöhten Ansprechbarkeit. Von diesem Gesichtspunkte aus lassen sich sowohl die Erscheinungen am motorischen Apparate, die Erhöhung der elektrischen und mechanischen Muskelerregbarkeit usw. als auch Stoffwechselstörungen, wie Herabsetzung der Assimilationsgrenze für Kohlehydrate usw. einheitlich betrachten. Das im Tierexperiment deutlich nachweisbare Überwiegen des zum Epithelkörperchen antagonistisch wirkenden chromaffinen Systems spricht im Zusammenhange mit den klinischen Erscheinungen für einen Zustand relativen Dominierens des sympathischen Systems.

Bei der Auffassung der Tetanie als konstitutionell abnormen Zustand, hervorgerufen durch eine noch unbekannte Schädigung der Epithelkörperchen, kann man auch die Summe aller als auslösende Momente der Erkrankung bekannten Ursachen von einem gemeinsamen Standpunkte sehen. (Die verschiedenen Infektionskrankheiten sowie die Vergiftungen mit Phosphor, Blei, Cocain usw., körperliche und psychische Traumen, Erkältungen, chronische Magen-Darmkrankheiten usw.) Alle diese Zustände stellen an die allgemeine Leistungsfähigkeit erhöhte Anforderungen und können daher auch jede relative Insuffizienz zu einer manifesten werden lassen. Diese Auffassung hat Chvostek jun., wie schon früher berichtet, für interkurrente Infektionskrankheiten und künstliche Intoxikation beim Menschen, und in Ergänzung hierzu Rudinger und Berger mit ähnlichen Versuchen für das Tierexperiment bewiesen. Von demselben Gesichtspunkte dürften wohl experimentelle Ergebnisse wie die von O. Mayer und Pfeiffer, sowie von Frommer zu sehen sein. Die beiden ersteren sahen bei Injektion von Serum agonaler tetaniekranker Hunde auf parathyreoidektomierte Mäuse in einigen Fällen Tetanie auftreten, und Frommer desgleichen nach Implantation menschlicher Placenta auf eine gravide Hündin, die früher eine Epithelkörperchenschädigung erlitten hatte.

Die Annahme eines spezifischen Tetaniegiftes nötigte, wie wir gesehen haben, zu der weiteren Folgerung, daß dieses Gift bei allen als auslösende Faktoren bekannten Schädigungen vermehrt werde, eine Supposition, die nach unserer Meinung weniger vergleichbare Analoga allgemeiner pathologischer Erfahrungen für sich hat. Die früher geschilderte Anschauung jedoch stimmt mit der allgemein beobachteten Erscheinung des stärkeren Hervortretens einer konstitutionellen Insuffizienz zuzeiten erhöhter Anforderungen vollkommen überein. Das Ausbleiben des Epithelkörperchensekretes läßt einen Zustand entstehen, den man vielleicht in seiner Gesamtheit als toxisch bezeichnen kann, doch ist solch eine Bezeichnung gewiß nicht glücklich gewählt, denn es handelt sich nicht um ein bestimmtes Toxin, das zur Wirkung kommt, sondern um die Verschiebung in der gegenseitigen funktionellen Koordination mehrerer Drüsen mit innerer Sekretion, sowie um den nunmehr überwiegenden Einfluß solcher anderer Drüsen auf das Nervensystem. (Siehe „Die Koordination des Stoffwechsels" von Starling und Bayliss, Eppinger, Falta, Rudinger, Biedl, „Die innere Sekretion".) Bei einzelnen anderen Drüsen mit innerer Sekretion, wie z. B. bei den Geschlechtsdrüsen, ist die Annahme, daß sie auf dem geschilderten Wege zur Wirkung kommen und daß ihre Schädigungen als direkte Ausfallsmomente aufzufassen sind, allgemein akzeptiert. Bezüglich der meisten anderen aber wird der Streit zwischen den Vertretern toxischer und antitoxischer gegenüber rein funktionellen, durch Hormone vermittelten Leistungen noch weitergeführt. Uns scheint es, daß der heuristische Wert dieser auch von uns angenommenen Hypothese der neurogen funktionellen Leistung der Epithelkörperchen ein größerer ist, als der der antitoxischen Wirkung. Die unbedingte Abhängigkeit des Nervensystems von den Epithelkörperchen (letztere diesmal im Sinne allgemeiner physiologischer Betrachtungen, nur als ein Beispiel genommen) und die absolute vitale Bedeutung derselben läßt uns vieles in einem neuen Lichte sehen. Wir lernen erkennen, daß verschiedene motorische, sensible und vasomotorisch-trophische Leistungen des zentralen Nervensystems bis hinauf zu den höchsten Reflexstationen mit den kompliziertesten corticalen Allgemeinfunktionen unter beständiger funktioneller Mitarbeit von Organen stehen, die bisher in diesem Sinne nicht genügende Beachtung fanden. Diese Ergebnisse führen notgedrungen zu einer Änderung unserer Ansicht über die stets dominierende Stellung des Nervensystems. Wir dürfen in vielen seiner Leistungen nur mannigfachste Vermittlungsrollen sehen zwischen Drüsenfunktionen, die in inniger Beziehung zum Stoffwechsel stehen, und der Summe aller Reaktionen, die auf äußere Reize erfolgen. Ein Verhältnis, das unsere Aufmerksamkeit und unser weiteres Aufklärungsbedürfnis in höchstem Maße fesseln muß.

Zum Schlusse sei nur noch eine ebenso anziehende entwicklungsgeschichtliche Frage angedeutet: Sowohl bei der Tetanie des Menschen als der Tiere (O. Mayer und Pfeiffer, Iselin) ist wiederholt beobachtet worden, daß die Nachkommen tetaniekranker Mütter weniger lebenskräftig sind (Frühgeburten und Totgeburten), sowie daß sie eine erhöhte Disposition für die gleiche Erkrankung haben. In solchen Fällen wurden auch wiederholt Linsentrübungen gefunden, die in ihrer Entstehung auf die Epithelkörpercheninsuffizienz der Mutter bezogen wurden. Die Beobachtungen sprechen also dafür, daß der Fötus, soweit es für seine Entwicklung notwendig ist, auf die Epithelkörperchenfunktion der Mutter angewiesen ist und weniger seine eigenen, in Entwicklung begriffenen Epithelkörperchen heranziehen kann. Ob den eigenen, Epithelkörperchen des Neugeborenen auch für die erste Zeit des extrauterinen Lebens nur geringere funktionelle Bedeutung zukommt, läßt sich vorläufig nicht erweisen. Für eine solche Annahme scheint die Beobachtung zu sprechen, daß sich der Ausbruch der manifesten Tetanie regelmäßig bis nach dem dritten Lebensmonate verzögert. Escherich weist im Zusammenhange mit dieser Frage auf die Tatsache, daß auch andere Drüsen, z. B. das Pankreas und die Parotis, in der ersten Lebenszeit weit weniger funktionelle Bedeutung haben als später. Dieser Vergleich ist wohl nur mit gewissen Einschränkungen berechtigt, denn wenn auch die intrauterinen Entwicklungsstörungen der Frucht tetaniekranker Mütter auf die Epithelkörpercheninsuffizienz der letzteren bezogen werden müssen, so lassen sich doch bei neugeborenen Tieren regelmäßig alsbald sichere Zeichen latenter Tetanie nachweisen. So fand Iselin bei solchen Tieren erhöhte elektrische Erregbarkeit. Für den Menschen fehlen noch systematische Untersuchungen gleicher Art, doch konnte ich bei einem solchen Falle schon in den ersten Tagen am Neugeborenen ausgesprochene anodische Übererregbarkeit und frühzeitige K. S. Z. (A. S. Z. 3.5, K. S. Z. 4.0), sowie deutliche mechanische Übererregbarkeit der peripheren motorischen Nerven nachweisen. Das Auftreten der Tetanie nach dem dritten Lebensmonate gilt also wohl nur bei Zugrundelegung der Krampfanfälle als diagnostisches Moment manifester Tetanie. Für den Beginn der Krämpfe ist jedoch beim Neugeborenen nicht nur die eventuelle Epithelkörpercheninsuffizienz, sondern auch der unfertige Zustand des zentralen Nervensystems in Betracht zu ziehen. Es ist daher wohl möglich, daß sich die Tetanie der Neugeborenen nur deshalb in der Regel erst nach dem dritten Lebensmonate in Form von Krämpfen offenbart, weil ihr zentrales Nervensystem vorher noch nicht die nötige Reife der Entwicklung erreicht hat, — also nicht, weil die Epithelkörperchen im Sinne

Escherichs überhaupt noch weniger funktionelle Bedeutung haben. — Die erhöhte Tetaniedisposition von Jungen tetaniekranker Mütter führt zu dem Ergebnisse, daß die Unterfunktion der mütterlichen Epithelkörperchen auch eine relative Leistungsverminderung der kindlichen Epithelkörperchen bewirkt, oder umgekehrt, daß nur bei guter Leistungsfähigkeit der mütterlichen Epithelkörperchen eine relative Garantie für eine gute Anlage der kindlichen Nebenschilddrüsen zu erwarten ist.

Verallgemeinernde Betrachtungen über die Frage der Vererbung erworbener Eigenschaften liegen hier außerordentlich nahe, verbieten sich aber an diesem Orte; doch scheint uns dieses Beispiel erblicher Disposition zur gleichen Erkrankung bei der Möglichkeit, den Weg der Vererbung verfolgen zu können, besonders erwähnenswert und weiterer Untersuchung würdig.

Therapie.

Bei leichteren Formen der Erkrankung erreicht man gewöhnlich schon durch Fürsorge für entsprechende hygienische Verhältnisse, Bettruhe und richtige Ernährung, ein rasches Zurücktreten der Krampfanfälle, worauf nach einigen Wochen auch die Latenzzeichen bis auf geringere Reste des einen oder des anderen verschwinden können. Diese Beobachtung wurde wiederholt bei Patienten gemacht, die keinerlei besonderer Therapie unterzogen wurden. Die Erklärung dafür ist darin zu sehen, daß die Kranken in der Regel den ärmsten Bevölkerungsschichten angehören, vielfach in äußerst elenden Wohnungen leben und sich mangelhaft und unrichtig ernähren. Durch die Aufnahme in das Krankenhaus werden daher eine Reihe von Noxen ausgeschaltet, in denen nicht nur auslösende Momente, sondern vielleicht auch die eigentliche Ursache der idiopathischen Tetanie zu suchen sind. Um den Grundbedingungen eines therapeutischen Erfolges entsprechen zu können, wird man daher in den meisten Fällen die Krankenhausbehandlung nicht entbehren können.

Sorgfältige Berücksichtigung in der Behandlung erfordern selbstverständlich die als auslösende Ursachen der Erkrankung geschilderten anderen Krankheiten infektiöser und toxischer Art, nach deren Heilung gewöhnlich auch die Tetanie zunächst verschwindet. Besondere Schwierigkeiten bieten sich namentlich bei den verschiedenen chronischen Magenerkrankungen mit Pylorusstenosen und Dilatation des Magens. Die Erfahrung hat gelehrt, daß es in diesen Fällen vorteilhafter ist, die konservative Therapie mit Magenspülungen, Diät usw. nicht länger fortzusetzen, wenn nicht bald ein voller Erfolg zu erzielen ist, sondern möglichst bald zur chirurgischen Beseitigung des Hindernisses zu schreiten. Die Begründung liegt darin, daß die Ernährung auch bei der besten Behandlung immer schwieriger werden kann, daß die Kranken infolgedessen noch weiter geschwächt werden, und damit auch die für die Auslösung der Tetanie wirksamen Momente wachsen, so daß eventuell in einem schweren Tetanieanfalle der Exitus eintreten kann. Fleiner stellt die Forderung auf, daß man in jedem Falle chronischer Magenerkrankung mit Dilatation usw. bei fortschreitender Unterernährung und ungenügender Harnabsonderung immer wieder nach Latenzzeichen der Tetanie suchen soll. In dem Nachweise derselben sieht er die absolute Indikation zum operativen Eingriffe. Er warnt also mit vollem Rechte vor dem Abwarten der manifesten Tetanie. Bis zur Durchführung der Operation empfiehlt er sorgfältige Ausspülung des Magens, rein rectale Ernährung, höchstens nach 24 Stunden kleinste Mengen Vichy-Wasser per os, außerdem subcutane Kochsalzinfusionen.

Eine ebenso große Bedeutung wie den chronischen Magenerkrankungen bei Erwachsenen kommt der richtigen Behandlung der verschiedenen Formen von Verdauungsstörungen bei Säuglingen zu. In der Regel handelt es sich um künstlich mit Kuhmilch ernährte, überfütterte Kinder, von dem bekannten blassen Aussehen, mit weichem Fettpolster, habitueller Obstipation und mehr oder weniger ausgeprägten Zeichen beginnender Rachitis. Die Hauptaufgabe der Therapie besteht in diesen Fällen neben allgemeinen hygienischen Maßnahmen in strenger Regelung der Nahrungszufuhr mit Änderung der Kost. Auch bei Brustkindern muß man in der Regel mit der Einschaltung eines Hungertages beginnen, wobei das Kind nur mit Saccharin gesüßten russischen Tee und Wasser bekommt. Um daneben die notwendige Entleerung des Darmes zu erreichen, ist meist Kalomel oder Ricinusöl erforderlich. Bei Brustkindern ist dann weiter strenge auf regelmäßige Einhaltung der Mahlzeiten zu achten, deren Größe mit der Wage kontrolliert werden muß. Anfänglich sind kleinere Mahlzeiten oder Verlängerung der Pausen am Platze. Leidet die Mutter an Tetanie, so ist für eine Amme oder richtige künstliche Ernährung zu sorgen. Bei künstlich ernährten Kindern tritt an Stelle der Kuhmilch zunächst reine 5—10proz. Mehlnahrung (Kufeke, Teinhart usw., nicht Nestlé, wegen Kuhmilchgehalt). Nach einigen Tagen kann erst allmählich wieder vorsichtig mit Milchnahrung begonnen werden. Bei der Rückkehr hierzu ist stets auf das neuerliche Auftreten oder auf eine Steigerung latenter Tetaniezeichen zu achten. Bezüglich der genaueren Vorschriften dieser Säuglingstherapie muß ich auf die Fachliteratur, insbesondere auch auf Escherichs Monographie „Die Tetanie der Kinder", verweisen, an die ich mich in der Schilderung dieser Vorschriften gehalten habe.

In allen Fällen, die neben der Tetanie Zeichen von Rachitis aufweisen, ist vor allem entsprechende Behandlung der Rachitis durch länger fortgesetzte Verabreichung von Phosphor-Lebertran und dergleichen geboten. Mit der günstigen Beeinflussung der Rachitis verschwindet in der Regel auch die Tetanie (siehe oben über die Beziehungen beider Erkrankungen). Diese Vorschrift gilt nicht nur für das Kindesalter, sondern auch für das Vorkommen der Tetanie bei Rachitis tarda des späteren Alters.

Von medikamentösen Heilmitteln werden seit dem Bestehen der Erkrankung eine große Anzahl empfohlen; wiederholte Nachprüfungen haben jedoch ergeben, daß durch keines derselben eine wirkliche Heilung erzielt werden kann. Die angeblich günstigen Erfolge sind wohl in der Regel auf das eingangs erwähnte spontane Verschwinden der akuten Krankheitserscheinungen bei entsprechendem Vermeiden von Schädlichkeiten zurückzuführen. Ein günstiger symptomatischer Einfluß ist jedoch auf die Häufigkeit, Schwere und Schmerzhaftigkeit der Krampfanfälle durch eine Reihe von Sedativen zu erzielen; dies gilt vor allem von Chloralhydrat, Opium, auch von Veronal, Bromsalzen usw. In äußersten Fällen kann sogar zur Chloroformnarkose gegriffen werden. Alle diese Versuche können jedoch auch fast vollkommen mißlingen.

Eine besondere Stellung kommt der Verabreichung von Calcium zu. Mac Callum und Vögtlin waren die ersten, die auf Grund ihrer Beobachtungen von vermehrter Kalkausscheidung bei Epithelkörperchenschädigungen an eine therapeutische Beeinflussung der Krankheit durch erhöhte Kalkzufuhr schritten. Ihre günstigen Erfolge wurden bei Nachprüfungen anderer bestätigt (Parhon und Urechie, Berkeley und Beebe, Bell und Martin,

Ott, Biedl). Arthus und Schafermann dagegen sprechen dem Mittel keinen erheblichen therapeutischen Wert zu. Für die therapeutischen Bedürfnisse beim Menschen ist es nur bedauerlich, daß der Einfluß der Calciumtherapie bloß sehr flüchtig ist, so daß zu immer neuen und größeren Dosen geschritten werden muß. Biedl betont, daß er bei seinen Versuchstieren zwar von jeder einzelnen Calciumgabe einen sehr günstigen Einfluß auf die Krämpfe sah, daß aber trotzdem keine Verlängerung des Lebens zu erzielen war. Bei der menschlichen Tetanie sind die Erfahrungen der Calciumtherapie noch sehr gering. Curschmann sieht sich auf Grund seiner günstigen Erfolge zu einer sehr warmen Empfehlung dieses Mittels genötigt, allerdings gibt er zu, daß es auch vollkommen versagen kann.

Das Calcium kommt als Calcium lacticum oder aceticum per os, per Klysma oder subcutan zur Anwendung, und zwar in den beiden ersten Formen in 10 proz. Lösung, bei Injektionen in 5 proz. Dabei ist es in der Regel notwendig, täglich aufsteigend zu immer größeren Dosen zu schreiten, etwa von dreimal täglich 25 Tropfen bis dreimal täglich zwei Kaffeelöffel oder auch mehr.

Biedl vermutet, daß die Wirkung der Calciumsalze bei der Tetanie keine spezifische ist, sondern hier ebenso krampfhemmend wirkt wie bei anderen Muskelkrämpfen; dafür spreche auch der gleiche Einfluß von Magnesium, Baryum und Strontium auf die Tetaniesymptome. Alle diese Körper haben das Gemeinsame, daß sie als Kationen (im Sinne von Loch) auf den Organismus eine spezifische Wirkung ausüben. In Übereinstimmung mit dieser Annahme Biedls stehen auch die günstigen therapeutischen Erfolge von Calciumsalzinjektionen bei gewissen vasoneurotischen Hauterkrankungen, wie Herpes neuroticus, Urticaria usw. Man darf also in dem therapeutischen Erfolge der Kalkzufuhr auch nicht kurzweg einen Beweis für die Regulierung des Kalkstoffwechsels durch die Epithelkörperchen erblicken. Gulecke erklärt den Einfluß des Calciums aus seiner Alkaliwirkung und deren Bedeutung für das im Körper kreisende Adrenalin. Letzteres werde durch Erhöhung des Alkaligehaltes des Blutes vorübergehend und teilweise zerstört. (Über die Beziehungen zwischen Epithelkörperchen und Nebennieren siehe Pathogenese.)

Von anderen therapeutischen Maßnahmen kommen vor allem protrahierte warme Bäder, oder wo diese nicht durchführbar sind, Einpackungen zur Anwendung. Erhöhte Blutzufuhr zur Haut mit allgemeiner Hyperhydrosis kann auch durch Pilocarpininjektionen bei gleichzeitiger Verabreichung größerer Mengen von heißem Getränk, z. B. Lindenblütentee (v. Eiselsberg), erzielt werden. Die Pilocarpininjektionen können auch mit warmen Bädern kombiniert werden. In einzelnen Fällen wurde durch Blutentziehung mit Kochsalzinfusion oder auch nur durch eines von beiden ein günstiger Einfluß beobachtet. Wärmezufuhr, Blutentnahme und Kochsalzinfusion leisteten auch bei experimenteller Tiertetanie gute symptomatische Dienste. In Fällen von Rachitis mit Hydrocephalus sah Escherich in der Druckentlastung des zentralen Nervensystems durch Lumbalpunktion einen auffällig guten Einfluß auf die Tetaniekrämpfe und empfiehlt diesen Eingriff gewiß mit Recht für solche Fälle.

Unter den mannigfachen Krampfformen der Tetanie erfordert insbesondere der Laryngospasmus sowie die anderen Formen von Störungen der Atmungs- und Herztätigkeit eine peinliche Aufmerksamkeit seitens des behandelnden Arztes. Patienten mit Laryngospasmus bedürfen wegen der eminenten Todesgefahr dieser Anfälle einer beständigen ärztlichen Überwachung, damit im Notfalle sofort mit künstlicher Atmung, Elektrisieren und Massieren des

Herzens, Kampferinjektionen usw. eingesetzt werden kann. Die künstliche Atmung muß bei Krampf im Larynxgebiete eventuell mit digitaler Hebung des Schlunddeckels verbunden werden und ist so lange fortzusetzen, als noch eine Herzaktion nachweisbar ist. Dadurch kann es bei eventueller gleichzeitiger Sauerstoffinhalation gelingen, selbst tief asphyktische und apnoische Kranke über diese schwerste Phase der Erkrankung hinwegzubringen.

Allgemeine prophylaktische Fürsorge ist dem direkten ärztlichen Wirkungskreise in der Regel entzogen, da sie auf dem Gebiete allgemeiner sozialer und gewerbehygienischer Verhältnisse liegt. Die ärztliche Beratung kann jedoch in einzelnen Fällen wenigstens auf dem Wege eines Berufswechsels, die Wiederholung von schweren Intoxikationen und dergleichen vermeiden helfen. Längere Beobachtung von Kranken hat übrigens gelehrt (v. Frankl-Hochwarts Fälle seiner Revision und zahlreiche eigene Beobachtungen), daß auch Klima und Berufswechsel sowie Schonung nicht sicher vor späteren Exacerbationen schützen.

Seitdem sich die richtige Kenntnis von der Pathogenese der Tetanie Bahn gebrochen hat, sind von verschiedenen Seiten Versuche gemacht worden, der Notwendigkeit einer rationellen Therapie gerecht zu werden. Im Zusammenhange damit ist zunächst für den Chirurgen bei jeder Strumaoperation eine sehr wichtige prophylaktische Aufgabe in der peinlichen Schonung der Epithelkörperchen gelegen. Diese Forderung wird am besten dadurch erfüllt, daß nach Möglichkeit jene Operationsmethoden eingehalten werden, bei denen das Gebiet des Recurrens und damit auch die Gegend der Epithelkörperchen intakt bleiben (Erdheim). Weiter ist von einer gut ausgeführten Strumaoperation in jenen Fällen von Tetanie eine direkte Heilung zu erwarten, in denen angenommen werden muß, daß die rasch wachsende Struma zur Dehnungsatrophie der Epithelkörperchen geführt hat. Wird durch partielle Exstirpation der Struma diese Dehnung behoben, so können sich die geschädigten Epithelkörperchen wieder erholen.

Der Gedanke, die Krankheit durch künstliche Zufuhr von Drüsensubstanz zu heilen, fand schon vor der Kenntnis der Epithelkörperchen, in jener Zeit praktische Anwendung, als Schädigungen der Thyreoidea selbst für die Entstehung der Tetanie verantwortlich gemacht wurden. Man wendete sowohl bei der experimentellen Tiertetanie als beim Menschen entweder Fütterung von frischer Thyreoidea oder Extrakte derselben subcutan oder intravenös resp. in Form von Tabletten an. Die Ergebnisse waren sehr verschieden; während einzelne Autoren von ausgesprochenen Erfolgen berichteten, sahen andere nur Mißerfolge oder neben scheinbar gutem Einflusse auch einen vollkommen negativen. Nach dem Bekanntwerden der Bedeutung der Epithelkörperchen setzten die Versuche mit künstlicher Einverleibung dieser Drüsensubstanz ein, ohne daß jedoch die Anwendung der Thyreoidea ganz außer acht gelassen wurde. Auch dieser neue Weg hat aber bisher zu keinem einheitlichen und befriedigenden Ergebnisse geführt.

Gley berichtete als erster von günstigen Erfolgen mit intravenöser Injektion von Thyreoideasaft bei Hunden, dasselbe sah Hofmeister bei subcutaner Anwendung von alkalisch gelöstem Thyreojodin (Baumann). Gley nahm auf Grund seiner Beobachtung an, daß die Leistung der Epithelkörperchen zum Teile durch die Thyreoidea ersetzt werden könne, die gleiche Ansicht vertrat Biedl auf Grund seiner günstigen Erfolge von Verfütterung frischer Schweineschilddrüse und Injektion von Thyreoideaextrakt.

v. Eiselsberg sah bei einem Falle postoperativer Tetanie unter Schilddrüsenzufuhr Verschwinden der Krankheit und nach Exacerbation derselben abermals Zurücktreten der Tetanie bei der gleichen Therapie, während Parathyreoidin in demselben Falle weniger gut wirksam war. Weiter berichten von guten Erfolgen der Thyreoidinbehandlung

Byrom-Bramwell, Levy-Dorn, Gottstein, Hoffmann und mehrere andere. Im Gegensatze dazu wurden von gleichwertigen Beobachtern Mißerfolge dieser Behandlung gesehen, so von Westphal, v. Frankl-Hochwart, Erdheim, Leischner, Löwenthal-Wiebrecht, v. Cyhlarz u. a. Auch bei der experimentellen Tiertetanie wurden gleichartige Mißerfolge gesehen von Erdheim, Blum, Stabel, Pfeiffer u. Mayer usw. Der Annahme von Löwenthal und Wiebrecht, daß der günstige Einfluß von Thyreoideapräparaten nur in ihrem Gehalt an Parathyreoidin liege, hat Pineles durch möglichst genaue Berechnung des Epithelkörperchengehaltes solcher Präparate begegnet. Er findet, daß eine Tablette etwa 0,001 g frische Epithelkörperchensubstanz enthält. Bei Verabreichung von 3—7 Tabletten würde der Mensch also 3—7 mg. frische Epithelkörperchensubstanz erhalten. Aus dem negativen therapeutischen Erfolge mit 200 mal größeren Dosen Epithelkörperchensubstanz bei postoperativer und idiopathischer Tetanie schließt er gewiß mit Recht, daß der günstige Einfluß von Thyreoideapräparaten nicht auf ihren Gehalt an Epithelkörperchensubstanz zurückzuführen ist. In der Kritik der Drüsenverfütterung überhaupt geht er jedoch noch weiter und spricht auch den Thyreoideapräparaten jeden wirklichen Erfolg ab, indem er die scheinbar beweisenden Fälle zu jenen gutartigen rechnet, die unter den gleichen Verhältnissen auch ohne diese Therapie gut geworden wären. Pineles steht mit dieser Annahme nicht allein da, und selbst v. Eiselsberg, der von günstigen Erfolgen berichtete, läßt Zweifel in der Beurteilung dieser Therapie offen. Nach Rudinger und anderen (siehe Kap. Pathogenese: Antagonismus zwischen Epithelkörperchen und Schilddrüse) ist die Verabreichung von Thyreoidea direkt zu verurteilen.

Die Verabreichung von Epithelkörperchenpräparaten wird vor allem von Vassale vertreten, der ein eigenes Parathyreoidin aus Ochsenepithelkörperchen herstellen läßt. Marinesco berichtet von ausgesprochenen Erfolgen mit diesem Präparate. Auch Schneider und vereinzelte andere wollen günstige Erfolge mit Epithelkörperchenpräparaten gesehen haben. Die Mehrzahl der Autoren konnte jedoch nur von negativen Resultaten berichten, so Biedl, v. Frankl-Hochwart. Escherich, Danielsen, F. Landois, Leischner und Köhler u. a.; auch wir konnten an unseren Fällen keinen positiven Erfolg von Nebenschilddrüsenpräparaten sehen. Im Gegensatze dazu schienen in gewissen Fällen große Dosen von Thyreoidin einen günstigen Einfluß zu haben. Ob es sich dabei wirklich im wesentlichen um einen spezifischen Erfolg des Thyreoidins gehandelt hat oder ob die Tetanie infolge der Krankenhausbehandlung allein zurücktrat, wie in so vielen anderen Fällen, konnten wir nicht feststellen. Die Verabreichung größerer Dosen von Thyreoidin wird bei der Behandlung der Tetanie von den meisten Autoren gefordert, weil von den Tetaniekranken viel größere Mengen schadlos vertragen werden; v. Eiselsberg empfiehlt 5—6 Pastillen des Präparates von Wellcome & Comp.. London. (Trotzdem sind jedoch auch bei Tetanie schon Intoxikationen erzeugt worden.)

In letzter Zeit haben Berkeley und Beebe als wirksame Substanz der Epithelkörperchen ein Nucleoproteid gefunden, das bei Injektionen spezifische Wirkung haben soll. In einem Falle von Halsted und Putnam wurde damit sofortiges Aufhören der Tetanie erzielt. Vorläufig fehlen noch weitere Berichte über diesen sehr beachtenswerten therapeutischen Versuch.

Außer Thyreoidea- und Parathyreoideapräparaten kamen auch andere Drüsenpräparate zur therapeutischen Anwendung, so die Zirbeldrüse, Nebenniere, Pankreas, Mamma und Hoden, doch waren die Resultate dieser Versuche begreiflicherweise noch unsicherer.

Die Erklärung für den Mißerfolg der künstlichen Zufuhr von Epithelkörperchensubstanz wurde darin gesehen, daß die kleinen Epithelkörperchen wahrscheinlich nicht befähigt sind, eine größere Menge ihrer wirksamen Substanz aufzuspeichern, sondern daß das Wesentlichste ihrer Leistung in der Funktion der lebendigen Drüse zu suchen ist. Diese Überlegung zeitigte den äußerst glücklichen und letzten Schritt in der Therapie der Erkrankung, das ist die Transplantation lebensfähiger Epithelkörperchen. Das Tierexperiment hat insbesondere bei größeren Tieren im Gegensatze zu den anderen therapeutischen Versuchen ganz unzweifelhafte Erfolge ergeben und zwar nicht nur vorübergehende Besserung, sondern wirkliche Heilung, die nur auf die gelungene Überpflanzung der Epithelkörperchen bezogen werden konnte. Die

Ergebnisse der Transplantationsversuche artgleicher Epithelkörperchen haben im Gegensatze zu gleichen Versuchen mit anderen Drüsen gezeigt, daß scheinbar dauernde funktionsfähige Einheilung in idealstem Sinne möglich ist. So konnte sich Cristiani im Tierexperimente überzeugen, daß die transplantierten Epithelkörperchen noch nach fünf Jahren intakt und funktionsfähig waren. Erfolgreiche Epithelkörperchentransplantations-Versuche bei Tieren wurden weiter berichtet von Lusena, Walbaum, Biedl, Erdheim, Iselin, Pfeiffer und Mayer, Leischner. Besonders ausschlaggebend waren die sorgfältigen Experimente des letztgenannten Autors, der aus seinen Beobachtungen den vollkommen berechtigten Schluß zog, daß diese Transplantationen auch für den Menschen von höchster praktischer Bedeutung sind und in geeigneten Fällen dringende therapeutische Berücksichtigung erfordern. v. Eiselsberg war der erste, der diesen Vorschlag seines Schülers zur Verwirklichung brachte; der Erfolg war ein ganz vorzüglicher. Diesem ersten Versuche v. Eiselsbergs folgten Pool, Garré, Kocher, Danielson, Böse, und schließlich berichten Leischner und Köhler über zwei weitere Transplantationen aus der v. Eiselsbergschen Klinik, und Krabbl über einen weiteren Fall aus der Klinik Garré. Der Erfolg war in den Fällen Pool, Danielson und Böse ein vollkommener. Im ersten Falle v. Eiselsbergs kam es zum Aufhören der Tetanie durch mehrere Jahre, in den beiden Fällen der Garréschen Klinik wurde eine deutliche Besserung berichtet. In dem Falle Kochers gingen die Tetanieanfälle zurück, doch wurde der Krankheitszustand unter den Zeichen einer strumipriven Kachexie immer schwerer und führte schließlich zum Exitus. Keine Besserung wurde in den von Leischner und Köhler berichteten Fällen erzielt.

Beim Überblicke über diese neun Fälle finden wir also: Heilung in drei, Besserung in drei und negativen Erfolg in zwei Fällen. Der Fall Kochers wird wohl wegen der Komplikationen am besten ausgeschaltet.

Als Ort zur Transplantation eignet sich nach den Erfahrungen aller Autoren am besten eine in den Bauchdecken zwischen Peritoneum und Fascie künstlich hergestellte Tasche. Die embolische Transplantation in die Blutbahn (Landois, Jovanovics) hat nur experimentelles Interesse, und Transplantation in das Knochenmark (Garré, Kocher) sowie in die Milz (Payr) hat weniger Vorteile. Zur Transplantation sind artfremde Epithelkörperchen ungeeignet. Es müssen also menschliche beschafft werden. Wegen eventueller späterer Graviditäten ist die Wahl jüngerer Frauen zur Epithelkörperchenentnahme bedenklich. Es sollen also nach Möglichkeit nur Männer verwendet werden. In den bisherigen Fällen wurden die Epithelkörperchen meist anläßlich von Kropfoperationen entnommen. Pool verwendete jedoch mit Erfolg fünf Epithelkörperchen, die er aus frischen Leichen gewonnen hatte. v. Eiselsberg empfiehlt die Epithelkörperchen von Neugeborenen, die intra partum gestorben sind, zur Transplantation heranzuziehen.

Die zur Transplantation nötige Zahl von Epithelkörperchen läßt sich wohl nicht für jeden Fall vorausbestimmen. Im allgemeinen dürften nach den bisherigen Erfahrungen mindestens zwei notwendig sein. Lassen sich diese bei einer Operation nicht beschaffen, so steht wohl nichts im Wege, die an sich nicht gefährliche Eröffnung der Bauchdecke behufs weiterer Inplantation zu wiederholen. Eine Gefahr, zuviel Epithelkörperchen einzuführen, besteht nicht, da nach den Erfahrungen von Minkiewitsch ein Zustand von Hyperparathyreoidismus nicht zu erzielen ist. Zur Bestätigung dafür, daß wirklich Epithelkörperchen zur Transplantation verwendet wurden, ist es nahezu unbedingt nötig, von dem als Epithelkörperchen angesprochenen Gewebe ein kleines Stückchen abzukappen und mikroskopisch zu untersuchen.

In den erwähnten Fällen erfolgreicher Transplantation beim Menschen handelt es sich bis auf den zweiten Fall Krabbls durchweg um äußerst schwere postoperative Tetanien, bei denen die Erhaltung des Lebens und die Heilung der Tetanie auf die Transplantation zu beziehen ist. Wir müssen also in diesem Verfahren ein glänzendes Ergebnis rationeller therapeutischer Überlegungen sehen.

Die Beobachtungen über den späteren Krankheitsverlauf sind in diesen Fällen zwar noch nicht über eine entsprechend lange Reihe von Jahren ausgedehnt, auch fehlen die endgültigen autoptischen Untersuchungen der transplantierten Epithelkörperchen. Es ist also nicht mit Sicherheit ein dauerndes Erhaltenbleiben der funktionsfähig eingeheilten Epithelkörperchen zu behaupten. Im Tierexperiment fand sich neben verschieden rascher Resorption der transplantierten Epithelkörperchen, wie schon erwähnt, Erhaltenbleiben und histologisch nachweisbare Funktionsfähigkeit derselben bis zur Dauer von fünf Jahren (Cristiani). Doch handelt es sich hier sowie bei Walbaum, Biedl u. a. um Autotransplantationen, nicht um Homoio-Transplantationen. Letztere geben nach den neueren Untersuchungen von Leischner und Köhler sowie von Erdheim wesentlich ungünstigere Resultate. Die homoioplastisch transplantierten Epithelkörperchen werden bei Ratten später in der Regel resorbiert. Ein gleiches Schicksal nehmen die Autoren auch für die menschliche Epithelkörperchentransplantation an. Die Ursache dafür wird in biochemischen individuellen Unterschieden gesehen, wofür auch der vollkommene Erfolg autoplastischer Transplantation spricht. Der glänzende therapeutische Erfolg bei den Fällen postoperativer Tetanie wird daraus erklärt, daß doch noch ursprüngliche Epithelkörperchenreste zurückgeblieben sind, denen während der Wirkung der transplantierten Epithelkörperchen Gelegenheit gegeben ist, sich zu erholen. So wie Leischner kommt auch Iselin auf Grund seiner Versuche an Ratten zu dem Ergebnisse, daß die Transplantation wegen der regelmäßigen späteren Resorption zu therapeutischen Zwecken beim Menschen nicht zu empfehlen sei.

Dieser Schlußfolgerung können wir jedoch nicht zustimmen, denn erstens stehen den ungünstigen Dauererfolgen bei Ratten auch vereinzelte günstige bei derselben Tierart gegenüber und zweitens sind die Transplantationsversuche bei größeren Tieren (Hunden und Katzen) auch in Iselins Versuchen wesentlich günstiger ausgefallen, als bei den kleinen Tieren. Insbesondere waren auch die Überpflanzungsversuche bei größeren Tieren seitens anderer Forscher außerordentlich günstiger Der Mißerfolg bei Ratten erklärt sich vielleicht auch zum Teil aus der besonderen Schwierigkeit gewisser technischer Seiten der äußerst subtilen Operation an den kleinen Tieren und der Nötigung, verhältnismäßig große Verletzungen setzen zu müssen; bei größeren Tieren liegen diese Verhältnisse günstiger Weiter sprechen die wenigen vorhandenen, sehr erfolgreichen Transplantationsversuche beim Menschen unbedingt für eine Fortsetzung derselben. Hierzu sind vor allem auch die übrigen trostlosen therapeutischen Verhältnisse absolut imperativ zwingend. Das wird gewiß jeder anerkennen, der wiederholt schwere akute oder chronische in Kachexie und Demenz ausgehende Tetanien gesehen hat. Wir stehen einer schweren Tetanie bei Außerachtlassung der Transplantation noch machtloser gegenüber als einer schweren Epilepsie, die verhältnismäßig oft, selbst bei schwersten gehäuften Anfällen, wenigstens einer symptomatischen Therapie erfolgreich

zugänglich ist. Sowohl die bisherigen Erfolge als auch die therapeutischen
Bedürfnisse lassen also eine Ablehnung weiterer Transplantationen beim
Menschen durchaus nicht gerechtfertigt erscheinen. Erst wenn das Verfahren
bei einer größeren Zahl von Fällen angewendet ist, wird sich ein Überblick
und damit eine entsprechende Kritik über seinen Wert ergeben. Wir werden
also erst später in der Lage sein, zu wissen, ob die transplantierten Epithelkörperchen auch beim Menschen schließlich doch der Resorption anheimfallen.
Vorläufig wissen wir, daß sie geraume Zeit funktionsfähig bleiben können.
Ob auf dem Wege der Transplantation ein dauernder Ersatz für die fehlenden
eigenen Epithelkörperchen zu beschaffen ist, bleibt allerdings doppelt fraglich. Die
therapeutischen Anforderungen liegen aber zum Glücke kaum in den seltensten
chirurgischen Fällen so, daß ein vollkommener Ersatz geleistet werden muß,
vielmehr handelt es sich insbesondere bei der großen Zahl der spontanen Erkrankungen nur um eine erfolgreiche Unterstützung für ein insuffizientes
Organ, das sich später wieder kräftigen kann. In diesem Sinne haben wir in
der Transplantation ein Verfahrne'das die bedrohliche akute Epithelkörpercheninsuffizienz mit einer gewissen Sicherheit zum Ausgleiche bringt. Das beweisen die gegebenen lebensrettenden Erfolge im Gegensatze zur früheren
therapeutischen Ohnmacht bei solchen Fällen. Auf Grund dieser ersten Versuche wissen wir aber auch, daß in Übereinstimmung mit dem Tierexperiment
nicht nur eine symptomatische Besserung erzielt wird, sondern daß es sich
um die Wiederherstellung eines physiologischen Gleichgewichtes handelt,
währenddessen zum mindesten die erkrankten, in ihrer Funktion gestörten
eigenen Epithelkörperchen entlastet und ihnen jene Bedingungen geboten
werden, die zu ihrer Restitution am günstigsten sind. Wenn diese letztere
durch die Transplantation erreicht wird, so kann man wohl in der Möglichkeit
einer späteren Resorption der überpflanzten Epithelkörperchen keine weitere
Gefährdung des Kranken sehen.

Das bisherige Verfahren der Transplantation wird also vorläufig so lange
fortgesetzt werden müssen, bis wir einen besseren Ersatz dafür haben, denn
sonst wird jede chronische, mit schweren allgemeinen Störungen einhergehende
Tetanie, insbesondere aber jeder akute, letal endigende Fall zum mahnenden
Ankläger einer Unterlassung.

Die Transplantation ist beim Menschen, wie erwähnt, bisher nur sehr vereinzelt
fast ausschließlich bei äußerst schweren postoperativen Fällen zur Anwendung gekommen, doch erfordert gewiß eine große Zahl anderer Tetanien eine ebenso
exakte und rationelle Heilung. Erinnern wir uns an die Schilderung des ganzen
Krankheitsbildes, an seinen über viele Jahre ausgedehnten Verlauf mit vielfachen Exacerbationen. Vergegenwärtigen wir uns, daß die exakte klinische
und experimentelle Forschung der letzten Jahre die sichere Erkenntnis gebracht hat, daß sich das Wesen der Tetanie nicht in den Krampfanfällen erschöpft, sondern daß eine allgemeine Erkrankung vorliegt, die durch ihren
protrahierten Verlauf bei jugendlichen Individuen zu ernsten Entwicklungshemmungen, bei Erwachsenen zu Kachexie usw. führen kann. In Anbetracht
dieser Tatsache werden wir uns neuerlich bewußt werden, daß wir mit unseren
früher besprochenen therapeutischen Versuchen nicht über eine gute Pflege-
behandlung hinausgekommen sind. Diese hat in allen jenen Fällen versagt,
in denen die Kranken zu einem spontanen Ausgleiche ihrer Epithelkörpercheninsuffizienz nicht befähigt waren.

Bisher wurde erst in einem einzigen Falle spontan entstandener Tetanie
(der zweite Fall von Krabbl) eine Transplantation versucht, und doch muß

schon das gute Ergebnis in den bisher bekannt gewordenen akuten Fällen ermutigend wirken und uns um so dringender zu einer Erweiterung der Indikation, zur Transplantation nötigen, als der spätere Krankheitsverlauf sehr ernst sein kann und deshalb zur Durchführung einer rationellen Behandlungsweise zwingt. Latent ist ja die Tetanie im „tetanoiden Zustande" nur in bezug auf die Krampfanfälle und andere augenfällige Krankheitszeichen, de facto müssen wir darin einen protrahierten Zustand echter Tetanie sehen. Eine besondere Berücksichtigung verdient auch die Maternitätstetanie, weil hier neben der Mutter auch das Kind im Sinne direkter erblicher Disposition gefährdet ist.

Von der Tetaniekatarakta wissen wir, daß sie sich in Schüben entwickelt, die wahrscheinlich den einzelnen Exacerbationen parallel gehen. Wir wissen andererseits, daß Tetaniekatarakta, die in der Kindheit entstanden ist, viele Dezennien hindurch stationär bleiben kann, wenn die Tetanie nicht gröber exacerbiert oder zur vollkommenen Heilung kommt, d. i. wenn die Epithelkörpercheninsuffizienz genügend ausgeglichen wird. Man kann also annehmen, daß auch das Fortschreiten der Linsentrübungen in ihren Anfängen durch eine wirkliche Heilung gehemmt wird.

Auf Grund dieser Erwägungen kommen wir zu dem Schlusse, daß die Indikation zur Transplantation der Epithelkörperchen als das vorläufig rationellste Heilverfahren folgendermaßen zu stellen ist:

I. Die Transplantation ist nicht nur in den äußerst schweren akuten Formen der Erkrankung anzuwenden, sondern bei allen ernsthaften Erscheinungsformen der Tetanie, die nicht durch Heilung anderer konkurrierender auslösender Momente usw. dauernd zu beheben sind. Hierher gehören auch alle ernsten Formen chronischer latenter Tetanie.

II. Haben sich unter anderem Linsentrübungen eingestellt und schließt sich an das akute Stadium ein protrahierter Zustand latenter Tetanie, so darf mit der Transplantation nicht bis zur nächsten groben Exacerbation gewartet werden.

III. Wenn bei Graviden in typischen Schmelzdefekten an den Zähnen oder Linsentrübungen die Möglichkeit einer in früher Kindheit überstandenen Tetanie nahegelegt ist, insbesondere aber, wenn die Erkrankung nachweislich auch später, etwa bei einer früheren Gravidität, bestanden hat, so ist sorgfältig und wiederholt nach latenten Tetaniezeichen zu suchen und die Operation ist sofort vorzuschlagen, wie sich untrügliche Zeichen von latenter Tetanie feststellen lassen. Das Abwarten der ausgesprochenen Krämpfe ist entschieden zu widerraten, insbesondere auch mit Rücksicht auf den Fötus. In jeder Phase der Maternitätstetanie ist also sofort die Transplantation zu empfehlen. Die Einleitung der Frühgeburt oder des Abortus zum Zwecke der Heilung der mütterlichen Tetanie darf bei der Möglichkeit eines Verfahrens, das Mutter und Fötus in weit vollkommenerer Weise schützt, höchstens als Notbehelf erst in zweiter Linie weiter in Betracht kommen.

Die möglichst frühzeitige Transplantation gilt vielleicht ganz besonders auch für jene Fälle, die von Anfang an epileptiforme Krämpfe zeigen. Denn es ist fraglich, ob die Transplantation in späteren Stadien tetanigener Epilepsie noch Heilung bringen kann, da es gar nicht ausgeschlossen ist, daß nach Jahren weniger die nur mehr geringe Epithelkörpercheninsuffizienz als vielmehr eventuelle sekundäre, dauernde Gehirnveränderungen das Persistieren dieser schwer beeinflußbaren Epilepsieform bedingen.

Literatur.

Adler und **Thaler,** Vortrag über Schwangerschaftstetanie in der Gesellschaft der Ärzte in Wien. 15. Juni 1906. Wiener klin. Wochenschr. 1906. S. 779.

Albert, E., Zur Kasuistik der Kropfexstirpationen. Wien. med. Presse. 1882. Nr 3.

Aran, Note sur une épidémie de contracture essentielle observée chez les sujets affectés de fièvre typhoïde. Union méd. 1855. Nr. 85.

Arndt, Über Tetanie und Psychose. Allgem. Zeitschr. f. Psych. **30.** 1874. S. 54.

Arthus und **Schafermann,** Journ. de physiol. et de pathol. générale. **12.**

Askanazy, Über Ostitis deformans ohne osteoides Gewebe. Arbeit. a. d. pathol. Instit. Tübingen. **4.** 1904. Heft 3. S. 398.

Auerbach, Epithelkörperchen-Blutungen und ihre Beziehungen zur Tetanie der Kinder. Jahrb. f. Kinderheilk. 1911. S. 193.

Baginsky, Über Tetanie bei Säuglingen. Arch. f. Kinderheilk. **7.**

Baginsky, Säuglingspflege und Säuglingskrankheiten. 1906.

Barger und **Dale,** Journ. of Physiol **38.** 1909, und Transact. chem. soc. **95.** 1909.

Bauer, J., Neuere Untersuchungen über die Beziehungen einiger Blutdrüsen zu Erkrankungen des Nervensystems (Epithelkörperchen-Hypophyse, Zirbeldrüse. Nebenniere). Zeitschr. f. d. ges. Neur. u. Psych. **3.** 1911. Heft 3—4.

Bechterew, Die Tetanie. Deutsche Zeitschr. f. Nervenheilk. 1895. S. 477.

Beeb, Inhibition of tetany by extract of Parathyreoids. Amer. Journ. of Physiol. **19.**

Benjamins, Über die Glandulae parathyreoidae (Epithelkörperchen). Zieglers Beitr. **31.** 1902. S. 143.

Berkeley, Relation of parathyreoids to paralysis agitans. Med. News. 2. Dez. 1905. Ref. Treatment. 1906. S. 118.

Berkeley und **Beeb,** Extract of parathyroids. Journ. med. res. Febr. 1909.

Biedl, Vortrag im Verein für Psych. u. Neurol. in Wien. Wiener klin. Wochenschr. 1901.

Biedl, Innere Sekretion, Vorlesungen im Sommersemester 1902. Wiener klin. Wochenschr. 1902. S. 281.

Biedl, K. k. Gesellschaft d. Ärzte in Wien, 10. Mai 1907. Wiener klin. Wochenschr. 1907. S. 615.

Biedl, Münchner med. Wochenschr. 1908. S. 597.

Biedl, Diskussion zum Vortrag Erdheim. Siehe dort.

Biedl, Diskussion zum Vortrag Fuchs. Jahrb. d. Psych. u. Neurol. 1911.

Biedl, Die innere Sekretion. Wien 1910.

Blum, Neues und Altes zur Physiologie und Pathologie der Schilddrüse. 23. Kongr. f. inn. Med., München. 1906. S. 183.

Boese und **Lorenz,** Kropfoperation und Tetanie. Wiener med. Wochenschr. Nr. 38. 1909.

Bondi, Tetanie nach subcutanen Adrenalininjektionen bei Osteomalacie mit Struma. Demonstr. i. d. Gesellsch. f. inn. Med. u. Kinderheilk. Wien, 5. November 1908. Wiener klin. Wochenschr. 1908. S. 1724, u. Fol. Neurobiolog. 1909. S. 364.

Bonome und **Cervesato,** Sulla tetania idiopatica dei infanti. La pediatria. **3.** 1895.

Bramwell, A case of tetany treated by thyreoidextract. Brit. Med. Journ. 1895. S. 1196.

Brandenstein, v., Zur Kasuistik der Epithelkörperchen-Blutungen bei Tetania infantum. Inaug.-Diss. Heidelberg 1911.

Buettner, Über einen Fall gleichzeitigen Vorkommens von tabischen gastrischen Krisen und von Tetanie. Wiener klin. Wochenschr. 1910.

Callum Mac, On the production of specific cytologic sera for thyreoid and parathyreoid with observation on the physiology and pathology of the parathyreoid gland. Med. News. 31. Okt. 1903.

Callum Mac, Tumor of the parathyreoid gland. John Hopkins Hosp. Bull. **11.** 1905.

Callum Mac, Die Beziehungen der Parathyreoid-Drüsen zur Tetanie. Zentralbl. f. allg. Path. u. path. Anat. **76.** 1905. S. 385.

Callum Mac, The surgical relations of the parathyreoid glands. Brit. Med. Journ. 10. Nov. 1906. S. 1282. Diskussion: V. Horsley.

Callum Mac, Further notes on the function of the parathyreoid glands. Med. News. 8. April 1905.

Callum Mac und **Davidson,** The function of the parathyreoid glands. Med. News 1905, u. Zentralbl. f. d. Grenzgeb. d. Med. u. Chir. **11.** 1908.

Callum Mac und **Voegtlin,** On the relations of the parathyreoid to calcium metabolism and the nature of tetany. John Hopkins Hosp. Bull. März 1908.

Camus, Greffes parathyroïdiennes chez l'animal normal etc. Soc. de biol. März 1905.

Carlsson und **Jacobson,** 8. Physiologenkongr. in Wien 1910.

Carnot und **Delion,** Parathyreoidie tuberculeuse. Compt. rend. Soc. biol. 1905.

Caro, L., Schilddrüsenresektionen und Schwangerschaft in ihren Beziehungen zur Tetanie und Nephritis. Exper. u. krit. Beitr. z. Frage d. Epithelkörperchen-Funktion. Grenz-geb. d. Med. u. Chir. 1907. Heft 4; Med. Klin. 1910.

Christens, Trois cas d'insuffisance parathyr. chez la chèvre. Soc. de biol. 1905. S. 335.

Chvostek sen., Beiträge zur Tetanie. Wiener med. Presse. 1876. S. 1201.

Chvostek sen., Weitere Beiträge zur Tetanie. Ebenda. 1878. S. 821, u. 1879. S. 1201.

Chvostek jun., Über das Verhalten der sensiblen Nerven, der Hirnnerven und des Haut-leitungswiderstandes bei der Tetanie. Wiener klin. Wochenschr. 1890. Nr. 43, und Zeitschr. f. klin. Med. **19.** 1891. Heft 5 u. 6.

Chvostek jun., Bemerkungen zur Ätiologie der Tetanie. Wiener klin. Wochenschr. 1905. S. 969.

Chvostek jun., Beiträge zur Lehre von der Tetanie. Wiener klin. Wochenschr. 1907. S. 487, 625 u. 787.

Civalleri, Sulle glandulae parathyreoidae dell' uomo. Policlin. 1902. Nr. 3.

Corvisart, L., De la contracture des extrémites ou tétanie chez l'adulte. Thèse de Paris. 1852.

Cottoni, Die Nebenschilddrüsen nach den neueren Arbeiten. Rev. de méd. August 1909.

Cristiani, Sur les glandules thyroïdiennes chez le rat. Compt. rend. Soc. biol. 1892. S. 798.

Cristiani, De la thyréoïdectomie chez le rat. Arch. de Physiol. norm. et pathol. 1893. S. 39.

Cristiani, Remarques sur l'anatomie et la physiol. des glandes et glandules thyroïdiennes chez le rat. Arch. de physiol. norm. et path. 1893. S. 164.

Cristiani, Des glandules thyroïdiennes accessoires chez la souris et la campagnol. Arch. de physiol. norm. et path. 1893. S. 279.

Cristiani, Etude histologique de la greffe thyroïdienne. Compt. rend. Soc. biol. 10. Nov. 1894. S. 716.

Cristiani, Evolution histologique de greffes faites avec du tissu thyéeoïdien conservé. Journ. de physiol. et de path. génér. **7.** 1905. S. 261.

Cristiani und **Ferrari,** De la nature des glandules parathyroïdiennes. Compt. rend. Soc. biol. Oct. 1897. S. 885.

Curschmann, Tetanie, Pseudotetanie und ihre Mischformen bei Hysterie. Zeitschr. f. Neurol. **27.** 1904. S. 739.

Curschmann, Über Pseudotetanie usw. Berliner klin. Wochenschr. 1904. Nr. 38. 39.

Curschmann, Über einige ungewöhnliche Ursachen und Syndrome der Tetanie der Er-wachsenen nebst Vorschlägen zu ihrer Behandlung. Deutsche Zietschr. f. Nerven-heilk. **39.** 1910. S. 36.

Cybulski, Über den Kalkstoffwechsel des tetaniekranken Säuglings. Monatsschr. f. Kinderheilk. 1906.

Cyhlarz, Wiener klin. Wochenschr. 1902. Nr. 2.

Dance, Observations sur une espèce de tétanus intermittant. Arch. gén. de méd. Juni 1831. **26.** S. 190.

Danielson, Erfolgreiche Epithelkörperchen-Transplantation bei Tetania parathyreopriva. Beitr. z. klin. Chir. 1910. S. 85.

Danielson und **Landois,** Transplantation und Epithelkörperchen. Med. Klin. 1910. S. 735, 776.

Determann, 2 Fälle von Rückenmarkserkrankung nach Influenza. Deutsche Zeitschr. f. Neurol. 1891. S. 34, 52.

Doyon und **Jouty,** Ablation des parathyr. chez l'oiseau. Soc. de biol. 1904. S. 11.

Doyon und **Kareff,** Les parathyr. chez la tortue. Soc. de biol. 1904. S. 719.

Drobnik, Experimentelle Untersuchungen über die Folge der Exstirpation der Schilddrüse. Arch. f. exp. Path. u. Pharm. **25.** 1888. S. 136.

Dupuytren, Zit. bei v. Eiselsberg. Deutsche Chir. 1901. S. 140.

Ebner, V. v.. Von den Beischilddrüsen. Köllickers Handb. d. Gewebelehre d. Menschen. 3. 1902.

Edmunds, W., The pathology of exophthalmic goitre. Brit. Med. Journ. 1901.

v. Eiselsberg, Über Tetanie im Anschluß an Kropfexstirpationen. Wiener klin. Wochenschrift 1890.

v. Eiselsberg, Weitere Beiträge zur Lehre v. d. Folgezuständen der Kropfoperationen. Beitr. z. Chirurg. Festschr. f. Th. Billroth, Stuttgart. 1892. S. 371.

v. Eiselsberg, Über erfolgreiche Einheilung der Katzenschilddrüse in die Bauchdecke und Auftreten von Tetanie nach deren Exstirpation. Wiener klin. Wochenschr. 1892. Nr. 5.

v. Eiselsberg, Über physiol. Funktion einer im Sternum zur Entwicklung gekommenen krebsigen Schilddrüsen-Metastase. Langenbecks Arch. **48.** 1894. S. 489.

v. Eiselsberg, Die Krankheiten der Schilddrüse. Deutsche Chir. 1901. Nr. 38.

v. Eiselsberg, Diskussion zum Vortrag Erdheim: Tetania parathyreopriva.

v. Eiselsberg, Über Vorkommen und Behandlung der Tetanie parathyreopriva beim Menschen. Beitr. z. Physiol. u. Pathol. 1908.

v. Eiselsberg, Epithelkörperchen-Transplantationen. Verhandl. d. deutsch. Gesellsch. f. Chir. 1908.

v. Eiselsberg, Gesellsch. f. inn. Med. u. Kinderheilk. Wien. 11. Februar 1909. Wiener klin. Wochenschr. 1909. S. 324.

Enderlen, Untersuchungen über die Transplantation der Schilddrüse in die Bauchhöhle von Katzen und Hunden. Grenzgeb. d. Med. u. Chir. 1898.

Eppinger, Diskussion zum Vortrag Fuchs. Jahrb. f. Psych. 1911.

Eppinger, Falta, Rudinger, Zur Funktion der Epithelkörperchen. Ref. Wiener klin. Wochenschr. 1909. S. 321, und Fol. Neurobiol. 1909. S. 248.

Eppinger, Falta, Rudinger, Über die Wechselwirkung der Drüsen mit innerer Sekretion. Zeitschr. f. klin. Med. **67.** 1909. Heft 5 u. 6.

Eppinger, Falta, Rudinger, Über den Antagonismus sympathischer und autonomer Nerven in der inneren Sekretion. Wiener klin. Wochenschr. 1909. S. 1108.

Erb, Zur Lehre von der Tetanie nebst Bemerkungen über die Prüfung der elektrischen Erregbarkeit an den motorischen Nerven. Arch. f. Psych. 1874. S. 271.

Erb, Tetanie, in Ziemssens Handbuch. Leipzig 1878. Vogel.

Erb, Zur Kenntnis der bulbären Lähmungen. Arch. f. Psych. **9.** S. 327.

Erb, Elektrotherapie. 1. Aufl. 1882. S. 192, 570.

Erdheim, Beitrag zur Kenntnis der branchiogenen Organe des Menschen. Wiener klin. Wochenschr. 1901. Nr. 41.

Erdheim, Zur normalen und pathol. Histologie der Glandula thyreoidea, Parathyreoidea und Hypophysis. Zieglers Beitr. **33.** 1903. S. 158.

Erdheim, I. Über Schilddrüsenaplasie. II. Geschwülste des Ductus thyreoglossus. III. Über einige menschliche Kiemenderivate. Zieglers Beitr. **25.** 1903. S. 366.

Erdheim, Beiträge zur pathol. Anatomie der menschl. Epithelkörperchen. Zeitschr. f. Heilk. **25.** 1904.

Erdheim, Tetania parathyreopriva. Kongr. f. inn. Med. München, April 1906. K. k. Gesellsch. d. Ärzte in Wien, 1. Juni 1906. Wiener klin. Wochenschr. 1906. S. 716 u. 817. Diskussion: Paltauf, v. Eiselsberg, Kassowitz, Weixelbaum, Frommer, Escherich, Biedl, Clairmont, Pineles. Grenzgeb. d. Med. u. Chir. **16.** 1906. Heft 4 u. 5. S. 632.

Erdheim, Zur Anatomie der Kiemenderivate bei Ratte, Kaninchen und Igel. Anat. Anz. **29.** 1906. S. 609.

Erdheim, Über Epithelkörperchenbefunde bei Osteomalacie. Sitzungsber. d. k. Akad. d. Wissensch. Wien. **16.** C. 1907.

Erdheim, Über den Kalkgehalt des wachsend. Knochens und des Callus nach der Epithelkörperchenexstirpation. Frankf. Zeitschr. f. Pathol. **7.** 1911. S. 175.

Erdheim, Zur Kenntnis der parathyreopriven Dentinveränderung. Ebenda. S. 238.

Erdheim, Über die Dentinverkalkung im Nagezahn bei der Epithelkörp.-Transplantation. Ebenda. S. 295.

Erhardt, Über epileptiformes Auftreten der Tetania thyreopriva. Grenzgeb. d. Med. u. Chir. **10.** 1902. S. 225.

Escherich, Idiopathische Tetanie im Kindesalter. Wiener klin. Wochenschr. 1890. Nr 40.

Escherich, I rapporti laryngospasma con la rachitide. La pediatria. 1894.

Escherich, Bemerkungen über den Status lymphat. der Kinder. Berliner klin. Wochenschrift. 1896. Nr. 29.

Escherich, Begriff und Vorkommen der Tetanie im Kindesalter. Berliner klin. Wochenschrift. 1897. Nr. 40.

Escherich, Ein weiterer Fall von Pseudotetanus. Wiener klin. Rundschau. 1898.

Escherich, Die tetanoiden Erkrankungen des ersten Kindesalters. Wiener med. Presse. 1903. Nr. 50.

Escherich, Tetanie. Traité des maladies de l'enfance. **4.** 1897. I. Ed. II. 1904.

Escherich, Mitteilungen der Gesellsch. f. inn. Med. u. Kinderheilk., 22. November 1906. Diskussion zum Vortrage Erdheim u. Hochsinger. K. k. Gesellsch. d. Ärzte in Wien, 10. Mai 1907. Wiener klin. Wochenschr. 1907. S. 614.

Escherich, Zur Kenntnis der tetanoiden Zustände des Kindesalters. Verhandl. d. Gesellsch. f. Kinderheilk. 1907. Münchner med. Wochenschr. 1907. Nr. 42.

Escherich, Die Tetanie der Kinder. Alfred Hölder, Wien, Leipzig 1909.

Ewald und **Jacobson,** Verhandl. d. 12. Kongr. f. inn. Med. 1893. S. 300. Erscheinungen von Tetanie bei Magen-Darmkrankheiten.

Exner, A., Diskussionsbemerkung zu Haberfelds Vortrag „Die Epithelkörperchen bei Tetanie u. einigen anderen Erkrankungen". Wiener klin. Wochenschr. 1910. S. 1017.

Falta und **Rudinger,** 2 typische Fälle von Arbeitertetanie, bei denen Adrenalinversuche angestellt wurden. Wiener klin. Wochenschr. 1909. Nr. 11. S. 396.

Falta und **Rudinger,** Kurzes Ref. Fol. Neurobiol. **3.** S. 254.

Feer, Spasmophilie. Schweizer Korr.-Bl. 1908.

Ferranini, Histologische Veränderungen des Zentralnervensystems bei Tetanie des Magens. Zentralbl. f. inn. Med. 1901. S. 1.

Fischl, Demonstration eines 9 Monate alten Kindes, das im Verlaufe einer Tetanie Abstoßung der Nägel beider Daumen erlitt. Wiener klin. Wochenschr. 1909. S. 653. Fortschr. d. Med. 1909. S. 709.

Fleiner, Über Neurosen gastrischen Ursprungs unter bes. Berücksichtigung der Tetanie u. ähnl. Krampfanfälle. Arch. f. Verdauungskrankh. **1.** S. 244.

Fleiner, Neue Beiträge z. Lehre von der Tetanie gastrischen Ursprungs. Deutsche Zeitschr. f. Nervenheilk. **18.** 1900. S. 243.

Fleiner, Über Tetania gastrica. Münchner med. Wochenschr. 1903. Nr. 10 u. 11.

Fleischmann, Über die Ursachen angeborener Schmelzdefekte Öst.-ung. Vierteljahrsschr. f. Zahnheilk. 1907. Wiener klin. Wochenschr. 1907. S. 1455.

Flesch, Demonstration eines Falles von Tetanie mit Krämpfen u. Innervationsstörungen im Bereiche der Augen u. d. Kehlkopfes. Wiener klin. Wochenschr. 1909. S. 795.

Fleurot, Thèse de Paris. 1856.

v. Frankl-Hochwart, Die Tetanie. Nothnagels spez. Pathol. u. Therapie.

v. Frahkl-Hochwart, Die Tetanie der Erwachsenen. 2. Aufl. Wien u. Leipzig. 1907.

v. Frankl-Hochwart, Die Schicksale der Tetaniekranken. Wiener med. Wochenschr. 1906. S. 309. Neurol. Zentralbl. 1906. Nr. 14 u. 15.

v. Frankl-Hochwart, Über mechanische und elektrische Erregbarkeit der Nerven und Muskeln bei Tetanie. Deutsch. Arch. f. klin. Med. **43.** 1888. S. 21.

v. Frankl-Hochwart, Vorläuf. Mitteilungen über mechanische u. elektrische Erregbarkeit der Nerven und Muskeln bei Tetanie. Zentralbl. f. klin. Med. 1887. Nr. 21.

v. Frankl-Hochwart, Bemerkungen zur Lehre von der Tetanie. Deutsch. Arch. f. klin. Med. **44.** S. 429.

v. Frankl-Hochwart, Über Psychosen bei Tetanie. Jahrb. f. Psych. **9.** 1889. S. 128.

v. Frankl-Hochwart, Artikel: Facialisphänomen und Tetanie im diagnostischen Lexikon von Bum und Schnirer. Wien 1893.

v. Frankl-Hochwart, Über Intentionskrämpfe. Zeitschr. f. klin. Med. **14.** S. 424.

Frommer, Diskussion zum Vortrage Erdheims. Gesellsch. d. Ärzte in Wien. Wiener klin. Wochenschr. 1906. S. 818.

Frommer, Experimentelle Versuche zur parathyreoidealen Insuffizienz in bezug auf Eklampsie und Tetanie mit besonderer Berücksichtigung der antitoxischen Funktion der Parathyreoidea. Monatsschr. f. Geburtsh. u. Gyn. **24.** 1906. Heft 6.

Frouin, Sur la possibilité de conserver les animaux après l'ablation complète de l'appareil thyroïd., en ajoutant des sels de calcium ou de magnesium à leur nourriture. Compt. rend. Ac. Sc. **148.** 1908. S. 1622.

Fuchs, Demonstration im Ver. f. Psych. u. Neurol. in Wien. Wiener klin. Wochenschr. 1904. S. 607.

Fuchs, Analogien im Krankheitsbilde des Ergotismus und d. Tetanie. Jahrb. f. Psych. **32.** Heft 3. 1911. S. 447. Diskussion Biedl, Eppinger u. a.

Fürth und **Gerhardt,** zit. bei Gulecke. Arch. f. klin. Chirurgie.

Garré, Verhandl. der deutschen Gesellsch. f. Chirurgie 1908. Derselbe Fall auch bei Krabbel, Inaug.-Diss., berichtet.

Geis, The parathyroid. glands. Ann. of surg. 1908. S. 523.

Gley, Note sur les fonctions de la glande thyroïde chez le lapin et chez le chien. Compt. rend. Soc. biol. 1891. S. 843.

Gley, Des troubles tardifs consécutivs à la thyréoïdectomie chez le lapin. Compt. rend. Soc. biol. 1892. S. 666.

Gley, Gland et glandules thyroïdes du chien. Compt. rend. Soc. biol. 1893. S. 217.

Gley, Nouvelle note sur les effets de la thyroïdectomie chez le lapin. Compt. rend. Soc. biol. 1893.

Gley, Des effets de l'exstirpation des glandules parathyroïdes chez le chien et chez le lapin. Compt. rend. Soc. biol. 1897. S. 18.

Gley, Sur la fonction des glandules parathyroïdes. Compt. rend. Soc. biol. 1897. S. 46.

Gley, Effets de la thyréoïdectomie chez le lapin. Arch. de Phys. norm. et pat. 1892.

Gley, Recherches sur la fonction de la glande thyroïde. Ibid. 1892.

Gley, Nouvelles recherches sur l'effet de la thyr. chez le lapin. Ibid. 1892.

Gley, Exposé critique des recherches relatives à la physiol. de la glande thyroïde. Ibid. 1892.

Gley, Contributions à l'étude des effets de la thyréoïdectomie chez le chien. Ibid. 1892.

Gley, Recherches sur la rôle des glandules thyroïdiennes chez le chien. Ibid. 1893.

Gley, Les résultats de la thyreoïdectomie chez le lapin. Ibid. 1893.

Gottstein, Versuch zur Heilung der Tetanie mittelst Transplantation von Schilddrüse und Darreichung von Schilddrüsenextrakt. Deutsche Zeitschr. f. Nervenheilk. **6.** 1895. S. 177.

Groß, Über die Beziehungen der Tetanie zum weiblichen Sexualapparat. Münchner med. Wochenschr. 1906. S. 1616.

Grosser und **Betke,** Mors subita infantum und Epithelkörperchen. Münchner med. Wochenschrift. 1910. Nr. 40.

Grosser und **Betke,** Epithelkörperchenuntersuchungen mit besonderer Berücksichtigung der Tetania infantum. Zeitschr. f. Kinderheilk. **1.** 1911. S. 458.

Guieyesse, A., La capsule surrénale chez la femelle du cobaye en gestation. Compt. rend. Soc. biol. **51.** 1899. S. 893.

Guieyesse, A., La capsule surrénale du cobaye. Journ. de l'anat. et de la phys. **37.**

Gulecke, Experimentelle Untersuchungen über Tetanie. Arch. f. klin. Chir. **94.** 1911. Heft 3 S. 496, u. Zentralbl. f. Chir. 1911 Nr. 29, u. Verhandl. d. deutsch. Gesellsch. f. Chir. **1.** 1911. S. 114.

Haberfeld, W., Die Epithelkörperchen bei Tetanie u. einigen anderen Erkrankungen. Gesellsch. f. inn. Med. u. Kinderheilk. Wien, Sitz. v. 2. Juni 1910. Ref. Wiener klin. Wochenschr. 1910. S. 1017.

Haberfeld und **Schilder,** Die Tetanie der Kaninchen. Mitteil. a. d. Grenzgeb. d. Med. u. Chir. **20.** 1909. S. 727.

Hagenbach, Zit. nach Rudinger.

Halsted, An experimental study of the thyroid gland of dogs. Baltimore 1896. Epithelkörperchenversuche an Hunden. Verhandl. d. deutsch. Gesellsch. f. Chir. **1.** 1911. 45.

Hanke, zit. nach v. Frankl-Hochwart. Monogr. S. 87.

Harvier, Recherches sur la tétanie et les glandes parathyroïdes. Thèse de Paris. 1909.

Hecker, Zur Pathologie der Schilddrüse und Nebenschilddrüse. Münchner med. Wochenschrift. 1907. Nr. 10. S. 493.

Herman und **Harvey,** Univ. of Pennsylvania med. Bull. Juni 1909. Ref. Deutsch. Zeitschr. f. Chir.

Hirschfeld, H. und **L.,** Über vasokonstringierende Substanzen im Serum bei Rachitis, Tetanie und exsudativer Diathese. Münchner med. Wochenschr. 1911. S. 1660.

Hirschl, Demonstration im Ver. f. Psych. u. Neurol. Wien. Wiener klin. Wochenschr. 1904. S. 608.

Hochhaus, Ein Fall von Tetanie und Psychose mit tödlichem Ausgang bei einem Kranken mit Syringomyelie. Zeitschr. f. Nervenheilk. **7.** 1895.

Hoffmann, Zur Lehre von der Tetanie. Virchows Arch. f. klin. Med. **43.** 1888. S. 53.

Hoffmann, Kasuistische Mitteil. aus der Heidelberger Klinik. Deutsche Zeitschr. f. Nervenheilk. **9.** S. 278.

Hofmeister, Zur Frage nach den Folgezuständen der Schilddrüsenexstirpation. Deutsche med. Wochenschr. 1896.

Horsley, The Brownlect. Brit. Med. Journ. 1885. S. 111.

Horsley, Die Funktion der Schilddrüse. Festschr. f. Virchow. Berlin 1891. Brit. Med. Journ. 1906. S. 411.

Hulst, Ein Tumor der Glandula parathyreoidea. Zentralbl. f. allg. Path. u. path. Anat. **16.** 1905. S. 1.

Iselin, Wachstumshemmung infolge von Parathyreoidektomie bei Ratten. Deutsche Zeitschr. f. Chir. **93.** 1908.

Iselin, Tetanie jugendlicher Ratten nach Parathyreoidektomie.

Iselin, Steigerung der tetanischen Reaktionsfähigkeit bei Nachkommen parathyreoidektomierter Ratten. Deutsche Zeitschr. f. Chir. 1908.

Iselin, 4. Versamml. der Schweiz. neurol. Gesellsch. in Basel 1910. Ref. Neurol. Zentralbl. 1911. S. 220.

Jacobi, Struma und Tetanie. Wiener klin. Wochenschr. 1904. S. 768.

Jacoby, Über die Entwicklung der Nebendrüsen der Schilddrüse. Anat. Anz. **12.** 1896. S. 152.

v. Jacksch, Klinische Beiträge zur Kenntnis von der Tetanie. Zeitschr. f. klin. Med. Suppl. **17.** 1890. S. 170.

Jeandlize, Insuffisance thyroïdienne et parathyroïdienne. Étude expér. et clin. Nancy. 1902.

Jonas, C., und **Rudinger,** Über das Verhältnis der Tetanie zur Dilatatio ventriculi. Wiener. klin. therap. Wochenschr. 1904. Nr. 1.

Jong, Ch., zit. nach v. Eiselsberg. Die Krankh. der Schilddrüse. S. 40.

Jovanovics, Beitrag zur intravasculären Transplantation.

Kahler, Über Tetanie. Internat. klin. Rundschau. 10. Nov. 1889.

Kalischer, Demonstration in d. Gesellsch. f. Psych. u. Neurol. in Berlin, 10. November 1902. Neurol. Zentralbl. 1902. S. 1120.

Kashida, Über Tetanie nebst einer Bemerkung zur Erregbarkeit der motor. Nerven durch den thermischen Reiz. Mitteil. d. med. Fakultät der kais. jap. Universität in Tokio. **5.** 1904. Heft 3.

Kasparek, Wiener klin. Wochenschr. 1890. S. 850. Gehstörungen mit Paresen der Beine bei Tetanie.

Kocher, Über Kropfexstirpation und ihre Folgen. Arch. f. klin. Chir. **29.** S. 302.

Kocher, Ein Fall von Cachexia strumipriva mit Struma. Korrespondenzbl. f. Schweiz. Ärzte. **5.** 1898. Ibid. 1909. Nr. 13.

Kocher, siehe auch Kraus und Kocher.

Kohn, Studien über die Schilddrüse. Arch. f. mikrosk. Anatomie. 1895. Ibid. 1897.

Kohn, Die Epithelkörperchen. Sammelref. Ergebn. d. Anat. u. Entwickl.-Gesch. **9.** 1899. S. 194.

Königstein, K. k. Gesellsch. d. Ärzte, Wien, 27. Mai 1904. Wiener klin. Wochenschr. 1904. S. 636.

Königstein, Demonstration von Sekretbildern in Epithelkörperchen. Sitzungsber. d. Gesellsch. d. Ärzte in Wien, 15. Juni 1906. Wiener klin. Wochenschr. 1906. S. 778.

Königstein, Glykogene Degeneration der Epithelkörperchen in zwei Fällen von Tetanie (47 Jahre und 9 Monate). Wiener klin. Wochenschr. 1906. Nr. 50.

Köster, Deutsche Zeitschr. f. Nervenheilk. **9.** S. 207.

Krabbl, M., Zur Behandlung der Tetania parathyreopriva mit Überpflanzung von Epithelkörperchen. Inaug.-Diss. Bonn 1911.

Kraepelin, Zur Myxödemfrage. Neurol. Zentralbl. 1890. Nr. 3. Psychiatrie. 8. Aufl. 1. S. 52.

v. Krafft-Ebing, Über Pseudotetanie. Prager med. Wochenschr. 1899. S. 164.

Kraus und **Kocher,** Über die Pathologie der Schilddrüse. 23. Kongr. f. inn. Med. 1906. München. Ref. Münchner med. Wochenschr. 1906. S. 888.

Krehl, Über die Störungen chemischer Korrelationen im Organismus. Deutsch. Arch. f. klin. Med. **88.** 1907. S. 351—384. Verhandl. d. Naturf. u. Ärzte in Stuttgart.

Kunn, Ein Fall von Mydriasis spastica und Neuroretinitis mit Ausgang in Atrophia nervo optici bei Tetanie. Wiener klin. Wochenschr. 1890. Nr. 12.

Kunn, Über Augenmuskelkrämpfe bei Tetanie. Deutsche med. Wochenschr. 1897. Nr. 26.

Kussmaul, Über die Behandlung der Magenerweiterung durch eine neue Methode mittelst der Magenpumpe. Deutsch. Arch. f. klin. Med. **6.** 1869. S. 481.

Kussmaul, Über rheumatischen Tetanus. Berliner klin. Wochenschr. 1871.

Kussmaul, Zur Lehre von der Tetanie. Berliner klin. Wochenschr. 1872. Nr. 37.

Landois, Die Epithelkörperchen (Sammelreferat). Ergebn. d. Chir. u. Orthop. 1. S. 258.

Landois, Die Epithelkörperchentransplantation in die Blutbahn. Beitr. z. klin. Chir. **75.** 1911. Heft 1 u. 2. S. 446.

Lange, M., Die Beziehungen der Schilddrüse zur Schwangerschaft. Zeitschr. f. Geburtsh. u. Gyn. **40.** 1899. S. 34.

Langenbeck, Nosologie und Therapie der chirurgischen Krankheiten. Göttingen. 5. 1834.

Lanz, Beiträge zur Schilddrüsenfrage. Volkmanns Beitr. 1894. Nr. 87.

Lanz, Zur Schilddrüsentherapie des Kropfes. Korrespondenzbl. f. Schweiz. Ärzte. 1895. Nr. 2.

Lanz, Cachexia und Tetania thyreopriva. Zentralbl. f. Chir. 1905. S. 339.

Lapinsky, Ein Fall von wiederholter halluzinatorischer Verwirrtheit bei Tetanie. Neurol. Zentralbl. 1907. S. 146.

Leischner, K. k. Gesellschaft der Ärzte in Wien, 17. Mai 1907. Wiener klin. Wochenschr. 1907. S. 645. Diskussion v. Eiselsberg.

Leischner, Über Epithelkörperchentransplantation und deren praktische Bedeutung f. die Chirurgie. Arch. f. klin. Chir. **84.** 1907. S. 208.

Leischner, Zur Frage der Schilddrüsen-Epithelkörperchentransplantation. Versammlung deutsch. Naturf. u. Ärzte. Königsberg 1910.

Leischner und **Koehler,** Homoioplastische Epithelkörperchen- und Schilddrüsenverpflanzung. Arch. f. klin. Chir. **94.** 1911. Heft 1.

Leopold und **v. Reuss,** Über die Beziehungen der Epithelkörperchen zum Kalkbestand des Organismus. Wiener klin. Wochenschr. 1908.

Lewi-Dorn, Berliner klin. Wochenschr. 1896. S. 88.

Lewi-Dorn, Heilung der Tetanie nach Behandlung mit Schilddrüsenextrakt. Therap. Monatsh. **10.** 1896. Heft 3.

Löwenthal und **Wiebrecht,** Über Behandlung der Tetanie mittelst Schilddrüsenpräparaten. Deutsche Zeitschr. f. Nervenheilk. **31.** 1906. S. 415.

Loos, Über das Vorkommen und die Bedeutung des Facialisphänomens bei Kindern. Wiener klin. Wochenschr. 1891. Nr. 49.

Loos, Die Tetanie der Kinder u. ihre Beziehungen zum Laryngospasmus. Leipzig 1892. Deutsch. Arch. f. klin. Med. **50.** 1892. S. 169.

Lorenz, Siehe Boese und Lorenz.

Lundborg, Spielen die Glandulae parathyreoideae in der menschlichen Pathologie eine Rolle? Deutsche Zeitschr. f. Nervenheilk. **27.** 1904. S. 217.

Luther, Tetanie u. Psychose. Allg. Zeitschr. f. Psychiatrie. **58.** 1901. S. 254.

Lusena, Fisiopatologia dell' apparecchio tiro-parathyroideo. Firenze 1899.

Maresch, Kongenitaler Defekt der Schilddrüse bei einem 11jährigen Mädchen mit vorhandenen Epithelkörperchen. Zeitschr. f. Heilk. 1898.

Marina, Neurol. Zentralbl. 1896. Nr. 17.

Marinesco, Tetanie d'origine parathyroïdienne. Semaine méd. 1905. S. 289.

Marschner, Kasuistische Beiträge zur Lehre von der chronisch rezidivierenden Tetanie mit Beobachtungen über die Schilddrüsenfütterung bei derselben. Deutsch. Arch. f. klin. Med. **56.** 1896. Heft 5 u. 6. S. 501.

Mattauschek, Zur Epidemiologie der Tetanie. Gesellsch. f. inn. Med. u. Kinderheilk. Wien, 14. Februar 1907. Wiener klin. Wochenschr. 1907. Nr. 16.

Mayer und **Pfeiffer,** Experimentelle Beiträge zur Kenntnis der Epithelkörperchenfunkt. Grenzgeb. d. Med. u. Chir. 1907. Heft 3. S. 377.

Meinert, Tetanie in der Schwangerschaft. Arch. f. Gyn. **30.** 1887. S. 444.

Meinert, Fall von Tetanie in der Schwangerschaft, entstanden nach Kropfoperation. Arch. f. Gyn. **55.** 1898. S. 446.

Melnikow, Ruski Wratsch. 1909. Nr. 45. Ref. Zentralbl. f. Chir. 1910. Nr. 4. S. 140.

Mikulicz, Über die Resektion des Kropfes nebst Bemerkungen über die Folgezustände der Totalexstirpation der Schilddrüse. 1885. S. 889.

Minkiewitsch, Tetania parathyreopriva und Hyperparathyreosis. Inaug.-Diss. Basel 1908.

v. Monakow, Gehirnpathologie. Nothnagels spez. Pathol. u. Therap. **9.**

Morel, Les parathyroïdes dans l'ostéogénes. Compt. rend. Soc. biol. **68.** 1910. S. 163.

Moro, zit. nach Escherich Monographie.

Moussu, Sur la fonction thyroïdienne crétinisme expérimental sous ses deux formes typiques. Compt. rend. Soc. biol. 17. Dec. 1892. S. 972.

Moussu, Internat. Physiol.-Kongr. Cambridge. 1899.

Moussu, Sur la fonction thyroïdienne. Ibid. 11. März 1893. S. 280. 15. April. S. 394.

Moussu, Fonction parathyroïdienne. Ibid. 16. Januar 1897. S. 44.

Moussu, Sur la fonction parathyroïdienne. Ibid. 30. Juli 1898. S. 867.

Moussu, De la médication parathyroïdienne. Ibid. 25. März 1899. S. 244.

Moussu, Effects de la thyréoïdectomie. Mémoires de la soc. de biol. **4.**

Moussu, Recherches sur la fonction thyroïdienne et parathyroïdienne. Paris 1897.

Moussu und **Charin,** zit. nach Rudinger. Physiologie u. Pathol. d. Epithelkörperchen.

Murdoch, Considérations sur les rétractions spasmodiques. Journ. univ. et hebd. de méd. et chir. 1842. **8.** S. 417.

Nathan, Über einen Fall von Tetanie mit trophischen Störungen. Prager med. Wochenschrift. 1902. S. 14.

Neu, Beitrag zur Biologie des Blutes in der Gestationsperiode des Weibes. Med. Klin. 1910. Nr. 46.

Neu, Bemerkungen zur Adreninämie des Blutes in der Gestationsperiode des Weibes. Münchner med. Wochenschr. 1910. Nr. 48.

Neu, Weitere experim. Beitr. z. Biologie d. Blutes in der Gestationsperiode des Weibes. Münchner med. Wochenschr. 1911. Nr. 34. S. 1810.

Neumann, Zwei Fälle von Tetania gravidarum. Arch. f. Gyn. **48.** 1895. S. 499.

Neurath, Zeitschr. f. Kinderheilk. **1.** 1910. S. 1.

v. Neusser, Ein Fall von Tetanie mit bulbären Symptomen. Bericht der k. k. Krankenanstalt Rudolstiftung vom Jahre 1889. S. 324.

v. Neusser, Die Pellagra. Wien 1887.

Oddo, La tétanie chez l'enfant. Rev. de méd. **16.** 1896.

Oddo, Étude clinique sur la période de réaction du choléra. Paris 1886.

Oddo und **Sarles,** Charactères des urines dans la tétanie infantile. La méd. infantile. 1894. Nr. 9.

Oppenheim, Lehrbuch der Nervenkrankheiten. **2.** Berlin. 1910. 5. Aufl.

v. Orchowski, Jahrbücher f. Psychiatrie u. Neurologie. **29.** Heft 2 u. 3.

Ott, The parathyreoid glandules from a physiolog. and patholog. standpoint. Philad. 1909. Weiteres zit. bei Guleke.

Ott, J., und **J. C. Scott,** The action of glandular extracts upon tetany after parathyreoidektomy. New York. Med. Journ. 21. Aug. 1909.

Paltauf, Diskussion zu Erdheims Vortrag. Wiener klin. Wochenschr. 1906. S. 817 ff.

Parhon und **Dumitrescu,** Rivista stiinzelor med. Mai 1910. Ref. Münchner med. Wochenschrift. 1910. S. 1965.

Parhon und **Urechie,** Die Rolle der Schilddrüse in der Behandlung des Ekzems. Spitalul. 1908. Nr. 7.

Payr, Krankheiten der Schilddrüse. Lehrb. d. spez. Chir., von Hochenegg. **1.** 1906. S. 489.

Payr, Transplantation von Schilddrüsengewebe in die Milz. Verhandl. d. deutsch. Gesellschaft f. Chir. 1906. S. 495.

Pepere, Lo sperimentale. 1905. Fasc. 5.

Pepere, Schwangerschaftseklampsie u. Parathyreoidkörperinsuffizienz. Verhandl. d. ital. pathol. Gesellsch. 1905. Ref. Zentralbl. f. allg. Pathol. 1906. S. 313.

Pepere, Le chiandole parathyroidee. Turin 1906. Union.

Peters, Tetanie und Starbildung. Bonn 1898.

Peters, Weitere Beiträge über Tetanie u. Starbildung. Zeitschr. f. Augenheilk. **5.** 1901. S. 89.

Peters, Weitere Beiträge zur Pathologie der Linse. Klin. Monatsbl. f. Augenheilk. 1901. S. 351, 431.

Peters, Pathologie der Linse. Ergebn. d. allg. Pathologie von Lubarsch-Ostertag.

Peters, Morphologie u. Pathologie der Sinnesorgane. 1906. S. 502.

Petersen, Anatomische Studie über die Glandulae parathyreoideae des Menschen. Virchows Arch. **174.** 1903. S. 413.

Peucker, Über einen neuen Fall von kongenitalem Defekte der Schilddrüse mit vorhandenen Epithelkörperchen. Zeitschr. f. Heilk. **20.** 1899.

Pexa, Arch. f. Kinderheilk. **54.** 1910. S. 1.

Pfaundler, Über den Pseudotetanus der Kinder usw. Monatsschr. f. Kinderheilk. 1904.

Pick, Vorläufige Mitteilungen zur Pathologie der Tetanie. Neurol. Zentralbl. 1902. S. 578.

Pick, Beiträge zur Pathologie der Tetanie. Ibid. 1903. S. 754.

Pineles, Über die Funktion der Epithelkörperchen (1. Mitteil.). Sitzungsber. d. kais. Akad. d. Wissensch. Wien. **113.** 1904. S. 199.

Pineles, Zur Physiol. u. Pathol. der Schilddrüse u. d. Epithelkörperchen beim Menschen. K.k. Gesellsch. d. Ärzte, Wien. 29. April 1904. Wiener klin. Wochenschr. 1904. S. 517. Diskussion: Escherich, Jonas, S. Loebl, Redlich, v. Frankl-Hochwart. Ibid. S. 636.

Pineles, Klinische u. experimentelle Beiträge zur Physiol. d. Schilddrüse u. der Epithelkörperchen. Grenzgeb. d. Med. u. Chir. **14.** 1904. S. 120.

Pineles, Zur Pathogenese der Tetanie. Deutsch. Arch. f. klin. Med. **85.** 1906. S. 491.

Pineles, Tetaniestar — Zuckerstar — Altersstar. Wiener klin. Wochenschr. 1906.

Pineles, Zur Pathogenese der Kindertetanie. Jahrb. f. Kinderheilk. **65.** 1907.

Pineles, Zur Behandlung der Tetanie mit Epithelkörperchenpräparaten. Festschr. f. Obersteiner. 1907.

v. Pirquet, Galvanische Untersuchungen an Säuglingen. Verhandl. d. Stuttgarter Vers. 1906.

v. Pirquet, Die anodische Übererregbarkeit der Säuglinge. Wiener med. Presse. **1.** 1907.

Pool, Tetany parathyreopriva. A case report with a brief diskussion of the disease and of the parathyroid glands. Ann. of surg. Okt. 1907.

Potpeschnigg, Zur Kenntnis der kindlichen Krämpfe und ihrer Folgen für das spätere Alter. Arch. f. Kinderheilk. **47.** Heft 4—5.

Quest, Über den Einfluß der Ernährung auf die Erregbarkeit des Nervensystems im Säuglingsalter. Wiener klin. Wochenschr. 1906. S. 830.

Raymond, Des rapports de l'hystérie avec la tétanie. Bull. méd. de Paris. 1888. S. 599.

Raymond, Tetanie und Pseudotetanie. Med. Klin. 1905. S. 1105.

Renault, Gaz. hebd. 1887. Nr. 24.

Reuß, v., Siehe Leopold und v. Reuß.

Riegel, Zur Lehre von der Tetanie. Arch. f. klin. Med. **12.** 1873. S. 399.

Rouxeau, Note sur soixante cinque opérations de thyréoïdectomie chez le lapin. Compt. rend. Soc. biol. 27. Juli 1895. S. 638.

Rouxeau, De l'influence de l'ablation du corps thyroïde sur le développement en poids des glandules parathyroïdes. Ibid. 28. Nov. 1896. S. 970.

Rouxeau, Relations de cent-trois opérations de thyroïdectomie. Arch. de phys. **29.** 1897. S. 136.

Rudinger, Die Ätiologie der Tetanie. Vortrag i. d. Gesellsch. f. inn. Med. u. Kinderheilk. Wien. Wiener klin. Wochenschr. 1907. S. 1522.

Rudinger, Physiol. u. Pathol. d. Epithelkörperchen. Ergebn. d. inn. Med. u. Kinderheilk. **2.** 1908. S. 220.

Rudinger, Zur Ätiologie u. Pathogenese der Tetanie. Zeitschr. f. exper. Pathol. u. Ther. 1908. S. 205.

Rudinger und **Jonas,** Über das Verhältnis der Tetanie zur Dilatatio ventriculi. Zeitschr. f. exp. Path. u. Ther. 1904. S. 1.

Rudinger u. **Jonas,** siehe auch Eppinger, Falta, Rudinger.

Samelson, Über vasoconstringierende Substanzen im Serum bei Rachitis, Tetanie und exsudativer Diathese. Münchner med. Wochenschr. **34.** 1911. S. 1826.

Sandström, Om en ny Körtel hos menniskan och åtskilliga doggdjur. Upsala, Läkare Förenings Förhandlingar 1880. Ref. Schmidts Jahrb. **187.** 1880.

de Santi, Parathyreoidgeschwulst. Laryng. Gesellsch. London. Intern. Zentralbl. f. Laryngol. u. Rhinol. 1900.

Schiff, Bericht über eine Versuchsreihe betreffend die Wirkungen der Exstirpation der Schilddrüse. Arch. f. exper. Path. **18.** 1884.

Schiffer, Über familiäre chronische Tetanie. Arch. f. Kinderheilk. 1911. S. 601.

Schiffer-Rheindorf, Eckert, Verein f. inn. Med. u. Kinderheilk. in Berlin, 30. Mai 1910. Ref. Deutsche Medizinalzeitg. 1910. S. 426.

Schirmer, Die Rolle der Epithelkörperchen in der Pathologie. Sammelref. Zentralbl. f. d. Grenzgeb. d. Med. u. Chir. **10.** 1907.

Schlesinger, Zum heutigen Stande der Tetaniefrage. Allg. Wiener med. Zeit. 1890. Nr. 30—32.

Schlesinger, Über einige Symptome der Tetanie. Zeitschr. f. klin. Med. **19.** 1891. S. 468.

Schlesinger, Versuch einer Theorie der Tetanie. Neurol. Zentralbl. 1892. S. 66.

Schlesinger, Demonstration in der Sitzung des Wiener med. Klubs, 10. Mai 1893. Ref. Neurol. Zentralbl. 1893. S. 459.

Schlesinger, Über kataleptische Totenstarre. Friedreichs Blätter. **44.** 1895. S. 38.

Schlesinger, Über ein bisher unbekanntes Symptom bei Tetanie (Beinphänomen). Wiener klin. Wochenschr. **9.** 1910. S. 315.

Schlesinger, Weitere Erfahrungen über das Beinphänomen bei Tetanie. Neurol. Zentralbl. 1910. Nr. 12. S. 626.

Schmorl, Diskussionsbemerkung zu Heckers Vortrag. Münchner med. Wochenschr. 1907. Nr. 10. S. 493.

Schneider, Beitrag zur Organtherapie der postoperativen Tetanie. Deutsche Zeitschr. f. klin. Chir. 1910. Heft 3—4. S. 403.

Schönborn, Über Tetanie u. Knochenerkrankung. 3. Jahresversamml. d. Ver. deutsch. Nervenärzte in Wien 1909.

Schüller, Diskussion zu Schönborns Vortrag. Wiener klin. Wochenschr. 1909. S. 2237.

Schultze, Über einige Fälle von Tetanie. Berliner klin. Wochenschr. 1874. S. 85.

Schultze, Notiz über einen pathol.-anatomischen Befund bei Tetanie. Zentralbl. f. Nervenheilk. 1878. S. 185.

Schultze, Über Tetanie u. die mechanische Erregbarkeit der peripheren Nervenstämme. Deutsche med. Wochenschr. 1882. S. 276.

Schultze, Vortrag. Verhandl. d. I. Kongr. f. inn. Med. Wiesbaden. 1882. S. 159.

Schultze, Weiterer Beitrag z. Lehre von der Tetanie. Zeitschr. f. Nervenheilk. **7.** S. 393.

Schultze, Tetanie u. Psychose. Berliner klin. Wochenschr. 1897. Nr. 9.

Schultze, Das Verhalten der Zunge bei Tetanie. Neurol. Zentralbl. 1901. S. 634.

Schultze, Über das Verhalten der mechanischen Muskelerregbarkeit bei der Tetanie und das Zungenphänomen usw. Münchner med. Wochenschr. 1911. S. 2313.

Schultze und **Schieferdecker,** Beiträge zur Kenntnis der Myotonia congenita und der Tetanie mit myotonischen Symptomen. Deutsche Zeitschr. f. Nervenheilk. **25.** S. 1.

Seitz, Eklampsie und Parathyreoidea. Arch. f. Gyn. **89.** 1909. 1. Heft.

Skoda, Beitrag zur Lehre von der Tetanie. Wiener med. Zeitschr. 1862.

Solowjeff, Ein neues Symptom bei Tetanie. Wratsch 1902. Nr. 21. Ref. Neurol. Zentral-
blatt. 1904. S. 618.

Spieler, Demonstration eines Falles chronisch rezidivierender Tetanie. Wiener klin.
Wochenschr. 1909. S. 357.

Stabel, Versuche mit Jodothyrin und Thyraden an thyreoidektomierten Hunden. Berliner
klin. Wochenschr. 1897. Nr. 34.

Starling, Die chemische Koordination der Körpertätigkeiten. Verhandl. d. deutsch.
Naturf. u. Ärzte. Stuttgart 1906.

Starling und **Bayliss,** Die chemische Koordination der Funktionen des Körpers. Ergebn.
der Physiol. Asher-Spiro 1905. 5. Jahrg. S. 664.

Steinheim, Zwei seltene Formen von hitzigem Rheumatismus. 1830.

Sternberg und **Großmann,** Zwei bemerkenswerte Fälle von Arbeitertetanie. Deutsche
Zeitschr. f. Nervenheilk. **39.** 1910. S. 403.

Stewart, Tetany. Transactions of the Assoc. of amer. physicians. **4.** 1889. S. 33.

Stewart, American journ. of science, Dec. 1889.

Stiefler, Demonstration zweier Fälle von Tetanie mit Beziehungen zur Epilepsie. Wiener
klin. Wochenschr. 1907. S. 959.

Stoelzner, Die Kindertetanie (Spasmophilie) als Calciumvergiftung. Jahrb. f. Kinderheilk.
63. 1906.

Stoelzner, Kindertetanie (Spasmophilie) und Epithelkörperchen. Ibid. **64.** S. 482.

Stoelzner, Spasmophilie und Calciumstoffwechsel. Neurol. Zentralbl. 1908. Nr. 2.

Stoelzner, Die zweifache Bedeutung des Calcium für das Knochenwachstum. Arch. f.
d. gesamte Physiol. **122.** 1908.

Stoerk und **v. Haberer,** Beitrag zur Morphologie des Nebennierenmarkes. Arch. f. mikrosk.
Anat. **72.** 1908. S. 481.

Stoerk und **v. Haberer,** Über das anatomische Verhalten intrarenal eingepflanzten Neben-
nierengewebes. Arch. f. klin. Chir. **87.** S. 4.

Strada und **Chiari,** Revista di clinica pediatrica. 1909. Nr. 12.

v. Stransky, Ein Fall von Phosphorvergiftung bei Tetanie. Prager med. Wochenschr.
22. 1897.

Stumme, Ein Fall von Basedow mit Tuberkulose einer Glandula parathyreoidea. Deutsche
Zeitschr. f. Chir. 1907. S. 265.

Thiemich, Über Schädigung des Zentralnervensystems durch Ernährungsstörung im Säuglingsalter. Berlin 1900.

Thiemich, Über Tetanie und tetanoide Zustände im ersten Kindesalter. Jahrb. f. Kinderheilk. **51.** 1900.

Thiemich, Über das Facialisphänomen bei älteren Kindern. Monatsschr. f. Kinderheilk.
1. 1902.

Thiemich, De l'état actuelle de nos connaisances de convulsions chez les nourrissons. Rev.
d'hygiene et de méd. infant. 1903.

Thiemich, Über Spasmophilie. Med. Klin. 1906. Nr. 17.

Thiemich, Anatomische Untersuchungen der Glandulae parathyreoideae bei der Tetanie
der Kinder. Monatsschr. f. Kinderheilk. **5.** 1906. S. 165.

Thiemich und **Birk,** Über die Entwicklung eklamptischer Säuglinge in der späteren
Kindheit. Jahrb. f. Kinderheilk. **65.**

Torneux und **Verdun, P.,** Sur les premiers développements de la thyroïde, du thymus et
des glandules parathyréoïdiennes chez l'homme. Journ. de l'anat. et de la physiol.
Norm. et path. **30.** 1897

Toyofuku Tomaki, Klinische u. pathologisch-anatomische Untersuchung eines Falles
von chronischer Tetanie im ersten Kindesalter. Jahrb. f. Psych. u. Neurol.

Toyofuku Tomaki, Über die parathyreoprive Veränderung des Rattenzahnes. Frankf.
Zeitschr. f. Pathol. **7.** 1911. Heft 2.

Traina, Ein Fall von Tetania thyreopriva. Zentralbl. f. allg. Pathol. 1902. S. 381.

Trousseau, Über die Krämpfe kleiner Kinder und deren Behandlung. Journ. f. Kinderkrankh. **11.** 1848. S. 233.

Trousseau, De quelques convulsions part. Gaz. des hôpit. 1851. Nr. 128.

Trousseau, Contracture des nourrices. Gaz. des hôpit. 1854.

Trousseau, De la contracture rhumatismale intermittente. Ibid. 1856.

Trousseau, Des difficultés diagnostiques de la névrose successivement désignée sous le nom de tétanos intermittent. Bull. de thér. 1860.

Trousseau, Medizinische Klinik des Hotel Dieu in Paris. Übers. v. Kulmann. Würzburg. 2.. 1868.

Uffenheimer, Ein neues Symptom bei latenter und manifester Tetanie des Kindesalters. (Das Tetaniegesicht.) Jahrb. f. Kinderheilk. **62.** 1905.

Uhthoff, Allg. med. Zentralztg. 1901. S. 165. Demonstration über Tetanie u. Kataraktbildung.

Vassale, Tetania da allatamento in una cagna parzialmente paratiroidectomizzata revista speriment di fren. **23.** 1897. S. 915.

Vassale, Über die Behandlung der Eclampsia gravidarum mit parathyreoidin. Soc. med.-chir. di Modena. Ref. Wiener med. Presse. 1906. S. 364.

Vassale, Annali di ost. et gin. **28.** Nr. 10.

Vassale und **Generali,** Suggli effeti dell' estirpazione delle gliandole paratiroid. Riv. d. patol. nerv. et ment. **1.** 1896, und Arch. ital. biolog. **25** u. **26.** 1896.

Vassale und **Generali,** Fonction paratiroïdienne. Arch. ital. de biol. **33.** 1900.

Vaughan, Report of seven cases of tetany. New York Med. journ. **58.** 1893. S. 757.

Verdun, Soc. de biol. Paris 1896. Thèse de Toulouse 1897.

Verdun, Dérives branchiaux chez les vertébrés supérieux. Toulouse 1898. Thèse de Paris 1898.

v. Verebély, Beiträge zur Pathologie der branchialen Epithelkörperchen. Virchows Arch. **187.** 1906. S. 80.

v. Verebély, Beiträge zur Pathologie der Schilddrüsenzirkulation. Grenzgeb. d. Med. u. Chir. **17.** 1907. S. 229.

Verstraeten und **van der Linden,** Mémoires de l'acad. de méd. de belgique. 1894.

Vincent Swale, Innere Sekretion und Drüsen ohne Ausführungsgang. Ergebn. d. Physiol. Asher-Spiro. 9. Jahrg. S. 451.

Vincent Swale und **Jolly,** Journ. of physiol. **32.** 1905.

Voelker, Tetanie in der Schwangerschaft. Monatsschr. f. Geburtsh. u. Gyn. **19.** Heft 1.

v. Voß, Über Tetanie und myotonische Störungen. Monatsblätter f. Psych. u. Neurol. **8.** 1900. S. 85.

v. Wagner, Über die Folgen von Exstirpation der Schilddrüse. Wiener med. Blätter. 1884. Nr. 25.

v. Wagner, Weitere Versuche über die Exstirpation der Schilddrüse. Ibid. Nr. 31.

Walbaum, Untersuchungen über die Bedeutung der Epithelkörperchen beim Kaninchen. Grenzgeb. d. Med. u. Chir. **12.** 1903. S. 208.

v. Weichselbaum, Versamml. deutsch. Naturf. u. Ärzte. Stuttgart, Sept. 1903.

v. Weichselbaum, Diskussion zu Erdheims Vortrag. Wiener klin. Wochenschr. 1906. S. 817.

Weiß, Über einen letal abgelaufenen Fall von Tetanie. Anz. d. k. k. Ges. d. Ärzte in Wien. 1880.

Weiß, Über Tetanie. Volkmanns Beiträge. 1881. Nr. 189.

Weiß, Zur Pathologie u. pathol. Anatomie der Tetanie. Wiener med. Presse. 1883. S. 737.

Welsh, Concerning the parathyroid glands. A critical, anatom. and experiment. study. Journ. of anat. and physiol. **32.** 1898.

Welsh, On the parathyroid glands of the cat. A preliminary study in experim. pathology. Journ. of pathol. and bacteriology. 1898. S. 202.

Wermel, Tetanie-Epidemie. Neurol. Zentralbl. 1902. S. 136.

Westphal, Die elektrischen Erregbarkeitsverhältnisse des periferen Nervensystems des Menschen im jugendlichen Zustande und ihre Beziehungen zu dem anatomischen Bau desselben. Arch. f. Psych. 1894.

Westphal, Über einen durch Hysterie komplizierten Fall von Tetanie. Charité-Ann. 1898. Nr. 23.

Westphal, Zur Lehre von der Tetanie. Berliner klin. Wochenschr. 1901. S. 849.

Wettendorfer, Zwei Fälle von jugendlichem Totalstar bei Tetanie. Wiener med. Wochenschrift. 1897. Nr. 36.

Wirth, K., Phosphorvergiftung und Tetanie. Demonstr. i. d. Ges. f. inn. Med. in Wien, 25. Juni 1908. Mitteil. dies. Gesellsch. 1908. S. 111.

Wirth, K., Die Tetanie im höheren Alter. Wiener klin. Wochenschr. 1910. S. 1028.

Wölfler, Über Exstirpation der Schilddrüse. Wiener med. Presse. 1879.

Wölfler, Weitere Beiträge zur chirurgischen Behandlung des Kropfes. Wiener med. Wochenschr. 1879. S. 27—31.

Wölfler, Die Kropfexstirpationen an Billroths Klinik. 1877—81. Ibid. 1882. S. 11.

Wölfler, Zur Exstirpation des Kropfes. Verhandl. d. deutsch. Gesellsch. f. Chir. 1883.

Wölfler, Die chirurg. Behandlung des Kropfes. Berlin 1891 u. 1892.

Yanase, Über Epithelkörperchenbefunde bei galvanischer Übererregbarkeit der Kinder. Jahrb. f. Kinderheilk. 67. 1907, u. Wiener klin. Wochenschr. 1907. Nr. 39.

Zappert, Über Wurzeldegenerationen im Rückenmark und der Medulla oblongata des Kindes. Arb. a. d. Instit. f. Anatom. u. Physiol. d. Zentralnervensystems von Obersteiner. 1897.

Zappert, Über Wurzel- und Zellveränderungen im Zentralnervensystem des Kindes. Ibid. 1899.

Zuckerkandl, Die Epithelkörperchen bei Didelphys azara nebst Bemerkungen über die Epithelkörperchen des Menschen. Anat. Hefte. 19. I. Abt. 1902.

Dystrophia adiposo-genitalis.

Von

Artur Schüller-Wien.

Als Dystrophia adiposo-genitalis bezeichnet man derzeit, dem Vorschlage von Bartels[1]) folgend, ein zuerst von Fröhlich im Jahre 1901 beschriebenes Krankheitsbild, dessen wesentliche Symptome in der Kombination von cerebralen Herderscheinungen mit Fettsucht und Genitalatrophie bestehen und als dessen Ursache eine Affektion der Hypophyse, die zu einer Herabsetzung ihrer Funktion führt, anzunehmen ist.

Während man vorher dank den grundlegenden Arbeiten von Pierre Marie die Bedeutung der Hypophyse für das Zustandekommen der akromegalen Veränderungen und des Riesenwuchses klar erkannt und dank den späteren ergänzenden Forschungen von Sternberg, Strümpell u. a. eine Hyperfunktion der Hypophyse als Ursache dieser Symptomenbilder anzunehmen gelernt hatte, war es Fröhlich vorbehalten, ein Krankheitsbild zu beschreiben, für dessen Zustandekommen eine Schädigung der Hypophyse im Sinne einer Herabsetzung ihrer Funktion (Hypopituitarismus) verantwortlich zu machen ist. Seine Beobachtungen, die sich an frühere Mitteilungen einzelner anderer Autoren (Pechkrantz, Babinsky u. a.) anschlossen[2]), wurden nicht nur in kürzester Zeit von mehreren Seiten bestätigt und ergänzt (Bartels, Berger, v. Frankl-Hochwart, A. Fuchs), sondern sie gaben auch eine mächtige Anregung zu erneutem Studium der gesamten Pathologie der Hypophyse. Anatomen und Physiologen, Kliniker und Chirurgen wetteiferten alsbald miteinander in der Ergründung des Baues und der Funktion der normalen Hypophyse, in der Feststellung der Struktureigentümlichkeiten von Geschwülsten der Hypophyse (Benda, Erdheim), in der Verfeinerung der klinischen Diagnostik hypophysär bedingter Krankheitsbilder und schließlich in der Erfindung oder Verbesserung von therapeutischen Maßnahmen.

Die Resultate dieser vielseitigen, intensiven Studien lassen sich dahin zusammenfassen, daß wir heutzutage die klinische Symptomatologie des Hypopituitarismus im Detail kennen, daß wir auf experimentellem Wege, nämlich durch Ausschaltung der Hypophyse bei jungen Tieren, nahezu das gesamte, der klinischen Beobachtung geläufige Symptomenbild erzeugen können, daß wir aus dem klinischen Bilde unter Zuhilfenahme der röntgenologischen Untersuchung des Kopfes nahezu in jedem Falle das Vor-

---

[1]) Launois und Cléret wählen die Bezeichnung „Syndrôme hypophysaire adiposogénital".

[2]) Einer historischen Zusammenstellung von Frankl-Hochwart ist zu entnehmen, daß bereits Morgagni bei der Sektion eines fettleibigen Mannes einen Hypophysentumor fand; vor Fröhlich hatte schon Anderson das häufige Vorkommen der Verfettung bei Hypophysentumoren erwähnt. Schuster sprach bereits von cerebraler Adiposität; dieselbe wird auch 1901 bei Uhthoff erwähnt.

handensein einer in der Hypophysengegend lokalisierten Affektion konstatieren und durch operative Behandlung, eventuell in Kombination mit
Organo- oder Radiotherapie, Heilung oder wenigstens weitgehende Besserung
zu erzielen imstande sind. Wenn auch bei dem andauernd regen Interesse
für die Erforschung der Hypophysenerkrankungen die nächsten Jahre ohne
Zweifel manche Ergänzung oder Abänderung unserer gegenwärtigen Auffassung der als Hypopituitarismus gedeuteten Erkrankungen bringen werden,
so ist doch anscheinend gerade jetzt ein gewisser vorläufiger Abschluß der
Lehre vom Hypopituitarismus erreicht; es liegen auch bereits mehrere vorzügliche monographische Bearbeitungen des Gegenstandes vor, deren Würdi-
gung in den einzelnen Abschnitten unserer Darstellung erfolgen wird.

Wir beginnen mit der Erörterung der durch das Tierexperiment festgestellten Tatsachen.

Experimenteller Hypopituitarismus.

Während es bisher nicht gelungen ist, im Tierexperimente die auf
Hyperpituitarismus zurückzuführenden Krankheitsbilder zu imitieren, haben
die in den letzten Jahren mit großem Erfolge durchgeführten Exstirpationsversuche (Cushing, Aschner, Ascoli) die überraschende Tatsache zutage
gefördert, daß der Verlust der Hypophyse beim Tier ähnliche allgemeine
Symptome hervorruft, wie sie beim Menschen durch die Gegenwart jener
Affektionen der Hypophysengegend herbeigeführt werden, die zum Schwunde
der Drüse Veranlassung geben. Durch diese Versuche wurde die lange Zeit
hindurch unterschätzte Bedeutung des Organes in die richtige Beleuchtung
gerückt und der Hypophyse ein gebührender Platz im System der innersekretorischen Drüsen erobert.

Wenn wir der Darstellung von Aschner folgen, zeigt sich als wichtigstes
Ergebnis seiner Versuche, daß vollkommene Exstirpation der Hypophyse
mit Erhaltung des Lebens der Tiere vereinbar ist, im Gegensatz zu der
Anschauung früherer Autoren, die diesen Eingriff als unbedingt tödlich an-
sahen. Allerdings erfolgt bei Verletzung des Tuber cinereum und Eröffnung
des 3. Ventrikels rascher Tod des Versuchstieres, meist schon innerhalb
weniger Stunden, seltener innerhalb der nächsten Tage unter Erscheinungen,
die einem von früheren Autoren als Cachexia hypophysipriva bezeichneten
Symptomenkomplex entsprechen (Temperaturabfall, Apathie, Anorexie, Polyurie, Glykosurie, Adynamie, Zuckungen). Die unkomplizierte, totale Exstirpation der Hypophyse ist mit Erhaltung des Lebens vereinbar und ruft bei
erwachsenen Hunden keine auffallenderen Erscheinungen hervor; bei Hunden
im Alter von 4—10 Wochen findet sich hingegen eine Reihe von trophischen
Störungen. Vergleicht man die um diese Zeit operierten Tiere mit normalen
Tieren des gleichen Wurfes nach Verlauf von 2—3 Monaten, „so nehmen
sich die stillen, bewegungsarmen, fettleibigen und im Wachstum schon fast
um die Hälfte zurückgebliebenen operierten Tiere wie kleine Bären aus,
die, anscheinend vom Gewicht ihres fetten Bauches beschwert, am liebsten
in einer Ecke auf den Hinterbeinen sitzen. Die Temperatur der operierten
Tiere ist konstant um $1—1^{1}/_{2}°$ niedriger als die der Kontrolltiere". Die
operierten Tiere besitzen noch ihr weiches, krauses Wollhaar; ihre Krallen
sind weniger entwickelt. Der starke Panniculus adiposus läßt nirgends
myxödematöse Beschaffenheit erkennen. Das Milchgebiß persistiert bei den
hypophysipriven Hunden zeitlebens. Am Knochensystem erzeugt die Hypophysenexstirpation ein dauerndes Offenbleiben der Epiphysenfugen. Die

Thymus bleibt abnorm lang persistent, die Nebenniere zeigt deutliche Verdickung der Rinde auf Kosten des Markes. Die Schilddrüse zeigt sich in manchen Fällen vergrößert und kolloid entartet. Nach der Hypophysenoperation bleibt ferner der Hoden in Größe und histologischer Entwicklung zurück; das Lumen der Samenkanälchen ist auffallend weit, mit Fäden und Sekretkörnchen erfüllt; die Spermatogenese tritt um einige Monate verspätet auf, und auch da nur spärlich und ganz atypisch. Auch Penis, Prostata und Vas deferens bleiben bedeutend in der Entwicklung zurück; dementsprechend ist der Geschlechtstrieb der operierten Tiere auf ein Minimum herabgesetzt. Ähnlich verhalten sich die Geschlechtsorgane der weiblichen Tiere.

Alle diese trophischen Störungen werden in gleicher Weise durch die Exstirpation des Vorderlappens allein hervorgerufen. Der Ausfall des Hinterlappens der Hypophyse läßt diese Erscheinungen nicht zur Entwicklung kommen. Die Frage, ob die durch Hypophysenexstirpation hervorgerufenen Erscheinungen wieder durch Zufuhr von Hypophysensubstanz rückgängig gemacht werden können, ist bisher nach Aschner noch nicht befriedigend beantwortet.

Aschner suchte durch Experimente an seinen hypophysektomierten Tieren auch den Einfluß der Hypophyse auf den Stoffwechsel zu ergründen und die Stellung der Hypophyse im System der innersekretorischen Drüsen bezüglich ihrer Einwirkung auf das vegetative Nervensystem zu fixieren. So ergab sich, daß die hypophysipriven Hunde analog den thyreopriven Hunden eine Herabsetzung des Eiweißumsatzes um $1/_3$ bis gegen $1/_2$ der Norm zeigen. Die Phloridzin-Glykosurie ist bei hypophysipriven Hunden ebensowenig wie bei thyreopriven Hunden herabgesetzt; die Adrenalin-Glykosurie wird durch die Hypophysenexstirpation beträchtlich herabgedrückt. Bei diesen Tieren fehlten die bei normalen Tieren zu beobachtenden Vergiftungserscheinungen bei der Adrenalinbehandlung vollkommen. Auch der respiratorische Stoffwechsel hypophysipriver Hunde zeigt eine beträchtliche Herabsetzung gegenüber der Norm. Die Stellung der Hypophyse im System der innersekretorischen Drüsen läßt sich demnach folgendermaßen formulieren: Die Hypophyse hemmt durch ihren Ausfall, fördert also durch ihre Funktion in gleicher Weise wie die Schilddrüse das chromaffine System, da durch die Hypophysenexstirpation die Adrenalin-Glykosurie und auch andere Sympathicus-Reizerscheinungen herabgesetzt werden. Daraus ergibt sich, daß die Hypophyse im Schema an dieselbe Stelle zu setzen ist wie die Schilddrüse. Ähnlich wie die Schilddrüse, das chromaffine System und die Geschlechtsdrüse wirkt die Hypophyse fördernd auf den Eiweißfettstoffwechsel. Auch den Kalkansatz fördert die Hypophyse im Mineralstoffwechsel.

Bei der engen Nachbarschaft der Hypophyse zum Infundibulum und Tuber cinereum ist es begreiflich, daß im Experiment ebenso wie bei der Erörterung der Pathogenese der Hypophysenerkrankungen stets sich die Frage aufdrängt, inwieweit die vorhin genannten Symptome auf den Ausfall der Drüse oder auf eine Läsion der Hirnbasis zu beziehen seien. Die von Aschner im Anschluß an Experimente anderer Autoren ausgeführten Versuche haben ergeben, daß das Tuber cinereum einen wesentlichen Einfluß auf Puls, Blutdruck und Atmung ausübt. Während weder die Hypophyse noch die Dura mater auf mechanische, chemische, thermische und elektrische Reize reagieren, kann man bei entsprechender Reizung des Hypophysenstieles selbst nach Totalexstirpation der Hypophyse jedesmal deutliche Pulsverlangsamung, Kleinerwerden des Pulses, sogar Aussetzen des Herzschlages, ferner Schreien der Tiere oder mindestens verlangsamte Atmung mit Vertiefung der Inspiration beobachten. Außerdem kann man durch Verletzung des Tuber cinereum Glykosurie erzeugen (Zuckerzentrum in der Umgebung der Hypophyse, Loeb). Dieselbe tritt 24—48 Stunden nach der Operation in einer derartigen Stärke auf, wie sie sonst nur durch den klassischen Claude Bernardschen Zuckerstich am Boden des 4. Ventrikels erreicht wird. Sie bleibt aus nach Durchschneidung der Splanchnici. Es handelt sich um eine Adrenalin-Glykosurie.

Längere Zeit nach der Verletzung des Hypothalamus tritt Genitalatrophie auf, selbst bei erwachsenen Tieren. Fettsucht konnte auf diese Art bisher nicht erzeugt werden. Nur Probst berichtet über Verfettung einer Katze nach Thalamusverletzung. Der wichtige Befund von Kreidl und Karplus, daß in nächster Nähe des Tuber cinereum ein Zentrum für den Sympathicus gelegen sei, läßt die erwähnten Effekte der Experimente an der Hirnbasis verständlich erscheinen. Auch erklärt sich auf diese Weise die Bedeutung des Hypophysenstieles (Infundibulum + Tuber cinereum) für die Beurteilung der Lebenswichtigkeit der Hypophyse. Verletzung oder Zerstörung dieser Gegend, ja selbst die Durschneidung des Hypophysenstieles ohne Eröffnung des 3. Ventrikels kann, wie bereits erwähnt, rasch den Tod herbeiführen (Paulesco). Morawsky kommt hingegen bei seinen Experimenten an Affen zum Ergebnis, daß die Durchtrennung des Hypophysenstieles keineswegs das Leben gefährdet, ja sogar symptomlos verläuft. Die Frage, ob beim Menschen durch Eröffnung des Ventrikels rascher Tod herbeigeführt wird, ist noch nicht entschieden.

Andere Autoren (Cushing) kamen zu ähnlichen Ergebnissen, wie sie soeben der Darstellung Aschners entsprechend geschildert wurden. Handelsmann und Horsley fanden zweimal unter 7 Fällen von lokaler oder partieller Exstirpation der Hypophyse Glykosurie. Benedict und Homans finden den Gesamtstoffwechsel nach Hypophysen-Exstirpation, gemessen an der CO_2-Ausscheidung, etwas geringer. —

Die Tierexperimente, die in anderer Weise als durch Hypophysenexstirpation Aufschlüsse über die Funktion der Drüse zu gewinnen suchten, seien hier nur angedeutet. Eine ausführliche Darstellung dieser Experimente findet sich bei Biedl.

Ähnliche Wirkungen, wie sie durch die Reizung des Tuber cinereum zustande kommen, scheinen nach den in der Literatur niedergelegten Erfahrungen auch Extrakte des Hinterlappens der Hypophyse zu besitzen (siehe bei Biedl). Dieselben wirken kontraktionserregend auf die glatte Muskulatur der Gefäße, erweitern die Froschpupille, wirken auf die Muskulatur der Beckeneingeweide (Blase, Uterus) erregend (v. Frankl-Hochwart und Fröhlich), verstärken die Diurese (Schaefer), erzeugen Blutdrucksteigerung. Nach Bauer-Peter findet sich bei Einwirkung von Hypophysenextrakt auf den überlebenden Kaninchendarm eine durch Hemmungswirkung sich kundgebende Sympathicusreizung, deren Angriffsstelle zentral von der des Adrenalins liegt. L. Borchardt gelang es, nach subcutaner Injektion von Hypophysenextrakt bei Kaninchen Hyperglykämie und Glykosurie zu erzeugen. Es wirkt somit das Pituitrinum infundibulare ähnlich dem Adrenalin. Das Pituitrinum glandulare scheint im entgegengesetzten Sinne auf das vegetative Nervensystem zu wirken (Blutdrucksenkung usw.; Falta und Ivcovič).

Zahlreiche Beobachtungen liegen über den Einfluß von Hypophysenfütterung und Injektion von Hypophysenextrakt auf das Wachstum des normalen Tierorganismus vor (Caselli, Cerletti, Delille, Fichera, Franchini, Schäfer u. a.). Die Versuche ergaben widersprechende Resultate, teils Gewichtszunahme und gesteigertes Knochenwachstum, teils Kachexie und Zurückbleiben im Wachstum. Transplantationsversuche an normalen Tieren (Payr, Clairmont und Ehrlich, A. Exner, Schäfer, v. Eiselsberg, Marinesco) zeigten, daß die Hypophyse zuerst wohl einheilt, aber nach einiger Zeit wieder vollkommen resorbiert wird.

Wie aus den voranstehenden Zeilen zu ersehen ist, sprechen die Exstirpationsversuche für die hohe Bedeutung des Vorderlappens und des Tuber cinereum, während von seiten des Hinterlappens kein Funktionsausfall nachweisbar ist. Hingegen zeigen die Injektionsversuche, daß der Hinterlappenextrakt weitaus wirksamer ist als der Vorderlappenextrakt. —

Zum Verständnis der Funktion der Hypophyse trägt das Studium ihrer Struktur wesentlich bei; daher sei in den folgenden Zeilen die Histologie der Glandula pituitaria mit einigen Worten berührt.

Eine ausführliche Darstellung der normalen Anatomie und Histologie des Hirnanhanges findet sich bei Erdheim (1904); die Arbeiten der letzten Jahre sind in einem Sammelreferat von Röthig (Schmidts Jahrbücher 1912) exzerpiert.

Struktur der Hypophyse.

Der Vorderlappen der Hypophyse besteht aus Zellsäulen, die von breiten, gefäßhaltigen, sinuösen Räumen umgeben sind. Die Zellen selbst lassen, wie Flesch und Lothringer zuerst gezeigt haben, zwei verschiedene Typen erkennen, nämlich neutrophile (Hauptzellen, chromophobe Zellen) und chromophile Zellen; letztere wurden von Schönemann in eosinophile (acidophile) und cyanophile (basophile) Zellen eingeteilt. Die Zahl und Verteilung der drei Zelltypen variiert innerhalb verschiedener Anteile der Drüse. Die eosinophilen Zellen finden sich meist reichlicher im Zentrum der Drüse und begrenzen die Zellsäulen gegenüber den sinuösen Räumen. Die basophilen Zellen nehmen meist die Peripherie der Drüse ein. Charakteristische Veränderungen in der Anordnung der Zellen finden sich normalerweise in der Schwangerschaft oder bei kompensatorischer Hypertrophie nach partieller Exstirpation der Drüse. Ob die verschiedenen Zellformen differenten Typen entsprechen oder nur verschiedenen Sekretionsphasen der gleichen Zellart, ist bisher nicht entschieden. Erdheim neigt der ersteren Anschauung zu und führt als Begründung derselben an, daß man öfters adenomähnliche Anhäufungen der verschiedenen Zelltypen antrifft.

Der Hinterlappen besteht aus der Pars nervosa (Neurohypophyse) und deren epithelialer Bekleidung (Pars intermedia von Herring). Letztere bildet einen dünnen Zellbelag, der nur stellenweise, und zwar an der Grenze gegen den Vorderlappen, größere Dicke aufweist. Die Zellanhäufungen können zu cystischen Ansammlungen einer kolloidähnlichen Substanz führen. Die Pars nervosa besteht aus Neuroglia, deren Fasern ein Maschenwerk bilden. Zwischen den Fasern finden sich hyalinartige Körper.

Tölken sieht die großen, basophilen Zellen und Zellstränge, die in das zarte, helle Gewebe des Hinterlappens einwandern, nicht als Zellen des Vorderlappens an, sondern als Abkömmlinge der umgewandelten embryonalen Zellen, der Cysten und des Spaltraumes der intermediären Grenzzone. Die Einwanderung nimmt mit dem höheren Alter zu.

Erdheim hat auf das regelmäßige Vorkommen von Plattenepithelanhäufungen im Vorderlappen des Hirnanhanges die Aufmerksamkeit gelenkt. Diese Zellen, die am häufigsten an der Dorsalfläche des Vorderlappens, entsprechend seinem Übergang in den Hypophysenstiel, ihren Sitz haben, stellen einen Rest des sog. Hypophysenganges dar, der beim Embryo eine Verbindung zwischen der Mundbucht und der Hypophyse aufrecht hält.

Zieht man die histologische Struktur der Hypophyse in Erwägung, so kann man bezüglich der Sekretionsvorgänge folgenden Mechanismus annehmen: Die Pars anterior stellt eine typische Drüse mit innerer Sekretion dar, die ihr kolloidales Sekret (Thaon) in den Blutstrom entleert. In der

Pars nervosa dürften die hyalinähnlichen Massen (nach Herring) die Produkte sekretorischer Tätigkeit darstellen. Sie scheinen sich in das Infundibulum zu entleeren, so zwar, daß der Liquor cerebrospinalis diese Substanz enthält.

Nach Edinger lassen sich Sekreträume um die Hypophysenzellen injizieren. Von hier zieht sich die Injektionsmasse in langen Zügen mitten in die Hirnsubstanz hinein, nicht in den Ventrikel. Die Züge liegen perivasculär. Das erkläre auch, warum die Unterbindung des Hypophysenstieles den gleichen Effekt hat wie die Exstirpation der ganzen Drüse.

Die eben erwähnten Details der Struktur haben Jakoby zur Aufstellung einer eigenartigen Theorie der Hypophysenfunktion geführt. Jakoby bringt die Hypophyse mit der Wärmeregulierung in Zusammenhang. Er meint, daß der hyperthermische Effekt einer Hirnverletzung abhängig ist nicht von der Verletzung der Nervensubstanz, sondern von dem Zustandekommen eines Reizes in den Ventrikeln als solchen. Der physiologische Zweck der Hypophyse, die durch das Infundibulum in nächster Beziehung zum dritten Ventrikel und damit zu den Seitenventrikeln und den Plexus chorioidei steht, dürfte darin zu suchen sein, daß sie durch Absonderung ihrer wirksamen Bestandteile (und zwar nicht ins Blut, sondern in die Lymphspalten der Ventrikel) die Gefäße des Plexus und damit ihre lymphbildende Tätigkeit sowie die Zirkulation der in den Ventrikeln verlaufenden Hirngefäße regulierend beeinflußt und so die Ernährung und Funktion verschiedener in der Umgebung der Ventrikel verteilter, die Wärmebildung und Wärmeabgabe vermittelnder nervöser Apparate gleichzeitig im Sinne einer Regulation des Wärmehaushaltes steigert oder herabsetzt.

Pathologisch-anatomische Befunde bei Dystrophia adiposo-genitalis.

Überblickt man die in der Literatur bereits in ziemlich reichlicher Anzahl vorhandenen pathologisch-anatomischen Befunde, die dem als Dystrophia adiposo-genitalis bezeichneten Symptomenkomplex zugrunde liegen, so bietet sich ein mannigfaltiges und abwechslungsreiches Bild dar. Im Gegensatz zu der ziemlich einförmigen Anatomie der Akromegalie sind die pathologischen Veränderungen, die einerseits zur Entstehung des Hypopituitarismus Veranlassung geben und andererseits durch ihn hervorgerufen sind, recht verschiedenartig. Eingehende pathologisch-anatomische Beschreibungen von Fällen des Typus Fröhlich finden sich bei Erdheim, Nazari, Hayashi, Strada, Fischer, Cushing, Hirsch, Kon, Pick u. a.

Wir besprechen zunächst die pathologisch-anatomischen Befunde, die die Ursache des Hypopituitarismus darstellen. Als solche kommen am häufigsten Geschwülste der Hypophysengegend zur Beobachtung. Wie aus der Darstellung jener Pathologen, die sich mit der Erforschung der Hypophysengeschwülste spezialistisch beschäftigt haben (Benda, Erdheim, Strada, Fischer) zu entnehmen ist, begegnet man bei „Typus Fröhlich" verschiedenartigen Tumoren in der Gegend der Hypophyse. Gemeinsam ist ihnen allen die Eigentümlichkeit, daß sie einen die Drüse schädigenden Einfluß üben, indem sie entweder, von der Drüse selbst ausgehend, diese substituieren oder sie bloß komprimieren oder gar nur ihre Verbindung mit der Hirnbasis unterbrechen.

Unter den Geschwülsten, die ihren Ausgangspunkt von der Hypophyse selbst nehmen, finden sich am häufigsten Adenome. Dieselben leiten ihre Entstehung von den Drüsenzellen des Vorderlappens ab. Die normalen Zelltypen, aber auch veränderte Zellformen nehmen an dem Aufbau der Adenome Anteil. Die Anordnung der Zellen scheint gleichfalls eine variable zu sein; entweder ist der normale Drüsenaufbau erkennbar oder eine papilläre Struktur vorhanden. Die Adenome können cystisch degenerieren oder blutig erweichen.

Es ist bisher nicht gelungen, auf Grund der Zellarten und der architektonischen Anordnung der zelligen Elemente eine systematische Gruppierung der adenomatösen Geschwülste vorzunehmen; nur das eine scheint klargestellt, daß die Adenome, die aus eosinophilen Hypophysenzellen bestehen, zur Entstehung von Hyperpituitarismus führen, während die Adenome bei Hypopituitarismus chromophobe Strumen darstellen. Diese können auch den Charakter maligner Geschwülste annehmen.

Eine zweite Gruppe von epithelialen Geschwülsten, die von einem Bestandteil der Hypophyse selbst ihren Ursprung ableiten, sind die „Hypophysenganggeschwülste" (Erdheim). Diese Geschwülste gehen von jenen Plattenepithelhaufen aus, die de norma am Infundibulum oder im Innern der Hypophyse vorkommen. Dementsprechend entwickeln sich die Geschwülste auch entweder am Infundibulum oder in der Hypophyse selbst. Sie stellen teils solide, teils cystische Bildungen dar, die entweder benignen Charakter aufweisen und die Umgebung (Hypophyse, Gehirn) bloß verdrängen oder malign sind und auf das Gewebe der Nachbarschaft übergreifen.

Erdheim, der die Plattenepithelgeschwülste der Hypophyse zum Gegenstand eines eingehenden Studiums gemacht hat, konnte sieben Fälle eigener Beobachtung beschreiben und aus der Literatur eine beträchtliche Zahl ähnlicher Tumoren zusammenstellen, die allerdings unter den verschiedenartigsten Bezeichnungen publiziert worden waren; darunter finden sich elf cystische und fünf solide Tumoren. Auffällig ist das frühe Alter, in dem, wie Erdheim erwähnt, die in Rede stehenden Geschwülste zumeist in die Erscheinung treten. Die klinischen Erscheinungen der Plattenepithelgeschwülste beschränken sich häufig auf die cerebralen Herdsymptome von Tumoren der Hirnbasis. Nicht selten geben sie zur Entstehung des typischen Bildes des Hypopituitarismus, niemals aber zu Akromegalie Veranlassung.

Außer den als Adenome und Plattenepithelgeschwülste zu bezeichnenden und, wie bereits erwähnt, recht häufig in cystischer Form auftretenden Geschwülsten kommen noch andere Geschwulstarten zur Beobachtung, nämlich Cysten unbekannten Ursprungs (Infundibularcysten mit verruköser Innenfläche [Langer, Strada, Cushing]), die möglicherweise aus der Neurohypophyse stammen, ferner Sarkome, Gliome, Lipome, Fibrome (die letzteren im Hinterlappen), endlich Teratome (Beck, Hecht, Kon; der von Benda als Teratom beschriebene Fall wird von Erdheim als Plattenepithelgeschwulst aufgefaßt). Clark und Atwood fanden ein Enchondrom der Hypophyse bei einem Fall von Myopathie.

Zu einer weiteren Gruppe können diejenigen Neubildungen zusammengefaßt werden, die nicht von der Hypophyse selbst ihren Ausgangspunkt nehmen, sondern von den Gebilden der Nachbarschaft, und die Hypophyse mechanisch (durch Kompression) schädigen. Von derartigen Neubildungen kommen Endotheliome der Dura (Sabbatini, Zak, Rennie, Ottenberg), Cholesteatome der Infundibulargegend (Bostroem), Chondrome und Chordome (Stenger) in Betracht. Auch Aneurysmen der in der Hypophysengegend liegenden Arterien können hier genannt werden (Weir-Mitchell, Kümmell, Strada, Lyon, eigene Beobachtung). Recht selten kommen metastatische Geschwülste (Carcinom der Mamma oder des Magens) in der Hypophyse zur Ansiedlung.

Alle die genannten Geschwulstbildungen können ebenso wie verschiedene andere Tumoren des Gehirnes, die in der Nachbarschaft der Hypophyse zu liegen kommen (Tumoren des dritten Ventrikels, des Gyrus hippocampi usw.), die gleichen Wirkungen ausüben wie die von der Hypophyse selbst entspringenden.

Die zu Dystrophia adiposo-genitalis führenden Geschwülste der Hypophyse, bzw. der Hypophysengegend, haben, wenn sie auch ihrer Zusammensetzung nach voneinander sehr verschieden sind, doch in ihrem makroskopischen Aussehen und in ihren topographischen Beziehungen große Ähnlichkeit miteinander, so zwar, daß wir hier eine ganze Reihe gemeinsamer Eigentümlichkeiten anführen können. Recht häufig finden sich, wie bereits erwähnt, cystische Bildungen innerhalb der Geschwülste; auch das Vorkommen von Verkalkungsherden oder von Knochenbildung (Erdheim, Ottenberg, Konjetzny, Strada u. a.) gehört nicht zu den Seltenheiten. Metastasen der Hypophysengeschwülste kommen so gut wie niemals zur Beobachtung, wie dies übrigens auch bei allen anderen intrakraniellen Geschwülsten der Fall zu sein pflegt.

Erdheim beobachtete bei einem Falle von cystischer Plattenepithelgeschwulst des Infundibulums regionäre Metastasen in Form von Tumorzellennestern in der Hirnsubstanz nahe dem Haupttumor und Impfmetastasen in Form großer Ependymgranulationen in der Rautengrube.

Die Größe der Geschwülste ist recht variabel; wenn wir absehen von kleinen, recht häufig anzutreffenden und klinisch bedeutungslosen Adenomen und Cystchen, erreichen die Geschwülste der Hypophyse meist beträchtliche Ausdehnung, die Größe einer Nuß bis zu der einer Mandarine. Sie können sich aber auch in mehr diffuser Art (selbst in Form einer diffusen basalen Meningitis, Arzoumakoff) entlang der Hirnbasis vom Stirnpol bis gegen die Medulla erstrecken. Die Geschwulst liegt mit einem Anteil innerhalb der normalen oder erweiterten Sella, ein zweiter Teil pflegt, mit dem ersteren öfters nur durch einen dünneren oder dickeren Stiel verbunden, im Innern des Schädels an der Basis des Gehirns innerhalb des Circulus arteriosus (siehe Abb. 26) zu liegen, von wo er in die umgebenden Anteile des Gehirnes einzudringen pflegt, insbesondere gegen das Chiasma, den dritten Ventrikel, die Sehhügel, die Hirnschenkel, den Pons, die Riechstreifen, ferner gegen den Hippocampus, den Stirnlappen, den Seitenventrikel (durch das Foramen Monroi) und den Schläfelappen. Auf diesem Wege kommen dem Tumor die neben der Sella gelegenen Gebilde in den Weg, insbesondere der Sinus cavernosus, die Carotis, die Augenmuskelnerven, der Trigeminus, der Sympathicus. —

Die Schädelveränderungen, welche durch die genannten Tumoren der Hypophysengegend hervorgerufen werden, sind mannigfaltigster Art. Am häufigsten kommt es zu Usurierung der knöchernen Teile am Eingang der Sella (Dorsum sellae, Tuberculum sellae, Processus clinoideus anterior), wodurch eine flache Erweiterung der Sella verursacht wird. Bei größeren Geschwülsten wird auch der Boden der Sella usuriert, so daß die Sella vertieft erscheint; ja, es kann der ganze Keilbeinkörper zerstört sein, derart, daß die Geschwulst einerseits durch den Clivus in die hintere Schädelgrube, andererseits in die Keilbeinhöhle vordringt. Dabei ist die Usur oft asymmetrisch, was bei dem lappigen Aufbau der häufig noch Cysten enthaltenden Geschwülste ohne weiteres verständlich sein dürfte. In seltenen Fällen bricht die Geschwulst durch das Rachendach in den Pharynx ein.

Da die Geschwülste fast niemals den Knochen infiltrieren, sondern — im Gegensatz zu den primären Knochengeschwülsten (siehe Kapitel Differentialdiagnose) — nur durch Druck zur Usur bringen, so sind die beschriebenen

Destruktionen der Sellagegend dadurch charakterisiert, daß die noch vorhandenen Knochenwände glatte Oberflächen und regelmäßige Formen aufweisen.

Auch am übrigen Schädel finden sich nicht selten Veränderungen, insbesondere sind es Usuren der Schädelinnenfläche infolge von Hirndrucksteigerung; nicht gar so selten beobachtet man Dehiszenzen an der Basis der vorderen Schädelgrube, wodurch die Möglichkeit des Abflusses von Liquor in die Nase vorbereitet erscheint. Gerade die Hypophysentumoren

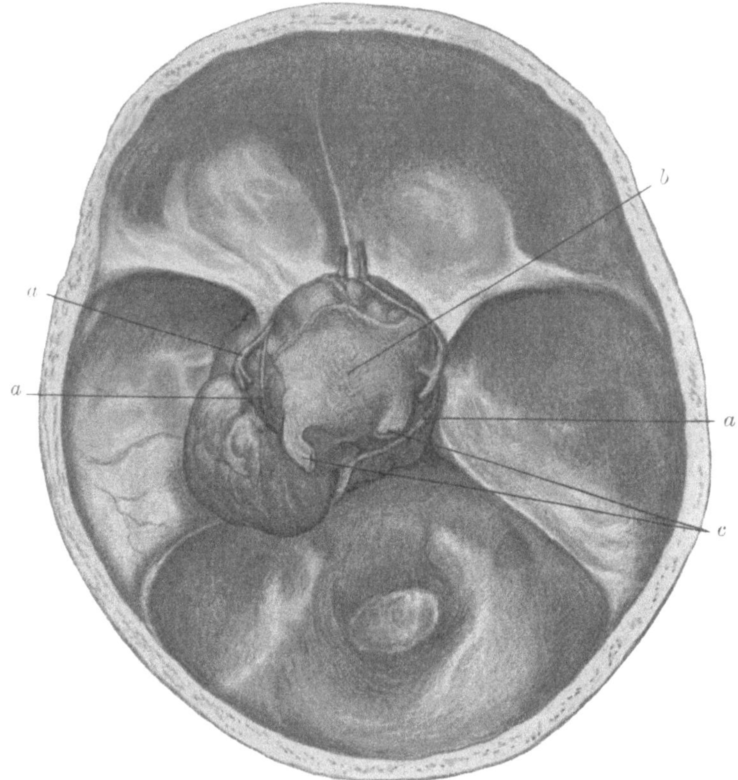

Abb. 26. Großer Hypophysentumor (nach O. Hirsch).
a: Circulus arteriosus, b: Boden des III. Ventrikels, c: Tractus opticus.

stellen das größte Kontingent der zur Hydrorrhoea nasalis führenden intrakraniellen Erkrankungen.

Bei einem allerdings ganz außergewöhnlichen Falle hatte ein riesiger cystischer Hypophysentumor, der den linken Stirnlappen ausfüllte, zur Vortreibung der Stirngegend mit vielfacher Perforierung des Knochens geführt (Fall Sonnenburg). —

Eine weitere Kategorie pathologisch-anatomischer Veränderungen, die als Ursache der Entstehung hypophysärer Dystrophie aufgefaßt werden kann, wird durch hydrocephale Flüssigkeitsansammlungen repräsentiert (Goldstein, Margulis, Stumpf). Insbesondere sind es die Flüssigkeitsansammlungen im Innern der Hirnventrikel, vor allem der Hydrops der dritten Kammer, die ähnliche Wirkungen hervorrufen wie Geschwülste der

Hypophysengegend, indem sie die Hypophyse komprimieren und außerdem mit cerebralen Symptomen einhergehen.

Ähnliche Wirkungen besitzen auch umschriebene, cystenähnliche Flüssigkeitsansammlungen in der Cysterna chiasmatis, wie sie infolge von Leptomeningitis serosa circumscripta zuweilen vorzukommen scheinen; hierher lassen sich Beobachtungen von Erdheim, Boyce und Beadles sowie von Hirsch zählen.

In analoger Weise wie die bisher genannten Affektionen können schließlich noch andere Prozesse schädigend auf die Hypophyse und deren Umgebung einwirken und zum Symptomenbild der hypophysären Dystrophie führen. Wir nennen hier die Verletzungen der Hypophysengegend (Madelung, Frank). Die entzündlichen Affektionen, insbesondere Syphilis der Hypophyse, erzeugen meist keinerlei trophische Störungen im Sinne des Hypopituitarismus, wohl aber die Lokalsymptome der Hypophysentumoren (Oppenheim, Hunter, Lauber, Beadles, Weigert, Turner [Absceß]).

Eine recht seltene Erkrankung der Hypophyse stellt die Tuberkulose derselben dar (Fälle von Sommer, Hueter, Arnold, Hagenbach, Haushalter et Lucien, Heidkamp, Gliński). Meist geht die tuberkulöse Erkrankung von der Umgebung aus, den Meningen und der Schädelbasis, nur ausnahmsweise von der Hypophyse selbst (Wagner, Beck, Lanceraux, Cushing [Solitär-Tuberkel]). Symptomenbilder von Typus Fröhlich scheinen bisher bei tuberkulöser Hypophysen-Affektion noch nicht beobachtet worden zu sein.

Inwieweit angeborene Hypoplasie der Hypophyse oder eine Fibrose der Drüse (analog der von Bartel und anderen Autoren bei Lymphdrüsen und sonstigen endokrinen Drüsen beobachteten Veränderung) als Ursache eines dem Hypopituitarismus entsprechenden Symptomenkomplexes in Betracht kommt, darüber liegen bisher noch keine genügenden Angaben vor.

Eine statistische Zusammenstellung der bisher in der Literatur enthaltenen pathologisch-anatomischen Befunde, die als Grundlage des Typus Fröhlich aufgefaßt wurden, unterliegt bedeutenden Schwierigkeiten, da einerseits die Abgrenzung des klinischen Symptomenkomplexes, andererseits die Klassifizierung der Hypophysengeschwülste von seiten der Autoren recht verschiedenartig vorgenommen wurde; insbesondere gilt dies für Beobachtungen aus früheren Jahrzehnten. Wir vermeiden es daher, hier eine tabellarische Übersicht der bisherigen Befunde zu geben und verweisen diesbezüglich auf die Arbeiten von Frankl-Hochwart, Strada, Kon, Ottenberg, Melchior, Courtellemont, Roussy et Clunet. —

Was die Veränderungen betrifft, die sich im Gefolge der hypophysären Erkrankung an den übrigen Organen ausbilden, so soll die Beschreibung des größten Teiles derselben im Kapitel Symptomatologie gegeben werden. Nur einige Veränderungen im Bereich der drüsigen Organe seien hier kurz erwähnt. Öfters findet sich Vergrößerung der Schilddrüse; Cushing erwähnt auch Verkleinerung. Die Schilddrüse kann auch vollkommen fehlen (Patrick). Gelegentlich fand sich neben der Hypophysengeschwulst ein Tumor in der Schilddrüse. Die Thymus kann gleichfalls vergrößert sein. Auch sonstige Zeichen von Status thymo-lymphaticus sind nachweisbar. Am konstantesten sind atrophische Veränderungen der Geschlechtsdrüsen. Hierbei können die histologischen Veränderungen recht verschieden sein (Cushing); so können im Hoden bloß die interstitiellen Zellen oder die Samenkanälchen oder beide Bestandteile unterentwickelt sein. Bei längerer Dauer der Hypophysentumoren scheint eine parenchymatöse Degeneration der inneren Organe zutande zu kommen. —

Im Anschluß an die Besprechung der pathologisch-anatomischen Befunde bei Dystrophia adiposo-genitalis sei noch einiger anderer gelegentlich in der Literatur mitgeteilter Veränderungen der Hypophyse gedacht. Virchow hat bei drei Fällen von Kretinismus einen nicht durch Tumor bedingten Schwund der Hypophyse konstatiert. Im ersten lag eine abnorme Verengerung der Sella, im zweiten ein Defekt des Vorderlappens, im dritten ein fast vollständiger Schwund der Hypophyse vor. Hypoplasie der Hypophyse findet sich nach Benda bei Basedow, bei Myxödem und Kretinismus. Bei den letztgenannten Erkrankungen sieht man jedoch auch Vergrößerung der Hypophyse, allerdings kann letztere durch Bindegewebs-Hypertrophie oder Kolloid-Ansammlung vorgetäuscht sein (Pseudohypertrophie). Vergrößerung der Hypophyse tritt auch nach Kastration ein (Tandler und Groß, Fichera, Kon). Lhermitte fand Hyperplasie der Hypophyse bei multipler Sklerose. Entzündliche Infiltrate, selbst Abscesse der Hypophyse kommen bei Meningitis vor. Thaon beschreibt Veränderungen in der Hypophyse bei verschiedenen Allgemeinerkrankungen. Auch Blutungen trifft man zuweilen in der Hypophyse an. Echinococcus der Hypophyse ist gleichfalls beschrieben. Schmidt fand bei einem syphilitischen Neugeborenen Nekrose des Vorderlappens. Zwei Fälle von Nekrose der Hypophyse (nach Kaiserschnitt und Abortus) erwähnt Gliński.

Symptomatologie der Dystrophia adiposo-genitalis.

Als klassisches Beispiel des klinischen Bildes der Dystrophia adiposo-genitalis führen wir jenen Fall an, dessen Beobachtung Fröhlich zur Aufstellung eines neuen Typus „Tumor der Hypophyse ohne Akromegalie, aber mit Auftreten anderer trophischer Anomalien" veranlaßte (siehe Sitzungsbericht der Wanderversammlung des Vereins für Psychiatrie und Neurologie in Wien am 12. 10. 1901. Wiener klin. Rundschau, 1901).

Der Fall betrifft einen 14jährigen Knaben, der zwei Jahre zuvor mit Kopfschmerz, Erbrechen und rapider Zunahme des Körperfettes erkrankt war. Ein Jahr nach Beginn der Erkrankung trat Amblyopie am linken Auge auf, die zur Zeit der Demonstration des Patienten zur Erblindung geführt hatte, als deren Ursache der Augenspiegelbefund eine Atrophia nervi optici feststellte. Am rechten Auge bestand temporale Hemianopsie und eine Sehschärfe von $^5/_{20}$. Seit Beginn der Erkrankung klagte der Patient über Kältegefühl und beobachtete Haarausfall. Der Haarwuchs am Schädel war spärlich; in den Axillen und ad Pubes fehlte die Behaarung. Die Haut war blaß, trocken, an manchen Partien (Händen, Fingern) deutlich verdickt. Die Nägel waren seit 1 Jahr sehr rasch gewachsen. Das Durstgefühl war vermehrt, die Harnmenge betrug circa 2 Liter pro Tag. Am auffälligsten war die beträchtliche Adipositas mit einem Körpergewicht von 54 kg. Die größten Fettanhäufungen befanden sich am Rumpfe, um die Brustwarzen, in der Nabelgegend und am Genitale. Der übrigens wohl entwickelte Penis war von Fettmassen derart umlagert, daß der Endruck einer Annäherung an den weiblichen Typus hervorgebracht wurde. Nach Schilddrüsenbehandlung besserten sich alle Symptome, das Gewicht nahm um $3^1/_2$ kg ab.

Fröhlich stellte auf Grund dieses Befundes die oben angeführte Diagnose. Er konnte aus der Literatur weitere zehn Fälle von Hypophysentumor (meist mit Sektionsbefund) sammeln, aus deren Beschreibung das Vorhandensein von Adipositas nimia bei Fehlen akromegalischer Erkrankungen zu erkennen war. In einzelnen dieser Fälle konnte auch das Auftreten von Myxödem beobachtet werden. Fröhlich nahm auf Grund dieser Beobachtungen an, daß „bei Gegenwart von Symptomen, die auf eine Neubildung in der Hypophysengegend hinweisen, und bei gleichzeitigem Fehlen akromegalischer Veränderungen das Auftreten von anderweitigen trophischen Anomalien (wie Adipositas nimia, Andeutung von Myxödem) auf die Hypophyse selbst als Sitz des Tumors hinweist".

Die Annahme von Fröhlich wurde durch den weiteren Verlauf seines Falles wie auch durch neue Beobachtungen ähnlicher Art alsbald in überzeugender Weise bestätigt. Der Verlauf des Fröhlichschen Falles gestaltete sich, wie aus der Mitteilung von A. v. Eiselsberg und L. v. Frankl-Hochwart (Sitzungsbericht der 1. Jahresversammlung der Gesellschaft deutscher Nervenärzte, Dresden 14. 9. 1907) zu entnehmen ist, folgendermaßen: Nach vorübergehender Besserung der Kopfschmerzen und der Sehstörung im Anschluß an Thyreoidinbehandlung trat ab September 1905 neuerliche Verschlechterung des Gesamtzustandes auf. Im Jahre 1907 betrug das Körpergewicht 65 kg, das rechte Auge zeigte temporale Hemianopsie mit Atrophie der temporalen Papillenhälfte und Herabsetzung der Sehschärfe auf Fingerzählen in $2^1/_2$ m. Die nunmehr von mir vorgenommene röntgenologische Untersuchung zeigte völlige Destruktion des Keilbeinkörpers. Mit Rücksicht auf diese Befunde wurde am 26. 6. 1907 durch v. Eiselsberg die Schloffersche Operation ausgeführt; dieselbe deckte tatsächlich das Vorhandensein einer cystischen Geschwulst entsprechend der Hypophyse auf. Die histologische Untersuchung der Cystenwand ließ vermuten, daß es sich um ein Carcinom handle. Im Anschluß an die Operation besserten sich die Symptome innerhalb kurzer Zeit. Wie aus einer Mitteilung v. Eiselsbergs vom Juni 1912 zu ersehen ist, dauert die Besserung seit fünf Jahren an.

Der Fall von A. Fröhlich läßt mit großer Deutlichkeit das Symptomenbild der durch Tumoren der Hypophyse erzeugten Degeneratio adiposogenitalis erkennen:

1. Symptome allgemeinen Hirndrucks (Kopfschmerz, Erbrechen),
2. cerebrale Herderscheinungen von seiten der Chiasmagegend (Sehnervenatrophie, temporale Hemianopsie),
3. Destruktion des Keilbeinkörpers,
4. übermäßige Fettanhäufung, trophische Störungen, Haarausfall und Polyurie.

Die seit der Publikation Fröhlichs bereits in recht ansehnlicher Zahl mitgeteilten Beobachtungen von Hypophysentumoren mit Degeneratio adiposo-genitalis bieten eine Bestätigung und manche wertvolle Ergänzung der von Fröhlich entworfenen klinischen Beschreibung. Eine Reihe von Sammelreferaten gibt eine Übersicht der bisherigen Beobachtungen (Frankl-Hochwart, Launois et Cléret, Grahaud, Ottenberg, Melchior, Hagenbach, Delille, Borchard, Courtellemont, Toupet, Hofstätter), eine Reihe von Monographien und klinischen Beiträgen schildern die von den Autoren derselben beobachteten Fälle (Laignel-Lavastine, Cushing, Hirsch, Berger, Kümmell, Weygandt); außerdem existiert bereits eine größere Anzahl von Arbeiten, die sich mit der Erörterung einzelner Symptome oder Symptomengruppen befassen, z. B. Beschreibungen der charakteristischen Sehstörungen (Bartels, de Lapersonne et Cantonnet, de Kleyn), der psychischen Symptome (Claude), der röntgenologischen Veränderungen (Schüller, Jaugeas, Giordani) sowie der trophischen Störungen (Marburg).

Wir beginnen mit der Erörterung jener Erscheinungen, die als Allgemeinsymptome cerebralen Ursprungs aufzufassen sind. Zu diesen Symptomen rechnen wir Kopfschmerzen, Erbrechen, Schwindel, psychische Störungen, epileptische Anfälle. Was den Kopfschmerz betrifft, so ist er häufig, aber nicht stets vorhanden, zuweilen das initial oder dauernd einzige, am meisten hervorstechende Symptom; v. Frankl-Hochwart findet ihn in einem Drittel der Fälle. Seine Intensität, sein Charakter und seine Lokalisation sind recht variabel. Er kann in der Stirn und in beiden Schläfen lokalisiert und dann durch Druck des Tumors gegen seine Hüllen bedingt sein; oder er hat den Charakter des diffusen Kopfschmerzes infolge von Hirndrucksteigerung; oder er hat die der Migräne zukommenden Eigentümlichkeiten; oder er tritt als Trigeminus-Neuralgie (infolge von Druck der Hypophysen-Geschwulst gegen den Stamm des seitlich von der Sella verlaufenden 5. Hirnnerven) auf (eigene Beobachtung).

Der Kopfschmerz vergesellschaftet sich nicht selten mit den anderen Begleitsymptomen des Hirndruckes, nämlich Erbrechen und Schwindel, gelegentlich Ohrensausen.

Auffallend häufig treten psychische Störungen auf, die nur in einem Teil der Fälle auf Beteiligung des Stirnhirns zu beziehen sind; ihrem Charakter nach treten die psychischen Störungen auf in Form von einfacher Demenz oder Verworrenheit und Erregung, von Halluzinationen und Konfabulation, Melancholie, Hysterie oder Euphorie. Unter 20 Hirntumoren (auf 3000 Sektionen von Geisteskranken) fanden sich nach Boyce und Beadles 6 mal Hypophysentumoren. Formanek hat einen Fall mitgeteilt, der nur unter psychischen Symptomen in Erscheinung trat. v. Frankl-Hochwart betont die merkwürdige Ruhe und Resigniertheit der Patienten, ihre Toleranz gegen Schmerzen, ihr Entgegenkommen dem Arzte gegenüber.

Zuweilen tritt hochgradige Schlafsucht[1]) in den Vordergrund der Erscheinungen (Soca, Hirsch, eigene Beobachtung, Williams).

Epileptische Anfälle gehören zu den häufigeren Symptomen der Dystrophia adiposo-genitalis (nach Frankl-Hochwart ca. beim 6. Teil der Fälle). Man hat ihr Auftreten mit der Nachbarschaft des Hypophysentumors zum Gyrus hippocampi in Beziehung gebracht, zumal Geruchs- und Geschmacksaura für den Beginn der Anfälle charakteristisch sein soll. Gelegentlich treten bloß Anfälle von Bewußtseinsstörung, seltener apoplektiforme Insulte auf. —

Was die Lokalsymptome betrifft, die durch die Gegenwart der in der Hypophysengegend lokalisierten Affektion hervorgerufen sind, so lassen sich dieselben in zwei Gruppen einteilen:

Zur 1. Gruppe gehören die cerebralen Herdsymptome: Sehstörungen, Augenmuskellähmung sowie Ausfallserscheinungen von seiten einiger anderer Hirnnerven und basaler Hirnpartien (Hirnschenkelsymptome, Polyurie, Temperatursteigerung).

---

[1]) Bei tropischer Schlafkrankheit wurde 1 mal eine Hypertrophie der Hypophyse, ein andermal ein Absceß in derselben gefunden

Zur 2. Gruppe zählen wir die Veränderungen der knöchernen Schädelbasis sowie Symptome von seiten des Nasopharynx.

Sehstörungen sind das häufigste und ernsteste aller Nachbarschaftssymptome der Hypophysenaffektion. Sie sind die Folge des Befallenseins des Chiasma, der Sehnerven oder Tractus optici. Nach Zander muß, damit der Druck eines Hypophysentumors auf das Chiasma sich bemerkbar macht, die Ausdehnung des Tumors über das Diaphragma sellae nach oben 0,5 cm betragen. Da gerade die zu Hypopituitarismus führenden Affektionen (infundibulare Hypophysentumoren, Hydrocephalus des 3. Ventrikels) die Chiasmagegend frühzeitig in Mitleidenschaft ziehen, ist es begreiflich, daß schon im Beginn Sehstörungen auftreten. Unter 72 Fällen war das Sehvermögen nach Frankl-Hochwart nur 3mal normal; die Sehstörung ist fast immer doppelseitig und häufigen Schwankungen unterworfen.

Meist findet sich primäre Atrophie des Sehnerven (etwa in $^3/_5$ der Fälle nach v. Frankl-Hochwart), meist beiderseitig; nur wenn der Tumor der Hypophysengegend sich rasch vergrößert oder durch Verschluß des Foramen Monroï Hydrocephalus internus hervorruft, kann zu der Atrophie Stauungspapille sich hinzu gesellen (nach v. Frankl-Hochwart bei $^2/_5$ der Fälle). Melchior findet 27mal Atrophie, 15mal Stauungspapille, 14mal Neuritis optica.[1])

Was die Gesichtsfeldabnormitäten betrifft, so sind solche fast stets nachweisbar, am häufigsten, wie zuerst Schultze hervorgehoben hat, in der Form der bitemporalen Hemianopsie. Jedoch stellt die typische bitemporale Hemianopsie mit einem durch die Mitte der Macula gehenden Meridian eine Seltenheit dar. Asymmetrisches Befallensein der temporalen Gesichtsfelder ist häufig. Ja, es kann vorkommen, daß ein Auge bereits völlig erblindet ist, während das andere nur einen kleinen Gesichtsfelddefekt aufweist. Weit seltener als die bitemporale ist die homonyme Hemianopsie. Das Häufigkeitsverhältnis der homonymen zur bitemporalen Hemianopsie wird von Uhthoff gleich 1:18 geschätzt. Nicht allzu selten besteht einseitige Amblyopie, eventuell mit einem kleinen Gesichtsfelddefekt der anderen Seite. Zuweilen findet sich auch hemiopische Pupillenreaktion nach Wernicke oder träge Reaktion.

Ein gewisser Grad von Exophthalmus ist häufig zu sehen; hierbei handelt es sich wohl um ein Stauungsphänomen von Seite des Sinus cavernosus (Benda), oder die Protrusio bulbi ist durch Hypertrophie des retroorbitalen Fettes, durch Hineinwachsen des Tumors in die Orbita oder durch mehrfache Augenmuskellähmungen hervorgerufen. Dagegen dürfte es sich dabei nicht um eine Folgeerscheinung von Sympathicusreizung oder Hyperthyreoidismus handeln.

Bei vielen Patienten findet sich entweder in der Anamnese oder zur Zeit der Untersuchung Doppeltsehen, bedingt durch Lähmung der Augenmuskeln infolge der Ausdehnung der Geschwulst gegen die Hirnnerven. Augenmuskelstörungen kommen nach Uhthoff bei etwa 25 Proz. der Fälle vor. Meist war der Oculomotorius ergriffen, 28mal unter 31 Beobachtungen, vielfach nur partiell. Häufig findet sich Nystagmus. Ein seltenes Vorkommnis ist Beteiligung des Abducens.

---

[1]) Außer infolge von direkter Kompression durch den Tumor kann, wie Türck, Erdheim u. a. gezeigt haben, eine Abschnürung der Nervi optici durch den vorderen arterialen Gefäßbogen bei starker Spannung desselben durch den Tumor zustandekommen.

Geruchsstörungen sind selten, ganz selten Geschmacksstörungen; gelegentlich bestehen Sensibilitätsausfälle im Gesicht oder Parästhesien; zuweilen ist der Facialis betroffen. Durch Druck auf die Hirnschenkel können spastische Symptome auftreten mit Steigerung der tiefen Reflexe, positivem Zehenphänomen nach Babinski, Herabsetzung der Hautreflexe usw. Nicht allzu selten ist Blaseninkontinenz.

Von vasomotorischen Störungen wird Dermographismus erwähnt. Interesse verdienen endlich Störungen der Schweiß-Sekretion, auf die Launois et Cleret und insbesondere Hirsch mit Nachdruck hingewiesen haben. Meist besteht übermäßige Schweißsekretion, selten vollständiges Fehlen der Schweißbildung, selbst bei Anwendung diaphoretischer Medikamente. Auch abnorm starke Speichelsekretion oder Erschwerung der Tränensekretion wird gelegentlich erwähnt (Hirsch). —

Als eine weitere Gruppe von Symptomen fassen wir die Veränderungen im Bereich der Schädelbasis und des Nasopharynx zusammen. Die durch Geschwülste der Hypophysengegend erzeugten, im Abschnitt „pathologische Anatomie" erwähnten Destruktionen der knöchernen Schädelbasis lassen sich bereits in vivo, wie zuerst Oppenheim gezeigt hat, mit Hilfe des Röntgenbildes feststellen. Die am Röntgenbilde erkennbaren Veränderungen, die durch Geschwülste der Hypophysengegend hervorgerufen sind, stellen sich in recht charakteristischer Art dar. In ausführlicher Weise habe ich darüber in meiner „Röntgendiagnostik der Erkrankungen des Kopfes", in Kürze in diesem Handbuch (I. Band, II. Teil) berichtet.

Erdheim gebührt das Verdienst, zuerst auf die Unterschiede der durch intrasellar und extrasellar entstandene Hypophysentumoren erzeugten Formen von Sella-Erweiterung die Aufmerksamkeit gelenkt zu haben. Intrasellar entstandene Hypophysentumoren erzeugen eine gleichmäßige Erweiterung der Sella, wodurch ihr Boden vertieft, verdünnt und dem Boden der mittleren Schädelgrube genähert erscheint. Die Sattellehne ist verdünnt, reponiert, rekliniert und verlängert. Der Übergang des Konturs der Sattelgrube in das Planum sphenoidale bildet einen spitzwinkeligen Vorsprung. Der Processus clinoideus anterior erscheint normal oder auffallend plump, oder aber emporgedrückt und an seiner Unterfläche gehöhlt. Extrasellar entstandene Hypophysentumoren und andere Geschwülste dieser Gegend bewirken eine flachschüsselförmige Erweiterung der Sella, wobei die Sattellehne verdünnt und verkürzt, der Processus clinoideus anterior zugespitzt und verkürzt, das Tuberculum sellae usuriert wird, so daß der Sellaboden, der zwar verdünnt, aber dem Boden der mittleren Schädelgrube nur wenig genähert erscheint, mit stumpfem Winkel in das Planum sphenoidale übergeht. Sehr große Tumoren der Hypophysengegend bewirken eine hochgradige oder totale Destruktion des Keilbeinkörpers, so daß sich in diesem Stadium der extra-, bzw. intrasellare Ursprung nicht mehr entscheiden läßt.

Abb. 27 zeigt die Umrisse des Röntgenogrammes einer normalen Sella turcica; Abb. 28 zeigt die durch einen großen, mit Dystrophia adiposo-genitalis einhergehenden Hypophysentumor verursachte Sella-Usur: Der Boden der Sella (*B*) weist einen doppelten Kontur auf, entsprechend einem asymmetrischen Vordringen des Tumors gegen die Schädelbasis. *B* = Boden der Sella; *E* = Planum sphenoidale; *K* = Keilbeinhöhle; *L* = Sattellehne; *O* = Orbitaldach; *P* = processus clinoideus anterior; *Pp* = Proc. clin. posterior; *S. c.* = Sulcus chiasmatis; *T. s.* = Tuberculum sellae.

Abgesehen von den genannten Veränderungen im Bereich des Keilbeins läßt das Röntgenbild auch am übrigen Schädel zumeist deutliche Abnormitäten erkennen. Diese entsprechen den durch Hirndrucksteigerung erzeugten Usuren der Schädelinnenfläche (vertiefte Impressiones digitatae, Verdünnung der Schädelwand), auch findet sich eine Erweiterung und Vertiefung der Sinus venosi, insbesondere des bei Kompression des Sinus cavernosus collateral vergrößerten Sinus spheno-parietalis nebst Erweiterung der diploëtischen Venenkanäle.

Wie aus dem Vorangehenden zu ersehen ist, gestattet das Röntgenbild nur Knochenveränderungen, die durch den Hypophysentumor erzeugt sind, nicht aber den Tumor selbst darzustellen. Doch gelingt es nicht gar so selten, Verkalkungs- oder Verknöcherungsherde, die, wie oben mitgeteilt, wiederholt bei der anatomischen Untersuchung von Geschwülsten der Hypophysengegend aufgefunden wurden, am Lebenden röntgenographisch zu konstatieren (Algyogy, Sprinzels, zwei eigene Fälle).

Außer den am Röntgenbild erkennbaren Veränderungen erzeugen die Geschwülste der Hypophysengegend bei entsprechend großer Ausdehnung auch noch nasopharyngeale Symptome; dieselben werden zuweilen von den Patienten angegeben oder sie können erst bei rhinologischer Untersuchung festgestellt werden. Von diesen Symptomen erwähnen wir Nasenblutung, Liquorausfluß aus der Nase, Polypen und Eiterungen in der Keilbeinhöhle (Mc Bean, Coppet et van Lint) und Einwuchern der Geschwulst in den Nasopharynx. Wenn

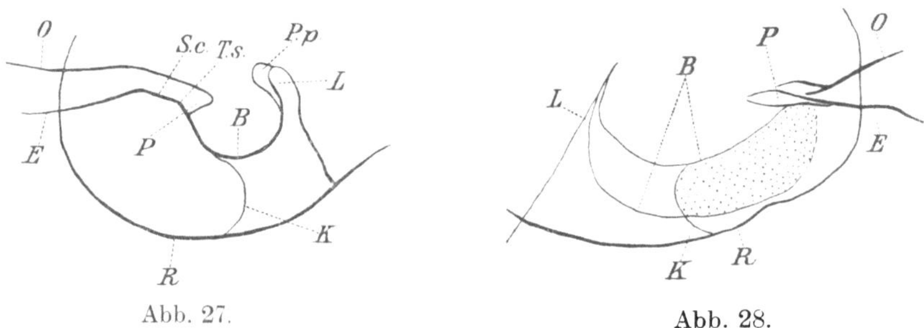

Abb. 27.   Abb. 28.

die Geschwulst die knöcherne Schädelbasis durchbricht, so kann sie in den Bereich der Keilbeinhöhle oder des Siebbeinlabyrinthes oder des Epipharynx gelangen und durch Inspektion, beziehungsweise Palpation konstatierbar werden. Begreiflicherweise kann ein derartig eingebrochener Tumor leicht zu Nasenblutungen Veranlassung geben. Ebenso kann es zu Entstehung von Eiterung in den Nasennebenhöhlen kommen. Diesbezüglich hat Cushing auf ein interessantes Vorkommnis die Aufmerksamkeit gelenkt: Eine höhergradige Vertiefung des Sellabodens kann, selbst wenn der Tumor nicht in die Keilbeinhöhle einbricht, zur Verlegung des Ostium sphenoidale führen, wodurch es zur Sekretstauung in dem noch vorhandenen Anteil der Keilbeinhöhle und somit zur Entstehung von Empyem der Keilbeinhöhle kommen kann. In derartigen Fällen konstatiert der Patient außer den charakteristischen Schmerzen ein periodisches Abfließen von Eiter, beziehungsweise Schleimmassen in den Rachen.

Bei dem engen Zusammenhang des Hypopituitarismus mit dem Status thymo-lymphaticus (s. Kapitel „Diagnose") ist es begreiflich, daß hypertrophische Gaumen- und Rachentonsillen häufig angetroffen wurden (Bondi, Cushing) oder bereits früher durch Operation entfernt wurden.

Was den Liquorausfluß betrifft (Hydrorrhoea nasalis), so ist derselbe, wie aus der Literatur (Bregmann und Steinhaus) zu entnehmen ist, ein im allgemeinen recht seltenes, aber gerade bei basalen Geschwülsten und speziell bei Hypophysentumoren wiederholt konstatiertes Symptom (Cushing, Gutsche, Boyd, Coppet et van Lint). Es kommt dadurch zustande, daß entweder der Tumor direkt in die Nasenhöhle einbricht oder durch Steigerung des Hirndruckes zu Verdünnung und Perforation der Siebbeinplatte sowie zur Dehiscenz der Dura führt (Gutsche).

Boyd beobachtete Liquorausfluß aus dem linken Nasenloche bei einem Fall, wo die Obduktion ein Sarkom der Hypophyse feststellte, das die Sella in eine große, mit dem Antrum Highmori kommunizierende Höhle verwandelt hatte. Auch Coppet et van Lint nehmen bei ihrem Falle von Liquorausfluß einen Hypophysentumor als Ursache an, zumal Wucherungen in der Keilbeinhöhle sich fanden, nach deren Operation der Liquorabfluß aufhörte. Die Rhinorrhoea nasalis ist kein lebensgefährliches Symptom; sie kann bis zu 2 Jahren dauern, durchschnittlich 11 Monate lang. —

Die letzte Gruppe von Symptomen der Dystrophia adiposo-genitalis stellen die durch Störung der inneren Sekretion der Hypophyse bedingten Erscheinungen dar. Dieselben sind oft so auffällig, daß sie zur Benennung des gesamten Symptomenkomplexes Veranlassung gegeben haben. In diese Gruppe gehören: Fettsucht, Genitalatrophie, Abnormitäten des Skeletwachstums, Veränderungen der Haut, Polyurie, Erhöhung der Zuckertoleranz, schließlich eine Reihe weniger konstanter Erscheinungen, wie z. B. Tachykardie, Temperatur-Anomalien, Blutveränderungen. Diesen Symptomen schließen sich dann noch weitere an, die auf eine gleichzeitige oder konsekutive Schädigung der übrigen Drüsen mit innerer Sekretion bezogen werden können.

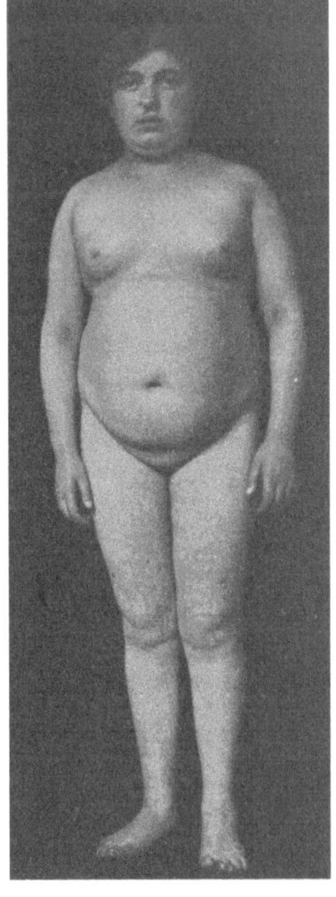

Die Fettsucht kann excessive Grade erreichen; so erwähnt Pick ein Körpergewicht von 270 Pfund bei normaler Größe des von ihm obduzierten 64jährigen Mannes. Die Anordnung der Fettmassen läßt keinen charakteristischen Typus aufstellen. Allerdings pflegt das Fettgewebe meist im Bereich des Bauches und der Schenkel am stärksten entwickelt zu sein. Doch auch am Kinn, im Gesicht, an den Brüsten ist es reichlich vorhanden (Abb. 29). Zuweilen kommt es zu lipomähnlicher Fettanhäufung an bestimmten Stellen, insbesondere in den Supraclaviculargruben. Das Fett ist meist nicht druckempfindlich; nur Hirsch erwähnt bei einem seiner Fälle Druckempfindlichkeit des Fettgewebes. Auch in den inneren Organen tritt Anhäufung des Fettes ein (Fettherz). Bei jugendlichen Individuen pflegt die Adipositas am stärksten ausgeprägt zu sein (Babonneix et Paisseau).

Abb. 29. 16jähriges Mädchen mit Dystrophia adiposo-genitalis bei Hypophysentumor (nach O. Hirsch).

Bernstein konnte in einem Falle von Hypophysengangtumor eine beträchtliche Herabsetzung des Grundumsatzes als Ursache der Fettsucht feststellen.
Fehlen von Fettsucht bei Vorhandensein der übrigen Symptome des Hypopituitarismus (allgemeine und lokalisierte cerebrale Symptome, Epilepsie, kindliches Genitale, weibliche

Stimme) betont Rennie, der behauptet, keinen derartigen Fall in der Literatur gefunden zu haben. Dies entspricht nicht den Tatsachen. Das Fehlen ausgesprochener Adipositas ist durchaus keine Seltenheit; zuweilen sind die Individuen sogar stark abgemagert.

Die Haut zeigt zuweilen infolge des raschen Fettwachstums Dehnungsnarben. Ferner pflegt die Haut des Gesichtes eine gedunsene Beschaffenheit zu haben oder ist ödematös infolge von venöser Stauung durch Druck des Hypophysentumors auf die Sinus cavernosi. Die Haut des übrigen Körpers ist glatt und weich; zuweilen zeigt sie ein gedunsenes Aussehen oder erinnert an die Beschaffenheit der Haut bei Myxödem.[1]) Gelegentlich scheint bei Hypophysentumoren Sklerodermie vorzukommen (Schnitzler)[2]).

Die Farbe der Haut und der Schleimhäute ist sehr häufig auffallend fahl und blaß; gleichwohl ergibt die Untersuchung des Blutes keine wesentliche Herabsetzung des Hämoglobingehaltes als Ursache der Blässe. Ebensowenig finden sich Abnormitäten der zelligen Blutbestandteile. Bei drei von Erich Meyer beobachteten Fällen mit Hypophysentumor zeigt der Blutbefund Lymphocytose von etwa 50 Proz. Bittorf konstatiert bei einem Fall von Dystrophie deutliche Eosinophilie ohne Lymphocytose.

Die Genitalien zeigen, wenn die Erkrankung vor Abschluß der Pubertätsentwicklung einsetzt, eine hypoplastische Beschaffenheit (Infantilismus). Die sekundären Geschlechtscharaktere bilden sich nicht aus. Der Habitus weist bei Männern einen femininen Charakter auf; die Stimme ist hoch, die Brüste zeigen sich stärker entwickelt, das Becken ist breit. Die Behaarung im Gesicht ist spärlich, die Schamhaare sind mangelhaft entwickelt oder zeigen die für das weibliche Geschlecht charakteristische Anordnung. Frauen zeigen gleichfalls mangelnde Behaarung oder sie können Züge des männlichen Habitus aufweisen: Tiefe Stimme, kleine Mammae, auffällige Behaarung im Gesicht und an den Extremitäten (Strada).

Auch wenn bereits die Geschlechtsreife zur Zeit des Beginnes der Erkrankung erreicht war, können sich die sekundären Geschlechtscharaktere infolge der Erkrankung wieder zurückbilden. Insbesondere tritt Ausfall der Haare im Bereich der Augenbrauen, der Achselhöhle, der Schamgegend auf.

Der anatomischen Beschaffenheit entspricht auch die funktionelle Minderwertigkeit der Genitalorgane. Bei Frauen fehlt die Menstruation oder sie bleibt aus, wenn sie bereits vorhanden war. Die Potenz und Libido sind mangelhaft ausgesprochen.

Zuweilen findet sich die Beobachtung abnormer Milchsekretion erwähnt (Lodge). Laignel-Lavastine beobachtete eine Hyperfunktion der Mammae mit Milchausfluß bei einer alten Frau mit Hemidyschromatopsia bitemporalis.

Durch die mangelhafte Ausbildung der Genitalien und der sekundären Geschlechtscharaktere bekommen die mit Typus Fröhlich behafteten Individuen fast stets einen infantilen Gesamthabitus (Abb. 30).

In einzelnen Fällen kommt zu den eben genannten Symptomen des Infantilismus noch ein weiteres, auffälliges Symptom hinzu, nämlich das Zurückbleiben des Skelettwachstums. Während in Fröhlichs Beschreibung keine Erwähnung über Abnormitäten des Skelettes sich findet, hat eine Reihe von Beobachtungen der letzten Jahre (Uhthoff u. a.) dazu Veranlassung gegeben, auch den Zwergwuchs als Folgeerscheinung des Hypopituitarismus

---

[1]) Launois et Cléret erwähnen das Vorkommen von Myxödem bei Hypophysentumoren und zitieren hierher gehörige Fälle aus der Literatur.

[2]) Auch die in einem Falle von Ponstumor beobachtete Sklerodermie läßt sich auf eine Schädigung der Hypophyse zurückführen (Lehndorff).

aufzufassen; insbesondere hat Aschner, auf die in der Literatur enthaltenen klinischen Beobachtungen und die Resultate seiner Tierexperimente gestützt, mit besonderem Nachdruck die hypophysäre Genese gewisser Formen des Zwergwuchses betont. Aschner wies nämlich darauf hin, daß man neben dem rachitischen, kretinistischen, chondrodystrophischen und hypoplastischen Zwergwuchs noch den von A. Paltauf beschriebenen echten Zwergwuchs in der Literatur angeführt findet, daß man aber für die Entstehung des letzteren keine Erklärung besitze.

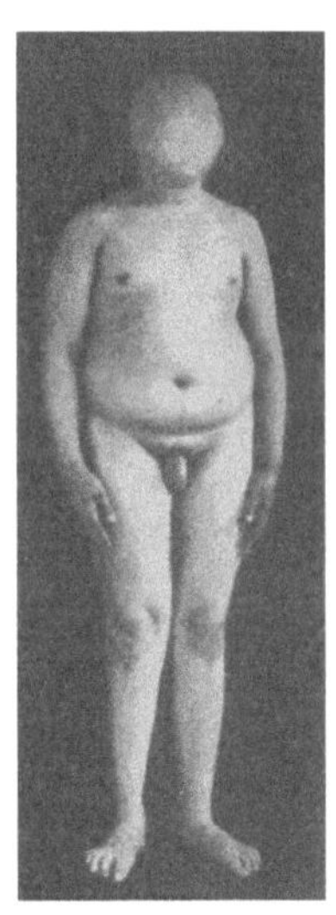

Aschner sagt weiter: „Sucht man in der neueren pathologisch-anatomischen Literatur nach vollständigen Obduktionsbefunden von echten Zwergen, so findet man bei den 3 Fällen, die überhaupt beschrieben sind (Hueter,[1]) Benda,[2]) Hutchinson),[3]) die auffallende Tatsache, daß in allen drei Fällen der Vorderlappen der Hypophysis cerebri zum größten Teile zerstört war, und zwar in einem Falle durch ein Teratom, in dem zweiten Falle durch ein Fibrom und in dem dritten Falle durch einen Solitärtuberkel. Die genannten Autoren getrauen sich nicht, diesen Hypophysendefekt als Ursache des Zwergwuchses anzusprechen, weil zu dieser Zeit ein Beweis für die wachstumshemmende Wirkung des Hypophysenausfalles durch das Tierexperiment noch nicht erbracht worden war. Nachdem es mir aber durch eigene Untersuchungen gelungen ist, zu zeigen, daß Tiere, denen man in jugendlichem Alter die Hypophyse exstirpiert, sofort zu wachsen aufhören, also Zwerge bleiben, ist damit der Beweis erbracht, daß der Ausfall der Hypophyse den Zwergwuchs verursachen kann.“

Abb. 30.
Dystrophia adiposo-genitalis bei Hypophysentumor (nach Falta).

Als Fälle von hypophysärem Zwergwuchs werden folgende Beobachtungen, bei denen keine Obduktion vorliegt, mitgeteilt:

Fall von Burnier: 28jähriger Mann, 1 m 25 cm hoch, Atrophie der Sehnerven, Erweiterung der Sella; der Mann hatte bis zum 8. Jahre normale Entwicklung geboten, dann aber zu wachsen aufgehört. 6 Jahre später traten Zeichen von pluriglandulärer Insufficienz auf, jedoch weder Myxödem noch auch Akromegalie (trotz Erweiterung der Sella). Burnier nimmt an, daß primärer Hypopituitarismus vorliege und der Hypothyreoidismus sowie die Hyporchidie sekundär sind.

Fall von Souques et Chauvet: 27jähriger Mann. Erste Symptome mit 8 Jahren: Kopfschmerz, Erbrechen, einseitige Blindheit, hernach eine Phase von temporaler Hemianopsie des gesunden Auges, später absolute Blindheit; starke Erweiterung der Sella; seit dem 10. Jahr hörte der Kranke zu wachsen auf. Vom 18.—25. Jahr, nach Aufhören der cerebralen Störungen, war er wieder um 8 cm gewachsen. Gegenwärtig 127 cm hoch. Genitalorgane rudimentär, sekundäre Geschlechtscharaktere fehlen. Keine Adipositas, kein Myxödem.

Fall von Sprinzels: Jüngling von 17 Jahren. Im 3. Jahr Verletzung infolge von Sturz; seit dem 5. Jahr hat Patient zu wachsen aufgehört. Diabetes insipidus. 106 cm hoch, 52$^{1}/_{2}$ cm Kopfumfang. Kopfhaar reichlich, sonst ist der ganze Körper

---

[1]) Fall Hueter: 42jährige Zwergin, 106 cm groß, mit Kopfumfang von 50 cm. Strabismus convergens. Post mortem: Zahlreiche tuberkulöse Herde, unter anderen auch solche in der Hypophyse, jedoch mit Freilassung des Hinterlappens, Schilddrüse normal.

[2]) Fall Benda: 38jähriger Zwerg mit Hypophysentumor, der als Teratom gedeutet wurde, wahrscheinlich aber eine Plattenepithelgeschwulst war.

[3]) Fall Hutchinson: Zwerg mit Atrophie der Hypophyse (Fibrom, das den Vorderlappen völlig komprimierte).

haarlos, Epiphysenfugen wie bei einem 5jährigen Kind. Proportionierter Knochenbau. Kalkdichter Schatten in der Hypophysengegend, wie ein Bolzen gegen die Hypophysengrube vordringend; diese selbst nicht erweitert. Zwischen ihr und dem Kalkherd ein freier schmaler Saum. Fehlen von Schweißsekretion. Reichliches Fettpolster.

Fall Weygandt: 17½jähriger Patient von 91 cm Länge und 14 kg Gewicht bei 49 cm Kopfumfang. Vordere Fontanelle noch offen; neben den Milchzähnen zeigen sich einige Zähne der 2. Dentition. Der Carpus entspricht etwa dem eines 4jährigen Kindes. Hände und Lippen werden leicht zyanotisch. Augenhintergrund normal. Klage über Kopfschmerz, Übelkeit, Erbrechen. Kein Myxödem. Psychisch ist der Patient von kindlicher Art. Zwei seiner Brüder zeigen ähnliche Symptome.

Krukenberg beschreibt einen 12jährigen Knaben mit Fettsucht, Zwergwuchs und Vergrößerung der Sella.

Ein Fall von Zwergwuchs mit Fehlen des Verschlusses der Epiphysenfugen wurde von Charpentier et Jabouille beschrieben und auf Aplasie der Hypophyse und Schilddrüse zurückgeführt.

Begreiflicherweise ist die Störung des Skelettwachstums am ausgesprochensten in jenen Fällen, in denen die Drüseninsuffizienz vor der Pubertät in der ersten Dekade eintritt, wiewohl im Gefolge des Hypopituitarismus, der in der 2. Dekade eintritt, zweifellos auch die Statur kleiner bleibt.

Wenn der Hypopituitarismus vor der Pubertätszeit einsetzt, dann treten, wie bereits erwähnt, noch andere Skelettveränderungen ein; die Männer besitzen einen weiblichen Skelettypus mit weitem Becken und einen gewissen Grad von Genu valgum. Bemerkenswert ist die Kleinheit und Zartheit der Extremitäten sowie Zuspitzung der Finger. Die Gesichtsbildung zeigt, wenn ein großer, weit nach abwärts reichender Hypophysentumor vorhanden ist, eine Art Prognathismus des Oberkiefers (Cushing). Diese Formveränderung scheint die Folge einer Vortreibung des Keilbeins zu sein, die ihrerseits durch die starke Sellaerweiterung bedingt ist.

Förster erwähnt gelegentlich der Diskussion zur Demonstration von Schultz (Coxa vara adolescentium mit Hypoplasie des Genitale und abnormer Fettansammlung der Bauchdecken) das Vorkommen von Coxa vara, Genua valga und Pedes valgi bei (hypophysärer?) Dystrophia adiposo-genitalis.

Maase beschreibt einen Fall von ausgeprägter Dystrophia adiposo-genitalis mit starker Skelettverbiegung und Vermischung der sekundären Geschlechtscharaktere; da lokale Symptome von seiten der Hypophyse fehlen, kommt außer Hypopituitarismus noch die Insuffisance pluriglandulaire diagnostisch in Betracht.

Hagenbach beschreibt einen Hypophysentumor bei einer 45jährigen Frau mit krüppelhaftem Körperbau (Atrophie der Knochensubstanz, Verkümmerung des Skelettes, Störungen, die der Autor als Osteogenesis imperfecta tarda auffaßt). —

Ein sehr markantes, relativ häufiges Symptom der hypoyhysären Dystrophie stellt der Diabetes insipidus dar. In ähnlicher Weise wie bei Akromegalie Glykosurie nicht selten zu beobachten ist, konstatiert man öfters bei Typus Fröhlich Polydipsie und Polyurie. Die genossenen Flüssigkeitsmengen und die ausgeschiedenen Urinmengen können 2—10 Liter pro Tag betragen.

Ein von Erich Meyer beobachteter Patient mit Dystrophia adiposo-genitalis zeigte Diabetes insipidus vom Typus der Polyurie mit Wasser- und Salzretention; bei aufrechter Körperhaltung retiniert der Kranke trotz großer Harnmenge Wasser und Kochsalz. Sein Körpergewicht nimmt dementsprechend zu. Bei Ruhelage im Bett nimmt das Körpergewicht ab.

Oppenheim wies zuerst auf die Häufigkeit von Diabetes insipidus bei gummösen Prozessen der Chiasmagegend hin. Ebenso ist es lange schon bekannt, daß intrakranielle Tumoren, insbesondere solche mit interpedunkulärem Sitz, hochgradigen Diabetes insipidus hervorrufen können. Arnould beobachtete Polyurie bei Tuberkulose der Hypophyse. Doch haben erst die experimentellen Untersuchungen von Schäfer und Herring sowie klinische

Beobachtungen von Finkelnburg, Strauss und Frank dazu geführt, in dem Diabetes insipidus eine für die Störung der Hypophysenfunktion charakteristische Erscheinung zu erkennen.

Im Gegensatz zur Häufigkeit von Glykosurie bei Akromegalen weisen die mit Typus Fröhlich behafteten Individuen höchst selten Glykosurie, vielmehr häufig eine erhöhte Zuckertoleranz auf. Wie Cushing und dessen Mitarbeiter gezeigt haben, ist die Erhöhung der Assimilationsgrenze für Zucker eine sehr bedeutende. Selbst bei Verfütterung von 450 Gramm Laevulose pflegt im Urin kein Zucker zu erscheinen. In einem Fall konnte der Nachweis herabgesetzten Zuckergehaltes im Blut erbracht werden.

Zu den seltenen Symptomen der Dystrophia adiposo-genitalis gehören Temperaturanomalien im Sinne von Hyperpyrexie, seltener einer abnorm tiefen Temperatur. In einzelnen Fällen wurde eine abnorme Pulsfrequenz, insbesondere auffällige Tachykardie festgestellt; auch Pulsverlangsamung kommt gelegentlich vor.

Schließlich beobachtet man eine Reihe von Symptomen, die wahrscheinlich auf eine konkomitierende oder konsekutive Affektion der übrigen Drüsen mit innerer Sekretion zurückzuführen sind. Hier kommen in Betracht: Asthenie, abnorme Pigmentierung, niedriger Blutdruck, Zeichen, die einer Abnormität des chromaffinen Systems zugerechnet werden dürfen, ferner Symptome von Akromegalie, Myxödem u. a.

In einem Falle von Wardin fand sich Pigmentierung der Haut ähnlich wie bei Addisonscher Krankheit im Anschluß an eine traumatische Zerstörung der Hypophyse.

Verlauf und Prognose.

Die im vorangehenden Abschnitt aufgezählten Symptome kommen durchaus nicht in allen Fällen von Typus Fröhlich zur Beobachtung. Bald überwiegen mehr die cerebralen Symptome, bald mehr die Zeichen der Drüseninsufficienz. Auch kann es geschehen, daß nur einzelne Symptome vorhanden sind (Formes frustes), ja, daß die Erkrankung der Hypophyse vollkommen latent verläuft. Die Symptomatologie und der Verlauf der Erkrankung hängt sehr wesentlich von dem Lebensalter, in dem die Erkrankung beginnt, ab; insbesondere kommt hierbei ihr Einsetzen vor, bezw. nach der Pubertätsentwicklung in Frage. Im ersten Fall pflegen die Allgemeinsymptome weit stärker ausgesprochen zu sein, insbesondere die Genitalaplasie, das Fehlen der sekundären Geschlechtscharaktere, Abnormitäten des Skelettwachstums (hypophysärer Zwergwuchs, Typus Aschner). In seltenen Fällen scheint die Erkrankung kongenital zu sein (Bartels, Strauss). Gerade das jugendliche Alter, wenn wir von den Kinderjahren absehen, ist vorzugsweise betroffen. Nicht selten fällt der Beginn in die Pubertät, ziemlich häufig in das 20.—30. Jahr. Doch kann die Erkrankung auch erst im höheren Alter einsetzen.

Die Dauer der Erkrankung ist sehr großen Schwankungen unterworfen. Bei Vorhandensein einer malignen Hypophysengeschwulst macht die Erkrankung schnellere Fortschritte und führt nach Verlauf von mehreren Monaten oder wenigen Jahren zu Erblindung, bezw. zum Exitus. Andererseits kann sich die Erkrankung über Dezennien hinziehen, ohne zu letalem Ausgang zu führen. Zu den ungünstigen Verlaufsformen sind auch jene mit Hervortreten von Kopfschmerzen oder psychischen Störungen zu nennen.

Eine recht charakteristische Eigentümlichkeit des Verlaufes ist das

Remittieren der Symptome. Besonders auffällig sind Schwankungen im Sehvermögen, worauf zuerst Berger die Aufmerksamkeit gelenkt hat. In einem Fall von Frankl-Hochwart konnte wiederholt eine plötzliche Besserung des fast völlig geschwundenen Sehvermögens bis zu nahezu normaler Sehschärfe beobachtet werden. Auch Hirsch berichtet von plötzlicher Besserung des Sehens nach einem Stoß gegen die Schläfe; offenbar handelt es sich in solchen Fällen um rapide Verkleinerung der Hypophysengeschwulst infolge von Bersten einer Cyste (entsprechend einem anatomischen Befunde von Erdheim) oder Durchbruch der Geschwulst in die Keilbeinhöhle.

Ähnlich wie die Sehstörung können auch die übrigen cerebralen Symptome (Kopfschmerz, Psychosen) weitgehende Remissionen oder Intermissionen aufweisen (Sträussler). Wechsel der Symptome kommt übrigens bekanntlich auch bei anderen Hirngeschwülsten und bei Lues cerebri vor.

Das männliche und weibliche Geschlecht ist ungefähr zu gleichen Teilen von der Erkrankung betroffen. Im allgemeinen ist die Erkrankung selten.

Wie aus den vorangehenden Zeilen zu ersehen ist, kann die Prognose der Dystrophia adiposo-genitalis durchaus nicht für alle Fälle gleichlautend gestellt werden. Quoad vitam ist die Prognose im allgemeinen nicht ungünstig; das Leben ist nur bedroht in Fällen, wo Hirndrucksteigerung oder Epilepsie infolge des intrakraniellen Wachstums der Hypophysengeschwulst eintritt. Das Endstadium derartiger Fälle von Dystrophia adiposo-genitalis zeigt Übereinstimmung mit den terminalen Stadien der übrigen Hirngeschwülste (cerebraler Marasmus). Der Tod tritt zuweilen unerwartet rasch bei relativ günstigem Allgemeinzustand unter Symptomen akuten Hirndrucks oder im Laufe eines Status epilepticus ein. Auch in den quoad vitam günstig verlaufenden Fällen ist quoad sanationem die Prognose ungünstig zu stellen; wenn auch, wie erwähnt, Remissionen an der Tagesordnung sind, so ist eine komplette Heilung (infolge von Berstung einer cystischen Geschwulst) eine große Rarität. Meist tritt, wenn auch in langsamer Progression, eine zu Erblindung führende Verschlechterung des Sehvermögens ein. Auch scheint durch die Geschwulst eine Schädigung der inneren Organe (Herzverfettung und -Degeneration) sowie der Blutbildung provoziert zu werden, die den Verlauf ungünstig beeinflussen kann.

Pathogenese der Dystrophia adiposo-genitalis.

Wenn auch gegenwärtig die pathogenetische Auffassung der Dystrophia adiposo-genitalis im Sinne der ursprünglichen Erklärung von Fröhlich allgemeine Anerkennung gefunden hat, so muß doch darauf hingewiesen werden, daß bezüglich der Pathogenese einzelner Symptome und Symptomengruppen des Krankheitsbildes auch heute noch die Anschauungen nicht vollkommen geklärt sind. Schwierigkeiten bietet insbesondere die Erklärung der Stoffwechsel- und trophischen Störungen. Die Fragen, um deren Beantwortung es sich hierbei handelt, lassen sich in folgender Weise formulieren:

1. Sind die genannten Symptome hervorgerufen durch eine Abnormität der hypophysären Drüsensekretion oder aber durch Läsion einer oberhalb der Hypophysengegend gelegenen basalen Hirnpartie?

2. Falls eine Abnormität der Drüsensekretion Schuld trägt an der Entstehung einzelner Symptome, beruht diese Störung auf einer Verminderung oder Abänderung der Drüsentätigkeit (Hypopituitarismus, Dyspituitarismus)

und welcher Anteil der Drüsen (Pars glandularis, nervosa, intermedia) ist für die Entstehung der einzelnen Symptome verantwortlich zu machen?

3. Sind andere Drüsen mit innerer Sekretion an der Hervorrufung des Symptomenkomplexes beteiligt?

Bei der Beantwortung dieser Fragen muß man einerseits die Ergebnisse der Experimentalforschung, andererseits aber auch klinische Beobachtungen verwerten; insbesondere die Häufigkeit des Zusammentreffens bestimmter anatomischer Veränderungen mit bestimmten klinischen Symptomen und die Möglichkeit therapeutischer Beeinflussung einzelner Symptome läßt sich mit Erfolg zur Beurteilung heranziehen. Schließlich kann man auch Analogien aus der Pathologie anderer Drüsen mit innerer Sekretion verwerten.

Die lebhafteste Kontroverse knüpfte sich an die Erklärung des Symptoms der Adipositas. Die Ansicht von Fröhlich, daß die Fettsucht eine durch Ausfall der Hypophysensekretion bedingte Erscheinung sei, wurde von Erdheim bekämpft, der, gestützt auf die in der Literatur enthaltenen Obduktionsergebnisse, den Nachweis zu erbringen suchte, daß die Fettsucht ein zerebrales Symptom repräsentiere. Dasselbe komme zustande durch den Druck (Läsion oder Reizung), der seitens des in der Hypophysengegend gelegenen Tumors auf eine uns bisher nicht näher bekannte Stelle der Hirnbasis ausgeübt wird. Erdheim zitiert Fälle, wo Tumoren, die oberhalb der Hypophyse lagen und diese selbt intakt ließen (Selke, Zak), doch zu Fettsucht in ausgesprochenem Grade geführt hatten. Eine zwischen den beiden Auffassungen vermittelnde Ansicht, die beispielsweise von Stumpf vertreten wird, geht dahin, daß jene Affektionen, die die direkte Verbindung zwischen Hypophyse und Gehirn stören, zur Fettsucht führen können. Von sonstigen Auffassungen sei die Vermutung erwähnt, daß die Fettsucht auf Atrophie des Hinterlappens zurückzuführen sei (Fischer) oder auf dem Wege über eine Störung der inneren Sekretion anderer Drüsen zustande komme, beispielsweise als Folge der Genitalatrophie oder der Schilddrüsenatrophie.

Zusammenstellungen der mit Adipositas einhergehenden klinischen Fälle und theoretische Erörterungen über das Zustandekommen der Fettsucht finden sich bei Erdheim, Marburg, Strada, Ottenberg, Grahaud, Jaksch.

Nach unserer Anschauung ist das wichtigste Argument, das für die hypophysäre Genese der Fettsucht und gegen die cerebrale Entstehung derselben ins Treffen geführt werden kann, in den experimentell erzielten Ergebnissen zu suchen: Die Tierexperimente von Cushing, Aschner u. a. haben die Tatsache zutage gefördert, daß nach Exstirpation des Vorderlappens der Hypophyse bei jugendlichen Hunden eine sehr beträchtliche Fettsucht auftritt. Andere Argumente, die für die hypophysäre Genese der Fettsucht sprechen, sind gegeben durch das Vorkommen derselben bei Tumoren, die nicht die Knochenkapsel der Sella überschreiten (Launois et Cléret), bei Hämorrhagie des drüsigen Teiles (Marañón) und bei traumatisch bedingten Hypophysenschädigungen (Madelung, Frank).

Begreiflicherweise kann sich Fettsucht bei Hypophysentumoren nicht ausbilden, wenn infolge von heftigen Schmerzen (durch Übergreifen der Geschwulst auf den Trigeminus oder durch allgemeinen Hirndruck) oder Erbrechen große Erschöpfung oder Unterernährung herbeigeführt wird. Begünstigt wird das Auftreten von Fettsucht beispielsweise durch die Erblindung, die die Bewegungsfähigkeit einschränkt.

Die Tatsache, daß Adipositas bei Affektionen verschiedener Drüsen, die räumlich gewiß nicht mit dem Infundibulum in Beziehung stehen, vorkommt (thyreogene, genitale Fettsucht), spricht doch wohl gleichfalls für die Existenzberechtigung der Theorie der hypophysären Fettsucht. Wir wissen übrigens, daß chemische Agentien den Fettansatz in ähnlicher Weise begünstigen, wie wir es von den Hormonen der Drüsen voraussetzen (Fettsucht bei Arsenikkuren). Gegen die Annahme einer cerebralen Genese der Fettsucht sckeint auch der Umstand zu sprechen, daß bei Fällen von Erweichungen oder Blutungen der Gegend des Infundibulum, soweit es uns bekannt ist, niemals von dem Vorhandensein auffälliger Adipositas berichtet wird.

Wir müssen daher annehmen, daß die Fettsucht bei Dystrophia adiposogenitalis stets durch eine Herabsetzung der Funktion der Hypophyse (und zwar des Vorderlappens derselben) zustande komme, mag diese Schädigung durch einen Tumor der Hypophyse selbst oder ihrer Umgebung. durch Kompression der Hypophyse seitens des erweiterten dritten Ventrikels. durch ein Aneurysma in der Umgebung der Hypophyse oder eine andere Affektion der letzteren (Gumma, Hämatom) bedingt sein; es kann sogar die Hypophyse intakt und nur ihre Verbindung mit der Hirnbasis unterbrochen sein. Auch die schon in früherer Zeit bekannte Tatsache, daß bei cerebralen Erkrankungen (Hirntumoren, E. Müller) gar nicht selten ein auffallend guter Ernährungszustand durch lange Zeit erhalten bleibt (cerebrale Fettsucht), muß wohl auf eine durch den cerebralen Prozeß bedingte Schädigung der Hypophyse zurückgeführt werden; die Häufigkeit derartiger Fettsucht bei basalen und mit starker allgemeiner Hirndrucksteigerung einhergehenden cerebellaren Tumoren spricht sehr für die erwähnte Auffassung. Die Art der cerebralen Erkrankung ist ebenso wie die Natur des Tumors der Hypophysengegend nicht von Einfluß auf die Entstehung der Adipositas. —

Viel weniger umstritten als die Annahme der hypophysären Genese der Fettsucht ist die Deutung der Erscheinungen von seiten der Genitalsphäre. Sowohl im Tierexperiment als im klinischen Bilde macht sich die Abhängigkeit der genitalen Störungen von der Hypophysenaffektion in auffälliger Weise bemerkbar. Die normale Hypophyse scheint auf die Entwicklung der Geschlechtsdrüsen einen fördernden Einfluß auszuüben; wird die Funktion der Hypophyse in irgend einer Art geschädigt, sei es im Sinne einer Vermehrung oder Verminderung der Hypophysensekretion, so tritt eine Entwicklungshemmung der Genitaldrüsen nebst mangelhafter oder heterologer Ausbildung der sekundären Geschlechtscharaktere sowie Funktionsausfall der Geschlechtsorgane ein. Mit großer Wahrscheinlichkeit kann angenommen werden, daß der Vorderlappen der Hypophyse den erwähnten Einfluß auf die Geschlechtsdrüsen ausübt.

Die relativ häufig bei Hirntumoren verschiedener Lokalisation zu beobachtende Sistierung der Menstruation (E. Müller, Häffner) läßt sich mit einiger Wahrscheinlichkeit gleichfalls auf eine durch gesteigerten Hirndruck bewirkte Schädigung der Hypophysenfunktion zurückführen (Axenfeld). Inwieweit bei der Entstehung anderer Formen von Dysgenitalismus, z. B. des thyreogenen, die Hypophyse eine vermittelnde Rolle spielt, entzieht sich derzeit einer sicheren Beurteilung.

Daß nach Beseitigung der Hypophysenschädigung eine Wiederkehr der Genitalfunktion und eine Restitution der die sekundären Geschlechtscharaktere betreffenden anatomischen Veränderungen eintritt (z. B. Haarwachstum), wird bei Besprechung der Therapie gewürdigt. Die Vergrößerung der Hypophyse, die nach Kastration eintritt, sei hier als ein weiteres Moment, das den Zusammenhang der Hypophyse und Keimdrüse illustriert, erwähnt. —

Die wiederholt bei jugendlichen Individuen als Folge einer hypophysären Erkrankung beobachtete Störung des Skeletwachstums (Zwergwuchs) ist ein Analogon der bei hypophysektomierten Tieren beobachteten Wachstumsstörung und gleichfalls in direkter Abhängigkeit von einer Unterfunktion des Vorderlappens; als Gegenstück gilt das übermäßige Skeletwachstum (Riesenwuchs) bei Hypersekretion der Hypophyse.

Das recht seltene Vorkommen von Zwergwuchs bei Hydrokephalie und Enkephalitis des Kindesalters dürfte auch als hypophysär bedingt anzusehen sein. —

Als ein durch Drüseninsufficienz erklärbares Symptom gilt ferner die zuweilen beobachtete Tachykardie (Rénon et Délille). —

Von besonderem Interesse ist die pathogenetische Bedeutung des zuweilen so ausgeprägten Symptomes eines Diabetes insipidus. Schon seit längerem ist es, wie bereits früher erwähnt, bekannt, daß intrakranielle, speziell interpedunkuläre Tumoren und Hirnsyphilis (Oppenheim) von Diabetes insipidus begleitet sein können. Ferner wußte man, daß Schädeltraumen nicht selten zur Entstehung von Diabetes insipidus Veranlassung geben. Außerdem unterschied man eine idiopathische Form der Polyurie, die zuweilen hereditär auftritt. Da man durch Verletzungen am Boden der Rautengrube bei Tieren Polyurie in ähnlicher Weise wie Glykosurie durch den Zuckerstich erzielen konnte, nahm man für alle Formen von Diabetes insipidus eine cerebrale Genese an. Erst als es Schäfer und Herring im Experimente gelang, durch Injektionen von Extrakten des Hypophysenhinterlappens starke Diurese zu erzielen und vorübergehende Polyurie mittels subkutaner Implantation des Hinterlappens hervorzurufen, kam man zu der Anschauung, daß die bei cerebralen Erkrankungen beobachtete Polyurie durch eine Veränderung der Hypophysenfunktion herbeigeführt sein könnte. Frank geht so weit, anzunehmen, daß alle Formen der Diabetes insipidus auf eine hypophysäre Ursache zu beziehen seien und zwar vermutet er im Anschlusse an die Beobachtungen von Schäfer und Herring, daß man eine Reizung der Pars intermedia für das Zustandekommen des Diabetes insipidus verantwortlich machen könne. —

Die Abnormitäten der Körpertemperatur bei Typus Fröhlich hat man bald als cerebrales, bald als glanduläres Symptom gedeutet. Bei experimentell erzeugter Insufficienz wurde wiederholt subnormale Temperatur beobachtet. Bei Darreichung von Drüse kann die Temperatur gehoben werden. Durch Injektionen von Vorderlappenextrakt kann Temperaturreaktion sowohl bei Tieren als beim Menschen mit hypophysärer Insufficienz erzielt werden. So wie die Kohlenhydrattoleranz ein Maß ist für die Tätigkeit des Hinterlappens, so scheint (nach Cushing) bei Insufficienz des Vorderlappens eine kurze thermische Reaktion durch Vorderlappenextrakt ausgelöst zu werden.

Niedriger Blutdruck dürfte entweder ein Symptom von Hypopituitarismus oder ein Zeichen der Insufficienz anderer Drüsen (Nebenniere) sein. —

Was die erhöhte Zuckertoleranz anbelangt, so kann sie nach den Ausführungen Cushings und seiner Mitarbeiter ohne Bedenken als glanduläres Symptom gedeutet werden, und zwar verursacht durch Herabsetzung der Tätigkeit des Hinterlappens. —

Wie aus der vorangehenden Darstellung zu ersehen ist, neigt man derzeit der Ansicht zu, daß die Mehrzahl der Allgemeinsymptome bei Typus Fröhlich auf eine Störung in der Sekretion der Drüse zurückzuführen ist. Der Vorderlappen scheint mit der Fettsucht, den Wachstumsstörungen, der Genitalatrophie und den Temperaturstörungen im Zusammenhang zu stehen. Auch der restliche Teil der Drüse dürfte wichtige Funktionen besitzen. Insbesondere scheint er mit der Polyurie und mit der Zuckerausscheidung, mit der Tachykardie und der Blutdruckverminderung in Beziehung zu stehen. Während man bis vor kurzem den Hinterlappen als Träger der zuletzt genannten Funktionen ansah, ist man heutzutage geneigt, dieselben der Pars intermedia zuzuschreiben, einem ebenfalls epithelialen Gebilde, das beispielsweise nach Exstirpation der Schilddrüse in mächtiger Weise hypertrophiert. Ein Teil der trophischen Störungen läßt sich mit einiger Wahrscheinlichkeit auf gleichzeitige Affektion anderer endokriner Drüsen zurückführen, die, ähnlich wie im Tierexperiment (Cushing), auch bei Fällen von hypophysärer Dystrophie nachgewiesen ist. All die anderen Symptome der Dystrophia adiposo-genitalis sind durch die mechanische Schädigung der Umgebung der hypophysären Affektion hinlänglich erklärbar. Nur bezüglich der psychischen Symptome, insbesondere der Schlafsucht und der epileptischen Anfälle, wird angenommen, daß sie auch glandulärer Genese sein können, da sie durch hypophysäre Opotherapie zuweilen günstig beeinflußt werden.

Wenn auch in den letzten Jahren die Erkenntnis von der Wichtigkeit der Hypophysenfunktion immer klarer zur Geltung kommt, so muß doch mit der Möglichkeit gerechnet werden, daß einige Erscheinungen, die derzeit fast ausschließlich als glanduläre aufgefaßt werden, cerebrale Ausfalls- oder Reizsymptome darstellen. Aschner schreibt neuestens die Glycosurie und die Genitalstörungen dem Einfluß der Hirnschädigung zu. Als trophische Zentren kämen die von Kreidl und Karplus im Boden des dritten Ventrikels aufgefundenen Sympathicuszentren in Betracht. Die Schädigung dieser Zentren könnte nach dem Abschluß des Wachstums bei der Erzeugung der trophischen Störungen der Dystrophia adiposo-genitalis mitwirken.

Diagnose.

Die Diagnose vollentwickelter Fälle von Typus Fröhlich bietet keine wesentlichen Schwierigkeiten. Der Nachweis der drei Kardinalsymptome: der charakteristischen Sehstörung (bitemporale Hemianopsie), des eigenartigen Symptomenkomplexes trophischer Störungen (Fettsucht, Genitalatrophie) sowie der Exkavation der Sella turcica am Röntgenbilde hat bereits in einer großen Anzahl von Fällen eine richtige, durch Operation oder Obduktion verifizierte Diagnose ermöglicht.

Von besonderem Interesse ist es, jene Symptome zu kennen, die gelegentlich der erstmaligen ärztlichen Untersuchung in Erscheinung treten. Hier stehen die okulären Symptome an erster Stelle, insbesondere die Herabsetzung des Sehvermögens mit temporaler Gesichtsfeldeinschränkung. Gar nicht selten sind es die Genitalanomalien, insbesondere Störungen der Menstruation und Libido, die den Reigen der krankhaften Erscheinungen eröffnen. Auch die rapid zunehmende Fettsucht führt oft die Patienten zum Arzt.

Jedes der genannten Symptome muß den sachkundigen Untersucher (Ophthalmologen, Neurologen, Gynäkologen, Internisten haben am häufigsten Gelegenheit zu einer frühzeitigen Untersuchung) veranlassen, an die hypophysäre Genese der Erscheinungen zu denken und das Krankenexamen in dieser Richtung zu ergänzen.

Als Initialsymptome kommen ferner die unter den cerebralen Allgemeinerscheinungen erwähnten Symptome in Betracht: Kopfschmerz, epileptische Anfälle, psychische Anomalien. Allerdings läßt sich in derartigen Fällen neben den genannten cerebralen Symptomen bei genauer Untersuchung oft auch schon das Vorhandensein eines oder mehrerer der vorhin erwähnten Kardinalsymptome nachweisen.

Bei einem 42jährigen Mann, den ich zu untersuchen hatte, traten Anfälle von unerträglichen halbseitigen Kopfschmerzen mit Rötung und Schwellung der Augenbindehaut dieser Seite als erstes Symptom in die Erscheinung. Die röntgenographische Untersuchung deckte bereits in diesem Stadium das Vorhandensein einer deutlichen Exkavation der Sella auf, so daß ich die Diagnose eines Hypophysentumors zu stellen wagte. Der weitere Verlauf und die schließlich vorgenommene Obduktion bestätigten meine Annahme.

Ein von A. Fuchs beobachteter 28jähriger Mann kam mit der Klage über epileptische Anfälle. Die erste Untersuchung stellte das Vorhandensein von Fettsucht und Genitalaplasie fest; am Röntgenbild konstatierten wir schon zu dieser Zeit hochgradige Usur des Keilbeinkörpers, entsprechend einen großen Hypophysentumor.

Die cerebralen Allgemeinsymptome können gelegentlich erst auf die richtige Diagnose hinlenken, nachdem die Kardinalsymptome schon lange Zeit bestanden haben, ohne aber richtig gedeutet worden zu sein.

In einem Fall, der eine 35jährige Frau betraf, hatte eine zu fast vollkommener Erblindung führende Sehnervenerkrankung nebst Amenorrhoe Jahre hindurch bestanden, ohne daß die richtige Diagnose gestellt worden war; erst das Auftreten von epileptischen Anfällen gab das Signal zur röntgenographischen Aufnahme des Kopfes, wobei wir eine hochgradige Erweiterung der Sella feststellen und die Diagnose eines Hypophysentumors machen konnten, die alsbald durch eine Operation verifiziert wurde.

Unter den Symptomen, die seltener als Initialsymptome auftreten, seien die Erscheinungen von seiten des Nasopharynx und der Diabetes insipidus erwähnt.

Wie eine Übersicht der aufgezählten Initialsymptome erkennen läßt, sind sie, jedes für sich betrachtet, durchaus nicht geeignet, mehr als die Vermutung einer hypophysären Affektion nahezulegen. Dies gilt selbst für die als Kardinalsymptome bezeichneten Erscheinungen. Diese seien bezüglich ihrer diagnostischen Wertigkeit hier nochmals diskutiert.

Das diagnostisch wichtigste Symptom stellt die am Röntgenbilde erkennbare Sella-Usur dar. Wie im Abschnitt „Symptomatologie" ausgeführt wurde, ist die Form der Sella-Usur je nach dem intra- oder extrasellaren Sitze der Hypophysengeschwulst verschieden. Bei intrasellarem Sitz tritt vorwiegend eine gleichmäßige kugelige Ausdehnung der Sella, bei extrasellarem Sitz eine flache, schüsselförmige Erweiterung des Sellaeinganges zutage. Letztere Form ist die bei Hypophysentumoren mit Typus Fröhlich häufigere. Doch kommt diese Form der Sella-Usur nicht bloß bei Tumoren der Hypophyse und des Hypophysenganges, sondern auch bei anderweitigen Geschwülsten dieser Gegend, außerdem aber als Teilerscheinung der durch allgemeine Hirndrucksteigerung bewirkten Schädelusur zur Beobachtung.

Es ergibt sich aus dem eben Gesagten, daß der röntgenographische Nachweis einer Sella-Usur nicht ohne weiteres für die Annahme des Vorhandenseins eines Hypophysentumors verwertet werden darf; es kann die Usur nicht bloß durch einen andersartigen, an der Basis des Gehirnes lokalisierten destruierenden Prozeß (Aneurysma, Endotheliom der Dura, Gliom der basalen Hirnteile, Meningitis serosa circumscripta der Cysterna chiasmatis), sondern auch durch allgemeine Hirndrucksteigerung (Tumor cerebri beliebiger Lokalisation, Hydrocephalus internus) bedingt sein.

Außerdem gibt es Fälle, wo trotz Vorhandenseins einer Geschwulst keine Veränderung der Schädelbasis konstatierbar ist.

Das 2. Kardinalsymptom, die Sehstörung, steht hinsichtlich seines diagnostischen Wertes bedeutend gegenüber dem Röntgenbefund zurück.

Findet sich eine bitemporale Gesichtsfeldeinschränkung, so wird die Diagnose wohl sogleich in die Bahn der Hypophysengeschwulst geleitet. Es muß jedoch betont werden, daß einerseits typische bitemporale Hemianopsie auch bei Lues cerebri und bei Tabes zur Beobachtung kommt, daß andererseits häufig der oculäre Befund wenig oder gar nicht charakteristisch, beziehungsweise negativ ist.

Das 3. Kardinalsymptom, die adiposo-genitale Dystrophie, ist eine sehr auffallende, aber nicht selten fehlende und durchaus nicht bei Hypophysentumoren allein vorkommende Erscheinung.

Genitalatrophie ist ein Symptom der Erkrankung verschiedener Drüsen mit innerer Sekretion oder eine primäre Affektion; Fettsucht ist sehr häufig mit Genitalatrophie kombiniert. Beide Symptome können trotz Vorhandenseins eines Hypophysentumors fehlen. Die Zahl derartiger Fälle, wo bloß die Erscheinungen der basalen Hirngeschwulst sich bemerkbar machen, ist recht groß (nach unserem Material nahezu $^1/_3$ aller Fälle von Hypophysengeschwulst). Zuweilen sind die genannten Allgemeinsymptome nur angedeutet, so daß ihr Vorhandensein erst aus ihrem Verschwinden nach erfolgreicher Behandlung rückerschlossen werden kann. Daß eine Hypophysengeschwulst ganz symptomlos verläuft, scheint nur in Ausnahmsfällen vorzukommen.[1])

Ist eines der Kardinalsymptome oder auch nur eines der weniger charakteristischen Symptome kombiniert mit Sella-Usur, dann kann die Diagnose mit großer Bestimmtheit gestellt werden. Fehlt die Sella-Usur, dann ist auch bei Vorhandensein mehrerer typischer Symptome die Diagnose der hypophysären Genese zweifelhaft, da, wie früher erwähnt, nur in Ausnahmsfällen normale Sella bei Tumoren der Hypophysengegend mit Typus Fröhlich konstatiert wurde. Die Annahme von Cushing, daß man bei Fällen von Dystrophia adiposo-genitalis oder Zwergwuchs unbekannter Genese aus einer röntgenographisch festgestellten Kleinheit der Sella auf eine Hypoplasie der Hypophyse als Ursache der genannten Symptomenbilder schließen dürfe (Cushing bildet das Röntgenogramm der Sellagegend einer derartigen Beobachtung von Bramwell ab), scheint uns nicht genügend gerechtfertigt. Das Röntgenbild gibt zwar Aufschluß über die Ausdehnung der Hypophyse in sagittaler, nicht aber in vertikaler und frontaler Richtung. Dazu kommt, daß Verkleinerung oder Aplasie der Hypophyse bisher nur in seltenen Fällen als anatomisches Substrat eines klinisch wohl charakterisierten Symptomenbildes (Myxödem) konstatiert wurde (Virchow).

Anhaltspunkte für die Diagnose der Natur der Hypophysenaffektion ergeben sich aus der Berücksichtigung des Verlaufes der Erkrankung. Rasches Fortschreiten der Symptome spricht für einen malignen Tumor, plötzliche weitgehende Remissionen lassen die Annahme einer cystischen

---

[1]) Die von O. Hirsch aufgeworfene Frage, ob nicht öfters ein intrasellarer, weder zu Akromegalie noch zu Dystrophia adiposo-genitalis führender Hypophysentumor, der auch keine cerebralen Symptome verursacht und daher klinisch unerkannt bleiben muß, bei einer zufälligen Röntgenuntersuchung oder erst bei der Obduktion aufgefunden werden könnte, läßt sich dahin beantworten, daß unter ca. 7000 von mir intra vitam röntgenograpisch untersuchten Fällen dieses Vorkommnis niemals sich fand.

Geschwulst plausibel erscheinen. Finden sich Symptome einer tuberkulösen oder syphilitischen Allgemeinerkrankung, so taucht der Verdacht einer entsprechenden spezifischen Affektion der Hypophyse auf, obzwar begreiflicherweise ein Tuberkulöser oder ein Syphilitiker zugleich einen echten Hypophysentumor akquirieren kann, wie das wiederholt auch von mir selbst beobachtet wurde. Von besonderer Wichtigkeit wäre die Feststellung eines Aneurysmas; doch stößt bekanntlich die Diagnose der intrakraniellen Aneurysmen in der Mehrzahl der Fälle auf unüberwindliche Schwierigkeiten. Das Symptom eines mit dem Puls synchronen subjektiven und objektiven Geräusches findet sich nur bei der Minderzahl der Aneurysmen, dagegen bei verschiedenen anderen intrakraniellen Affektionen. Dazu kommt, daß, wie aus einzelnen Beobachtungen der Literatur hervorgeht, Aneurysma und Hypophysentumor kombiniert sein können (Strada, Cushing). In einem unserer Fälle fand sich bei der Obduktion ein beachtenswerter Befund; das pflaumengroße Aneurysma der Carotis im Bereich des Sinus cavernosus hatte mit seiner basalen Hälfte die Sella beträchtlich ausgehöhlt; die dorsale Hälfte des Aneurysmasackes enthielt eine kuppelförmig den Sellaeingang überwölbende Kalkplatte. Es ist begreiflich, daß ein derartiger, am Röntgenbild erkennbarer Befund für die Diagnose nicht gleichgiltig ist. Allerdings scheint es, daß auch (cystische) Tumoren der Hypophyse gelegentlich eine ähnliche Knochenschale aufweisen (Strada).

Ein anderes, gleichfalls am Röntgenbilde feststellbares Detail, das für die Beurteilung der Natur einer Hypophysenaffektion herangezogen werden kann, ist der Nachweis von Verkalkungsherden oberhalb der Sella-Usur (Fälle von Algyogyi, Hirsch, Sprinzels, eigene Beobachtung).

Begreiflicherweise ist das Röntgenbild auch unentbehrlich für die Deutung jener allerdings seltenen Fälle, wo sich der Symptomenkomplex der Dystrophia adiposo-genitalis infolge von Schußverletzung des Kopfes ausbildet, wie dies in den Beobachtungen von Madelung und Frank der Fall war; im ersteren Fall lag das Projektil neben der Sella, und zwar auf der dem Einschuß entgegengesetzten Seite, mußte also die Hypophyse passiert haben; im Falle von Frank lag das Projektil median, dicht oberhalb der Sella.

Für die Beurteilung der Größe und Form des Tumors ergeben sich bemerkenswerte Anhaltspunkte aus der Betrachtung des Röntgenbildes. Dieses läßt den Grad der Vorwölbung der Geschwulst gegen die Schädelbasis, ihr Eindringen in die Keilbeinhöhle und die Distanz des Hypophysenwulstes von den Weichteilen und Knochenvorsprüngen des Gesichtes bestimmen. Dagegen kann man aus dem Bilde nur unsichere Anhaltspunkte für die Beurteilung der Ausdehnung des Tumors gegen das Schädelinnere gewinnen: eine deutliche Ausprägung der Furche des Sinus venosus sphenoparietalis auf einer oder beiden Seiten spricht für stärkere seitliche Ausdehnung der Geschwulst; Druckusuren der gesamten Schädelinnenfläche lassen auf Vordringen des Tumors gegen das Gehirn schließen. Breite Excavation des Sellaeinganges kommt zumeist bei den weit gegen das Schädelinnere vordringenden Geschwülsten vor. Auch die klinischen Symptome geben verwertbare Anhaltspunkte für die Beurteilung der Richtung, nach welcher die Geschwulst sich ausdehnt. —

Für die Differentialdiagnose gegenüber der hypophysären Dystrophia adiposo-genitalis kommen zahlreiche Krankheitsbilder in Betracht. In erster Reihe stehen hier die mit Drucksteigerung verbundenen intrakraniellen Affektionen, nämlich Hirntumoren beliebiger Lokalisation und der Hydrocephalus internus. Diese Affektionen erzeugen nicht bloß allgemeine Cerebralsymptome, sondern, namentlich wenn sie mit der charakteristischen hernienartigen Ausdehnung des 3. Ventrikels einhergehen, ähnliche cerebrale Herderscheinungen wie die Geschwülste der Hypophysengegend, ferner schüsselförmige oder kugelige Erweiterung der Sella und (durch Kompression der Hypophyse) den Symptomenkomplex der Drüseninsufficienz (Hypopituitarismus). Derartige Fälle lassen sich klinisch meistens nicht gegenüber den Hypophysengeschwülsten differenzieren,[1]) so zwar, daß man sie derzeit (als eigene Gruppe) dem Typus Fröhlich subsumiert. Übrigens wurden auch Kombinationen von Hypophysenaffektionen mit Tumor cerebri beobachtet.

Weit seltener als die hirndrucksteigernden Prozesse bieten anderweitige cerebrale Affektionen klinische Analogien mit der hypophysären Erkrankung. Epileptiker weisen zuweilen in ihrem Habitus gewisse Züge der Dystrophia adiposo-genitalis auf, insbesondere hochgradige Fettsucht und sekundäre Geschlechtscharaktere von heterosexuellem Typus.

Im Weygandtschen Atlas findet sich die Abbildung eines Epileptikers mit femininem Habitus. Wir beobachteten einen epileptischen Knaben mit mikrocephaler Idiotie und Zwergwuchs bei normalem Genitale und normalem Fettpolster.

Als „Fettkinder" bezeichnet man Individuen, die seit Geburt oder im Anschluß an Erkrankungen des frühen Kindesalters auffällige Adipositas, meist mit Imbecillität und Epilepsie kombiniert, darbieten. Bei einem Teil dieser „Fettkinder" findet man, wie insbesondere Neurath gezeigt hat, Zeichen eines Hydrocephalus, so daß man die Anomalie auf eine hypophysäre Ätiologie zurückführen kann.

Das Symptom der Schlafsucht kann, wie übrigens auch die anderen psychischen Anomalien, gelegentlich den Verdacht einer hypophysären Erkrankung erwecken. Doch ist stets zu erwägen, daß auch bei Hirntumoren beliebiger Lokalisation und bei progressiver Paralyse die Schlafsucht zuweilen im Vordergrund der Symptome steht. Auch zu Verwechslung mit Hysterie oder Epilepsie (Narkolepsie) kann die Schlafsucht Veranlassung geben. Daß bei der tropischen Schlafkrankheit in zwei Fällen Hypophysenaffektionen gefunden wurden, sei hier nochmals der Kuriosität halber erwähnt.

Erkrankungen der Sehnerven bei Tabes und Lues cerebri können, wie bereits ausgeführt wurde, den Verdacht eines Hypophysentumors erwecken, zumal dabei die bitemporale Gesichtsfeldeinschränkung nicht selten in einem bestimmten Stadium der Sehnervenerkrankung vorzukommen pflegt; wenn noch zufällig andere bei Dystrophie vorkommende Symptome vorhanden sind, z. B. Impotenz, kann die Analogie recht groß sein.

Gelegentlich gab das Symptom der Polyurie, kombiniert mit Kopfschmerz, Erbrechen und hohem Blutdruck, Anlaß zur Verwechslung mit chronischer interstitieller Nephritis (Rennie, Cushing).

Erkrankungen der Schädelbasis, nämlich diffuse Hyperostose, Enchondrom (Abelsdorff), Tuberkulose, primäre und metastatische Tumoren (bei Carcinomen der Mamma, Prostata, Thyreoidea oder Nebenniere) können, da sie mit Vorliebe im Bereich des Keilbeinkörpers sich festsetzen, die Hypophyse

---

[1]) Die Differentialdiagnose zwischen seröser Meningitis und Tumor der Hypophysengegend stützt sich nach Goldstein in der Hauptsache auf geringere Ausprägung der Störung der Hypophysenfunktion im Verhältnis zur starken Ausprägung der schweren Hirndruckerscheinungen bei Meningitis. Stauungspapille und konzentrische Einengung des Gesichtsfeldes sprechen gleichfalls für Meningitis.

und deren Umgebung in Mitleidenschaft ziehen. In solchen Fällen gibt einerseits die Nasenuntersuchung, andererseits das Röntgenbild wichtige Aufschlüsse. Letzteres zeigt, daß die Struktur der Schädelbasis verändert ist (Hyperostose oder Osteoporose), während bei intrakraniellen Prozessen wohl die Form der Sella durch Druckusur verändert, nicht aber die Struktur des Knochens sichtbar geschädigt ist.

Citelli versucht mit Hilfe anatomischer und klinischer Beweismomente zu zeigen, daß Erkrankungen des Pharynx und der Keilbeinhöhlen, die nicht direkt auf die Hypophyse übergreifen, ein dem hypophysären ähnliches Syndrom erzeugen können. Dieses Syndrom, das durch Gedächtnisschwäche, Schläfrigkeit, Benommenheit und Aprosexie charakterisiert ist, wird durch operative Behandlung der Affektion des Pharynx, bzw. der Keilbeinhöhle, aber auch durch hypophysäre Therapie gebessert. Poppi würdigt gleichfalls die Bedeutung der Pharynxhypophyse für das Zustandekommen cerebraler und dystrophischer Krankheitsbilder.

Recht groß ist die Zahl der Krankheitsbilder, die, infolge einer Affektion endokriner Drüsen entstanden, bezüglich gewisser Allgemeinsymptome Analogien zur Dystrophia adiposo-genitalis hypophysären Ursprungs aufweisen und daher für die Differentialdiagnose gegenüber dem Typus Fröhlich in Betracht kommen. Hier seien außer den noch in das Gebiet des Physiologischen fallenden Erscheinungen der verspäteten Pubertätsentwicklung, des vorzeitigen Klimakteriums und der familiären Fettsucht folgende Krankheitsbilder aufgezählt: Die Akromegalie, die Dercumsche Adipositas dolorosa, die Chlorose, das Myxödem, der Status thymolymphaticus, ferner die verschiedenen Formen des primären Dysgenitalismus (Eunuchoidismus [Tandler und Grosz] und Spät-Eunuchoidismus [Falta]), endlich die Insuffisance pluriglandulaire oder multiple Blutdrüsensklerose. Auch die verschiedenen Formen des abnormen Skelettwachstums (Riesen- bzw. Zwergwuchs) sowie die Abnormitäten des Haarwuchses können hier angeschlossen werden.

Einzelne der genannten Krankheitsbilder seien hier bezüglich ihrer Analogien zur Dystrophia adiposo-genitalis erörtert. Was zunächst die Akromegalie betrifft, so sind die Allgemeinsymptome derselben zwar in typischen Fällen so charakteristisch, daß die Diagnose auf den ersten Blick gesichert ist; doch kann bei geringerer Ausprägung der akromegalen Skelettveränderung und stärkerem Hervortreten von Adipositas große Ähnlichkeit mit dem Typus Fröhlich bestehen, zumal Kombinationen von Hypo- und Hyperpituitarismus ebenso möglich sind wie die Kombination von Symptomen des Basedow und Myxödem. Im übrigen kommt derartigen Fällen vom praktisch-therapeutischen Standpunkt aus keine allzu große Bedeutung zu; der operative Eingriff bleibt der gleiche, mag es sich um Akromegalie oder Typus Fröhlich handeln.

Die Dercumsche Krankheit (Adipositas dolorosa), deren charakteristische Symptome in ihrer Bezeichnung enthalten sind, bietet, da nach der Auffassung von Vitaut auch psychische Symptome und Asthenie zum Krankheitsbilde gehören, große Ähnlichkeit mit der hypophysären Dystrophie; auch bei dieser können lipomähnliche Anhäufungen des Fettgewebes und Schmerzhaftigkeit des Panniculus konstatierbar sein. Andererseits können diese Symptome bei Dercumscher Krankheit fehlen. Kein Wunder, daß mancher zur Dercumschen Krankheit gerechnete Fall, darunter ein von Dercum selbst beobachteter Fall, als Repräsentant des Typus Fröhlich sich erwies, bedingt durch einen Tumor der Hypophyse oder geringfügigere, nur mikroskopisch erkennbare Veränderungen der Drüse (vgl. im übrigen das Kapitel über Dercumsche Krankheit in diesem Band S. 455).

Fließende Übergänge bestehen zwischen der Dercumschen Krankheit und anderen Formen von allgemeiner oder umschriebener Fettanhäufung (z. B. Madelungs „Fetthals", Adenolipomatosis nach Lannois et Bensode). Simons beschreibt unter der Bezeichnung der Lipodystrophia progressiva ein bisher nur in wenigen Exemplaren beobachtetes Krankheitsbild, das durch allmählichen symmetrischen Fettschwund im Bereich des Gesichtes, später des Rumpfes und der Arme, in Kombination mit symmetrischer Fettansammlung am Gesäß und an den Oberschenkeln charakterisiert ist (vgl. auch diesen Band S. 466). Die genannten Fettansammlungen werden als Folge der Funktionsstörung endokriner Drüsen angesehen; doch besteht auch die Möglichkeit, daß es sich um trophoneurotisch bedingte Störungen handle. Die letzterwähnte Möglichkeit gilt insbesondere für die bei progressiver Muskelatrophie beobachtete diffuse Lipomatosis des Organismus und die nach Rückenmarksverletzungen eintretende Fettansammlung im Bereich der unteren Körperhälfte. (Eine Zusammenstellung der verschiedenen Typen von Fettsucht findet sich bei Lyon, Archives of intern. medic. 1910.)

Bei Chlorose kann die blasse, fettreiche Beschaffenheit der Haut im Zusammenhang mit den Anomalien der Menstruation und der Hypoplasie des Uterus den Verdacht einer hypophysären Dystrophie erwecken, zumal auch Erkrankungen des Sehnerven vorkommen. die entweder eine selbständige Affektion darstellen oder mit einer chlorotischen Hirnsinusthrombose zusammenhängen. Der charakteristische Blutbefund ist für die Differentialdiagnose entscheidend.

Wichtig sind die Beziehungen der Dystrophia adiposo-genitalis zu den Folgeerscheinungen der Schilddrüsenaffektionen, insbesondere zum Myxödem und Kretinismus. Diese Beziehungen sind mehrfacher Art. Wie bereits im anatomischen Teil erwähnt, wurde wiederholt beim Kretinismus Hypertrophie der Hypophyse mit Erweiterung der Sella, seltener Atrophie der Drüse gefunden. wodurch die Annahme nahegelegt wird, daß auch von den klinischen Symptomen des Kretinismus eines oder das andere auf die Affektion der Hypophyse direkt zu beziehen sei.[1]) Andererseits finden sich nicht selten bei hypophysären Erkrankungen Veränderungen der Schilddrüse, deren Bedeutung für das Zustandekommen der Allgemeinsymptome nicht unwesentlich sein dürfte. Von den Symptomen der Dystrophia adiposo-genitalis, die große Ähnlichkeit haben mit denen des Myxödems und Kretinismus, erwähnen wir die Veränderungen des Genitale sowie die der Haut und des Unterhautgewebes; bei jugendlichen Individuen überdies das Zurückbleiben im Wachstum. Was speziell die Genitalveränderungen betrifft, so kommt Atrophie der Keimdrüsen, Mangel oder Rückbildung der sekundären Geschlechtscharaktere, Amenorrhoe usw. bei beiden Affektionen in ausgeprägtester Weise zur Beobachtung. Was die Veränderungen der Haut betrifft, so kann die bei Myxödem der Erwachsenen zuweilen vorkommende Verdickung der Haut des Gesichtes und der Hände den Verdacht einer akromegalen Veränderung hervorrufen oder Ähnlichkeit mit der für Dystrophia adiposo-genitalis charakteristischen Beschaffenheit der Haut aufweisen: Blässe und Gedunsenheit des Gesichtes und der sichtbaren Schleimhäute, Fettansammlung unter der Haut, entweder in diffuser Form oder in

---

[1]) Charpentier et Jabouille beschreiben myxödematösen Zwergwuchs bei Fehlen der Schilddrüse und der Hypophyse.

geschwulstähnlichen Anhäufungen (Pseudolipome) treten bei beiden Krankheitstypen so übereinstimmend in Erscheinung, daß die Unterscheidung im Einzelfall nicht leicht gelingt. Als differentielles Merkmal führt v. Wagner die Lokalisation der Fettanhäufungen an. Bei Dystrophia adiposo-genitalis sind mehr die unteren Abschnitte (Rumpf und untere Extremitäten), beim Myxödem die oberen Teile (Gesicht, Hals und Nacken) übermäßig fett. In einzelnen Fällen hat man mit der Annahme einer Kombination von Dystrophia adiposo-genitalis und Myxödem einen Ausweg zur Überwindung diagnostischer Schwierigkeiten gefunden.

Die Veränderungen der Haut beim Myxödem, wie sie von v. Wagner, Unna, u. a. beschrieben wurden, bestehen in Verdickung der Horngebilde der Haut und der Cutis (infolge von Infiltration mit muzinähnlicher Substanz) sowie Veränderungen des Fettgewebes. Im späteren Lebensalter verdünnt sich dann wieder die Haut und nimmt eine charakteristisch runzelige Beschaffenheit an. Histologisch zeigen sowohl die Epidermis und deren Anhangsgebilde als auch die Cutis sowie das subkutane Gewebe manche Besonderheiten, deren vollständige Klärung noch aussteht. Andererseits fehlt es bisher an histologischen Untersuchungen der Haut bei Dystrophia adiposo-genitalis.

Die aus den klinischen Analogien sich ergebende Wahrscheinlichkeit pathogenetischer Verwandtschaft ist auch einigermaßen von praktischer Bedeutung. Wie später gezeigt werden soll, können die Symptome der Dystrophia-adiposo-genitalis durch Schilddrüse zuweilen gebessert werden; andererseits wäre es möglich, daß gewisse Symptome des Myxödems durch Hypophysendarreichung günstig beeinflußt werden könnten. —

Zuweilen kann der Basedowsche Symptomenkomplex durch eine hypophysäre Dystrophie vorgetäuscht werden. Schilddrüsenvergrößerung sowie genitale Anomalien (Amenorrhoe) sind die Symptome, die bei beiden Krankheitsbildern vorkommen.

Engere Beziehungen scheinen ferner zwischen der hypophysären Dystrophie und dem Status thymico-lymphaticus bezw. Status hypoplasticus zu bestehen (vgl. S. 380). Zu den klinischen Symptomen dieser Konstitutionsanomalien gehören, wenn wir der Zusammenstellung v. Neussers (1911) folgen, Hypoplasie des Gefäßsystems, Anomalien des Knochenwachstums (Hochwuchs, Riesenwuchs, Zwergwuchs, Persistenz der Epiphysenfugen, Knochendeformitäten), starker Panniculus adiposus, Kleinheit des Genitale, heterologe Sexualmerkmale, Hermaphroditismus, spärliche Behaarung oder abnormer Behaarungstypus, schließlich Vergrößerung der Tonsillen und Zungengrundfollikel sowie persistente Thymus. Wie man aus dieser Aufzählung ersieht, finden sich darunter manche Symptome, die der hypophysären Dystrophie eigentümlich sind. Besonders schwierig wird die Diagnose, wenn sich zum Status lymphaticus ein Hirntumor gesellt; diese Kombination wird, was speziell das Glioma cerebri und die Hypertrophia cerebri betrifft, von Bartel als ein recht häufiges Vorkommnis dargestellt. Übrigens scheinen auch Hypophysentumoren sich nicht selten mit dem Status thymicus zu kombinieren (Wiesel), wobei es nicht bekannt ist, ob die Vergrößerung der lymphatischen Apparate auf einer Coincidenz oder auf sekundärer kompensatorischer Veränderung beruht. Gelegentlich wird, wie Wiesel bemerkt, bei Status thymico-lymphaticus die Hypophyse hyperplastisch, manchmal auch hypoplastisch gefunden, wie in einem Fall von Warthin (Arch. of pediatr. 1909, S. 59).

Die Symptome der Nebennierenerkrankungen (vgl. S. 348) weisen mancherlei Ähnlichkeit mit dem Symptomenbild der hypophysären Dystrophie auf. Die Hypoplasie des chromaffinen Systems ist öfters mit abnormen sekundären

Geschlechtscharakteren kombiniert. Auch Tumoren der Rinde sowie der akzessorischen Nebennieren können sich mit Störungen innerhalb der Genitalsphäre kombinieren (Thumim). Hypothermie kommt auch bei Tumoren der Nebennieren vor.

Launois, Pinard et Gallais (Gazette des hôpitaux 1911) beschreiben Dystrophia adiposo-genitalis mit Hypotrichosis und geistigen Störungen bei einem Rindenepitheliom der Nebenniere mit Metastasen in Lunge und Leber. Es bestand wohl Hydrocephalus externus, doch war die Hypophyse normal. —

Weit seltener als der Kretinismus gaben andere Formen von Zwergwuchs (Rischbieth) Anlaß zu differential-diagnostischen Erwägungen bezüglich ihrer Zugehörigkeit zur hypophysären Dystrophie. Der rachitische und der chondrodystrophische Zwergwuchs sind durch die eigentümlichen Formveränderungen des Skeletts hinlänglich charakterisiert. Der bisher unter dem Namen „wahrer Zwergwuchs" beschriebene Typus dürfte, wie früher erwähnt, zumeist hypophysischer Genese sein. Bei diesem von Gilford als Ateleiosis bezeichneten Zwergtypus bleiben die Epiphysenfugenknorpel das ganze Leben hindurch bestehen, die Dentition ist verspätet; das Gesicht bleibt infantil, da sich die Nase im Zusammenhang mit einer mangelhaften Entfaltung der Schädelbasis nicht über eine frühe, kindliche Form entwickelt. Es besteht kein Mißverhältnis zwischen der Länge des Rumpfes und der Extremitäten. Die Genitalorgane sind wenig entwickelt, die sekundären Geschlechtscharaktere fehlen meist.

Eine wichtige, für die Differentialdiagnose gegenüber der hypophysären Dystrophie in Betracht kommende Gruppe stellen jene Krankheitsbilder dar, die man auf eine Insufficienz der Keimdrüsen zurückzuführen pflegt. Das Prototyp derselben repräsentiert das Klimakterium. Allgemein bekannt sind die charakteristischen, das Gebiet des Pathologischen streifenden Züge des Klimakteriums, die Fettzunahme, das Auftreten eines virilen Habitus (abnorme Behaarung), die psychoneurotischen Symptome. Die Erscheinungen treten meist noch viel markanter zutage, wenn es sich um ein artifizielles, vorzeitiges Klimakterium handelt (vgl. S. 434).

Ein weiterer hierher gehöriger Typus wird durch den Eunuchoidismus im Sinne von Tandler und Grosz repräsentiert (vgl. S. 407 ff.). Ähnlich wie bei Individuen, denen vor Erlangung der Geschlechtsreife die Keimdrüsen operativ entfernt wurden (Eunuchen), eine Reihe von Anomalien der allgemeinen Entwicklung zu beobachten ist (Hochwuchs, Fettreichtum, Fehlen der sekundären Geschlechtscharaktere, psychische Eigentümlichkeiten), so kann auch bei angeborener Hypoplasie oder durch Krankheit frühzeitig erworbener Atrophie der Keimdrüsen ein dem Eunuchentypus entsprechendes Bild zustande kommen. Selbst die nach Erlangung der Geschlechtsreife sich ausbildende Keimdrüsenatrophie kann zu Entwicklung eunuchoider Symptome Veranlassung geben. (Infantilisme tardif nach Gandy, Späteunuchoidismus nach Falta).

Gandy hat den „Infantilisme tardif" auf Dysthyreoidismus zurückgeführt, während Claude et Gougerot ihn auf Insuffisance pluriglandulaire beziehen. Falta unterscheidet Fälle des „Späteunuchoidismus", die auf spät eingetretene Keimdrüsenatrophie zurückzuführen sind, von den Fällen „multipler Blutdrüsensklerose" (s. u.)

Bei Spät-Eunuchoidismus findet sich Blässe. der Gesichtsfarbe und Zartheit der Haut, oft ein gelbliches Kolorit, Faltung der Stirnhaut wie bei Eunuchen, nur selten Gedunsenheit, Adipositas, Veränderung der Stimme und Psyche, Polyurie (vielleicht hypophysären Ursprungs). Präparate der Schilddrüse sind unwirksam.

Die dem Hypopituitarismus eigentümlichen Symptome können sich mit den Folgeerscheinungen der Insufficienz anderer Drüsen (Schilddrüse, Nebenniere, Keimdrüse) verbinden. Derartige Krankheitsbilder, die man als Insuffisance pluriglandulaire (Claude et Gougerot) bezeichnet, werden von Falta mit Rücksicht auf den anatomischen Befund, der sich in einzelnen dieser Fälle konstatieren ließ, unter der Bezeichnung multiple Blutdrüsensklerose eingehend beschrieben. Die multiple Sklerose der Drüsen geht auf infektiöse Noxen (akute Infektionen, Syphilis, Tuberkulose) oder anderweitige Prozesse (angeborene Schwäche des Blutdrüsensystems) zurück. Dementsprechend findet sich in solchen Fällen Hypothyreose, Eunuchoidismus, hypophysäre Insufficienz, ein Addison-ähnliches Syndrom oder Kachexie.

Außer den bisher genannten Dystrophien, die öfter vorkommen und daher schon genauer bekannt sind, findet sich in der Literatur noch eine Reihe seltener Symptomenbilder beschrieben, die bezüglich einzelner Züge Analogien mit der hypophysären Dystrophie aufweisen. Sie seien hier nur mit wenigen Worten erwähnt.

Hutinel beschreibt ein Krankheitsbild, das eine Kombination von Spätrachitis mit Muskelschwäche, Zwergwuchs, Fettsucht und Verspätung der Genitalentwicklung aufweist.

Die von Gilford als Progeria, von Rummo und Ferranini als Senilismus oder Geroderma genito-distrofico beschriebene Affektion ist durch eine im jugendlichen Alter auftretende greisenhafte Veränderung der Haut und durch mangelhafte Entwicklung des Sexualapparates gekennzeichnet.

v. Noorden beobachtete das Symptomenbild der Degeneratio genito-sclerodermica: im Anschluß an eine akute Infektionskrankheit Aussetzen der Menses, Abmagerung, Appetitlosigkeit, vorzeitiges Senium, trophische Störung der Haut, Sklerodermie. —

Schließlich sei noch eines Symptomes gedacht, dessen Vorhandensein zuweilen den Verdacht einer hypophysären Erkrankung hervorruft und zu differential-diagnostischen Erwägungen nötigt; wir meinen die Anomalien des Haarwuchses, Hypotrichosis (Alopecie) und Hypertrichosis. Die zuweilen bei sonst gesunden Individuen vorkommende universelle oder über große Hautpartien ausgebreitete Alopecie ist hinsichtlich ihrer Ursache noch nicht aufgeklärt. Wahrscheinlich handelt es sich um eine Trophoneurose. Im Gegensatz zur Alopecia areata, wo meist die Kopfhaut am stärksten befallen ist, zeigt bei der hypophysären Dystrophie das Haupthaar meist normale Fülle. Hochgradiger Haarausfall ist zuweilen die Folge von Erschöpfungskrankheiten (Typhus). Hypertrichosis ist nicht selten mit Adipositas und Genitalstörungen kombiniert. Apert bezeichnet diese Symptomentrias als Hirsutismus. —

Die Analogien, die alle in den voranstehenden Zeilen beschriebenen Krankheitsbilder mit der hypophysären Dystrophie aufweisen, lassen es begreiflich erscheinen, daß die Differentialdiagnose, insbesondere im Anfangsstadium oder bei unvollständiger Ausbildung (formes frustes), manchen Schwierigkeiten begegnet. Entscheidend für die Diagnose pflegen zwei Momente zu sein: 1. der röntgenographische Nachweis der Form der Sella und 2. der Erfolg einer spezifischen (Organo-)Therapie. Im übrigen verweisen wir auf die ausführlichen, zum Teil in diesem Handbuch enthaltenen Beschreibungen der genannten Krankheitsbilder.

Therapie.

Die Indikationen, die bei der Behandlung der Dystrophia adiposo-genitalis zu erfüllen sind, lassen sich folgendermaßen formulieren:

1. Es muß die Ursache der Erkrankung, die bei den allermeisten Fällen in einer Geschwulst der Hypophyse, seltener in einer anderweitigen zerebralen Erkrankung (Tumor cerebri, Hydrocephalus internus) gelegen ist, beseitigt werden.

2. Es muß ein Ersatz für den Ausfall der hypophysären Drüsensekretion geschaffen werden.

3. Es müssen einzelne lästige Symptome, insbesondere die zerebralen Allgemeinsymptome, therapeutisch beeinflußt werden.

Zuweilen gelingt es, allen genannten Indikationen gerecht zu werden, öfters aber muß man sich mit der Erfüllung einzelner begnügen. Für die symptomatische Behandlung kommen hauptsächlich die zerebralen Reizerscheinungen (Kopfschmerz, Erbrechen, epileptische .Anfälle) in Betracht; man verordnet die üblichen Nervina und Narcotica. Sind Zeichen von Lues vorhanden, dann muß man zunächst eine spezifische Behandlung versuchen. Jodpräparate wirken auch bei nicht-spezifischen Hypophysengeschwulsten zuweilen günstig; so konnte bei einem auch von uns untersuchten Falle von Sehstörung infolge eines Hypophysentumors eine mehrmalige Verschlechterung des Sehvermögens prompt durch die Jodtherapie beseitigt werden. Marlow erzielte durch Schilddrüsentherapie Besserung des Sehvermögens.

Den Ausfall der Drüsenfunktion sucht man durch Darreichung von Hypophysenpräparaten auszugleichen. Die im Handel vorrätigen Präparate enthalten zum Teil Stoffe der gesamten Drüse, zum Teil die wirksamen Stoffe eines der beiden Drüsenlappen, zumeist des Hinterlappens. Während die letztgenannten Präparate in Form wässeriger Extrakte zur subcutanen Injektion zumeist nur wegen ihrer wehenanregenden und blutdrucksteigernden Wirkung in Verwendung stehen (Pituitrin, Pituglandol), hat man zur Behandlung der hypophysären Ausfallserscheinungen die interne Darreichung von Tabletten der getrockneten Drüse versucht. Eine Reihe von Autoren (Cushing, Eason, Putnam, Bahrmann) berichtet über die günstige Wirkung dieser Therapie auf die psychischen Anomalien, epileptischen Anfälle, Fettsucht und genitalen Störungen. In einem von uns beobachteten Falle traten die Parästhesien in den Extremitäten nach der Darreichung von Hypophysentabletten zurück. Auch auf das Skelettwachstum hatte die Drüsenbehandlung einen günstigen Einfluß. Zuweilen haben Hypophysenzusammen mit Schilddrüsentabletten eine auffallend günstige Wirkung, doch muß bei deren Dosierung entsprechende Vorsicht beobachtet werden. Im Gegensatz zu den Schilddrüsenpräparaten scheinen die Hypophysentabletten selbst in allergrößten Mengen (Cushing verwendete in einem Falle täglich bis 300 Tabletten) keine nachteiligen Folgen herbeizuführen.[1]

Die wichtigste der oben aufgezählten Indicationen, nämlich die auf Beseitigung der Hypophysengeschwulst hinzielende, erfüllen zwei therapeutische Maßnahmen, die radiotherapeutische und die chirurgische Behandlung. Erstere hat bisher nur in wenigen Fällen einen deutlich erkennbaren Erfolg gehabt.

So berichtet Jaugeas über einen erfolgreich behandelten Fall von Béclère; er betrifft ein 16 1/2 jähriges Mädchen mit starker Sella-Erweiterung, heftigen Attacken von Kopfschmerz, mit Sehstörung, Riesenwuchs, Fettsucht und Infantilismus. Nach der

---

[1] Verfütterung von Hypophysentabletten, eventuell in Kombination mit anderen Drüsensubstanzen (Schilddrüse, Hoden, Ovarium) hat zuweilen (Lévi et Barthélemi) auch bei Fettsucht und Genitalaplasie ohne Hypophysentumor günstige Wirkung.

Röntgenbehandlung besserten sich vollkommen der Kopfschmerz, der Schwindel, die Übelkeit; auch die Sehstörung ging beträchtlich zurück, die Fettsucht schwand, das Genitale wurde funktionsfähig, das Skelettwachstum erfuhr einen vollkommenen Stillstand. Der Fall ist wohl als Mischform vom Typus Marie und Typus Fröhlich aufzufassen. Williams beobachtete Besserung der Schlafsucht nach Radiotherapie.

Unter den operativen Maßnahmen beanspruchen die gegen den Hypophysentumor selbst gerichteten Eingriffe, die in den letzten Jahren mit überraschendem Erfolge ausgeführt wurden, das größte Interesse. Neben diesen Operationen spielen die Eingriffe, die auf Beseitigung der durch die Hypophysengeschwulst erzeugten Hirndrucksteigerung hinzielen (dekompressive Trepanation im Bereiche des Schädeldaches, Balkenstich usw.) nur eine untergeordnete Rolle.

Die für die Operation von Hypophysentumoren angegebenen Methoden sind außerordentlich zahlreich; eine sehr eingehende historisch-kritische Darstellung der verschiedenen Methoden findet sich bei Austoni. Die bisher praktisch ausgeführten Eingriffe lassen sich in zwei Hauptgruppen einteilen: bei der ersten dieser Gruppen handelt es sich um die Eröffnung des Schädelcavums von der Convexität aus, bei der zweiten um Eröffnung von der Basis aus.

Zwei Wege wurden bisher eingeschlagen, um von der Konvexität zur Hypophysengegend zu gelangen, der temporale (Horsley) und der frontale (Krause). Sie eignen sich für jene Geschwülste der Hypophysengegend, die mit ihrem größeren Anteile in das Cavum Cranii hineinreichen. Die technischen Schwierigkeiten und die Gefahren dieser Methoden sind die gleichen wie bei den Operationen von Hirntumoren, ohne daß gewöhnlich die Möglichkeit besteht, eine radikale Entfernung der Hypophysengeschwulst vorzunehmen, schon mit Rücksicht auf die pathologisch-anatomische Beschaffenheit und Ausbreitung dieser Tumoren.

Die Erfolge dieser Methoden sind unbefriedigend.

Die Operation des Hypophysentumors von der Schädelbasis aus wurde zuerst von Giordano empfohlen, der basale Weg wurde in praxi zuerst von Schloffer mit Erfolg betreten. Mit Rücksicht auf die historische Bedeutung sei der Fall von Schloffer hier kurz mitgeteilt:

Der Fall betrifft einen 30jährigen Mann, dessen Leiden etwa auf 7 Jahre zurückging und damals mit anhaltenden Kopfschmerzen einsetzte. Bald darauf begannen die Kopfhaare auszufallen, später die Haare am übrigen Körper. Im weiteren Verlauf wurde der Patient überaus „bleichsüchtig", auch stellten sich Störungen des Sehvermögens ein im Sinne einer temporalen Hemianopsie. Auch die Potenz wurde geringer, die Hoden kleiner. Die Muskelleistung nahm in beträchtlichem Maße ab. Durch den Befund der Röntgenuntersuchung, die eine nußgroße Erweiterung der Sella turcica ergab, wurde die Diagnose eines Hypophysentumors gesichert. Die Indikation zur Operation war in diesem Falle durch die unerträglichen Kopfschmerzen gegeben.

Die Operation wurde am 16. März 1907 ausgeführt. In Narkose wurde die ganze Nase nach rechts aufgeklappt, sämtliche Muscheln und das Septum exzidiert, die innere Wand der linken Orbita und der linken Highmorshöhle sowie ein Teil des Nasenfortsatzes des linken Oberkiefers entfernt, die Siebbeinzellen ausgeräumt und die Keilbeinhöhle eröffnet. Nach Entfernung ihrer hinteren dünnen Wand wölbte sich eine kugelige, deutlich pulsierende Geschwulst vor, die stückweise ausgeräumt wurde und sich als Adenom erwies. Der Verlauf nach der Operation war, abgesehen von einem mehrtägigen Erysipel, ein günstiger. Der Kopfschmerz sistierte vollkommen. Nach mehrwöchentlichem Wohlbefinden starb Patient plötzlich unter den Zeichen akuten Hirndrucks. Die Obduktion zeigte, daß ein sehr mächtiger intrakranieller Anteil der Hypophysengeschwulst noch vorhanden war.

Die Schloffersche Operation wurde alsbald mit geringen Modifikationen bei einer größeren Zahl von Fällen seitens anderer Chirurgen (v. Eiselsberg, Hochenegg) mit Erfolg ausgeführt.

Eine sehr wesentliche Vereinfachung und Verbesserung der basalen Operation brachten die rhinologischen Methoden (Halstead, Kocher. Hirsch, Chiari, Kanavel). Dieselben erzielen zwar auch nur eine partielle Entfernung der Hypophysengeschwulst, aber in gleichem Ausmaße wie die Schloffersche Operation, ohne die blutige und entstellende Voroperation der temporären Aufklappung des Nasengerüstes mit Ausräumung des Naseninnern.

Die einfachste, ohne äußere Verletzung und ohne Entstellung. in Lokalanästhesie, mit sehr geringem Blutverluste ausführbare rhinologische Methode repräsentiert die endonasale Hypophysenoperation von Hirsch, welche die von Hajek inaugurierte Methode der Radikaloperation der Keilbeinhöhle zur Freilegung der Hypophysengeschwulst verwertet.

In geeigneten Fällen, nämlich bei Vorhandensein einer Cyste, kann sich der operative Eingriff nach dem Vorschlag von Bartels auf eine endonasale Punktion der Hypophysengeschwulst reduzieren. —

Eine beträchtliche Zahl von Hypophysenoperationen findet sich in den Arbeiten von v. Eiselberg, Hochenegg, Hirsch und Cushing zusammengestellt. Diese Arbeiten enthalten nicht bloß die ausführliche Beschreibung der von diesen Autoren ausgeführten operativen Eingriffe, sondern auch eine Fülle von interessanten klinischen Beobachtungen und anatomisch-histologischen Details. Die Mehrzahl der operierten Fälle betrafen Hypophysentumoren ohne Allgemeinsymptome und solche vom Typus Fröhlich. die Minorität bilden Fälle von Akromegalie.

Das wichtigste Ergebnis aller dieser Operationen war, daß, obzwar fast stets eine höchst unvollkommene Entfernung der Geschwulst stattgefunden hatte, doch zumeist eine sehr wesentliche Besserung der Symptome zu erzielen war, vor allem eine wesentliche Besserung des Sehvermögens; selbst bei vorgeschrittener Atrophie kann wieder nahezu normale Sehschärfe eintreten (Fälle von Hirsch). Auch die übrigen Symptome sind besserungsfähig, so die Störung der Menstruation, der Kopfschmerz, die Schweiß-sekretionsanomalien, die ·Abnormitäten der Behaarung, die Fettsucht. Öfters hat man den Eindruck, daß erst durch den Erfolg der Operation das Vorhandensein von Störungen aufgedeckt wird. auf die man vorher nicht geachtet hatte. Die Besserung der Symptome tritt zuweilen auffallend frühzeitig und in raschem Tempo auf. Auch die Dauerresultate sind recht ermutigende.

Die Gefahren der Operation sind gelegen 1. in der Blutung aus der Geschwulst gegen das Cavum cranii, 2. in der plötzlichen Entleerung des Liquor cerebrospinalis, beziehungsweise Eröffnung des Infundibulum, 3. in der Infektion des Operationsfeldes und der Meningen von der Nasenhöhle aus; zuweilen tritt eine hochgradige Hyperpyrexie nach der Operation auf. Gleichwohl sind die Ergebnisse überraschend günstige. Nach der letzten Zusammenstellung von Hirsch ist die Mortalität relativ gering.

Hirsch vergleicht die Resultate verschiedener Methoden der Hypophysenoperation miteinander. Die Mortalität der nach seiner (endonasalen) Methode (von ihm und anderen Autoren wie Spiess. Holmgren, Stenger) operierten Fälle beträgt 10,7 Proz. (3 Todesfälle unter 28 Operationen). Unter 45 nach der Schlofferschen Methode (oder nach deren Modifikationen: Chiari, v. Eiselsberg, Hochenegg, Kocher) operierten Fallen starben 17 (Mortalität 37,8 Proz.). Unter 32 Operationen nach der Methode Kanavels (und nach den verwandten Methoden von Halstead und Cushing) kamen 6 Todesfälle vor (18,7 Proz. Mortalität). Aus dieser Zusammenstellung geht hervor, daß die endonasale Methode die günstigsten Resultate erzielt.

Die wichtigste Indikation für die Operation bilden die Störungen des Sehvermögens. In einzelnen Fällen gaben intensive Kopfschmerzen oder epileptische Anfälle den Anlaß zum Eingriff ab. Kontraindikationen sind gegeben durch eitrige Erkrankungen der Nebenhöhlen oder schwere psychische Störungen.

Die notwendige Voraussetzung des Gelingens der Operation ist das Vorhandensein einer entsprechenden Sella-Usur, welche aus der Betrachtung des Röntgenbildes erschlossen werden kann. Eine tiefe, stark gegen die Keilbeinhöhlen vorspringende Sella ist eine der günstigsten Chancen. Doch hat Hirsch den Beweis erbracht, daß auch eine flache Ausweitung der Sella den Eingriff nicht unmöglich macht.

Die Natur des Tumors ist für die Technik und den Erfolg der Operation von besonderer Wichtigkeit. Geschwülste mit ausgedehnten Verkalkungen und sehr harte, fibröse Geschwülste eignen sich nicht für den operativen Eingriff. Weiche oder cystische Tumoren erleichtern die Operation in außerordentlichem Maße; erstere lassen sich mit Hilfe einer Curette oder mittels Aspiration größtenteils entfernen, letztere durch Punktion oder Incision entleeren. Glücklicherweise sind derartige Geschwülste relativ häufig; $20^0/_0$ der Fälle von Hirsch betrafen Cysten.

Da, wie früher erwähnt, aus dem Röntgenbilde nur dürftige Anhaltspunkte für die Natur der Geschwulst gewonnen werden und beispielsweise ein Aneurysma die Ursache der Sella-Usur abgeben kann, so empfiehlt sich große Vorsicht bei Eröffnung des Hypophysenwulstes. In zweifelhaften Fällen ist es geboten, bloß die Knochenschale zu entfernen, eventuell noch gleich hernach oder erst in einem zweiten Akte eine Probepunktion des Weichteiltumors auszuführen. In dieser Form eignet sich, wie ich gezeigt habe, die basale Operation auch für jene Fälle von Dystrophia adiposo-genitalis, wo die Sella-Usur nicht durch eine Geschwulst der Hypophyse, sondern durch Hydrocephalus internus bedingt ist („sellare Palliativ-Trepanation"). In einigen derartigen Fällen, die unter der Annahme eines Hypophysentumors auf nasalem Wege operiert worden waren, wo sich aber nach Eröffnung des Hypophysenwulstes bloß eine cystische Erweiterung des III. Ventrikels fand, hatte die bloße Entfernung des Torus hypophyseos einen günstigen Einfluß auf die Symptome (Hildebrand, Krause, Kan).

Bei einer größeren Zahl der Fälle von Hypophysentumor mußte der operative Eingriff wiederholt werden, z. B. in Form mehrfacher Punktionen oder Kombinationen von sellarer und intrakranieller Trepanation.

Literatur.

(Die folgende Übersicht enthält bloß eine Anzahl der auf den Typus Fröhlich bezüglichen Arbeiten der letzten Jahre[1]).

Aschner, Über einen Fall von hypoplastischem Zwergwuchs mit Gravidität, nebst Bemerkungen über die Ätiologie des Zwergwuchses. Monatsschr. f. Geburtsh. **33.**

Aschner, Hypophysis und Genitale. Arch. f. Gynäk. **97.** H. 2.

[1] Vgl. dazu die sehr vollständige Literatur des vierten Kapitels. Red.

Aschner, Die Funktion der Hypophyse. Pflügers Arch. **146.** 1912.

Aschner, Zur Physiologie des Zwischenhirns. Wiener klin. Wochenschr. 1912, S. 1042.

Ascoli, Die Folgen der Exstirpation der Hypophyse. Münchner med. Wochenschr. 1912. S. 518.

Austoni, Ipofisiectomia. Padua 1912.

Babonneix et **Paisseau,** Sur quelques cas d'obésité infantile. Gaz. des hôpit. 13. Oktober 1910.

Bahrmann, Über erfolgreiche Anwendung von Hypophysis-Präparaten. Med. Klin. 1911, Nr. 6.

Bartel, Status thymico-lymphaticus und Status hypoplasticus. 1912.

Bartels, Über Plattenepithelgeschwülste der Hypophysengegend. Zeitschr. f. Augenheilk. **16.** 1906.

Bartels, Über Beziehungen von Veränderungen der Hypophysengegend zu Mißwachstum und Genitalstörungen (Dystrophia adiposo-genitalis). Münchner med. Wochenschr. 1908, S. 201.

Beadles, Gummatous enlargement of the pituitary glandula. Brit. med Journ. 1896.

Benda, Pathologie der Hypophyse, Handbuch der pathologischen Anatomie des Nervensystems von Flatau-Jacobsohn.

Bernstein, Gaswechseluntersuchungen bei einem Fall von Hypophysengangtumor. Zeitschrift f. d. ges. exper. Med. **1.** 1913.

Bernstein und **Falta,** Stoffwechselversuche bei Hypophysenerkrankungen. Kongr. f. inn. Med. 1912. Zeitschr. f. inn. Med. 1912.

Biedl, Innere Sekretion. 1910.

Borchard, Sammelreferat, Ergebnisse der inneren Medizin. 1909.

Bregmann und **Steinhaus,** Zur Kenntnis der Geschwülste der Hypophyse und der Hypophysengegend. Virchows Arch. **188.**

Burnier, Nanisme hypophysaire, Presse médicale. 28. Nov. 1911.

Citelli, Über physio-pathologische Beziehungen zwischen dem Hypophysis-System und verschiedenen chronischen Erkrankungen des Nasenrachens und der Keilbeinhöhle. Zeitschr. f. Laryngol. Rhinolog. u. ihre Grenzgebiete, H. 3. 1912.

Claude et **Schäffer,** Adiposité et lésions hypophysaires dans un cas de tumeur du corps calleux. Journ. de physiol. et pathol. générale. **3.** 1911.

Courtellemont, Les tumeurs du corps pituitaire. 21. Kongreß der franz. Psych. und Neur. Amiens 1911. Referiert: Nevue neurologique. 1911.

Cushing, The pituitary body and its disorders. Philadelphia 1912.

Delille, L'hypophyse. Paris 1909.

Edinger, Die Ausführwege der Hypophyse. Arch. f. mikr. Anat. **78.** 1911.

Edinger und **Wallenberg,** Anatomie des Zentralnervensystems. Artikel „Hypophyse" von Röthig. Schmidts Jahrbücher 1912,

v. Eiselsberg, Zur Operation der Hypophysisgeschwülste. Arch. f. klin. Chir. **100.** H. 1. 1912.

v. Eiselsberg und **v. Frankl-Hochwart,** Über operative Behandlung der Tumoren der Hypophysengegend. Neurol. Zentralbl. **21.** 1907.

Erdheim, Über Hypophysengeschwülste und Hirncholesteatome. Sitzungsber. d. Akad. d. Wissensch. Wien, Dezember 1904.

Erdheim, Über eosinophile und basophile Hypophysenadenome. Frankfurter Zeitschr. f. Pathologie. **4.** H. 1.

Evans, Some manifestations of pituitary growth. Brit. Med. Journ. **2.** 1911, S. 1911.

Falta, Spät-Eunuchoidismus und multiple Blutdrüsenklerose. Berliner klin. Wochenschr. 1912. S. 1412.

Fischer, B., Hypophysis und Adipositas hypogenitalis. Frankfurter Zeitschr. f. Pathologie. 1912. 1. H.

Fischer, B., Zur Hypophysenfrage. Virchows Arch. **210.** H. 3.

Frank, Über Beziehungen der Hypophyse zum Diabetes insipidus. Berliner klin. Wochenschr. 1912. S. 392.

v. Frankl-Hochwart, Diagnostik der Hypophysistumoren ohne Akromegalie, referiert: Neurolog. Zentralbl. **18.** 1909. Wiener klin. Wochenschr. **37.** 1909.

v. Frankl-Hochwart und **Fröhlich,** Zur Kenntnis der Wirkung des Hypophysenextraktes auf das sympathische und autonome Nervensystem. Arch. f. spezielle Path. u. Pharm. **63.** 1910.

Friedjung, Erkrankungen des Thymus im Kindesalter. Handb. f. Kinderheilk. 2. Aufl. 1910.

Gliński, Zur Kasuistik der anatomisch-pathologischen Veränderungen der Hypophyse. Przeglad lekarski. 1913.

Goldstein, Meningitis serosa unter dem Bilde hypophysärer Erkrankung. Arch. f. Psychiatrie u. Nervenheilk. **47.** 1910.

Grahaud, Le syndrôme hypophysaire adiposo-génital. Thèse de Paris 1910, referiert: Rev. neurol. Tome 20, Page 369.

Hagenbach, Physiologie und Pathologie der Hypophyse. Volkmanns Sammlung klinischer Vorträge. 1911, Nr. 637.

Hagenbach, Osteogenesis imperfecta tarda. Frankfurter Zeitschr. f. Pathologie. **6.** S. 398.

Häffner, Beziehungen zwischen Menstruation und Nerven- und Geisteskrankheiten. Zeitschr. f. d. gesamte Neurol. u. Psychiatrie. **9.** 1912. 2. H.

Haushalter und **Lucien,** Polyurie simple et tubercule de l'hypophyse. Rev. neurol. 1908. Nr. 1.

Heidkamp, Beitrag zur Tuberkulose der Hypophyse. Virchows Arch. **210.** H. 3.

Hewlett, Infantilism in pituitary disease. Arch. of internal medicine. Vol. 9.

Hirsch, O., Die operative Behandlung von Hypophysistumoren nach endonasalen Methoden. Arch. f. Laryngol. u. Rhinol. **26.** 1912. 3. H.

Hofstätter, Unser Wissen über die sekundären Geschlechtscharaktere. Centralbl. f. d. Grenzgebiete d. Med. u. Chir. 1913. Nr. 2/3.

Hutinel, Sur une dystrophie spéciale des adolescents, Rachitisme tardif avec impotence musculaire, nanisme, obésité et retard des fonctions génitales. Gaz. des hôpit. 9. Jan. 1912.

Jacobj, Über die Beziehungen der Blutdrüsen zu den Lymphräumen mit besonderer Berücksichtigung der Hypophyse und der Gehirnventrikel als Teilen des Wärmeregulierungsapparates. Therapeutische Monatshefte 1911.

Jaksch, Über Adipositas cerebralis und cerebro-genitalis. Med. Klin. 1911. S. 193.

Koch, Ein Fall von diffuser symmetrischer Fettgewebswucherung. Deutsch. Arch. f. klin. Med. **84.** 193.

Kon, Hypophysenstudien. Zieglers Beitr. z. Path. u. path. Anat. **44.** 1908. H. 2, 233.

Kraus, Die Lipoidsubstanzen der menschlichen Hypophyse und ihre Beziehungen zur Sekretion. Zieglers Beitr. z. Path. u. path. Anat. **54.** 1912. 4. H.

Kümmell, Zur Kenntnis der Geschwülste der Hypophysengegend. Münchner med. Wochenschr. 1911. S. 1293.

Laignel-Lavastine et **Jonnesco,** Six types histologiques communs de l'hypophyse humaine; Hypophyse pathologique d'une démente précoce; l'hypophyse des paralytiques générals. Soc. anatom. de Paris; referiert: Presse médicale. 1912. S. 1018.

Léopold-Lévi et **Rothschild,** Endocrinologie. Paris 1911.

Lucien, Quelques particularités histologiques de l'hypophyse chez le vieillard. C. r. Soc. de Biolog. **50.** Nr. 12, S. 487.

Margulis, Pathologie und Pathogenese des primären chronischen Hydrocephalus. Arch. f. Psychiatrie u. Nervenkrankheiten. **50.** 1912. 1. H.

Melchior, Die Hypophysis cerebri in ihrer Bedeutung für die Chirurgie, Ergebnisse der Chirurgie und Orthopädie. Berliner klin. Wochenschr. **3.** Juni 1911.

Meyer, Erich, Hypophysis-Erkrankung mit Diabetes insipidus, referiert: Deutsche med. Wochenschr. 1912. S. 2392.

Neurath, Über Fettkinder (hypophysäre und eunuchoide Adipositas im Kindesalter). Wiener klin. Wochensch. **24.** 1911.

Nothdurft, Ein Fall von basophilem Adenom in der Neuro-Hypophyse. Frankfurter Zeitschr. f. Pathol. **10.** 1912. H. 1.

Ottenberg, Fröhlich's Syndrom in cases of pituitary tumor. New York medical Journal. 1910. S. 1222.

Parodi, Sei tumori della regione infundibulare del cervello. Lo Sperimentale. **66.** 1912.

Peritz, Über Hypophysen-Erkrankungen. Neurol. Zentralbl. 1913. S. 468.

Pfaundler, Über Wesen und Behandlung der Diathesen im Kindesalter. Kongr. f. inn. Med. 1911.

Pick, Über Dystrophia adiposo-genitalis bei Neubildungen im Hypophysengebiet. Deutsche med. Wochenschr. 1911. Nr. 43—45.

Poppi, L'ipofisi cerebrale faringea e la glandola pineale in patologia. Bologna 1911.

Rischbieth and **Barrington,** „Dwarfism". Eugenics laboratories. London 1912.

Schäfer, Die Funktionen des Gehirnanhanges, Hypophysis cerebri. Bern 1911.

Schloffer, Erfolgreiche Operation eines Hypophysentumors auf nasalem Wege. Wiener klin. Wochenschr. 1907. S. 621 u. 670.

Schloffer, Weiterer Bericht über den Fall von operiertem Hypophysentumor. Wiener klin. Wochenschr. 1907.

Schemensky, Multiple symmetrische Lipomatosis. Münchner klin. Wochenschr. 1911. S. 2804.

Schnitzler, J. G., Zur Symptomatologie der Hypophysentumoren. Deutsche Zeitschr. f. Nervenheilk. **41.** 1911.

Simons, Eine seltene Tropho-Neurose „Lipodystrophia progressiva". Zeitschr. f. d. gesamte Neurologie u. Psychiatrie. **5.** 1911. 1. H.

Souques, Infantilisme d'origine hypophysaire. La semaine med., 17. Januar 1912. S. 32.

Soyer, Études sur l'hypophyse. Arch. d'anat. micr. 1912.

Strada, Beitrag zur Kenntnis der Geschwülste der Hypophyse und der Hypophysengegend. Virchows Arch. **203.** H. 1.

Stumpf, Untersuchungen über das Verhalten des Hirnanhanges bei chronischem Hydrocephalus und über den Ursprung der Pigmentgranulationen der Neuro-Hypophyse. Virchows Arch. **209.** H. 3.

Tandler und **Grosz,** Über den Einfluß der Kastration auf den Organismus. Arch. f. Entwickelungsmechanik. 1910.

Thaon, L'hypophyse à l'état normal et dans les maladies. Paris 1907.

Tölken, Zur Pathologie der Hypophyse, Mitteilungen aus den Grenzgebieten der Medizin und Chirurgie. **24.** 1912. 4. u. 5. H.

v. Wagner-Jauregg, Myxödem und Kretinismus. Handb. f. Psych., herausgeg. von Aschaffenburg, 1912.

Wendenburg, Über die Geschwülste des Zentralnervensystems. Schmidts Jahrbücher. Okt. 1912.

Weygandt, Über Hypophysis-Störungen. Neurolog. Zentralbl. 1912.

Wiesel, Pathologie des Thymus, Ergebnisse der allgemeinen Pathologie, Lubarsch-Ostertag. 15. Jahrg., II. Abt. 1911.

Akromegalie.[1]

Von

André Leri-Paris.

Im Jahre 1886 stellte Pierre Marie zwei Fälle einer noch nicht beschriebenen Krankheit vor: sie war durch „eine merkwürdige, nicht angeborene Hypertrophie der Extremitäten und des Kopfes" charakterisiert. Dieser neuen Krankheit gab er den Namen Akromegalie ($\mathring{\alpha}\varkappa\varrho o\nu$ = Extremität, $\mu\acute{\epsilon}\gamma\alpha\varsigma$ = groß). Er konnte in der Literatur zerstreut fünf Beobachtungen finden, die von verschiedenen Autoren als pathologische Merkwürdigkeiten veröffentlicht worden waren und die dieser Krankheit zu entsprechen schienen. Derselbe Autor gab in einer Reihe von Arbeiten, die in den folgenden Jahren, einige unter der Mitarbeit von Marinesco, veröffentlicht wurden, als anatomische Grundlage dieser Affektion eine pathologische Veränderung der Glandula pituitaria an. Verstraeten nannte sie Mariesche Krankheit.

Die Krankheit ist keine übermäßig seltene, denn schon im Jahre 1890 berichtete Souza Leite über 38 Beobachtungen, und Duchesneau, der Schüler Renauts (aus Lyon), beschrieb im folgenden Jahre 28 neue Fälle. Augenblicklich zählen diese Beobachtungen, die in allen Ländern veröffentlicht worden sind, nach Hunderten, die Arbeiten über diesen Gegenstand sind zahllos, und doch werden die neuen Fälle kaum mehr veröffentlicht, wenn sie nicht ein besonderes klinisches Interesse bieten, oder wenn nicht ihre anatomische Untersuchung irgendeine der zahlreichen pathogenetischen Hypothesen unterstützt. Wir werden beiläufig die Hauptautoren zitieren, die neue Klarheit in das Studium dieser Krankheit gebracht haben.

Symptomatologie.

Beginn oder einleitendes Stadium. — Gewöhnlich treten die ersten Anzeichen gegen Ende des Jugendalters, zwischen dem 20. und 25. Jahre auf, und zwar etwas öfter bei der Frau als beim Manne.

In den meisten Fällen haben die Patienten überhaupt keine Ahnung, daß etwas pathologisch an ihnen ist; nur das vergrößerte Volumen der Extremitäten und des Gesichts erregt ihre Aufmerksamkeit, doch dies ist nicht einmal immer der Fall: es gibt dann kein einleitendes Stadium.

In gewissen Fällen findet man, ehe die Mißbildungen der Extremitäten sich zeigen, unbestimmte, diffuse Zeichen einer intrakraniellen Läsion: bisweilen sehr heftige und häufige Kopfschmerzen, hauptsächlich am Hinterkopf, allgemeine Mattigkeit, Schläfrigkeit, physische und psychische Stumpfheit, ohne daß doch eine wirkliche Schwächung der Muskelkraft oder

---

[1] Deutsche Übersetzung von Ch. Steinthal.

der geistigen Tätigkeit einträte; der Patient schüttelt seine Apathie ab, wenn man ihn nur ein wenig mit einer gewissen Energie anregt.

Zu diesen cerebralen und diffusen Symptomen kommen noch ziemlich oft epileptiforme Krämpfe hinzu, die der wahren Epilepsie mehr oder weniger gleichen. Das Auftreten einer verhältnismäßig späten Epilepsie, die unabhängig ist von jeder gleichartigen Vererbung, von jeder durch Infektion hervorgerufenen Krankheit, von jeder erwiesenen exogenen, besonders alkoholischen Intoxikation, ist mitunter durch seine Plötzlichkeit das beste Erkennungszeichen. Der Patient konsultiert den Arzt, nachdem er einmal oder mehrfach Krampfanfälle erlitten hat; er klagt gleichzeitig über dauernde Kopfschmerzen, was bei der wahren Epilepsie nicht gewöhnlich ist. Man untersucht und entdeckt die Skelettveränderungen der Akromegalie in ihrem Beginn.

Genitale Störungen fehlen selten schon von diesem Anfangsstadium ab. Bei Frauen beobachtet man fast konstant die Amenorrhöe, sei es gleich vollständig, sei es während einer gewissen Zeit intermittierend. Diese Amenorrhöe, die bisweilen die Frauen zum Arzt führt, weil sie sich schwanger glauben, ist besonders bedeutungsvoll, da die Patientinnen fast immer seit mehreren Jahren mehr oder weniger regelmäßig ihre Periode hatten, da die Amenorrhöe ohne Leibschmerzen, ohne Erbrechen oder gastrische Störungen, ohne die vielen gewöhnlichen Veränderungen des allgemeinen Gesundheitszustandes während der Schwangerschaft oder bei utero-ovariellen Affektionen auftritt, und da sie schließlich immer mit Unfruchtbarkeit zusammenfällt. Auch beim Manne fehlen die genitalen Störungen im allgemeinen von Anfang an nicht, aber sie sind natürlich weniger charakteristisch als bei der Frau. Sie bestehen in einer progressiven Verminderung sowohl der Libido als auch der Potentia coeundi.

Diese mehr oder weniger hervortretenden cerebralen und genitalen Störungen dauern gewöhnlich mehrere Jahre, ehe die charakteristischen Mißbildungen des Skeletts zum Vorschein kommen. Zuweilen wird die Aufmerksamkeit eines Menschen, der sich bis dahin ganz wohl fühlte, durch die fortwährend steigende Hutweite erregt oder öfter noch durch eine Störung bei irgendwelchen Bewegungen, besonders bei professionellen, bisweilen durch eine Unbequemlichkeit beim Kauen. Man untersucht und konstatiert typische Veränderungen: es ist kein einleitendes Stadium vorhanden gewesen.

Krankheitshöhe. Dieses Stadium wird durch das Auftreten von Mißbildungen, durch die Steigerung der gewöhnlichen Symptome des einleitenden Stadiums und durch das häufige Vorhandensein von neuen, nebensächlichen Symptomen charakterisiert.

a) Die Mißbildungen entstehen besonders, aber nicht ausschließlich, durch Knochenhypertrophien, die beschränkt, sozusagen systematisch, sind. Sie geben dem Aussehen des Patienten ein ganz besonderes Gepräge. Sie erstrecken sich wesentlich auf Hände und Füße, dann auf Gesicht und Thorax. Wenn sie deutlich entwickelt sind, erkennt man auf den ersten Blick die Akromegalie.

Die Hypertrophie des Kopfes erstreckt sich mehr auf die Gesichts-, als auf die Schädelknochen.

Der Schädel ist meistenteils nur etwas von vorn nach hinten verlängert, der Vorsprung hinter der Lambdanaht ist ein wenig aufgetrieben, der äußere

Hinterhaupthöcker springt, ebenso wie die Warzenfortsätze, besonders hervor. Man findet aber oft ein deutliches Mißverhältnis zwischen diesem fast normalen Schädel und der sehr auffallenden, äußerst widerwärtigen, bisweilen fast abstoßenden „akromegalischen Facies", die zugleich transversal ausgeweitet und besonders vertikal ausgedehnt, im ganzen oval, durch das übermäßige Hervortreten aller Knochenmassen charakterisiert wird.

Die Stirn erscheint verhältnismäßig niedrig und schmal über starken Vorsprüngen. Diese werden gebildet auf den beiden Seiten durch die Augenbrauenbogen, die von den erweiterten Stirnhöhlen hervorgedrängt sind, und in der Mitte durch die von den hypertrophischen eigentlichen Nasenknochen hervorgedrängte Nasenbasis.

In der Nase sind nicht nur die Knochen, sondern auch die Knorpel und weichen Teile vergrößert. Die Nase ist immer dick, bisweilen unge-

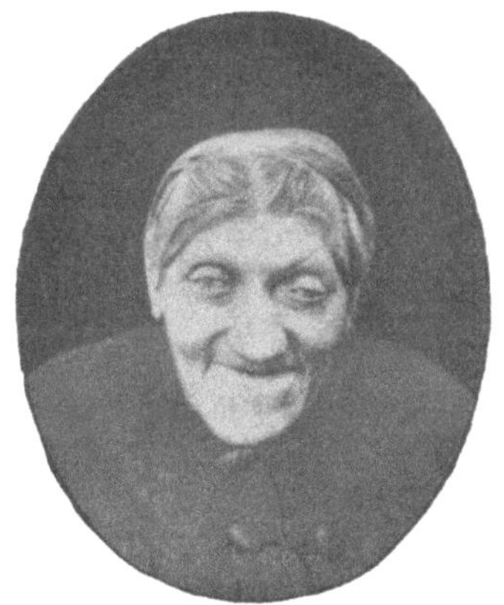

Abb. 31. Akromegalische Facies. — Verbreiterte Nase, spitzes aufwärts gekrümmtes Kinn, vorspringende Backen- und Augenbrauenbogen, ovales Gesicht.
(Eine der beiden Patienten, die die erste Beschreibung der Krankheit von Pierre Marie veranlaßt haben.)

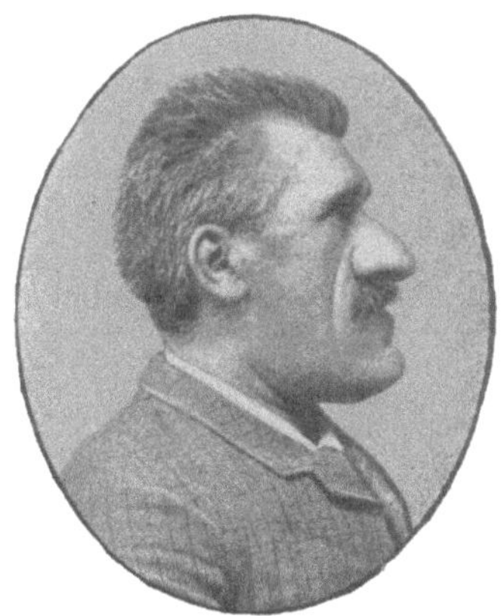

Abb. 32. Akromegalische Facies. — Nußknackerprofil des Polichinell, gekrümmte Nase, vorstehendes Kinn, vorspringende Stirn.

heuer, in ihren verschiedenen Dimensionen oder auch nur in ihrem Querdurchmesser vergrößert; sie kann rund, stumpf, aufgestülpt sein, oder krumm wie die Nase eines Polichinell.

Die Backenknochen treten infolge ihrer Hypertrophie und der Erweiterung der Kinnbackenhöhlen sehr scharf hervor: der quere Wangendurchmesser ist abnorm vergrößert. Zwischen den Augenbrauen- und Wangenvorsprüngen erscheinen die Augen sehr tiefliegend und hohl. Indessen findet man bisweilen einen leichten Exophthalmus, der doppelseitig, direkt nach vorn gerichtet, nicht pulsierend, wenig oder gar nicht zurückdrückbar, andauernd, aber mit Schwankungen in seiner Intensität ist (Scalina).

Das Kinn tritt hervor, ist dick, massiv, spitz und aufwärts gekrümmt, „en galloche", es ist zugleich an Höhe und an Dicke vergrößert durch die Hypertrophie des Unterkiefers und durch seine Stellung nach vorn. Die unteren

Zähne treten auffällig vor den oberen Zähnen hervor; der untere Kiefer steht noch mehr hervor, wenn der Patient die Zähne aufeinander preßt, und die Vorsprünge der Nase und des Kinns geben dem Antlitz das klassische Profil des „Nußknackergesichts" des Polichinell.

Der verdickte Rand der Unterlippe ist aufgeworfen, der Oberkiefer scheint dagegen zurückzutreten, und die Schleimhaut der Oberlippe ist mehr oder weniger verborgen. Die Zähne haben gewöhnlich normale Größe und stehen regelmäßig (1 Fall von Henrot ausgenommen). Die Lücken zwischen den Zähnen, die von der Erweiterung des Kiefers herrühren, können ein frühes Zeichen für die Diagnose sein (William Graves). Die aufsteigenden Äste des Kiefers sind verdickt und verbreitert wie der Knochenkörper; die Kieferwinkel treten stark hervor.

Zwischen den Backen- und Kinnvorsprüngen erscheinen die Wangen oft hohl und eingefallen.

Die Ohren sind sehr groß.

Trotz dieser massiven Knochenhypertrophie scheint die dicke, trockene, gelbliche, dunkle, oft warzige Haut, die ziemlich oft weiche Anhänge (molluscum pendulum), bisweilen mehr oder weniger allgemeine Xanthome (Fälle von Brooks und Hinsdale) zeigt, zu schlaff für das Skelett. Tiefe Falten furchen sie auf den Wangen, an den Mundwinkeln, an den Augenlidern und der Stirn. Diese Runzeln geben dem dicken, eckigen Gesicht einen noch ausgesprocheneren Charakter, der bei der Frau vielleicht noch typischer ist als beim Manne, weil es ihr ein männliches Aussehen verleiht.

Die Haare und Augenbrauen sind ziemlich dicht, dick und hart, nicht abnorm spröde; die Männer haben ziemlich oft einen Bart.

Die Zunge ist ganz besonders stark, verdickt und zugleich verbreitert, so daß sie manchmal schwer durch eine normal breit gebliebene Mundöffnung herausgebracht werden kann und Sprache und Kauen behindert. Gaumengewölbe, Gaumensegel und Zäpfchen sind oft angeschwollen. Die Patienten schlingen oft verkehrt und bekommen unangenehme Hustenanfälle. Der Kehlkopf springt hervor und ist vergrößert. Die Hypertrophie der Aryknorpel und die Verdickung der Kehlkopfschleimhaut sind bisweilen im Kehlkopfspiegel deutlich erkennbar (Neufeld). Die Stimme ist tief, heiser und gebrochen, diese Tatsache ist bei Frauen besonders auffallend, da die Stimme männlich wird.

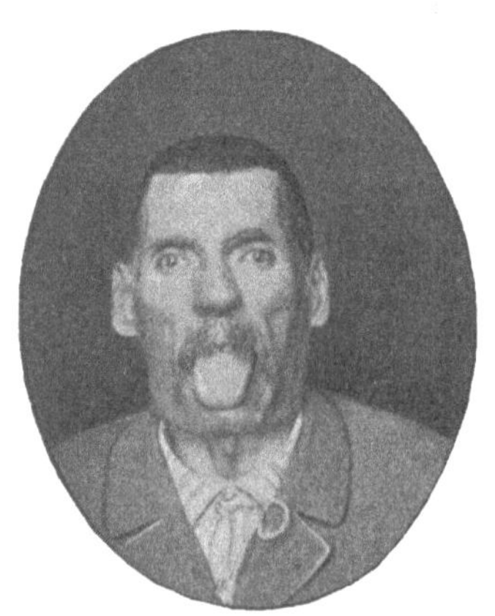

Abb. 33. „Viereckige" oder vielmehr sechseckige akromegalische Facies. — Backenknochen und Stirn springen vor; dicke Zunge.

Die Hände sind breit und verdickt, plump, wenig verlängert, wie ein Schlägel oder eine „Schaufel"; die weichen Gewebe nehmen teil an der Hypertrophie, Thenar- und Hypothenar sind umfangreich, die Falten erscheinen tief, sie sind „ausgepolstert". Die Finger sind ebenso breit und dick an der Extremität wie an der Basis, am Ende viereckig, „wurstförmig". Die Patienten müssen nach und nach den Durchmesser ihrer Fingerhüte vergrößern, die beträchtliche Proportionen annehmen. Die Nägel sind verhältnismäßig klein, platt, breit, viereckig, der Länge nach geriffelt.

Zuweilen sind die Hände zu gleicher Zeit verlängert und verdickt; sie sind weniger kubisch, weniger breit als lang; durch die Tatache, daß sie beinahe proportional in ihren drei Dimensionen vergrößert sind, erscheinen sie oft weniger abnorm. Die Finger scheinen weniger regelmäßig dick, mehr knotig, die weichen Teile sind weniger hypertrophisch, die Hand ist weniger ausgepolstert; man scheint manchmal sogar einen gewissen Grad von

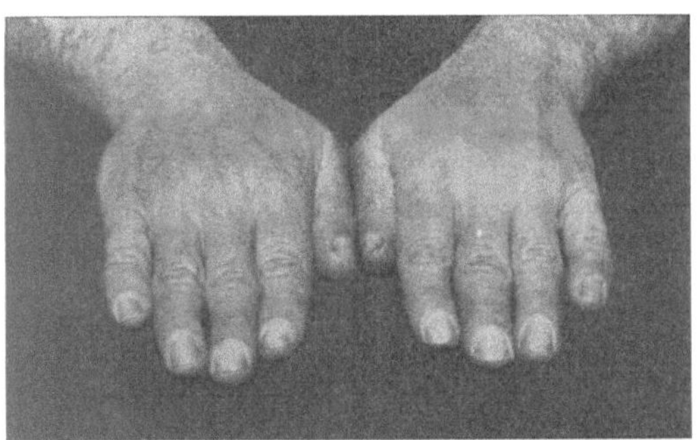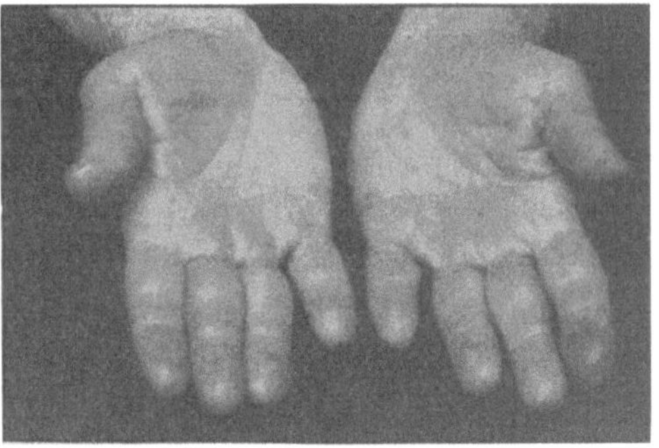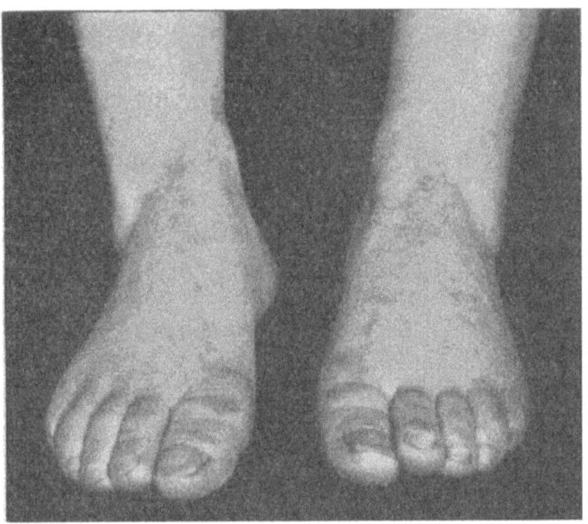

Abb. 34. Hände und Füße eines Akromegalikers. — Verdickte, viereckige, ausgepolsterte, schaufelförmige Hände; wurstförmige, an den Enden viereckige Finger, kurze, breite, geriffelte Nägel; verdickte Füße, breite Zehen, sehr große Daumen, kleine breite Nägel.

Muskelatrophie feststellen zu können. Man beobachtet zuweilen bei demselben Patienten zuerst den langen, dann den breiten Typus.

Die Hypertrophie macht mehr oder weniger vollständig bei den Handgelenken Halt; diese sind fast normal, ebenso wie die Vorderarme und die Arme.

Die Füße zeigen Verunstaltungen, die denen der Hände analog sind; sie sind auch eher verdickt und verbreitert als verlängert, haben Polster, die durch tiefe Furchen getrennt sind, und endigen in umfangreichen, dicken, abstehenden, am Ende viereckigen Zehen mit kurzen, breiten, gerieften Nägeln.

Die Beine und die Schenkel sind verhältnismäßig wenig in Mitleidenschaft gezogen.

Der Thorax weist fast regelmäßig Deformationen auf. Eine mehr oder weniger ausgesprochene cervico-dorsale Kyphose fehlt fast niemals. Sie wird von einer leichten kompensatorischen Lumballordose, manchmal auch von einem mehr oder weniger ausgesprochenen Grad seitlicher Verkrümmung, von Skoliose, begleitet. Infolge dieser Kyphose scheint der Hals kurz und dick zu sein und zwischen die Schultern einzusinken. Der Thorax ist in seinem unteren Teil nach vorn gewölbt und bildet mit der Dorsalkyphose den „Doppelbuckel des Polichinell"[1]). Der antero-posteriore Durchmesser scheint sich auf Kosten des lateralen Durchmessers zu entwickeln, denn der Thorax, der stark von vorn nach hinten gedehnt ist, ist quer eher eng.

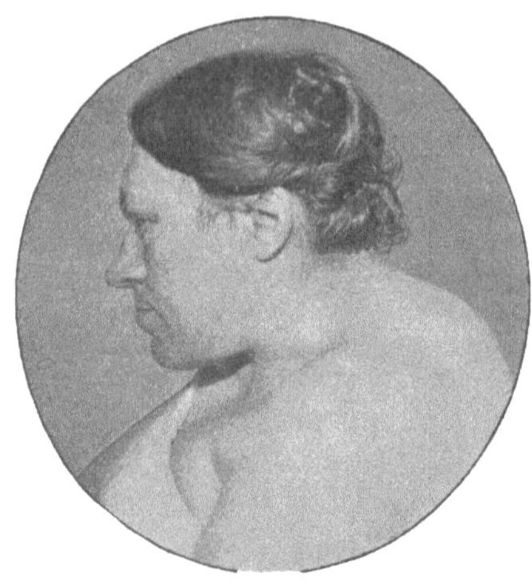

Abb. 35. Facies und Thorax einer Akromegalin. — Cervico-dorsale Kyphose mit breitem Radius, Hervorragung des Sternum, Doppelbuckel des Polichinell.

Das Sternum ist unten und vorn sehr schief gestellt; es ist zugleich verdickt, verbreitert und verlängert, sein Schwertfortsatz ist länger und verknöcherter als im Normalzustand, bisweilen leicht trichterförmig eingedrückt. Das Brustbein ist oft in seinem oberen Teil gewölbt infolge der Biegung des Manubrium. Die Verbindung der verschiedenen Stücke untereinander ist durch transversale, kantige Knochenhervorragungen hergestellt; die Verbindung der Rippenknorpel wird durch so hohe Vorsprünge bezeichnet, daß das Sternum in einer Rinne zu versinken scheint.

Die Rippen sind stark und dick, ihre Winkel ragen hervor, sie berühren sich fast, die unteren, sehr schrägen Rippen liegen bisweilen sogar übereinander, die Knorpel reichen bis unter den Darmbeinkamm herab und lassen eine tiefe Kerbe zwischen ihm und dem Becken. Die chondro-costalen Gelenke bilden Anschwellungen, die manchmal das Aussehen eines wirklichen rachitischen „Rosenkranzes" annehmen.

Die Schlüsselbeine sind stark, an ihren Enden verbreitert, die Schulterblätter sind verdickt.

Infolge aller dieser Deformationen ist die Brustatmung stark behindert; es wird fast ausschließlich mit dem Bauche und den unteren Rippen geatmet. Dies ist besonders auffallend bei der Frau, deren Atmung im allgemeinen eine mehr thorakale ist.

---

[1]) Der klassische Typus des Polichinell scheint vom Aussehen eines Akromegalikers genommen zu sein: man findet auch den Doppelbuckel, die übertriebenen Dimensionen der Hände und Füße, das Vortreten von Nase und Kinn, das Nußknackerprofil und die hohle, kreischende Stimme.

Der Leib tritt oft, durch den Thorax nach vorn gedrängt, hervor und nimmt so auch teil an der Bildung des „vorderen Buckels". Das Becken ist manchmal verbreitert.

Die äußeren Geschlechtsorgane sind bei der Frau verdickt und verbreitert, beim Manne ist der Penis oft vergrößert, die Hoden und der Hodensack vergrößert oder verkleinert.

b) Die cerebralen und genitalen Symptome des Anfangsstadiums werden während der Krankheitshöhe ausgesprochener.

Die Kopfschmerzen treten gewöhnlich häufiger, heftiger, hartnäckiger auf; oft bleibt auch in den Intervallen der Anfälle ein Gefühl von Schwere und unangenehmer Spannung. Der Kopfschmerz ist ein dauernder, paroxystischer. Er ist gewöhnlich auf die hintere Schädelpartie lokalisiert, seltener auf die vorderen Teile, oder ist diffus.

Die Patienten bekommen das Aussehen mäßigen Stumpfsinns, geistiger Unfähigkeit, physischer und psychischer Erschlaffung. Sie zögern, ehe sie auf Fragen antworten, und wenn sie sich zum Sprechen entschließen, tun sie es langsam, schwer, scheinbar ungern. Unfähig zu jeder Anstrengung, ungeeignet für jede Arbeit, niedergedrückt durch häufige Leiden, werden sie gewöhnlich traurig und reizbar.

Wirkliche psychische Störungen zeigen sich ziemlich häufig in einem vorgeschrittenen Stadium. Brunet hat eine deutliche Abnahme der Intelligenz und des Gedächtnisses bei 25 Proz. der Fälle konstatiert. Ziemlich oft haben die Autoren schwerere Störungen bemerkt, und alle Varietäten wirklicher Psychose sind beobachtet worden, am häufigsten die depressive, melancholische Form. Brunet und Dercum haben eine melancholische Form mit Selbstmordgedanken konstatiert, Roubinowitch eine manisch-depresive Psychose, Joffroy Demenz und Abulie, Tamburini Verfolgungswahn. Pick hat eine akute halluzinatorische Paranoia beobachtet, Garnier und Santenoise eine akute Manie. Farnarier hat außerdem häufig Zeichen von Degeneration bei Akromegalie festgestellt, und gewisse beobachtete Tatsachen stehen in einem viel sichereren Zusammenhang mit ererbter Degeneration als mit koinzidierender Akromegalie: so die Fälle von Tynn Thomas und von Haskovec, wo ein an Akromegalie Erkrankter von Dementia praecox befallen wurde, der Fall von Moncorvo, wo ein mikrocephalischer Idiot Akromegalie bekam; eine Patientin von Gragès wurde im Alter von 16 Jahren von manisch-depressiver Psychose ergriffen, sie wurde mit 32 Jahren akromegalisch. Auch Schuppins hält den Hypophysentumor nur für das auslösende Moment der Psychose (in seinem Fall einer Katatonie).

Krämpfe sind mehr oder weniger häufig, fast immer in der Form allgemeiner Epilepsie, mit oder ohne Aura, Anfangsschrei, Beißen auf die Zunge, nachfolgendem Gedächtnisverlust (Raymond und Souques, Pick, Schlesinger usw.). Man kann auch alle Mannigfaltigkeiten des „petit mal" und alle epileptischen Äquivalente beobachten: Schwindel, Bewußtlosigkeit, Fugues usw. (Moutier usw.). Eine ziemlich große Anzahl von Akromegalikern ist während eines epileptiformen Krampfes gestorben (Fälle von Rolleston, von Launois und Roy usw.).

Zu diesen Zeichen der Kompression oder der diffusen cerebralen Alteration kommen noch oft Sehstörungen, die als Lokalzeichen einen großen Wert haben können. Die Neuritis optica und die Atrophie haben keine andere Bedeutung als bei allen cerebralen Tumoren, es sind die gewöhnlichen

Zeichen des intrakraniellen Druckes; sie führen nach und nach zur Amblyopie und zur Amaurose, fehlen aber bei Hypophysestumor sehr häufig. Lichterscheinungen, intraokulare Schmerzen können ihren Anfang bezeichnen. Lokalisierte und unregelmäßige Einengungen des Gesichtsfeldes, die durch das Perimeter konstatiert worden sind, haben bisweilen dadurch mehr Wert gehabt, daß sie die Zerstörung der optischen Fasern auf einen Teil der peripheren optischen Wege zu lokalisieren erlaubten (Nerv, Chiasma oder Tractus).

Viel wichtiger noch ist die Konstatierung einer bitemporalen Hemianopsie, die isoliert sein kann oder sich mehr oder weniger auf das nasale Gesichtsfeld erstrecken kann (Schultze, Boltz und Packard, de Lapersonne usw.). Die bitemporale Hemianopsie ist unbedingt charakteristisch für eine Läsion des Chiasma in seinem mittleren Teil. Die Durchschneidung des Chiasma unterbricht die beiden gekreuzten Bündel, und diese kommen von den nasalen Hälften jeder Retina: ihre Zerstörung führt also das Schwinden jedes temporalen Gesichtsfeldes mit sich (vgl. dieses Handb. I. S. 891 und III. S. 751). Da die Hypophyse hinter der Mitte des Chiasma liegt, ist die bitemporale Hemianopsie fast symptomatisch für einen Tumor der Hypophyse. Die hemiopische Reaktion von Wernicke kann bisweilen sicher konstatiert werden (Dupuy-Dutemps und Lejonne).

Ohrensausen mit oder ohne Taubheit, Geschmacks- und Geruchsstörungen werden manchmal konstatiert.

Trotz der relativen Hypertrophie der äußeren Geschlechtsorgane stellen sich sexuelle Ausfallserscheinungen, wenn sie nicht schon vorhanden waren, definitiv in diesem Stadium ein: bei der Frau ist die Amenorrhöe dauernd, der Uterus ist eher klein, die Brüste sind schlaff; beim Manne sind die Hoden öfter verkleinert als vergrößert trotz der Hypertrophie des Penis. Bei beiden Geschlechtern sind Frigidität und Sterilität die allgemeine Regel. Es sind nur ganz exzeptionelle Fälle, bei denen Achard und Loeper und Guinon die Fortdauer der sexuellen Funktionen bemerkt haben.

c) Die Skelettmißbildungen, die cerebralen und genitalen Störungen sind bei der Akromegalie beständig; man beobachtet auch eine gewisse Anzahl unbeständiger Störungen.

Die Glykosurie ist außerordentlich häufig, sie besteht bei $^1/_3$ oder $^1/_2$ der Fälle (P. Marie). Sie kann wenig beträchtlich, aber auch oft hochgradig sein; fast nur bei Akromegalikern trifft man jahrelang tägliche Ausscheidungen von 300, 500, 1000 oder mehr Gramm Zucker. Ein Patient von Launois und Roy schied 386 g Zucker in 24 Stunden aus, eine Patientin von P. Marie und Marinesco 48 g pro Liter Urin bei 10—12 l, eine Patientin von Ravaut 60 g pro Liter bei 20 l Urin, eine Patientin von Lathuraz 80 g pro Liter bei einer großen täglichen Literzahl.

Die Glykosurie der Akromegaliker ist nicht immer von den klassischen Zeichen des Diabetes begleitet; man hatte sogar behauptet, daß die Akromegaliker gewöhnlich an Glykosurie, aber nicht an Diabetes leiden. In der Tat aber beobachtet man bei ziemlich vielen Fällen außer der Polyurie eine Polydipsie und eine oft beträchtliche Polyphagie. Außerdem kann lange Zeit wie bei den andern Diabetikern eine ungeheure Menge von Nahrung und Getränken vertilgt werden, ohne Verdauungsstörungen zu erregen. Die tausend kleinen Zufälle der Zuckerkrankheit, Furunkel, Karbunkel und Hautgangrän, genitale Erscheinungen, Onyxis und Perionyxis, Arteriitis der Glieder, flüchtige und zirkumskripte Lähmung und Empfindungslosigkeit, Pseudo-Tabes usw. können bei den Akromegalikern beobachtet werden. Nach den publizierten Fällen scheinen sie indessen seltener als bei gewöhnlichen Diabetikern. Vernesco und Zwillingen haben über einen doppelseitigen diabetischen Star berichtet. Eine gewisse Anzahl von Akromegalikern stirbt an diabetischem Koma (Fälle von Bury, Dallemagne, Strümpell, Hinsdale, Ravaut usw.).

Das Gefühl außerordentlicher Ermüdung und physischer und psychischer Depression hängt ohne Zweifel oft vom Diabetes ab, aber sicher auch vom cerebralen Druck und der Entkräftung des Muskelsystems, das häufig mehr oder weniger atrophiert ist.

Albuminurie begleitet manchmal, aber ziemlich selten, die Glykosurie (Fälle von Finzi, Brooks und Hinsdale usw.); auf Peptonurie ist aufmerksam gemacht worden, ebenso wie auf Urobilinurie, Oxalurie, Hämoglobinurie. Durch Urinanalyse haben Moraczewski, Tanszk und Vas, Parhon, Edsall und Miller eine wichtige Retention der phosphorhaltigen Salze und eine weniger hervortretende Retention der Kalksalze konstatiert; diese Salze dienen wahrscheinlich zum Aufbau der Knochenhypertrophien. Duchesneau hat im Gegenteil Krisen von Phosphaturie beobachtet.

Das Herz ist sehr oft hypertrophisch. Manchmal handelt es sich hierbei um eine einfache Hypertrophie, die nur einen Teil der mehr oder weniger allgemeinen Eingeweidehypertrophie bildet, sie bleibt immer leicht und wird im allgemeinen nicht von funktionellen Störungen oder von Klappeninsuffizienz begleitet; höchstens zeigt sich etwas Herzklopfen und geringe Arythmie; Paviot und Beutler haben ausnahmsweise als Todesursache Asystolie infolge eines vergrößerten Herzens gesehen, das keineswegs in seiner Struktur verändert war. Manchmal handelt es sich aber auch um eine skleröse Myocarditis mit beträchtlicher Hypertrophie, Lokalisierung einer Arterienverkalkung, die sich durch sehr ausgesprochene Herzgefäßbeschwerden mit aortischem oder mitralem Charakter äußert, und die mit einer bisweilen plötzlich tödlichen Syncope oder mit Zeichen von Erweiterung und ungenügender Herztätigkeit und Asystolie ihren Abschluß findet (Oligurie, Ödeme, Dyspnoe, Stauungsleber usw.) (Huchard, J. B. Fournier).

Affektionen der Atmungsorgane (chronische Bronchitis, Emphysem, Broncho-Pneumonie) endigen auch ziemlich oft mit Asystolie des „coeur forcé" infolge des Buckels der an Akromegalie Leidenden.

Vasculäre Kröpfe treten ziemlich häufig auf; Varicocele beobachtet man oft.

Klinische Formen. Ein Akromegaliker leidet immer an Kopfschmerzen; nach Sainton und State wird er in 50 Proz. der Fälle auch von andern Schmerzen befallen. Sie sitzen bisweilen im Rumpf oder im Rückgrat, öfter in den Gliedern. Sie sind besonders in zwei Krankheitsperioden vorhanden, nämlich: beim Beginn, wenn die Knochen größer werden, nehmen sie den Charakter rheumatischer Schmerzen an, sie haben dann ihren Sitz in den Knochen und den Gelenken und gewöhnlich symmetrisch in den vier Gliedmaßen; in einer späteren Periode, während der terminalen Kachexie, zeigen sie besonders den Charakter der Neuralgie und sitzen gewöhnlich in den Nervenstämmen (N. ischiadicus, trigeminus, cruralis usw.). Diese sonst mäßigen Schmerzen können bisweilen durch ihre Heftigkeit das Krankheitsbild beherrschen: sie bilden eine wirkliche schmerzhafte Form der Akromegalie, die zwei Typen annehmen kann, einen rheumatischen und einen hyperalgischen (Sainton und State), je nachdem sie in den Gelenken oder den Nervenstämmen vorherrschen. Die Schmerzen nehmen manchmal auch den fulguranten Charakter tabischer Schmerzen an und verursachen eine Pseudo-Tabes. Gelegentlich äußern sich die Empfindungsstörungen in Akroparästhesie. Diese Schmerzen sind jeder Therapie gegenüber besonders hartnäckig.

Die Muskulatur der Glieder ist manchmal normal, manchmal hypertrophisch, am häufigsten leicht atrophisch. In bestimmten Fällen wird die Muskelatrophie sehr wichtig; es ist die amyotrophische Form der Akromegalie, die von Duchesneau beschrieben worden ist: die Amyotrophie, die mehr oder weniger regelmäßig auf die vier Gliedmaßen verteilt ist, wird nicht von Entartungsreaktion begleitet, die elektrische Reizbarkeit ist nur quantitativ modifiziert, sie ist gewöhnlich herabgesetzt im Verhältnis zu dem verringerten Muskelvolumen. Die Sehnenreflexe sind normal oder vermindert.

Die meisten Akromegaliker haben eine normale oder wenig übernormale Statur: die Größe bei den meisten Männern beträgt weniger als 1,75 m und die der Frauen ungefähr 1,60 m. Eine beträchtliche Anzahl jedoch ist von viel mehr als normaler Höhe, und eine Statistik von Sternberg über 34 Riesen, die wissenschaftlich genügend in allen Einzelheiten beschrieben sind, zeigt, daß 14 unter ihnen = 42,3 Proz. akromegalisch waren. Es gibt also eine relativ häufige Form von Akromegalie mit Riesenwuchs. Im allgemeinen geht der Riesenwuchs der Akromegalie voran; das Kind ist schon verhältnismäßig riesenhaft, der Riese „akromegalisiert" sich im jugendlichen oder vorgeschrittenerem Alter; manchmal treten Riesenwuchs und Akromegalie gleichzeitig auf; niemals wird der Akromegaliker später zum Riesen.

Bei den akromegalischen Riesen erscheint die physische und funktionelle Atrophie der Geschlechtsorgane, die bei der Akromegalie konstant ist, gewöhnlich lange Zeit vor der hypertrophischen Entwicklung der Extremitäten; der Patient ist ein kindlicher Riese, ehe er ein akromegalischer wird. Die Deformationen sind bei akromegalischen Nicht-Riesen und akromegalischen Riesen ganz analog, nur mit dem Unterschied, daß die Hypertrophie sich weniger ausschließlich auf die Knochen der Extremitäten und auf die Extremitäten der Knochen erstreckt, daß sie jedoch dort vorherrscht. Aus diesem Grunde beobachtet man besonders bei Riesen den „Längentypus" der Hand. Wir werden noch über die Meinungen zu sprechen haben, die über die pathogenetischen Beziehungen zwischen Riesenwuchs und Akromegalie geäußert worden sind.

Wir haben gesagt, daß die hypertrophischen Störungen der Akromegalie sich nicht einzig auf die Knochen beschränken. Die Hypertrophien des Bindegewebes sind im allgemeinen gering, aber man hat eine mehr oder weniger vollständige Akromegalie mit einer ungeheuren Entwicklung des Fettpolsters zusammentreffen sehen (Fröhlich, Uhthoff, Rad, Pierre Marie, Auerbach, Stolper, Schultze, Pechadre usw.). Pierre Marie hat das Gewicht einer an Akromegalie Leidenden von 64 kg auf 113 kg steigen sehen.

Man hat die Akromegalie gleichzeitig mit einem mehr oder weniger ausgebreiteten chronischen Trophödem (Valdes Anciano) oder mit einem wahren Myxödem auftreten sehen (Modena, Lyman Greene, Pineless usw.). Pel hat den merkwürdigen Fall eines hereditär-syphilitischen Geschwisterpaares berichtet, von dem die Schwester eine myxödematöse Zwergin, der Bruder ein akromegalischer Riese war.

Wir haben schon auf geistige Störungen aufmerksam gemacht, zu denen man die Mariesche Krankheit hat hinzutreten sehen, oder die sich bei Akromegalikern entwickelt haben. Zahlreiche nervöse Affektionen haben wir als zu dieser Krankheit gehörig erwähnt: außer der Epilepsie, die eins ihrer Symptome ist, können wir die Basedowsche Krankheit (Lancereaux), Tabes (Rostocki), Syringomyelie (Petrén), Paramyoclonus multiplex (Feindel und Froussard), Hysterie (Guinon) usw. als Kombinationen anführen.

Verlauf, Dauer, Schluß. Der Verlauf der Affektion ist ein wesentlich chronischer, langsamer, der von zeitweiliger Abschwächung oder Verschlimmerung unterbrochen wird. Die Krankheit beginnt gewöhnlich zwischen dem 20. und 25. Jahr, sie kann aber auch manchmal, und zwar namentlich bei Riesen, früher auftreten. Bisweilen zeigt sie sich später, und eine „senile Form" der Akromegalie soll eine besonders langsame und gutartige Entwicklung zeigen, die Mißbildungen sollen sich besonders im Gesicht bemerkbar machen, und die cerebralen und funktionellen Störungen könnten fehlen (Modena).

Bei ihrer gewöhnlichen Form dauert die Affektion 8—30 Jahre, bei einer bösartigen Form 3—4 Jahre, bei einer gutartigen bis zu 50 Jahren (Sternberg). Akromegaliker könnten 100 Jahre alt werden; man kann sagen, daß die Akromegalie bisweilen weniger eine schwere Krankheit als ein mit langem Leben wohl vereinbares Gebrechen ist. Doch bilden diese Fälle eine Ausnahme.

Denn der Tod nach Verlauf einer beschränkten Frist ist fast unvermeidlich: er tritt bei einer progressiven Kachexie mit Abmagerung, Schwäche und Schmerzen ein oder infolge von epileptiformen Krämpfen, von diabetischem Koma, Asystolie oder Syncope, oder auch infolge irgendeiner hinzutretenden Affektion, wobei man in erster Linie Lungentuberkulose nennen muß, zu der Akromegaliker besonders zu neigen scheinen.

Diagnose.

Die Diagnose auf Akromegalie geschieht bei ausgesprochenen Fällen auf den ersten Blick. Bei nicht so klaren Fällen enthüllt die Röntgendurchleuchtung, die von Béclère und Oppenheim zuerst angewendet worden ist, charakteristische Deformationen:

1. Der Türkensattel ist beträchtlich vergrößert. Im Normalzustand erscheint er auf einer gut ausgeführten transversalen Röntgenaufnahme als erbsengroße Einsenkung.

Bei Akromegalikern nimmt der antero-posteriore Durchmesser die Ausdehnung einer Mandel, einer kleinen Nuß oder eine noch größere an.

Der Vertikaldurchmesser ist auch vergrößert. Je nachdem die Hypophysengrube allein vergrößert oder auch die obere Öffnung verbreitert ist, je nachdem die Knochenwände, die Processus clinoidei und die Platte des Keilbeins mehr oder weniger resorbiert oder konserviert sind, kann man bis zu einem gewissen Grade durch das Röntgenbild das Volumen des Tumor abschätzen und erkennen, ob er sich nach der Nasenhöhle zu oder nach dem Gehirn hinzieht, was von größter Wichtigkeit für Prognose und Behandlung ist. Man darf jedoch nicht ganz vergessen, daß die Hypophyse einen dritten Durchmesser hat, der sich der Röntgenaufnahme fast gänzlich entzieht, den Transversaldurchmesser, und daß ein Tumor der

Hypophyse oft genug diesen Durchmesser vergrößern kann, während er die beiden andern mehr oder weniger intakt läßt. (Infroit.)

2. Die Dicke der Schädelwände wird sehr unregelmäßig. Die Tabula, die innere und die äußere, sind an einigen Stellen abnorm weit voneinander entfernt, an andern nähern sie sich, so daß die Schädelkontur bisweilen die Form eines Rosenkranzes annimmt. Manchmal ist die lokale Verdickung eine so bedeutende, daß sie den Türkensattel verdeckt.

3. Die verschiedenen Gesichtshöhlen sind beträchtlich verbreitert; die Tatsache ist besonders deutlich für die Stirnhöhlen, die auf einer transversalen Röntgenaufnahme als breite, hohe und hell umschriebene Zone erscheinen.

4. Der individuell mehr oder weniger hervortretende, hinter der Lambdanaht befindliche normale Schädelvorsprung ist bei Akromegalikern immer sehr ausgeprägt (Papillault), wie übrigens in vielen Fällen von permanentem intrakraniellem Druck.

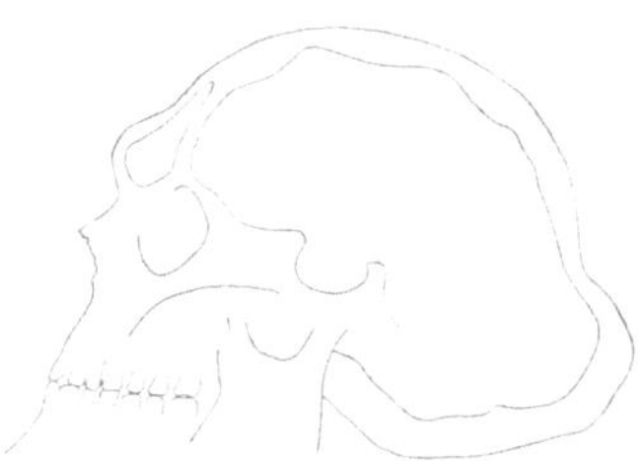

Abb. 36. Schema einer Röntgenaufnahme des Schädels bei Akromegalie (nach Béclère). — Man sieht: 1. die Ausdehnung des Türkensattels, 2. die Unregelmäßigkeit in der Dicke der Schädelwände, 3. die Ausdehnung der Stirnhöhlen und das Vorspringen der Augenbrauenbogen, 4. den hinter der Lambdanaht befindlichen Vorsprung mit Hervortreten des äußeren Hinterhaupthöckers.

Es existiert also eine wirkliche radiographische Formel, die augenblicklich der sicherste Beweis der Akromegalie ist; diese ist zur Diagnose zweifelhafter Fälle sehr wichtig und hat den Anfang gewisser Fälle von Akromegalie enthüllen können, deren spätere Entwicklung die Richtigkeit gezeigt hat (vgl. auch Bd. I, S. 1216).

Differentialdiagnose: Die Krankheiten, die durch ihre Wachstumsstörungen Anlaß zur Verwechslung mit Akromegalie geben, erstrecken sich bald auf den Kopf, bald ausschließlich auf die Glieder, seltener zugleich auf Kopf und Glieder.

Die Pagetsche Krankheit, die Rachitis, das Myxödem verunstalten zugleich Kopf und Glieder.

Die Pagetsche Krankheit (vgl. das entspr. Kapitel dieses Bandes) ist im wesentlichen eine knochenvergrößernde Affektion wie die Akromegalie, aber die Hypertrophien der Knochen sind ganz verschieden angeordnet. Am Kopf erstrecken sie sich viel mehr auf den Schädel als auf das Gesicht; bei der Akromegalie ist der Doppel-Wangendurchmesser am breitesten, bei der Pagetschen Krankheit ist es der Doppel-Schläfendurchmesser, und wenn man die Kontur des Gesichts schematisiert, findet man sie dreieckig mit oberer Basis bei dieser letzteren Krankheit, wie ein verschobenes Quadrat oder sechseckig bei der Akromegalie (Pierre Marie).

An den Gliedern sind die Mißbildungen noch viel charakteristischer: sie erstrecken sich nicht auf die Knochen der Extremitäten und auf die Enden der Knochen, sondern wesentlich auf die Röhrenknochen und ihre Diaphyse; die unteren Glieder werden viel mehr davon befallen als die oberen. Oberschenkel und Schienbeine sind gleichzeitig sehr vergrößert und nach innen und vorn sehr gekrümmt, so daß, wenn die Füße sich berühren, die Knie voneinander entfernt bleiben, und zwischen den unteren Gliedern ein breiter ovaler Raum entsteht. Die Knochen der oberen Glieder werden

am häufigsten befallen, aber ihre Hypertrophie und ihre Verkrümmung ist
gewöhnlich gering. Hände und Füße bleiben oft unberührt; der Rücken ist
gewölbt, aber ohne die sehr betonte Kyphose bei Akromegalie. Die Röntgendurchleuchtung zeigt ein eigentümliches Bild der hypertrophischen
Knochen: diese sehen aus, als ob sie aus Wattebäuschen gebildet wären,
und ihre Ränder sind nicht scharf begrenzt; die Arterien sind bisweilen
verkalkt (Béclère, Sonnenberg, Legros und André Leri). Die Pagetsche Krankheit tritt am Ende des Mannesalters oder im Greisenalter auf.
Manche Fälle der Pagetschen Krankheit können den Kopf unberührt lassen;
wir haben einen Fall beobachtet, wo die Schädelknochen außerordentlich
atrophiert waren, während die Gliederknochen eine beträchtliche Hyperplasie zeigten.

Bei der Rachitis können Kopf, Glieder und Thorax, zusammen oder
einzeln, symmetrisch oder asymmetrisch entstellt sein. Die übermäßige
Entwicklung des Kopfes erstreckt sich einzig auf den Schädel; der Schädel
kann ungeheuer sein. Er ist ver-
größert durch das Vorspringen der
Stirnbeine, gesäßförmig durch das
Vorspringen der Scheitelbeine, die
vordere Fontanelle klafft, das kleine, ältliche Gesicht ist atrophisch.
Die Röhrenknochen der Glieder
sind verkürzt, einwärts oder nach
verschiedenen Richtungen hin gekrümmt, besonders die der unteren Glieder (Genu valgum, Genu
varum usw.). Ihre Gelenke sind
knotig, Hände und Füße sind im
allgemeinen intakt. Das Sternum springt kielartig vor, der Thorax

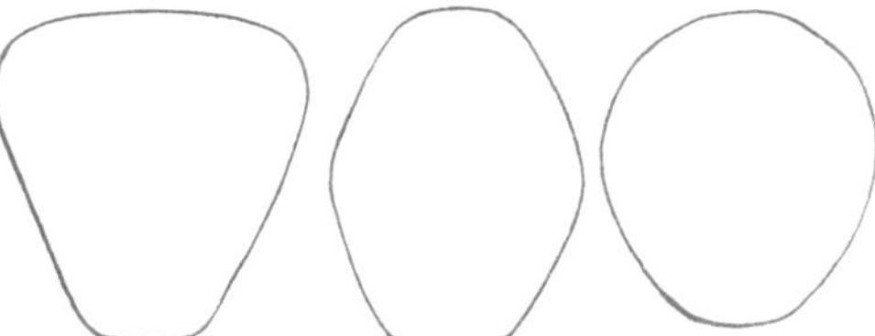

Abb. 37. Allgemeine Kontur des Gesichts:
1. bei Myxödem;
2. bei Akromegalie;
3. bei der Pagetschen Krankheit.
(Nach Pierre Marie.)

ist transversal verschmälert durch Einsinken des mittleren Teils der Rippen;
die Knorpel-Rippengelenke bilden einen „Rosenkranz". Wegen der Verkürzung der Glieder ist der Rachitische oft ein Zwerg. Die Affektion zeigt
sich gewöhnlich bei Kindern, sie ist ausnahmsweise angeboren, seltener tritt
sie im höheren Alter auf. Die Mißbildungen neigen eher dazu, zurück-
zugehen, als mehr hervorzutreten, trotzdem bleiben Rachitische oft
Zwerge.

Das Myxödem ist im wesentlichen keine Knockenerkrankung. Wenn
Gesicht und Extremitäten verdickt sind, so rührt dies von einer Infiltration
der weichen Teile her, das geschwollene Gesicht ist hierfür charakteristisch.
Die Knochen zeigen nur einen häufigen Stillstand in der Entwicklung, so
daß die Myxödematösen oft Zwerge sind. Das Myxödem ist angeboren
oder erworben; beim angeborenen Myxödem findet man oft Kretinismus
und Idiotie.

Bei der Virchowschen Leontiasis ossea und der Oxycephalie ist
der Kopf allein betroffen, was sie schon deutlich von der Akromegalie
unterscheidet. Die Leontiasis ossea ist nur eine Knochenhypertrophie
der Gesichts- und Schädelknochen. Die Hyperostose dabei ist zuweilen diffus; sie unterscheidet sich von der der Akromegalie durch
ihr schnelles Wachstum, durch häufiges Vorkommen von Knochenvorsprüngen, die zu der diffusen und asymmetrischen Hypertrophie noch
hinzukommen, und schließlich durch die vollständige Integrität der Weich-

teile. Die Nase ragt keineswegs hervor, sie ist zwischen Knochenmassen eingesunken (Facies leonis). Die Zunge ist normal. Öfter ist die Hyperostose eine partielle, obere, mittlere oder untere: umfangreiche Osteome bringen dann verschiedene bedeutende und ganz typische Mißbildungen hervor. Man beobachtet Kopfschmerzen, Sehstörungen, oft Krämpfe, Zeichen von Gehirndruck wie bei Akromegalie. Die Krankheit tritt auch im jugendlichen Alter auf, sie ist sehr selten.

Bei der Oxycephalie oder dem „Turmschädel" erstreckt sich die Deformation ausschließlich auf den Schädel; er ist vertikal verlängert und transversal abgeplattet. Das Gesicht ist nicht verändert. Es sind gewöhnlich Sehstörungen vorhanden, die in einer progressiven Amblyopie bestehen, die bis zu vollständiger Amaurose führen kann, und die von einer optischen Neuritis herrührt. Einengung des Gesichtsfeldes ist nicht vorhanden, aber ziemlich oft Augenmuskellähmungen. Der Anfang der Krankheit reicht bis in die Kindheit zurück. Die radiographische Formel ist von der bei Akromegalie ganz verschieden; außer einer Art „Basilarlordose", die von der Einsenkung der mittleren Gehirngrube kommt, konstatiert man das Verwischen und Verschwinden der Knochenhöhlen (Bertolotti); bisweilen beobachtet man jedoch eine Verbreiterung des Türkensattels. (Hirschberg.)

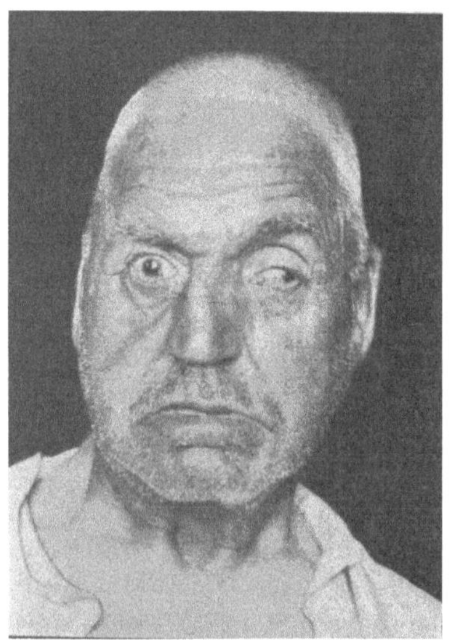

Abb. 38. Oxycephalie. — Verlängerter Schädel, „Turmschädel", optische Neuritis, divergierender Strabismus.

Nur die Glieder sind bei der hypertrophischen pneumatischen Osteo-Arthropathie, beim Rheumatismus und der Gicht, bei der Elefantiasis usw. deformiert.

Die hypertrophische pneumatische Osteo-Arthropathie, wie sie von Pierre Marie beschrieben ist, ist charakteristisch durch die systematischen Hypertrophien gewisser Teile des Skeletts der Extremitäten. Die Hände sind dick wie Tatzen, aber die Hypertrophie erstreckt sich nicht auf die Weichteile. Die Finger sind besonders breit an den äußersten Gliedern, die aufgetrieben wie Glockenklöppel oder wie Spatel sind; die Nägel sind breit und rund wie ein Uhrglas und nach vorn gekrümmt wie ein Papageienschnabel. Die Handgelenke sind breit und dick, nach allen Richtungen enorm, sie bilden einen umfangreichen Vorsprung zwischen Mittelhand und Vorderarm, die fast normal sind. Die Füße haben die gleichen Deformationen an den Zehen und am Knöchel. Man findet oft eine Kyphose vor, aber sie ist dorso-lumbal und nicht cervicodorsal. Das Gesicht ist nur durch Hypertrophie des Oberkieferrandes entstellt. Weder Amenorrhöe noch Gehirnstörungen sind vorhanden. Die Krankheit beobachtet man fast ausschließlich bei Menschen, die an chronischen Affektionen der Atmungswege leiden, besonders an eiternden Affektionen, an Erweiterung der Bronchien oder an eitriger Brustfellentzündung.

Die verschiedenen, unregelmäßigen Deformationen, die Arthritis und Periarthritis, die produktive schmerzhafte und immobilisierende Osteitis des chronischen Rheumatismus, die „tophi“ und die Deformationen „en botte de panais“ der chronischen Gicht erinnern nur sehr entfernt an die regelmäßig systematischen Hypertrophien der akromegalischen Hände.

Die syringomyelitische Cheiromegalie, die von Charcot, Brissaud, Pierre Marie beschrieben worden ist, ist eine Knochenhypertrophie, die auf die Hände, öfter nur auf die Finger und selbst auf einzelne Finger einer Hand oder beider Hände lokalisiert ist. Die sensitiven, trophischen und vasomotorischen Störungen der Syringomyelie erstrecken sich oft auf ein oder mehrere der davon befallenen oberen Glieder. Der Kopf und die unteren Glieder werden von der Deformation nicht angegriffen.

Die von Achard beschriebene Arachnodaktylie und die von Marfan beobachtete angeborene Dolichostenomelie sind nur charakteristisch durch die Verlängerung und die Schlankheit der Finger und Zehen. Die von Arnone konstatierte Akrohyperplasie läßt außer einer außerordentlichen Verlängerung der Finger und der Zehen eine geringere Verlängerung der Vorderarme und der Beine und eine noch geringere der Arme und Schenkel zu.

Die partiellen angeborenen, oft halbseitigen Hypertrophien des Gesichts oder der Glieder, wie die Hemihypertrophie des Gesichts, eines Gliedes oder mehrerer Glieder oder eines Gliedsegments, die Hypertrophie einer ganzen Körperseite, die Makrodaktylie oder Makropodie usw. sind sehr mit Unrecht von Virchow mit dem Namen „partieller Akromegalie“ bezeichnet worden: sie gleichen in keiner Weise der Marieschen Krankheit.

Ätiologie.

Die Akromegalie beginnt besonders gegen Ende des jugendlichen und am Anfang des mittleren Alters (18.—35. Jahr). Die sehr späten Formen (49. Jahr: Schwartz, 46. Jahr: Modena) sind Ausnahmefälle; um an die Existenz ganz früher Fälle zu glauben (14 Monate: Moncorvo) bedürfte es neuer Beweise. Sie ist etwas häufiger bei der Frau als beim Manne. Die Akromegalie ist eine Krankheit aller Länder und aller Klimate.

Die direkte und gleiche Erblichkeit ist von Bonardi, Cyon, Schwoner, Fraenkel und Schaffer beobachtet worden; doch kann dies bis jetzt begreiflicherweise nicht als vollkommen begründet angesehen werden, wenn man bedenkt, daß die Akromegalie im allgemeinen in der Jugend beginnt und fast unvermeidlich die Sterilität nach sich zieht. Der Riesenwuchs ist in der Antezedenz der Akromegaliker beschrieben worden (Moutier und Roubinowitch usw.).

Die neuro-arthritische Vererbung wäre nach Farnarier die Basis der Störungen degenerativer Natur, die man oft bei Akromegalikern beobachtet.

In den persönlichen Antezedenzien der Patienten hat man folgende Krankheiten gefunden: die verschiedenen Erscheinungsformen der Arthritis (Gicht, Rheumatismus, Diabetes usw.), Nervenkrankheiten (Tabes, Veitstanz usw.), infektiöse Krankheiten (Typhus, Masern, Scharlach, Pocken usw.), Vergiftungen (Alkoholismus, Saturnismus), Traumata, Kastration (Fall von Goldstein, Patientin, die „seit jeher durch ihre Größe und Grobknochigkeit aufgefallen“ war). Jeder Autor hat geglaubt, die koinzidierenden

Affektionen als bestimmende oder veranlassende Ursache ansprechen zu
müssen: in Wahrheit weiß man nichts über die wirkliche Ursache der
Läsionen bei Akromegalie.

Pathologische Anatomie.

Veränderungen der Knochen und der weichen Teile einesteils und solche
der Hypophyse andernteils finden sich beständig bei Akromegalie. Läsionen
der verschiedenen Blutgefäßdrüsen, des Zentralnervensystems und der verschiedenen Brust- und Baucheingeweide
sind nicht beständig, und ihr Wert wird
von den Autoren verschieden eingeschätzt.

Wir haben gelegentlich der Symptomatologie die hauptsächlichsten makroskopischen Modifikationen der Knochen
beschrieben. Am Kopf bestehen sie in
einer unregelmäßigen Verdickung der verschiedenen Knochen des Schädels und des
Gesichts, dem Verschwinden der Schädelnähte, dem Vortreten der intrakraniellen
Fortsätze, der Erweiterung der Höhlen,
der Mißbildung der Gelenkköpfe. An den
Gliedern erstreckt sich die Hypertrophie
besonders auf die Hand- und Fußknochen
und ihre Epiphysen. Am Thorax sind besonders die Rippen, das Sternum, die
Schlüsselbeine, die Dornfortsätze der Wirbel hyperplastisch. Im allgemeinen erstreckt sich die Hypertrophie hauptsächlich auf die Knochen mit rotem Mark.

Histologisch betrachtet, konstatiert
man eine abnorm verlängerte Aktivität
der Osteogenese, und zwar zugleich im
Periost und im Mark; das Knochenmark
bleibt rot, es herrscht bei der Knochenneubildung vor. Während diese übermäßige
Neubildung vor sich geht, sind die Osteoklasten gleichzeitig die Vermittler eines
fortgesetzten zentralen Resorptionsprozesses (Pierre Marie und Marinesco).

Die Läsionen der weichen Teile bestehen im wesentlichen in einer bindegewebigen Hypertrophie der Haut und
der Unterhaut. Alle Bindegewebe sind verdickt: die bindegewebigen Häute der Drüsen, die Gefäßscheiden, die lamellenartigen
Scheiden der cutanen und subcutanen Nerven, die Insertion der Haut an den tieferen Geweben, die aponeurotischen und

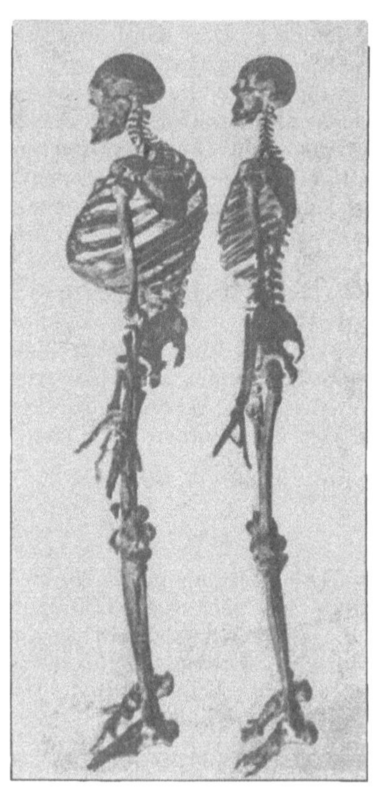

Abb. 39. Vergleich zwischen einem
akromegalischen und einem normalen
Skelett. — Deformation des Kopfes,
Vorspringen des Kinns, der Augenhöhlen, des hinter der Lambdanaht
befindlichen Höckers; Deformation
des Thorax, cervico-dorsale Kyphose,
Vorspringen des unteren Teils des
Sternum, Doppelbuckel, Verdickung
der Rippen und der Clavicula; Verlängerung der Glieder, besonders
der Hände.

sehnigen Insertionen usw. Dieselbe pachydermische Hyperplasie zeigt sich
am Chorion der Mundschleimhaut, der Zunge, der Nase, des Schlundkopfes,
des Kehlkopfes usw.

Die Hypertrophie der Zunge entsteht besonders durch eine inter- und intra-fasciculäre Proliferation: die Muskelfasern degenerieren nach Vermehrung ihrer Kerne, so wie man es bei den verschiedenen Muskelatrophieen beobachtet; es würde sich also um eine Pseudohypertrophie handeln. Die

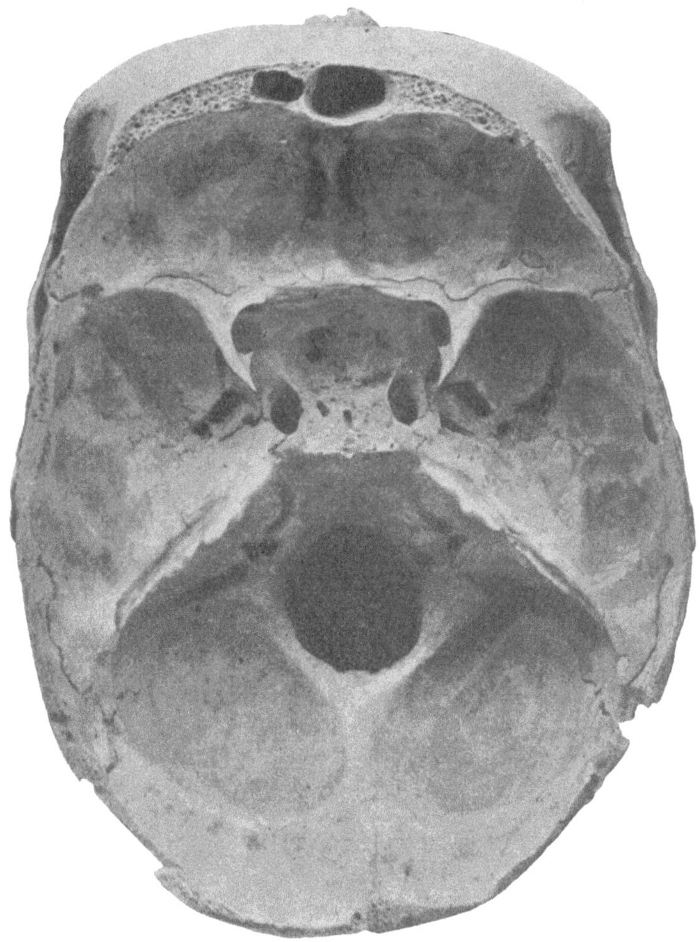

Abb. 40. Schädelbasis eines Akromegalikers (Patient der Abbildung 31). — Besonders fällt die beträchtliche Ausdehnung des Türkensattels auf, sowohl in der Breite als auch in der Länge und der Tiefe; er enthielt einen großen Tumor. Am Boden des Türkensattels sieht man die erweiterte Öffnung des pharyngo-cranialen Kanals. Ferner die Ausdehnung der Stirnhöhlen. Dieser Schädel war außerordentlich leicht.

Nerven sollen nur unbedeutende Veränderungen zeigen (Pierre Marie und Marinesco).

Die Hypophyse zeigt konstante Veränderungen; es handelt sich fast immer um einen Tumor. Noch vor kurzer Zeit hielt man diesen Tumor meistens für einen Sarkom und, in der Statistik von Paulesco (1908), sind

$^3/_4$ der Fälle als Sarkom gerechnet. Heute neigt man immer mehr der Ansicht zu, daß es sich fast immer um Epitheliom handelt: die angeblichen

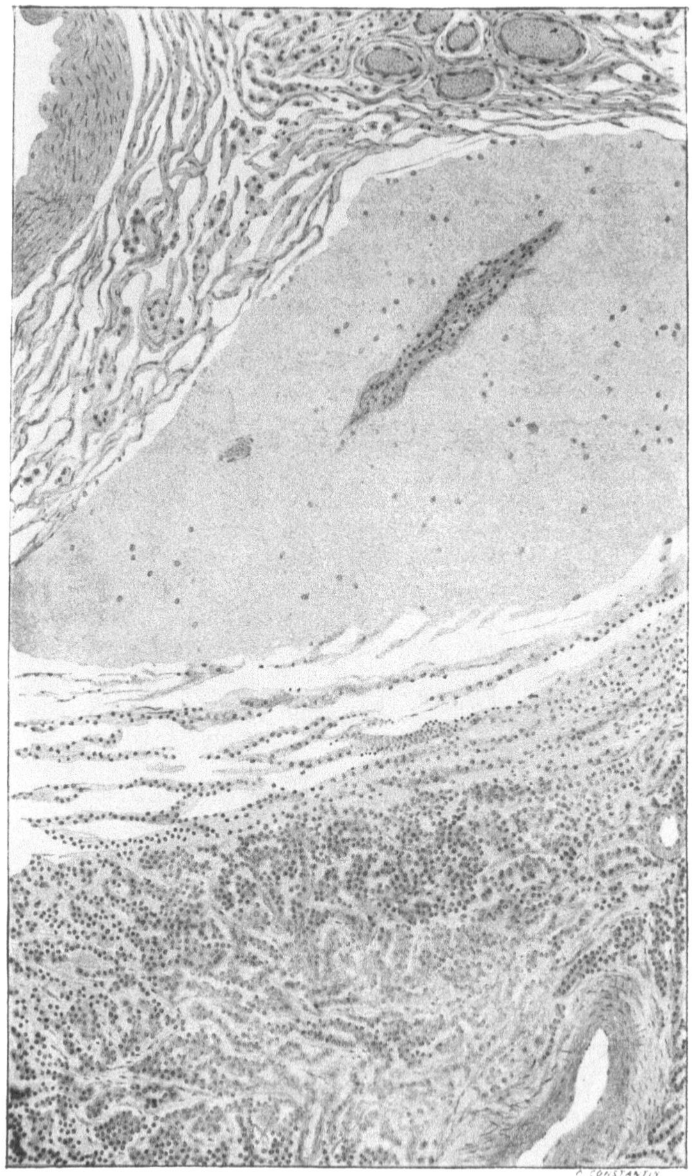

Abb. 41. Histologischer Schnitt eines Hypophysentumor bei Akromegalie (Fall
von Lecène, Presse médicale 1909). Unten der Tumor (Adeno-Epitheliom mit
chromophoben Zellen). Oben Fragmente des Nervenlappens der Hypophyse.

sarkomatösen Rundzellen sind in Wahrheit deformierte hypophysische
Epithelzellen, deren Protoplasma den ausgeprägten Charakter verloren hat,

was sie schwer erkennbar macht. Nur nach sorgfältiger Prüfung, nach
genauer Untersuchung der Beziehungen dieser Elemente zu dem Stroma
und zu den Gefäßen, und dies besonders in der Einbruchszone, kommt
man zu dem Schluß, daß man es mit einem Epitheltumor zu tun hat.
Es handelt sich übrigens um ein Epitheliom glandulären Charakters, das
sich auf Kosten des Vorderlappens der Drüse entwickelt hat: der Pflaster-
Epitheltumor, dessen Ursprung strittig ist, scheint die Akromegalie nicht
zu veranlassen.

Volumen und Form der Drüse sind veränderlich; im allgemeinen
handelt es sich um einen ziemlich regelmäßigen Tumor, vom Volumen
einer Kirsche, einer Nuß oder etwas größer, der fast die Gestalt des
Organs annimmt, d. h. ein abgerundeter Tumor, der aber mehr oder weniger
die Wände des Türkensattels ausnutzt, ihn nach allen Seiten hin vergrößert,
mehr vielleicht nach unten und nach vorn, indem er sich in die Keilbeinhöhle einsenkt. Dieser Tumor kann auch in die Gehirnhemisphären eindringen, indem er entweder mehr oder weniger in einer der beiden Hirn-
lappen eingekapselt bleibt oder sich darin diffus ausbreitet. In diesen
Fällen nimmt er oft Sanduhr- oder Hantelform an, der Hypophysenstiel ist
der verengte Teil zwischen den extracerebralen und intracerebralen Teilen.

Unter dem Mikroskop zeigen diese Epithelialtumoren unterscheidende
Merkmale in der Natur ihrer Zellen und in der Disposition derselben.
Die normale Hypophyse enthält drei Arten unregelmäßig verstreuter Zellen,
die seit Benda durch Elektivfärbung ihrer Granulationen differenziert worden
sind: eosinophile, basophile und chromophobe Zellen. Beim Hypophysentumor der Akromegaliker handelt es sich manchmal um ein typisches
Epitheliom oder Adeno-Epitheliom, bei dem die alveoläre oder
reihenförmige Anordnung der Hypophysenzellen mehr oder weniger erhalten
ist, die Zellen aber nach Anzahl und Größe vermehrt sind, und die besonders
ihren differenzierten Charakter verloren haben, d. h. fast alle haben ein
chromophobes Protoplasma. Öfter kommt ein atypisches Epitheliom
oder Carcinom vor, bei dem die Krebszellen nicht in bestimmter Weise
angeordnet sind, und die in keiner Hinsicht mehr an das Drüsengewebe
erinnern. Beide Erscheinungen beobachtet man übrigens bei verschiedenen
Teilen desselben Tumor vereinigt. Hämorrhagien, Erweichungen, cystische
Bildungen, verschiedene Entartungserscheinungen findet man oft im Innern
dieser Hypophysentumoren zerstreut, deren Aussehen dadurch verändert wird.

Die Grenze zwischen einem typischen Epitheliom und einem Adenom
einerseits, zwischen einem Adenom und einfacher Hyperplasie andrerseits,
ist schwer zu ziehen. Dies ist der Anlaß zu zahlreichen Erörterungen.
Einige Autoren halten die einfache Hyperplasie oder die adenomatöse
Hyperplasie für die häufigste Ursache der Akromegalie. Nach Roussy
wieder muß man zugeben, daß die wahre Akromegalie von einem Tumor
der Hypophyse herrührt, wenn man dem Wort Tumor seinen klinischen
Sinn der neoplastischen Neoformation, des wahren Krebs, gibt. Nach
diesem Autor beruht die Ursache der Akromegalie nicht in einer einfachen
Hyperfunktion der Drüse, sondern eher in einer Hyperfunktion, die durch
das Neoplasma in eine Dysfunktion verwandelt ist; auf diese Theorie
kommen wir noch bei Besprechung der Pathogenese zurück.

In einer ganzen Anzahl von Fällen jedoch haben die Autoren in der
Hypophyse von Akromegalikern eine ganz andere Störung als einen Tumor
gefunden, z. B. eine Cirrhose (Huchard und Launois, Klippel), eine

Cyste (Widal, Roy und Froin), eine Nekrose (Furnivall), eine Hämorrhagie (Bleibtreu), eine einfache Modifikation der Zahl der chromophilen oder chromophoben Elemente (Lewis) usw. Nach Roussy müßten alle Fälle dieser Art nachgeprüft werden, weil es sich um einen Interpretationsfehler handeln könnte, der von einer der folgenden Ursachen herrührte: Entweder hätte man verabsäumt, das akzessorische Hypophysensystem, das in dem Keilbein und in der Wand des Pharynx (Haberfeld, Fischer usw.) enthalten ist, anatomisch zu untersuchen, oder man hätte klinisch noch wenig ausgeprägte, abgeschwächte Formen der Pseudo-Akromegalie, bei welchem eins der wesentlichen Symptome des Syndroms von Pierre Marie fehlt, oder selbst Affektionen, die nur eine entfernte Ähnlichkeit mit Akromegalie haben, der Riesenwuchs z. B., oder besonders die Syringomyelie mit Chiromegalie (Fälle von Recklinghausen, Petrén usw.), für wahre Akromegalie gehalten. In Wirklichkeit würde Akromegalie immer durch eine wahre neoplastische Läsion der Vorderlappen der Hypophyse hervorgerufen.

Die Schilddrüse ist bei einer ziemlich großen Anzahl von Fällen der Akromegalie verändert gefunden worden. Die Hypertrophie ist häufig und oft beträchtlich: Bei einem Patienten von Launois und Roy wog die Schilddrüse 250 g. Rogowitch, Gley, Boyce und Beadles glauben, daß es zweifellos eine Art funktioneller Vertretung zwischen der Schilddrüse und der Hypophyse gibt; die pathologische Läsion oder experimentelle Exstirpation einer von beiden Drüsen soll die Hypertrophie der anderen nach sich ziehen. Die Schilddrüse ist übrigens nicht immer vergrößert: nach Angaben von Hinsdale ist sie bei $^1/_3$ der Fälle (von 36 12) normal, bei etwas mehr wie $^1/_3$ (13) vergrößert, bei etwas weniger als einem Drittel (11) verkleinert. Wenn sie hypertrophisch ist, sind die Follikel hyperplasiert und oft cystisch.

Die Nebennieren sind bisweilen auch hyperplastisch, zu gleicher Zeit wie die Hypophyse und die Schilddrüse (Ballet und Laignel-Lavastine, Fischer usw.).

Pierre Marie und Klebs haben das Fortbestehen und das Wiederaufleben der Thymusdrüse bei einer gewissen Anzahl von Akromegalikern beschrieben: dieselbe Tatsache ist von Arnold, Stadelmann, Schultze, Mendel, Mossé usw. konstatiert worden.

Bei einigen Fällen waren alle Blutgefäß-Drüsen verändert (Roussy und Gauckler usw.).

Die Milz und die Lymphdrüsen sind bisweilen verkalkt, bisweilen vergrößert, oft mehr oder weniger verändert (Claus und van der Stricht).

Nicht nur die Blutgefäßdrüsen, sondern alle Organe hat man manchmal bei gewissen Akromegalikern beträchtlich vergrößert gefunden: dieser Riesenwuchs der Eingeweide ist um so merkwürdiger, als er nicht immer mit einem Riesenwuchs der Glieder zusammentrifft. Die Splanchnomegalie erstreckte sich auf alle Organe des Bauches bei Fällen von Linsmayer, Bourneville und Regnault, von Chauffard und Ravaut, von Launois und Roy und von Fischer. Bei dem Fall von Linsmayer waren Herz, Darm und selbst das Mark hypertrophisch; bei einem Falle von Paviot und Beutler erstreckte sich die Hypertrophie besonders auf das Herz, es handelte sich übrigens um eine einfache Hypertrophie ohne Sklerose weder der Nieren noch des Herzens. Die verschiedenen Organe können ihr Volumen verdoppeln oder verdreifachen. Es folgen einige der angegebenen Gewichte:

	Normal	Launois und Roy	Fischer	Paviot
Leber	1600	4500	2305	2700
Milz	200	370	490	330
Pankreas	70	250	—	—
Nieren	150	390⎫ 325⎭	245⎫ 220⎭	310⎫ 310⎭
Herz	260	510	—	830
Hypophyse . . .	0,50	ungeheurer Tumor	—	3
Schilddrüse . . .	18—25	250	73	—
Nebennieren . . .	5—6	—	30⎫ 27⎭	—

Bei den meisten dieser Eingeweidehypertrophien zeigt das interstitielle Gewebe eine mäßige Wucherung; die Hypertrophie und die Hyperplasie erstrecken sich im wesentlichen auf das parenchymatöse Element: so hat Fischer den Durchmesser der Nierenglomeruli auf 460—620 μ geschätzt, während er normaler Weise 120—220 μ beträgt; das Epithel der Nebennieren würde 40—60 μ statt 15 μ messen usw.

Eine fast absolute Ausnahme zu dieser allgemeinen Splanchnomegalie bilden das Gehirn, dessen Gewicht gewöhnlich normal bleibt, und die Geschlechtsorgane, die fast immer atrophieren; der Uterus ist klein und kindlich, die Ovarien sind klein, sklerotisch und cystisch; die Hoden sehen bisweilen normal aus, oft haben sie ein geringes Volumen, sie sind weich, von einer interstitiellen diffusen Sklerose ergriffen.

Das Nervensystem ist bis jetzt sehr wenig studiert worden. Die deutlichste Veränderung, die beobachtet worden ist, ist die Produktion von Verknöcherungen in den spinalen Meningen gewesen (Henrot, Duchesneau, Finzi, Sainton und Staté, Launois und Roy). Diese Verknöcherungen bilden manchmal eine wirkliche Kalkeinhüllung an der hinteren Fläche des Markes in einem Teil seiner Ausdehnung; sie erklären vielleicht die am Rand befindliche mäßige Sklerose und die Sklerose der Gollschen Stränge, die Sainton und Staté konstatiert haben. Diese Autoren nehmen an, daß diese Verknöcherungen vielleicht schuld an den Schmerzen neuralgischen Charakters der schmerzhaften Form der Krankheit sind. Das Gehirn zeigt bisweilen etwas Hyperplasie der Neuroglia; die Nerven der angegriffenen Stellen, der Sympathikus und die Ganglien zeigen öfter eine mehr oder weniger ausgesprochene Sklerose.

Das Blut, das von Cavalieri Ducati, von Sabrazes und Bonnes untersucht worden ist, soll im wesentlichen eine Zunahme der Lymphocyten (vielleicht auch der eosinophilen Zellen) mit Verminderung der polynucleären Neutrophilen aufweisen; es würde sich also dem Blute des Kindes in der Wachstumsperiode nähern. Die Anzahl der roten Blutkörperchen würde eher etwas übernormal sein, aber der globuläre Wert wäre etwas herabgesetzt. Vlaieff hat einmal eine der myelogenen Leukämie ähnliche Blutbeschaffenheit festgestellt: Verminderung der Zahl und des Hämoglobingehalts der roten, Verminderung der Polynukleären, relative und absolute Vermehrung der Eosinophilen und der großen Mononukleären, kernzellige rote.

Pathogenese.

Wir haben uns bis jetzt streng an den Bericht von Tatsachen gehalten; die Pathogenese grenzt an das Reich der Hypothese. Dennoch beherrscht sie eine Tatsache: in allen Fällen von Akromegalie nämlich, die sorgfältig studiert worden sind, hat man eine Läsion der Glandula pituitaria konstatiert, eine Läsion, die fast immer makroskopisch, vielleicht ausnahmsweise mikroskopisch ist. Außerdem hat man im allgemeinen die Theorie angenommen (Pierre Marie), die aus der Akromegalie eine systematische Dystrophie hypophysären Ursprungs macht.

Die sehr zahlreichen Fälle von Tumoren der Hypophyse ohne Akromegalie beweisen nichts gegen diese Theorie: man weiß heute, daß ein gesunder, sehr minimaler Teil einer Drüse ausreicht, um ihre Sekretion in dem Maße aufrecht zu erhalten, daß sie ihre physiologische Funktion genügend erfüllen kann[1]); es scheint auch, daß gewisse Drüsentumoren eher zu einer Hyper- als zu einer Hyposekretion führen.

Aber welche Sekretionsstörungen der Hypophyse rufen Akromegalie hervor? Ist es eine Hyper- oder eine Hypofunktion? Anders ausgedrückt, bringt die Hypophyse der Akromegaliker im Übermaß eine Substanz hervor, die imstande ist, auf die Entwicklung der Extremitäten zu wirken (Hansemann, Tamburini, Hutchinson, Benda)? oder aber produziert sie in ungenügendem Maße eine Substanz, die unbekannte Gifte neutralisieren müßte, die die verschiedenen Arten der Bindegewebe des Organismus erregen und hyperplasieren, und zwar besonders das Knochengewebe (Pierre Marie und Marinesco)? Wir wollen über die Beweisgründe jeder der beiden Theorien kurz berichten.

Die Anhänger der Hyperfunktion, der „Hyperhypophysie", stützen sich auf anatomische, klinische, experimentelle und therapeutische Beweise. Anatomisch wären die häufigsten Hypophysentumoren bei Akromegalikern einfache Hyperplasien oder Adenome, die normal eine Hypersekretion zur Folge haben; Borchardt soll übrigens bei den meisten dieser Tumoren eine Vermehrung der chromophilen Elemente konstatiert haben, denen man gewöhnlich die sekretorische Hauptrolle zuschreibt.

Klinisch haben Moraczewsky, Tanszk und Vas und Parhon nach experimenteller Einverleibung von Hypophysenextrakt eine übermäßige Verhaltung im Organismus von Phosphor und Kalksalzen, den wesentlichen Elementen beim Knochenbau, und eine Verringerung ihrer Ausscheidung konstatiert: dies wären also dieselben Ausgleichsmodifikationen, die man bei Akromegalie beobachtet. Experimentell hat die Exstirpation der Hypophyse (Horsley, Marinesco, Vassale und Sacchi, Friedmann und Maas usw.) bei Tieren niemals Symptome von Akromegalie hervorgebracht. Endlich hat die opotherapeutische Behandlung der Akromegalie beim Menschen durch Hypophysenpräparate entweder keine Resultate ergeben (Mendel, Staté usw.), oder auch günstige Resultate in bezug auf die subjektiven und einige objektive Störungen, aber keine die Knochenentwicklung der Extremitäten betreffenden (Zanoni, Kuh, Favorsky, Marinesco); im Gegenteil soll in einigen Fällen das Herausschneiden der Hypophyse ein Zurückgehen aller akromegalischen Symptome, die Knochenhypertrophie mit einbegriffen, hervorgebracht haben.

Die Anhänger der sekretorischen Hypofunktion, der „Hypohypophysie", stützen sich auf folgende Argumente. Anatomisch wäre der hypophysische Tumor der Akromegaliker gewöhnlich eine Geschwulst mit deutlich destruktivem Charakter, und zwar so, daß er in anderen Drüsen eine Verminderung der Sekretion herbeiführt; auch können die Fälle, bei denen die festgestellte Läsion in einer nekro-

---

[1]) Cavalieri hat kürzlich in der Schlundkopfhöhle das beständige Vorhandensein eines, mit dem der Hypophyse identischen Gewebes beschrieben: diese accessorische Schlundkopfhypophyse, die bei Akromegalie noch nicht untersucht worden ist, könnte vielleicht, je nach den Fällen, entweder gleichzeitig mit der Haupthypophyse degenerieren oder eine vicariierende Rolle spielen. Diese Hypothese ist um so einleuchtender, als Ettore Levi bei drei akromegalischen Schädeln die abnorme Persistenz des Schädelschlundkanals konstatiert hat, weswegen die relative Kontinuität der intrakraniellen und der extrakraniellen Hypophyse während des Lebens zu vermuten ist.

biotischen Veränderung bestanden hätte oder in einer Hämorrhagie, die durch ein Trauma hervorgerufen worden war, kaum anders erklärt werden als durch Hypofunktion der Drüse. Chemisch hat Schiff eine Zunahme der Phosphorsäure im Urin nach Einverleibung von Hypophyse gefunden, und die Erfahrungen von Rogowitch stehen auch im Widerspruch mit den chemischen Befunden, die wir oben erwähnt haben. Endlich müßten die Fälle des Hypophysektomie bei akromegalischen Menschen mit ganz guten Resultaten durch neue Beobachtungen bestätigt werden, und andererseits wäre es nicht überraschend, daß die opotherapeutische Behandlung, die bisweilen günstig auf die anderen Symptome gewirkt hat, nicht dasselbe regressive Ergebnis bei den Symptomen gezeigt hat, die ebenso langsam gebildet, ebenso beständig und vielleicht ebenso entscheidend wie die Knochendeformationen sind.

Die Argumente, die von den Anhängern dieser beiden Theorien angeführt werden, widersprechen einander. Béclère hat die mehr eklektische Hypothese aufgestellt, daß man am Anfang Hyperfunktion zusammen mit Läsionen hyperplastischer und proliferierender Form (Entzündung, Hyperplasie, Adenom usw.) fände, später Hypofunktion als Folge des degenerierten und destruktiven Charakters der Terminalläsionen (Nekrose, Hämorrhagie, Cirrhose usw.).

Einige Autoren, die schließlich zugeben, daß in den Fällen wahrer Akromegalie die hypophysische Läsion immer ein neoplastischer Tumor ist. glauben mit Roussy, daß weder eine Vermehrung noch eine Verminderung, wohl aber ein Fehlerhaftwerden der Sekretion stattfindet. (Dyshypophysie.) Dies ist sicher die verständlichste und bequemste Hypothese.

Zwei Fragen sind zu stellen, möge es sich nun um eine Hyper- oder eine Hyposekretion, ein Fehlerhaftwerden der Sekretion, um Hyperhypophysie, um Hypohypophysie oder Dyshypophysie handeln. 1. Warum zeigt sich eine Störung der Hypophyse? 2. In welcher Weise bestimmt sie die systematische Dystrophie, die die Akromegalie bildet?

Was ruft die Störung der Hypophyse hervor? Wenn die Hypophysenläsion immer ein Tumor ist, so ist das Problem dasselbe, das bei dem Entstehen aller Carcinome aufgestellt wird. Ohne absolut zwingenden Grund beschuldigt man sowohl das neuroarthritische Gebiet als auch die ausgedehnten Entzündungen, die Folgeerscheinung von Infektionen, Intoxikationen und Traumen. Für diejenigen, die nicht zugeben, daß die Läsion der Hypophyse immer ein Tumor ist, könnten die Gifte und Giftstoffe, die exogenen (Infektionen, Intoxikationen) oder die endogenen (Arthritis), elektiv und direkt schädlich auf die Hypophyse wirken, oder aber die Störungen der allgemeinen Ernährung, die sie hervorrufen, würden eine sekundäre Hypertrophie der Hypophyse bestimmen, durch das Übermaß an Arbeit, die sie von dieser Drüse fordern. (Vassale, Guerrini.)

In welcher Weise bestimmt nun die Störung der Drüse, welcher Art auch immer sie sein möge, die Akromegalie? Die Antwort auf diese Frage ist noch ganz hypothetisch. Die schädlichen Produkte, die im Übermaß durch die Hypophyse in Umlauf gesetzt werden oder in Ermangelung von Hypophysensekret nicht neutralisiert worden sind, werden durch den Blutkreislauf fortgetrieben und können entweder direkt auf die Knorpel- und Knochengewebe oder auf ihre nervösen trophischen Zentren wirken (Rogowitch): der Beweis für den einen oder den anderen Mechanismus ist aber nicht geführt worden. Daß die Läsionen besonders an den Extremitäten systematisiert, lokalisiert sind, kann man nach Pierre Marie und Marinesco

durch die besonderen Zirkulations- und Ernährungsbedingungen der Glieder,
vielleicht auch durch eine embryonale Prädisposition erklären.

Die Hypophysentheorie hat eine gewisse Anzahl von Autoren nicht be-
friedigt, und die zahlreichen anatomischen Läsionen, über die wir berichtet
haben, haben als Ausgangspunkt für ebensoviele pathogenetische Hypothesen gedient. Die Autoren haben als Ausgangspunkt der Krankheit jede
der Blutgefäßdrüsen oder der Drüsen mit innerer Sekretion, bei denen Läsionen konstatiert worden sind, betrachtet: so hat man die Thymusdrüse,
die Schilddrüse, die Geschlechtsdrüsen angeklagt.

Die schädliche Rolle der fehlerhaften Sekretion, von welcher Drüse sie
auch stamme, ist auf drei verschiedene Arten erklärt worden: für die einen
besteht der Ursprung der Krankheit einzig und allein in der Störung der
einen oder anderen dieser Sekretionen; nach anderen bestimmt diese glanduläre Dystrophie die Akromegalie nur darum, weil sie infolge der funktionellen Synergie eine sekundäre Hypertrophie der Hypophyse hervorruft;
noch andere endlich halten die pituitäre Dystrophie für eins der Elemente
eines klinisch-anatomischen Symptomenkomplexes, bei dem alle Blutgefäßdrüsen gleichzeitig beschädigt werden durch eine Infektion oder eine Intoxikation.

Die Thymusdrüse ist von Klebs und Massalongo inkriminiert worden. Nach
Klebs soll der Thymus normal gefäßbildende Zellen bilden. Wenn er über die
Pubertät hinaus besteht, nimmt die Anzahl der Gefäße zu und dies besonders an den
Extremitäten, wo der Blutlauf am langsamsten ist. Hieraus resultiert eine Überernäh-
rung dieser Teile: die Akromegalie entsteht durch das Fortbestehen und das Wieder-
aufleben des Thymus. Die normale oder pathologische Rolle dieser Drüse ist aber nicht
bewiesen, und außerdem ist übermäßige Gefäßbildung keine Begleiterscheinung der
Akromegalie. Nach Massalongo wäre es dies funktionelle Fortbestehen sowohl des
Thymus als auch der Hypophyse über die Pubertät hinaus, die die Fortsetzung des
Knochenwachstums und die Akromegalie veranlaßt.

Cheadle und Lannois, Rogowitch usw. haben in der Schilddrüse die
Veranlassung zur Akromegalie gesehen. Diese Autoren stützen sich auf die aus-
gleichende Hypertrophie der Hypophyse nach Entfernung der Schilddrüse (Gley,
Rogowitch, Haskovec, kürzlich Viola, Alquier usw.), auf die umgekehrte Hypertrophie der Schilddrüse nach Wegnahme der Hypophyse (Caselli), auf die Atrophie der Schilddrüse nach experimenteller hypophysischer Opotherapie (Hallion und
Alquier), auf die Hypertrophie der Hypophyse bei Kretins und Myxödematischen
(Niepce, Virchow, Ponfick, Comte), auf die bisweilen beobachtete Koexistenz
von Myxödem und Akromegalie (Pineles, Modena, Greene usw.) Nach Rogowitch wären die beiden Drüsen, die Schilddrüse und die Hypophyse, eines funktionellen reziproken Ersatzes fähig, und ihre gleichzeitige Veränderung würde die
Vergiftung des Zentralnervensystems durch nicht neutralisierte Gifte und infolgedessen
die trophischen Störungen der Akromegalie veranlassen. Nach Cheadle und Lannois
wäre die Schilddrüsenläsion die ursprüngliche, die Hypophyse würde nur eine sekundäre Ersetzunghypertrophie erleiden. Aber keine der Tatsachen, auf die sich diese
Autoren berufen, ist zuverlässig, und außerdem beobachtet man bei Agromegalikern
eine bisweilen atrophische oder eine hypertrophische oder auch eine normale Schilddrüse.

Die Atrophie der Geschlechtsdrüsen ist besonders von Freund, Verstraeten,
Fischera usw. betont worden. Diese Autoren stützen sich auf die fast beständige
Atrophie der Genitalien (zum mindesten die funktionelle) bei Akromegalie, auf die
Hypertrophie der Hypophyse nach experimenteller Kastrierung beim Manne oder bei
der Frau (Fischera, Cimoroni, Tandler u. Groß), auf die hämorrhagischen
Läsionen, die nach Injektion eines Ovarialextraktes in der Hypophyse beobachtet
worden sind (Rénon und Arthur Delille), auf die Phosphorverhaltung, die bei
Kastrierung wie bei Akromegalikern und wie nach einer Hypophysenbehandlung
konstatiert worden ist (Moraczewski, Tanszk und Nas und Parhon), besonders
auf die übermäßige Entwicklung der Länge und Dicke des Knochensystems nach
experimenteller oder präpubertärer menschlicher Kastrierung oder nach angeborener
Atrophie der Hoden (kindlicher Riesenwuchs, Riesenwuchs der Eunuchen usw). Freund

glaubt, daß die Akromegalie eine angeborene Abnormität der Entwicklung ist, die wesentlich durch eine Inversion des Geschlechtslebens charakterisiert wird: die hypophysische Hypertrophie wäre gänzlich accessorisch. Fischer konstatiert, daß die Kastrierung die Hypertrophie der Hypophyse veranlaßt, bemerkt aber, daß andere Läsionen (Thyreodoektomie usw.) sie auch hervorrufen können, und daß diese Hypophysenhypertrophie notwendig zum Entstehen der Knochenmißbildungen der Akromegalie ist. Wenn übrigens die frühe Kastrierung den Riesenwuchs veranlaßt, bringt sie doch keine Akromegalie hervor.

Endlich schreiben einige Autoren die Akromegalie der gleichzeitigen Veränderung der verschiedenen Blutgefäßdrüsen und der Geschlechtsdrüsen unter dem Einfluß der gleichen Ursache, einer exogenen oder endogenen Infektion oder Intoxikation zu. (Strümpell, Dercum, Labadie-Lagrave und Deguy, Thaon usw.) Sie stützen sich auf die bei Akromegalie häufige Hypertrophie der Schilddrüse, des Thymus, der Nebennieren zugleich mit der Hypophyse, auf die Gleichheit der hyperplastischen Läsionen, die bisweilen in diesen verschiedenen Organen konstatiert worden sind (Ballet und Laignel-Lavastine, Roussy und Gauckler usw.), auf das gleiche Syndrom der Hyperfunktion dieser verschiedenen Drüsen, das bei gewissen Akromegalikern (Claude) beobachtet worden ist, auf die erregende Wirkung von Geschlechtsdrüsenextrakt, sowie von Schilddrüsen- und Thymusextrakt, auf die osteogenetische Tätigkeit der verbindenden Knorpel usw.

Gewisse Autoren vereinigen sogar mit den Blutgefäßdrüsen und Geschlechtsdrüsen alle Drüsen mit innerer Sekretion (Pineles), Leber (Klippel und Vigouroux), Pankreas, Nieren usw., welche alle, wie wir gesagt haben, hyperplastische Veränderungen zeigen können (visceraler Riesenwuchs).

Keine dieser verschiedenen Störungen, die sich bei den Autopsien von Akromegalikern gezeigt haben, haben sich aber als beständig erwiesen, außer der Läsion der Hypophyse.

Pathologische Physiologie.

Wir haben gesagt, daß für diejenigen, die eine der Hypophysentheorien annehmen, die Knochenveränderungen der Akromegalie durch die Wirkung von Giften zu erklären sind, die im Übermaß oder nicht neutralisiert gebildet werden, sei es, daß sie direkt auf die Knorpel- und Knochengewebe der Extremitäten durch den Kreislauf wirken, sei es indirekt auf dieselben Gewebe durch Vermittlung ihrer trophischen Nervenzentren[1]). Welcher Drüse nun auch die Autoren die Krankheitsveranlassung zuschreiben, die Art der Wirkung ihrer fehlerhaften Sekrete würde sich doch auf dieselbe Art erklären lassen; wir kommen hierauf nicht mehr zurück.

Verschiedene Hypothesen sind aufgestellt worden, um eine gewisse Anzahl anderer, mehr oder weniger häufiger Symptome der Marieschen Krankheit zu erklären.

Die Amenorrhoe und, allgemein gesprochen, das Aufhören der Geschlechtsfunktionen bei Akromegalie sind von einigen, wie wir gesagt haben, als Krankheitsursache selbst angesehen worden; nach andern wären die Läsionen der Geschlechtsdrüsen und der Hypophyse auf dieselbe Ursache zurückzuführen; nach anderen wieder wäre die Amenorrhoe die direkte Folge des Fehlerhaftwerdens der Hypophysensekretion, denn man kann sie bei zahlreichen Tumoren der Hypophyse ohne Akromegalie beobachten; noch andere halten sie schließlich für ein Symptom des Gehirns und nicht der

---

[1]) Recklinghausen und Holschewnikoff, Pel und Henrot sagen, die Akromegalie wäre sogar eine primitive, tropho-neurotische Affektion des zentralen und des peripheren Nervensystems: aber es scheint, daß die ersten unter diesen Autoren die wahre Akromegalie mit der syringomyelitischen Pseudo-Akromegalie (Pierre Marie) verwechselt haben, und nichts rechtfertigt heute ihre Theorie.

Drüsen; man beobachtet sie beim Tumor der Hypophysenregion (Axenfeld und Yamaguchi), ebenso bei jedem Gehirntumor wie bei den meisten Geisteskrankheiten (Müller, Cushing, Ewald).

Die Glykosurie der Akromegaliker scheinen sich manche Autoren durch die gewöhnlichen Kausalläsionen des Diabetes, Läsionen des Pankreas (Dallemagne, Hansemann) oder der Leber (Gilbert und Carnot), erklärt zu haben: so sind vielleicht gewisse Tatsachen erklärbar, aber die Läsionen des Pankreas und der Leber, die man bei Autopsien der meisten Akromegaliker konstatiert hat, scheinen zu geringfügig, um allein ihre beträchtliche Glykosurie zu erklären. In gewissen Fällen hat man eine leichte Läsion des vierten Ventrikels (Dallemagne) bemerken können, und aus der Glykosurie der Akromegaliker auf einen nervösen Diabetes geschlossen. Dies ist eine Ausnahme, und für die meisten Fälle hat man eine Spezialtheorie annehmen müssen.

Zwei Haupttheorien sind geäußert worden. Nach einigen (Loeb, Launois und Roy) käme die Glykosurie von dem Druck, den der Hypophysentumor auf ein neues glykogenetisches Zentrum ausübt, das wahrscheinlich am Tuber cinereum liegt: diese Autoren stützen sich auf die relative Häufigkeit der Glykosurie bei den verschiedensten Läsionen des Gehirns (Schiff, Lépine, Eckhardt, Loeb, Naunyn), auf das Auftreten von Glykosurie in zahlreichen Fällen von Hypophysentumoren ohne Akromegalie (Pierre Marie, Pineles, Babinski usw.), auf das Verschwinden des Zuckers, wenn die Geschwulst zurückgeht (Finzi). Aber die Realität des neuen glykogenetischen Zentrums ist durchaus nicht bewiesen worden, andrerseits bringt keine nervöse Störung und kein Gehirntumor ebenso häufig eine so bedeutende Glykosurie hervor wie diejenige, die man bei einer großen Anzahl pituitärer Geschwülste beobachtet. Außerdem erklären sich Glykosurie bei Tumor der Hypophyse und das Verschwinden des Zuckers, wenn die Geschwulst zurückgeht, ebensogut durch ein Fehlerhaftwerden der Drüsensekretion wie durch eine Geschwulst der benachbarten Teile. Wenn endlich Caselli die Glykosurie durch Exstirpation der Hypophyse beseitigt hat, so hat doch dasselbe Resultat von keinem andern Experimentator erzielt werden können; Borchardt dagegen hat kürzlich bei einer großen Anzahl von Tieren eine sehr starke Glykosurie durch Hypophysenextrakt festgestellt. Auch scheint es wirklich einen hypophysären Diabetes zu geben, der von einer übermäßigen Sekretion oder einem Fehlerhaftwerden des Sekretes der Hypophyse herrührt, und der von allen Arten des Diabetes die am heftigsten auftretende ist (Debove).

Nach den neusten Erfahrungen von Goetsch, Cushing und Jacobson ist der Ausgangspunkt dieses hypophysären Diabetes nicht im vorderen, sondern im hinteren Lappen der Hypophyse. Der Hinterlappen würde eine spezielle Drüse enthalten, die ihr Sekret in den 3. Ventrikel ergießt, von wo aus es den Blutkreislauf durch die unter der Arachnoidea liegenden Räume und die Höhlen der dura mater erreicht. Dieses Sekret beschränkt die Menge der eingeführten Kohlenhydrate, die assimiliert werden können. Das Übermaß an Sekret, das die aktiven Perioden der Akromegalie bezeichnet, vermindert beträchtlich die Menge der assimilierten Kohlenhydrate und veranlaßt auf die Weise die Glykosurie.

Die Akromegaliker sind oft Riesen, und die kindlichen Riesen werden bisweilen akromegalisch. Gibt es einen kausalen Zusammenhang zwischen Akromegalie und Riesenwuchs? Brissaud und Meige und Hutchinson nehmen einen sehr engen Zusammenhang an: vor dem Verwachsen der Verbindungsknorpel können sich die Knochen der Länge nach entwickeln; wenn diese Verwachsung aufgehalten wird, entwickeln sie sich übermäßig: dies ist der Riesenwuchs. Wenn die feste Verbindung der Knorpel hergestellt ist, können die Knochen sich nicht mehr der Länge nach entwickeln, sie vergrößern sich auf Kosten der periostialen Ossifikation: das ist die Akromegalie. Die Akromegalie wäre also der Riesenwuchs des Erwachsenen, der Riesenwuchs die Akromegalie des Jugendlichen: es würde sich um dieselbe Krankheit handeln, Riesenwuchs und Akromegalie hätten eine gemeinsame Ursache (Brissaud und Meige).

Welches ist diese Ursache? Bei der Häufigkeit des Infantilismus der Riesen, bei dem bekannten Riesenwuchs der Eunuchen und bei der fast beständig auftretenden geschlechtlichen Entartung der Akromegaliker, schien es wahrscheinlich. daß diese Ursache in der Atrophie der Geschlechtsdrüsen besteht. Nachdem Launois und Roy die Ausdehnung des Türkensattels bei einem kindlichen, nicht akromegalischen Riesen konstatiert haben, glauben sie, daß der Riesenwuchs und die Akromegalie beide pituitäre Syndrome sind. Kienböck nimmt an, daß es vielleicht keinen Fall von reinem kindlichen Riesenwuchs gebe; nach dem Wachstum sähe man immer Symptome von Akromegalie erscheinen.

Man ist aber nicht absolut gezwungen, an die Identität der beiden Affektionen zu glauben, denn nicht alle Akromegaliker sind Riesen, und nicht alle Riesen werden Akromegaliker. Weit davon entfernt, denn beide scheinen absolut verschieden, was die Lokalisierung der Deformationen betrifft, so daß der Riesenwuchs wie die Übertreibung eines Normalprozesses erscheint, und die Akromegalie wie eine wirkliche Krankheit. Die kürzlich vorgenommenen neuen klinischen Untersuchungen von Edsall und Miller scheinen diese Art der Anschauung zu rechtfertigen, denn sie zeigen bei Akromegalikern eine anomale Knochenformation und bei Riesen eine Hypertrophie der normalen Knochen; auch der Stoffwechsel wäre beim Riesenwuchs und bei der Akromegalie ganz verschieden.

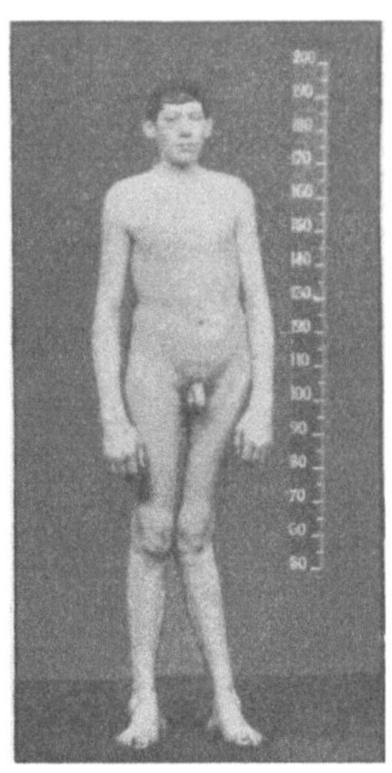

Abb. 42. Kindlicher Riese, der nicht wie ein Akromegaliker aussieht, und bei dem Launois und Roy auf dem Röntgenbild eine bedeutende Vergrößerung des Türkensattels beobachtet haben.

Die Fettleibigkeit, die man bisweilen bei Akromegalikern beobachtet hat, scheint auch ein Symptom hypophysischen Ursprungs zu sein, denn sie ist bei einer ziemlich großen Anzahl von Fällen verschiedener hypophysischer Veränderungen mit oder ohne Akromegalie beschrieben worden. Oppenheim hat mehrere Male eine spezifische Fettleibigkeit bei Patienten gesehen, die an Läsionen der Hypophyse ohne Akromegalie litten, und Froehlich hat die Degeneratio adiposo-genitalis beschrieben, wo zu Fettleibigkeit und Impotenz noch ernste visuelle Störungen durch Druck auf das Chiasma hinzukommen (vgl. vorangehendes Kapitel). Mehrere dieser Fälle sind sogar von Eiselsberg und Frankl-Hochwart operiert worden: diese Autoren haben einen Tumor der Hypophyse gefunden, und die Exstirpation dieser Geschwulst hat zu einem Zurückgehen sowohl der Fettbildung als auch der Geschlechts- und der Sehstörungen geführt.

Die Fettleibigkeit scheint also doch von der Hypophysenläsion abzuhängen; eine Beobachtung von Madelung ist besonders unter diesem Gesichtspunkte interessant, denn die Fettleibigkeit hat sich bei einem Mädchen von 9 Jahren entwickelt, nachdem eine Revolverkugel in den Türkensattel gedrungen war.

Nach Goetsch, Cushing und Jacobson ist die Fettleibigkeit eine Folge der sekretorischen Insufficienz des hinteren Lappens der Hypophyse. Diese Insufficienz veranlaßt eine Hyperglykämie und ein Teil des auf die Weise angesammelten Zuckers wird in Fett umgesetzt. Es zeigt sich also ein gewisser Gegensatz zwischen Glykosurie und Fettleibigkeit.

Da jedoch diese Fettleibigkeit fast immer zusammen mit einer Atrophie der Genitalien beobachtet wird, nähert sie sich bisweilen zweifellos der Fettleibigkeit von Castraten und rührt vielleicht ebensowohl von einer genitalen Läsion als von einer Hypophysenerkrankung her.

Der viscerale Riesenwuchs, den man bei gewissen Beobachtungen bemerkt hat, scheint von derselben Ursache herzurühren wie die Hypertrophie der Glieder, nämlich von pituitärer Erkrankung (Chauffard und Ravaut, Launois und Roy).

Therapie.

Die Behandlung der Akromegalie ist bis jetzt fast immer eine rein symptomatische gewesen: man hat schmerzstillende und beruhigende Mittel gegen die Schmerzen gebraucht (Antipyrin, Phenacetin, Salicylate usw.), tonische Mittel gegen Schwäche (Arsenik, Eisen, Ergotin, Hydrotherapie usw.); Arsenik in großen Dosen scheint bis jetzt ziemlich glückliche Resultate erzielt zu haben. (Campbell usw.)

In den letzten Jahren hat man sich an die Ursache der Akromegalie selbst gewagt, und man hat eine Heilmethode durch Opotherapie, durch Radiotherapie, durch Chirurgie versucht.

Die Hypophysen-Opotherapie scheint nur angezeigt, wenn die Akromegalie einer Hypofunktion der Hypophyse zugeschrieben werden muß, eine Tatsache, die noch lange nicht bewiesen ist. Auf keinen Fall kann diese Behandlung eine Rückbildung des Tumors veranlassen. Nach Marinesco, Zanoni, Favorsky, Lidney, Bramwell, Kuh, Castiglioni, de Cyon, Cestan hätte man ziemlich gute Resultate erreicht; aber diese Resultate sind noch immer recht vorübergehende und stets auf nebensächliche Symptome der Akromegalie beschränkt gewesen. Die Kopfschmerzen und die neuralgischen Schmerzen der Glieder haben bisweilen nachgelassen, der allgemeine Zustand hat sich gebessert, aber die zirkulatorischen Beschwerden und die Hypertrophie der Glieder haben keine Modifikationen erfahren. In den meisten Fällen haben sich die Krankheitssymptome nicht verändert (Schultze, Witmer, Magnus-Levy, Pierre Marie und Meunier, Kuster, Bard, Moraszewsky usw.). Bisweilen schien das hypophysische Heilverfahren den Zustand deutlich zu verschlimmern. (Rénon usw.)

Manche Autoren haben mit mannigfaltigen Resultaten verschiedene Drüsenextrakte angewandt. Das Schilddrüsenextrakt hat bei Ludwig, Mossé, de Lapersonne und Cantonnet, Lyman Greene Erfolg gehabt, besonders aber gegen nebensächliche Symptome, die mit Hypothyroidie verbunden waren. Warda und Pirie haben mit Schilddrüsen nichts erreicht, ebenso wenig Napier und andere, die Versuche mit ovariellem Extrakt angestellt haben. Die thyreo-ovarielle Opotherapie hat, gemeinsam angewandt, mit einem leichten Rückgang der Symptome in einem Fall von Rénon und Arthur Delille geendigt, nachdem das hypophysische Heilverfahren die akromegalischen Beschwerden verschlimmert hatte. Rolleton, Mendel usw. haben bei thyreo-hypophysischer Behandlung eine leichte Besserung konstatiert.

Die Radiotherapie bezweckt die Zerstörung des Hypophysentumors auf Grund der besonderen zerstörenden Macht der X-Strahlen auf neoplastische Elemente. Diese Therapie wurde zum ersten Male von Gramegna angewandt, der die Einsenkung des Türkensattels durch die Mundhöhle bestrahlte. Er erzielte verschiedentlich eine deutliche Verminderung der encephalen Symptome (heftige Kopfschmerzen und Sehstörungen), aber die Besserung war nur eine vorübergehende. Im Jahre 1908 riet Béclère, die Hypophyse durch die Mundhöhle und die beiden Stirn- und Scheitelbeingegenden zu gleicher Zeit zu bestrahlen: vermittels dieser Methode, Methode der „gekreuzten Feuer" genannt, läßt man gegen die Einsenkung des Türkensattels X-Strahlen konvergieren, die eine fünffache Menge von denen betragen, die jede der fünf Haut- oder Schleimeintrittspforten durchdringen. Der Kranke, den er mit dieser Methode behandelte, erfuhr eine sehr deutliche Abnahme der encephalen Beschwerden, der heftigen Kopfschmerzen, des Schwindels, der Übelkeit, der Sehstörungen und eine Besserung der genitalen Störungen; es trat sogar ein Stillstand im Wachstum des Skeletts ein, aber kein Rückgang. Ein anderer Patient, der von Béclère und Jaugeas an einem Hypophysentumor behandelt wurde, verspürte ebenfalls eine Besserung der encephalen Störungen. Nach Béclères Ansicht wäre die Radiotherapie nur im sehr frühen Stadium der Krankheit angezeigt, wenn an Stelle hyperplastischer Läsionen noch keine regressiven und destruktiven getreten sind. Hält man die Akromegalie nicht für die Folge einer Hyperfunktion der Hypophyse, so kann man doch gut verstehen, daß das Resultat zum großen Teil von der frühzeitigen Behandlung abhängt, und daß sie um so mehr Aussicht auf Erfolg hat, als der Tumor noch auf die Einsenkung des Türkensattels beschränkt ist und noch nicht ins Gehirn selbst vorgedrungen ist.

Das chirurgische Heilverfahren kann sich ausschließlich auf eine Druckentlastung durch Trepanation mit oder ohne Spaltung der Dura beschränken; es ist dann also nur ein Palliativmittel. In den letzten Jahren ist man kühner geworden; man wollte heilen und hat sich die Aufgabe gestellt, den Tumor zu entfernen.

Caton und Paul haben im Jahre 1893 als erste versucht, eine zweizeitige Hypophysektomie durch die Schläfengegend zu machen, aber ihr Patient starb vor dem zweiten Teil der Operation. Dieser intrakranielle Weg veranlaßt übrigens eine Verschiebung der Gehirnmassen, die nicht leicht zu nehmen ist; sie führt fast unvermeidlich zu einer Verletzung des Chiasmas und zu der Sektion des Hypophysenstieles. Außerdem läuft der Sinus cavernosus Gefahr lädiert zu werden.

Giordano schlug im Jahre 1898 vor, der Hypophyse auf extrakraniellem Wege beizukommen und zwar durch die Nasenhöhle und den Keilbeinkörper. Diesen Weg hat Schloffer im Jahre 1907 verfolgt. Es wurde ein operativer Erfolg, und von der Zeit ab vermehrten sich die Anhänger der Hypophysektomie. In Frankreich ist nur eine einzige Hypophysektomie von Lecène vorgenommen worden, in verschiedenen anderen Ländern von Cushing, Exner, Borchardt, Krause, Woeckler, Kocher, Smoler, Bode, Halstead, Chiari, Schnitzler, Kanarel, Mixter, Moscowicz usw. Man kennt heute über 100 Fälle, aber über die Hälfte kommen auf drei Wiener Chirurgen, von Eiselsberg, Hochenegg und Hirsch.

Hirsch hat den endonasalen Weg eingeschlagen, d. h., er ist an die Hypophyse durch die Nasenhöhle herangekommen, nachdem er mit Lokalanästhesie die Scheidewand und die oberen Muscheln reseziert hatte, und nachdem er die Wände der Keilbeinhöhle eröffnet hatte. Von 26 in dieser Weise ausgeführten Hypophysektomien verliefen drei Fälle tödlich. In 15 Fällen trat bedeutende und bisher dauernde Besserung ein. Cushing hat mit einer verwandten Methode unter 29 Fällen 4 Todesfälle. Nach Hirsch operierte Holmgren.

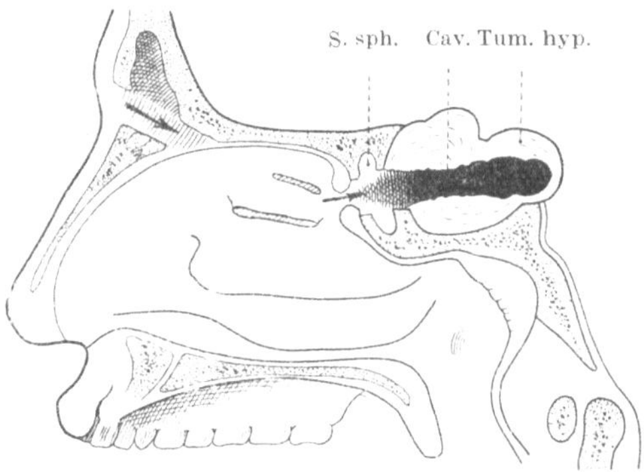

Abb. 43. Schema eines von Lecène vorgenommenen chirurgischen Eingriffs.

Tum. hyp. = Tumor der Hypophyse.   Cav. = chirurgisch geschaffene Cavität,
S. sph. = Sinus des Keilbeins.

Der nasale Weg, der darin besteht, die Nase und die Scheidewand herunterzuklappen, entweder von oben nach unten (Schloffer). oder von innen nach außen (von Eiselsberg), die Siebbeinzellen zu entfernen, die Keilbeinhöhle zu eröffnen und ihre hintere Wand, die die Einsenkung des Türkensattels begrenzt, einzustoßen, ist von den anderen Chirurgen eingeschlagen worden und ist heute wirklich die Methode der Wahl. Hochenegg hat von 4 Operationen 3 als erfolgreich bezeichnen können, von Eiselsberg von 16 12. Mehrere Mißerfolge von Eiselsbergs sind einer Meningitis zuzuschreiben, die auf einen vorher bestehenden akuten Schnupfen folgte, was also als eine Kontraindikation zu betrachten ist; mehrere seiner günstig verlaufenen Fälle liegen schon zwei bis drei Jahre zurück.

Vom ästhetischen Standpunkt aus betrachtet, hat die Operation durchaus keinen entstellenden Charakter, wie man wohl annehmen könnte, denn die Vervollkommnung der Technik hat von Eiselsberg instand gesetzt, im Gesicht fast keine Spur zu hinterlassen.

Was die therapeutischen Resultate dieser Hypophysektomien betrifft, so sind sie immer beachtenswert, bisweilen völlig überraschend gewesen;

nicht nur die heftigen Kopfschmerzen und die Sehstörungen sind bedeutend beeinflußt worden, sogar die Knochendeformationen sind ganz deutlich zurückgegangen. [1])
Wie dem auch immer sei, die Hypophysektomie bleibt sicherlich eine schwere Operation, die erst versucht werden sollte, wenn Opotherapie und besonders Radiotherapie versagen, und wenn an sich gefährliche Zufälle das Leben des Patienten bedrohen, oder wenn er durch Blindheit oder besonders heftige und hartnäckige Kopfschmerzen einem furchtbaren Siechtum entgegensieht. Auch noch in diesen Fällen könnte es bisweilen zweckmäßiger sein, nur das Palliativmittel der Dekompression anzuwenden; eine der Indikationen der Hypophysektomie auf nasalem Wege kann sich aus der Röntgenuntersuchung ergeben, wie Toupet zeigt: der Tumor muß sich nach der Keilbeinhöhle hin ausdehnen und die Röntgendurchleuchtung muß die Vergrößerung des Türkensattels nach vorn zeigen. Jedenfalls soll man sich nicht, wie es im Vertrauen auf experimentelle Untersuchungen von Pirrone, Caselli usw. lange Zeit der Fall war, zurückhalten lassen, aus Furcht, die ganze Hypophyse wegzunehmen und so eine lebenswichtige Sekretion aufzuheben: Paulesco hat bewiesen, daß „histologische" Fragmente genügen; Aschner, Handelsmann und Horsley haben festgestellt, daß die totale Hypophysektomie beim Tiere nicht unvereinbar mit dem Weiterleben wäre, und von Eiselsberg hat ohne Nachteil beim Menschen die annähernd totale Hypophysektomie ausführen können.

Literatur.

Abadie, Le gigantisme et les géats. Journ. méd. de Bordeaux. **35.** 1905. S. 389, 409.

Achard, Gigantisme et acromégalie. Soc. de neurol. 3. V. 1900. Arch. de neurol. **9.** 1900. S. 533.

Achard, Arachnodactylie. Soc. méd. des hôpit. de Paris. 10. X. 1902. Gaz. des hôpit. **75.** 1902. S. 1142.

Achard et **Loeper,** Gigantisme, acromégalie et diabète. Nouv. iconogr. de la Salp. **13.** 1900. S. 398.

Adler, Ein Fall von Akromegalie. New Yorker med. Monatschr. 1. 5. 1889. S. 225.

Aktinson, R., A case of acromegaly. Brit. Med. Journ. 1901 (I). S. 270.

Alessandria, G., Acromegalia con polso raro permanente ed enorme ipertensione arteriose. Poliklin. **15.** 1908. S. 913.

Amsler, Zur Lehre der Splanchnomegalie bei Akromegalie. Berliner klin. Wochenschr. **49.** 1912. S. 1600.

Andrews and **Brauson,** Dental insufficiency in acromegaly. St. Barth-Hosp. Rep. **46.** 1911. S. 207.

Arnaud, S., Su di un caso di malattia di Little con sindroma acromegalica abortio. Clin. med. ital. **38.** 1899. S. 577.

Arneil, J. R., Acromegaly, Report of a case. Univ. Colorado Med. Bull. **4.** S. 37.

Arnold, Weitere Beiträge zur Akromegaliefrage. Virchows Arch. **135.** 1894. S. 1.

Arnold, Akromegalie, Pachyacrie oder Ostitis. Zieglers Beitr. z. path. Anat. **10.** 1891. S. 1.

Arnone, Un caso d'acrohyperplasia. La riforma medica. 30. III. 1904.

---

[1]) Vgl. über die Operation auch den vorhergehenden Aufsatz von Schüller.

Arsumanow, Zur Kasuistik des infantilen Gigantismus mit Akromegalie. Korsakoffsch. Journ. f. Neuropathol. u. Psych. (russ.). **10.** 1910. S. 558. Russ. med. Rundschau **81.** 1911. S. 117.

Ascenzi, O., Ipofisectomia in una acromegalica. Rivista di patologia nervosa e mentale. **15.** 1910. S. 713.

Aschner, Über die Folgeerscheinungen nach Exstirpation der Hypophyse. Verhandl. d. deutsch. Gesellsch. f. Chir. **39.** 1910. S. 46.

Asmus, Ein neuer Fall von Akromegalie. Arch. f. Ophthalm. **39.** 1893. S. 229.

Audenino, Contributo allo studio dell' acromegalia. Gaz. med. italian. **57.** 1906. S. 151, 161.

Auerbach, Über eine Kombination von Akromegalie und Myxoedem. Wiener klin. Rundschau. **21.** 1907. S. 85.

Axenfeld, Akromegalie und Sehstörung. XXVII. Oberrheinischer Ärztetag, Freiburg. 4. VII. 1907. Münchener med. Wochenschr. **54.** 1907. S. 2501.

Babinski et **Onanoff,** Tumeurs du corps pituitaire sans acromégalie. Rev. neurol. **8.** 1900. S. 531.

Babonneix et **Paisseau,** Contribution à l'étude de l'Acromegalie infantile. Gaz. des hôpit. **83.** 1910. S. 837.

Babonneix, Déformations du type acromégalique chez un jeune homme de dix-sept ans. Gaz. des hôpit. **84.** 1911. S. 1077.

Bailey, Pathological report of a case of acromegaly, with special reference to the lesions in hypophysis cerebri and in the thyroid gland and of a case of hemorraghe into the pituitary. Philadelph. Med. Journ. **1.** 1898. Nr. 18.

Ball, A case of acromegaly. Lancet **75** (2). 1897. S. 1536.

Ballance, Ch. A., and **Hadden,** Cas d'hypertrophie des tissus souscutanés de la face des mains et des pieds. Clinical Soc. Transactions. **18.** 1885.

Ballet, G., Gigantisme et goître exophthalmique. Archive de neurol. **19.** 1905. S. 159.

Ballet et **Laignel-Lavastine,** Note anatomo-clinique sur un cas d'acromégalie. L'Encéphale. **6** (2). S. 289; auch Congrès des médec. alién. et neurol. 1911. Rev. neurol. **19** (2). 1911. S. 274.

Ballet et **Laignel-Lavastine,** Nouveau cas d'acromégalie avec autopsie. L'Encéphale. **7.** 1912. S. 91.

Ballet et **Laignel-Lavastine,** Un cas d'acromégalie avec lésions hyperplasiques du corps pituitaire, du corps thyroïde et des capsules surrénales. Nouv. iconogr. de la Salp. **18.** 1905. S. 176.

Banks, J. A., A case of acromegaly. Lancet. **75** (I). 1897. S. 27.

Banos, Des psychoses et des névroses au cours de l'acromégalie. Thèse de Paris. 1908.

Barclay and **C. Symmers,** A case of acromegaly. Brit. Med. Journ. 1892 (II). S. 1227.

Barret, Spinal cord Degeneration in a case of a acromegaly with tumor of the pituitary region. The Amer. Journ. of the med. Sc. **131.** 1906. S. 246.

Bassi, D'un caso di acromegalia prevalentemente cefalica, complicata ad atassia locomotrice (forma giovanile). Clinic. medic. **38.** 3. 11. 1899.

Bassoe, P., Gigantism and Leontiasis ossea with report of a case of the giant Wilkuir. Journ. of nerv. and ment. dis. **30.** 1903. S. 512.

Bate, A., Acromegalia, Report of a case. Louisville Monthly Journ. of Med. März 1904.

Battes, R., Ein Fall von Akromegalie mit Sehstörungen. Inaug.-Diss. Gießen 1900.

Baylac et **G. Fabre,** Un cas d'acromégalie traité par la médication thyroidienne. Congr. des neurol. et alien. de langue française. Toulons 1897. Arch. de neurol., II ème Série. **4.** 1897. S. 390.

Béclère, La radiographie du crâne et le diagnostic de l'acromégalie. Soc. méd. des hôpit. 5. 12. 1902. Gaz. des hôpit. **75.** 1902. S. 1372.

Béclère, Le traitement méd. des tumeúrs hypophysaires, du gigantisme et de l'acromégalie par les rayons X. Bull. de la Soc. méd. des hôpit. 1909. S. 274. Gaz. des hôpit. **82.** 1909. S. 232.

Béclère, Le radiodiagnostic de l'acromégalie. La Presse médicale. **11.** 1903. S. 845.

Beduschi, Sur un cas d'acromégalie avec ostéoarthropathies et paraplégie. Nouv. iconogr. de la Salp. **20.** 1907. S. 443.

Benda, Akromegalie. Die deutsche Klinik am Eing. des 20. Jahrh. Bd. 3. 1902.

Benda, Über den normalen Bau und einige pathologische Veränderungen der menschlichen Hypophysis cerebri. Verhandl. d. physiol. Gesellsch. Berlin, 9. II. 1900. Arch. f. Anat. u. Physiol. 1900. S. 373.

Benson, Case of acromegaly with ocular symptoms. Brit. med. Journ. 1895 (II). S. 949.

Berg, H., Ein Fall von halbseitigem Riesenwuchs. Inaug.-Diss. Leipzig 1902.

Berglund, V., Ett fall af akromegali. Hygiea 2 f. 7. 1907. S. 899.

Berkley, A case of acromegaly in a negress. John Hopkins Hospit. Bull. 1891. Nr. 16.

Bertolotti, Contribution à l'étude du gigantisme acromégalo-infantile. Nouv. iconogr. de la Salp. 23. 1910. S. 1.

Bibergeil, Zur Kasuistik des angeborenen Riesenwuchses. Char.-Ann. 33. 1909. S. 744.

Bier, Aug., Ein Fall von Akromegalie. Mitt. aus der chirurg. Klinik Kiel. 4. 1888.

Bignami, Un osservazione di acromegalia. Bull. della Socièta Lancisiana degli Ospedali di Roma. 10. 1893. Fasc 3.

Bing, R., Zur Hypophysenpathologie. Med. Klin. 5. 1909. S. 1863.

Bittorf, Zur Kasuistik der Störungen der inneren Sekretion (Akromegalie, Dystrophia adiposo-genitalis und thyreogene Adipositas acuta symmetrica partialis). Berliner klin Wochenschr. 49. 1912. S. 1072.

Blair, D., Acromegaly and insanity. Journ. of ment. sc. 45. 1899. S. 290.

Bleibtreu, Ein Fall von Akromegalie (Zerstörung der Hypophysis durch Blutung). Münchener med. Wochenschr. 52. 1905. S. 2079.

Blocq, De l'acromégalie. Gaz. hebdom. 31. 1894. S. 14.

Blumenthal, Beitrag zur Lehre vom gekreuzten Riesenwuchs. Inaugur.-Dissert. Leipzig 1909.

Boettiger, Ein Fall von Akromegalie, kompliziert durch Erscheinungen der Raynaudschen Krankheit. Münchener med. Wochenschr. 46. 1899. S. 1733.

Bogojawlensky, Intrakranieller Weg zur Hypophysis cerebri durch die vordere Schädelgrube. Zentralbl. f. Chirurgie. 39. 1912. S. 209.

Boltz, Kasuistische Beiträge zur Nervenpathologie III. Ein Fall von Akromegalie mit bitemporaler Hemianopsie. Deutsche med. Wochenschr. 18. 1892. S. 635.

Bonardi, E., Un caso di acromegalia con autopsia. Arch. ital. di clinica medica. 32. 1893. S. 356.

Bonardi, E., Contributi clinica e anatomo-patologici alla conoscenza dell'acromegalia. Il Morgagni. 1. 1899. S. 541.

Bonhomme, Un cas d'acromégalie chez une imbécile. Bull. de la Soc. clin. de Méd. ment. 4. 1911. S. 234. Arch. de neurol. 3ème Serie. 2. 1911. S. 107.

Borchardt, A. L., Funktion und funktionelle Erkrankungen der Hypophyse. Ergebn. d. inneren Medizin u. Kinderheilk. 3. 1909. S. 288.

Borchardt, Die Hypophysenglykosurie und ihre Beziehung zum Diabetes bei der Akromegalie. Zeitschr. f. klin. Med. 66. 1908. S. 332.

Botwinnik, Hesse, Giese, Zur Frage der Hypophysistumordiagnose. Russ. Arzt. 9. 1910. S. 1006.

Bourneville et **Regnault,** Gigantisme viscéral dans l'acromégalie. Soc. anatom. de Paris. 31. VII. 1896.

Boyce and **Beadles,** A further contribucion to the studie of the Hypophysis cerebri. Journ. of Pathol. and bacteriol. 1. 1893. S. 359.

Bramwell, Acromegaly in a giantess. The Brit. Med. Journ. 1894 (I). S. 21.

Bramwell, Acromegaly. Clin. Stud. 4. 1906. S. 326.

Braslawsky, Zur Kasuistik der Akromegalie. Russkij Wratsch. 1903. Nr. 18.

Bregmann, Zur Klinik der Akromegalie. Deutsche Zeitschr. f. Nervenheilk. 17. 1900. S. 483.

Bregmann, Akromegalie. Pamietruh towazystwa lekarskiego (Poln.). 1902.

Breton et **Michaut,** Deux cas d'acromégalie. Gaz. des hôpit. 73. 1900. S. 1515. Bourgogne méd. 9. 1901. S. 11.

Brigidi, V., Studii anatomopatologici sopra un uomo divenuto stranamente diforme per cronica infermitá. Soc. med.-fisico-fiorentina 8. 1877. S. 26.

Brissaud, Un cas d'acromégalie. Rev. neurol. 2. 1893. S. 55.

Brissaud et **Meige,** Type infante du gigantisme. Nouv. iconogr. de la Salp. **17.** 1904. S. 165.

Brissaud et **Meige,** Deux cas de gigantisme suivi d'acromégalie. Nouv. iconogr. de la Salp. **10.** 1897. S. 374.

Brissaud et **Meige,** Gigantisme et Acromégalie. Journ. de méd. et de chir. prat. **25.** 1895. S. 73.

Brissaud et **Meige,** Sur les rapports réciproques de l'acromégalie et du gigantisme. Soc. méd. des hôpit. **8.** 1896. S. 5; Gaz. des hôpit. **69.** 1896. S. 571.

Brissaud et **Meige,** Gigantisme. Soc. de neurol. de Paris 4. II. 1904. Rev. neurol. **12.** 1904. S. 191.

Broca, A., Un squelette d'acromégalie. Arch. général. de méd. **162.** 1888. S. 656.

Brooks, H., Acromegalia. Arch. of Neurol. and Psychopath. **1.** 1899. S. 485.

Bruhl, Auftreten von Diabetes mellitus bei einer mit Morb. Brigthii behafteten Kranken. Trophische Störungen unter der Form der Acromegalie. Allg. Wiener med. Zeitung. **43.** 1898. Nr. 1.

Brunet, L'état mental des acromégaliques. Thèse de Paris. 1899. Nr. 600. — Ref. in Gaz. hebdoméd. Nouv. Série. **4.** 1899. S. 968.

Brünning, H., Über angeborenen halbseitigen Riesenwuchs. Münchner med. Wochenschr. **51.** 1904. S. 385. 930.

Bruns, L., Kasuistische Mitteilungen. 4. Ein Fall von Acromegalie und seine Behandlung mit Schilddrüsenextrakt. Neurol. Zentralbl. **14.** 1895. S. 1173.

Buicliu, Ein Fall von Akromegalie (rumän.). Spitalul. 1902. Nr. 20.

Bury, Acromegaly. Lancet **69** (I). 1891. S. 1383.

Burchard, O., Ein Fall von Akromegalie kombiniert mit Myxoedem. St. Petersburger med. Wochenschr. **26.** 1901. S. 481.

Bychowski, Ein Fall von Akromegalie. Neurologja Polska. 1910. H. 3.

Cagnetto, Alterazioni del midullo spinali in un caso di acromegalia. Riv. speriment. di freniatria. **30.** 1904. S. 267.

Cagnetto, Zur Frage der anatomischen Beziehung zwischen Akromegalie und Hypophysistumor. Virchows Arch. **176.** 1904. S. 115.

Cagnetto, G., Neuer Beitrag zum Studium der Akromegalie mit besonderer Berücksichtigung der Frage nach dem Zusammenhang der Akromegalie mit Hypophysengeschwülsten. Virchows Arch. **187.** 1907. S. 197.

Cagnetto, Ipofisi e acromegalia. Archivio per le Scienze Mediche. **31.** 1907. S. 80.

Campbell, Two cases of acromegaly. Clin. Soc. Transact. **23.** 1890. S. 257.

Cange, A., Acromégalie et cécité. Arch. général de méd. **2.** 1905. S. 2575.

Cantineau, Acromégalie, associée au myxoedème. Journ. de méd. de Brux. **13.** 1908. S. 20.

Capitan, L., Le nanisme et le gigantisme considérés comme arrêts de développement. Compt. rend. Soc. de biol. **55.** 1903. S. 63.

Carmody, A case of acromegaly. Lancet. **87** (I). 1909. S. 1599.

Caselli, Studii anatomici e sperimentali sulla fisiopatologia della ghiandola pituitaria. Tesi di libera docenza, Reggio Emilia 1900, Tipografia Colderini.

Caselli, Ipofisi e glicosuria. Riv. di freniatria. **26.** 1900. S. 120.

Caselli, Influenza della funzione dell ipofisi sullo svilluppo dell'organismo. Riv. sperim. di freniatria. **26.** 1900. S. 176.

Castiglioni, Un nouveau cas d'acromégalie amélioré par l'opothérapie hypophysaire. Gaz. med. ital. 1905. S. 111.

Castro, Sur la coexistence de la maladie de Recklinghausen avec l'acromégalie. Nouv. iconogr. de la Salp. **25.** 1912. S. 41.

Caton, Acromegaly. Brit. Med. Journ. 1895 (I). S. 307.

Caton, Notes of a case of acromegaly treated by operation (with report of the operation by Paul). Brit. Med. Journ. 1893 (II). S. 1421.

Cattle, Case of chronic acromegaly. Brit. Med. Journ. 1903 (I). S. 780.

Caussade et **Lauberg,** Sarcome de la glande pituitaire sans acromégalie. Arch. de méd. expérim. **21.** 1909. S. 172.

Cepeda, Historia di acromegalica. Rev. intern. de bibliogr. méd. 1893.

Chace, Report of a case of acromegaly. Post Graduate. **24.** 1909. S. 492.

Chadbourne, A case of acromegaly with diabetes. New York med. Journ. Nr. 14. 1898.

Chauffard, Acromégalie fruste avec Macroglossie. Rev. neurol. **2.** 1895. S. 452.

Chauffard, A., et **Griffon, V.,** Hypertrophie pseudo-acromégalique segmentaire de tout un membre supérieur avec troubles syringomyéliques, ayant la même typographie. Rev. neurol. **7.** 1899. Nr. 9.

Church and **Hessert,** Acromegaly, with the clinical report of a case. New York med. Rec. **43.** 1893. S. 545.

Chvostek, F., Zur Symptomatologie der Akromegalie. Ein Fall von Akromegalie mit alimentärer Glykosurie, Gelenkschwellungen und paroxysmaler Hämatoglobinurie. Wiener klin. Wochenschr. **12.** 1899. S. 1086.

Claude, H., Acromégalie sans gigantisme ayant débuté avant vingt ans. L'Encéphale. **2** (I). 1907. 295.

Claude, Syndrome d'hyperfonctionnement des glandes vasculaires sanguines chez des acromégaliques. Compt rend. de la Soc. de Biol. **57.** 1905. S. 362.

Claude et **Baudouin,** Étude histologique des glandes à sécrétion interne dans un cas d'acromégalie. Compt. rend. de la Soc. de Biol. **71.** 1911. S. 75.

Claus et **van der Stricht,** Contribution à l'étude anatomique et clinique de l'acromégalie. Ann. et Bull. de la Soc. des méd. de Gand. 1893. Nr. 71—72.

Coe, A case of acromegaly. Journ. of Amer. Med. Assoc. **31.** 1898. S. 1347.

Collina, M., Contributo clinico allo studio dell' acromegalia. Clinica medica. 1899. Nr. 11.

Comte, Contribution à l'étude de l'hypophyse humaine et ses relations avec le corps thyroide. Thèse de Lausanne. 1898.

Comte, Contribution à l'étude de l'hypophyse humaine et de ses relations avec le corps thyroide. Zieglers Beitr. z. Path. u. path. Anat. **23.** 1898. S. 90.

Cooper, Acromegaly. Brit. Med. Journ. 1909 (I). S. 466.

Cornwell, T. L., Akromegalia. Cincinnati Lancet Clinic. Juni 1901.

Cotteril, I. M., Case of hypertrophic osteopathy of hands and foot following amputation at the hip joint for sarcoma. Scot. med. and surg. Journ., Januar 1911. Ref. Neurol. Zentralb. **20.** 1901. S. 814.

Courtellemont, Des tumeurs du corps pituitaire. Rapport au 21. Congrès des aliénistes et neurol. de France. Amiens 1911. Rev. neurol. **19.** 1911. S. 261; L'Encéphale **6.** 1911. S. 282.

Creutzfeldt, H. G., Drei Fälle von Tumor hypophyseos ohne Akromegalie. Jahrb. d. Hamb. Staatskrankenanstalten. **13.** 1909. S. 351.

Cross, Richardson, A case of acromegalie under observation for five years with charts of the fields of vision. Brain. **25.** 1902. S. 341.

Crowe, Cushing and **Homans,** Effects of hypophyseal transplantation following total hypophysectomie in the canine. Quart. Journ. of experim. Physiol. **2.** 1909. S. 389.

Curschmann, Rechtsseitige Akromegalie. Deutsche med. Wochenschr. Vereinsbeil. **25.** 1901. S. 260.

Curschmann, H., Über regressive Knochenveränderungen bei Acromegalie. Fortschritte auf dem Geb. der Röntgenstrahlen. **9.** 1905. S. 83.

Cushing, Dyspituitarism. Harvey Lectures. 1911. S. 31.

Cushing, The hypophysis cerebri. Clinical aspects of hyperpituitarism and of hypopituitarism. The Journ. of the Amer. Med. Assoc. **53.** 1909. S. 249.

von Cyon, Die Gefäßdrüsen als regulatorische Schutzorgane des Zentralnervensystems. Verl. Springer. Berlin 1910.

de Cyon, Traitement de l'acromégalie par l'hypophysine. Bull. de l'Acad. de Méd. 3. Sér. **11.** 1898. S. 444.

de Cyon, Sur les fonctions de l'hypophyse cérébrale. Compt. rend. des séanc. de l'Académ. d. Sciences. **126.** 1898. S. 1157.

Dallemagne, Trois cas d'acromégalie avec autopsies. Arch. de méd. expérim. **7.** 1895. S. 589.

Dalton, A case of acromegaly. Lancet **75** (I). 1897. S. 1413.

Dalton, Further notes on a case of acromegaly. Transact. of the pathol. soc. of London. **49.** 1898. S. 242.

Dalton, A case of acromegaly with diabetes and enlargement of the viscera. Transact. of the pathol. soc. of London. **48.** 1897. S. 166.

Dana, On acromegaly and gigantism, with unilateral facial hyperthrophy. Journ. of nerv. and ment. dis. **18.** 1893. S. 725.

Day, A case of akromegalia. Boston med. and surg. Journ. **128.** 1893.

Debove, Du diabète hypophysaire. Journ. des practiciens, 12. Dezember 1908. Nr. 50.

Debove, Acromégalie et épilepsie. Rev. gén. de clin. et de thèr. **20.** 1906. S. 241.

Delille, Arthur, L'hypophyse et la médication hypophysaire. Thèse de Paris. 1909.

Dercum, Tabes associated with trophic changes suggesting acromegaly. The Journ. of nerv. and ment disease. **38.** 1908. S. 508.

Dercum, Two cases of acromegaly with remarks on the pathology of the affection. Amer. neurol. Assoc. New York 1893; The Amer. Journ. of the med. sciences. **105.** 1893. S. 268.

Descarpentries, Un cas d'acromégalie. Écho méd. du Nord. **12.** 1908. S. 14.

Dialti, Patologia e Chirurgia della Ipofisi. Siena 1911. Instit. Barbachi.

Dietrich, Knochen- und Gelenkveränderungen bei Akromegalie. Verhandl. der deutsch. pathol. Gesellsch. Leipzig, 13. Tagung. 1909.

Dinke, Acromegaly. New York med. Rec. **50.** 1896. H. 22.

Dock, The pituitary body, acromegaly Progesca. Mod. Med. **6.** 1909. S. 447.

Domenici, Di un caso d'acromegalia senza alterazione dell' ipofisi. Riv. med. **19.** 1911. S. 17.

Dörrien, Über Riesenwuchs und Elephantiasis congenita. Inaug.-Diss. Leipzig 1905.

Dorth, Ein kasuistischer Beitrag zur Akromegalie. Inaug.-Diss. Gießen 1909.

Dreschfeld, Case of acromegaly. British Med. Journ. 1894 (I) S. 4.

Ducati, C. C., Un caso di acromegalia studiato nel reperto del sangue. Gaz. degli osped. **15.** 1904. S. 1535.

Duchesnau, Contribution à l'étude anat. et clinique de l'acromégalie et en particulier d'une forme amyotrophique de cette maladie. Thèse de Lyon 1891. Paris Ballière 1892.

Dulles, A case of akromegaly. Med. News. **61.** 1892. S. 515.

Dunham, K., Acromegaly. Journ. of Amer. Med. Assoc. **34.** 1900. S. 430.

Dupuy-Dutemps et **Lejonne,** Réactions de Wernicke dans un cas d'acromégalie. Soc. de neurol. 1907. Rev. neurol. **15.** 1907. S. 758.

Edel, M., Röntgenbilder bei Akromegalie. Berliner klin. Wochenschr. **34.** 1897. S. 689.

Edgeworth, A case of acromegaly. Brit. Med.-chir. Journ. **18.** 1900. S. 175.

Edsall, D. and **Miller,** A contribution to the chemical pathology of acromegaly. Univ. of Pennsylv. Med. Bull. **16.** 1903. S. 143.

Edsall, and **Miller,** A contribution to the chemical pathology of acromegaly. Williana Pepper laboratory of clinical Medecine.

Eger, Mischform von Riesenwuchs und Akromegalie. Deutsche med. Wochenschr., Vereinsbeil. **33.** 1907. S. 2197.

v. Eiselsberg, Operation upon the hypophysis. Ann. of Surgery. **52.** 1910. S. 1.

v. Eiselsberg, Zwei operierte Tumoren der Hypophyse (Vorstell. v. Patienten). Gesellsch. d. Ärzte in Wien. 19. II. 1909. Wiener klin. Wochenschr. **22.** 1909. S. 287.

v. Eiselsberg und **L. v. Frankl-Hochwart,** Über operative Behandlung der Hypophysentumoren. I. Jahresvers. d. Gesellsch. d. Nervenärzte in Dresden. 14. IX. 1907. Wiener klin. Wochenschr. **20.** 1907. S. 1341.

v. Eiselsberg, Ein Fall von Akromegalie. Gesellsch. d. Ärzte in Wien. 29. XI. 1907. Wiener klin. Wochenschr. **20.** 1907. S. 1559.

v. Eiselsberg und **Frankl-Hochwart,** Ein neuer Fall von Hypophysenoperation bei Degeneratio adiposo-genitalis. Wiener klin. Wochenschr. **21.** 1908. S. 1115.

v. Eiselsberg, Operierter Hypophysentumor. Gesellsch. d. Ärte Wiens. 30. VI. 1911. Wiener klin. Wochenschr. **24.** 1911. S. 995.

v. Eiselsberg, Diskussionsbemerkung zum Vortrage Hocheneggs. Operativ geheilte Akromegalie bei Hypophysentumor. XXXVII. Kongr. d. deutsch. Gesellsch. f. Chir. **37.** 1908. S. 86. Zentralbl. f. Chir. **35.** Beil. z. Heft 35. 1908. S. 77.

v. Eiselsberg, Zur Operation der Hypophysisgeschwülste. Arch. f. klin. Chir. 1913.

Eisenlohr, Zur Kasuistik der Tumoren der Hypophyse. Virchows Arch. **68.** 1876. S. 461.

Ellis, The urine in a case of acromegaly. Journ. of Amer. Med. Assoc. **56.** 1911. S. 1870.

Enderlen, Zur Frage der Operation von Hypophysentumoren. Bruns Beitr. z. klin. Chir. **76.** 1911. S. 888.

Engerrand, Les variations de la taille humaine: le giganto-infanilisme et l'acromégalie. Neurol. Soc. cient. „Antonio Alzate". Mexico. **26.** 1908. S. 261.

Erb, Über Akromegalie. Deutsch. Arch. f. klin. Med. **42.** 1888. S. 295.

Erb, Vorstellung eines neuen Falles von Akromegalie. Verhandl. d. naturhist. med. Vereins zu Heidelberg. N. F. **5.** 1892. S. 1.

Estrange, A case of acromegaly. Australasian Med. Gaz. **27.** 1908. S. 173.

Evans, Acromegaly in pregnancy. Disappearing in puerperium. British Med. Journ. 1911 (II). S. 1706.

Evans, J. S., Some manifestations of pituitary growths. Brit. Med. Journ. 1911 (II). S. 1461.

Ewald, Klinische Vorstellung von Hypophysistumoren nebst Bemerkungen über die biologische Bedeutung der Hypophyse. Wissenschaftl. Vereinig. am Städt. Krankenhaus zu Frankfurt a. Main. 2. VI. 1908.

Exner, Beitrag zur Pathologie der Hypophyse. 81. Versamml. deutsch. Naturfr. u. Ärzte. Sept. 1909. II. Teil. S. 113. Auch Deutsche med. Wochenschr. **35.** 1909. S. 1814.

Exner, Über Hypophysentransplantation und die Wirkung dieser experimentellen Hypersekretion. Deutsche Zeitschr. f. Chir. **107.** 1910. S. 172.

Exner, A., Beitrag zur Pathologie und Pathogenese der Akromegalie. Grenzgeb. d. Med. u. Chir. **20.** 1909. S. 620.

Exner, Operation eines Hypophysentumors mit Akromegalie. (Malignes Adenom der Hypophyse.) K. Gesellsch. d. Ärzte in Wien. 15. I. 1909. Wiener klin. Wochenschrift. **22.** 1909. S. 108.

Farge, Observation d'acromégalie. Progrès méd. **17.** (2ème Série 10). 1889 S. 1.

Farnarier, Acromégalie et dégénérescence mentale. Nouv. iconogr. de la Salp. **12.** 1899. S. 398.

Faworsky, Zur Therapie der Akromegalie. Obozrenje psichjatrjs. Nr. 10. 1899. S. 835.

Fazio, Sopra un caso di acromegalia. Riforma med. **12.** 1896. S. 109.

Feindel, Le gigantisme chez l'homme. Rev. génér. des sciences. Nr. 4. 1903.

Feindel et **Froussard,** Dégénerescence et stigmates mentaux, malformation de l'ectoderme, myoclonie épisodique, acromégalie possible. (Paramyoclonus multiplex dans un cas de maladie de Recklinghausen.) Rev. neurol. 30. I. 1899. Nr. 2.

Fernández Sanz, Acromegalia y demencia precocz. Rev. Ibero-Am. de cien. méd. **17.** 1907. S. 223.

Ferrand, Un nouveau cas d'acromégalie. (Soc. de neurol. 7. III. 1901.) Rev. neurol. **11.** 1901. S. 271.

Ferrier, Some anomalies of internal secretion — Acromegaly. Practitionner. 1910 (I). S. 31.

Field, Acromegaly and hypertrophie pulmonary osteo-arthropathy. Brit. Med. Journ. 1893 (II). S. 14.

Filipello, Un cas d'acromégalie. Gaz. hebd. de méd. 1902. S. 157.

Finzi, Sopra un caso di acromegalia. Bull. delle szience med. della scuola med. di Bologna, April 1897. Riforma med. 1901. S. 254. Zentralbl. f. innere Med. **18.** 1897. S. 1310.

Fischer, B., Anatomische Untersuchung eines Falles von Akromegalie. Rhein-westf. Gesellsch. f. innere Med. u. Nervenheilk. 5. II. 1905. Münchner med. Wochenschrift. **52.** 1905. S. 622.

Fischer, B., Tödliche Blutung aus einem Myom des Magens bei Akromegalie. Sitzungsber. d. Niederrhein. Gesellsch. f. Natur- u. Heilk. zu Bonn. 19. VI. 1905.

Fischer, B., Hypophysis, Akromegalie und Fettsucht. Wiesbaden 1910. Bergmann.

Fischer, B., Zur Hypophysenfrage. Virchows Arch. **210.** 1912. S. 455.

Fischera, Sulla distructione dell' Ipofisi. Lo Sperimentale. Nov.-Dez. 1905.

Fischera, Sulla ipertrofia della ghiandola pituitaria consecutiva alla castrazione. Il Policlinico, parte chir. **12.** 1905. S. 250, 299.

Fischera, Ancora sulla ipertrofia dell ghiandola pituitaria consecutiva alla castrazione. Il Policlinico. **12.** 1905. S. 319.

Flemming, A case of acromegaly. Clin. Soc. Transact. **23.** 1890. S. 253.

Fournier, J. B., Acromégalie et troubles cardio-vasculaires. Thèse de Paris 1896.

Fraenkel, O., Über Akromegalie. Deutsche med. Wochenschr. **14.** 1888. S. 651.

Franchini et **Levi,** Contribution à la connaissance du gigantisme avec une étude sur les échanges nutritifs dans cette maladie. XVI. intern. Kongr. f. Med. zu Budapest 1909. Sekt. Neuropath. S. XXXIII.

Franchini et **Giglioli,** Encore sur l'acromégalie. Nouv. iconogr. de la Salp. **21.** 1908. S. 325.

Franchini, G., Beiträge zum chemischen und histologischen Studium des Blutes bei Akromegalie. Berliner klin. Wochenschr. **45.** 1908. S. 1636.

Franchini, G., Contributo allo studio dell' acromegalia. Riv. sperim. di freniatria. **33.** 1907. S. 88.

Franchini, G., Atrophie osseuse et altérations de la selle turcique dans l'acromégalie. Riv. crit. di clinica medica. 1909.

Franchini, G., Die Funktion der Hypophyse und die Wirkungen der Injektion ihres Extraktes bei Tieren. Berliner klin. Wochenschr. **47.** 1910. S. 613, 670, 719.

Franke, Ein Fall von Akromegalie mit temporaler Hemianopsie. Klin. Monatsbl. f. Augenheilk. **34.** 1896. S. 259.

Fränkel und **Stadelmann,** Klinische und anatomische Mitteilungen über Akromegalie. Therap. Monatshefte. **15.** 1901. S. 371.

Fränkel, Stadelmann, Benda, Klinische und anatomische Beiträge zur Lehre von der Akromegalie. Deutsche med. Wochenschr. **27.** 1901. S. 513, 536, 564.

Fraentzel, Über Akromegalie. Deutsche med. Wochenschr. **14.** 1888. S. 651.

Frankl-Hochwart, Die Diagnostik der Hypophysistumoren ohne Akromegalie. Wiener med. Wochenschr. **59.** 1909. S. 2127, 2258, 2326.

Fratnich, Ein Fall von Akromegalie. Allg. Wiener med. Zeitung. **37.** 1892. S. 405, 418.

Fratnich, Communicazioni ulteriori sopra un caso d'acromegalia. Riv. Venet. di Szien. med. 1893.

Freund, W. A., Über Akromegalie. Samml. klin. Vortr. herausg. v. Volkmann. Nr. 329/330. 1889.

Friedreich, Hyperostose des gesamten Skeletts. Virchows Arch. **43.** 1868. S. 83.

Fritsche und **Klebs,** Ein Beitrag zur Pathologie des Riesenwuchses. Klin. u. path.-anat. Untersuchungen. Leipzig 1884. F. C. W. Vogel.

Fröhlich, Ein Fall von Tumor der Hypophysis ohne Akromegalie. Wiener klin. Rundschau. **15.** 1901. S. 883, 906.

Frommer, J., Ein Fall von Akromegalie. Pester med.-chir. Presse. 1900. Nr. 40.

Fuchs, Zur Frühdiagnose der Hypophysistumoren. Wiener klin. Wochenschr. **16.** 1903. S. 151.

Furnivall, A case of acromegaly. Lancet. **75** (II). 1897. S. 1190, 1198.

Furnivall, Post-mortem examinations on cases of acromegaly. Transact. of the path. Soc. of London. **49.** 1898. S. 204.

Gajkiewicz, Über Akromegalie. Gaz. lekarka. 1891. Nr. 43 u. 44.

Gajkiewicz, Zweiter Fall von Akromegalie. Gaz. lekarka. 1893. Nr. 31.

Gallais, Gigantisme acromégalique sans élargissement de la selle turcique. Inversion sexuelle. „Féminisme mental". Nouv. iconogr. de la Salp. **25.** 1912. S. 124.

Garnier, S., et **Saintenoise,** Une observation de manie aiguë chez une acromégalique. Arch. de neurol. II. Sér. **4.** 1897. S. 486.

Gauckler et **Roussy,** Autopsie d'acromégalie. Arch. de neurol. **19.** 1905. S. 450.

Gause, Ein Fall von Akromegalie. Deutsche med. Wochenschr. **18.** 1892. S. 891.

Gaussel, Un cas d'acromégalie avec lésion de l'hypophyse et de la selle turcique. Nouv. iconogr. de la Salp. **19.** 1906. S. 391.

Gauthier, Un cas d'acromégalie. Progrès méd. **11.** 1890. S. 409.

Gauthier, Un cas d'acromégalie; autopsie. Progrès méd. **15.** 1892. S. 4.

Gavalas, Ein Fall von Akromegalie. Allg. Wiener med. Zeitung. **49.** 1904. S. 423.

Geddes, Report upon the examination of the body of an acromegalic subject. Edinb. Med. Journ. New Ser. **2.** 1909. S. 218.

Geddes, Report upon an acromegalic skeleton. Journ. of anat. and physiol. **45.** 1911. S. 256.

v. Gehuchten, Autopsie d'un cas de tumeur sellaire avec symptomes acromégaliques. Le Névraxe. **13.** 1912. S. 109.

Gerhardt, Ein Fall von Akromegalie. Berliner klin. Wochenschr. **27.** 1890. S. 1183.

Geßler, Über Akromegalie. Med. Korrespondenzbl. d. Württemb. ärztl. Landesvereins. **63.** 1893. S. 121.

Gibson, G. A., Acromegaly. Edinb. Med. Journ. **48.** 1899. S. 505.

Gilbert et **Carnot,** Les fonctions hépatiques. Paris 1902.

Gley, Sur les fonctions du corps thyroïde. Compt. rend. Soc. Biol. **43.** 1891. S. 841, 843 et Arch. de physiol. norm. et path. 1902.

Godart-Danhieux, Acromégalie fruste. La Policlinique. Nr. 12. 1912.

Godlee, R. J., A case of acromegaly. Brit. Med. Journ. 1888 (I). S. 855 Med. Press and Circular 18. IV. 1888.

Goetsch, Cushing et **Jacobson,** Carbohydrate tolerance and the posterior lobe of the hypophysis cerebri. Bull. of the Johns Hopkins Hospital. Juin **1911.** Nr. 243.

Goldstein, Ein Fall von Akromegalie nach Kastration. Münchner med. Wochenschr. 1913. Nr. 14.

v. Grage, Fall von Akromegalie mit manisch-depressiver Psychose. Ärztl. Verein in Hamburg. 28. XI. 1905. Münchner med. Wochenschr. **52.** 1905. S. 2394.

Grahl, F., Über das Verhältnis der Akromegalie- und Hypophysistumoren. Mit kasuistischen Beiträgen. Inaug.-Diss. München 1903.

Gramegna, Un cas d'acromégalie traité par la radiothérapie, Rev. neurol. **17.** 1909. S. 15.

Graves, W. W., Über Lückenbildung zwischen den einzelnen Zähnen: ein frühdiagnostisches und bisher wenig bekanntes Zeichen der Akromegalie. Monatsschr. f. Psych. u. Neurol. **16.** 1904. S. 18.

Greene Lyman, Acromegaly associated with symptoms of myxoedema. New York med. Journ. 21. X. 1905.

Greene, Ch. L., A case of acromegaly, presenting certain features of unusual interest. Journ. of Amer. Med. Assoc. **37.** 1901. S. 887.

Grenet, H., et **L. Tanon,** Acromégalie et diabète. Soc. d. neurol. 10. I. 1907. Arch. de neurol. IIIème Série. **1.** 1907. S. 156.

Grinkler, Akromegaly with Epilepsy. Chicago med. Record. Dez. 1903.

Groß, E., 3 Fälle von Akromegalie mit radiographischem Nachweis von Veränderungen der Sella turcica. Dissert. Königsberg 1911.

Grove, Acromegaly and Goitre. Report of a case. Bull. of the Johns Hopk. Hospital. **21.** 1910. S. 290.

Gubler, R., Über einen Fall von akuter maligner Akromegalie. Korrespondenzbl. f. Schweiz. Ärzte. **30.** 1900. S. 761.

Guerrini, Di una ipertrofia secondaria sperimentale della ipofisi. Contributo alla patogenesi dell' acromegalia. Riv. di Patol. nerv. e mental. **9.** 1904. S. 513.

Guinon, G., Un cas d'acromégalie à début récent. Nouv. iconogr. de la Salp. **3.** 1890. S. 160.

Guinon, L'acromégalie. Gaz. des hôpit. **62.** 1889. S. 1161.

Hadden and **Ch. Ballance,** A case of hypertrophy of the subcutaneous tissues of the face, hands and feet. Clinical Soc. Transactions. **18.** 1885.

Hadden and **Ch. Ballance,** A case of acromegaly. Clinical Soc. Transactions. **21.** 1888. Brit. Med. Journ. 1888 (I). S. 855.

Hall-Pleasants, A case of acromegaly in a negre associated with a low grade of gigantism. Maryland Med. Journ. Dezember 1900.

Handelsmann and **Horsley,** Preliminary note on experimental investigation on the pituitary body. Brit. Med. Journ. 1911 (II). S. 1450.

Hansemann, Über Akromegalie. Berliner klin. Wochenschr. **34.** 1897. S. 417.

Harbitz, Akromegalie und Hemiatrophia facialis progressiva. Gleichzeitige Mißbildungen mehrerer Organe mit „innerer Sekretion"? Zentralbl. f. allg. Path. u. path. Anat. **22.** 1911. S. 801.

Harbitz, Geschwülste in der Hypophyse (Om svulster i hypofysen og akromegali). Norsk. Mag. f. Laegevidensk. Nr. 8. Aug. 1908. S. 760.

Harris, A case of acromegaly. Med. News. **61.** 1892. S. 520.

Hartwich, W., Ein Fall von Akromegalie. Inaug.-Diss. Leipzig 1907.

Haskovec, Note sur l'acromégalie. Maladie de P. Marie. Rev. de méd. **13.** 1893. S. 236.

Haskovec, Ein Fall von Akromegalie. Wiener klin. Rundschau. **9.** 1895. S. 257.

Haywood, A case of acromegaly. Homoeop. Eye, Ear and Throat Journ. **13.** 1907. S. 481.

Hecht d'Orsay, Case of hypophysecal with manifestations of acromegaly and sexual infantilism. (Chicago neurol. Soc. 27. I. 1910.) Journ. of nerv. and mental dis. **37.** 1910. S. 386.

Heising, Acromegalia. Wisconsin Med. Journ. April 1904.

Henrich, Über einen Fall von beginnender Akromegalie. Die ärztliche Praxis. 1906. Nr. 14—15.

Henrich, Ein Fall von beginnender Akromegalie. Inaug.-Diss. Bonn 1906.

Henrot, Notes de clinique médicale. Reims 1877.

Henrot, Notes de clinique médicale, des lésions anatomiques et de la nature du myxoedème. Reims 1882.

Hertel, Beziehungen der Akromegalie zu den Augenerkrankungen. Arch. f. Ophthalmol. **41.** (I.) 1895. S. 186.

Hertz, Ein Fall von Akromegalie. Med. Korrespond. d. Württemberg. ärztl. Landesvereins. **67.** 1897. S. 237.

Herzog, Neurologische kasuistische Mitteilungen. II. Ein Fall von Akromegalie. Deutsche med. Wochenschr. **20.** 1894. S. 316.

Higier, Ein Fall von Sehstörungen bei Pseudoakromegalie. Medycyna (poln.). 1909.

Hildesheimer, Ein Beitrag zur Kenntnis der Akromegalie mit besonderer Berücksichtigung der Sehnervenbeteiligung. Inaug.-Diss. Freiburg 1908.

Hinsdale, Acromegaly. Medecine. **4.** 1898.

Hirsch, Ein Fall von Akromegalie. New Yorker med. Monatsschrift. 1899. Nr. 12.

Hirsch, Eine neue Methode der endonasalen Operation von Hypophysentumoren. Wiener med. Wochenschr. **59.** 1909. S. 636.

Hirsch, O., Drei weitere endonasal operierte Fälle von Hypophysistumoren. Gesellsch. d. Ärzte in Wien. 13. I. 1911. Wiener klin. Wochenschr. **24.** 1911. S. 109.

Hirsch, O., Ein auf endonasalem Wege operierter Hypophysentumor. Gesellsch. d. Ärzte in Wien. 8. IV. 1910. Wiener klin. Wochenschr. **23.** 1910. S. 563.

Hirsch, O., Auf endonasalem Wege operierter Fall von Akromegalie. Gesellsch. d. Ärzte in Wien. 16. VI. 1911. Wiener klin. Wochenschr. **24.** 1911. S. 923.

Hirsch, Endonasale Operationsmethoden bei Hypophysistumoren mit Bericht über 12 operierte Fälle. Berliner klin. Wochenschr. **48.** 1911. S. 1933.

Hirsch, W., Multiple neuritis and acromegaly. Journ. of nerv. and ment. dis. **27.** 1900. S. 30.

Hirschl, Fall von Arkromegalie mit Glykosurie. (Ver. f. Psych. u. Neurol. Wien, 13. II. 1906.) Neurol. Zentralbl. **25.** 1906. S. 778.

Hitschmann, Akromegalie mit eigentümlichem Augenbefunde. Wiener med. Presse. **38** 1897. S. 879.

Hobohm, Akromegalie. Jahrb. d. Hamburger Staatskrankenanstalten. **14** (I.). 1910. S. 138.

Hochenegg, Operativ geheilte Akromegalie bei Hypophysentumor. Verhandl. d. Deutsch. Gesellsch. f. Chir. **37.** 1908. S. 80.

Hochenegg, Zur Therapie von Hypophysentumoren. Zeitschr. f. Chir. **100.** 1909. S. 317.

Hochenegg, Drei operierte Fälle von Akromegalie. K. Gesellsch. d. Ärzte in Wien. 25. II. 1909. Wiener klin. Wochenschr. **22.** 1909. S. 323.

Hoffmann, Bemerkungen zu einem Falle von Akromegalie. Deutsche med. Wochenschr. **21.** 1895. S. 383.

Hofmann, M., Zur Pathologie des angeborenen partiellen Riesenwuchses. Beitr. z. klin. Chir. **48.** 1906. S. 391.

Holden, W. A., A case of excessive distorsion of the optic chiasma in acromegalia. Arch. of Neurol. and Psychopath. **1.** 1899. S. 699.

Holsti, Ein Fall von Akromegalie. Zeitschr. f. klin. Med. **20.** 1892. S. 298.

Holschewnikoff, Ein Fall von Syringomyelie und eigentümlicher Degeneration der peripherischen Nerven, verbunden mit trophischen Störungen (Akromegalie). Virchows Arch. **119.** 1890. S. 10.

Hoppe, Leontiasis ossea. Acromegaly and sexual infantilism. Journ. of nerv. and ment. dis. 1912. Nr. 2.

Horsley, The Brown lectures on pathology. Brit. Med. Journ. 1885 (I.). 111, 211, 419.

Huchard et **Launois,** Gigantisme acromégalique. Élargissement de la selle turcique Hypertrophie primitive et sclérose consécutive de l'hypophyse. Bull. et mém. de la Soc. méd. des hôpit. de Paris. 3. Série. **20.** 1909. S. 1444.

Hudovernig et **Popovich,** Étude complémentaire sur un cas de gigantisme précoce. Contrib. à l'étude de l'ossification. Nouv. iconogr. de la Salp. **19.** 1906. S. 398.

Hudovernig et **Popovich,** Gigantisme précoce avec développement précoce des organes génitaux. Nouv. iconogr. de la Salp. **16.** 1903. S. 181.

Hudovernig, Zweijährige Entwicklung eines Falles von Gigantismus. Beitrag zur Ossifikationslehre. Elme às i degkortan. Nr. 3. Beilage d. Orvosi Hetilap (ungar.). 1905. Nr. 46.

Hudovernig und **Pétzy-Popovits,** Über pathologischen Riesenwuchs. Pester med.-chir. Presse. 1903. Nr. 36/37.

Hudovernig und **Pétzy-Popovits,** Fall von Gigantismus. Neurol. Zentralbl. **23.** 1904. S. 535.

Huismans, Über Akromegalie. Therap. d. Gegenw. **44.** (N. F. 5). 1903. S. 350.

Humphrey and **Dixon,** A case of acromegaly with hypertrophied heart. Pressor substances in the Urine. Brit. Med. Journ. 1910 (II.). S. 1047.

Hunter, A case of acromegaly, hypertrophie of pituitary body and thyroid changes in bone marrow. Transact. of the Pathog. Soc. of London. **49.** 1898. S. 246.

Hunter, W. B., Case of acromegaly. British Med. Journ. 1903 (II). S. 1330.

Hutchings, R. H., Report of two cases of acromegalia with remarks upon the mental condition in this disease. Arch. of neurol. and Psychopath. **1.** 1898. S. 755.

Hutchinson, The pituitary gland as a factor in acromegaly and gigantism. New York Med. Journ. **72.** 1900. 21. u. 27. Juli.

Hutchinson, A case of acromegaly in a giantess. Amer. Journ. of Med. Sc. N. Ser. **110.** 1895. S. 190.

Hutinel, L'acromégalie chez l'enfant. Clinique infantile. **5.** 1910. S. 113.

Hymanson, A case of acromegaly. New York Med. Rec. **56** (I.). 1899.

Jacoby, Über den Riesenwuchs von Neugeborenen. Arch. f. Gynäk. **74.** 1905. S. 536.

Jacoby, Ein Fall von Akromegalie. New Yorker med. Monatsschr. 1898. Nr. 8.

Jacquet et **Rousseau-Decelle,** Pelade chez un acromégalique. Bull. de la Soc. franç. de dermat. April 1911. Auch: Méd. pratique. **19.** 1911. S. 12.

Jaugeas, Les Rayons de Rœntgen dans le diagnostic et le traitement des tumeurs hypophysaires, gigantisme et acromégalie. Thèse de Paris. 1909.

Joffroy, Sur un cas d'acromégalie avec démence. Progrès méd. (IIIème Série). **7.** 1898. S. 129.

Johnston and **Monro,** Case of acromegaly — autopsic — round — celled sarcoma of pituitary body. Glasgow Med. Journ. **50.** 1898. S. 112, 212.

Jolly, Über Akromegalie und Osteoarthropathie. Gesellsch. d. Charitéärzte, 1. XII. 1898. Berliner klin. Wochenschr. **36.** 1899. S. 330.

Jolly, Fall von Akromegalie. (Psychiat. Verein Berlin, 14. III. 1903.) Allg. Zeitschr. f. Psychiatrie. **60.** 1903. S. 655.

Josefson, A., Studier öfver akromegali och hypophysistumörer. Åzberättelse från Sattatsbergs sjukhus i Stockholm för 1901, och 1902. S. 160.

Josefson, Riesenwuchs. Hygiea. 1904. Nr. 5.

Jorge, Contribution à l'étude de l'acromégalie. Archivio di psichiatria. **15.** 1894. S. 412.

Israel, Der Akromegale Kauerauf. Virchows Arch. **164.** 1901. S. 344.

Kalindero, Sur l'acromégalie. La Roumanie méd. 1899. Nr. 3.

Kankarowitsch, Ein Fall von Akromegalie. Russkij Wratsch. 1904. Nr. 34.

Kanthack, A case of acromegaly. Brit. Med. Journ. 1891 (II.). S. 188.

Kaposi, Übersicht über unsere Kenntnisse und operativen Erfolge in der Behandlung der Akromegalie. Klin.-therap. Wochenschr. 1910. Nr. 17. S. 409.

Kauffmann, Acromegaly. British Med. Journ. 1898 (I). S. 950.

Keith, An inquiry into the nature of the skeletal changes in acromegaly. Lancet. **89** (I.). 1911. S. 993.

Kelaïditis, Un cas d'acromégalie. Grèce méd. **4.** 1902. S. 63.

Kerry, Case of acromegaly. Ophthalm. Review. **24.** 1905. S. 193.

Kienböck, Demonstration eines Falles von Riesenwuchs. Gesellsch. d. Ärzte Wiens. Wiener klin. Wochenschr. **20.** 1907. S. 1339.

Kienböck, Ein Fall von initialer Akromegalie mit Zeichen von Entwicklungsstörung. Allg. Wiener med. Ztg. 1908. Nr. 9. S. 93.

King, J. C., A case of acromegaly. South.-Calif. Pract. **20.** 1905. S. 410.

Kinnicut, F. P., A case of acromegaly. Med. Record. **57.** 1900. S. 213.

Kirkpatrik, A case of acromegaly. Indian. Med. Gaz. **44.** 1909. S. 457.

Klau, Ein Fall von Akromegalie. St. Petersb. med. Wochenschr. **30.** 1905. S. 303.

Klippel et **Vigouroux,** Angiocholite chronique et insuffisance hépatique avec symptômes d'acromégalie. Presse méd. **11.** 1903. S. 245.

Klug, J. C., Case of acromegalie. South.-Calif. Pract. **20.** Sept. 1905.

Kohlhage, Th., Über fötalen Riesenwuchs. Inaug.-Diss. Halle 1905.

Kocher, Ein Fall von Hypophysistumor mit operativer Heilung. Deutsche Zeitschr. f. Chir. **100.** 1909. S. 13.

Koelichen, Ein Fall von Akromegalie. Gazeta lekarska (Polen). 1907. Neurol. Zentralbl. **28.** 1909. S. 394.

Kollarits, Hypophysentumor ohne Akromegalie. Deutsche Zeitschr. f. Nervenheilk. **28.** 1905. S. 88.

Kon, Hypophysenstudien. Zieglers Beitr. z. Path. u. path. Anat. **44.** 1904. S. 233.

Korte, Ary, Ein Fall von Akromegalie mit Diabetes und psychischen Störungen. Inaug.-Diss. Kiel 1909.

Koserski, Ein Fall von Akromegalie. Pamietnik towarcystwe lekarskiego (poln.). 1900.

Köster, H., Ett fall of akromegali. Hygiea. **62.** 1900. S. 37.

Krogius, Ett fall af akromegali jämte några ord om den kirurgiska behandlingen of hypophysistumörer. Finska läkaresällskapets handlingar. **53.** 1911. S. 1.

Krumbhaar, Enlargement of the hypophysis cerebri and its relation to acromegaly. Proc. of the pathol. Soc. of Philadelphia. **12.** 1909. S. 158.

Kuh, Sidney, Treatment of acromegaly with pituitary bodies. The Journ. of the Americ. Med. Assoc. **38.** 1902. S. 295. — Auch: Journ. of nerv. and mental diseases. **28.** 1901. S. 419.

Labadie-Lagrave et **Deguy,** Associations morbides de l'acromégalie. Cœur et acromégalie. Arch. géner. de méd. **183.** 1899. S. 129.

Lackley, Akromegaly with report of a case presenting some unusual features; height of patient eight feet and six inches. Philad. Med. Journ. 1899. Nr. 4.

Ladisch, W., Ein Fall von Akromegalie mit bitemporaler Hemianopsie. Inaug.-Diss. Kiel 1903.

Lagane, La médication hypophysaire. Presse méd. **20.** 1912. S. 613.

Lancereaux, Traité d'anatomie pathol. T. III. Ière partie. S. 29.

Lancereaux, Des trophonéphroses des extrémités ou acrotrophonévroses. La trophoneurose acromégalique; sa coexistence avec le goïtre exophthalmique et la glycosurie. Semaine méd. **15.** 1895. S. 61.

Lancereaux, Accroissement et glandes vasculaires sanguines (thyroide et pituitaire) leur
rôle respectif dans la genèse de l'acromégalie. Cinquent. de la Soc. de Biol. Vol.
jubilaire. 1899. S. 573.

Landrieux et **Wahl,** Un cas d'acromégalie. Compt. rend. de la Soc. de Biol. **55.** 1903.
S. 597.

Lannois, De la cachexie pachydermique (myxoedème) et des rapports avec les affections de la glande thyroide. Arch. de méd. expérim. et d'anat. pathol. Ière Série.
1. 1889. S. 470, 590.

Lapersonne et **Cantonnet,** Hemianopsie homonyme latérale par tumeur hypophysaire
sans acromégalie. Soc. de neurol. Revue neurol. **18.** 1910. S. 120.

de Lapersonne, Acromégalie et hémianopsie bitemporale. Arch. ophthalmol. **25.** 1905.
S. 457.

Launois et **Huchard,** Un cas d'acromégalie typique. Gaz. des hôpit. **76.** 1903. S. 1431.

Launois et **Roy,** Gygantisme et acromégalie Autopsie d'un géant acromégalique et diabétique. Nouv. iconogr. de la Salp. **16.** 1903. S. 163.

Launois et **Roy,** Quelques notes sur le géant Machnow. Arch. génér. de med. **195.**
1905. S. 1380.

Launois et **Roy,** Autopsie d'un géant acromégalique et diabétique. Soc. de neurol.
15. I. 1903. — Rev. neurol. **11.** 1903. S. 92.

Launois et **Roy,** Gigantisme et infantilisme. Nouv. iconogr. de la Salp. **15.** 1907. S. 540.

Launois et **Roy,** Études biologiques sur les géants. Paris 1903. Masson édit.

Launois et **Roy,** Glycosurie et hypophyse. Arch. gén. de méd. **191.** 1903. S. 1102.

Launois et **Roy,** Gigantisme et castration. Les modifications du squelette consécutive
à l'atrophie testiculaire et à la castration. Rev. internat. de méd. et de chir. **10.**
XII. 1902.

Launois et **Roy,** Des relations qui existent entre l'état des glandes génitales mâles et
le développement du squelette. Compt. rend. de la Soc. de Biol. **55.** 1903. S. 22.

Lawbough, Bilateral temporal hemianopsia. Chicago ophth. and otol. Soc. **30.** 12. IV. 1898.

Lawrence, J., Hypertrophy of the pituitary body without Acromegaly. Transact. of
the pathol. Soc. London **50.** 1899. S. 202. — The British med. Journ. 1899 (I).
S. 851.

Lecène, Intervention chirurgicale sur l'hypophyse dans un cas d'acromégalie. Presse
méd. **17.** 1909. S. 747.

Lecène et **Roussy,** Tumeur de l'hypophyse dans l'acromégalie. Soc. de neurol. Revue
neurol. **18.** 1909. S. 815.

Lemos, Magalhaes, Gigantisme, infantilisme et acromégalie. Nouv. iconogr. de la Salp.
24. 1911. S. 1.

Lépine, Ramollissement du corps strié (avec participation de la capsule interne) ayant
amené une chorée hémiplégique et un diabète sucré. Rev. de méd. **17.** 1897. S. 835.

Leri et **Legros,** Étude radiographique comparative de quelques maladies dystrophiantes
des os (Maladie de Paget, Syphilis osseuse, Osteomalacie, Rachitisme). Nouv. iconogr.
de la Salp. **22.** 1909. S. 24. — Soc. de neurol. 1908.

Leszcynsky, W. M., A case of acromegaly. New York neurologic Soc. Journ. of nerv.
and ment. dis. **26.** 1899. S. 117; auch Med. Record. **55.** 1899. S. 334.

Leszcynsky, The uselessness of the pituitary body as a therapeutic agent. New York
med. Record. **57.** 1900. S. 26.

Levi, Ettore, Persistenza del' canale cranio-faringeo in due cranii di acromegalici:
significato ed importanza di questo nuovo reperto in raporto alla patogenesi dell'
acromegalia e delle sindromi ipofisarie in geneve. Riv. crit. di clinica medica. **10.**
1909. S. 361.

Levi, Ettore, Essai sur la pathogénie des syndromes hypophysaires en général et de
l'acromégalie en particulier. L'Encéphale. **5.** 1910. S. 565.

Levi, Ettore, Persistance du canal cranio-pharyngien dans deux crânes d'acromégaliques. Rev. neurol. 17. 1909. S. 533.

Levi, Ettore, Ipofisi ed acromegalia in rapporto alla persistenza del canale cranio-faringeo. Nota preventiva. Archivo di Fisiologia. 6. 1909. S. 284.

Levi et **Franchini,** Contribution à la connaissance du gigantisme avec une étude complète de l'échange matériel dans cette maladie. Nouv. iconogr. de la Salp. 22. 1909. S. 449, 566.

Lewis, Contribution to the subject of tumors of the hypophysis. Journ. of Amer. Med. Assoc. 55. 1910. S. 1002.

Lewis, D., Hyperplasia of the Mromophile cells of the hypophysis as the cause of acromegaly, with report of a case. Transact. of the Chicago pathol. Soc. 14. XI. 1904. S. 230. — Bull. of the John Hopkins Hospital. 16. 1905. S. 157.

Linsmayer, Ein Fall von Akromegalie. Wiener klin. Wochenschr. 7. 1894. S. 294.

Litthauer, Ein Fall von Aromegalie. Deutsche med. Wochenschr. 17. 1891. S. 1282.

Lodge, P. G., A case bearing upon the pathology of acromegaly. Brit. Med. Journ. 1900 (II). S. 221.

Loeb, Beiträge zur Lehre vom Diabetes mellitus. I. Hypophysis cerebri und Diabetes mellitus. Zentralbl. f. inn. Med. 19. 1898. S. 893.

Loeb, Glykosurie bei Gehirnapoplexie. Prager med. Wochenschr. 17. 1892. S. 615.

Lombroso, C., Caso singulare di macrosomia. Giorn. ital. dell. mallat. vener. etc. 1868. Übers. in Virchows Arch. 46. S. 253. — Ann. mens. di med. 227. S. 505.

Lorand, Über die Beziehungen des Diabetes zur Akromegalie und zur Basedowschen Krankheit. Deutsche med. Wochenschr. Vereinsbeil. 29. 1903. S. 188.

Lorand, Beitrag zur Pathologie und Therapie der Akromegalie. (Intern. med. Kongr. in Madrid.) Neurol. Zentralbl. 22. 1903. S. 559.

Lorand, Pathogénie du diabète dans l'acromégalie. Compt. rend. de la Soc. de Biol. 56. 1903. S. 554.

Löwenstein, C., Die Entwicklung der Hypophysisadenome. Virchows Arch. 188. 1907. S. 44.

Löwenstein, C., Pathologisch-anatomische Untersuchungen über zwei Fälle von Akromegalie. Dissertat. Bonn. 1906.

Lunn, A case of acromegaly. Proc. of the Royal Soc. of Med. 3. 1910. S. 53. Clinical section.

Luschan, Akromegalie und Caput progenaceum. Korrespondenzbl. d. deutschen Ges. f. Anthropol. 40. 1909. S. 78.

Lyun, Thomas, A case of acromegaly with Wernickes differential symptom. Brit. Med. Journ. 1895 (I). S. 1198.

Maczewski, Über den Stoffwechsel bei Akromegalie. Med. Ges. in Warschau. 7. V. 1901. — Neurol. Zentralbl. 22. 1903. S. 496.

Maisonave, Contribution à l'étude de l'opothérapie orchitique. Thèse de Lyon. 1903.

Mannheimer, Fall von Akromegalie. New Yorker Med. Monatsschr. 1903. S. 460.

Maranon, Insuffisance pluriglandulaire (Syndrome d'Addison, Atrophie testiculaire, Symptom giganto-acromégaliques. Riv. clin. de Madrid. 1909. S. 330.

Marek, Über einen Fall von Schwangerschaftsakromegalie. Zentralbl. f. Gynäk. 35. 1911. S. 1612.

Marie, Pierre, Sur deux types de déformations des mains dans l'acromégalie. Gaz. des hôpit. 69. 1896. S. 543. — Auch: Rev. neurol. 4. 1896. S. 498.

Marie, Pierre, L'acromégalie: Étude clinique. Le progrès med. 2. Série. 11. 1889. S. 189.

Marie, Pierre, Persistance du thymus chez un acromégalique. Soc. méd. des hôpit. 17. II. 1893. — Gaz. des hôpit. 66. 1893. S. 202.

Marie, Pierre, De l'ostéo-arthropathie hypertrophiante pneumique. Rev. de méd. 10. 1890. S. 1.

Marie, Pierre, Anatomie pathologique de l'acromégalie. Nouv. iconogr. de la Salp. 2. 1889. S. 139, 189, 224, 327.

Marie, Pierre, Déformations thoraciques dans quelques affections médicales. Leçons de clin. méd. 1896.

Marie, Pierre, L'acromégalie. Nouv. iconogr. de la Salp. **1.** 1888. S. 173, 229; **2.** 1889. S. 45, 96.

Marie, Pierre, Sur deux cas d'acromégalie (hypertrophie singulière non congénitale des extrémités supérieures inférieures et céphaliques). Rev. de méd. **6.** 1886. S. 297.

Marie, Pierre, Acromegaly. Brain. **12.** 1890. S. 59.

Marie , Pierre, et **Marinesco,** Sur l'anatomie pathologique de l'acromégalie. Arch. de méd. expérim. Ière Série. **3.** 1891. S. 539. Internat. Kongr. f. Med. in Berlin 1890.

Marie, A., Le sang dans l'acromégalie et le gigantisme (à propos du travail de M. le Dr. Sakorraphos). Arch. de neurol. **20.** 1905. S. 464.

Marina, Osteo-artropatia hypertrofica parziale ed acromegalia. Riforma med. **11.** 1893. S. 68, 69.

Marinesco, Traitement de l'acromégalie par l'ingestion de tablettes de corps pituitaire. Soc. méd. des hôpit. (Nov.). — Gaz. des hôpit. **68.** 1895. S. 1287.

Marinesco, De la destruction de la glande pituitaire chez le chat. Compt. rend. de la Soc. de Biol. **44.** 1892. S. 509.

Marsovsky, Ein Fall von Akromegalie. Budapesti Orvosi Ujsàg. 1906. Nr. 22.

Martinotti, C., In alcune particularità di struttura della fibra muscolare striata in rapporto colla diagnosi di acromegalia. Ann. di freniatria. **12.** 1902. S. 76.

Marzocchi e **Antonini,** Sopra un caso di acromegalia partiale. Riforma med. **13.** 1897. Heft 16, 17.

Masay, L'hypophyse, étude de physiol. pathol. Thèse de Bruxelles 1908.

Massay, F., L'acromégalie expérimentale. Soc. roy. de Sc. méd. et nat. de Bruxelles. **64.** 1906. S. 338.

Massalongo, Sull' acromegalia. Riforma med. **8.** 1892. S. 157, 158.

Massalongo, Hyperfunktion der Hypophyse, Riesenwuchs und Akromegalie. Zentralbl. f. Nervenheilk. u. Psychiat. **18.** 1895. S. 281.

Mastri, Contributo alla casistica clinica dell'acromegalia. Bollet. delle clin. 1902. S. 361. Rev. crit. di clin. med. **3.** 1903. Nr. 21.

Matassaru, L'acromégalie chez les enfants. Thèse de Bucarest 1910.

Matthias, Zwei neue Fälle von Akromegalie. Inaug.-Diss. Halle 1904.

Meige, Sur le gigantisme. Gaz. hebd. 25. XII. 1902.

Meige, Les géants dans l'art. Nouv. iconogr. de la Salp. **15.** 1902. S. 587.

Meige, H., Sur le gigantisme. Arch. gén. de méd. 9ème Série. **8.** 1902. S. 407.

Meige , H., Sur les géants. XIIème Congr. des méd. aliénistes et neurol. Grenoble, August 1902. Rev. neurol. **10.** 1902. S. 822.

Mende, Fall von Akromegalie. Wiener klin. Wochenschr. **19.** 1906. S. 1181.

Mendel, Obduktionsbefund eines Falles von Akromegalie. Berliner klin. Wochenschr. **37.** 1900. S. 1031.

du Mesnil, Akromegalie. Alton. ärztl. Ver. 27. IX. 99. Mitt. f. d. Ver. schlesw.-holstein. Ärzte. N. F. **8.** 1899. Nr. 3.

Messedaglia, Osservazioni sulle condizioni del cuore nell acromegalia. Riv. veneta di Sc. med. **51.** 1909. S. 25, 60.

Messedaglia, Studi sull' Acromegalia. Aus: A de Giovanni: Lavore dell Istituto di Clin. Med. di Padova. Milano 1908. **4.**

Mével, Contribution à l'étude des troubles oculaires dans l'acromegalie. Thèse de Paris 1894.

Meyers, S., Acromegalie. Psychiatr en neurol. Bladen. 1900. S. 414.

Middleton, A marked case of akromegaly with joint affections. Glasgow med. Journ. **41.** 1894. S. 401.

Migliani, Sulla scoria ipofisaria della malattia di Marie o acromegalia. Gaz. degl. ospedali. 1903. Nr. 140.

Mikulski, Démence précoce, acromégalie atypique. Nouv. iconogr. de la Salp. **24.** 1911. S. 324.

Milne, Acromegalic Gigantism. Two cases of achondroplasia. Proc. of the roy. Soc. of Med. **3.** 1910. S. 54. Clinical section.

Milroy, Acromegaly with case and autopsy. Western Med. Rev. Okt. 1902.

Minkowski, Über einen Fall von Akromegalie. Berliner klin. Wochenschr. **24.** 1887. S. 371.

Mitchell, L., and **Lecount,** Report of a necropsy in a case of acromegaly, with a critical review of the recorded pathologic anatomy. Philad Med. Journ. **3.** 1899. Nr. 18.

Mitchell, L. J., and **Lecount, E. R.,** A necropsy of a case of acromegaly. New York med. Journ. **69.** 1899. S. 517, 556, 595.

Modena, L'Acromegalia. Riv. sperim. di freniatria. **29.** 1903. S. 629, 843.

Modena, Note cliniche. Un caso di Acromegalia. Riv. sperim. di freniatria. **29.** 1903. S. 659.

Modena, Un cas d'acromégalie avec myxœdème suivie d'autopsie. Ann. del Man. prev. di Ancona. 1903.

Moebius, Fall von Akromegalie (Med. Gesellsch. zu Leipzig, 28. Juni 1892). Schmidts Jahrbücher. **235.** 1897. S. 222.

Mollow, Ein Fall von Akromegalie und Pellagra. Fortschr. auf dem Gebiete der Röntgenstrahlen. **13.** 1909. S. 399.

Moncorvo, Sur un cas d'acromégalie chez un enfant de 14 mois compliqué de microcéphalie. Rev. mens. des malad. de l'enf. **10.** 1892. S. 549.

Montel, Gigantisme et acromégalie. Ann. d'hyg. et de Méd colon. **7.** 1904. S. 222.

Monteverdi e Toracchi, Un caso di acromegalia con emianopsia bitemporale e inferiore. Riv. sperim. di freniatria. **23.** 1897. S. 438.

Moraczewski, W. D. v., Stoffwechsel bei Akromegalie unter Behandlung mit Sauerstoff. Phosphor usw. Zeitschr. f. klin. Med. **43.** 1901. S. 336.

Moskalew, Zur Kasuistik der Hypophysistumoren ohne Akromegalie. Virchows Arch. **201.** 1910. S. 289.

Mosler, Über die sogenannte Akromegalie (Pachyacrie). Intern. Beitr. zur wiss. Med. Festschr. f. Virchow. II. 1891. S. 101.

Mossé et **Doumic,** Lésions anatomiques dans un cas d'acromégalie. Bull. de Soc. anat. de Paris. **70.** 1895. S. 633.

Mossé, Déformations acromegaloides. Nouv. iconogr. de la Salp. **24.** 1911. S. 313.

Moutier, Acromégalie. Crises convulsives et équivalents psychiques. Soc de neurol 1906; Rev. neurol. **15.** 1906. S. 1082.

Moxter, Beitrag zur patholog. Anatomie der Akromegalie. Char.-Ann. **24.** 1899. S. 689.

Moyer, H. N., Incipient acromegaly. Illinois Med. Journ. **8.** 1905. S. 433.

Müller, Fall von Akromegalie, Osteomalacie, Tetanie und Struma. Wiener klin. Wochenschr. **22.** 1909. S. 76.

Münzer, E., Notiz zu C. Martinottis Abhandl. Su alcun. part. di struttura della fibra musculare usw. und Schaffers Bemerkungen hierzu. Virchows Arch. **179.** 1905. S. 571.

Murray, Clinical remarks on cases of acromegaly and osteopathy. Brit. Med. Journ. 1895 (I). S. 293.

Murray, Acromegaly with goitre and exophthalmie goitre. The Edinburg Med. Journ. **43.** 1897. S. 170.

Naegli, O. E., Über die neueren Forschungen auf dem Gebite der Physiologie und Pathologie der Hypophysis cerebri auf Grund eigener Beobachtungen. Dissert. Zürich 1911.

Napier, A., Case of acromegaly. Glasgow Med. Journ. **49.** 1898. S. 369.

Napier, A., Photographs and sciagraphs from a woman suffering from acromegaly. The Brit. Med. Journ. 1898 (I). S. 889.

Nasetti, Uno sguardo e qualche studio intorno alla ipofisectomia nell 'uomo. Clinica chirurgica. **19.** 1911. S. 1637.

Naunyn, Diabetes mellitus. Nothnagels Handb. d. Pathol. u. Therapie. 1898, 2. Aufl. 1906.

Neal, Specimen of tumour of pituitary body from a case of acromegaly. Transact. of the Pathol. Soc. of London. **49.** 1898. S. 224.

Neal, Smyth, Shattock, A case of acromegaly. Lancet. **76** (II). 1898 S. 193.

Neufeld, Über Kehlkopfveränderungen bei Akromegalie. Zeitschr. f. klin. Med. **64.** 1907. S. 400.

Nicolas et **Favre,** Acromégalie et maladie de Recklinghausen. Lyon médical. **114.** 1910. S. 786.

Noever, Acromégalie, glycosurie sans polyurie. Journ. méd. de Brux. **9.** 1904. S. 673.

Norcott d'Esterre, Notes on a case of acromegaly. Brit. Med. Journ. 1897 (II). S. 1636.

Norris, A case of acromegalia. Proc. New York Path. Soc. **7.** 1907. S. 19.

Oberndörfer, Über den Soffwechsel bei Akromegalie. Zeitschr. f. klin. Med. **65.** 1908. S. 6; Neurol. Zentralbl. **26.** 1907. S. 731.

Odier, R., Les géants. Étude physiologique. Bibl. univ. Lausanne. **110.** 1905. S. 531.

Olechnowicz, Ein Fall von Akromegalie. Gaz. lekarska. 1894. Nr. 5.

Oppenheim, Lehrbuch der Nervenkrankheiten. Berlin 1908. S. Karger.

Osborne, A case of acromegaly. Amer. Journ. of Med. Sc. **103.** 1892. S. 617.

Osborne, O. T., Acromegaly and allied affections (Disk. zu Leszynsky). Med. Record. **55.** 1899. S. 334.

Östreich und **Slawyk,** Riesenwuchs und Zirbeldrüsengeschwulst. Virchows Arch. **157.** 1899. S. 475.

Pacifico, D., Sobre un caso de acromegalia en el niño. Bol. de sanit. milit. **8.** 1909. S. 555.

Packard, A case of acromegaly, and illustrations of two allied conditions. Amer. Journ. of Med. Sc. **103.** 1892. S. 657.

Packard, An atypical case of acromegaly. Journ. of nerv. and ment. dis. **27.** 1900. S. 453.

Packard, Acromegaly. Amer. Med. Okt. 1910.

Pagniez, Gigantisme et infantilisme. Presse méd. **12.** 1904. S. 809.

Pallasse et Murard, Acromégalie et urémie. Nouv· iconogr. de la Salp. **25.** 1912. S. 454.

Palmer, A case of acromegaly. West. London. **16.** 1911. S. 115.

Pansini, S., Sull acromegalia. Giorn. int. delle szience mediche. **19.**

Parhon et **Zalpacta,** Sur un cas de gigantisme précoce avec polysarcie excessive. Nouv. iconogr. de la Salp. **20.** 1907. S. 91.

Parhon, Contribution à l'étude des échanges nutritifs dans l'acromégalie. (Contribution la studial chimibolo nutritive in acromegalie.) Bucarest, Editiera Minerva. 1903.

Parhon et **Goldstein,** Contribution à l'étude de l'acromégalie. Spitalul. **23.** 1903. S. 217.

Pari, Sulla patogenesi dell'acromegalia. Gaz. degli osped. **32.** 1911. S. 179.

Parisot, I., Le rôle de l'hypophyse dans la pathogénie de l'acromégalie. Rev. neurol. **18.** 1910. S. 277.

Parona, Nota clinica e anatomica su di un caso di acromegalia con angiosarcoma dell ipofisi. Riv. crit. di clinica med. **1.** 1900. Nr. 32, 33.

Parsons, Report of a case of acromegaly. Journ. of nerv. and ment. dis. **21.** 1894. S. 120, 717.

Paschkowskij, Ein Fall von Akromegalie (russ.). Wratsch. 1900. Nr. 4.

Patry, L'ácromégalie avant 1885. Thèse de Paris 1908.

Paturet, Étude d'un cas d'acromégalie. Centre méd. et pharm. **15.** 1910. S. 307.

Paulesco, Recherches sur la physiologie de l'hypophyse. L'hypophysectomie et ses effets. Journ. de physiol. et de path. génér. **9.** 1907. S. 441.

Paulesco, L'hypophyse du cerveau. Paris 1908.

Paviot et **Beutler,** Acromégalie, Splanchnomégalie; gros cœur; mort par asystolie, Soc. méd. des hôpit. de Lyon. **17.** 1904. S. 5; Lyon méd. **102.** 1904. S. 1088.

Péchadre, Un cas d'acromégalie. Rev. de méd. **10.** 1889. S. 175 et Lyon méd. 1893. S. 443.

Peiser, Ein Fall von Akromegalie. Deutsche med. Wochenschr. **24.** 1898. S. 657.

Pel, Akromegalie infolge von Schreck. Berliner klin. Wochenschr. **48.** 1911. S. 519.

Pel, Acromégalie partielle avec infantilisme. Nouv. iconogr. de la Salp. **19.** 1906. S. 76.

Pel, Ein Fall von Akromegalie infolge von Schreck. Berliner klin. Wochenschr. **28.**
1891. S. 53.

Pel, Familiäres Vorkommen von Akromegalie und Myxödem auf luetischer Grundlage.
Berliner klin. Wochenschr. **42** (Festnummer für Ewald 44a). 1905. S. 25.

Pellizzi, La sindrome ipofisaria „macrogenitosomia precoce". Riv. ital. di neuropat. **3.**
1910. S. 193, 250.

Pershing, A case of acromegaly with remarks on the pathology of the disease. Journ.
of nerv. and ment. dis. **21.** 1894. S. 693.

Peterson, F., A case of acromegaly combined with syringomyelia. New York med.
Record. **44.** 1893. S. 391.

Petrén, Über das gleichzeitige Vorkommen von Akromegalie und Syringomyelie. (Zugleich ein Beitrag zur Frage nach dem Vorkommen von Akromegalie ohne Veränderung der Hypophysis. Virchows Arch. **190.** 1907. S. 1.

Petrén, Kurze Bemerkung zur Akromegaliefrage. Virchows Arch. **82.** 1912. S. 207.

Petrovic, Macrosomia and acromegaly Srpski ach. za celok. lek. Belgrad. **10.** 1904.
S. 244, 293.

Pfannenstill, S. A., und **Josefson, A.,** Bitrag till acromegaliens symptomatologi och
patologiska anatomi. Hygiea. **61.** 1899. S. 595.

Philippe, Un cas d'acromégalie; traitement thyroïdien. Observ. méd. de l'hôp. St.
Jean, Bruxelles. 1898. S. 56.

Phillips, J., A case of acromegaly with Thrombophlebitis of the superficial Ven is. A
study of the cardio-vascular changes in acromegaly. Med. Record. **75.** 1909.
S. 301.

Pick, Über das Zusammenvorkommen von Akromegalie und Geistesstörung. Prager
med. Wochenschr. **15.** 1890. S. 521.

Pineles, Über die Beziehungen der Akromegalie zum Diabetes mellitus. Jahrb. d. Wiener
K. Krank. **4** (II). 1895. S. 27.

Pineles, Die Beziehungen der Akromegalie zum Myxödem und zu anderen Blutdrüsenerkrankungen. Volkmanns Samml. klinisch. Vortr. N. F. 1899. Nr. 242.

Pirï, A case of acromegaly. Lancet. **79** (II). 1901. S. 904.

Pirsche, Sur le gigantisme. Anjou méd. Angers. **12.** 1905. S. 99.

Pisenti, G., und **Viola, G.,** Beitrag zur normalen und pathologischen Histologie der
Hypophyse und bezüglich der Verhältnisse zwischen Hirnanhang und Schilddrüse.
Zentralbl. f. d. med. Wiss. **28.** 1890. S. 450, 481.

Ponfick, Über Myxödem und dessen Beziehungen zur Akromegalie. Allg. med. Zentralztg.
1900. Nr. 4.

Ponfick, Über Myxödem und Akromegalie. 71. Vers. deutsch. Naturf. u. Ärzte in
München 1899, S. 71; auch in Deutsche med. Wochenschr. **25.** 1899. Vereins-
beilage 275.

Pope, M., and **Astley, V. Clarke,** Case of acromegaly and infantile myxoedema occuring
respectively in father and daughter. Brit. Med. Journ. 1900 (II). S. 1563.

Popow, N., Akromegalie. Wratschebnaja Gazeta. 1905. Nr. 45/46.

Porter, E. H., Case of Akromegalia with interesting eye symptoms. Ophth. Rec. **15.**
1906. S. 267.

Praun, E., und **Pröscher, Fr.,** Ein weiterer 3. Fall von Akromegalie und Untersuchungen
über den Stoffwechsel bei dieser Krankheit. Arch. f. Ophthalmol. **49.** 1898.
S. 375.

Presreanu, De l'hypophyse dans l'acromégalie. Thèse de Paris 1909.

Prittie, Perry, A peculiar form of acromegaly possibly resulting from injury. Brit.
Med. Journ. 1905 (II). S. 1695.

Putnam, The clinical aspects of the internal secretion (nature of the thyroidal cachexias,
infantilism, acromegaly, Graves disease). Amer. Journ. of Med. Sc. **115.** 1898.
S. 31.

Rachard and **Catell,** The brain and spinal cord from a case of acromegaly. Journ.
of nerv. and ment. dis. **25.** 1898. S. 42.

Rad, v., Fall von Akromegalie. Münchner med. Wochenschr. **49.** 1902. S. 1551.

Rad, 1. Akromegalie (Befund: großer cystischer Tumor der Hypophyse). 2. Fall von Akromegalie mit enormer Adipositas. Ärztl. Verein Nürnberg, 3. Juni 1908; Münchner med. Wochenschr. **55.** 1908. S. 2018.

Rake, A case of acromegaly. Brit. Med. Journ. 1893 (I). S. 518.

Rankin and **Moon,** Acromegaly with illustrative cases. Lancet. **87** (I). 1909. S. 25.

Ransom, Notes on two cases of acromegaly. Brit. Med. Journ. 1895 (I). S. 1259.

Rath, Beitrag zur Symptomenlehre der Geschwülste der Hypophysis. Graefes Arch. f. Ophthalmol. **34** (4). 1888. S. 81.

Rautenberg, Akromegalie und Psychose. Allg. Zeitschr. f. Psychiatrie. **67.** 1910. S. 832.

Ravaut, Acromégalie avec diabète sucré, tumeur du corps pituitaire et gigantisme viscéral. Soc. méd. des hôpit. 23. III. 1900. Gaz. des hôpit. **73.** 1900. S. 359.

Recklinghausen, Über die Akromegalie. Nachschrift zu Holschewnikoff. Virchows Arch. **119.** 1890. S. 36.

Redlich, Ein Fall von Gigantismus infantilis. Wiener klin. Rundschau. **20.** 1906. S. 489, 508.

Regnault, Deux squelettes d'acromégalie. Bull. Soc. anat. Juli 1901. S. 476.

Reißmann, A case of unilateral Gigantism. Australasian Med. Gazette. Juni 1904.

Renner, Über einen Fall von Akromegalie. Ver.-Bl. d. pfälz. Ärzte. **6.** 1890. S. 164.

Rénon et **Arthur Delille,** Insuffisance thyro-ovarienne et hyperactivité hypophysaire (troubles acromégaliques). Amélioration par l'opothérapie thyro-ovarienne; augmentation de l'acromégalie par la médication hypophysaire. Soc. méd. des hôpit. Juni 1908. Gaz. des hôpit. **81.** 1908. S. 848.

Rénon, Arthur Delille et **Monier-Vinard,** Syndrome polyglandulaire par dyshypophysie et par insuffisance thyreo-testiculaire. Soc. méd. des hôpit. 5. II. 1909. Gaz. des hôpit. **82.** 1909. S. 192.

Rogowitsch, Sur les effets de l'ablation du corps thyroïde chez les animaux. Arch. de physiol. normal et pathol. 4. Série. **2.** 1888. S. 419.

Rogowitsch, Veränderungen der Hypophysis nach Entfernung der Schilddrüse. Zieglers Beitr. z. path. Anatomie. **4.** 1889. S. 453.

Rolleston, A case of acute acromegaly due to sarcoma of the pituitary body. Transact. of the pathol. Soc. of London. **49.** 1898. S. 237.

Rolleston, Remarks on the treatment of acromegaly by the extracts of thyroid and pituitary glands simultaneously. Lancet. **75** (II). 1897. S. 1443.

Rostocki, Akromegalie und Tabes. Gesellsch. f. Natur- u. Heilk. Dresden, Diskussionsbemerkung zu Ganser, Akromegalie, 4. IV. 1908. Münchner med. Wochenschr. **55.** 1908. S. 1891.

Rotky, Klinische und radiologische Beobachtungen bei einem Fall von Akromegalie. Fortschr. auf dem Geb. der Röntgenstrahlen. **14.** 1910. 323.

Roubinowitch, Sur un cas d'acromégalie avec épilepsie et psychose maniaque-depressive. Gaz. des hôpit. **81.** 1908. 1059.

Roussy, Les tumeurs de l'hypophyse, leurs rapports avec l'acromégalie. (Die anatomische Klassifizierung der Tumoren der Hypophysis und die Beziehungen derselben zur Akromegalie.) Congrès internat. de Path. de Turin 1911. Ref. Zentralbl. f. allgemeine Path. **23.** 1912. S. 6.

Roussy et **Clunet,** Les tumeurs du lobe antérieur de l'hypophyse. Rev. neurol. **19.** 1911. Nr. 17.

Roy, Contribution à l'étude du gigantisme. Thèse de Paris 1903.

Roy, Le gigantisme. Gaz. des hôpit. **76.** 1903. S. 970.

Roze, F. Yu., Acromegalia i hypophysis. Syezd rossiysk Khirurg. **9.** 1910. S. 96.

Rudisch, A case of acromegaly; diabetes mellitus with excessive polyuria; hyperidrosis. Mt. Sinai Hosp. Rep. **2.** 1901. S. 15.

Russel, Two cases of acromegaly. Birmingham Med. Rev. **58.** 1905. S. 612.

Ruttle, A case of acromegaly. Brit. Med. Journ. 1891 (I). S. 697.

Sabrazès, Syringomyélie avec mains succulentes, attitude de prédicateur et acromégalie. Nouv. iconogr. de la Salp. **12.** 1899. S. 489.

Sabrazès et **Bornes,** Examen du sang dans l'acromégalie. Réunions biol. de Bordeaux. 4. IV. 1905. Compt. rend. de la Soc. de Biol. **57.** 1905. S. 680.

Sainton et **State,** La forme douloureuse de l'acromégalie. Rev. neurol. **8.** 1900. S. 302.

Sakorraphos, Examen du sang dans l'acromégalie. Compt. rend. de la Soc. de Biol. **58.** 1905. S. 831.

Salerni, Di un tumore ipofisario in alienata acromegalica. Considerazioni anatomo-patologiche e cliniche. Riforma med. **28.** Nr. 15. 1912.

Salle, Über einen Fall von angeborener abnormer Größe der Extremitäten mit einem an Akromegalie erinnernden Symptomenkomplex. Jahrb. f. Kinderheilk. **75.** 1912. S. 540.

Salomon, Gaswechseluntersuchungen bei Morb. Basedowii und Akromegalie. Berliner klin. Wochenschr. **41.** 1904. S. 635.

Sandri, Struma adenomatosa di manifestazioni acromegaliche. Riv. di patol. nerv. **14.** 1909. S. 289.

Sarbo, Über Akromegalie (Az akromegaliarol) Orvosi Hetilap. 1892. Nr. 12 u. 13. Ref. in Neurol. Zentralbl. **12.** 1893. S. 104.

Sarteschi, Gigantismo ed infantilismo sessuale. Riv. ital. di Neuropatol. **4.** 1911. S. 49.

Saucerotte, Mélanges de chirurgie. Iére partie. 1801. S. 407, et Observation communiquée à l'Académie de chirurgie en 1772.

Saundley, Acromegaly. Brit. Med. Journ. 1889 (I). S. 20.

Scalinci, Sull esottalmo acromegalico; contributo allo studio delle complicanze occulari nell'acromegalia. Tommasi Napoli. 1906. I. S. 268, 284.

Scalinci, De la pathogénie de l'exophthalmus dans l'acromégalie. L'ophthalm. provenc. 1907. Nr. 5—6. 1908.

Schaffer, J., Bemerkung zu C. Martinottis Abhandlung: Su alcune particotarità di struttura della fibra musculosa striata in rapporti colla diagnosi di acromegalia. Virchows Arch. **174.** 1903. S. 401.

Schäffer, Zur Kasuistik der Akromegalie. Neurol. Centralbl. **22.** 1903. S. 296.

Schiff, Hypophysis und Thyreoidektomie in ihrer Einwirkung auf den menschlichen Stoffwechsel. Wiener klin. Wochenschr. **10.** 1897. S. 277.

Schink, Ein Fall von Akromegalie. Prager med. Wochenschr. **28.** 1903. S. 477.

Schlesinger, H., Zur Kenntnis der Akromegalie und der akromegalieähnlichen Zustände (partielle Makrosomie). Wiener klin. Wochenschr. **10.** 1897. S. 445.

Schlesinger, Über Beziehung der Akromegalie zum Diabetes mellitus. Wiener klin. Rundschau. **14.** 1900. S. 286.

Schlesinger, W., Fall von Akromegalie mit Diabetes mellitus. Wiener klin. Wochen-schrift. **15.** 1902. S. 689.

Schlesinger, Präparat eines Tumors der Hypophysis bei Akromegalie. Wiener klin. Wochenschr. **20.** 1907. S. 206.

Schlippe, K., Ein Fall von Akromegalie. Inaug.-Diss. München 1908.

Schloffer, Über Perubalsam als Mittel zur Wundbehandlung. Vertr. der deutschen Gesellsch. f. Chirurgie. **34.** 1905 (II).

Schloffer, Zur Frage der Operation an der Hypophyse. Bruns Beitr. z. klin Chir. **50.** 1906. S. 767.

Schmidt, M. B., Knochen in: Lubarsch-Ostertag, Ergebn. d. allgem. Path. **5.** 1898. S. 910.

Schmidt, Skiagraphs of acromegaly. Medicine. **3.** 1897. S. 549.

Schnitzler, Zur Symptomatologie der Hypophysentumoren. Deutsche Zeitschr. f. Nerven-heilk. **41.** 1911. S. 279.

Schubert, G., Riesenwuchs beim Neugeborenen. Monatsschr. f. Geburtsh. **23.** 1906. S. 453.

Schultze und **Jores,** Ein Beitrag zur Pathologie und pathologischen Anatomie der Akro-megalie. Deutsche Zeitschr. f. Nervenheilk. **11.** 1897. S. 31.

Schultze, Über Akromegalie. Deutsche med. Wochenschr. **15.** 1889. S. 981.

Schultze, Über sekundäre Pachyakrie der Oberextremitäten (Keulenhände). Niederrhein. Ges. f. Naturk. u. Heilk. 13. XII. 1898. Deutsche med. Wochenschr. Vereinsbeil. **24.** 1898. S. 196.

Schulz, E., Ein neuer Fall von Akromegalie mit Sektionsbefund. Inaug.-Diss. Königsberg 1905.

Schuppius, Über psychotische Erscheinungen bei Tumoren der Hypophyse. Ztschr. f. d. ges. Neurol. u. Psychiatrie. **8.** 1911/12. S. 514.

Schuster und **Coenen,** Akromegalie oder Neurofibrome? Med. Klin. **3.** 1907. S. 267.

Schwoner, Über hereditäre Akromegalie. Zeitschr. f. klin. Med. **32** (Suppl. Festschr. f. Schrötter). 1897. S. 202.

Sears, A case of acromegaly treated with thyroid extract. Boston med. and surg. Journ. **135** (1). 1896.

Senator, Fall von Akromegalie. Berl. klin. Wochenschr. **45.** 1908. S. 2205.

Shallcross, W. G., Acromegaly with report of two cases. Philad. Med. Journ. **1.** 1901. S. 772.

Shallcross, A case of acromegaly. The Journ. of nervous and ment dis. **27.** 1900. S. 554.

Shanahan, W. F., A case of epilepsy associated with acromegaly. The Journ. of nerv. and ment. dis. **34.** 1907. S. 289.

Shattock, Acromegalic skull. Lancet. **76** (II). 1898. S. 1060.

Shattock, Pathological report upon a case of acromegaly. Transact. of the path. Soc. of London. **49.** 1898. S. 228.

Shaw, Case of acromegaly. Tr. Clin. Soc. London. **38.** 1905. S. 218.

Shoemaker, J. V., Case of acromegaly. Med. Bull. **30.** 1908. S. 81.

Shuter, G. P., A case of acromegaly. W. London Med. Journ. **7.** 1902. S. 323.

Sigurini e Capociasco, Un caso di acromegalia. Riforma med. **11.** 1895. S. 107.

Sikorsky, Ein Fall von Akromegalie (russ.). Wratsch. 1900. Nr. 16.

Silbermark, Die intrakranielle Exstirpation der Hypophyse. Wiener klin. Wochenschr. **23.** 1910. S. 467.

Silcock, A case of acromegaly. Clin. Soc. Transact. **23.** 1890. S. 256.

Silvestre, Enr. de, Sarcome du médiastin et acromégalie. Riforma med. **19.** 1903. S. 1416.

Siminzki, Ein Fall von Akromegalie. Bolnitsch naja gaseta Botkina. 1900. Nr. 33/34.

Simnitzin, S., Veränderungen des Blutes bei Akromegalie. Russki Wratsch. 1909. Nr. 38.

Solis-Cohen, A case of acromegaly. Med. News. **61.** 1892. S. 518.

Sotti e **Sarteschi,** Interno ad un caso di gigantismo acromegalico ed infantilismo sessuale con agenesia del sistema ipofisario accessorio e con ipofisi cerebrale integra. Arch. Sc. med. **35.** 1911. S. 188.

Souques, Maccus, Polichinelle et l'acromegalie. Nouv. iconogr. de la Salp. **9.** 1896. S. 375.

Souques et Gasne, Un cas d'hypertrophie des pieds et des mains avec troubles vasomoteurs des extrémités chez un hystèrique. Nouv. iconogr. de la Salp. **5.** 1892. S. 281.

Souza-Leite, De l'acromégalie (maladie de Marie). Paris 1890, Lecrosnier & Babé. 311 S.

Spiller, The brain and spinal cord from a case of acromegaly. Journ. of nerv. and ment. dis. **25.** 1898. S. 42.

Spillmann et Haushalter, Un cas d'acromégalie. Revue de médecine. **11.** 1891. S. 775.

Spriggs, Acromegaly. Proc. Roy. Soc., Clinical section. **3.** 1910. S. 149.

Squance, Notes on a postmortem examination of a case of acromegaly. Brit. Med. Journ. 1893 (II). S. 993.

Stadelmann, Beiträge zur Lehre von der Akromegalie. Zeitschr. f. klin. Med. **55.** 1904. S. 44.

Starck, Weitere Beiträge zur Pathologie der Hypophysistumoren. 35. Wanderversamml. südwestdeutscher Neurol. u. Irrenärzte. 28./29. V. 1910. Baden-Baden.

Starke, Über Geburten bzw. Spätgeburten bei Riesenwuchs der Kinder und über die Dauer der menschlichen Schwangerschaft. Arch. f. Gynäk. **74.** 1905. S. 567.

Starr, Megalo-Cephalie, or Leontiasis ossea. Amer. Journ. of Med. Sc. **108.** 1894. S. 676.

Starr, A., A case of acromegaly. Med. Record. **57.** 1900. S. 214.

State, La forme douloureuse de l'acromégalie. Thèse de Paris. 1900.

Stembo, Ist die Osteo-Arthropathie hypertrophiante pneumique eine Krankheit sui generis? Petersburger med. Wochenschr. **19.** 1894. S. 383.

Stembo, Akromegalie und Akromikrie. Petersburger med. Wochenschr. **16.** 1891. S. 397, 409.

Sternberg, Beiträge zur Kenntnis der Akromegalie. Zeitschr. f. klin. Med. **27.** 1895. S. 86.

Sternberg, Die Akromegalie. Nothnagels Handb. d. spez. Path. u. Therap. 1904. S. 1898.

Stevens, W. M., Case of acute acromegaly. British Med. Journ. 1903 (I). S. 778.

Stock, W., Ein Fall von Akromegalie. Med. Corresp.-Blatt d. Württemb. Ärztl. Landesvereins. **69.** 1899. S. 536.

Stone, W. T., Acromegaly. Tr. N. Hamphsire Med. Soc. 1905. S. 100.

Strzeminski, Troubles oculaires dans l'acromégalie. Arch. d'ophthalmol. **17.** 1897. S. 108.

Stricker, En geval van akromegalie. Nederl. Tijdschr. v. Geneesk. **44.** 1909. S. 1420.

Strümpell, Ein Beitrag zur Pathologie und pathologischen Anatomie der Akromegalie. Deutsche Zeitschr. f. Nervenheilk. **11.** 1897. S. 66.

Stüber, Ein Fall von Akromegalie mit schwerem Diabetes und Katarakt. Inaug.-Diss. Jena 1993.

Stumme, Akromegalie und Hypophyse. Arch. f. klin. Chir. **87.** 1908. S. 437.

Suchow, Über Akromegalie: Fall von Akromegalie. Med. Revue (russ.). **76.** 1911. S. 1041.

Surmont, Acromégalie à début précore. Nouv. iconogr. de la Salp. **3.** 1890. S. 147.

Sykow, Über Akromegalie. Medicinskoje Obosrenje. **64.** 1905. Nr. 23/24.

Tamburini, Gli studi recenti sull' Acromegalia (Rassegni critici). Riv. sperm. di freniatria. **37.** 1911. S. 844.

Tamburini, Beitrag zur Pathogenese der Akromegalie. Zentralbl. f. Nervenheilk. u. Psych. N. F. **5.** 1894. S. 625.

Tamburini, Contributo alla patogenesi dell' acromegalia. Riv. sperm. di freniatria. **20.** 1894. S. 559; **21.** 1895. S. 414.

Tamburini, Sur l'acromégalie. Journ. de neurol. et d'hypnol. 1897. Nr. 19. S. 361.

Tanzi, Due casi di acromegalia. Riv. clin. 1891. H. 5.

Taruffi, Della macrosomia. Annals univers. di Med. **247. 249.** 1879.

Tanszk und **B. Vas,** Beiträge zum Stoffwechsel bei Akromegalie. Pester med.-chir. Presse. 1899. Nr. 9.

Tanszk und **B. Vas,** Beiträge zur Kenntnis des Stoffwechsels bei der Akromegalie (ungar.). Orvosi Hetilap. 1897. S. 398.

Taylor, Case of acromegaly. West London Med. Journ. **10.** 1905. S. 203. Tr. clin. Soc. London. **40.** 1907. S. 245/249.

Tebrich, Zur Kasuistik des halbseitigen Riesenwuchses. Inaug.-Diss. Leipzig 1904.

Thaon, L'hypophyse à l'état normal et dans les maladies. Thèse de Paris 1907.

Thayer, W. S., Acromegaly and hypertrophic pulmonary osteo-arthropathy. Journ. of nerv. and mental diseases. **25.** 1898. S. 341.

Thayer, W. S., Hypertrophic pulmonary osteoarthropathy and acromegaly. Philad. Med. Journ. 1898. Nr. 5.

Thayer, W. S., Acromegalic skeleton. Philad. Med. Journ. **3.** 1899. Nr. 19. Assoc. of the Amer. physic. Washington. 3. V. 1899.

Thibierge et **Gastinel,** Un cas de gigantisme infantile. Nouv. iconogr. de la Salp. **22.** 1909. S. 442.

Thomas, Note sur un cas d'acromégalie. Rev. de la Suisse romande. **13.** 1893. S. 362.

Thomas, Acromegaly with facial hemihypertrophy. Calif. State Journ. of Med. **6.** 1908. S. 47.

Thomson, Acromegaly, with the description of a skeleton. Journ. of Anat. and Physiol. **24.** 1890. S. 475.

Toupet, Diagnostic et traitement des tumeurs de l'hypophyse. Gaz. des hôpit. **85.** 1912. S. 273.

Trachtenberg, Ein Fall von Akromegalie. Zeitschr. f. klin. Med. **42.** 1901. S. 212.

Tramonti, Contributo clinico allo studio dell' acromegalia. Policlin. **13.** 1906. S. 399.

Traschio, G. B., Un caso di macrosomia. Atti Soc. Romana Antrop. **9.** 1903. S. 95.

Tschish, Ein Fall Akromegalie. St. Petersb. med. Wochenschr. **16.** 1891. S. 443.

Ugolotti, Gigantismo parziale in un epilettico. Arch. di Psichiatria. **25.** 1904. S. 488.

Unverricht, Akromegalie und Trauma. Münchner med. Wochenschr. **42.** 1895. S. 302 329.

Uhtoff, Ein Beitrag zu den Sehstörungen bei Zwergwuchs und Riesenwuchs resp. Akromegalie. Berliner klin. Wochensch. **34.** 1897. S. 461, 501, 537.

Valat, Une acromégalique. Gaz. des hôpit. **66.** 1893. S. 1209.

Valdes Onciano, Trophoedème chronique pseudo-élephantiasique chez un nègre acromégalique. Rivista med. Cubaca. Juli 1906.

Varenhorst, Betrachtungen über Akromegalie im Anschluß an einen beobachteten Fall. Deutsche Militärärztl. Zeitschr. **32.** 1903. S. 689.

Vassale, L'Ipofisi nel myxedema e nell'acromegalia. Riv. speriment. di freniatria. **28.** 1902. S. 25.

Vassale et **Sacchi,** Sulla distruzione della ghiandola pituitaria. Rev. speriment. di freniatria. **18.** 1892. S. 525.

Verga, Caso singolare di prosopectasia. Rendiconti del Reale Instituto di Sienze e Lettere. Adunanza del 28. IV. 1864.

Vernesco et **Zwillinger,** Un cas d'acromégalie avec double cataracte et diabète. Rev. Stàntelos medicale. 1906.

Verstraeten, L'acromégalie. Rev. de méd. **9.** 1889. S. 377, 493.

Villar, Acromégalie. Gaz. hebd. de Sc. méd. de Bordeaux. **29.** 1908. S. 293.

Viola et Pisenti, Gaz. degli osped. 25. IV. 1895.

Virchow, R., Ein Fall und ein Skelett von Akromegalie. Berliner klin. Wochenschr. **26.** 1889. S. 81.

Virchow, R., Veränderungen des Skeletts durch Akromegalie. (Berl. med. Ges. 4. 12. 1895.) Berliner klin. Wochenschr. **32.** 1895. S. 1102.

Vitón, A propósito de un caso de acromegalia. Rev. Soc. méd. argent. **15.** 1907. S. 200.

Vlaieff, Modification morphologique et biologique du sang dans l'acromégalie. Vratchebnaia Gazeta. 1906. Nr. 36. S. 957.

Voltz, W., Ein Fall von bilateralem symmetrischen Riesenwuchs der Extremitäten des Schulter- und Beckengürtels in Verbindung mit Kryptorchismus. Zeitschr. f. orthopäd. Chir. **12.** 1904. S. 801.

Vorschütz, Röntgenologisches und Klinisches zum Bilde der Akromegalie. Deutsche Zeitschr. f. Chir. **94.** 1908. S. 371.

Wadsworth, O. F., A case of myxoedema with atrophy of the optic nerves. Boston med. and surg. Journ. **1,** I. 1885.

Waldo, H., Acromegaly. Brit. Med. Journ. 1890 (I). S. 662.

Walsh, Spurious acromegaly in a patient suffering from Exophthalmic Goitre, associated with a congenitaly high forehead. Proc. of the Roy. Soc. of Med. Vol I. Nr. 7. 1908. S. 195. Clinic. Section.

Walter, A note on acromegaly. Med. Press and Circ. N. S. **88.** 1909. S. 65.

Walton, G. L., Case of acromegaly. Boston Med. Journ. **142.** 1900. Nr. 3.

Walton and **Cheney,** Tumors of the pituitary body. Boston med. and surg. Journ. **141.** Nr. 3. 1899.

Warda, Über Akromegalie. Kasuistische Mitteilungen. Deutsche Zeitschr. f. Nervenheilk. **19.** 1901. S. 358.

Weber, F., Spurious acromegaly. Proc. of the Roy. Soc. of Med. **1.** 1908. Nr. 5. S. 104. Clinic. cases S. 104.

Webster, J. H. D., A case of unilateral cerebral hyperplasia with co-existent „acromegaly" of the feet and a slight degree of unilateral gigantism. Journ. of Path. and Bacteriol. **12.** 1908. S. 306.

Weichselbaum, Zu den Neubildungen der Hypophysis. Virchows Arch. **75.** 1878. S. 444.

Weiß, Kasuistische Mitteilungen aus dem Arbeiterhospital in Pistyan (Fall von Akromegalie). Wiener med. Wochenschr. **48.** 1898. S. 497 (498).

Weygandt, Über Hypophysisstörungen. 37. Vers. südwest. Neurol. u. Irrenärzte in Baden-Baden 1912. Ref. Neurol. Zentralbl. **31.** 1912. S. 998.

Widal, Présentation d'un acromégalique géant. Gaz. des hôpit. **78.** 1905. S. 1028.

Widal, Acromégalie et diabète. Journ. de med. int. **9.** 1905. S. 222.

Widal, Sur un cas d'acromégalie avec glycosurie considérable. Journ. de méd. et chir. prat. **76.** 1905. S. 887.

Widal, Roy et **Froin,** Un cas d'acromégalie sans hypertrophie du corps pituitaire avec formations kystiques dans la glande. Rev. de méd. **26.** 1906. S. 313.

Wieland, E., Zur Pathologie der dystrophischen Form des angeborenen partiellen Riesenwuchses. Jahrb. f. Kinderheilk. N. F. **15.** 1907. S. 519.

Wieting, Beitrag zur Frage des allgemeinen Riesenwuchses. Deutsche med. Wochenschr. **29.** Nr. 21—22. 1903. S. 371, 386.

Witmer, A case of acromegaly. Journ. of nerv. and ment. dis. **25.** 1898. S. 40.

Witte, Ein Beitrag zur Symptomatologie und pathol. Anatomie der Akromegalie. Arch. f. Psychiatrie. **48.** 1911. S. 256.

Wittern, Ein Fall von Akromegalie. Deutsche Zeitschr. f. Nervenheilk. **14.** 1899. S. 181.

Witting, A., Di un caso di acromegalia. Clin. med. Pisa. **6.** 1900. S. 331.

Wolf, Ein Beitrag zur Pathologie der Hypophysis. Zieglers Beitr. z. Path. u. path. Anat. **13.** 1893. S. 629.

Wolfsohn und **Marcuse,** Neurofibromatosis und Akromegalie. Berliner klin. Wochenschr. **49.** 1912. S. 1088.

Wurmbrand, Histologische Untersuchungen an 3 operierten Fällen von Akromegalie mit Hypophysentumor. Zieglers Beitr. z. Path. u. path. Anat. **47.** 1909. S. 187.

Zanoni, Congrès de la Soc. ital. de médicin intern. Genua 1905.

Zeisler, J., A case of acromegaly. Chicago. Med. Record. Januar 1901.

Zondek, Beitrag zur Lehre vom Riesenwuchs. Arch. f. klin. Chir. **74.** 1904. S. 890.

Die Erkrankungen der Zirbeldrüse.

Von

Artur Schüller-Wien.

Die Zirbeldrüse (Epiphyse, glandula pinealis) stellt eine cerebrale Anhangsdrüse dar, deren Funktion erst seit wenigen Jahren auf Grund der Beobachtung klinischer Fälle einigermaßen geklärt wurde. Diese Beobachtungen haben dazu geführt, die Zirbeldrüse als ein besonders in der Jugend funktionierendes Drüsengebilde mit innerer Sekretion aufzufassen; es scheint, daß die Zirbel in Beziehung steht zur Reifung des Organismus und auf diesem Wege Einfluß nimmt auf die allgemeine körperliche und geistige Entwicklung. Wenn auch derzeit die Erkrankungen der Zirbeldrüse bei ihrer Seltenheit (bisher wurden 64 Fälle publiziert) und bei der Schwierigkeit therapeutischer Beeinflussung noch wenig praktisches Interesse beanspruchen, so muß doch hervorgehoben werden, daß sie, wie v. Frankl-Hochwart gezeigt hat, der Diagnose intra vitam zugänglich sind.

Bevor wir die bisher beobachteten Erkrankungen der Zirbeldrüse, von denen fast ausschließlich Neubildungen in Betracht kommen, und deren klinisches Verhalten beschreiben, wollen wir einige anatomisch-physiologische Bemerkungen voranschicken.

Anatomie. Die Glandula pinealis ist ein in der gesamten Wirbeltierreihe (mit Ausnahme des Amphioxus) nachweisbares Gebilde. Sie entwickelt sich beim Menschen bereits im 2. Embryonalmonat aus dem hintersten Teil der Deckplatte des Zwischenhirnbläschens. Die anatomische und histologische Beschaffenheit der Zirbel, deren beste Beschreibung Marburg auf Grund eigener und früherer Arbeiten von Studnička, Dimitrowa, Edinger u. a. gegeben hat, stellt sich folgendermaßen dar. Die Zirbel bildet beim Erwachsenen ein ungefähr 1 cm langes, etwas über $^1/_2$ cm breites, dorso-ventral flachgedrücktes, zapfenförmiges Gebilde. Sie bettet sich in die Einsenkung zwischen beiden vorderen Vierhügeln ein und ist von einer bindegewebigen Hülle umschlossen. Der Drüsenkörper kann verschiedene Formen annehmen, seine Größe steht keineswegs in direkter Abhängigkeit vom Lebensalter. Die Drüse des Neugeborenen zeigt sich im Längsschnitte aus unregelmäßigen Läppchen zusammengesetzt, zwischen die sich ein spärliches Bindegewebe einsenkt. Die Zellen, deren Plasma blaß und daher schwer erkennbar ist, sind zum Teil als Gliazellen aufzufassen, zum Teil lassen sie epithelartigen Charakter erkennen. Charakteristisch sind die Kerne der Zirbelzellen, die unter 4 verschiedenen Formen sich präsentieren. Schon beim Neugeborenen lassen sich Cysten im Zirbelgewebe auffinden. Mit einsetzender Pubertät machen sich in der Epiphyse Rückbildungserscheinungen geltend, ja es sollen sich Zeichen der beginnenden Involution schon im 7. Jahr zeigen. Mit zunehmendem Alter treten

die Bindegewebssubstanzen mehr hervor, wodurch eine Verminderung des
Drüsengewebes bedingt und der Charakter der Drüse hie und da verwischt
wird. In den Bindegewebssepten, gelegentlich auch im Innern der Drüsen-
läppchen, wird in späteren Jahren der sogenannte Hirnsand[1]) abgelagert.

Das Plasma der Drüsenzellen tritt beim Erwachsenen stellenweise etwas
besser als beim Neugeborenen hervor. Bis ins höchste Alter finden sich gut er-
haltene Drüsenzellen, so daß der Zirbel auch in vorgerückten Lebensabschnitten
eine gewisse Funktionsfähigkeit zukommen dürfte. Die Zirbel steht durch
Nervenfasern mit dem Gehirn in Verbindung und enthält auch Nervenfasern
in ihrem Innern.

Der Sekretionsvorgang in der Zirbel spielt sich nach Krabbe in folgender Weise ab. Es entstehen in den Kernen der Zellen schwach basophile
Granulationen. Diese Körnchen entleeren sich in das Protoplasma, wo sie
sich verteilen. Sie gehen hernach wahrscheinlich in die Intercellular-Räume
über. Dieser Sekretionsvorgang ist eine konstante Erscheinung während des
erwachsenen Alters bis zum hohen Alter. Loewy hat durch Injektionen
der Zirbel den Weg aufzufinden gesucht, den das Sekret der Zirbeldrüse
nimmt, um in den Liquor zu gelangen.

Physiologie. Die Zahl der physiologischen Untersuchungen an der Zirbeldrüse ist bisher recht gering. Die Exstirpation der Epiphyse im Tierexperiment (Exner und Boese, Biedl, Sarteschi) ließ keine Folgeerscheinungen
erkennen, die der Drüsenzerstörung zur Last gelegt werden könnten. v. Cyon
sowie Dickson und Halliburton erzielten mit Injektion von Zirbeldrüsen-
extrakt gleichfalls keine verwertbaren Resultate im Tierexperiment. Dagegen
gelang es v. Cyon, durch elektrische Reizung der Zirbel eine Form- und Lage-
veränderung der Drüse zu erzielen, so zwar, daß er geneigt ist anzunehmen,
die Zirbeldrüse habe eine mechanische Rolle zu erfüllen, indem sie je nach
der Höhe des Druckes im 3. Ventrikel das Stromgebiet im Aquaeductus Sylvii
automatisch zu erweitern oder zu verengern habe. Biach und Hulles untersuchten im Tierexperiment die Wirkung der Kastration auf die Zirbel. Bei
kastrierten Tieren (Katzen) finden sie Zwischenräume zwischen den Zellen der
Zirbel, die als Ausfall der Drüsenzellen zu betrachten sind.

Pathologische Anatomie. Wie bereits einleitend erwähnt wurde, kommen
von pathologischen Veränderungen der Epiphyse fast ausschließlich Neubildungen zur Beobachtung. Die häufigste Geschwulstbildung in der Zirbel
stellen Cysten derselben dar. Diese sind, wie Marburg hervorhebt, schon
in früher Jugend vorhanden, nehmen aber im höheren Alter noch wesentlich
an Frequenz zu. Marburg unterscheidet 2 Arten von Zirbelcysten. Die
1. Gruppe derselben verdankt ihre Entstehung einem in der Drüse sich voll-
ziehenden Involutionsprozesse, indem sich innerhalb plaqueartiger Gliamassen
infolge Gefäßverschlusses Höhlungen etablieren. Eine 2. seltenere Gruppe von
Cysten sind die aus dem Recessus pinealis hervorgehenden, mit einem Ependym-
belag ausgestatteten Retentionscysten. Diese können eine erhebliche Größe
erreichen und schon im frühesten Kindesalter durch Kompression des Aquae-

---

[1]) Wie ich zuerst gezeigt habe, läßt sich die mit Hirnsand erfüllte Zirbel des Erwachsenen mit Hilfe der Röntgenstrahlen am Lebenden nachweisen. Sie stellt sich
als rundliches, linsengroßes Schattengebilde dar, das bei sagittaler Durchleuchtungsrichtung
als in der Medianebene gelegen, bei transversaler Aufnahme $4^1/_2$ bis 5 cm dorsal von der
deutschen Horizontalen (Verbindungslinie des Ohrpunktes mit dem unteren Orbital-
rande) und 1 cm hinter der Frontalebene des Gehörganges gelegen sich präsentiert.

ductus Sylvii zu hochgradigem Hydrocephalus internus mit dessen anatomischen und klinischen Folgeerscheinungen Veranlassung geben.

Cystische Geschwülste beschreiben Campbel, Garrod, Russel, ferner Joukowsky, Bouchut, M. Neumann, Nieden u. a.

Eine weitere Gruppe von Zirbelgeschwülsten stellen die Teratome dar. Die Größe der Zirbelteratome beträgt durchschnittlich 4 cm im Längs- und Höhendurchmesser; sie sind stets im vorderen Abschnitt der Drüse gelagert, so daß sie sich zwischen die Thalami einsenken. Sie bestehen aus Cysten mit Cylinder- und Pflasterepithel, Haaren, Knorpel, Talgdrüsen, Fettgewebe, glatten Muskelfasern. Bereits vor längeren Jahren hat Weigert in ausgezeichneter Weise ein Teratom der Zirbel beschrieben. Seitdem wurde eine ganze Reihe ähnlicher Geschwülste von anderen Autoren (Coats, Falkson, Ogle, Gauderer, P. Neumann, Askanazy, Gutzeit, Oestreich und Slawyk, Frankl-Hochwart, Bailey und Jelliffe, Hueter) publiziert. Schon M. Neumann hat darauf hingewiesen, daß die Häufigkeit teratoider Bildungen und ihr Auftreten bei jugendlichen Personen darauf hindeuten, daß die Epiphysengeschwülste überwiegend als angeborene Entwicklungsanomalien aufzufassen sind. Askanazy bringt die Teratome in Zusammenhang mit der in der Zirbel enthaltenen Anlage für das Parietalauge.

Als 3. Gruppe von Zirbeltumoren beschreibt Marburg die „zusammengesetzten Tumoren". Sie bestehen aus 3 übereinander gelegenen Schichten, nämlich einer Lage von Zirbelzellen, einer Ependymzellenschicht und einer Gliazellschicht. Dabei erscheint das Zirbelgewebe eher vermehrt, im Gegensatz zu den früher besprochenen Geschwulstarten, die zu einer Verminderung des eigentlichen Zirbelgewebes führen. Anatomisch verhalten sich die zusammengesetzten Zirbeltumoren wie Gliome.

In die Gruppe der zusammengesetzten Tumoren reiht Marburg nicht nur den von ihm beobachteten Fall, sondern eine Anzahl der früheren, als Sarkom, Carcinom oder Gliom beschriebenen Beobachtungen (Friedreich, Turner, Nothnagel u. a.).

Von sonstigen Geschwulstarten wurden beobachtet: Gliome (Schulz, Lawrence), Angiosarkom (Hart), Neurogliom (Pappenheimer), Gliosarkome (Reinhold, Feilchenfeld, Howell, Rydygier), Carcinome (Massot, Daly), Epitheliome (Estèves und Beatti), Sarkome (Gowers, Kny und M. Neumann). Blanquinque beobachtete Hypertrophie der Zirbel in Form eines Psammoms. Einen ähnlichen Fall beschrieb Wernicke, ein Psammosarkom König. Pontoppidans Diagnose schwankt zwischen Syphilis und Sarkom. Lord stellt eine Vergrößerung der Zirbel auf luetischer Basis fest. Hirnhypertrophie bei Zirbelvergrößerung beobachteten Bernardini, Middlemaas, M. Neumann, Marburg. Fehlen von Metastasen ist bei Zirbelgeschwülsten wie bei anderen Geschwülsten des Gehirnes die Regel. Nur in Gauderers Fall bestand eine lokale Dissemination der Geschwulst im Bereich des Chiasma. Auch Rydygier (Erfahrungen über die Dekompressiv-Trepanation und den Balkenstich. Deutsche Zeitschr. f. Chir. 117, 1912) erwähnt einen Fall von Gliosarkom der Epiphyse mit regionären Metastasen, ferner Metastasen im Rückenmark, in den Hirn- und Rückenmarkshäuten.

Die durch den Zirbeldrüsentumor verursachten intrakraniellen Veränderungen ergeben sich ohne weiteres aus der Berücksichtigung der topographischen Verhältnisse. Da die Zirbel einerseits in der Nähe der Vena magna Galeni, anderseits oberhalb des Aquaeductus Sylvii dicht über der Mündung in den 3. Ventrikel liegt, so muß eine Vergrößerung der Zirbel eine Kompression der Vene herbeiführen und die Kommunikation zwischen den Ventrikeln aufheben. Tatsächlich berichten fast alle Autoren von dem Vorhandensein eines zuweilen die höchsten Grade erreichenden Hydrocephalus internus der 3. Hirnkammer und der beiden Seitenventrikel.

Begreiflicherweise finden sich auch die Folgeerscheinungen des internen Hydrocephalus häufig in sehr hohem Maße ausgeprägt, nämlich Abplattung der Hirnwindungen, Kompression der Hirnnerven und der Hypophyse, Spannung der Dura, Usurierung der Schädelinnenfläche.

Die Veränderungen, die sich bei den Erkrankungen der Zirbeldrüse im Bereich des übrigen Organismus finden, werden größtenteils bei der Besprechung der Symptomatologie erwähnt. Hier sei nur angeführt, daß Neumann eine erhebliche Vergrößerung der Schilddrüse und Thymuspersistenz feststellte, Marburg die Schilddrüse leicht geschwollen fand, im Fall von Raymond und Claude eine Hyperplasie der Nebenniere konstatiert wurde.

Symptomatologie. Die Symptome, die durch Zirbelgeschwülste hervorgerufen werden, lassen sich in 3 Gruppen einteilen:

    I. Allgemeine Hirndruckerscheinungen,

    II. Cerebrale Herdsymptome,

    III. Zeichen gestörter Drüsenfunktion.

ad I. Was die Zeichen der Hirndrucksteigerung betrifft, so sind dieselben meist stark ausgesprochen; dies läßt sich durch die Intensität des inneren Hydrocephalus hinreichend erklären. Kopfschmerz, Schwindel und Erbrechen begegnen uns in fast allen einschlägigen Schilderungen. Stauungspapille wird recht häufig beobachtet. Dagegen scheint Pulsverlangsamung meist zu fehlen. Von mehreren Beobachtern ist Fieber beschrieben worden. Frühzeitig machen sich leichte Grade von Benommenheit geltend, in späteren Stadien finden wir häufig Schlafsucht angegeben. In einzelnen Fällen wird Opisthotonus und Retraktion des Kopfes erwähnt. In gleicher Weise wie bei anderen Tumoren treten auch bei Zirbelgeschwülsten nicht selten Anfälle von Bewußtlosigkeit mit Konvulsionen in die Erscheinung.

Von psychischen Krankheitserscheinungen wurden beobachtet: eine gewisse Apathie, Vergeßlichkeit, stilles, scheues Wesen, anderseits wieder leichte Erregbarkeit, reizbare Stimmung, Delirien mit Tobsuchtsanfällen.

In einem Falle wurde Liquorausfluß aus der Nase konstatiert (Cushing). Daß die durch den Zirbeltumor erzeugte Schädelusur (in Form vertiefter Impressionen, erweiterter Sella und Nahtdehnung) in klarer Weise am Röntgenbilde darstellbar ist, davon konnte ich mich bei dem von Marburg beobachteten Falle überzeugen.

ad II. Von cerebralen Herderscheinungen seien vor allem die fast regelmäßig auftretenden Augenmuskellähmungen und die hieraus resultierenden Sehstörungen (Diplopie) erwähnt. An erster Stelle stehen die Oculomotoriuslähmungen, die durch Druckwirkung der Geschwulst auf die Kernregion des Oculomotorius verursacht werden (Reinhold). Eine isolierte Trochlearisparese hat Nieden beschrieben, und Reinhold hat darin ein charakteristisches Zeichen bei Epiphysiserkrankungen vermutet. Abducensparese erwähnen Gowers und Reinhold. Gelegentlich wird Blicklähmung als Symptom des Zirbeltumors angegeben. Von sonstigen okulären Symptomen wurde mitunter Nystagmus beobachtet (Kny, Oestreich und Slawyk, v. Frankl-Hochwart), ferner das Vorkommen von Exophthalmus (Neumann, v. Frankl-Hochwart).

Häufig kommt es zu Störung der Sehfunktion im Sinn einer Abnahme der Sehschärfe bis zu völliger Amaurose mit Atrophie des Nervus opticus (Ogle, Raymond et Claude). Die Sehstörung wird wohl dadurch hervorgerufen, daß infolge der vermehrten Flüssigkeitsansammlung eine blasenförmige Vortreibung des 3. Ventrikels erzeugt und so das Chiasma komprimiert wird. Von sonstigen Hirnnervenstörungen werden Beeinträchtigung der Hörfunktion, des Vestibularis (Bailey und Jelliffe), Facialisparese, Schlucklähmung, Artikulationsstörung usw. erwähnt. Von Wichtigkeit sind ferner ataktische Störungen der oberen und unteren Extremitäten vom Charakter der cerebellaren Ataxie; seltener finden sich motorische Schwäche der oberen bzw. unteren Extremitäten oder isolierte Zuckungen am ganzen Körper sowie isoliertes Zittern an Händen und Füßen. In einzelnen Fällen wird über Abnormitäten der Haut- und Sehnenreflexe berichtet.[1]

Eine weitere Reihe von Symptomen, die mit einiger Berechtigung den cerebralen Symptomen zugerechnet werden können, bilden die allerdings nur selten erwähnte Polyurie und Polydipsie, sowie isoliert auftretende Polyphagie. Massod berichtet von einer enormen Polyurie und Polydipsie (25 bis 28 Liter täglich) seines Kranken. Auf die gleichen Symptome weist Hößlin bei seinem 9jährigen Patienten hin. Polyphagie war in den Fällen von Kny, Oestreich und Slawyk, Daly und Neumann vorhanden. Schließlich sei noch auf vereinzelt auftretende vasomotorische Phänomene hingewiesen, wie ausgesprochene Dermatographie (Oestreich und Slawyk), Rötung und Gedunsenheit des Gesichtes (Falkson und Coats).

ad III. Im Gegensatz zu den bisher aufgezählten Symptomen, die sich aus der Lokalisation und drucksteigernden Wirkung der Hirngeschwulst erklären, findet sich bei einer Reihe von Zirbelgeschwülsten noch eine Gruppe von klinischen Symptomen, die als Ausdruck einer Störung der inneren Sekretion der Zirbeldrüse aufzufassen sind. Eine dieser Störungen ist die zuweilen beobachtete abnorme Fettsucht bzw. deren Gegenteil, hochgradige Kachexie. Marburg, dessen klinisch und anatomisch genau untersuchter Fall eines 9jährigen Mädchens mit ,,zusammengesetztem Tumor" der Zirbel eine mächtige, universelle Adipositas aufwies, hat aus der Literatur eine Anzahl von Fällen mit Adipositas (zusammen mit den späteren Fällen 11) und eine geringere Anzahl (3) mit auffälliger Abmagerung zusammengestellt. Er ist der Anschauung, daß das Symptom der Fettsucht durch Hyperpinealismus bedingt sei, während bei Apinealismus schwere Kachexie zustande komme. Er stützt seine Anschauung auf das Ergebnis der Untersuchung seines Falles, wobei die Hypophyse ebenso wie die restlichen Drüsen als intakt sich erwiesen.

Wenn auch die Möglichkeit, daß die bei Zirbeltumoren öfters zu beobachtenden Anomalien des Fettpolsters mit übermäßiger oder verminderter Se-

---

[1] An dieser Stelle sei der jüngst publizierte Fall von Rydygier angeführt: 16jähriges Mädchen. Seit 3 Jahren krank. Starke Schmerzen in der rechten Kopfseite, Übelkeit und Erbrechen, Schlafsucht, Ohrensausen. Seit 2 Monaten Herabsetzung der Sehkraft. Noch nicht menstruiert. Habitus infantil. Sehr gute Intelligenz, lustig, aufgeweckt. Neuritis optici oc. utr. Rechts total blind. Parese des linken Abducens. Schmerz- und Tastempfindung der linken Gesichtsseite abgeschwächt. Rechtsseitige Hemiparese. Rechts Achillesreflex fehlend. Das Röntgenbild weist eine Vertiefung der Sella, Verdünnung des Dorsum sellae und Schwund des Processus clinoideus anterior auf. Wegen der Hirndrucksymptome wird der Balkenstich auf der rechten Seite ausgeführt und 1/4 Glas rosafarbige Flüssigkeit entleert. Die Obduktion ergibt: Geschwulst (Gliosarkom), von der Epiphyse ausgehend, mit regionären Metastasen und Metastasen im Rückenmark, den Hirn- und Rückenmarkshäuten.

kretion dieser Drüse zusammenhängen, zuzugeben ist, so muß doch anderseits auf die Häufigkeit von Fettsucht bei cerebralen Erkrankungen verschiedener Art Rücksicht genommen werden, insbesondere auf die Fettsucht bei Erkrankungen der Hypophysengegend. Daß infolge des Hydrocephalus, der durch den Zirbeldrüsentumor hervorgerufen wird, eine hochgradige Kompression der Hypophyse erzeugt werden kann, ist bereits oben hervorgehoben worden und wird gelegentlich der Beschreibung eines derartigen Falles von Raymond et Claude gebührend gewürdigt. Schließlich muß man die Möglichkeit ins Auge fassen, daß die Fettsucht auf dem Umwege über Veränderungen des Genitale zustandekommt (genitale Fettsucht), da in den Beschreibungen der in der Literatur enthaltenen Fälle wiederholt von Infantilismus und Störungen der Genitalfunktion (Amenorrhöe) berichtet wird.

Ein weiteres Symptom, das bei Geschwülsten der Zirbeldrüse gelegentlich beobachtet wurde, stellt die vorzeitige Pubertätsentwicklung dar. Die Erscheinungen der Pubertas praecox beziehen sich auf das Körperwachstum, die Ausbildung des Genitalapparates und die sekundären Geschlechtscharaktere. Dazu kommen von psychischen Symptomen die vorzeitige Entwicklung des Gefühls- und Verstandeslebens und das Auftreten sexueller Reizzustände. Die Fälle von Zirbeltumor, bei denen Zeichen vorzeitiger Pubertätsentwicklung zur Beobachtung kamen, seien hier kurz erwähnt:

1. Fall v. Ogle:

6jähriger Knabe. Einige Monate vor seinem Tode war das Kind in seinem Wesen ganz verändert, masturbierte viel und wurde sehr schlafsüchtig. Bei der Untersuchung fiel der schwankende Gang und die steife Rückenhaltung auf. Der Ernährungszustand wird als „gut" bezeichnet. Der Penis war wie bei einem Jüngling von 17 Jahren, die Haare am Genitale waren auffallend entwickelt, die Hoden schienen nicht vergrößert. Zeitweilig kam es zu Erbrechen sowie zu Krampferscheinungen mit Opisthotonus. Die Schlafsucht wurde immer auffälliger, allmählich kam es zu doppelseitiger Parese der Recti externi. Pupillenstarre, leichter Neuritis optica, Erblindung. Die Kniereflexe verschwanden. Die Nekropsie ergab ein eigentümliches Alveolar-Sarkom der Zirbeldrüse mit Hämorrhagien und Cystenbildung.

2. Fall von Gutzeit:

$7^3/_4$jähriger Knabe, der ca. 8 Monate vor seinem Tode unter Erbrechen und Kopfschmerzen erkrankte; nach einigen Monaten Doppeltsehen, schleppender Gang, Schlafsucht, Hörstörung, Nebelsehen. Bei der Untersuchung erschien der Patient „kräftig gebaut und gut genährt". Er verlangte permanent zu essen, war etwas benommen und gähnte auffallend viel. Die Bewegungen waren unsicher, ataktisch, Puls retardiert, Neuritis optica. Parese des linken Musculus rectus internus. Pupillen eng, different, starr; Hörvermögen herabgesetzt. Crines pubis „reichlich entwickelt". Nekropsie: Teratom der Zirbel mit Kompression der Vierhügel.

3. Fall von Oestreich und Slawyk:

4jähriger Knabe mit normaler Entwicklung. Mit 3 Monaten Stimmritzenkrampf, mit 1 Jahr epileptische Anfälle. Vom 3. Lebensjahr still und scheu, zum Weinen geneigt. Gleichzeitig auffallende Körperentwicklung. Übermäßiges Wachstum des Penis. Das Urinieren war zeitweilig schmerzhaft; später stellte sich Bettnässen ein; dazu gesellte sich Unbeholfenheit des Ganges, zeitweise Verwirrtheit, die mit normalem psychischem Verhalten abwechselte. Eßlust sehr rege. Das Kind war für sein Alter sehr groß, hatte starken Knochenbau, kräftige Muskulatur und reichliches Fettpolster. Körperlänge 108 cm, Körpergewicht 20 kg entsprechend einem 7 bis 8jährigen Kind. Stimmung gleichgültig, Benehmen etwas „altklug", sonst dem Alter entsprechend. Geringer Strabismus convergens dexter, leichter Nystagmus, Pupillenträgheit, typische Stauungspapille. Mammae hypertrophisch, 2 cm hoch; es läßt sich Colostrum ausdrücken; Penis stark hypertrophisch, im schlaffen Zustand 9 cm lang. Hoden taubeneigroß, am Mons veneris reichliche, 1 cm lange Schamhaare. Nekropsie: Psammosarkoma cysticum glandulae pinealis, Hydrocephalus internus.

4. Fall von Holzhauer:

Kur auf epileptischen Anfällen, abnormer Entwicklung der Genitalien, abnormer Körpergröße. Psammosarkom der Pinealis.

5. Fall von Frankl-Hochwart:

$5^1/_2$jähriger Knabe. Seit dem 3. Lebensjahre ungewöhnliches Längenwachstum, geistige Frühreife. Ca. 5 Monate vor dem Tode Strabismus, später fortschreitende Augenmuskellähmung, Entwicklung von Stauungspapille, heftiger Kopfschmerz. Ca. 4 Wochen vor dem Tode sehr starkes Wachstum des Penis, starke Erektionen, Behaarung des Genitale, des Schienbeines. Die Stimme wurde auffallend tief. Interkurrierende Scarlatina. Exitus. Diagnose: Tumor cerebri, die Zirbeldrüse zerstörend. Obduktion: Teratom der Zirbeldrüse, Schädel 2 bis 4 cm dick, die Tabula interna rauh anzufühlen, usuriert, die Impressiones digitatae vertieft. Im Bereich des Scheitelbeines ist die Usur der inneren Tafel so hochgradig, daß die Venen der Diploë bloßliegen. Die Knochennähte sind dehiszent. Durchmesser des Zirbeltumors 5:2,5 : 2,9 cm. Die 3. Kammer und beide Seitenventrikel sind stark dilatiert. Die Hypophyse ist nicht verändert, die Sella erscheint nicht erweitert und nicht vertieft, der Sattelboden ist ebenso wie die Schädelbasis im allgemeinen rauh anzufühlen und usuriert.

6. Fall von Raymond und Claude:

10jähriger Knabe, der vor 3 Jahren Symptome von Hirntumor gezeigt hatte. Nach 2jährigem Stationärbleiben der Krankheit und deutlicher Remission plötzlich Hydrocephalus, innerhalb einiger Wochen Amaurose, Adipositas, Haare an den Pubes und im Gesicht; das Genitale blieb klein, eher atrophisch. Unter Lähmung der Extremitäten, Intelligenzabnahme, Stupor, dann Abmagerung trat Exitus ein. Bei der Sektion fand sich ein Tumor der Zirbel (Teratom) und Atrophie der Hypophyse durch beträchtlichen Hydrocephalus.

Wir wollen die Symptome der vorzeitigen Körperreife, wie sie aus den eben kurz skizzierten 6 Krankheitsgeschichten[1]) sich ergeben, kurz Revue passieren lassen.

Über auffallend starken Körperwuchs berichten Oestreich und Slawyk bei ihrem 4jährigen Patienten sowie Holzhauer. Der $5^1/_2$jährige Kranke von Frankl-Hochwart fing mit 3 Jahren an, ungewöhnlich zu wachsen und machte zur Zeit der Untersuchung den Eindruck eines 9jährigen Knaben. Der 10jährige Patient von Raymond et Claude glich in seinem Äußern einem 13jährigen Knaben. Hypertrophie der Genitalorgane, speziell abnorme Größe des Penis, erwähnen Ogle, Frankl-Hochwart, Oestreich und Slawyk sowie Holzhauer. Im Gegensatz hierzu waren bei dem von Raymond et Claude beobachteten Knaben der Penis nur kurz und schwach entwickelt, die Hoden atrophisch. Auffällige sekundäre Geschlechtscharaktere waren in fast allen Fällen deutlich ausgeprägt; so fand Gutzeit auffällige Entwicklung der Schamhaare; im Fall von Oestreich und Slawyk war reichliche Schambehaarung vorhanden, die Mammae waren hypertrophisch und sezernierten Colostrum; der Kranke von Ogle wies ebenfalls Genitalbehaarung auf. Bei dem 5jährigen Patienten von Frankl-Hochwart waren die Crines wie bei einem 15jährigen Knaben entwickelt, die Stimme war tief. Raymond et Claude fanden bei ihrem Patienten einen leichten Flaum auf Wange und Oberlippe sowie Behaarung der Schamgegend. Gemäß der vorzeitigen Entwicklung des Geschlechtsapparates machen sich bei den Kindern sexuelle Reizzustände und Neigung zur Masturbation bemerkbar. Der körperlichen Frühreife entsprechend ist ferner bei einzelnen der Fälle auch die geistige Entwicklung eine vorgeschrittenere.

Die pathologisch-anatomische Untersuchung wies in den meisten mit körperlicher Frühreife kombinierten Fällen von Zirbeltumor das Vorhanden-

---

[1]) Ich möchte der Vermutung Ausdruck geben, daß auch ein von Hippel (klinische Monatsblätter für Augenheilkunde, Juni 1912) jüngst demonstrierter Fall den bisherigen Beobachtungen von vorzeitiger Geschlechtsreife bei Zirbeltumor zugezählt werden kann: 10jähriger, fast amaurotischer Junge. Komplette Opticus-Atrophie, monströse Entwicklung der Genitalien, Mons veneris stark behaart. Hochgradige Erweiterung der Sella am Röntgenbilde.

sein eines Teratoms nach. Askanazy hat daher der Meinung Ausdruck gegeben, daß die Natur des Tumors am Zustandekommen der Frühreife schuld
sei. Ein embryonales Teratom sei eine Art Pseudoschwangerschaft, die im
Organismus chemische Veränderungen erzeuge. Daß das Teratom und nicht
dessen Lokalisation in der Zirbel die Allgemeinerscheinungen verursache, dafür spreche, daß letztere auch bei anderweitig lokalisierten Teratomen vorkommen.'

Einem anderen Gedanken hat Marburg Ausdruck gegeben. Er ist der
Ansicht, daß die durch das Teratom bewirkte Zerstörung funktionsfähigen
Zirbelgewebes, also eine verminderte Sekretion der Epiphyse (Hypopinealismus) schuld sei an der vorzeitigen Geschlechtsentwicklung. In ähnlicher Weise
wie de norma der Beginn der Pubertät mit einer weitreichenden Involution
der Drüse einhergehe, so sei eine vorzeitige Pubertät der Ausdruck einer abnorm
früh eintretenden Drüseninsuffizienz. Wie die bisherigen Beobachtungen zeigen,
handelte es sich dabei um jugendliche Individuen. Je älter der Patient, um so
geringgradiger die Alterationen.

Aus der klinischen Beobachtung läßt sich also ebenso wie aus den
anatomischen Tatsachen der Schluß ziehen, daß die Haupttätigkeit der
Epiphyse in die frühe Kindheit fällt. Es scheint, daß die normal sezernierende Zirbel die natürliche Reifung des Organismus hemmt; erst der partielle Untergang funktionstüchtigen Zirbelgewebes ermöglicht den Vollzug
der normalen Pubertätsentwicklung. Münzer erörtert die Möglichkeit, daß
diese Hemmung auf dem Wege bestimmter Hirngebiete erfolge, die der Pubertätsentwicklung vorstehen. Eine zweite, besser begründete Hypothese
wäre nach Münzer basiert auf der Lehre vom Antagonismus zwischen
Hypophyse und Epiphyse. Die normal sezernierende Zirbel könnte die Absonderung der Hypophyse hemmen und es würde die letztere nach der physiologischen Involution der Epiphyse erst ihre volle Wirksamkeit entfalten.
Daraus ergebe sich die Folgerung, daß die Produkte der Hypophyse den eigentlichen Anlaß zur Reifung des Organismus herbeiführen. Endlich bliebe noch
die Frage zu beantworten, in welcher Art die 3 Glieder des großen polyglandu-
lären Systems: Hypophyse, Zirbel und Keimdrüsen, die in so innigem Zusammenhang zu stehen scheinen, aufeinander wirken, ob durch den Fortfall
des Zirbeldrüsensekrets zuerst die Hypophyse zur Tätigkeit gereizt wird und
diese dann auf die Keimdrüsen wirkt, oder ob zuerst die Keimdrüsentätigkeit angeregt wird und durch diese die Hypophyse.

Für die Beurteilung der Pathogenese der durch Zirbelaffektion hervorgerufenen Störungen ergeben sich aus dem Gesagten folgende Gesichtspunkte:
Die Beeinträchtigung der inneren Sekretion der Zirbel scheint eine Reihe von
trophischen und Wachstumsstörungen zu bedingen. Eine vermehrte Sekretion
der Zirbel (Hyperpinealismus) scheint mit Adipositas, ein Fehlen der Zirbel-
funktion (Apinealismus) mit allgemeiner Kachexie einherzugehen. Mit einer
verminderten Sekretion (Hypopinealismus) kann eine vorzeitige Genitalentwicklung in Zusammenhang gebracht werden.

Die Zirbeldrüsensekretion dürfte den Eintritt der Pubertät hemmen,
d. h. das Längenwachstum des Körpers, die Ausbildung des Genitalapparates
sowie der sekundären Geschlechtscharaktere und das Manifestwerden der
psychischen Reifeerscheinungen verzögern. Die Zirbel steht anscheinend in
Korrelation mit der Keimdrüse und der Hypophyse. Über die Beziehungen
zu anderen Drüsen ist nichts bekannt.

Aus der vorsichtigen Fassung der voranstehenden Sätze ergibt sich schon, daß die normale und pathologische Physiologie der Zirbel noch recht wenig geklärt ist; insbesondere fehlt, wie eingangs erwähnt, noch vollkommen die experimentelle Betätigung der aus den klinischen Tatsachen erschlossenen Gesetze.

Verlauf und Prognose. Die Affektionen der Zirbel können klinisch symptomlos verlaufen, insbesondere wenn es sich um cystische Bildungen derselben handelt (Russell, Cynod, Campbel). Meist aber geben die Geschwülste der Zirbel zu den geschilderten schweren Erscheinungen Anlaß, häufig bereits in frühester Kindheit; bisweilen bringt auch erst die beginnende Pubertät die schädlichen Wirkungen zum Ausdruck. Nach den vorliegenden Beobachtungen scheinen männliche Individuen weit häufiger zu erkranken als weibliche (40:14). Wenn man die in der Arbeit von Bailey und Jelliffe zusammengestellten Fälle, wozu auch die Beobachtungen von Apert und Porak, Estèves und Beatti sowie von Rydygier kommen, berücksichtigt, so gehören dem Alter nach an:

10 Fälle dem 1. Dezennium,
17 ,,   ,, 2.   ,,
13 ,,   ,, 3.   ,,
7 ,,   ,, 4.   ,,
3 ,,   ,, 5.   ,,
1 ,,   ,, 6.   ,,

Die bisher beobachteten Fälle von Zirbelaffektion nahmen fast durchwegs einen ungünstigen Verlauf. Wenn wir von der zufälligen Auffindung einer Cyste der Zirbel bei einigen Fällen, die symptomlos verlaufen waren, absehen, so müssen wir auf Grund der Übersicht aller in der Literatur enthaltenen, 64 Fälle betragenden Beobachtungen die Geschwülste der Zirbel als ein schweres, meist in einigen Monaten oder wenigen Jahren zum Tode führendes Leiden charakterisieren.

Diagnose. Bezüglich der Diagnose von Zirbeltumoren stellt v. Frankl-Hochwart, dem es in seinem Falle gelang, als erster intra vitam die Geschwulst der Zirbel zu diagnostizieren, folgende Regel auf: Wenn bei einem sehr jugendlichen Individuum neben den allgemeinen Hirntumorsymptomen sowie neben den Symptomen der Vierhügelerkrankung ein abnormes Längenwachstum, ungewöhnlicher Haarwuchs, Verfettung, Schlafsucht, prämature Genital- und Sexualentwicklung, eventuell geistige Frühreife sich findet, so liegt ein Zirbeltumor vor.

Differentialdiagnostisch kommen in derartigen Fällen zunächst Hypophysentumoren in Betracht. Auch da kommt es zu sexueller Dystrophie, zur Verfettung, zu Exophthalmus, Nystagmus, Opticusveränderungen, zu Schlafsucht, Polyurie, Polydipsie, zu epileptischen Anfällen, zu psychischen Anomalien, zu eigentümlichen Temperaturanomalien. Bei beiden Zuständen tritt relativ selten Bradykardie in Erscheinung. Für die Diagnose „Hypophysentumor" spricht bitemporale Hemianopsie und ein häufiger, charakteristischer Röntgenbefund im Bereich der Sella turcica: die Sella ist vertieft und erweitert, während der übrige Schädel keine wesentlichen Veränderungen aufweist. Bei Zirbeltumor kann die Sella zwar gleichfalls usuriert sein, doch ist die Usur nur eine Teilerscheinung der allgemeinen Schädelusur. Gelegentlich dürfte es (ähnlich wie in einem Fall von Grunmach) gelingen, einen kalkhaltigen Tumor (Psammom) der Zirbel direkt am Röntgenbilde zu sehen. Anderseits ist es begreiflich, daß der Nachweis eines normal großen und normal gelagerten Zirbelschattens im Zweifelfalle gegen die Annahme einer Zirbelgeschwulst verwertbar wäre. Bei Geschwülsten der Zirbel scheint die Blicklähmung recht typisch zu sein; überhaupt sind die Augenmuskellähmungen mehr im Vordergrund der Erscheinungen. Auch die Ataxie, die Hörstörung, der Schwindel sind viel prononcierter, Stauungspapille häufiger. Das männliche Geschlecht prävaliert, während beim Hypophysentumor beide Geschlechter gleichmäßig betroffen sind. Kinder mit Pinealtumor sind eher groß, die mit Hypophysentumor eher klein. Doch kommen auch Ausnahmen von dieser Regel vor, so der von Cushing beobachtete Fall (Hypophysentumor bei einem 3jährigen Kind mit Fettsucht und übermäßigem Körperwachstum), ferner der Fall von Salge (akromegaloider Riesenwuchs bei 6wöchentlichem Kind mit Geschwulst der Hypophyse).

Die Differentialdiagnose gegenüber anderen Formen der Pubertas praecox unterliegt meist keinen Schwierigkeiten. Wie aus der vortrefflichen Zusammenstellung Neuraths: „Über vorzeitige Geschlechtsentwicklung" zu entnehmen ist, liegen der Pubertas praecox recht verschiedene ätiologische Momente zugrunde. Bisher existieren 17 Obduktionsresultate und 4 Operationsbefunde bei Fällen von vorzeitiger Geschlechtsreife, die 14 Mädchen und 7 Knaben betreffen. Unter diesen 21 Fällen wiesen 5 Neoplasmen der Genitaldrüsen auf, 11 Neubildungen der Nebennieren, 3 Tumoren der Zirbeldrüse[1]).

Die Unterscheidung zwischen Zirbeltumoren und Neoplasmen der Nachbarschaft der Zirbel (Vierhügel- oder Kleinhirngeschwülsten) bzw. chronischem Hydrocephalus internus, bereitet begreiflicherweise bedeutende Schwierigkeiten.

Therapie. Die Behandlung der Zirbeltumoren stellt eine recht undankbare Aufgabe dar. Wie bei jedem anderen Hirntumor kommen neben den üblichen symptomatischen Mitteln, die gegen die allgemeinen Hirndrucksymptome gerichet sind, operative Maßnahmen in Betracht. Eine radikale Operation bei Zirbeltumor wurde bisher nicht ausgeführt. Cushing hat auf Grund der Vermutungsdiagnose „Zirbeltumor" die Gegend der Epiphyse in 2 Fällen operativ freigelegt, jedoch keinen Tumor gefunden.

Von palliativen Eingriffen kommen die üblichen druckentlastenden Operationen (temporale oder sellare Dekompression, Ventrikelpunktion, Balkenstich usw.) in Betracht.

Literatur.

Die wichtigsten Publikationen über die Zirbeldrüse finden sich zusammengestellt bei
Marburg, Zur Kenntnis der normalen und pathologischen Histologie der Zirbeldrüse. Arbeiten aus dem Institut Obersteiner. **17.** 1909. S. 217, und bei
Bailey und **Jelliffe,** Tumors of the pineal body. Arch. of intern. med. **8.** 1911. Nr. 6.
Einige Arbeiten aus neuester Zeit seien außerdem hier noch angeführt:

---

[1]) Zwei von mir röntgenologisch untersuchte Fälle von Pubertas praecox (Fall von Knöpfelmacher und Fall von Marburg) ließen keine Zeichen einer Zirbelerkrankung oder anderweitigen cerebralen Affektion erkennen. Die klinische Untersuchung dieser beiden Fälle ergab, wie dies übrigens recht oft bei ähnlichen Beobachtungen der Literatur der Fall war, auch sonst keinen Fingerzeig für die Ursache der Präcocität. Vgl. auch diesen Band S. 373.

Apert et **Porak,** Tumeur de la glande pinéale chez une obèse. Atrophie mécan. de l'hypophyse. Rev. neurol. 1911. p. 388.

Biach und **Hulles,** Über die Beziehungen der Zirbeldrüse zum Genitale. Wiener klin. Wochenschr. 1912. Nr. 10.

Biedl, Innere Sekretion. 1910.

Biondi, Histologische Beobachtungen an der Zirbeldrüse. Zeitschr. f. d. ges. Neurol. u. Psychiatrie. 9. 1912.

Constantini, Intorno ad alcune particolarità di struttura della glandola pineale. Pathologica. **2.** 1910. Nr. 45.

Cutore, Il corpo pineale di alcuni mammiferi. Arch. ital. di anat. e di embriol. 1910.

v. **Cyon,** Die Gefäßdrüsen als regulatorische Schutzorgane des Zentralsystems. Berlin 1910.

Estèves und **Beatti,** Klinische und anatomische Studie eines Epithelioms der Zirbeldrüse. Arch. de Pedagogia de la Plata. 1909. Referiert: Rev. Neurol. 2. 1911. S. 24.

Exner und **Boese,** Über experimentelle Exstirpation der Glandula pinealis. Neurol. Zentralbl. 1910.

v. **Frankl-Hochwart,** Über Diagnose der Zirbeldrüsentumoren. Deutsche Zeitschr. f. Nervenheilk. **37.** 1909.

Galasescu et **Urechia,** Les cellules acidophiles de la glande pinéale. C. r. de la Soc. de Biol. 1910. Nr. 12.

Hueter, Teratom der Zirbeldrüse. Münchener med. Wochenschr. 1913, S. 895.

Jordan und **Eyster,** The physiological action of extracts of pineal body. Amer. Journ. of Physiol. **29.** 11. 5. 1911.

Krabbe, Sur la glande pinéale chez l'homme. Icon. de la Salp. **9.** 1911. Nr. 4.

Loewy, Die Sekretwege d. Zirbeldrüse. Arbeiten aus dem Institut Obersteiner. Wien, 1912.

Marburg, Die Klinik der Zirbeldrüsenerkrankungen; Ergebnisse der inneren Medizin und Kinderheilkunde, 1913.

Migliucci, Morphologie und Funktion der Epiphyse, Giornale internaz. delle scienze mediche. 1912.

Münzer, Die Zirbeldrüse. Berliner klin. Wochenschr. 1911. Nr. 07.

Pappenheimer, Über Geschwülste des Corpus pineale. Virchows Arch. **200.** 1910.

Poppi, L'ipofisi cerebrale faringea e la glandula pineale in patologia. Bologna 1911. Referiert: Wiener klin. Wochenschr. 1911. S. 912.

Raymond et **Claude,** Les tumeurs de la glande pinéale chez l'enfant. Bull. de l'Acad. de Méd. 1910. 15. Aug.

Sarteschi, Ricerche istologiche sulla glandula pineale. Folia neuro-biologica. **4.** 1910. Nr. 6.

Tchebotarewskaja, Zur Frage der Pinealistumoren bei Kindern. Pädiatrie (Russ.) **2.** 1912. S. 392.

Warren, The development of the paraphysis and Pineal region in Reptilia. The Amer. Journ. of Anat. **2.** Nr. 6. p. 313.

Krankheiten der Nebennieren.

Von

Josef Wiesel-Wien.

Es bedarf wohl keiner besonderen Rechtfertigung, daß in einem Handbuche der Neurologie, in welchem die Krankheiten der Schilddrüse, der Hypophyse und der Epithelkörperchen abgehandelt wurden, auch die Erkrankungen der Nebennieren ihren Platz finden. Besonders gerechtfertigt erscheint die Aufnahme der Nebennierenerkrankungen aus dem Grunde, weil ein wesentlicher Abschnitt dieser Organe genetisch dem Nervensystem angehört. Außerdem sind die Beziehungen der Nebennieren, vor allem des Nebennierenmarkes, zum Nervensystem besser bekannt als die irgend einer anderen Drüse mit innerer Sekretion. Natürlich ist es nicht denkbar bloß von den rein nervösen Symptomen der Nebennierenerkrankungen zu sprechen, sondern es müssen auch die anderweitigen klinischen Folgen der Nebennierenkrankheiten ausgeführt werden. Ferner bieten gerade die pathologischen Prozesse der hier in Betracht kommenden Organe einen geeigneten Ausgangspunkt für weitere, in späteren Kapiteln zu erörternde Krankheitsformen, zu deren Verständnis eine genauere Kenntnis der Nebennierenerkrankungen notwendig ist. Speziell für das Kapitel der multiglandulären Insuffizienz ist die Kenntnis der Klinik und der pathologischen Anatomie kranker Nebennieren von besonderer Wichtigkeit. — Bevor aber auf die Klinik der hierher gehörigen Krankheitsformen eingegangen wird, ist es nötig, eine Reihe die Anatomie und Physiologie betreffender orientierender Bemerkungen über die Nebennieren vorauszuschicken.

Die Nebennieren des Menschen sind bekanntlich paarige Organe, die helm- oder kappenförmig den Nieren aufsitzend, bezüglich ihrer Größe recht beträchtlich schwanken. Von besonderem Einflusse auf die Größe der Nebennieren ist das Alter des Individuums. Wir wissen, daß, während in den ersten Monaten der Fetalzeit die Nebennieren größer sind als die Nieren, sich das Verhältnis beim Erwachsenen zu 1 : 28 zugunsten der Niere ändert. Von Wichtigkeit ist, daß im Greisenalter die Nebennieren unter starker Zunahme des Bindegewebes atrophieren. Das Organ besitzt eine straffe Kapsel, die zahlreiche, sich fächerförmig verteilende Bindegewebsfasern in das eigentliche Parenchym entsendet. Schon mit freiem Auge lassen sich auf dem Durchschnitte zwei verschiedene Abschnitte erkennen, die Rinde und die Marksubstanz. Die Rinde ist aus radiär angeordneten, polygonalen oder rundlichen Zellen aufgebaut, die in dem durch das Bindegewebe gebildeten Fachwerk liegen und nach ihrer Anordnung in eine schmale, unmittelbar subkapsulär gelegene Zona glomerulosa, in die breite mittlere Zona fasciculata und in die an das zentrale Mark angrenzende Zona reticularis zerfällt[1]). Die Marksubstanz besteht in ihrem parenchymatösen Abschnitte, wenn man von vereinzelten Gruppen versprengter Rindenzellen absieht, aus Zellsträngen, die aus polygo-

---

[1]) Es würde zu weit führen, über die feinere Struktur der Rindenzellen, ihren Gehalt an Pigmenten, Lipoiden usw. zu sprechen. Ich verweise in dieser Hinsicht auf die zusammenfassenden Darstellungen von Poll, Biedl und v. Neusser-Wiesel.

nalen, unregelmäßig geformten Zellen aufgebaut sind, deren wichtigste histologische Eigenschaft darin besteht, sich in frischem Zustande durch Salze der Dichromsäure gelb oder braun zu imprägnieren: diesem Verhalten verdanken diese Zellen ihren Namen als chromophile (Stilling) oder chromaffine (Kohn) oder phäochrome (Poll). Weiters enthält die Nebenniere ein ungewöhnlich reiches Blutgefäßnetz, im Marke sympathische Ganglienzellen in variabler Anzahl, sowie zahlreiche Nervenfasern. Soviel in aller Kürze über den Bau der Nebennieren.

Mit den beiden Nebennieren ist aber der Besitz des Organismus an gleichartig gebauten und, wie vorweggenommen werden soll, auch gleichartig funktionierenden Organen nicht erschöpft. Die Kenntnis dieser Tatsache ist nicht nur morphologisch, sondern physiologisch und klinisch von Bedeutung. Wie noch kurz auseinandergesetzt werden soll, besteht das einheitlich gebaute Organ: Nebenniere, aus zwei entwicklungsgeschichtlich völlig verschiedenen Bestandteilen, indem die Rinde einzig und allein epithelialen, die Marksubstanz aber sympathischen Ursprunges ist. Nun finden sich diese beiden Hauptbestandteile des einheitlichen Organes auch außerhalb desselben im Organismus an den verschiedensten Stellen, und zwar meistens nicht miteinander vereinigt, sondern getrennt als sogenannte Bei-Zwischennieren (Poll) oder akzessorische Nebennieren, falls es sich um Anhäufungen von Rindenzellen, als Paraganglien, falls es sich um aus chromaffinen Zellen aufgebaute Körper handelt (Kohn). Man ist also berechtigt, nicht von Nebennieren schlechthin, sondern von zwei Systemen zu sprechen, von denen das eine, epithelialen Ursprunges, durch die Rindenzelle repräsentiert wird, während das andere, aus chromaffinen Zellen aufgebaute, als chromaffines System aufgefaßt werden muß. Die Anordnung der hierher gehörigen Zellen und Zellgruppen in zwei Systeme findet sich als bleibender Zustand bei den niedrigeren Tieren in Form der Interrenal- und Suprarenalorgane. Bei den höheren Wirbeltieren und beim Menschen vereinigt sich eine größere Anzahl von Supra- und Interrenalkörpern zu der einheitlichen Nebenniere, ohne daß die übrigen Abschnitte der Systeme jemals völlig verschwinden würden. Besonders reichlich ausgebildet finden sich die außerhalb der einheitlichen Nebennieren liegenden Abschnitte des Rinden- und des chromaffinen Systems bei jugendlichen Individuen bis nach der Pubertät (Wiesel). Das bloß aus Rindenzellen aufgebaute System tritt beim Menschen — abgesehen von der Rinde des Hauptorgans — etwas in den Hintergrund; entwicklungsgeschichtlich stellen diese Rindenkörperchen abgesprengte Teile des Hauptorganes vor[1]). Man findet sie in variabler Anzahl entweder in die Rinde des Hauptorganes eingesprengt, oder auf der Kapsel derselben als zirka stecknadelkopfgroße Körperchen, oder in den Plexusganglien eingelagert, häufig im Nierenhilus, längs den Venae spermaticae, an der Prostata, im breiten Mutterband, im Leistenkanal, am Nebenhoden usw. Trotzdem sie an Masse gegenüber der Rinde des Hauptorgans sehr in den Hintergrund treten, handelt es sich doch nicht um belanglose Bildungen.

Was nun das chromaffine System (Wiesel) anlangt, so stellt dieses ein System sui generis dar. Es ist aus chromaffinen Zellen ebenso wie die Marksubstanz aufgebaut; es hat sich aber nicht wie die Rindenkörperchen bloß vom Hauptorgane losgelöst, sondern sich selbständig, ebenso wie die größte Anhäufung chromaffiner Zellen — die Marksubstanz der Nebenniere — einzig und allein aus dem Nervus sympathicus differenziert. Die Abstammung aus dem sympathischen Nervensystem ist durch die Arbeiten Kohns,

---

[1]) Über das Zustandekommen dieser Ablösung vgl. Wiesel, Poll, Zuckerkandl.

Wiesels, Polls, Zuckerkandls einwandfrei nachgewiesen. Es sei an dieser Stelle, während ich in bezug auf Details auf die einschlägigen Arbeiten der genannten Autoren verweise, nur so viel hervorgehoben, daß sich sowohl die sympathische Ganglienzelle als die chromaffine Zelle aus einer gemeinsamen Urform (sympathische Bildungszelle Wiesels, Sympathogonie Polls) entwickelt. Aus dieser einheitlichen Urform differenziert sich dann auf dem Wege eines eigentümlichen Umbildungsprozesses einerseits die chromaffine Zelle, andererseits die sympathische Ganglienzelle. Eine große Menge der sympathischen Bildungszellen wandert im Verlaufe des Fetallebens in die bereits angelegte, epitheliale Nebenniere (Rinde) ein, um sich dann innerhalb derselben zum chromaffinen Abschnitte, id est Marksubstanz, umzubilden. Ein weiterer Teil der sympathischen Bildungszellen bildet sich aber außerhalb der Nebenniere zu chromaffinen Zellen um, die dann an den verschiedensten Stellen des sympathischen Nervensystems als selbständige, teils schon mit freiem Auge sichtbare Paraganglien oder als mikroskopisch kleine chromaffine Einlagerungen zwischen den sympathischen Ganglienzellen des Grenzstranges, sowie der großen Plexusganglien zu finden sind. Es ist also das chromaffine System inklusive der Marksubstanz als ein embryologisch und morphologisch und, wie wir sehen werden, auch physiologisch gleichwertiger, besonderer Abschnitt des sympathischen Nervensystems aufzufassen.

An einzelnen Stellen erreichen die außerhalb der Nebennieren liegenden chromaffinen Körper besondere Größe. Die Carotisdrüse, die großen chromaffinen Körper der Plexusganglien, die „Nebenkörper" Zuckerkandls gehören zu diesen mächtigen Anhäufungen chromaffiner Zellen. Ihr gemeinsames entwicklungsgeschichtliches Charakteristikum ist die Abstammung aus der sympathischen Bildungszelle, ihr gemeinsames histologisches Merkmal im reifen Zustande ist die Affinität zu den Chromsalzen, ihr gemeinsames physiologisches Merkmal ist, das Adrenalin zu bilden und an die Blutbahn abzugeben. Da die gesamte Masse der außerhalb der Nebenniere liegenden chromaffinen Zellen eine beträchtliche ist, so ist es klar, daß sie physiologisch und auch pathologisch verändert, von großer Bedeutung für den Organismus sein müssen, und daß es notwendig ist, beim Studium einschlägiger krankhafter Prozesse nicht nur der Nebenniere, sondern dem chromaffinen System als Ganzes volle Aufmerksamkeit zu schenken. Es wird also notwendig sein, bei hier in Betracht kommenden krankhaften Prozessen nicht nur die Nebenniere schlechthin, sondern auch das Verhalten der übrigen Abschnitte der beiden Systeme genau zu untersuchen.

Es würde zu weit führen, an dieser Stelle detailliert auf die eben kurz skizzierten Verhältnisse einzugehen. Genaueres darüber findet sich in den einschlägigen Arbeiten von Kohn, Zuckerkandl und des Autors dieser Abhandlung.

Funktionen der Nebenniere.

Genauer bekannt ist bloß die Funktion des Nebennierenmarkes, beziehungsweise des chromaffinen Systems. Von den Funktionen der Nebennierenrinde wissen wir ebensowenig etwas Bestimmtes, wie von denen der Nebenniere als Ganzes. Sicher ist bloß eines, daß die Nebennieren zu den unbedingt lebenswichtigen Drüsen mit innerer Sekretion gehören, da ihr kompletter Ausfall in kürzester Zeit den Tod herbeiführt. Es ist hier nicht der Ort, den Gang der Entwicklung unserer bisherigen Kenntnisse der Funktion der Nebenniere genauer auseinanderzusetzen. Eine vollständige Wiedergabe der hierher gehörigen Untersuchungen findet sich in der Monographie von v. Neusser-Wiesel sowie bei Biedl. An dieser Stelle sei nur hervorgehoben, daß bekanntlich die Nebenniere in erster Linie ein den normalen Blutdruck und den Gefäßtonus garantierendes Sekret an die Blutbahn abgibt, das Adrenalin. Der Angriffspunkt für das Adrenalin dürfte wohl die neuromuskuläre Verbindungsstelle in der glatten Muskulatur sein, es ist sicherlich ein reines Sympathicus-Hormon. Außerordentlich wichtige Beziehungen bestehen ferner zwischen den Nebennieren, beziehungsweise dem chromaffinen System zu anderen Drüsen mit innerer Sekretion. Nun hat es sich aber herausgestellt, daß die Abgabe des Adrenalins durchaus nichts für die Gesamtnebenniere Charakteristisches darstellt, sondern eine spezielle Funktion des chromaffinen Systems in allen seinen Abschnitten, also auch der außerhalb der Nebenniere gelegenen, ist. Biedl und Wiesel konnten zuerst nachweisen, daß beispielsweise die Extrakte der Zuckerkandlschen Nebenkörper dieselben Wirkungen hervorrufen wie die Extrakte der Gesamtnebenniere. Erst kürzlich zeigte Kahn, daß das große abdominelle Paraganglion des Hundes ebenso wie die Nebenniere das Adrenalin direkt an die Blutbahn abgibt. Kurz gesagt heißt das nichts anderes, als daß alles, was wir bis jetzt als Nebennierenfunktion kennen, allein Funktion des chromaffinen Systems ist. Die Extrakte der Rinde entfalten auf Kreislauf und Blutdruck niemals die charakteristische Nebennierenwirkung; damit soll aber nicht gesagt sein, daß die Nebennierenrinde etwa ein unwichtiges Organ darstellt, im Gegenteil, gerade sie ist für die Erhaltung des Lebens von größter Wichtigkeit. Es sind uns nur bis jetzt ihre Funktionen völlig unbekannt. Wahrscheinlich kommt ihr eine entgiftende Funktion zu, über deren Natur wir aber ebensowenig Genaueres wissen wie über ihre Beziehungen zum chromaffinen System einerseits, anderseits zu anderen Drüsen mit innerer Sekretion. Nach den neueren Anschauungen erscheint es auch nicht angängig, der Nebennierenrinde bloß eine antagonistische Wirkung gegenüber dem Adrenalin zuzuschreiben, obwohl tatsächlich die Nebennierenrinde ein blutdrucksenkendes Prinzip enthält, das mit dem Cholin identisch ist. Nun ist aber das Cholin nichts für die Nebennierenrinde Charakteristisches, da sich diese Substanz auch in anderen Organen findet, z. B. im Thymus.

Von den Beziehungen des Adrenalin zum Kreislauf, zum Stoffwechsel, von seiner glykosurischen Wirkung, von seiner Bedeutung für die Muskelarbeit, seiner Rolle bei der Glykogenmobilisierung zu sprechen, würde den Rahmen dieser Arbeit weit überschreiten. Das gleiche gilt von den eigentümlichen Beziehungen des Adrenalins zu atherosklerotischen Prozessen. Näheres über alle diese Punkte findet sich neben den bereits angeführten Monographien in den Arbeiten Faltas und seiner Mitarbeiter, Schur und Wiesels, Blums, Pollaks u. a. m.

Klinik der Nebennierenerkrankungen[1]).

Eingehender studiert sind bis jetzt bloß jene Erkrankungen der Nebennierensysteme, bei denen wir Unterfunktion der Organe annehmen müssen. Die Symptome, die dadurch gezeitigt werden, lassen sich auf die Insuffizienz

---

[1]) Als ausführliche Monographien über den Morbus Addisoni seien die von Bittorf, v. Neusser-Wiesel und Goldzieher genannt.

der sekretorischen und wohl auch der entgiftenden Nebennierenfunktion
zurückführen. Die Unterfunktion kann in angeborener Minderwertigkeit der
uns hier interessierenden Organe ihren Grund haben, ist also die Folge
einer Konstitutionsanomalie. Allerdings darf die Unterentwicklung von Haus
aus niemals eine sehr hochgradige sein, da exzessive Entwicklungsstörungen
der Nebennierensysteme mit der Fortdauer des Lebens unvereinbar sind.
Es können aber die nur in geringem Maße unterfunktionierenden Organe
einerseits durch gewisse physiologisch begründete Momente, auf die noch
weiter eingegangen werden wird, in ihrer Tätigkeit so stark geschädigt
werden, daß nunmehr krankhafte Erscheinungen auftreten; andrerseits schafft
die schlechte Konstitution eine besondere Disposition für sekundäre Erkrankungen, sowie eine besondere Vulnerabilität, auf welche die Organe
gleichfalls in deletärer Weise reagieren. Falls die Erkrankung bloß in der
Konstitutionsanomalie als solcher begründet ist, kann man von den Folgen einer
primären Nebenniereninsuffizienz sprechen; ist aber zum Auftreten der krankhaften Symptome noch ein weiteres organschädigendes Moment notwendig
(Tuberkulose, akute Infektionskrankheiten, Syphilis), so ist es besser, die erst
durch das Hinzutreten dieser Komponente auftretenden klinischen Erscheinungen als Folgen der sekundären Nebenniereninsuffizienz zu bezeichnen,
wobei natürlich unter Insuffizienz nicht ein vollständiges Versiegen jeder
Funktion verstanden werden darf.

Es ist die Pathogenese der chronischen Nebenniereninsuffizienz, id est
des **Morbus Addisoni,** wohl immer in letzter Linie in einer angeborenen
Organschwäche zu suchen. Das einemal genügt diese allein, um die klinischen Erscheinungen hervorzurufen, in anderen Fällen bedarf es noch
des Hinzutretens eines weiteren schädigenden Momentes zum Entstehen der
Krankheit. Die klinischen Erscheinungen werden sich aber bis auf eine
Reihe von Eigentümlichkeiten in dem einen oder anderen Falle decken,
so daß die Schilderung der klinischen Symptome für die primäre und
sekundäre Form des Morbus Addisoni Geltung haben kann. Allerdings sei
gleich hier hervorgehoben, daß die auf rein konstitutioneller Basis sich entwickelnden Addisonfälle Züge in ihrer Gesamtkonstitution, ihrem Exterieur
usw. aufweisen, die nicht allein für den Addisonkranken charakteristisch sind,
sondern vielfach mit jenen übereinstimmen, die wir beim Status hypoplasticus, beziehungsweise thymico-lymphaticus zu finden gewohnt sind. Auch
im zweiten Falle läßt sich aber bei subtiler Untersuchung gewöhnlich eine
Reihe allgemeiner konstitutioneller Details auffinden, es können aber diese
durch das Hinzutreten weiterer krankhafter Prozesse — Tuberkulose usw. —
ziemlich verwischt sein.

Es folgen zunächst die allgemeinen und speziellen klinischen Symptome
der chronischen Unterfunktion, soweit sie für beide Formen des Morbus
Addisoni charakteristisch sind.

Symptome und allgemeiner Verlauf der Addisonschen Krankheit.

Seit der ersten Beschreibung des hier in Rede stehenden Symptomenkomplexes durch Addison ist mehr als ein halbes Jahrhundert vergangen.
Noch heute kann die Schilderung der Krankheit durch Addison als muster-
gültig bezeichnet werden. Er selbst hielt die Krankheit für eine durch
pathologische Prozesse in der Nebenniere bedingte idiopathische Anämie,
die mit einer bronzeartigen Verfärbung der Haut, mannigfaltigen Störungen

von seiten des Verdauungstraktes und des Nervensystems einhergeht und unter dem Bilde einer chronischen Kachexie unbedingt zum Tode führt.

Die Krankheit ist im allgemeinen nicht sehr häufig; es scheinen Männer öfter an ihr zu erkranken als Frauen; sie tritt meistens in den mittleren Lebensjahren auf, Fälle unter 15 Jahren gehören zu den größten Raritäten. Das Hauptkontingent der Kranken stellt das Alter von 20 bis 40 Jahren. In höheren Altersstufen ist der M. Addisoni wieder sehr selten. Als ätiologische Momente werden Alkoholismus, akute Infektionskrankheiten, darunter besonders Malaria, Durchnässungen, chronische Intoxikationen durch Kaffee und Nicotin usw. angeführt, des weiteren werden Traumen, schlechte Lebensbedingungen, Sorgen für das Auftreten verantwortlich gemacht. Auch einige wenige Fälle von familiärem Vorkommen sind bekannt geworden (Bittorf, Croom). Alle diese Momente mögen als disponierende ihre Berechtigung haben. Der eigentliche ätiologische Faktor ist aber, wie bereits erwähnt, in einer Konstitutionsanomalie zu suchen, in einer von vornherein mangelhaften Entwicklung oder Funktionsuntüchtigkeit der hier in Betracht kommenden Organe, die meistens mit Symptomen anatomischer und funktioneller Minderwertigkeit anderweitiger Organe vergesellschaftet ist; wie noch später bewiesen werden soll, sind die hypoplastischen Individuen, beziehungsweise Individuen mit Status thymico-lymphaticus ganz besonders zur Entwicklung einer mit der Gesundheit unvereinbaren Insuffizienz der Nebennierensysteme disponiert.

Der Beginn der Krankheit ist meistens ein schleichender. Gewöhnlich wird angegeben, daß zu einem nicht näher zu bestimmenden Zeitpunkte leichte Ermüdbarkeit auftrat, die sich gewöhnlich mit Muskelschwäche kombiniert, so daß die betreffenden Kranken zunächst zwar ihren Berufen noch nachgehen können, daß aber zur Erledigung der früher spielend bewerkstelligten Arbeiten größere Anstrengung notwendig ist; die leichte Ermüdbarkeit erzeugt Unlust zur gewohnten Beschäftigung. In diesen ersten Stadien sehen die Kranken gewöhnlich noch sehr gut aus, besonders ist die Entwicklung eines gewissen Fettansatzes auf dem Bauch manchmal recht auffallend[1]).

Es gesellt sich nun früher oder später, aber selten vor Auftreten ausgesprochener Adynamie, ein weiteres Hauptsymptom der Nebennierenerkrankung hinzu — die Melanodermie. Die Verfärbung der Haut ins Dunkle entwickelt sich gewöhnlich ebenfalls schleichend; in ganz vereinzelten Fällen geht die Pigmentierung allen anderen Symptomen um lange Zeit, manchmal um Jahre, voraus. Die Kranken werden meistens erst durch ihre Umgebung auf die Veränderung des Hautkolorits aufmerksam gemacht. Die Farbe ändert sich im Verlaufe der Erkrankung folgendermaßen: während im Beginne schmutziggelbe, hellbraune Töne vorwiegen, finden sich im späteren Verlaufe am häufigsten tiefdunkelbraune, ja auch tiefschwarze, die bisweilen einen Stich ins Bläuliche oder Grünliche zeigen. Nicht alle Körperpartien sind gleichförmig von der abnormen Pigmentierung befallen, es prädisponieren vielmehr bestimmte Hautbezirke besonders

---

[1]) Diese anfängliche Fettentwicklung bei an M. Addisoni erkrankten Menschen ist vielleicht pathognomonisch nicht unwichtig, da sie bereits frühzeitig auf eine Störung im Sinne einer multiglandulären Minderwertigkeit hinweist: wir werden diesen Befund noch bei jenen Fällen anführen können, wo eine gleichzeitige Erkrankung nicht nur der Nebennierensysteme, sondern auch der Keimdrüsen im Sinne einer multiglandulären Erkrankung besteht.

zur Melanodermie. Eine zweite Form der Pigmentierung ist die, daß sich nicht bestimmte Hautbezirke diffus verfärben, sondern über den ganzen Körper verstreut, unregelmäßig begrenzte, verschieden große Pigmentflecken zu finden sind, zwischen denen hellergefärbte, ja manchmal sogar vitiliginöse Partien liegen. In anderen Fällen wieder finden sich auf den diffus dunklen Hautpartien noch dunklere, hirsekorn- bis linsengroße Pigmentfleckchen, während bei manchen Kranken die Pigmentierung Tintenspritzern nicht unähnlich sieht. Die Pigmentierung beginnt und lokalisiert sich mit Vorliebe an jenen Stellen des Körpers, die auch in der Norm stärker pigmentiert sind. Dazu gehören die Achselfalten, die Brustwarzen, die Genitalgegend, die Umgebung des Afters, die Streckseiten der Gelenke usw. Es folgen dann gewöhnlich jene Hautbezirke, die stärkerem Druck von seiten der Kleidungsstücke ausgesetzt sind, so der Hals, auf dem man bei Männern sehr oft eine besonders starke Pigmentierung an jener Stelle findet, wo die Kragenknöpfe die Haut drücken, ferner die Schulterhöhen (Druck von seiten der Hosenträger), bei Frauen die Taille, an der die Kleider festgebunden werden. Es folgen dann die Falten der Hohlhand, die Beugeseiten der Fingergelenke (letztere sind manchmal die zuerst pigmentierten Stellen), zuletzt das Gesicht und der Handrücken. Von besonderer Wichtigkeit aber sind die Pigmentierungen der Schleimhäute, vor allem die des Mundes von den Lippen bis an den Pharynx. Selten ist die Pigmentierung der Schleimhaut eine diffuse; es finden sich mit Vorliebe scharf abgegrenzte, rauchgraue, aber auch tiefdunkelbraune Flecken von verschiedener Konfiguration. Andere Schleimhäute sind selten verändert, bei Frauen ist gelegentlich die Scheidenschleimhaut dunkler pigmentiert, dagegen bleiben die Conjunctiven meistens normal gefärbt. Auch die Nägel sind für gewöhnlich nicht pigmentiert, ebenso wie die Haare nur im geringem Maße zum Dunkelwerden neigen, da blonde Addisoniker nicht selten zu finden sind.

Früh stellen sich Störungen von seiten des Verdauungstraktes ein. Die Symptome sind zunächst recht vage. Völlegefühl nach dem Essen, Druck in der Magengegend, epigastrale Schmerzen ähnlich jenen, wie man sie gelegentlich bei prätuberkulösen Gastralgien findet, leiten gewöhnlich bald zu ausgesprochen dyspeptischen Beschwerden über. Häufig besteht im Beginne ausgesprochene Hyperacidität. Nicht selten findet sich in den Anfangsstadien der Krankheit ein kapriziöser Wechsel zwischen Heißhunger[1]) und völliger Appetitlosigkeit. Übelkeiten, Erbrechen bald nach der Aufnahme der Nahrung sind an der Tagesordnung. Von seiten des Darmkanals besteht nicht selten Verstopfung, abwechselnd mit Diarrhöen, welch letztere besonders in den Endstadien das ganze Krankheitsbild beherrschen können. Nicht unerwähnt soll eine manchmal beobachtete Polydipsie und Polyurie bleiben, Symptome, die gleichfalls auf multiglanduläre Insuffizienz (Hypophyse?) bezogen werden können.

Weitere initiale Erscheinungen sind Schmerzen zunächst vagen Charakters, die in manchen Fällen als Brachialgien und Ischialgien gedeutet werden. Kreuzschmerzen, Schmerzen in der Lendengegend sind häufig zu finden[2]). Manchmal treten auch im Verlaufe der Krankheit ausgesprochene

---

[1]) Heißhunger finden wir als initiales Symptom bei manchen Formen multiglandulärer Insuffizienz angegeben, so vor allem bei jener Form, wo sich Schilddrüsenmit Keimdrüseninsuffizienz vergesellschaftet.

[2]) In einem meiner Fälle beherrschten außerordentlich heftige, in die Lenden

Gelenkschmerzen in Erscheinung ohne anatomischen Befund in den befallenen Gelenken. Vielleicht sind diese Schmerzen auf endokrine Einflüsse zu beziehen. Das zentrale Nervensystem nimmt gleichfalls am Krankheitsbilde teil. Ein häufiges Begleitsymptom sind Kopfschmerzen, die manchmal den Charakter einer Hemikranie annehmen. Schwindel, Ohrensausen, Neigung zu Ohnmachten, Schlaflosigkeit werden beobachtet; in den Endstadien kommt es, offenbar durch völlige Nebenniereninsuffizienz, zu tetanoiden oder epileptiformen Anfällen, zu Delirien, die nicht selten in ein katastrophales Koma, das manche Ähnlichkeit mit dem urämischen aufweisen kann, übergehen. Von seiten der Psyche stehen Verstimmungszustände im Vordergrunde. Während anfangs anämische Symptome gewöhnlich fehlen, bleiben dieselben jedoch später ebensowenig aus wie die Kachexie, obwohl letztere niemals so hohe Grade erreicht wie beispielsweise die Krebskachexie. Von seiten der Respirations- und Zirkulationsorgane wäre zunächst der starke Abfall des Blutdruckes hervorzuheben, der mit den klinischen Erscheinungen einer Myokardschwäche einherzugehen pflegt. Dabei ist es auffallend, daß auch bei stark vorgeschrittener Kachexie Ödeme zu den Seltenheiten gehören. Dyspnoe wird manchmal beobachtet. Nicht selten leitet sich die Krankheit beim Manne durch Herabgehen der Potenz, bei der Frau durch Unregelmäßigkeiten der Menstruation ein, die zu völliger Amenorrhöe führen können.

Das hier geschilderte Krankheitsbild ist fast immer ausgesprochen chronisch, wenn es auch von gelegentlichen Besserungen unterbrochen sein kann. Die Dauer der Erkrankung erstreckt sich meistens auf viele Jahre hinaus; in seltenen Fällen verstreichen vom ersten Auftreten handgreiflicher Symptome bis zum ausnahmslos letalen Ende nur wenige Monate. In den späteren Krankheitsstadien wird die Adynamie und Asthenie immer hochgradiger, es besteht völliger Appetitmangel; unstillbares Erbrechen und Diarrhöen beherrschen das Krankheitsbild, meistens begleitet von in den früheren Stadien fast immer fehlenden Temperaturerhöhungen. Die schon erwähnten Delirien und Krampfzustände treten auf, es folgt schließlich Koma, aus dem die Kranken nicht mehr erwachen. Beobachtet wurde in der Endphase ein Verlauf, der dem eines Typhus nicht unähnlich ist, oder es treten peritonitisartige Erscheinungen in den Vordergrund, wie Singultus, heftigste Schmerzen im Abdomen, Krämpfe der Bauchmuskulatur.

Die Reihenfolge der das Krankheitsbild beherrschenden Symptome ist nicht in allen Fällen die gleiche, manchmal sind es Erscheinungen von seiten des Nervensystems, die selbst der gewöhnlich initialen Adynamie vorangehen. Die Erscheinungen von seiten des Magendarmkanals können wieder in anderen Fällen die Anfangsphase vollständig beherrschen, ja sogar plötzlich unter dem Bilde eines akuten Magen-Darmkatarrhs auftreten, an den sich erst dann die übrigen Symptome anschließen. Außerdem sei auch hier schon hervorgehoben, daß die Kardinalsymptome — Melanodermie, Adynamie und Störungen von seiten des Verdauungskanals, die ja die eigentliche Symptomentrias des klassischen M. Addisoni darstellen — nicht immer vorhanden sein müssen. Es gibt ebenso wie bei anderen Erkrankungen

lokalisierte Schmerzen das Krankheitsbild vom Beginne bis zum Lebensende. Bei der Obduktion fand sich eine mächtige chronische Entzündung um die verkästen Nebennieren, sowie eine chronische Perinephritis, auf deren Bestand ich die lebhaften Schmerzen der Lendengegend zu beziehen geneigt bin.

auch beim M. Addisoni Formes frustes, die einer präzisen Diagnosenstellung außerordentliche Schwierigkeiten bereiten. Auch kann ein abweichendes Verhalten des klassischen Krankheitsbildes durch Komplikationen
zustandekommen, von denen in erster Linie die Tuberkulose zu erwähnen
ist, die ja bekanntlich in der überwiegenden Mehrzahl der Fälle die sekundäre Ursache für die Nebennierenerkrankung darstellt. Lokalisationen der
Tuberkulose in anderen Organen können Kachexien erzeugen, die der
Addison-Kachexie recht ähnlich werden können, z. B. Lokalisation im
Darme, in der Wirbelsäule usw. In ähnlicher Weise kann gelegentlich Syphilis, Krebskachexie oder chronische Malaria, letztere besonders in ihrer
neuralgischen und intestinalen Form, das Krankheitsbild modifizieren, ja
sogar völlig in den Hintergrund treten lassen.

Es erübrigt nunmehr, etwas näher auf die einzelnen Symptome, die
sich fallweise durch ein gewisses inkonstantes und wechselndes Verhalten auszeichnen, einzugehen. So bedürfen die Erscheinungen von seiten des
Nervensystems noch einer etwas genaueren Erörterung. Wie schon erwähnt, ist eines der konstantesten und die Krankheit vom Beginne bis
Ende begleitenden Symptome die physische und psychische Adynamie. Es
unterliegt wohl keinem Zweifel, daß diese Adynamie in erster Linie auf
den durch Unterfunktion des chromaffinen Systems beruhenden Adrenalinmangel zurückzuführen ist.

Möglicherweise spielt auch die durch Insuffizienz bedingte Autointoxikation, vielleicht im Sinne einer Cholin- oder Neurinvergiftung (von Neusser), eine gewisse Rolle.
Für den Adrenalinmangel als Ursache der Adynamie und Asthenie spricht auch der
Umstand, daß dieselbe, wenn auch nicht in so hohem Maße, bei jenen Fällen von
Status thymico-lymphaticus zu finden ist, bei denen die Obduktion bloß eine Hypoplasie
des chromaffinen Systems neben sonst anatomisch intakten Nebennieren aufweist, wo-
mit es natürlich noch nicht bewiesen erscheint, inwieweit das hypoplastische chromaffine System auch die Nebennierenrinde in ihrer Funktion zu beeinträchtigen imstande ist. Für die Intoxikationstheorie sprechen ebenfalls eine Anzahl von Gründen;
so sehen wir bei Tieren, die doppelseitig der Nebennieren beraubt wurden, die gleiche
hochgradige Adynamie und Asthenie, auch wenn sich bei der Obduktion reichliches
chromaffines Gewebe findet. Nicht unerwähnt soll an dieser Stelle bleiben, daß möglicherweise auch die bei M. Addisoni fast gesetzmäßig nachweisbare Vergrößerung des
Thymus eine Rolle beim Zustandekommen der Adynamie spielt, wobei wir daran erinnern, daß auch die Myasthenie gewöhnlich mit hyperplastischen Vorgängen im
Thymus, ja sogar mit Thymustumoren, einherzugehen pflegt.

Klinisch geht die Adynamie allen übrigen Krankheitserscheinungen
oft sehr lange, manchmal durch viele Jahre, voraus, was in gleicher Weise
für eine Unterfunktion des chromaffinen Systems spricht, wie in jenen
Fällen von Status thymico-lymphaticus, bei denen es zeitlebens nicht zur
Ausbildung des Addisonschen Symptomenkomplexes kommt. Die Zunahme
der Adynamie ist gewöhnlich schleichend; sie kombiniert sich sehr bald
mit einer ausgesprochenen Unlust zur Arbeit, ja zur Bewegung und Betätigung überhaupt; diese Unlust kann so hohe Grade erreichen, daß die
Kranken regungslos daliegen — auch bei nicht sehr hochgradiger Adynamie
— kaum sprechen und sich sogar zur Aufnahme der Nahrung nicht entschließen können. Hand in Hand mit der physischen Adynamie geht
die seelische: die Kranken werden energielos, können keinerlei Ent-
schlüsse fassen, sind teilnahmslos, zeigen große Gleichgültigkeit gegen ihre
schwere Erkrankung und werden manchmal echte Melancholiker. Nur
selten ändert sich der Charakter in der Weise, daß die Kranken reizbar,
aufbrausend, egoistisch werden oder Neigung zur Querulenz zeigen. Gleich-

zeitig mit den moralischen und ethischen Defekten entwickeln sich auch Intelligenzausfälle, es tritt Gedächtnisschwäche auf, Unbesinnlichkeit, ja manchmal entwickelt sich direkt Stupidität. Periodische Aufregungszustände können mit Zeiten völliger Gleichgültigkeit gegen Reize aller Art abwechseln. Ein sehr häufiges und quälendes Symptom ist Schlaflosigkeit, die jeder therapeutischen Maßnahme trotzt, aber manchmal unvermittelt in ausgesprochene Schlafsucht übergeht. Anfälle von Gähnkrämpfen wurden gleichfalls beobachtet. Eigentümlich für den Addisonkranken ist die Neigung zu Ohnmachten, die schon bei geringfügigen Anlässen, manchmal bereits in den ersten Stadien der Krankheit, sich einstellen. So genügt ein leises Berühren in der Magengegend, um Ohnmacht hervorzurufen, wobei die Haut blaß, kühl wird und der Blutdruck synkopal herabgeht. Trotzdem die Adynamie außerordentlich hohe Grade erreichen kann, ist das Auftreten von eigentlichen Lähmungen sehr selten. Dagegen kommen Störungen im Bereiche der sensiblen Nerven vor, deren schon Erwähnung getan wurde. Parästhesien sind selten, obwohl in einzelnen Fällen Vertaubungsgefühle, Kribbeln, auch Kältegefühle notiert wurden. Die Haut- und Sehnenreflexe verhalten sich gewöhnlich normal, dagegen wurde einige Male Trägheit der Pupillenreflexe auf Licht oder Akkommodation beschrieben. Das Endstadium der Krankheit verläuft öfter unter stürmischen Erscheinungen von seiten des Nervensystems; es treten maniakalische Anfälle, epileptiforme oder tetanoide Krämpfe mit Übergang in Somnolenz und Koma auf, wobei mehrere Male Cheyne-Stokesscher Atemtypus beobachtet wurde. In einigen Fällen trat das letale Ende unter dem klinischen Bilde einer tuberkulösen Meningitis ein, ohne daß sich bei der Obduktion entsprechende Veränderungen an den Hirnhäuten gefunden hätten.

Im Bereiche der Abdominalorgane gibt es ebenfalls eine Reihe von Störungen. In ausgesprochenen Fällen wechselt Meteorismus häufig mit eingesunkenem Leib. Die Berührung des Abdomens ist vielfach sehr schmerzhaft. Die Schmerzen im Abdominalbereiche sind teils diffus, teils — besonders häufig — rein epigastral und irradiieren vom Epigastrium nicht selten in die Intercostalräume, in die Gallenblasengegend, eventuell gegen die Nieren zu. Auch die Dyspnoe und das subjektive Gefühl von Atemnot faßt Fränkel für die Folge der abdominellen Neuralgien auf, ähnlich den gleichen Symptomen bei Ulcus ventriculi. Von seiten des Digestionstraktes selbst sind Störungen an der Tagesordnung, obwohl auch Fälle bekannt sind, wo während des ganzen Verlaufes der Krankheit Verdauungsstörungen völlig fehlten oder nur periodisch wiederkehrten. Die Regel aber ist, daß bereits in den Initialstadien der Krankheit Appetitlosigkeit, Gefühl von Völle und Druck im Magen auftreten. Während anfallsweise auftretender Singultus zu den Seltenheiten gehört, ist Erbrechen ein häufig zu findendes Symptom. Das Erbrechen ist durchaus nicht an die Nahrungsaufnahme gebunden, sondern tritt nicht selten auch bei leerem Magen auf, wobei Schleimmassen ähnlich wie beim Vomitus matutinus der Trinker entleert werden. Das Erbrechen erfolgt meist leicht ohne besonderes Würgen, leitet sich aber manchmal durch heftige Gastralgien ein. Die erbrochenen Massen enthalten häufig große Mengen von freier Salzsäure und sind nur selten anacid. Auch das Erbrechen kann auf lange Zeit sistieren oder ausgesprochen intermittierenden Charakter zeigen, fehlt aber in den Endstadien der Krankheit fast nie und kann in dieser Phase unstillbar sein. In merkwürdigem Gegensatze zu dem häufigen Erbrechen und den oft sehr heftigen Gastralgien steht die Tatsache, daß manche Kranke sehr lange Zeit hindurch guten Appetit haben, ja, wie erwähnt, über Heißhunger klagen, der sich gewöhnlich mit Polydipsie zu kombinieren pflegt.

Der initialen Verstopfung und der in späteren Stadien fast nie fehlenden Diarrhöen wurde schon Erwähnung getan. Jederzeit kann das intestinale Krankheitsbild durch das Auftreten echter tuberkulöser Darmgeschwüre mit allen ihren klinischen Erscheinungsformen kompliziert werden.

Von den übrigen Organen ist wenig zu sagen. Die Nieren bleiben gewöhnlich gesund, obwohl mancherlei Veränderungen der normalen Harnmenge im Sinne von Oligurie aber auch Polyurie beobachtet wurden. Manchmal besteht ausgesprochene Nykturie. Der Harn ist seiner chemischen Zusammensetzung nach gewöhnlich normal, Albumen findet sich nur im Endstadium, der Harnstoff ist manchmal vermindert. Hervorhebenswert wäre eine von Ewald entdeckte Aminosäure bei Addison, ferner die gleichfalls in einigen Fällen beobachtete hochgradige Vermehrung der flüchtigen Fettsäuren. Zucker fehlt regelmäßig[1]). Die Geschlechtsorgane sind in einer Reihe von Fällen hypoplastisch. Die Folgen sind Menstruationsstörungen bei der Frau, mangelnde Potenz beim Manne. Am Herzen finden sich nur selten Erscheinungen von Schwäche, dagegen sei hervorgehoben, daß sich des öfteren bei Addisonkranken Zeichen der angeborenen Enge des Aortensystems finden mit den für jugendliche Individuen charakteristischen Verdickungen der peripheren Gefäße. Bestehende Hypoplasien des Kranzgefäß-Systems waren offenbar schuld an den bei verschiedenen jugendlichen Addisonikern zur Beobachtung gelangten stenokardischen Anfällen. Der Blutdruck ist niedrig und erreicht manchmal ganz exzessiv niedrige Werte. Von seiten der Atmungsorgane kommt Dyspnoe und subjektives Gefühl von Atemnot vor, wie bereits erwähnt, sowie ferner bei bestehender Lungentuberkulose die diesbezüglichen mannigfachen Krankheitsformen. Im Blute fehlen regelmäßig alle Zeichen einer ausgesprochenen Anämie, falls nicht Tuberkulose oder Carcinose anderer Organe das Krankheitsbild komplizieren. Von großer Bedeutung ist die von v. Neusser gefundene Tatsache, daß die eosinophilen Zellen im Blute bei M. Addisoni vermehrt sein können; in anderen Fällen beobachtete v. Neusser Lymphocytose. Die Körpertemperatur ist anfangs normal, manchmal subnormal, in wenigen Fällen wurden aber Hyperpyrexien beobachtet. Bittorf sah invertierten Typus bei einem Falle, dessen Temperaturen bis zu 39,5 stiegen.

Eines der wichtigsten Addisonsymptome bedarf gleichfalls noch einer weiteren Erörterung, die Melanodermie. Obwohl sie zu den konstantesten und diagnostisch wichtigsten Zeichen des M. Addisoni gehört, sei hervorgehoben, daß sie in mehreren gut beobachteten und durch Autopsie verifizierten Fällen völlig fehlte. Gewöhnlich aber ist sie mehr minder vollständig ausgebildet, zeigt jedoch gelegentlich ein Abweichen von den oben skizzierten typischen Formen. Es kommen Fälle vor, bei denen die Pigmentation an der Haargrenze scharf haltmacht und die Kopfhaut selbst unpigmentiert bleibt, während in anderen Fällen wieder gerade die Kopfhaut gleichmäßig graubraun oder schwarz verfärbt ist. Auch am übrigen Körper sieht man manchmal, daß nur ganz bestimmte Körperpartien pigmentiert

---

[1]) Nach einzelnen Autoren ist der Blutzucker bei M. Addisoni sehr reduziert (Porges u. a.).

erscheinen, beispielsweise Hals und Rumpf, während die Extremitäten von den abnormen Pigmentationen verschont bleiben. Oder aber die Pigmentierung beschränkt sich bloß auf die schon erwähnten, dem Drucke besonders ausgesetzten, sowie auf vorspringende Körperteile wie Schulterblätter, Darmbeinkämme, die Taille, die Dornfortsätze der Wirbelsäule, die Clavicula usw. Hierzu kommen noch, wie bereits erwähnt, die auch bei Gesunden stärker pigmentierten Körperstellen, sowie die Linea alba bei gravid gewesenen Frauen. Auffallend ist, daß, wenigstens im Beginne, die Pigmentierungen intermittierenden Charakter zeigen; so ist unverkennbar, daß in den Initialstadien während des Sommers auch an den bedeckten Körperstellen die Pigmentierungen intensiver und ausgedehnter sind als in der kalten Jahreszeit. Sind die Extremitäten befallen, so zeigen die Streckseiten der Knie- und Ellbogengelenke, sowie der Fingergelenke und die Sehnenvorsprünge an den Streckseiten die dunkelsten Farben. Die diagnostische Wichtigkeit der frühzeitigen Pigmentierung der Hohlhandfalten (von Strümpell, Bittorf) sei hier hervorgehoben. Charakteristisch ist ein tiefer Pigmentstreifen an den Lidrändern, der sich auch bei gewissen Formen multiglandulärer Erkrankung mit Nebenniereninsuffizienz angeführt findet. Die Schleimhautpigmentierung tritt gewöhnlich später auf, ist fast niemals so diffus wie die Hautverfärbung, sondern in Form von Flecken und Streifen, besonders in den Mundwinkeln, zu finden. Fleckig pigmentiert sind auch Zunge, Wangenschleimhaut, weicher und harter Gaumen. Die Conjunctivalschleimhaut beteiligt sich in ganz vereinzelten Fällen mit kleinsten Pigmentfleckchen. Nach Bittorf soll der Augenhintergrund abnormal dunkel sein. Nachzutragen wäre noch, daß Pigmentierung aller Nagelbetten selten ist, etwas häufiger sind bloß einzelne Finger- oder Zehennägel befallen. Hervorhebenswert ist ferner, daß die Haut auf Reize der verschiedensten Art mit besonders starker Pigmentierung reagiert. So führen parasitäre Erkrankungen, grelles Sonnenlicht in kurzer Zeit zur Vertiefung der Pigmentation, aber auch Auflegen von Vesicantien, differenter Salbe, das Setzen von Schröpfköpfen usw. hat stärkere Pigmentierung an den entsprechenden Stellen zur Folge. Daß zwischen den Pigmentstellen völlig pigmentfreie Bezirke gefunden werden, welches Vorkommnis der Haut ein scheckiges Aussehen verleiht, wurde bereits erwähnt.

Differentialdiagnose der Addisonschen Krankheit.

Die Diagnose des M. Addisoni kann in Fällen, bei denen die Hauptsymptome vollständig ausgebildet sind, eine leichte sein. Anders verhält es sich aber in Fällen, bei denen die klassische Symptomentrias — Adynamie, Pigmentierung und die Störungen von seiten des Magen-Darmkanals — nur rudimentär vorhanden sind, oder bei denen das eine oder andere dieser Hauptsymptome ganz fehlt. Dies gilt vor allem von der Pigmentierung. Wir dürfen nicht vergessen, worauf besonders v. Neusser hinwies, daß es Fälle von M. Addisoni, id est schwerer anatomischer Erkrankung der Nebenniere, gibt, bei denen Melanodermie fehlt. Ein so wichtiges und in seiner diagnostischen Bedeutung nicht hoch genug einzuschätzendes Symptom die Melanodermie auch sein mag, müssen wir doch, wie sich aus der Besprechung der Pathogenese ergeben wird, daran festhalten, daß die abnorme Pigmentierung keinen unbedingt integrierenden Bestandteil der Addisonschen Krankheit darstellt.

Bei der Differentialdiagnose wird uns manchmal schon das Exterieur des Kranken einige wichtige Fingerzeige liefern können. Da nach unserer Auffassung, die von einer Reihe namhafter Autoren geteilt wird, der M. Addisoni konstitutionell begründet ist, d. h. auf einer angeborenen Unterentwicklung der Nebennierensysteme beruht, und die Unterentwicklung vor allem des chromaffinen Systems einen fast nie zu vermissenden Befund beim Status thymico-lymphaticus beziehungsweise hypoplasticus bildet, so werden wir (vor allem) beim primären M. Addisoni am Krankenbette mehr minder ausgeprägt jene Zeichen finden, die auf die Diagnose einer derartigen Konstitutionsanomalie hinweisen[1]).

Natürlich kann das Exterieur des Kranken in einer großen Zahl der Fälle durch Komplikationen, vor allem durch Tuberkulose, so modifiziert werden, daß eventuell vorhanden gewesene Zeichen der Konstitutionsanomalie in den Hintergrund gerückt werden. Da ich glaube, daß die Tuberkulose der Nebennieren, welche wir als anatomisches Substrat so überaus häufig bei M. Addisoni finden, als eine solche aufzufassen ist, die sich in einem von vornherein minderwertigen Organe lokalisiert, so werden sich die Zeichen der minderwertigen Gesamtkonstitution gelegentlich auch beim sekundären M. Addisoni finden lassen, allerdings vielfach, wie bereits erwähnt, durch die interkurrierende Tuberkulose modifiziert. Während also in geeigneten Fällen schon das Äußere des Kranken, sein Größenverhältnis, die Besonderheiten seines Skeletts, sein Behaarungstypus zunächst auf eine bestehende Konstitutionsanomalie hinweisen, wird es vielfach zunächst nicht möglich sein, durch das Studium der Pigmentierung im einzelnen Falle die Diagnose wesentlich zu erhärten. Erstens müssen wir uns daran erinnern, daß schon physiologischerweise verschiedene Pigmentierungsformen vorkommen, wir müssen ferner daran denken, daß die Art der Beschäftigung des betreffenden Kranken, seine Art sich zu kleiden usw. die Pigmentierung der äußeren Decke zu modifizieren imstande ist. Ferner sei daran erinnert, daß speziell bei älteren Individuen sich sehr häufig Pigmentierungen, ephelidenartige Flecken, einstellen, die mit zunehmendem Alter noch dunkler gefärbt erscheinen. Obwohl es nicht ausgeschlossen ist, daß diese eigentümlichen Pigmentierungen der älteren Individuen, ich erinnere hierbei nur an die bei Greisen so überaus häufig zu beobachtenden sommersprossenartigen Fleckchen auf dem Handrücken, in irgendeinem Zusammenhange mit den Blutdrüsen stehen, so müssen wir doch daran denken, daß typischer M. Addisoni bei älteren Individuen zu den größten Seltenheiten gehört. In jenen Fällen, wo abnorme Pigmentierungen vorhanden sind, die auf die vorerwähnten Umstände bezogen werden können, wobei natürlich auch die Rasse eine Rolle spielen kann, werden die Pigmentierungen der Schleimhäute sowie der Nagelbetten diagnostischen Wert besitzen. Bei Rassen, deren Haut schon von Haus aus ein dunkleres Kolorit zeigt, sind auch die Nagelbetten meistens pigmentiert, während, wie bereits erwähnt, Pigmentierungen der Nagelbetten bei Addisonikern nur sehr selten zu finden sind. Obwohl auch Pigmentierungen der Mundschleimhaut normalerweise vorkommen, was schon Nothnagel seinerzeit besonders hervorhob, so müssen wir unter den Pigmentierungen

---

[1]) Da die Diagnose des Status thymico-lymphaticus beziehungsweise hypoplasticus bei Erörterung dieser Diathesen genauer besprochen werden soll, sei auf die betreffenden Kapitel verwiesen. Die dort anzuführenden Einzelheiten haben auch in großem Ausmaße für das Exterieur bei M. Addisoni Geltung.

überhaupt doch den Verfärbungen der Schleimhaut des harten und weichen Gaumens, sowie der oberen seitlichen Wangenschleimhaut große differential-diagnostische Bedeutung beimessen. Wie sehr die Pigmentierung der Haut durch Dermatosen aller Art, durch Licht und Wärme modifiziert werden kann, braucht wohl nicht ausdrücklich hervorgehoben zu werden. Wichtiger ist es dagegen, daß eine Reihe anderweitiger Erkrankungen der Haut Addisonpigmentierung vorzutäuschen vermag. Von den hier in Betracht kommenden Hauterkrankungen sei in erster Linie das Xeroderma pigmentosum, das idiopathische Pigmentsarkom, die Pigmentlues erwähnt, ferner die selteneren Fälle von Melanosarkom der Haut, wie eines Bamberger beschrieb. Prurigo, Ekzeme können ebenfalls addisonähnliche Pigmentierungen hervorrufen. Besonders ist es die durch Kleiderläuse bei verwahrlosten Individuen bedingte Vagantenkrankheit, die Pigmentierungen setzt, die der Addison-Melanodermie so ähnlich sein können, daß Hebra die Spezifität des M. Addisoni negierte. Hier kann die Wirkung von Bädern und Hautpflege, ferner das Auffinden von Kratzeffekten und der Umstand von Bedeutung sein, daß bei der Vagantenkrankheit im Gegensatze zu M. Addisoni die Haut regelmäßig trocken und schilfernd gefunden wird, sowie die Tatsache, daß die Pigmentierungen im letzteren Falle hauptsächlich an den von Kleidern bedeckten Stellen zu finden sind, während Hände und Füße normal erscheinen.

Von weiteren Krankheiten, die in puncto Pigmentierung differentialdiagnostisch in Betracht kommen können, wäre in erster Linie die Malaria zu nennen. Hier entscheidet die Anamnese, eventuelles Auffinden von Plasmodien im Blute, endlich der Umstand, daß die Malaria-Pigmentierungen sich mehr als diffuse, aschgraue Flecken dokumentieren. Auch fehlen gewöhnlich die Pigmentierungen der Mundschleimhaut. Die Untersuchung der Baucheingeweide, speziell das Auffinden des chronischen Milztumors, werden die Differentialdiagnose noch weiter ermöglichen, obwohl zu bemerken ist, daß auch der Milztumor bei Malaria, beispielsweise infolge einer plastischen Perisplenitis fehlen kann. Im Endstadium von Krebs und Tuberkulose kommen gleichfalls addisonähnliche Pigmentierungen vor, die neben dem Auftreten schwerer gastrointestinaler Störungen und durch hochgradige Prostration das Bild komplizieren können. Hier wird vielleicht manchmal das Auftreten von kachektischen Ödemen, die bei M. Addisoni außerordentlich selten sind, differential-diagnostisch wichtig sein. Ferner muß man daran denken, daß der Druck mächtiger retroperitonealer Drüsen auf die sympathischen Plexus Pigmentierungen zu erzeugen imstande ist, wie dies auch bei Pseudoleukämie und Leukämie beobachtet wurde. Wir wissen ja, speziell was letztere Krankheit anlangt, daß sie besonders bei Infiltration der Nebennieren unter dem Bilde eines M. Addisoni verlaufen kann. Aber auch bei Leukämie und Pseudoleukämie ohne anatomische Beteiligung der Nebennieren finden sich Melanodermien, häufig als Folge von Kratzeffekten; sie unterscheiden sich aber doch gewöhnlich durch Intensität und Ausbreitung wesentlich von der Addisonpigmentierung. Weiter sei hier hervorgehoben, daß die Pellagra Pigmentierungen aufweist, die denen des M. Addisoni recht ähnlich werden können. Die genauere Schilderung der Differentialdiagnose gegenüber der in unseren Ländern doch selten zu beobachtenden Pellagra würde hier zu weit führen, es sei auf das einschlägige Kapitel bei v. Neusser-Wiesel verwiesen. Tumoren im Gebiete des Magen- und Darm-

kanals verlaufen manchmal mit addisonähnlicher Pigmentierung, wie
R. Schmidt hervorhob, ebenso Pankreaserkrankungen mit und ohne
Glykosurie. Die Melanodermie bei Pankreaserkrankungen, vor allem bei Tumoren des Pankreas, dürfte vielleicht ebenfalls durch eine Druckwirkung
auf die großen sympathischen Bauchganglien zu erklären sein. Die Pigmentierung kann der bei Addison vorkommenden sehr ähnlich werden, auch
die für Nebennierenerkrankungen charakteristische Braunfärbung der Hohlhandfalten wurde bereits bei Pankreaserkrankungen gesehen, so in einem Falle
Pollitzers aus der v. Strümpellschen Klinik. Sämtliche Untersuchungsmethoden, die zum Nachweise einer Pankreasinsuffizienz dienen, müssen daher
in unklaren Fällen herangezogen werden. Auch der Diabetes mellitus, sowie
der auf hypertrophischer Hämosiderinzirrhose der Leber beruhende Diabète
broncé können differentialdiagnostisch in Betracht kommen. Bei Diabète
broncé sind aber die Pigmentierungen diffus über den ganzen Körper ausgebreitet und unterscheiden sich schon dadurch von der fleckweisen Addisonpigmentierung, wozu noch die bei Addison regelmäßig fehlende Glykosurie
als wichtiges Unterscheidungsmerkmal kommt. Der M. Basedowi verläuft
in seltenen Fällen ebenfalls unter addisonähnlichen Pigmentierungen. Für
diese Fälle müssen wir wohl eine multiglanduläre Insuffizienz annehmen,
so daß es nicht unberechtigt erscheint, derartige, allerdings sehr seltene
und noch ungenau studierte Fälle eher als Kombination von M. Basedowi
und M. Addisoni anzusehen. Eine besondere Erwähnung verdienen noch
die Erkrankungen des weiblichen Sexualapparates, wobei von
chloasmaartigen Pigmentierungen, Pigmentierungen der Linea alba usw. abgesehen werden soll. Es können aber Ovarialzysten, wie eine Beobachtung
v. Neussers lehrt, mit addisonähnlicher Pigmentierung einhergehen, wobei
es nicht uninteressant war, daß nach der Operation die Pigmentierungen
verschwanden. — Ikterus kann gleichfalls in besonderen Fällen differential-
diagnostische Verlegenheiten bereiten; das wird dann der Fall sein, wenn
Affektionen an der Leberpforte, tuberkulöse oder carcinomatöse Lymphdrüsen, Lebertuberkulose oder Erkrankungen der Gallenwege Ikterus hervorrufen, welcher die Bronzehaut verdeckt. Wie schwierige differential-
diagnostische Probleme da geschaffen werden können, ist ohne weiteres
einzusehen. — Auch anorganische Giftstoffe vermögen addisonähnliche Pigmentierungen hervorzurufen. Hierzu gehört in erster Linie das Arsen und
das Silber. Die Arsenpigmentierung kann der Addisonpigmentierung außerordentlich ähnlich werden, läßt aber immer die Pigmentierung der Schleimhäute vermissen. Schwierigkeiten kann die Argyrie bereiten. Das Silber
erzeugt aber meistens anfangs graphitfarbähnliche Flecken, die sich später
bläulich färben und schon Anlaß zur Verwechslung mit Cyanose gegeben
haben. In zweifelhaften Fällen wird man sich zur Excision eines Stückchens
Haut entschließen müssen, sowie den Harn auf Silber untersuchen, letzteres
allerdings sehr häufig mit negativem Erfolge.

Man sieht aus dieser kurzen Darstellung, wie schwierig die Differentialdiagnose selbst bei Vorhandensein eines der kardinalsten Symptome, der
Melanodermie, werden kann. Wie schwierig die Diagnose bei Fehlen dieses
Hauptsymptomes ist, ist ohne weiteres verständlich. Sämtliche mit Verdauungsstörungen einhergehenden akuten und chronischen Prozesse, Erkrankungen der Muskulatur, Infektionskrankheiten, schließlich auch funktionelle Neurosen wurden in Fällen diagnostiziert, wo Addison ohne Melanodermie vorlag. Gerade für solche Fälle bieten häufig die Zeichen hypo-

plastischer Konstitution einen Fingerzeig, nach welcher Richtung sich differentialdiagnostische Erwägungen zu bewegen haben, so daß ein weiterer Ausbau der klinischen Diagnose der grundlegenden Konstitutionsanomalien von größtem Werte wäre.

Pathologische Anatomie und Pathogenese.

Nach dem, was einleitend über die Nebennierensysteme erörtert wurde, ist es klar, daß nicht nur die beiden Hauptorgane, sondern auch die übrigen Abschnitte des chromaffinen Systems und die Bei-Zwischennieren, soweit dies durchführbar ist, in jedem einzelnen Falle von M. Addisoni untersucht werden müssen, besonders dann, wenn die Befunde am Hauptorgane nicht eindeutig sind, eventuell ganz fehlen, obwohl durch die klinische Betrachtung das Vorhandensein des Addisonschen Symptomenkomplexes sichergestellt war. Die histologische Untersuchung des gesamten Nervus sympathicus, vor allem des Grenzstranges, der Plexusganglien, der Carotisdrüse, der großen Paraganglien im Bauchraume ist aber eine so mühevolle und zeitraubende Arbeit, daß sie kaum regelmäßig durchzuführen ist.

Ich empfehle daher in Fällen, wo die Befunde an den Hauptorganen keine genügende Aufklärung bieten, folgende Teile des sympathischen Nervensystems auf ihren Gehalt an chromaffinem Gewebe zu untersuchen:

1. die Carotisdrüse: ihr völliges Fehlen ist ein wichtiger Anhaltspunkt für eine bestehende Hypoplasie des chromaffinen Systems;

2. das Ganglion stellare, das regelmäßig chromaffines Gewebe in größeren Mengen enthält;

3. den Plexus solaris und suprarenalis, in dem sich in allen Altersstufen gleichfalls reichliches chromaffines Gewebe findet und in dem auch sehr häufig Rindenkörperchen zu finden sind.

Bei jugendlichen Individuen soll ferner regelmäßig die Abgangsstelle der unteren Gekrösarterie, an welcher die Zuckerkandlschen Nebenkörper liegen, untersucht werden. Finden sich in allen diesen Stellen nur spärliche oder gar keine chromaffine Zellen, so sind wir berechtigt eine Hypoplasie des chromaffinen Systems anzunehmen, wie der Vergleich mit den entsprechenden Organen von anderen Individuen derselben Altersklasse lehrt. Es ist ganz richtig, wie Lubarsch behauptet, daß die ganz genaue Schätzung des gesamten chromaffinen Systems auf unüberwindliche Schwierigkeiten stößt, ein Gesichtspunkt, welchen auch Pfaundler zu dem seinen gemacht hat. Wenn aber Testobjekte vorhanden sind, so fällt es bei einiger Übung nicht schwer, den Gehalt an chromaffinem Gewebe in jenen Fällen mit genügender Genauigkeit festzustellen, bei denen eben die Frage einer eventuellen Unterentwicklung in Betracht kommt. Durch meine sehr zahlreichen daraufhin gerichteten Untersuchungen muß ich besonders die Untersuchung der Carotisgabel, sowie des Plexus solaris dringendst empfehlen. Ich halte es für viel schwieriger, die Menge des Rindengewebes entsprechend genau einzuschätzen, da, wie bereits erwähnt, das akzessorische Rindensystem in seiner Ausbildung auch normalerweise außerordentlich großen Schwankungen unterworfen ist.

Die häufigste sekundäre pathologische Veränderung an den Nebennieren bei M. Addisoni ist die Tuberkulose. Die Tuberkulose der Nebennieren, die sich in zirka 88 Proz. bei M. Addisoni findet, ist in zirka 17 Proz, der Fälle nach Elsäßer bloß in den in Rede stehenden Organen lokalisiert während der übrige Organismus tuberkulosefrei ist. Die Tuberkulose selbst ist ausgesprochen chronisch mit Ausbildung käsiger Herde; sie führt zu mehr oder minder mächtiger Einschmelzung des Gewebes. Sehr häufig findet man im Innern der tuberkulösen Nebennieren Kavernen, die manchmal bis an die Oberfläche der Organe reichen. Außerdem neigt die Nebennierentuberkulose zur Ausbildung fibröser Prozesse, welche sich nicht allein auf das Organ beschränken, sondern auf die Kapsel übergreifend sich von hier aus gegen den Plexus coeliacus einerseits, andererseits gegen die Nieren hin erstrecken, um hier in vielen Fällen Anlaß zu chronisch-perinephritischen und retroperitonitischen Schwarten- und Schwielenbildungen zu geben. Die Tuberkulose ist nicht die einzige chronische Infektion, von welcher die Nebenniere befallen sein kann. Es unterliegt gar keinem Zweifel, daß auch die Lues chronisch entzündliche Veränderungen zu setzen geeignet ist, ebenso wie Infektionskrankheiten anderer Art hyperplastische entzündliche Wucherungen der Nebennieren erzeugen. So glaube ich behaupten zu können, daß akute Infektionen des Kindesalters, vor allem Diphtherie, die ja bekanntlich schwere entzündliche Veränderungen in den Nebennieren hervorzubringen vermag, bei besonders hierzu disponierten Individuen Veränderungen setzt, die später M. Addisoni erzeugen.

Während diese Form des M. Addisoni als sekundäre angesprochen werden muß, ist der anatomische Befund beim primären M. Addisoni gewöhnlich ein anderer. Bei der Obduktion derartiger Fälle finden wir bloß hochgradig „atrophische" Nebennieren, die sich gewöhnlich durch besondere Härte auszeichnen. In derartigen Fällen von Atrophie der Nebennieren finden wir keinerlei Zeichen recenter entzündlicher Prozesse, das Organ ist vielmehr von Bindegewebe durchzogen, sklerosiert, und es resultieren jene Bilder, die man früher als Cirrhosen der Nebennieren unklarer Genese bezeichnet hat.

Nun unterliegt es aber gar keinem Zweifel, daß in einer Reihe von Fällen die anatomische Untersuchung der Nebennieren nichts Pathologisches in diesen Organen finden läßt. Es erwies sich also für diese Fälle, soweit aus anatomischer Intaktheit auf physiologische Suffizienz geschlossen werden kann, die Nebennierentheorie des M. Addisoni für klinisch einwandfreie Fälle als insuffizient. Für solche Fälle wurde vielfach angenommen. daß der Sitz der Erkrankung im sympathischen Nervensystem zu suchen sei, und eine Reihe daraufgerichteter Untersuchungen lieferte tatsächlich das Ergebnis, daß vor allem in den sympathischen Plexusganglien chronisch entzündliche Veränderungen nachgewiesen werden konnten. Aber diese Befunde waren nur ganz vereinzelt, denn auch der Sympathicus erwies sich bei anderen Fällen ebenso wie die Nebennieren intakt. Auch jene Fälle waren einer Erklärung nicht zugängig, bei denen trotz bei der Obduktion gefundener, schwerster doppelseitiger Nebennierentuberkulose, in vivo keinerlei Anzeichen dafür bestanden, daß tatsächlich ein M. Addisoni vorlag. Derartige Fälle waren gleichfalls geeignet, die Nebennierentheorie des M. Addisoni zu erschüttern. — Diese Erfahrungen leiten zu der Frage der Pathogenese des M. Addisoni hinüber. Für die Pathogenese des M. Addisoni ist es zunächst von großer Bedeutung gewesen. daß durch die anatomischen und physiologischen Erfahrungen festgestellt wurde, daß im Organismus neben dem einheitlichen Organe auch weitere Organe vorhanden sind, deren Bau und, soweit dies heute behauptet werden kann, deren Funktion mit jener der beiden Hauptbestandteile des einheitlichen Organs identisch sind. Wiesel hat als erster die außerhalb der Nebennieren liegenden gleichartigen Organe, also chromaffines System und die akzessorischen Nebennieren, bei klinisch sicheren und auch durch die Obduktion verifizierten Addisonfällen untersucht und konnte zunächst nachweisen, daß bei diesen — zunächst 5 Fällen — die chromaffinen Zellen völlig fehlten. Dies betraf nicht nur die Marksubstanz der schwer erkrankten Nebennieren, sondern auch die Abschnitte des chromaffinen Systems außerhalb der Nebenniere[1]). Er sprach daher die Meinung aus, daß der M. Addisoni eine primäre Erkrankung des chromaffinen Systems darstelle, und daß die Rinde erst sekundär durch Übergreifen des Prozesses von dem primär erkrankten Marke auf die Rinde entstehe. Die anatomische Untersuchung der Nebennieren in diesen Fällen ließ immer das Vorhandensein intakter Rindenabschnitte erkennen. Die ältesten und vorgeschrittensten Veränderungen fanden sich regelmäßig im Marke. Dieser Befund, der bewies, daß bei M. Addisoni auch das Verhalten der außerhalb der Nebenniere liegenden Systemabschnitte wichtig sei, bedeutete insofern einen Fortschritt, als dadurch ein Schlüssel zur Erklärung jener oben erwähnten Fälle von Nebennierenerkrankung ohne klinischen M. Addisoni und klinischem M. Addisoni ohne Nebennierenerkrankung gegeben wurde. Tatsächlich fand Wiesel in einem sicheren Falle von M. Addisoni die Nebennieren unverändert, dagegen das außerhalb liegende chromaffine System, sowie die Beizwischennieren vollständig fehlend. In einem andern Falle schwerster Nebennierentuberkulose ohne M. Addisoni war dagegen das chromaffine System außerhalb der Nebenniere mächtig entwickelt. Auf Grund dieser Befunde ist der Schluß wohl gerechtfertigt, daß zur Ausbildung des M. Addisoni die Erkrankung des chromaffinen Systems und der Nebennierenrinde notwendig sei. Es ist aber nicht notwendig, daß gerade das Hauptorgan Sitz der Erkrankung sei, sondern es genügt zum Zustandekommen des Symptomenkomplexes die Destruktion des übrigen Abschnittes der Systeme. Diese Annahme ist nicht unwidersprochen geblieben und zwar in erster Linie von Karakascheff und Bittorf. Diese sowohl wie andere Autoren nahmen fälschlich an, daß Wiesel der Erkrankung der Nebennierenrinde keine Bedeutung beimesse und zur Erklärung des ganzen Symptomenkomplexes bloß auf das chromaffine System rekurriere. Daß dem nicht so ist, geht bereits aus der ersten Publikation Wiesels hervor, in welcher er die hohe Bedeutung der Erkrankung der Nebennierenrinde für das Zustandekommen der schweren, ja vielleicht der das Leben am meisten bedrohenden Symptome betont. Bloß für den Beginn der Erkrankung, als ihren ursprünglichen Sitz, wird das chromaffine System verantwortlich gemacht. Ja, nach meinen heutigen Erfahrungen möchte ich diese Ansicht noch dahin ausdehnen, daß Hypoplasie des chromaffinen Systems allein nicht genügt, um den Symptomenkomplex des M. Addisoni auszulösen, sondern daß zur Auslösung der lebensbedrohenden Symptome das Hinzutreten der Nebennierenrindenerkrankung gehört. Dafür spricht vor allem der Befund der Unterentwicklung des chromaffinen Systems bei Status thymico-lymphaticus ohne Addisonkrankheit[2]).

Es ist also zum Zustandekommen des M. Addisoni nicht notwendig, daß die Hauptorgane selbst anatomisch erkranken, es genügt in manchen Fällen die Erkrankung der außerhalb der Nebenniere liegenden Abschnitte des chromaffinen Systems, sowie sekundär der Rindensysteme. Ob in solchen Fällen eventuell „reflektorisch" auch die Hauptorgane bei, für unser Auge, intaktem Verhalten ihre physiologische Funktion teilweise einstellen, ist nicht sichergestellt, aber nicht unwahrscheinlich. Leider ist es bis heute nicht möglich, aus dem histologischen Verhalten der Nebenniere allein auf ihre

---

[1]) In diesen Fällen wurden fast der gesamte Sympathicus, Grenzstrang und Plexusganglien histologisch untersucht.

[2]) Über die weiteren hierher gehörigen Betrachtungen und Befunde, vgl. die Monographien von v. Neusser-Wiesel, Bittorf und Goldzieher.

Funktionstüchtigkeit zu schließen, da einerseits Chromaffinität der Markzellen kein sicheres Zeichen für den Adrenalingehalt abgibt, der Blutdruckversuch auch bei minimalsten Spuren von Adrenalin, die für den Organismus vielleicht schon zu gering sind, um nicht Ausfallserscheinungen zu erzeugen, noch positiv ausfallen kann; andererseits ist das Verhalten der Nebennierenrinde, vor allem die Beziehungen der lipoiden Granula zur normalen und gestörten Funktion, weiters ihre Beziehungen zum Cholesterinester-Stoffwechsel noch so unklar, daß auch hier vorläufig keinerlei Schlüsse auf ihr physiologisches Verhalten gezogen werden können. Sicher scheint nur eines zu sein, daß die Erscheinungen bei M. Addisoni nicht auf einer Dysfunktion, sondern auf einer Unterfunktion der hier in Betracht kommenden Organe beruhen. Die Schwierigkeiten, sämtliche Erscheinungsformen des M. Addisoni unter ein System zu bringen, führten v. Neusser dazu, eine Theorie des M. Addisoni aufzustellen, in der er, wie Ortner bemerkt, die Existenz des chromaffinen Systems förmlich vorausahnte. Nach v. Neusser ist der M. Addisoni eine Systemerkrankung im Bereiche des Nervus splanchnicus und der dazu gehörigen zentralen und peripheren Nervenbahnen, sowie der Schalt- resp. Endapparate derselben. Nun ist die Nebenniere gleichfalls in das Neuronsystem des Sympathicus eingeschaltet, während der Nervus splanchnicus mit seinen Ausstrahlungen im Sonnengeflechte als sekretorischer und trophischer Nerv der Nebenniere fungiert. Nach der Vorstellung v. Neussers wäre es dann gleichgültig, an welcher Stelle der Krankheitsprozeß sitzt, ob im Verlaufe des Nervus splanchnicus, oder in den großen Plexusganglien oder schließlich im Endorgane der Nebenniere selbst. In allen jenen Fällen käme es dann zu einer Aufhebung der Funktion eben des Erfolgorgans, id est der Nebenniere, wodurch die Entwicklung des Addisonschen Symptomenkomplexes ermöglicht ist. Durch die Tatsache, daß das chromaffine System, das einen integrierenden Bestandteil des sympathischen Nervensystems darstellt, in erster Linie für den Beginn der Addison-Erkrankung verantwortlich gemacht werden kann, ist im Zusammenhange mit der v. Neusserschen Annahme ein Verständnis für die zunächst aus dem Obduktionsbefunde unerklärbaren Fälle angebahnt. Es sind chromaffine Zellen, deren Funktionsuntüchtigkeit im v. Neusserschen System, gleichgültig in welchem Abschnitte desselben sie liegen, die initialen Krankheitszeichen hervorrufen.

Die Berechtigung der Annahme, daß dem M. Addisoni in letzter Linie eine Erkrankung im oben angedeuteten Sinne zugrunde liegt, wird erhärtet durch weitere anatomische Befunde bei dieser Krankheit. Es wurde schon mehrfach angedeutet, daß die Addisoniker vielfach, wenn nicht immer, als Individuen bezeichnet werden müssen, die in den Rahmen des Status hypoplasticus beziehungsweise thymico-lymphaticus fallen. Die Hypoplasie des chromaffinen Systems bei den letzterwähnten Diathesen ist ein sehr gewöhnlicher und durch eine große Anzahl von Beobachtungen oftmals verifizierter Befund. Wir wissen auch bereits durch das Studium anderer, bei mit diesen Diathesen behafteten Individuen vorkommender Krankheiten, daß es besonders die endokrinen Drüsen sind, deren Funktion durch die Komplikation mit den genannten Diathesen schnell und gründlich leidet. Schädlichkeiten, welche ein normal konstituierter Mensch ohne weiteres erträgt, ja auch physiologische Vorkommnisse, durch welche die endokrinen Drüsen in Mitleidenschaft gezogen werden, führen bei minderwertiger Konstitution schon zu Ausfallserscheinungen. Dies hat auch für die Entwicklung der in Rede stehenden Krankheit Geltung. Ausgebildeter M. Addisoni bei Individuen vor der Pubertät gehört zu den allergrößten Raritäten, nach der Pubertät nehmen die Addisoniker an Zahl zu. Nun wissen wir, daß gerade während der Pubertät sich wichtige Umwälzungen in den endokrinen Drüsen abspielen. Hierzu gehören nicht in letzter Linie, wie ich in der Pathologie des Thymus genauer ausführte, die Veränderungen in den Nebennierensystemen. Wir wissen, daß das chromaffine System, das beim Embryo und beim Kind außerordentlich mächtig entwickelt ist, zur Zeit der Geschlechtsreife eine physiologische Reduktion erfährt, die, wie ich gleichfalls nachweisen konnte, Hand in Hand mit der erst jetzt endgültigen Formierung der Marksubstanz geht. Auch die Nebennierenrinde unterliegt, allerdings schon früher, aber vielfach auch erst um diese Zeit, wie Kern, Thomas u. a. bewiesen, teilweise einem physiologischen Einschmelzungsprozesse, besonders in ihren zentralen Partien, dem, wie ich aus eigener Erfahrung hinzufügen kann, auch die akzessorischen Nebennieren unterworfen sind. Es ist daher klar, daß diese physiologische Reduktion, welche weit über die Pubertät hinaus bis in die 30er Jahre führt, bei einem schon von vornherein hypoplastischen System leichter zu Ausfallserscheinungen führen muß, als bei einem voll entwickelten. Auch darf nicht vergessen werden, daß derartige hypoplastische und eventuell noch sekundär reduzierte Organe weniger widerstandsfähig gegen Infektionen und Intoxikationen sind, so daß durch den Nachweis der angeborenen Minderwertigkeit auch ein Schlüssel zum Verständnisse der Tatsache gegeben ist, warum gerade in einschlägigen Fällen die Nebennieren für Tuberkulose besonders disponiert erscheinen. Des weiteren dürfen wir auch nicht vergessen, daß minderwertige Organsysteme bei Schädigungen, welche einzelne Abschnitte treffen, mit Funktionseinstellung auch der nicht direkt betroffenen Partien antworten. Alle die erwähnten Momente sind daher geeignet, das Auftreten des M. Addisoni zu begünstigen, wofern nur von vornherein hypoplastische Konstitution vorliegt. Daß die eben angeführten Ideen zur Pathogenese der hier in Rede stehenden Krankheit nicht bloße Hypothesen sind, beweist eine Reihe von am Krankenbette und Leichentische nachweisbaren, außerhalb der Nebenniere liegenden Veränderungen, die wir nach dem Stande unseres heutigen Wissens für die Annahme der minderwertigen Konstitution als beweisend ansehen müssen. Besonders klar sind in dieser Hinsicht die Erhebungen, die bei den Obduktionen gemacht werden können. So finden wir, wie durch Wiesel, Hedinger, Bartel, Goldzieher usw. nachgewiesen wurde, eine fast gesetzmäßige Koinzidenz von M. Addisoni und Status thymico-lymphaticus. Starr war der erste, der das Erhaltensein des Thymus bei M. Addisoni des Erwachsenen, allerdings nach seiner Auffassung als zufälliges Zusammentreffen, hervorhob. Ich konnte dann zeigen, daß abnorm großer Thymus regelmässig bei M. Addisoni sich findet[1]), gleichzeitig mit hyperplastischen, nicht auf Tuberkulose beruhenden Veränderungen in den Lymphdrüsen, konnte ferner zeigen, daß man bei M. Addisoni auch Enge des Aortensystems, Hypoplasie der Genitalien nachweisen kann, Befunde, die auch schon klinisch erhoben wurden. Natürlich finden sich nicht in allen Fällen von M. Addisoni die Zeichen der hypoplastischen Konstitution in allen ihren Details gleichmäßig, sozusagen in klassischer

---

[1]) Morbus Addisoni, der nicht konstitutionell begründet ist (z. B. bei Carcinose oder Sarkomatose der Nebennieren) läßt den abnorm großen Thymus vermissen.

Weise, ausgebildet. Regelmäßig aber deuten auch bei Fehlen der Gefäß-
hypoplasie, beziehungsweise der Genitalhypoplasie, das Vorhandensein eines
dem Alter nicht entsprechenden großen Thymus und Hyperplasien der Lymphdrüsen auf den Bestand der Konstitutionsanomalie, während reiner Status
thymicus, der nach Hedinger mit einer Hyperplasie vor allem der Nebennierenrinde einhergeht, bis jetzt bei M. Addisoni nicht gefunden wurde.
Neben diesen schon mit freiem Auge sichtbaren Leichenbefunden bei
M. Addisoni, die ein bedeutsames Licht auf die Pathogenese der Krankheit
werfen, findet sich eine Reihe von histologischen Veränderungen, die
die Beziehungen M. Addisoni — Status thymico-lymphaticus noch weiter erhärten. Was zunächst den Thymus anlangt, so kann seine Hyperplasie
als integrierender Bestandteil der Konstitutionsanomalie aufgefaßt werden,
bedingt durch die Hypoplasie des chromaffinen Systems. Wir können als
sicher annehmen, daß das Adrenalin, id est das Sekret der chromaffinen
Zellen, einen thymusdepressorischen Einfluß ausübt[1]). Ich habe in dieser
unten zitierten Arbeit die Meinung vertreten, daß durch den Wegfall oder
durch die ungenügende Lieferung des Adrenalins die thymusdepressorische
Wirkung ausbleibt, wodurch die physiologische Involution des Thymus gehemmt ist; tatsächlich finden wir histologisch den Thymus beim konstitutionellen
M. Addisoni wie einen Kinderthymus gebaut. Auch die Lymphdrüsen sind entweder rein hyperplastisch, oder wir finden in ihnen jene Veränderungen, die
Bartel und Stein als charakteristisch für die Lymphdrüsen hypoplastischer
Individuen erwiesen haben. Es ist die Ausbildung von Bindegewebszügen,
durch die die Organe in ihrem Parenchym atrophisch werden. So kann es uns
nicht wundernehmen, wenn wir auch bei M. Addisoni gelegentlich Zeichen
der Bartel-Steinschen Fibrose in den Lymphdrüsen finden, wodurch diese
Organe an der Leiche eher kleiner erscheinen. Daß das Gefäßsystem,
das Genitalsystem hypoplastisch gefunden werden, wurde schon erwähnt. Ein
weiteres Zeichen der hypoplastischen Konstitution finden wir manchmal
in den Nebennieren selbst, insbesondere in jenen Fällen, wo das anatomische
Substrat nicht Tuberkulose, sondern die früher so rätselhafte „Atrophie" und
„Sklerose" der Nebennieren ist. Nach meinen diesbezüglichen, allerdings
noch spärlichen Erfahrungen handelt es sich hier um nichts anderes als
um eine besondere Lokalisation jener Fibrose, die sich im späteren
Alter bei hypoplastischen Individuen entwickelt, und der Ausdruck einer
Bindegewebsdiathese ist, von der unter Umständen eine ganze Reihe von
Organen ergriffen werden kann. Diese Bindegewebsdiathese ist nichts
Charakteristisches für den M. Addisoni, sondern wir werden sie auch bei
jenen Fällen wiederfinden, deren klinische Erscheinungen das Bestehen einer
multiglandulären Insuffizienz annehmen ließen. Es würde an dieser Stelle
zu weit führen, die Bedeutung der Bindegewebsdiathese als Zeichen der hypoplastischen Konstitution des genaueren zu erörtern, ich verweise in dieser
Hinsicht auf die grundlegenden Arbeiten Bartels. Es sei nur hervorgehoben,
daß wir auch bei M. Addisoni dieses wichtige Kennzeichen der hypoplastischen Konstitution finden.

    Durch die Annahme einer hypoplastischen Konstitution bei M. Addisoni, so-
wie durch die Annahme, daß der anatomische Sitz der Erkrankung nicht immer
im Hauptorgane selbst, sondern auch in einem beliebigen anderen Abschnitte
der Systeme gefunden werden kann, können alle jene Fälle, die bis jetzt der Neben-

---

[1]) Näheres hierüber in Wiesels „Pathologie des Thymus".

nierentheorie entgegensprachen, völlig erklärt werden. Wir dürfen uns infolge dieser Annahme auch nicht wundern, daß sich Kombinationen des M. Addisoni mit andern Erkrankungen der Blutdrüsen finden, bei denen ebenfalls eine angeborene Minderwertigkeit der entsprechenden Drüsen vorliegt.

Die Progredienz der Krankheit erklärt sich nicht nur aus dem Fortschreiten des Krankheitsprozesses, beispielsweise der Tuberkulose, im befallenen Organe selbst, sondern ist auch sicherlich die Folge der physiologisch immer mehr zunehmenden Involution der hier in Betracht kommenden Drüsen, die eben vermöge ihrer Minderwertigkeit kaum die Kraft zu hypertrophischer Kompensation besitzen. Dafür spricht auch das häufige Fehlen von M. Addisoni bei krebsiger oder anderweitiger doppelseitiger Zerstörung beider Nebennieren. In derartigen Fällen, die nicht konstitutionell begründet sein müssen, ist eben genügende Menge von funktionstüchtigem Gewebe außerhalb der Hauptorgane erhalten. Im Gegensatze dazu ergreift die Tuberkulose besonders gern Organe hypoplastischer und asthenischer Individuen. In diesen Fällen kommt es bald zu jener Insuffizienz, die zu M. Addisoni führt. Die Intermittenzen und Remissionen erklären sich durch die Einwirkung des Erkrankungsherdes auf seine, eventuell noch gesunde Umgebung innerhalb desselben Organs. Kommt es im Erkrankungsherde, beispielsweise bei Tuberkulose, zu einem temporären Stillstande, so kann die Funktionslähmung ebenfalls auf mehr minder lange Zeit zurückgehen. Zur Erklärung der Melanodermie ist, wie ich an dieser Stelle besonders gegen Bittorf u. a. hervorheben möchte, gleichfalls nicht die unbedingte Heranziehung der Nebenniere, beziehungsweise deren Erkrankung notwendig. Die Pigmentierung bei M. Addisoni scheint vielmehr in einer Innervationsstörung im Bereiche des Sympathicus ihre Erklärung zu finden. Hierfür sprechen die Tatsachen, daß normale Pigmentbildung sicherlich vom Sympathicus abhängt, ferner der Umstand, daß gerade bei Erkrankungen des Nervensystems abnorme Pigmentierungen häufig angetroffen werden und schließlich, daß gerade Sympathicusgifte bei prädisponierten Individuen imstande sind, abnorme Pigmentierungen hervorzurufen. Es dürfte nach unserer Auffassung für die Innervationsstörungen, die zu Pigmentierung führen, nicht nur eine Autointoxikation (Ausfallerscheinungen von seiten der Nebennierenrinde) sondern möglicherweise auch eine konstitutionell begründete Gewebs- oder Funktionsschwäche im Fasergebiete des Nervus sympathicus verantwortlich gemacht werden.

Fassen wir noch kurz zusammen, welche Symptome auf die Nebennierenrinde und welche auf das Mark bezogen werden müssen, so nehmen wir an, daß die Adynamie und Asthenie, die starke Blutdrucksenkung, die Erscheinungen von seiten des Zirkulationsapparates, die seelischen Verstimmungszustände, der Adrenalinmangel im Blute und die niedrigen Werte des Blutzuckers auf Rechnung des chromaffinen Systems gesetzt werden müssen, während die Magen-Darmerscheinungen, die schweren nervösen Symptome, die Kachexie, sowie das letale Ende in erster Linie auf das Fehlen der Nebennierenrindenfunktionen zurückzuführen sind.

Prognose. Die Prognose der Addisonschen Krankheit ist eine schlechte, der Prozeß führt wohl in allen Fällen zum Tode. Nur mit größter Vorsicht sind jene Publikationen und Beobachtungen aufzunehmen, die von geheilten Fällen von Morbus Addisoni berichten. Es handelte sich entweder um keine echten Addisoniker, oder um sicher vorkommende, manchmal durch viele Monate dauernde Remissionen, die sogar mit Rückgang der Melanodermie einhergehen können. Besserungen könnten am ehesten noch bei Fällen zu erwarten sein, bei denen nicht sehr hochgradige Hypoplasien der nicht erkrankten Teile vorliegen oder wo eine direkte Einwirkung auf die sekundäre Erkrankung möglich ist, beispielsweise bei einem Symptomenkomplex, der sich auf syphilitischer Basis aufbaut. Auch einseitig lokalisierte Tuberkulose — allerdings eine außerordentliche Rarität — wäre prognostisch günstiger, schon mit Rücksicht auf eventuelle Operationsmöglichkeit; nur darf man nicht vergessen, daß die Diagnosenstellung wohl kaum durch objektive Zeichen möglich ist. Da aber die Nebennierentuberkulose gewöhnlich doppelseitig ist, die hier in Betracht kommenden Organe auch physiologisch einer Reduktion unterliegen, da sich ferner Tuberkulose auch in anderen Organen findet, so ist wohl die Prognose in der überwiegenden Mehrzahl der Fälle infaust. Was die Dauer der Krankheit anlangt, so läßt sich kaum eine allgemein gültige Regel aufstellen. Der M. Addisoni kann akut verlaufen, in einem Falle führte die Krankheit innerhalb 17 Tagen vom ersten Auftreten der Symptome zum Tode (Straub): in anderen Fällen kommen, wie erwähnt, Remissionen und Intermittenzen vor, so daß die Krankheit protrahiert verläuft und jahrelang dauern kann (bis zu 13 Jahren). Gewöhnlich dauert die Krankheit aber weniger lang. 2—3 Jahre. Schwer hypoplastische Individuen erliegen immer wesentlich früher der Kachexie.

Therapie. Leider hat die Opotherapie, die sich bei Insuffizienzen anderer Drüsen so vorzüglich bewährte, bis nun beim Morbus Addisoni völlig versagt. Daß die Darreichung von Adrenalin allein nicht nützt, liegt nicht nur daran, daß stomachale Einverleibung wertlos ist (Falta und Ivovič). die subcutane Darreichung ebenfalls nicht hilft und die vielleicht wertvollere intravenöse Injektion auf die Dauer nicht zu unterschätzende Nachteile bringen kann, sondern auch darin, daß man durch reine Adrenalintherapie nur der einen Komponente des fehlenden Agens gerecht wird und die vielleicht viel wichtigere Wirkung der Nebennierenrinde durch Adrenalin nicht ersetzt werden kann. Eine wirksame Organtherapie können wir erst dann erwarten, bis es gelungen sein wird, das Rätsel der Funktion der Nebennierenrinde zu lösen. Vielleicht bringen weitere Untersuchungen über den Cholesterinester-Stoffwechsel Erfahrungen, die auch der Therapie des M. Addisoni zugute kommen.

Spezifische Tuberkulosetherapie ist ohne Erfolg. So kann die Therapie nur eine rein symptomatische sein. Bei noch jugendlichen Individuen. die hypoplastische Konstitution zeigen, müssen, soweit es möglich ist, Infektionen und Intoxikationen hintangehalten werden, um einer weiteren Schwächung der ohnedies minderwertigen Organe vorzubeugen.

Hyperplasien und Tumoren der Nebennierenrinde
(und der Beizwischennieren),
die mit Störungen von seiten des Geschlechtsapparates einhergehen.

Das folgende Kapitel umfaßt die Pathologie und die Klinik jenes eigentümlichen, in seiner Pathogenese noch sehr dunklen Syndroms, bei dem sich Neubildungen der Nebennierenrinde bzw. der weiteren Systemabschnitte mit

Störungen im Bereiche der Geschlechtsdrüsen kombinieren, wodurch merkwürdige Krankheitsbilder zustandekommen, die noch ein weites Feld für klinische Betätigung bieten, um so mehr, als sie vielleicht geeignet sind, Licht auf die noch so unklaren Beziehungen der endokrinen Drüsen untereinander zu werfen. Es handelt sich hierbei um multiglanduläre Krankheiten, in deren Mittelpunkt die Nebenniere steht, die wohl als das primär erkrankte Organ anzusehen ist, dessen offenbare Überfunktion in so prägnanter Weise vor allem auf die Geschlechtsdrüsen einwirkt, daß klinisch die Erscheinungen von seiten letzterer Organe im Vordergrunde des Bildes stehen können.

Es würde viel zu weit führen, an dieser Stelle die Pathologie der Nebennierentumoren und deren Klinik genau abzuhandeln, da sowohl die von der Rinde ausgehenden Neubildungen und Hyperplasien, als auch die von den Bildungszellen des Sympathicus ausgehenden malignen Sympathome, sowie die aus reifen chromaffinen Zellen hervorgehenden Paragangliome nicht immer multiglanduläre Störungen hervorrufen und nur die multiglandulären Erkrankungen in den Bereich dieser Abhandlung fallen. Warum in dem einen Falle multiglanduläre Störungen fehlen, im anderen nicht, ist schwer zu erklären. Wir müssen annehmen, daß die Hyperplasien und die Neubildungen der hier in Betracht kommenden Organe, falls sie multiglanduläre Störungen hervorrufen sollen, im Sinne einer Hyperfunktion und nicht einer Hypofunktion wirken müssen. Vielfach kann diese Annahme, die dem Stande unseres heutigen Wissens entspricht, auch durch die anatomische Untersuchung erhärtet werden, da in der Mehrzahl der Fälle wenigstens anatomisch bloß Hyperplasien vorliegen, die wahrscheinlich im gleichen Sinne wie die normalen Organe funktionieren, wobei ich durchaus nicht übersehe, daß das Funktionsergebnis nicht immer von der Menge des sezernierenden Parenchyms abhängig zu sein braucht. Immerhin bleibt auch bei Richtigkeit der vorhin geäußerten Ansicht doch eine erkleckliche Anzahl von Fällen übrig, bei denen wir nicht sagen können, warum gerade hier die Nebennierenerkrankung zu Störungen anderer intern-sezernierender Drüsen geführt hat.

Es sind besonders französische Autoren, die das „syndrôme génito-surrénale" genau studierten[1]). Im allgemeinen verlaufen die hierher gehörigen Dystrophien mit Störungen von seiten des Genitals und den von diesem abhängigen sekundären Geschlechtscharakteren, vor allem des Haarsystems, und ferner in einer Gruppe von Fällen unter besonderer Beteiligung des Fettgewebes. Hierbei kommen fließend Übergänge vor, insoweit, daß sich manchmal nur geringgradigere Genitalstörungen, wie beispielsweise bloße Amenorrhöe, Dysmenorrhöe, vorzeitiges Eintreten der Menses mit sehr sinnfälligen Veränderungen im Haarkleide oder mit exzessiver Fettentwicklung kombinieren können. Hierbei können die Geschlechtsteile anatomisch ganz intakt erscheinen; können aber auch schwer verändert sein, angefangen von Hypertrophien der Klitoris bei hypoplastischen, aber ausgesprochen weiblichen Genitalien, bis zur Ausbildung eines veritablen Pseudohermaphroditismus, wobei das Verhalten der weiteren sekundären Geschlechtscharaktere und des Fettgewebes kein besonders von der Norm abweichendes Gepräge zeigen muß. Das Gemeinsame aller dieser Störungen, durch deren

---

[1]) Ein historischer Überblick über die hierher gehörigen Untersuchungen findet sich vor allem in der Dissertation von Gallais.

Kombination eine große Fülle klinischer Bilder hervorgerufen werden kann, ist aber, daß sich regelmäßig Tumoren der Nebennieren finden lassen, wobei es wichtig ist, daß es sich in allen bis jetzt bekannten Fällen regelmäßig um Tumoren, die von der Nebennierenrinde ausgingen, gehandelt hat. Diese Tatsache ist aus dem Grunde wichtig, weil es ja bekannt ist, daß die Nebennierenrinde wie die Geschlechtsorgane aus einem gemeinsamen Blastem stammen, also embryologisch sehr nahe verwandte Organe darstellen; dies betrifft sowohl die Rinde des Hauptorganes, als auch die Bei-Zwischennieren.

Über die Ätiologie der hier in Rede stehenden Prozesse wissen wir nichts. Die Familienanamnese ergibt in der Mehrzahl der Fälle kaum bemerkenswerte Daten, doch hebt Gallais hervor, daß in einzelnen Fällen familiäres Auftreten von Krebs erwähnt wird. In der Familie eines anderen Kranken war Alkoholismus verbreitet, im Falle Meixners waren unter den Verwandten und Vorfahren Stotterer, der Kranke selbst besaß eine Hasenscharte. Es handelte sich also zweifellos um degenerierte Individuen. Auch familiäres Vorkommen wurde bereits beobachtet, so von Ogston, der von zwei Schwestern mit Hermaphroditismus femininus externus mit Nebennierentumoren berichtet. Auffällig war, daß diese Schwestern am selben Tage an einer Darmkrankheit starben. Wie man sieht, ist die Ätiologie noch wenig bekannt, aber unzweifelhaft ist es, daß vor allem das weibliche Geschlecht das in Rede stehende Syndrom aufweist. Es wäre aber verfrüht, bei der geringen Anzahl der Fälle jetzt bereits eine Statistik aufzustellen, obwohl es sicher ist, daß noch zahlreiche hierher gehörige Beobachtungen in der Literatur vorliegen. Daß nur wenige genau studiert sind, liegt daran, daß Pseudohermaphroditen sich selten dem Arzte vorstellen, weiters bei der Schwierigkeit der Diagnostik der Nebennierentumoren solche als Ursache des Syndroms nicht erkannt wurden, so daß vielfach bloß klinische Daten vorliegen ohne Berücksichtigung der grundlegenden Neubildungen. Jedenfalls kann man sagen, daß bis jetzt nur in einer ganz kleinen Anzahl von Fällen das Syndrom bei Männern beobachtet wurde. Auch über den Beginn der Krankheit, falls es sich nicht um Pseudohermaphroditismus handelt, ist gewöhnlich nichts Authentisches zu erfahren, da die ersten Symptome gewöhnlich schleichend eintreten, ja sogar in manchen Fällen den schweren Krankheitserscheinungen ein Stadium besonderer Kraft und Leistungsfähigkeit, eine der Adynamie des M. Addisoni gerade entgegengesetzte Hypersthenie vorausgeht, die, obwohl schon zur Krankheit gehörig, dem Kranken selbst vielmehr als Zeichen besonderer Gesundheit imponiert.

Zur Klinik übergehend, sei vorausgeschickt, daß der suprarenale-genitale Symptomenkomplex unter zwei verschiedenen Formen auftritt, erstens als Pseudohermaphroditismus, also als angeborener Zustand, und zweitens, erworben, als vorzeitige Geschlechtsreife mit vorzeitiger Entwicklung der sekundären Geschlechtscharaktere, oder, falls es sich um Erwachsene handelt, unter dem Bilde des Virilismus. Beide Gruppen können, aber müssen sich nicht mit abnormem Fettwuchs kombinieren.

Erste klinische Form: Pseudohermaphroditismus[1].

Es handelte sich in allen diesen Fällen um weibliche Individuen, die normal entwickelte weibliche innere Genitalien hatten, bei denen aber die

---

[1] Hierher gehörige Fälle wurden von de Crecchio, Heppner, Meixner.

äußeren Genitalien nach dem männlichen Typus gebaut waren. Es fand sich entweder ein Penis oder eine Klitoris von abnormer Größe, eine männliche Urethra, Prostata, eine gewöhnlich nur spaltförmige Vulva sowie mehr minder scrotumartig verschlossene große Schamlippen. Zu den bestbeobachteten Fällen gehören die von Meixner und Marchand. Im Falle von Meixner handelte es sich um ein neugeborenes, anscheinend männliches Kind, bei dessen Sektion sich aber weibliche innere Genitalien fanden; außer den Ovarien fanden sich zwei Drüsen, die zunächst als Hoden imponierten, bei der mikroskopischen Untersuchung zeigte sich aber, daß die vermeintlichen Hoden Ovarien waren, während die beiden hodenähnlichen Körper sich in Wirklichkeit als große Bei-Zwischennieren erwiesen. In dem Falle von Marchand fand sich bei dem Scheinzwitter kolossale Hyperplasie der Nebennierenrinde, sowie eine große Bei-Zwischenniere im Ligamentum latum. Auch bei den übrigen Fällen, deren genaue Registrierung hier zuviel Platz einnehmen würde, handelte es sich um ähnliche Vorkommnisse, also weiblichen Scheinzwitter mit hyperplastischen Nebennieren oder enorm großen Bei-Zwischennieren. Jedenfalls ist die Entwicklung derartiger Erscheinungen in sehr frühzeitige embryonale Perioden zu verlegen.

Diese erste Form deckt sich in ihrem weiteren klinischen Verhalten mit der Klinik des Pseudohermaphroditismus überhaupt; näher darauf hier einzugehen, ist nicht Aufgabe dieser Abhandlung.

Zweite klinische Form: a) Die vorzeitige Geschlechtsreife.

Genauer studiert ist die zweite klinische Form, welche, wie bereits hervorgehoben, entweder unter dem Bilde der abnorm frühzeitigen Geschlechtsreife verläuft, falls es sich um Kinder handelt, oder als Umwandlung des weiblichen Geschlechtstypus in den männlichen bei Erwachsenen auftritt. Wir müssen für die Kinder betreffenden Fälle annehmen, daß die Entwicklung der Nebennierentumoren nicht in das embryonale Leben fällt, sondern in die erste Kindheit. Sie bilden das Bindeglied zwischen dem angeborenen Pseudohermaphroditismus und dem erworbenen Virilismus[1]). Der allgemeine klinische Verlauf ist folgender: die meist zu normaler Zeit normal geborenen Kinder zeigen während der ersten Lebensmonate bzw. Jahre nichts Auffälliges, sie entwickeln sich wie andere Kinder. Bei einzelnen Fällen macht sich aber gewöhnlich zuerst — es handelt sich um Kinder von mehreren Monaten bis zu 6 Jahren — eine ziemlich starke Fettentwicklung bemerkbar. Die Fettentwicklung lokalisiert sich mit Vorliebe an den Hüften, auf Gesäß, ferner auf dem Bauch und dem Mons Veneris, weniger an den Extremitäten. Gleichzeitig mit der Fettentwicklung tritt auch meistens, aber nicht immer, ein abnormes Wachstum der Kinder auf, sowie eine Änderung im Charakter derart, daß bis dahin stille Kinder sehr lebhaft werden und für ihr Alter auffällige Kraftentfaltung zeigen, die französische Autoren bewogen, derartige Individuen als „enfants hercules" zu bezeichnen. Es entwickelt sich nunmehr bei den Kindern die erst der Geschlechtsreife zukommende Behaarung. Die Gegend des äußeren Geni-

---

Fiebiger, Krokiewicz, Marchand, Engelhardt, Neugebauer, Auvray und Pfeffel beschrieben.

[1]) Hierher gehörige Fälle wurden von Ogston, Orth, Fox, Dickinson, Ogle, Linser, Dobbertin, Bulloch und Sequeira beschrieben. — Von Neurath stammt eine sorgfältige Zusammenstellung der in diese Gruppe gehörenden Beobachtungen.

tales, die Achselhöhlen zeigen in kurzer Zeit kräftigen Haarwuchs, bei Knaben tritt Schnurrbart, dann Backenbart auf. Im Sinne der Geschlechtsreife verändert sich auch das Genitale derart, daß die großen Schamlippen beträchtlich wachsen, die Vulva schließen und die erwachsenen Mädchen zukommende Turgescenz aufweisen. In mehreren Fällen wuchs die Klitoris bis zur Größe eines kleinen Penis aus. Die Brustdrüse entwickelt sich, ebenso die Brustwarzen und schließlich kommt es auch zum Auftreten von in regelmäßigen Zwischenräumen wiederkehrender Menstruation. Dabei sei bemerkt, daß die Art der Körperbehaarung, die Konfiguration des Beckens bei derartigen frühreifen Mädchen immer durchaus dem weiblichen Typ entsprechen. Bei den wenigen, Knaben betreffenden Fällen entwickelte sich der Penis, die Hoden, die Körperbehaarung wie bei geschlechtsreifen Männern, auch die Stimme wurde tief und rauh, es traten nicht selten Erektionen und Pollutionen auf. Bemerkenswert ist, daß der Charakter solcher Kinder gewöhnlich vollkommen kindlich bleibt. Bei der Untersuchung der Kinder fällt es auf, daß in einer Gruppe von Fällen, und zwar betrifft dies besonders jene, wo die abnorme Geschlechtsreife in sehr frühzeitigem Alter auftritt, also vor dem ca. 12. Lebensjahre, keine abnorme Fettentwicklung sich findet. Besonders die Knaben erscheinen eher muskulös, während die Mädchen bloß die den normalen erwachsenen Frauen eigentümliche Fettentwicklung aufweisen. In einer zweiten Gruppe jedoch, die etwas ältere, der normalen Geschlechtsreife schon nähergestandene Individuen betrifft, ist die Fettentwicklung eine abnorme, ähnlich der bei der hypophysären Fettsucht. Der Gesichtsausdruck derartiger Kranker ist im letzteren Falle gedunsen, die Wangen durch das Fett rund, das Gesicht kongestioniert; nicht zu selten sieht man auf dem Bauche den durch Schwangerschaft hervorgerufenen ähnliche Narben. Reichlich ist die Fettentwicklung auf dem Rumpfe, auf dem Nacken, der Brust und den Flanken. Die übrige Untersuchung des Körpers bzw. der Eingeweide ergibt gewöhnlich nichts Abnormes, vor allem bestehen keinerlei Zeichen eines Hypophysentumors. In spärlichen klinisch genau beobachteten in diese Gruppe gehörigen Fällen fehlten Symptome von seiten der Augen, auffällige Veränderungen des Skeletts[1]). Dagegen fanden sich regelmäßig entweder schon in vivo oder bei der Obduktion Tumoren, die als von der Nebenniere selbst oder den Beizwischennieren ausgehend sich erwiesen. Tumoren, die bei der klinischen Untersuchung sofort als retroperitoneale Neubildungen imponieren können, erreichen des öfteren kolossale Dimensionen. Mit dem Wachstum der immer bösartigen Neubildungen treten die Kranken in das zweite Stadium des Prozesses ein, das regelmäßig nach mehr oder minder langer Zeit, gewöhnlich aber im Verlaufe von längstens 1—2 Jahren, zum Tode führt. In diesem Endstadium zeigen die Kranken jene Erscheinungen, wie man sie bei bösartigen Neubildungen überhaupt findet; die Kinder werden kachektisch, magern stark ab, in einzelnen Fällen wurde das Auftreten von unstillbarem Erbrechen, sowie diffuse Diarrhöen beobachtet; nicht selten kommt es dann in dieser Phase zu einem teilweisen Verschwinden des sekundären Haarkleides, auch die Menses können wieder sistieren. Der Tod erfolgt meist durch eine interkurrente Krankheit, besonders im Verlaufe von Darmkatarrhen. Bei der Obduktion findet man dann gewöhnlich an Stelle der Nebennieren bis zu kindskopfgroße

---

[1]) Über das Verhalten der Epiphysenfugen ist leider bis jetzt nichts Genaueres bekannt; die Individuen selbst sind eher klein.

Tumoren oder im Becken liegende, von einer im Ligamentum latum oder an der Vena spermatica liegenden Bei-Zwischenniere ausgehende Neubildungen. Nicht selten setzen diese Tumoren Metastasen, vor allem in der Leber. in den Lungen und Nieren. Ihrem histologischen Aufbaue nach handelt es sich entweder um Adenome oder Adenocarcinome oder um in ihrem Baue noch nicht ganz klargestellte Sarkome[1]). Von den übrigen Organen sei nur hervorgehoben, daß man nirgends einen Anhaltspunkt dafür findet, daß andere Drüsen mit innerer Sekretion, vor allem Schilddrüse, Hypo- und Epiphyse, anatomisch verändert waren. An den Keimdrüsen wurden die Zeichen von Ovulation, beziehungsweise Spermatogenese beobachtet. Der Uterus war in der Mehrzahl der Fälle groß, entwickelt wie bei geschlechtsreifen Mädchen.

In dieser Gruppe von Fällen handelte es sich um Nebennierenrindentumoren bei Kindern; die Neubildungen führen — als wichtigstes Symptom — zur Ausbildung einer abnorm frühen physischen Pubertät mit allen Merkmalen einer solchen. Alle derartigen Fälle gingen in kürzerer oder längerer Zeit zugrunde, so daß die Prognose für diese Gruppe als schlechte bezeichnet werden muß.

Zweite klinische Form: b) Der suprarenale Virilismus.

Während beim suprarenalen Pseudohermaphroditismus, sowie bei der prämaturen Geschlechtsreife immer noch an ein zufälliges Zusammentreffen der Genitalprozesse und der Nebennierentumoren gedacht werden könnte, ist wohl beim suprarenalen Virilismus der Zusammenhang ohne allen Zweifel. Auch hier handelt es sich in erster Linie um weibliche Individuen, aber um solche nach der Geschlechtsreife. Gewöhnlich sind die Mädchen 15—20 Jahre alt, in einzelnen Fällen handelt es sich auch um ältere Frauen, aber niemals um solche jenseits des Klimakteriums.

Meist lassen sich zwei Stadien der Krankheit unterscheiden: das erste Stadium beginnt bei bis dahin ganz gesunden Frauen mit Störungen der Menstruation. Es kommt zunächst zu Unregelmäßigkeiten, eventuell zu völligem Versiegen der bis dahin regelmäßigen Periode. Gleichzeitig wurde manchmal das Auftreten von Übelkeiten, Brechreiz beobachtet, so daß die Frauen bereits auf den Gedanken einer Gravidität kamen. Hierzu vergesellschaftet sich aber schon frühzeitig abnorme Fettentwicklung, sowie eine besondere Leistungsfähigkeit in physischer Hinsicht. Besonders die Muskelkraft nimmt sehr zu, so daß derartige Kranke auch die schwersten, sonst nur von Männern ausführbaren Arbeiten zu leisten imstande sind, was den Kranken gerade das Gefühl besonderer Gesundheit gibt. Gleichzeitig mit diesem physischen Überschwange der Kräfte entwickeln sich aber gewöhnlich Störungen der Psyche, die Kranken werden aufbrausend, überschwenglich, rechthaberisch, geraten leicht in Zorn, Symptome, die vielleicht der körperlichen Hypersthenie gleichzusetzen sind. Auch wurde bereits bei derartigen Frauen die Entwicklung abnorm starker sexueller Erregbarkeit notiert, sowie das Auftreten von Angstzuständen. Gleichzeitig oder nach längerem Bestande der initialen Symptome kommt es nun zur Ausbildung eines ausgesprochen männlichen Behaarungstypus, der dem Krankheitsbilde den Namen des Hirsutismus (Guthrie und Emery) eintrug. Zunächst entwickelt sich gewöhnlich Schnurrbart,

---

[1]) Bulloch und Sequeira sahen Sarkome, die eine große Ähnlichkeit mit den malignen Sympathomen aufweisen.

weiter Kinn- und Backenbart von beträchtlicher Länge, gleichzeitig nimmt die bis dahin normale Konfiguration der Behaarung auf dem Mons Veneris zu, indem sich der für den Mann charakteristische Haarstrom bis zum Nabel entwickelt, sich eventuell noch auf den Oberbauch und die Brust fortsetzt. Rücken und Schultern bedecken sich gleichfalls, ebenso wie die Extremitäten, mit dichtstehenden groben Haaren. Die Genitalien bleiben aber normal, nur sehr selten wurde eine Vergrößerung der Klitoris beobachtet. Manchmal kommt es zu einem Dunklerwerden der Haut, zu einer Pigmentierung, die der Addisonpigmentierung nicht unähnlich werden kann. Häufiger nehmen aber nur bestimmte Körperstellen: die Stirne, die Vorderarme, die Hände ein diffuses oder fleckweise sichtbares schmutziggraues Kolorit an. Dieses erste Stadium dauert verschieden lange Zeit, aber gewöhnlich nicht länger als mehrere Monate. Es schließt sich daran die zweite Phase, die manchmal ähnlich wie der M. Addisoni verläuft. Die Kranken magern nunmehr rasch ab, an Stelle der Hypersthenie tritt Adynamie, die hohe Grade erreichen kann, die früher bestandenen vasomotorischen Störungen schwinden, die im ersten Stadium reizbaren, überschwenglichen und sexuell leicht erregbaren Kranken werden nunmehr traurig, melancholisch, sexuell unempfindlich. Hand in Hand mit der Abmagerung geht die Ausbildung von den Striae gravidarum ähnlichen Narben. Sehr häufig klagen derartige Kranke über ziehende und lanzinierende Schmerzen im Kreuz und im Thorax, der Harn enthält meist Eiweiß, der Blutdruck geht herab und bei der Untersuchung ist sehr häufig nunmehr das Bestehen eines großen retroperitonealen Tumors nachweisbar. Der Tod erfolgt unter ganz ähnlichen Symptomen wie bei M. Addisoni unter fortschreitender Asthenie und Adynamie, schweren Magen- und Darmerscheinungen, eventuell unter dem Auftreten epileptiformer oder tetanoider Krämpfe.

Entwicklung und Komplikationen.

Es ist bis jetzt unmöglich, eine genaue Übersicht über die Entwicklung des hier in Rede stehenden Syndroms zu geben. Im vorhergehenden wurde versucht, die Aufeinanderfolge der Hauptsymptome, wie sie in der Mehrzahl der Beobachtungen niedergelegt ist, zu schildern. Es verläuft aber das Syndrom nicht immer in dieser Form, sondern es wurde eine Reihe von Komplikationen von seiten anderer Organe beobachtet, die das Krankheitsbild, wenn auch nicht in seinen grotesken Hauptsymptomen zu verwischen, so doch zu modifizieren vermögen.[1] Was zunächst die Dauer der Erkrankung anbelangt, so wäre hervorhebenswert, daß im allgemeinen jene Fälle, wo es sich um angeborene Prozesse handelt, die unter dem Bilde des äußeren Pseudohermaphroditismus verlaufen, gewöhnlich länger leben als die Fälle der zweiten Gruppe. Es mag dies zum Teil daran liegen, daß es sich nach den bisher vorliegenden Beobachtungen im ersten Falle immer um einfache

---

[1] Im Vorhergehenden wurden sozusagen die Folioausgaben des Syndroms des näheren skizziert. Gallais unterscheidet aber noch zwei weitere klinische Formen, bei deren erster sich der Nebennierentumor nur mit geringfügigen Störungen von seiten des Geschlechtsapparates kombiniert; es kommt bloß zu Menstruationsstörungen. Manchmal wird bei dieser Form eine Art atypischer Pigmentation beobachtet. Selbstverständlich finden sich entweder in vivo Zeichen eines Nebennierentumors oder aber es wurde bei der Obduktion ein solcher gefunden. Als weitere klinische Form führt Gallais zwei Fälle an, von denen einer von Lecène, und der zweite von ihm selbst beobachtet wurde. In beiden Fällen handelte es sich um Zusammentreffen von Nebennierentumoren und Tubarschwangerschaft.

Hypertrophien der Nebennieren handelte, während die unter dem Bilde der vorzeitigen Geschlechtsreife und des Virilismus verlaufenden Fälle Träger von bösartigen Neubildungen waren. Letztere Fälle sind es auch, die in den weiteren Phasen ihrer Krankheit immer mehr und mehr die Symptome einer bösartigen Neubildung hervortreten lassen. Die Asthenie, die Abmagerung ist wohl eher Folge der krebsigen Entartung als ein direkt auf Insuffizienz der in Betracht kommenden Drüsen beruhendes Symptom.

Komplikationen im Verlaufe der Krankheit wurden von seiten verschiedener Organe beobachtet. Häufig sind Störungen von seiten des Herzens, die bei einer Anzahl von Fällen ihre Erklärung in einer, mit der allgemeinen Fettsucht einhergehenden, fettigen Degeneration des Herzmuskels mit allen ihren klinischen Folgen finden. So darf es nicht wundernehmen, daß manchmal auch der Tod in letzter Linie auf das Herz zurückgeführt werden muß, wie in den Fällen von Bortz und Ogston[1]). Von seiten der Lunge wären die Folgen der nicht so seltenen Tumormetastasen in erster Linie zu erwähnen, die sich klinisch häufig unter dem Bilde hartnäckiger Bronchitiden mit blutigen Sputa dokumentieren. Gallais sah bei einzelnen seiner Kranken das Auftreten von Lungenödemen. Bei lange bestehender Krankheit kommt es nicht selten zur Infektion mit Tuberkulose. Von seiten des Magen-Darmkanals stehen besonders in den Endstadien, ähnlich wie bei M. Addisoni schwere Störungen, wie profuse Diarrhöen im Vordergrunde des Krankheitsbildes; diese können sogar die unmittelbare Todesursache bilden, wie in einem Falle von Ogston und von Fiebiger. — Sehr oft finden sich nervöse und psychische Störungen. Von seiten der Nerven kommt es nicht selten, wohl als direktes Tumorsymptom, zu außerordentlich heftigen ausstrahlenden Schmerzen im Rücken, Kreuz oder im Gebiete des Nervus ischiadicus. Weiter wurden Parästhesien, Kältegefühl beobachtet; im Endstadium sah man wiederholt epileptiforme und tetanoide Krämpfe, sowie den Tod unter Erscheinungen einer tuberkulösen Meningitis ohne entsprechenden Befund an den Hirnhäuten eintreten. Wichtig sind weiter vasomotorische Störungen, besonders in der Phase der Hypersthenie. Die Kranken klagen über plötzlich auftretendes Hitzegefühl, Kongestionen nach dem Kopfe, schnelles Wechseln zwischen Blässe und intensiver, bis zur Cyanose sich steigernder Rötung. Von seiten der Psyche kommt es in den ersten Stadien der Krankheit zu Änderungen des Charakters; die Kranken werden außerordentlich leicht erregbar, es können sich förmlich maniakalische Anfälle ausbilden, so daß die Kranken nicht selten eine Gefahr für ihre Umgebung werden. Der starken sexuellen Erregbarkeit wurde schon Erwähnung getan. In der adynamischen Phase schlägt auch das psychische Verhalten um, indem die Kranken stumpf, teilnahmslos, melancholisch werden, häufig Selbstmordideen äußern, sowie an Angstzuständen leiden.

Die Diagnose ist, wenn es sich um voll ausgebildete Fälle handelt, durch das Zusammentreffen der Veränderungen im Exterieur und den Nachweis eines retroperitonealen Tumors nicht schwer. Anders liegt die Sache aber, falls keinerlei sichere Anhaltspunkte für das Bestehen eines retroperitonealen Tumors vorhanden sind.

Die Diagnose der Nebennierentumoren ist unter Umständen sehr schwierig, manchmal unmöglich, wenn weder die Neubildung tastbar ist noch Metastasen auftreten. Nur kurz mögen einige Symptome hier her-

---

[1]) Auch die in einigen Fällen erwähnten Ödeme der unteren Extremitäten, ferner Oligurie usw. dürfen als Folge der Herzschwäche aufgefaßt werden.

vorgehoben werden, welche für das Bestehen eines Nebennierentumors sprechen. Es sei darauf hingewiesen, daß Nebennierentumoren auch ohne jedes Symptom von seiten der Geschlechtsorgane verlaufen können. In Fällen, wo sich das oben skizzierte Krankheitsbild ausbildet, ohne daß es gelingt, dem primären Nebennierentumor objektiv nachzuweisen, werden eventuell auftretende Metastasen, die sich mit Vorliebe in der Lunge, ferner in den Knochen, vor allem in der Hinterhauptschuppe und in den Schlüssel- beinen festsetzen, diagnostisch von Belang sein. In anderen Fällen verrät sich das Bestehen eines Nebennierentumors durch das Auftreten lanzinieren- der Schmerzen im Gebiete des Plexus lumbalis. Die Schmerzen tragen hierbei öfter einen paroxysmalen Charakter und verbinden sich nicht selten mit Parästhesien im Ausbreitungsbezirke. Ein wichtiges Zeichen für das Bestehen eines nicht palpablen Nebennierentumors ist nach Israel das Auftreten von Hämaturien in Form von Massenblutungen mit starker Gerinnselbildung, wobei natürlich Nephrolithiasis ausgeschlossen werden muß. Das Bestehen von Parästhesien im Plexus lumbalis auch außerhalb der Schmerzanfälle ist besonders in Kombination mit Fieberbewegungen für Nebennierentumoren charakteristisch.

Sind die Tumoren einmal tastbar, so muß die Niere, Gallenblase und Leber als Ausgangspunkt ausgeschlossen werden. Wieder sind Fieberbewe- gungen, ferner der Nachweis der Geschwulst medial von der Niere diagno- stische Kennzeichen: Kompliziert kann die Diagnose natürlich noch wer- den, wenn es sich um Verschmelzungsprozesse mit der Niere handelt. Stärkere Breitenausdehnung gegenüber der Länge, als flacher Bogenab- schnitt im Gegensatze zu den ellipsoiden der Nierentumoren sich kenn- zeichnender unterer Kontur sind zusammen mit den vorhergenannten Sympto- men charakteristisch für Nebennierentumoren. Bei Tumoren, die von ak- zessorischen Nebennieren ausgehen, kann die gynäkologische Untersuchung eventuell einen Tumor des Ligamentum latum auffinden lassen. Bei von derartigen Körperchen des Retroperitonealraumes in seinen höheren Ab- schnitten ausgehenden Neubildungen ist dagegen die Diagnose wohl immer nur als Wahrscheinlichkeitsdiagnose zu stellen. Falls starke, an den M. Addisoni erinnernde Pigmentierungen vorhanden sind, wird die Dia- gnose eher möglich sein, aber wir wissen, daß speziell Nebennierentumoren sehr häufig ohne abnorme Pigmentierung verlaufen. Die Differentialdia- gnose ist gleichfalls in manchen Fällen nicht leicht, besonders wenn es sich um schon erwachsene Individuen handelt. Sicherlich bietet hier vor allem die eigentümliche Änderung des Haarkleides einen wichtigen differential- diagnostischen Anhaltspunkt. Es handelt sich in derartigen Fällen nicht um eine außerordentlich starke Entwicklung des Haarkleides im ganzen, wie etwa bei jenen als Haar- oder Pudelmenschen bekannten Individuen, sondern um eine besondere Lokalisation und Neubildung von Haaren, wie sie, da es sich fast immer um Weiber handelt, für das männliche Geschlecht charakteristisch sind; bei diesen Frauen bleiben auch die normalerweise bei Männern haarfreien Partien haarlos. Es kommt zur Ausbildung eines Kinn- und Backenbartes, Behaarung der Schultern, des Rückens entlang der Wirbelsäule, zur Entwicklung von Haaren auf dem Brustbein und den Extremitäten sowie zu einer Form der Schambehaarung, wie wir sie als charakteristisch für den Mann ansehen. Bei Kindern mit vorzeitiger Ge- schlechtsreife bei Nebennierentumoren ist die Ausbildung der sekundären Geschlechtscharaktere dagegen durchaus für das entsprechende Geschlecht charakteristisch, die weiblichen Kinder erscheinen wie geschlechtsreife Mädchen, die Knaben wie geschlechtsreife Männer. Es liegt also hier ein Unterschied gegenüber dem Virilismus vor, der sich auch darin dokumentiert, daß bei letzterer Affektion auch die Stimme einen entschieden männlichen Klang annimmt, während die frühzeitig geschlechtsreifen Mädchen ein absolut weibliches Timbre der Stimme haben. Eine Verwechslung des Syndroms mit hypophysärem Gigantismus ist wohl nicht möglich, dagegen kann eventuell bei rudimentär ausgebildeten Fällen an den Fettwuchs des Typs Fröhlich gedacht werden. Hier wird die für diesen Symptomenkomplex charakteristische genitale Hypoplasie und die Hypophysenaffektion, welche den Kranken das Aussehen eines Eunuchoiden im Sinne Tandlers und Grosz' verleiht, wichtig sein. Das Fett allerdings kann genau so lokalisiert sein wie bei dem in Rede stehenden Syndrom. Das Haarkleid ist aber beim hypophysären Dysgenitalismus eher sehr spärlich ausgebildet; auch hierin besteht große Ähnlichkeit mit dem Eunuchoidismus. — Dagegen kann die Differentialdiagnose gegenüber den Symptomen eines Tumors der Epiphyse, dessen klinische Erkennung wir besonders Frankl-Hochwart verdanken, differentialdiagnostisch Schwierigkeiten machen, da diese Tumoren gleichfalls mit abnormer Entwicklung der Genitalien, Hirsutismus (Guthrie) sowie abnormer sexueller Erregbarkeit einhergehen können. Hier werden der Augenspiegelbefund, die Radioskopie sowie Zeichen von Hirndruck diagnostische Fingerzeige abgeben. Andere Erkrankungen dürften differentialdiagnostisch kaum in Betracht kommen.

Prognose. Die Prognose ist vielleicht nur beim Pseudohermaphroditismus eine gute zu nennen, obwohl nicht vergessen werden darf, daß auch hier die einfache Nebennierenhyperplasie in bösartige Tumoren übergehen kann. In der zweiten Gruppe von Fällen, bei der frühzeitigen Geschlechtsreife und dem Hirsutismus ist die Prognose wohl immer schlecht, da es sich meistens um bösartige Hypernephrome handelt. Die Therapie ist völlig machtlos. Am ehesten könnte man sich von einer frühzeitigen operativen Therapie Erfolg versprechen; besonders bei jenen Frauen, wo sich Menstruationstörungen mit den oben skizzierten Veränderungen des Haarkleides kombinieren, wäre unter allen Umständen zumindest eine Probelaparotomie vorzunehmen.

Es handelt sich bei dem in Rede stehenden Syndrom zweifellos um eine multiglanduläre Erkrankung, die mit Hyperfunktion der in Rede stehenden Drüsen einhergeht. Es unterliegt gar keinem Zweifel, daß innige Beziehungen vor allem zwischen der Nebennierenrinde und den Geschlechtsorganen bestehen. Dafür sprechen nicht nur das Vorkommen des eben geschilderten Symptomenkomplexes, sondern auch experimentelle Erfahrungen, die dargetan haben, daß nach experimentellen Kastrationen Hypertrophie der Nebennierenrinde zu beobachten ist (Marassini und Theodossiew), sowie die Tatsache, daß während der Schwangerschaft sich die Nebenniere in ihrem Rindenabschnitte bedeutend vergrößert und bei brünstigen Tieren gleichfalls Veränderungen aufweist. Dabei ist es selbstverständlich nicht unwesentlich, daß embryologisch Nebennierenrinde und Geschlechtsorgan aus einem Blastem stammen. Abgesehen vom klinischen Interesse des eben geschilderten Syndroms ist die Erkenntnis von Bedeutung, daß Nebennierenrinde und Keimdrüse (wahrscheinlich auch die Epiphyse) in innigen, wohl einander fördernden Beziehungen stehen.

Die Literatur findet sich am Schlusse des letzten von Wiesel verfaßten Aufsatzes S. 425.

Der Status thymico-lymphaticus.

Von

Josef Wiesel-Wien.

Der Status thymico-lymphaticus ist eine der wichtigsten der angeborenen und vererbbaren Konstitutions-Anomalien; die Träger dieser besonderen Konstitution sind prädisponiert für die Entwicklung einer ganzen Reihe pathologischer Prozesse, von denen ein nicht geringer Teil in erster Linie die Drüsen mit innerer Sekretion in ihren Funktionen beeinträchtigt. Nach unserer jetzigen Vorstellung ist der Status thymico-lymphaticus aber nicht bloß dadurch charakterisiert, daß neben einem für das entsprechende Alter abnorm großen Thymus hyperplastisches Lymphgewebe besteht. Diese beiden Kriterien erschöpfen durchaus nicht den Gesamtbefund, da sich herausgestellt hat, daß gleichzeitig mit und neben den beiden augenfälligsten Kriterien gewöhnlich auch eine Reihe anderer Organe Abweichungen von der Norm zeigt, so daß die Bezeichnung „Status thymico-lymphaticus" einen viel zu engen Bereich umfaßt. Nach dem heutigen Stande unseres Wissens müssen wir vielmehr annehmen, daß der Status thymico-lymphaticus im engen Sinne des Wortes nur eine Teilerscheinung einer viel umfassenderen Konstitutions-Anomalie vorstellt, da eben auch eine ganze Reihe anderer Organe bei dieser Konstitutions-Anomalie, sei es in ihrem anatomischen Baue, sei es in ihren Funktionen, als minderwertig bezeichnet werden muß.

Der Status thymico-lymphaticus ist der Ausdruck einer kongenitalen Gewebsschwäche einer variabeln Anzahl von Organen oder Organsystemen und ist dem Status hypoplasticus Bartels zu subsumieren. Zwar kombinieren sich die weiteren Charakteristika nicht immer in gesetzmäßiger Weise mit Thymus- und Lymphdrüsenhyperplasie, sondern mit wenigen Ausnahmen zeigen bloß das eine oder das andere Organ oder mehrere zusammen, aber nicht immer in derselben Gruppierung, die Folgen der angeborenen Gewebsschwäche.

Es würde hier zu weit führen, die ganze Frage der Bedeutung der Konstitution für das Entstehen von Krankheiten zu erörtern; es ist ja bekannt, daß das Konstitutionsproblem seit Jahrhunderten die wissenschaftliche Medizin beschäftigt hat[1]). Sicher ist, daß wir die Konstitution als wichtigen pathogenetischen Faktor für eine Reihe von Krankheiten kennen gelernt haben. Die minderwertige Konstitution führt eben dazu, daß Reize, die von dem normalen Organismus ohne weiteres ertragen werden, bei der angeborenen Gewebsschwäche sofort krankhafte Störungen hervorzurufen imstande sind. Dabei ist „Reiz" im weitesten Sinne des Wortes zu verstehen: Infektionen und Intoxikationen gehören ebenso hierher wie physiologische Vorgänge oder Trau-

---

[1]) Als neuere hierher gehörende Arbeiten seien die von F. Kraus, Martius, Stiller, Freund und von den Velden genannt.

men. Auf alle diese Reize reagieren die minderwertig angelegten Organe sofort in pathologischer Weise. Es besteht mit anderen Worten bei der Konstitutions-Anomalie eine besondere Vulnerabilität und Krankheitsbereitschaft (Czerny), die sich aber doch meistens bloß auf ein oder mehrere Organe beschränkt, da hochgradige, sämtliche Organe betreffende Minderwertigkeiten wohl von vorneherein mit dem Bestehen des Lebens unvereinbar sind. Die erwähnte Gewebsuntüchtigkeit und Krankheitsbereitschaft findet sich in ganz hervorragendem Maße beim Status thymico-lymphaticus.

Die Kenntnis der in Rede stehenden Konstitutions-Anomalie ist nicht neueren Datums. Schon die alten Ärzte kannten die „lymphatische Konstitution" und sahen in ihr die Ursache für eine Reihe pathologischer Vorkommnisse, vor allem des Kindesalters. Besonders waren es zunächst die Beobachtungen bei Kindern, die an Stimmritzenkrampf litten und bei deren Obduktion sich der Thymus als abnorm groß erwies, die die älteren Autoren zu der Annahme verleiteten, daß eben der vergrößerte Thymus durch seine Druckwirkung auf die Luftröhre oder auf die benachbarten Blutgefäße und Nerven den plötzlichen Tod hervorrufe. Diese Annahme, daß Laryngospasmus und plötzlicher Tod bei Kindern die Folge eines abnorm hohen Thymusdruckes sei, erschütterte der ausgezeichnete Thymusforscher Friedleben durch seinen Ausspruch, daß es kein Asthma thymicum gebe. Durch lange Jahre galt dieser Ausspruch als unanfechtbar, bis sich dann erst nach und nach wieder die Meinung durchrang, daß der vergrößerte Thymus doch schuld an dem plötzlichen Tode der kleinen Kinder[1]) sei. Es folgte nun eine Unzahl von Beobachtungen, die für und wider die mechanische Theorie des plötzlichen Todes kleiner Kinder sprachen. Hauptsächlich wurde angenommen, daß der abnorm große Thymus plötzlich anschwellen und die Luftröhre komprimieren könne, oder daß der Druck auf die umliegenden lebenswichtigen Blutgefäße und Nerven deletär wirke. Besonders gewann die Theorie der mechanischen Ursache des Thymustodes an Boden, als von chirurgischer Seite gezeigt wurde, daß durch einen operativen Eingriff, Exstirpation des Thymus oder Verkleinerung desselben, tatsächlich die bedrohlichen Anfälle von Thymusasthma, wenigstens in einer Reihe von Fällen, zum Verschwinden gebracht werden können. Andererseits fehlte es aber nicht an Untersuchungen, die dargetan haben, daß ein abnorm großer Thymus in jenen Grenzen, die hier überhaupt in Betracht kommen, nicht imstande sei, die schweren Anfälle von Asthma oder gar plötzlichen Tod durch Kompression zu verursachen. Wenn auch nicht geleugnet werden kann, daß, wie die Untersuchungen vor allem von Hart, Hedinger, Rehn zeigen, in einzelnen Fällen doch die Möglichkeit einer mechanischen Druckwirkung von seiten des vergrößerten Thymus schuld an den deletären Vorkommnissen sei, so bleibt doch eine überwiegende Anzahl von Fällen übrig, wo die mechanische Theorie, die in den letzten Jahren besonders durch die Untersuchungen von Surys und anderer erschüttert wurde, sich als völlig insuffizient erwies.

Jene Beobachtungen, die ganz besonders die ausschließlich mechanische Theorie des Thymusasthmas und Thymustodes erschütterten, waren die bei plötzlichem Tode Erwachsener erhobenen. Zwar war auch hier der in die Augen springende anatomische Befund regelmäßig ein abnorm großer Thymus sowie ein hyperplastisches Lymphdrüsensystem. Aber die klinischen Erschei-

---

[1]) Die ausführliche Literatur über den Status thymico-lymphaticus findet sich in meinem Thymusreferat sowie in dem Referate Matti's.

nungen, unter denen das plötzliche, unvorhergesehene Ende eintrat, unterschieden sich doch wesentlich von den klinischen Erscheinungen beim Thymusasthma. Es wurde zunächst mehrfach beobachtet, daß erwachsene Menschen während gewisser, von anderen Individuen ohne weiteres ertragene Vorkommnisse plötzlich starben. Die ersten derartigen Beobachtungen betreffen den plötzlichen Tod im Bade. Nordmann nahm auch für diese Fälle eine akute Schwellung des Thymus als Todesursache an, während v. Recklinghausen richtiger der lymphatischen Konstitution und einer durch sie bedingten geringeren Widerstandskraft die Schuld an diesen Ereignissen gab. Es folgte eine ganze Reihe weiterer Beobachtungen über plötzliche Todesfälle Erwachsener und älterer Kinder, wo die Obduktion gleichfalls nur einen vergrößerten Thymus und hyperplastische Lymphdrüsen aufdeckte.

Obwohl von verschiedenen Seiten darauf hingewiesen wurde, daß plötzliche Todesfälle, vor allem bei Kindern, in einer überwiegenden Mehrzahl der Fälle eine mehr natürliche Ursache hätten (Bronchitiden, Darmkatarrh), ist es ein nicht zu unterschätzendes Verdienst A. Paltaufs gewesen, bei derartigen Fällen die Todesursache einer abnormen Körperkonstitution zuzuschreiben, wobei der abnorm große Thymus nur als Teilsymptom der allgemeinen Ernährungsstörung aufgefaßt wurde. In letzter Linie sei der Tod ein Herztod, da die Herzen der lymphatisch konstituierten Menschen ebenso leicht versagen wie die organisch Herzkranker[1]). A. Paltauf folgte in seiner Auffassung und Beschreibung der hierher gehörigen Fälle der von Virchow beschriebenen chlorotischen Konstitution. Als anatomische Merkmale gab Paltauf große Blässe der Haut, meist gut entwickelte Fettpolster, mehr oder minder bluthaltige Organe ohne besondere Texturveränderungen, Milzvergrößerung, Lymphdrüsenvergrößerung und kräftige Entwicklung des Thymus an.

Während zunächst gegen die Auffassung Paltaufs, die allerdings in erster Linie zur Erklärung plötzlicher Todesfälle Erwachsener herangezogen wurde, eine gewisse Skepsis herrschte, häuften sich nun Beobachtungen, die mit großer Sicherheit für die Richtigkeit der Paltaufschen Auffassung sprachen. Besonders von seiten der Kinderärzte, vor allem von Escherich, wurde das Bestehen des Status lymphaticus als Ausdruck einer minderwertigen Konstitution propagiert und zwar im Anschlusse an plötzliche Todesfälle, die mit belanglosen Eingriffen in Zusammenhang gebracht wurden. Hierher gehören die plötzlichen Todesfälle nach Applikation von Umschlägen nach Injektion von Diphtherieheilserum, sowie in anderer Hinsicht die plötzlichen Tode bei Ekzem[2]). Es wurde weiter beobachtet, daß nicht nur ein Bad, sondern auch heftige psychische Erregungen, besonders sexueller Natur, Schreck, Narkosen usw. bei besonders disponierten Individuen plötzlichen Tod herbeizuführen imstande sind. Es handelte sich in derartigen Fällen durchaus nicht um äußerlich herabgekommene oder stark abgemagerte Menschen, sondern im Gegenteil um manchmal recht muskelkräftige Individuen von gutem Aussehen, die noch in jungen Jahren plötzlich starben. In allen diesen Fällen fand sich als hervorstechendes Merkmal, wie bereits erwähnt, ein abnorm

---

[1]) Vielleicht ist am Eintreten des Todes bei manchen Fällen von Status thymico-lymphaticus — auch während der Narkose — Kammerflimmern Schuld. (H. E. Hering.)

[2]) Schridde beschreibt neuestens plötzlichen Tod nach Salvarsan-Injektion bei Individuen mit Status thymico-lymphaticus.

großer Thymus und eventuell — aber nicht immer — ein hyperplastisches Lymphdrüsensystem.

Bald aber zeigte es sich, daß nicht nur die erwähnten Organe bei einschlägigen Fällen als von der Norm abweichend gefunden wurden, sondern daß auch an anderen Organen wichtige und offenbar für das Zustandekommen des plötzlichen Todes belangreiche Veränderungen nachgewiesen werden konnten. Es zeigte sich auch weiter, daß es möglich ist, den Status thymico-lymphaticus nicht nur an der Leiche, sondern auch in vivo mit großer Wahrscheinlichkeit zu diagnostizieren, sowie aus dem Vorhandensein gewisser Krankheiten bzw. gewisser Symptome auf das Bestehen der in Rede stehenden Konstitutions-Anomalie zu schließen. Bevor aber auf dieses Gebiet eingegangen werden soll, müssen einige Bemerkungen über den Bau und die mutmaßlichen Funktionen des Thymus vorausgeschickt werden.

Anatomie des Thymus.

Der Thymus ist ein Organ, das aus zwei morphologisch und entwicklungsgeschichtlich grundverschiedenen Teilen besteht. Der eine Teil, aus dem das Reticulum und eine Reihe besonderer Zellformen aufgebaut ist, ist zweifellos epithelialen Ursprungs, der zweite Abschnitt des Organs besteht aus einer durch eine ganze Reihe von Umständen beeinflußbaren Menge von beweglichen Zellen, die sich in keiner Weise von Lymphocyten unterscheiden. Während die epitheliale Natur des Reticulums von allen Untersuchern anerkannt ist, bestand lange Zeit Unsicherheit über die Deutung der sog. kleinen Thymuszellen, indem eine Reihe von namhaften Autoren den Standpunkt vertrat, daß auch dieser Bestandteil organ-spezifisch sei und denselben Ursprung hätte wie die fixen Thymuselemente. Besonders wurde die Annahme der autochthonen Entstehung sämtlicher Thymuselemente in neuerer Zeit von Stöhr verteidigt. Die gegenteilige Auffassung aber, daß die kleinen Thymuszellen einfach Lymphocyten seien, die in die epitheliale Anlage des Organs einwandern, wurde mit Erfolg von Hammar, Maximow und Hart vertreten. Es würde an dieser Stelle viel zu weit führen, alle Gründe genau zu präzisieren die für und gegen die autochthone Entstehung der freien Thymuselemente angeführt wurden. Ausführliches darüber findet sich in den Referaten von Hammar und Wiesel. Nach dem heutigen Stande unseres Wissens ist der Thymus ein lympho-epitheliales Organ. Das eigentliche Parenchym wird durch die epithelialen Elemente repräsentiert, wir müssen auch in diesem Abschnitte den organ-spezifischen Teil erkennen. Die zweite Komponente des Organs ist ursprünglich ortsfremd; sie besteht aus Lymphocyten, die erst sekundär in die Drüse einwandern und sich in keiner Weise von anderen Lymphocyten unterscheiden.

Der eigentliche epitheliale Abschnitt, das Thymus-Reticulum, zeigt eine Reihe besonderer Differenzierungen, so die Hassallschen Körperchen — mehrzellige und einzellige — myoide Zellen, irreguläre Epithelverbände usw. Alle diese Bildungen gehören genetisch der epithelialen Komponente an, sind also als Epithelzellen aufzufassen.

Der Thymus ist ein Organ, das durchaus nicht während des ganzen Lebens seine einmal erreichte Größe beibehält. Höchst wahrscheinlich aber gehört der Thymus zu den Organen, die während des ganzen Lebens bestimmten Funktionen vorzustehen haben, wenn auch nicht geleugnet werden kann, daß er nur in einem verhältnismäßig kurzen Zeitraume vollentwickelt ist.

Über den Zeitpunkt, bis zu dem das Organ als vollentwickelt anzusehen sei, gingen durch lange Zeit die Meinungen auseinander. Heute stehen wir auf dem Standpunkte, daß der Thymus als nichtinvolviertes Organ von der letzten Zeit des Fetallebens bis zur Pubertät besteht. Von diesem Zeitpunkte an tritt die Altersinvolution in ihre Rechte, die aber niemals soweit geht, daß das Organ völlig verschwindet. Jederzeit ist der Thymus, wenn auch in variabler Größe, nachweisbar, vor allem ist es das eigentliche Thymusparenchym mit seinen Derivaten, das zeitlebens, wenn auch reduziert, bestehen bleibt. Wenn auch das spezifische Drüsenparenchym durch die Altersinvolution reduziert wird, so betrifft die Involution doch in viel hervorragenderem Maße die freien Thymuselemente. Neben der Altersinvolution unterliegt der Thymus der sog. akzidentellen Involution. Es gibt wohl kaum ein zweites Organ, das durch schädigende Einflüsse aller Art, von einfacher Unterernährung angefangen, so schnell und gründlich zu leiden vermag wie der Thymus. Der Begriff der akzidentellen Involution, deren nähere Kenntnis wir vor allem Hammar und seiner Schule sowie Hart verdanken, deckt sich morphologisch mit dem der Altersinvolution, indem auch bei jener es in erster Linie die freien Thymuselemente sind, deren Emigration eine mehr minder hochgradige Reduktion des Organs an Gewicht und Größe hervorzurufen imstande ist. Daß dies der Fall ist, beweisen vor allem Forschungen, welche die akzidentelle Involution experimentell hervorrufen, so die akzidentelle Involution durch Röntgenstrahlen sowie die durch akuten Hungerzustand und chronische Unterernährung provozierbare Rückbildung des Organs.

Durch die Tatsache, daß das Organ so außerordentlich schnell geschädigt zu werden vermag, welche Schädigung naturgemäß mit Größen- und Gewichtsschwankungen verbunden ist, erklärt sich die fast unüberwindliche Schwierigkeit, genaue Aufschlüsse über das normale Verhalten der Drüse für die einzelnen Altersstufen zu geben, und doch wären zahlenmäßige Daten über Größe und Gewicht des normalen Organs von einschneidender Wichtigkeit, weil es nur dann möglich wäre anzugeben, ob im speziellen Falle der Thymus als hyperplastisch angesehen werden kann oder nicht. Es war daher von größter Bedeutung, daß Hammar den Versuch machte, durch eine große Anzahl von Einzeluntersuchungen das normale Gewicht des Thymus annähernd festzustellen, wodurch wenigstens eine Vergleichsmöglichkeit angebahnt war[1]). Daß nach einer solchen ein lebhaftes Bedürfnis gerade mit Rücksicht auf den Status thymico-lymphaticus bestand, geht aus den vielen kasuistischen Beiträgen zur Lehre von der „Thymuspersistenz" hervor. Es war völlig der Willkür des einzelnen Beobachters überlassen, den Thymus des betreffenden Falles als hyperplastisch zu bezeichnen, ohne Rücksicht auf die Vergleiche mit der Norm. Außerdem wurde meistens verabsäumt, die Menge der einzelnen Thymusbestandteile und nicht nur die Größe des ganzen Organs abzuschätzen, da es doch sicherlich von Bedeutung ist, ob ein Organ durch die Menge des spezifischen Parenchyms oder durch Zunahme organfremder Gewebe, Fett, Bindegewebe usw., abnorm groß erscheint. Um diesem Übelstande zu begegnen, arbeitete Hammar eine Methode aus, die gestattet, Einblick in die Mengenverhältnisse der verschiedenen Organbestandteile zu gewinnen. — Man sieht aus alldem, wie schwierig es ist, im einzelnen Falle zu bestimmen, ob es sich um einen Träger eines für das entsprechende Alter abnorm großen Thymus

---

[1]) Über die Einwände gegen die Hammarschen Normalzahlen vgl. die Arbeiten Bartels und neuestens Schriddes.

handelt oder nicht, was naturgemäß für die Deutung des Falles von großer Wichtigkeit ist. Wir müssen daher davor warnen, Thymen, falls es sich nicht um exzessive Fälle handelt, bloß auf Grund oberflächlicher Schätzung als abnorm groß anzusehen. Daß diese Warnung nicht unberechtigt ist, beweist eine Fülle von Beobachtungen, die einer strengeren Kritik nicht standhalten. Durch den Nachweis Hammars, daß das Organ zeitlebens bestehen bleibt, fällt auch der Begriff der pathologischen Thymuspersistenz. Man kann von einer Thymuspersistenz ebensowenig sprechen wie etwa von der Persistenz der Schilddrüse oder eines anderen Organs, sondern es ist nur möglich, von einer für das entsprechende Alter abnorm großen Menge von Thymusparenchym zu reden.

Es ist, um kurz zusammenzufassen, der Thymus ein epitheliales, von Lymphocyten durchsetztes Organ, das zeitlebens bestehen bleibt, aber zunächst einer Altersinvolution unterworfen ist, deren Beginn mit der erreichten Pubertät zusammenfällt und in erster Linie zu einer Verarmung des Organs an freien Zellformen führt. Neben der physiologischen Involution neigt das Organ zu einer akzidentellen, oft nur vorübergehenden, durch Schädlichkeiten aller Art provozierten Rückbildung, die prinzipiell nicht von der Altersinvolution unterschieden ist. Mit Rücksicht auf das Vorkommen der akzidentellen Involution, die sich natürlich auch mit der Altersinvolution kombinieren kann, ist es außerordentlich schwierig, Normalgewichte und Normalgrößen des Thymus zu bestimmen, wodurch der Nachweis einer nicht sehr erheblichen Thymusvergrößerung außerordentlich erschwert werden kann.

Funktionen des Thymus.

Das Rätsel der Thymusfunktion ist bis heute nicht gelöst, ja es läßt sich nicht einmal mit Sicherheit sagen, ob das Organ unbedingt lebenswichtig ist oder nicht. Um die Frage nach der Thymusfunktion zu beantworten, wurde zunächst der gewöhnliche Weg beschritten, durch Entfernung des Organs und Beobachtung der Ausfallserscheinungen Einblick in die Funktionen zu erlangen. Die in früherer Zeit diesbezüglich unternommenen Untersuchungen führten zu keinem eindeutigen Ergebnisse[1]), erst durch die systematischen Untersuchungen von Basch konnte nachgewiesen werden, daß der Thymusverlust bei jugendlichen Tieren vor allem mit schweren Veränderungen im Gebiete des Skelettsystems verbunden ist, indem die Tiere im Wachstume zurückbleiben, die Knochen weich und brüchig werden, so daß sich schließlich bei den thymopriven Tieren ein Zustand einstellt, der große Ähnlichkeit mit der Rachitis hat. An großem Materiale haben dann Klose und Vogt und neuestens Matti die Folgen der Thymusausschaltung studiert und konnten neben schweren Skelettveränderungen eine Reihe anderer Prozesse nachweisen, unter denen die Tatsache, daß die Thymusausschaltung zu einer der thyreopriven ähnlichen Kachexie führt, am wichtigsten ist. Notwendig ist nur, daß die Tiere möglichst früh operiert werden, obwohl die Forderung Klose und Vogts, man müsse, um Ausfallserscheinungen zu bekommen, unbedingt vor dem Ende der zweiten Lebenswoche operieren, nach den neuen Untersuchungen Mattis wohl nicht zu Recht besteht, da auch bei Vornahme der Thymusentfernung in späteren Lebenswochen schwere Knochenveränderungen auftreten[2]).

---

[1]) Näheres darüber in den Monographien von Klose und Vogt, Wiesel und Matti.

[2]) Für die Erklärung der negativen Versuchsergebnisse und für die größere Wirksamkeit der Thymektomie bei jüngeren Tieren kommen nach Matti folgende Umstände in Betracht: einmal kann das Vorhandensein eines Thymusmetamer IV die Ausfalls-

Jedenfalls ist sicher, daß in der Mehrzahl der Fälle, falls nicht zu spät operiert wird, nach verschieden langer Latenzzeit — offenbar bis das spezifische Organprodukt nicht mehr im Körper kreist — leichte Ermüdbarkeit, Muskelschwäche, Übererregbarkeitswerte an den Nerven sowie die erwähnten Skelettveränderungen auftreten, an die sich dann eine thymoprive Kachexie mit hochgradiger Abmagerung schließt[1]). Histologisch stimmen nach den Untersuchungen Mattis die Knochenveränderungen völlig mit den bei der Rachitis zu beobachtenden überein. Aus dieser Übereinstimmung kann natürlich nicht auf eine Wesensgleichheit der beiden Prozesse geschlossen werden. Die Veränderungen nach Thymektomie beruhen auf einer mangelhaften Kalkaufnahmefähigkeit des exzessiv produzierten neuen Knochengewebes, offenbar als Folge einer Störung im intermediären Stoffwechsel, nach Klose und Vogt als Folge einer Säureintoxikation. Von den übrigen Befunden nach Thymektomie wären an anderen Organen zu erwähnen: geringgradige Gewichtsvermehrung der Schilddrüse, Hypertrophie des Pankreas, Abbauerscheinungen im Zentralnervensystem, (Klose und Vogt) sowie eine regelmäßig nachweisbare bedeutende Hypertrophie des chromaffinen Abschnittes der Nebenniere (Matti). An den Geschlechtsorganen wurde von Paton u. a. nach der Thymusentfernung rapide Gewichtszunahme beobachtet. Die Hypertrophie soll nach Grimani hauptsächlich auf Zunahme der interstitiellen Hodendrüsen beruhen. Andere Autoren konnten aber diese Befunde nicht bestätigen, ja einzelne sahen sogar eine Verminderung des Gewichtes der Geschlechtsdrüsen. Wichtig ist dagegen, daß bei frühzeitig kastrierten Tieren der Thymus sich für die verschiedenen späteren Lebensstufen abnorm groß erhält, eine Beobachtung, die mit dem Nachweise eines abnorm großen Thymus bei kastrierten Menschen (Tandler und Grosz) sehr wohl übereinstimmt.

Dies wären in Kürze die Ausfallserscheinungen, die sich nach Thymusausschaltung einstellen[2]). Zu besprechen wäre noch kurz die Wirkung der Injektion von Thymussaft. Švehla zeigte, daß nach intravenöser Einverleibung desselben Depression des Blutdruckes und Acceleration des Herzpulses auftraten, also eine Wirkung, die jener von Nebennierenextrakt gerade entgegengesetzt ist. Jedoch stellte es sich heraus, vor allem durch die Arbeiten Poppers, daß diese Wirkung keine organspezifische sei. Popper konnte nämlich nachweisen, daß die Ursache der Drucksenkung in nach der Injektion auftretenden Gerinnungen liege; bei Verhütung der Gerinnung entfaltete tatsächlich das Thymusextrakt keine blutdrucksenkende Wirkung. Auch die Implantation von Thymusgewebe lieferte keine klaren Befunde. Aus alldem geht hervor, daß unsere Kenntnisse über die Funktionen des Thymus sowie seine Beziehungen zu anderen Drüsen mit innerer Sekretion noch recht dürftig sind. Sicher ist nur eines, daß der Thymus eine intern sezernierende Drüse ist, die in wichtigen Beziehungen zum Knochenwachstum, dem chromaffinen System und den Geschlechtsorganen steht. Weitere Anhaltspunkte für die Thymusfunktion werden sich nach den nun folgenden Erörterungen über den Status thymico-lymphaticus ergeben.

---

erscheinungen hindern, andererseits ist es möglich, daß andere Organe vikariierend für den Thymusausfall eintreten.

[1]) Dem kachektischen Stadium geht nach Klose und Vogt ein Stadium adipositatis voraus.

[2]) Näheres darüber findet sich in den Arbeiten von Basch, Klose und Vogt, Matti sowie in meinem Referate und bei Biedl.

Pathologische Anatomie des Status thymico-lymphaticus.

Wie aus den bereits mitgeteilten Schwierigkeiten der Diagnose einer bestehenden Thymushyperplasie hervorgeht, wäre es in der überwiegenden Mehrzahl der Fälle wohl kaum je möglich, auch nur auf dem Leichentische das Bestehen der in Rede stehenden Konstitutions-Anomalie, falls es sich nicht um ganz exzessive Fälle von Thymusvergrößerung handelt, festzustellen; um wie vieles größer noch die Schwierigkeiten sind, am Lebenden einen Status thymico-lymphaticus mit Sicherheit zu erkennen, braucht wohl nicht besonders betont zu werden. Es wurde aber schon hervorgehoben, daß wir den Status thymico-lymphaticus als eine besondere Manifestation einer viel allgemeineren Konstitutions-Anomalie aufzufassen berechtigt sind; wir werden daher in der überwiegenden Mehrzahl der Fälle neben dem abnorm großen Thymus und den hyperplastischen Lymphdrüsen noch eine Reihe weiterer, nicht normaler Befunde erheben können, die die Diagnose erleichtern. Dies gilt sowohl für die Erkennung des Zustandes am Lebenden wie am Toten. Um mit der Möglichkeit der Erkennung am Leichentische zu beginnen, sei zunächst bemerkt, daß die Obduktionsergebnisse bei Kindern ungleich schwieriger für das Bestehen des Status thymico-lymphaticus zu verwerten sind als bei Erwachsenen. Viele jener Kennzeichen, die erwachsene Individuen als Träger der Anomalie erkennen lassen, fehlen beim Kinde. So erklärt es sich auch, daß heute noch von einzelnen die Erkennungsmöglichkeit, ja sogar das Bestehen einer derartigen Anomalie bei Kindern völlig in Abrede gestellt wird. Bei Kindern ist man einzig auf das Verhalten des Thymus und des lymphatischen Apparates angewiesen. Wie schwierig die Beurteilung der Thymusgröße in den einzelnen Fällen ist, wurde mehrfach hervorgehoben. Die gleiche Schwierigkeit ergibt sich bei der Beurteilung des lymphatischen Apparates.

Die Ausbildung des lymphatischen Apparates beim Kinde ist sehr wechselnd und zwar deshalb, weil er hier auf Reize aller Art besonders leicht mit Hyperplasie antwortet. So finden wir bei Kindern überaus häufig den lymphatischen Apparat infolge entzündlicher Vorgänge stark hyperplastisch, so daß aus dem Verhalten der Lymphdrüsen allein kein Schluß auf das Bestehen einer angeborenen Konstitutions-Anomalie gezogen werden kann. Des weiteren kommt hinzu, daß man bei Kindern, die plötzlich und unerwartet starben, im Gegensatze zu manchen Todesfällen bei Erwachsenen fast immer einen ausreichenden Grund für den Tod nachweisen kann, was auch aus einer Bemerkung Koliskos hervorgeht, der bei seinem großen Materiale niemals genötigt war, bei Kindern das Bestehen einer besonderen Anomalie als unmittelbare Todesursache anzunehmen. Schon mit Rücksicht darauf geht hervor, daß man mit der Diagnose eines konstitutionell begründeten Status thymico-lymphaticus beim Kinde außerordentlich vorsichtig sein muß. Kolisko hebt als markantere Punkte für die Diagnose der lymphatischen Konstitution bei Kindern hervor: regelmäßigen Knochenbau, wenigstens sehr oft keine Anzeichen überstandener Rachitis, guten — ja manchmal abnorm guten — Ernährungszustand, mächtige Entwicklung der adenoiden Vegetationen im Rachen und an der Nasenschleimhaut, die manchmal so stark sein kann, daß sie bis zum Verschlusse der Choanen führt; dem entspricht regelmäßig Verdickung der Schleimhaut der hinteren Rachenwand; am ganzen Schlundkopfe große Granula lymphatischen Gewebes. Weiters ist an den Leichen lymphatischer Kinder auf die Regelmäßigkeit zu achten, mit der der gesamte Lymphapparat, Milz und lymphatische Schleimhautelemente hyperplastische Vergrößerungen aufweisen. Das Wichtigste bleibt aber immerhin ein abnorm großer Thymus, da die übrigen Veränderungen sich auch bei gewissen Krankheiten — vor allem der Rachitis finden; besonders der hypertrophe Schlundring ist bei rachitischen Kindern häufig sehr deutlich ausgeprägt. Bei Erwachsenen ist die Diagnose in einer Reihe von Fällen leichter zu stellen, besonders dann, wenn, wie gesagt, neben der Thymus- und Lymphdrüsenvergrößerung sich noch charakteristische Befunde an anderen Organen erheben lassen. Je nach der Beteiligung anderweitiger Organe an der Konstitutions-Anomalie werden natürlich die Befunde wechseln, wenn auch eine bestimmte Gruppe von Organveränderungen mit dem konstitutionell begründeten Status thymico-lymphaticus, man kann fast sagen gesetzmäßig, verknüpft sind. Es sind das vor allem die Befunde an den Geschlechtsorganen und am Gefäßsystem, die der Anomalie ein ganz bestimmtes Gepräge aufdrücken können; allerdings kommen auch Fälle vor, wo bloß Thymus und Lymphdrüsen abnorm groß sind. Derartige Fälle lassen natürlich die der Mitbeteiligung anderer Organe entsprechenden Veränderungen vermissen. Falls der Status thymico-lymphaticus Ausdruck einer sehr tiefgreifenden allgemeinen Gewebsschwäche ist, werden wieder die Befunde, die sich erheben lassen, andere sein. Daraus ergibt sich, daß schon das Exterieur des Trägers einer solchen Anomalie unter Umständen Befunde erheben läßt, die auf die Anomalie hinweisen, während bei anderen Fällen derartige Befunde fehlen. In den sozusagen reinen Fällen von Status thymico-lymphaticus handelt es sich, um mit dem Exterieur zu beginnen, dessen Verhalten natürlich auch für die klinische Diagnose von großer Bedeutung ist, gewöhnlich um kräftige, muskelstarke Individuen von normaler Größe und normalem Knochenbau, deren sekundäre Geschlechtscharaktere gleichfalls nichts besonders Auffälliges darbieten. Anatomische Befunde lassen sich in derartigen Fällen nur an den Lymphdrüsen und am Thymus erheben. In einer Anzahl von Fällen ist der lymphatische Apparat besonders stark entwickelt, muß es aber nicht sein, da, wie wir hören werden, die Hyperplasie der Lymphdrüsen sogar von einem atrophischen Stadium abgelöst werden kann. Ist aber der lymphatische Apparat stark ausgebildet, so zeigt sich zunächst, daß die in der Pubertät gewöhnlich einsetzende Reduktion des lymphatischen Rachenringes ausgeblieben ist. Die Tonsillen sind groß, stark vorgewölbt, ebenso sind die Zungenbalgdrüsen mächtig entwickelt und bedingen eine grobe Granulierung des Zungengrundes. Es bestehen mächtige Lymphknoten im Rachengewölbe, der hinteren Schlundkopfwand, am Kehldeckel, namentlich an der Kehldeckelinnenfläche. Die Halsdrüsen sind bohnen- bis kirschgroß, derb und meist wenig bluthältig. Die Milz ist bei Lymphatikern vergrößert, oft bis aufs Doppelte; das Knochenmark ist rot. Inkonstanter sind die Befunde an der Darmschleimhaut, die nur manchmal mit zahllosen Lymphknötchen besät ist. Häufig findet man Herzhypertrophie und Dilatation. Selbstverständlich ist es, daß der Thymus für das entsprechende Alter abnorm groß gefunden werden muß. Derartige reine Fälle, die nur Befunde am Thymus und am Lymphgewebe erkennen lassen, sind aber selten. Häufiger finden sich eben Veränderungen auch an anderen Organen und Organsystemen mit entsprechender Modifikation des klinischen und des Leichenbefundes. Es hat sich nämlich herausgestellt, daß beim Status thymicolymphaticus eine ganze Reihe verschiedener Bildungsanomalien vorkommen kann, die man früher zum Teil vernachlässigte. So zeigen derartige Individuen Besonderheiten im Skelett, in ihrer Körperlänge, es bestehen häufig angeborene Enge des Aortensystems, Genitalhypoplasie; weiter Hirnhypertrophie,

Gliom und Syringomyelie, chronischer Wasserkopf sowie Atresien und Divertikelbildungen im Darme, abnorm große Länge des Darmes und seiner Gekröse, Steilstellung des Magens, Offenbleiben von Kanälen und Öffnungen wie des Processus vaginalis und des Foramen ovale, Kryptorchismus, abnorme Lappung und Dystopie der Nieren, überzählige Finger und Gelenke usw. Das Bestehen einzelner oder einer Reihe derartiger abnormer Verhältnisse, deren Zahl durch die angeführten sicher noch nicht erschöpft ist, wird auch bei nicht ganz einwandfreier Möglichkeit der exakten Diagnose durch den Thymus allein das Bestehen der Konstitutions-Anomalie wahrscheinlich machen. Wie sehr alle diese Momente schon das Exterieur zu beeinflussen vermögen, ist ohne weiteres klar. So finden wir Hochwuchs, ja sogar Riesenwuchs, andererseits wieder Zwergwuchs, lange Arme und Beine, großen oder kleinen Kopf, Schädelanomalien. Männliche Individuen zeigen nicht selten weiblichen Körperbau, wie weibliche Konfiguration der Extremitäten, Erweiterung des Beckenquerschnittes, starke Ausbildung der mittleren Schneidezähne, Vertiefung des Nabels und geringere Entfernung von der Schamgegend, Grazilität der Schlüsselbeine, weibliches Verhältnis der Oberlänge zur Unterlänge, Überstreckbarkeit im Ellbogengelenk, säulenhaften kurzen Hals; nicht selten sind auch Beckendeformitäten, Neigung zu Spaltbecken usw. Dabei kann bei Männern sowohl die Fettverteilung als auch der sekundäre Behaarungstypus völlig femininen Charakter zeigen, wobei auch der Kehlkopf klein gefunden wird. Frauen dagegen zeigen in manchen Fällen deutlich männliche Konfiguration des Körperbaues, sowie männlichen Behaarungstypus. Außerordentlich wichtig ist das Offenbleiben der Epiphysenfugen wie bei Kastraten. Weiter zu finden sind bei der äußeren Betrachtung nicht selten „Degenerationszeichen“, wie angewachsene und flache Ohrläppchen, Verengerung des äußeren Gehörganges, exzentrisch gelegene Pupillen, ungleiche Färbung der Regenbogenhaut. Ebenso wie die Beteiligung des Genitales sich bereits im Exterieur ausprägt, können auch die Erscheinungen von seiten des Gefäßapparates sich im Äußeren des Kranken verraten. Vor allem sind es angeborene Herzfehler und angeborene Enge des Gefäßsystems, die die betreffenden Individuen dystrophischen Infantilisten gleichen lassen. Diese Beschreibung des Exterieurs, die naturgemäß auch auf die klinische Diagnose Einfluß nehmen muß[1]), deutet auf entsprechende Befunde an den inneren Organen. Eines wichtigen Befundes beim konstitutionellen Status thymico-lymphaticus wurde noch nicht Erwähnung getan, es ist das die neben der Enge des Aortensystems (Ortner) und der genitalen Hypoplasie vorkommende Hypoplasie der Nebennieren (Wiesel u. a.). Die Nebennieren derartiger Individuen zeigen schon mit freiem Auge große Schmalheit, die ihren Grund in Markmangel hat, gewöhnlich gelingt es auch nicht bei der histologischen Untersuchung nennenswertere Anhäufungen von chromaffinem Gewebe nachzuweisen. Diese Hypoplasie des Markes findet sich in der Mehrzahl der Fälle mit Hypoplasie des Genitales vergesellschaftet. Von den übrigen Organen findet sich manchmal die Schilddrüse vergrößert. Welche tiefgreifenden Abnormitäten sich an den übrigen Eingeweiden erheben lassen, wurde bereits erwähnt. — Aus dieser kursorischen Anführung allein geht hervor, wie außerordentlich wechselnd und gestaltenreich sich der Status thymico-lymphaticus der klinischen Beobachtung repräsentiert. Allgemein gültige Grundsätze für die klinische Diagnose lassen sich wohl kaum aufstellen, sondern nur

---

[1]) Weitere Details im Exterieur werden noch bei der Besprechung der Klinik angeführt werden.

Einzelsymptome anführen, die wenigstens in einer gewissen Anzahl von Fällen die Diagnose des Status thymico-lymphaticus bereits am Lebenden gestatten[1]).

Symptomatologie und Diagnose des Status thymico-lymphaticus.

Zunächst muß daran festgehalten werden, daß der Status thymico-lymphaticus als solcher keine spezielle Erkrankungsform, sondern eine Konstitutions-Anomalie darstellt, die in vielen Fällen keinerlei Erscheinungen zeitigt, die den Träger der Anomalie zum Arzte führen müßten. Erst das Auftreten organspezifischer Störungen, für deren Entwicklung der Status thymico-lymphaticus eine wichtige prädisponierende Rolle spielt, läßt den Träger krank erscheinen. So darf es uns nicht wundernehmen, daß in der Mehrzahl der Fälle die somatischen Symptome der Konstitutions-Anomalie vielfach modifiziert und durch sekundäre Krankheiten verwischt werden können. Das Auftreten eines M. Addisoni, eines Basedow, einer Polyserositis, Syringomelie, eines Hirntumors usw. führt zu Veränderungen, die leicht den Status thymico-lymphaticus verschleiern. Es ist daher notwendig, im Einzelfalle eine außerordentlich subtile Untersuchung vorzunehmen und eine große Anzahl von anscheinend belanglosen Besonderheiten zu beachten, die, wenn auch fast nie im Einzelfalle alle ausgebildet, wenn auch nur in geringer Anzahl vorhanden, doch den Gedanken an die prädisponierende Anomalie nahelegen. Die Kenntnis dieser Zeichen ist schon aus dem Grund von Wichtigkeit, weil wenigstens beim Erwachsenen die Diagnose einer bestehenden Thymusvergrößerung, wie sie für die Konstitutions-Anomalie charakteristisch ist, klinisch fast niemals direkt möglich ist. Auch die Lymphdrüsenvergrößerung ist kein eindeutiges Zeichen, da wir ja wissen, daß die Lymphdrüsen durch alle möglichen Erkrankungen in ihrer Größe beeinflußt werden, vor allem durch Infektionen, so daß es nicht möglich ist, falls nur auf das Verhalten der Lymphdrüsen Rücksicht genommen wird, bindende Schlüsse zu ziehen, ob diese Vergrößerung konstitutionell begründet ist oder nicht. Außerdem kann die Lymphdrüsenvergrößerung auch fehlen, da auf das hyperplastische Stadium nicht allzuselten ein atrophisches folgt, wie Bartel und Stein nachgewiesen haben. Fehlt noch im speziellen Falle die Lymphdrüsenvergrößerung, so werden wir, um die Diagnose eines Status thymico-lymphaticus als wahrscheinlich annehmen zu können, einzig und allein auf die vorerwähnten anderweitigen Symptome angewiesen sein. Da aber, wie ebenfalls bereits erwähnt, der charakteristische Befund am Thymus sich in vivo kaum je völlig nachweisen läßt, so wird unter allen Umständen nach unserem heutigen Wissen die Diagnose nur eine mehr oder minder große Wahrscheinlichkeit besitzen können; dies um so mehr, weil ja Konstitutions-Anomalien nicht immer mit Thymusvergrößerung einhergehen müssen. So wird es im Einzelfalle oft sehr schwierig zu entscheiden sein, ob es sich um Infantilismus, Asthenie ohne oder mit Thymusvergrößerung handelt. Aber es ist die Diagnose des Status thymico-lymphaticus von Bedeutung, weil ja gerade die Hypoplasten, die gleichzeitig Status thymico-lymphaticus aufweisen, nicht nur für den schweren Verlauf einer Infektionskrankheit oder die Entwicklung anderer Krankheitsformen besonders prädisponiert sind, sondern auch Individuen darstellen, bei denen operative Eingriffe leicht von den übelsten Folgen begleitet sein können, weil sie besonders zum Auftreten des Narkosetodes veranlagt sind. Schon

---

[1]) Die histologischen Befunde werden in einem späteren Kapitel nach Besprechung des Status thymico-lymphaticus noch gewürdigt werden.

aus dieser Tatsache allein geht hervor, daß man auch nur bei Verdacht des Bestehens eines Status thymico-lymphaticus mit der Indikationsstellung zu einer unter Narkose vorzunehmenden Operation außerordentlich vorsichtig zu sein hat.

Bei Kindern und Erwachsenen macht sich das Bestehen der Konstitutions-Anomalie, wie bereits erwähnt, nur unter besonderen Umständen geltend. Sie ist bei Kindern an dem sog. Asthma thymicum schuld, also jenen plötzlich auftretenden schweren Anfällen von Stimmritzenkrampf, denen das Kind in nicht seltenen Fällen in kurzer Zeit erliegt. Beim Erwachsenen sind Anfälle die dem Asthma thymicum bei Kindern gleichen, nicht bekannt. Bei ersteren führt das Bestehen der Konstitutions-Anomalie unter Umständen nach einem Bade, infolge eines Schrecks, einer psychischen Aufregung zum Tode. Hierbei kann der Tod plötzlich, auch ohne nur ganz kurz andauernde klinische Erscheinungen, eintreten, in anderen Fällen aber gehen dem wohl immer tödlichen Ausgange eine Reihe von Symptomen voraus: plötzliches Steifwerden der Glieder, manchmal hochgradige Cyanose, Schüttelfrost; es folgen dann einige tiefe Atemzüge, die von nicht mehr behebbarem Atmungs- und Herzstillstand gefolgt sind. Nur selten tritt der Tod erst nach einigen Stunden ein; während dieser Zeit sind die Kranken meistens bewußtlos, tief cyanotisch, der Puls ist beschleunigt, es besteht Cheyne-Stokesscher Atmungstypus. Der Tod erfolgt in tiefem Koma. Glücklicherweise kommt es nur selten zu derartigen plötzlichen schwersten Folgen der Konstitutions-Anomalie. — Die Diagnose des Status thymico-lymphaticus bei Kindern ist außerordentlich schwierig. Manchmal ist es erst das Auftreten eines wirklichen Anfalles, das den Gedanken an ein Thymusasthma nahelegt. Eine recht anschauliche Schilderung der klinischen Erscheinungen beim Asthma thymicum stammt von Pott: „Die Kinder biegen plötzlich den Kopf nach hinten und machen eine lautlos nach Luft schnappende Bewegung und versuchen eine Inspiration; sie verdrehen die Augen nach oben, die Pupillen erweitern sich. Das Gesicht, namentlich die Lippen werden blitzblau und schwellen an, die Zunge zeigt sich zwischen die Kiefer eingeklemmt, schwillt um das Doppelte im Dickendurchmesser an, ist ebenfalls stark cyanotisch, etwas nach oben umgerollt und fest an den harten Gaumen angepreßt. Die Halsvenen stark gepreßt und prall gefüllt, treten als dicke Stränge deutlich hervor. Die Hände werden mit eingeschlagenen Daumen zur Faust geballt, die Finger cyanotisch. Der Unterarm steht in krampfhafter Pronations- und Abductionsstellung. Die unteren Extremitäten sind gestreckt, die große Zehe etwas abduziert und dorsal flektiert. Die Wirbelsäule wird im Bogen stark nach rückwärts gekrümmt. Einige blitzartige Zuckungen der Gesichtsmuskeln und einige vergebliche schnappende Inspirationsbewegungen folgen, aber kein zischendes Eindringen von Luft in die Stimmritze, kein Laut wird gehört. Auf einmal löst sich der Krampf, das Gesicht verfärbt sich, wird aschgrau, die Cyanose läßt nach, die Zunge und die Lippen werden livide und nach höchstens 1 bis 2 Minuten ist das Kind eine Leiche. Urin und Faeces gingen jedesmal bei den ersten künstlichen Atmungen unwillkürlich ab. Die Herztätigkeit hörte mit dem Eintritte des Anfalles sofort auf, Herztöne sind nicht mehr zu hören, ebensowenig ist der Puls zu fühlen. Die Reflexerregbarkeit ist vollständig erloschen. Auf das Einführen der Finger in den Mund und auf die Berührung des Kehldeckels resp. der Stimmbänder, die ich in Medianstellung fest aneinanderliegend gefühlt zu haben glaube, erfolgen weder Würgebewegungen noch Hustenreiz. Ebenso bleibt der Lidschluß bei Berührung der Cornea aus.“

Aber nicht immer ist bei Kindern der Anfall von sofortigem Tode gefolgt, da es auch Fälle gibt, bei denen in verschieden großen Zeiträumen Attacken von Atemlosigkeit auftreten, die bis zu den höchsten Graden führen. Zwischen den einzelnen Paroxysmen liegt eine anfallsfreie Zeit, oder aber es besteht eine kontinuierliche Atembehinderung. Da auch andere Momente: angeborene Mißbildungen des Kehlkopfes, adenoide Vegetationen, Hypertrophie der Bronchialdrüsen, Posticuslähmungen usw. ähnliche Erscheinungen zeitigen können, so ist man genötigt, nach differential-diagnostischen Momenten zu suchen. Hervorhebenswert ist, daß die Kinder mit Status thymico-lymphaticus gewöhnlich gesund aussehen, eher fett sind[1]), einen gewissen pastösen Habitus zeigen.

Manchmal ist der Thymus direkt als atmungsbehinderndes Organ nachweisbar. So konnte in einem Falle (Jackson) durch Bronchoskopie die Thymusstenose nachgewiesen werden, oder die Intubation der Luftröhre ergibt ein tiefsitzendes Hindernis. Charakteristisch für das Asthma thymicum ist aber, wie Rehn hervorhob, daß bei Exspiration der Thymus stoßweise in das Jugulum als eine weiche und rundliche Geschwulst vorgeschleudert wird. Die von verschiedenen Autoren angegebene, durch den abnorm großen Thymus bedingte besondere Thoraxfiguration ist nach meiner Ansicht nichts Charakteristisches. So finden wir auch bei anderen Prozessen eine stark konvexe Vorwölbung des Rippenbogens, und die durch Stridor nach Barbier hervorgerufene, abwechslungsweise Ausbildung einer Trichterbrust und Kielbrust, sowie das Vorspringen der Herzgrube bei der Inspiration statt des gewöhnlichen Einsinkens auch bei Stenosen anderer Art. Gleich wenig verwertbar sind weitere, besonders von französischen Autoren angegebene besondere Thoraxkonfigurationen bei Vergrößerung des kindlichen Thymus. Auch die Perkussion der Thymusgegend liefert für gewöhnlich keine eindeutigen Resultate. Nach neuen Untersuchungen von Basch und Rohn, die mittels eines besonderen Verfahrens (Horchperkussion und Friktionsmethode) durchgeführt wurden, ergab sich für die Norm der Thymusdämpfung beim Kinde eine rhomboidale Form, die sich von dem Jugulum gegen die 2. bzw. 3. Rippe heraberstreckt, und deren seitliche Begrenzungen durch die Sternal- und Parasternallinien ziehen. In gleicher Weise wie die Perkussion liefert auch die Röntgenuntersuchung der Thymusgegend keine gleichmäßigen Resultate; von der Mehrzahl der Untersucher wird das Bestehen eines charakteristischen pelerineartigen, oder flaschenförmigen (Hochsinger), dem Herzschatten aufsitzenden Thymusschattens abgelehnt. So ergeben sich, wie man sieht, für das kindliche Alter nur sehr geringfügige diagnostische Anhaltspunkte für das Bestehen eines Status thymico-lymphaticus. Nach Klose kann die Diagnose für die im Kindesalter praktisch wichtigste Erscheinungsweise des abnorm großen Thymus, die Tracheostenosis thymica, bei mangelnden physikalischen Befunden allein gestellt werden auf Grund chronischer Stenoseerscheinungen von seiten der tieferen Halsorgane mit akuter paroxysmaler Steigerung oder auch nur auf Grund von Attacken lebensgefährlicher Atemnot mit exspiratorischer jugularer Tumorbildung. Gerade diese Fälle sind es, bei denen ein chirurgischer Eingriff sehr schöne Resultate erzielen kann.

Bevor auf die Klinik des Status thymico-lymphaticus beim Erwachsenen übergegangen wird, sei die sehr bemerkenswerte, wiederholt beobachtete Tat-

---

[1]) Vielleicht ist gerade der Fettansatz bei mit dieser Diathese behafteten Kindern ein Zeichen, das auf die Hypophyse hinweist.

sache des familiären Vorkommens dieser Konstitutions-Anomalie hervorgehoben, weil dadurch ein Schluß auf die Vererbbarkeit des Zustandes zulässig ist. So berichten Perrin, Avellis, Friedjung, Hedinger von Familien, in welchen eine ganze Reihe von Kindern an den charakteristischen Erscheinungen des Asthma thymicum zugrunde ging. Die Obduktion zeigte das Bestehen eines ausgesprochenen Status thymico-lymphaticus (Hedinger). Auch eine von Bartel an drei Kindern gemachte Beobachtung, die von Müttern stammten, die eklamptisch waren — Eklampsie verbindet sich häufig mit Status hypoplasticus — zeigte in ausgesprochener Weise die Konstitutions-Anomalie.

Es wurde schon, auf die Klinik des Status thymico-lymphaticus bei Erwachsenen übergehend, hervorgehoben, daß manche der Individuen, die der Konstitutions-Anomalie paroxysmal erlagen, durchaus keine Zeichen einer tiefgreifenden Organschädigung zeigen müssen, falls wir von der abnormen Größe des Thymus und den hyperplastischen Lymphdrüsen absehen. Es handelte sich in einer Anzahl dieser Fälle um sehr kräftig gebaute, muskelstarke Individuen, die bis zum Eintritte des für sie deletären Ereignisses durchaus nicht in ihrem körperlichen und psychischen Verhalten, soweit das überhaupt festgestellt werden konnte, Abweichungen von der Norm zeigten. Bei jenen Trägern der Konstitutions-Anomalie aber, die ihr nicht direkt zum Opfer fielen, läßt sich, wenn man von den besonderen Erscheinungen einer interkurrierenden Krankheit absieht, doch meistens, wie bereits hervorgehoben, eine Reihe von Besonderheiten konstatieren, die sich zum nicht geringen Teile schon im Exterieur des Kranken ausprägen. Wenn wir zunächst von den besonderen Eigentümlichkeiten im Exterieur, die die Folge einer gleichzeitig vorhandenen genitalen oder arteriellen Hypoplasie sind, absehen, so wäre ergänzend noch folgendes hervorhebenswert: Von seiten des Skelettes ist der Thorax nicht selten so konfiguriert, wie wir es beim Infantilismus sehen und in seiner Konfiguration dem von Hart und Harras geschilderten angeborenen, primären, infantilen Thorax gleicht. Es besteht nicht allzuselten nur geringgradige Lendenlordose. Die Extremitäten sind häufig abnorm lang, es besteht Neigung zum Plattfuß. Am Schädel kommen Deformitäten vor; Epikanthus, Prognathie, Kleinheit des Unterkiefers wurden beobachtet; desgleichen Überwiegen des Gehirnschädels über den Gesichtsschädel infolge einer Hypoplasie der unteren Schädelhälfte, unregelmäßige Bildung und Stellung der Zähne, kleine, wie Milchzähne aussehende Gitterzähne, am Rande frühzeitig abgenützte Zähne, Schmelzhypoplasien gehören hierher. Hohe enge Form des harten Gaumens ist charakteristisch für den Status thymico-lymphaticus[1]). — Von weiteren Besonderheiten am Skelette wäre das Vorhandensein von überzähligen Halsrippen, Costa decima fluctuans, flügelförmige Schulterblätter, Hervorragen des Processus spinosus des ersten Brustwirbels, doppelte Processus spinosi an der unteren Brust- und Lendenwirbelsäule hervorhebenswert, ebenso wie die Verdoppelung einzelner Finger- oder Zehenglieder. In mehreren Fällen sah ich eine abnorme Länge der Daumenphalangen, wodurch die Spitze dieses Fingers im gleichen Niveau mit der Spitze des kleinen Fingers stand.

Einen sehr häufigen Befund bilden wie erwähnt, Degenerationszeichen am äußeren Ohre, Verengerung, ja sogar Stenose des äußeren Gehörganges, Spitzohr, ferner exzentrisch gelegene, ungleich weite Pupillen. Die Haut zeigt in

---

[1]) Hierin liegt ein Unterschied gegenüber einer rein infantilen Hemmungsbildung, da bei dieser eher ein flacher breiter Gaumen vorkommt.

einer Reihe von Fällen Abnormitäten in der Pigmentierung, indem manchmal eine große Anzahl von Naevi zu bemerken ist, oder es bestehen multiple Hämangiome. Die äußere Decke ist oft schlaff, welk, trocken und schilfernd, manchmal wieder feucht und livide wie bei Asthenikern. Abnorme Fettentwicklung kommt ebenfalls vor, besonders bei jenen Fällen, die gleichzeitig Genitalhypoplasien aufweisen. Von Wichtigkeit ist das Verhalten der Körperbehaarung. Während das Fehlen der sekundären Körperbehaarung ein Zeichen einer gleichzeitig bestehenden genitalen Hypoplasie ist, finden wir bei Fällen ohne eine solche nicht allzuselten, worauf v. Neusser zuerst hingewiesen hat, ein heterosexuelles Verhalten: Männer zeigen hierbei vor allem durch die Art der Schambehaarung, die geradlinig abschneidet, den dem weiblichen Typus zukommenden Charakter, wozu sich noch spärliche Körperbehaarung besonders des Rumpfes und der Extremitäten sowie des Perineums gesellt, auch Schnurrbart und Backenbart sind spärlich entwickelt, ohne daß, wie gesagt, Zeichen einer Hypoplasie des Genitales nachzuweisen wären. Frauen hingegen zeigen bei entschieden normalem Verhalten des Geschlechtsapparates starke Körperbehaarung, Schambehaarung wie beim Manne, Neigung zur Entwicklung eines Schnurr- und Kinnbartes usw. In einigen Fällen wurde bei beiden Geschlechtern Andeutung einer Schwanzbildung gefunden. Auch das übrige Exterieur zeigt oft das dem anderen Geschlechte zukommende Verhalten: beim Manne bilden die für die Frau charakteristische Rundung der Extremitäten, das Genu valgum bei femininem Becken, die Überstreckbarkeit im Ellbogengelenke, Fettansätze an den für die Frau charakteristischen Stellen, weibliche Konfiguration des Kehlkopfes Übergänge zum Eunuchoidismus; allerdings lassen sich bei ausgeprägten derartigen Fällen immer Zeichen einer bestehenden Genitalhypoplasie nachweisen. Bei Weibern findet sich das umgekehrte Verhalten, stark ausgebildete Muskulatur, männliches Becken, Überwiegen der Oberlänge über die Unterlänge, Fettverteilung wie beim Manne, wenig ausgebildete parenchymarme Brustdrüsen, eventuell verkümmerte Warzenhöfe sowie überzählige Brustwarzen. Auch hier finden sich gewöhnlich bereits Zeichen der genitalen Hypoplasie, wenn auch letztere gemeiniglich nicht mit einer Ausbildung sekundärer, für den Mann charakteristischer Besonderheiten verbunden ist, sondern sich eher als topischer Infantilismus repräsentiert.

Von diagnostisch großer Bedeutung sind natürlich die Befunde an den sichtbaren Lymphdrüsen. Während Vergrößerung der Lymphdrüsen des Halses, in den Weichen usw. sich häufig auch bei Krankheiten ohne Status lymphaticus finden, ist die abnorme Größe der Zungenbalgdrüsen für die Diagnose von so großer Wichtigkeit, daß man sich davor hüten soll, ohne auffällige Vergrößerung dieser mit Sicherheit einen Status thymico-lymphaticus anzunehmen, um so mehr, als sie gemeiniglich nicht zur Atrophie neigen, wie die hyperplastischen Lymphdrüsen an anderen Stellen des Körpers, und daher beim konstitutionellen Status thymico-lymphaticus wohl immer vergrößert gefunden werden.

Falls sich der Status thymico-lymphaticus mit Hypoplasie des Genitales kombiniert, werden weitere Befunde zu erheben sein. Derartige Individuen gleichen dann sehr Infantilisten auf Boden eines unentwickelten Geschlechtsapparates. Im allgemeinen ist ja der Infantilismus zeitlich nicht begrenzt; je nach dem Zeitpunkte, in dem das Wachstum sistiert, kann es zur Ausbildung von infantilen Individuen kommen. Da die beim Status thymico-lymphaticus eventuell gleichzeitig vorhandene hypoplastische Genitalausbildung angeboren ist, wie aus den Untersuchungen Bartels und Kyrles hervorgeht, so wird es in einer Reihe von Fällen, falls die Hypoplasie in erster Linie die Keimdrüsen betrifft, zu einem Stehenbleiben auf der kindlichen Stufe kommen. Im Exterieur finden wir dann kindlichen Gesichtsausdruck mit der für das Kind eigentümlichen Fettverteilung. Die betreffenden Individuen sind meistens groß, weil bekanntlich (Tandler) mit Eintritt der Geschlechtsreife das Knochenwachstum zu sistieren pflegt, wodurch das Kleinbleiben frühreifer Individuen erklärt erscheint. So finden wir auch in der in Rede stehenden Gruppe Offenbleiben der Ephipysenfugen, ein Symptom, das hier gleichfalls auf mangelnde Funktion der Keimdrüsen zurückzuführen ist. Die der Geschlechtsreife angehörende Ausbildung des sekundären Haarkleides bleibt aus oder entwickelt sich nur rudimentär, oder es kommt zur Ausbildung eines heterosexuellen Haarkleides wie in der früher beschriebenen Gruppe. Bei Männern bleibt der Penis klein, ebenso die Hoden, die Prostata ist gewöhnlich gleichfalls schlecht ausgebildet, es fehlen auch gemeiniglich bei derartigen Individuen Erektionen, Pollutionen. Wenn vorhanden, ist das Ejakulat frei von Spermatozoen oder enthält nur sehr wenige. Hand in Hand mit der somatischen Hypoplasie der Genitalien geht auch Mangel des Geschlechtstriebes einher. Bei der Frau findet sich ein infantiles Becken, das eine Abart des allgemein gleichmäßig verengten Beckens ist. Die Beckenneigung ist gering, es findet sich Steilstellung und proximale Verschiebung der Symphyse und Verkleinerung aller Beckenmaße um 1 bis 3 cm. Nach Kehrer ist für das infantile Becken, das wir auch in entsprechenden Fällen von Status thymico-lymphaticus wiederfinden, charakteristisch: kurze Conjugata diagonalis, geringe Querspannung der oberen Beckenapertur, wodurch an Stelle des querovalen eine rundliche Form des Beckeneinganges resultiert, schlechte Ausbildung und somit geringere Prominenz der Trochanteren, flache Hüften und gerade nach abwärts verlaufende, eine sog. Luftfigur zwischen sich bildende Oberschenkel, Steilstellung der Darmbeinschaufeln, Ausbleiben der Ossification an der Bildungsstelle der drei Beckenknochen, Hochstand des Promontoriums. Steilstellung des Kreuzbeines und somit geringes Vorstehen des Promontoriums zwischen den Hüftbeinen, geringe Längs- und Querkonkavität, sog. gestreckter Verlauf des Kreuzbeins, geringe Breite desselben, besonders der Kreuzbeinflügel, mangelhafte oder unterbliebene Entwicklung der sekundären Gelenksgruben am Kreuzbein, in den Articulationes sacrolumbales. Am Beckenausgang beobachtet man Abnahme des Querdurchmessers, engen, höheren, spitzigeren Schambogen. Am Genitale selbst finden sich an den Ovarien recht bedeutende Größenunterschiede bei sonstigem infantilem Genitale. Nach den 119 Fälle von Hypoplasten umfassenden Untersuchungen von Hermann und Bartel besaßen 58 Proz. der Fälle übernormalgroße Ovarien. Sie waren teils lang, schmal und hart, ihre Oberfläche glatt, oder stark gefurcht und enthielten cystische Gebilde. Häufig sind sie aber auch klein, zeigen Walzen-, Spindel-, Dattelkernform, sind hochgelagert mit kurzen ligg. infundib. pelv. (topischer Infantilismus Tandlers). Am Uterus finden sich manchmal kindliche Dimensionen: der Körper ist kleiner als der Hals, oder es handelt sich um einen infantilen Uterus, der in seinen Proportionen kindlich, annähernd die Größe eines normalen Uterus erreicht und schließlich läßt sich ein in den Proportionen sich normal verhaltender aber abnorm kleiner Uterus nachweisen. Die Portio ist meistens kurz oder auffallend lang, pilzförmig oder zugespitzt, der äußere und innere Muttermund sehr eng. An den Tuben finden wir starke Schlängelung, wie es den fetalen Tuben zukommt.

Der bindegewebige und muskuläre Apparat des Beckens findet sich bei derartigen Frauen ebenfalls rudimentär angelegt, was besonders das Diaphragma pelvis proprium und das Diaphragma pelvis urogenitale betrifft. Manchmal ist das Ligamentum rectovaginale defekt oder fehlt ganz. Die Scheide ist kurz, stark quergefältelt, die Wände sind elastisch und dünn. Oft findet sich eine rudimentäre oder defekte Vagina oder Verdoppelung derselben. Die Vulva liegt tief trichterförmig, bei der schwachen Beckenneigung ist sie nicht nach vorn-unten, sondern nach vorn gerichtet. Die großen Schamlippen sind klein, fettarm, schmal und niedrig, auch die kleinen können sehr klein sein. Klitoris gleichfalls verkleinert. Hymen schmal, niedrig, oft derb, fleischig, knorpelig: manchmal findet sich eine rapheartige längsgestellte Hautfalte zwischen After und Scheideneingang. Nach Matthes kommt der von Freund und Sellheim beschriebenen abnormen Tiefe des Douglas in klinischer Hinsicht besondere Bedeutung zu. Die Brüste derartiger Frauen sind schlaff, schlecht entwickelt, die Warze kann klein, platt sein, kaum über ihre Umgebung sich erheben. Himbeer- oder dornförmige Warzen kommen vor. Die Warzenhöfe sind manchmal aplastisch oder hypoplastisch, gelegentlich aber außergewöhnlich groß.

Die Zeichen der Hypoplasie des Genitales kombinieren sich häufig mit Hypoplasien des Gefäßsystems. Man findet in derartigen Fällen kleines, sehr bewegliches, im Röntgenbilde tropfenförmiges Herz, schmalen Aortenschatten. An den peripheren Arterien ist nicht so selten eine eigentümliche Dicke und Enge der Gefäße nachweisbar. Neigung zu Koronarasthma bei jugendlichen Individuen, zu funktionellen Nierenstörungen usw. können gleichfalls den Gedanken an Hypoplasie der betreffenden Gefäßbezirke nahelegen[1]). Neben diesen Begleiterscheinungen des Status thymico-lymphaticus finden wir von seiten innerer Organe häufig Enteroptosen, Gastroptosen, orthostatische Albuminurie, Otosklerose und schließlich die Zeichen des erhöhten Vagustonus. eine ausgesprochene Vagotonie, wie sie Eppinger und Heß beschrieben. So finden wir neben dem charakteristischen Verhalten der Menschen mit erhöhtem Vagustonus gegen Pilocarpin und Atropin erhöhte Schweißsekretion (von Neusser), Neigung zu Bronchialasthma, juvenilem Emphysem, Mononucleose[2]), ausgesprochener Eosinophilie im Blute (von Neusser), was Eppinger und Heß für ein wichtiges Zeichen des erhöhten Vagustonus halten und wofür auch die Beobachtungen Seilers sprechen, der bei thymopriven Tieren eine auffallende Verminderung der Eosinophilen im Blute nachweisen konnte. Von Wichtigkeit ist auch das psychische Verhalten jener Individuen, die Träger der Konstitutions-Anomalie sind; manchmal handelt es sich um ausgesprochen psychischen Infantilismus. Auf den psychischen Infantilismus einzugehen, ist hier nicht der Ort; Matthes hat in seiner Studie die hierher gehörigen Erscheinungen ausführlich geschildert.

Aus der vorhergehenden Schilderung der klinischen Symptome des Status thymico-lymphaticus geht hervor, daß wenigstens in einer Reihe von Fällen es beim Erwachsenen möglich ist, auf Grund des Zusammentreffens verschie-

---

[1]) Die eigentümliche Verdickung der Gefäße bei jugendlichen Individuen, die früher als Zeichen juveniler Atherosklerose gedeutet wurden, ist nichts anderes als Ausdruck einer starken Bindegewebsentwicklung in den muskelschwachen Gefäßen, also eine Teilerscheinung der Bindegewebsdiathese bei hypoplastischen Individuen.

[2]) Die Mononucleose ist nach Falta, Bertelli und Schweeger entweder die Folge einer vermehrten Abgabe einkerniger Elemente bei Hyperplasie der Lymphdrüsen oder der Ausdruck einer durch die Hypoplasie des chromaffinen Systems bedingten Unterproduktion der Neutrophilen durch das Knochenmark.

dener Eigentümlichkeiten die Diagnose mit einiger Wahrscheinlichkeit zu stellen. Es erübrigt nunmehr, jene anderweitigen Krankheiten kurz zu erwähnen, die erfahrungsgemäß sich dem Status thymico-lymphaticus zu vergesellschaften vermögen. Eine ganze Reihe krankhafter Prozesse wurde bereits früher erwähnt; besonders Bartel war es, der die mehr oder weniger konstante Beziehung des Status thymico-lymphaticus zu anderweitigen Prozessen klargelegt und in zwei Monographien genau diskutiert hat. Ganz allgemein sei hervorgehoben, daß auf Träger des Status thymico-lymphaticus Reize aller Art, die beim normal Konstituierten keinerlei krankhafte Symptome auslösen, bereits krankmachend wirken. Diese schon früher bekannte Tatsache wurde von Bartel an großem Materiale des näheren beleuchtet. Er konnte zeigen, daß derartig konstituierte Individuen ganz besonders empfindlich für das Auftreten akuter Infektionskrankheiten sind; die Höhe der Empfindlichkeitskurve, berechnet nach dem tödlichen Ausgange der Krankheit, lag immer in der frühen Kindheit, obwohl auch noch die Sterblichkeit derartiger Individuen in den ersten zwei Jahrzehnten über 50 Proz. beträgt. Interessant ist das Verhalten gegen Tuberkulose. Bartel wies nach, daß die Lymphatiker gegen Tuberkulose im allgemeinen widerstandsfähiger sind als Nichtlymphatiker, besonders die Lungentuberkulose findet sich nur selten bei Lymphatikern, die viel eher zu tuberkulösen Prozessen in den Nieren, Gehirn, Nebennieren usw. neigen. Bei sehr hochgradigem Status thymico-lymphaticus bzw. hypoplasticus tritt die gewöhnliche Form der Tuberkulose fast ganz in den Hintergrund, dagegen sind derartige Individuen prädisponiert für das Auftreten von bösartigen Neubildungen, schweren Gehirnprozessen, Nervenerkrankungen, darunter wahrscheinlich auch Tabes und Paralyse (Stern), Geburtsanomalien, Eklampsie, sowie sicherlich zu einer Reihe psychischer Erkrankungen.[1]) Man sieht schon aus dieser kursorischen Erörterung, wie vielgestaltig das Bild ist, mit dem sich der Status thymico-lymphaticus vergesellschaften kann.

Einer besonderen Besprechung bedarf noch die Kombination des Status thymico-lymphaticus mit M. Addisoni und M. Basedowi.

Schon in der vorangehenden Abhandlung über die Erkrankungen der Nebennieren wurde des öfteren hervorgehoben, daß der primäre M. Addisoni, aber auch der sekundäre, auf Nebennierentuberkulose beruhende, fast gesetzmäßig sich mit Status thymico-lymphaticus kombiniert. Starr war der erste, der, allerdings ohne weitere Schlüsse zu ziehen, das Vorhandensein eines abnorm großen Thymus bei M. Addisoni konstatierte, ein Befund, der in Hinkunft wiederholt erhoben wurde, aber erst an Bedeutung gewann, als gezeigt werden konnte, daß Status thymico-lymphaticus mit einer Hypoplasie des chromaffinen Systems einherzugehen pflegt (Wiesel, Hedinger, von Neusser, Goldzieher, Bartel, Kahn, von Werdt, Matti usf.). Der Status thymico-lymphaticus bei M. Addisoni kombiniert sich nicht allzuselten, wie ebenfalls bereits erwähnt, mit Hypoplasie des Gefäßsystems und des Genitals. Gerade bei dieser Erkrankung findet man häufig die vorhin erwähnten Zeichen der hypoplastischen Konstitution, die selbst bei Vorhandensein nur geringgradiger Zeichen des M. Addisoni den Verdacht auf letztgenannte Krankheit erwecken. Weiters finden wir beim M. Addisoni als klinisches Zeichen ausgesprochene Vagotonie. Daß bei Status thymico-lymphaticus gerade die Nebenniere nicht

---

[1]) Unter den Selbstmördern findet sich gleichfalls eine große Zahl von Lymphatikern, wie durch Obduktionen festgestellt wurde. (Bartel.)

selten tuberkulös erkrankt, ist durch die neuen Untersuchungen Bartels, die Vorliebe zu besonderer Lokalisation der Tuberkulose bei derartigen Individuen aufdecken, ohne weiteres erklärlich.

Gleichfalls hervorgehoben soll hier der überaus häufige Befund eines abnorm großen Thymus bzw. eines ausgesprochenen Status thymico-lymphaticus bei M. Basedowi werden, obwohl auch abnorm großer Thymus sich mit einfacher Struma kombiniert, wie aus den Fällen von Hedinger und Hansemann hervorgeht. Die Kombination M. Basedowi mit Status thymico-lymphaticus ist aus dem Grund von großer Bedeutung, weil derartige Individuen besonders leicht der Strumaoperation unmittelbar oder nach kurzer Zeit erliegen, wie aus einer großen Anzahl von Beobachtungen hervorgeht. Nach den Zusammenstellungen von Capelle beträgt die Sterblichkeit der Thymusträger bei M. Basedowi im Anschlusse an die Operation 95 Proz. Schon aus dieser Tatsache allein geht hervor, daß wohl bei M. Basedowi der Thymus in irgendeiner Weise beteiligt sei, ja nach Capelle ist die Thymushyperplasie geradezu ein Indikator für die Schwere und Gefährdung eines Falles, ein Standpunkt, den auch Rehn und seine Schule (Klose) und andere Chirurgen teilen.

Für den M. Basedowi, der mit Thymushyperplasie einhergeht, lassen sich bis heute nur Wahrscheinlichkeitssymptome aufstellen. In einer Reihe derartiger Fälle sahen Eppinger und Hess Zeichen einer Erhöhung des Vagustonus, die sie dazu führten, einen sympathicotonischen und vagotonischen Basedow aufzustellen. Für die letztere Basedowgruppe, denn sie ist es, die mit Status thymico-lymphaticus einhergeht, ist charakteristisch: relativ geringe Grade von Pulsbeschleunigung bei subjektiv ausgesprochenen Herzbeschwerden, ausgeprägter Graefe, weite Lidspalten, fehlendes Möbius-Symptom, geringgradige Protrusio bulbi, starke Tränensekretion, Diarrhöen, eventuell Obstipation, Hyperaciditätsbeschwerden, Eosinophilie, Störungen der Atmungsrhythmik, Muskelschwäche, fehlende alimentäre Glykosurie. Einen wichtigen Anhaltspunkt dafür, daß im speziellen Falle Basedow sich mit Status thymicolymphaticus kombiniert, bietet der Blutbefund. Nach Klose ist die Lymphocytose bei Basedow ein direktes Thymussymptom. Für diesen Umstand sprechen auch die Erfahrungen von Capelle und Bayer, die in einem Falle von schwerem Basedow nach Exstirpation des abnorm großen Thymus Besserung des Blutbildes sahen. Von weiteren Erkrankungen, die mit Status thymicolymphaticus sich zu vergesellschaften pflegen, wäre noch die Leukämie (Herz) zu erwähnen.[1])

Was die Prognose des Status thymico-lymphaticus anlangt, so ist zunächst noch einmal hervorzuheben, daß Träger dieser Konstitutions-Anomalie für plötzlichen Tod durch die bereits erwähnten, sonst ziemlich belanglosen Vorkommnisse prädestiniert sind. Bei Kindern kommt noch die Neigung zu Thymusasthma und Thymusstenose hinzu, Ereignisse, die die Prognose ebenfalls recht zweifelhaft erscheinen lassen. Unter allen Umständen aber ist der Träger dieser Konstitutionsanomalie aus dem Grunde besonders gefährdet, weil er nicht nur eine höhere Krankheitsbereitschaft in sich trägt als ein normal konstituierter Mensch, sondern weil er auch erfahrungsgemäß für besonders schweren Verlauf harmloserer Krankheitsprozesse prädestiniert ist; es gibt mit anderen Worten der Status thymico-lymphaticus eine schlechte Prognose bei sonst meistens günstig verlaufenden Krankheiten. Dies gilt in erster Linie für Infektions-

---

[1]) Über die noch sehr unklaren Beziehungen des Thymus zur Myasthenie und Osteomalacie an dieser Stelle zu sprechen, würde zu weit führen; in meinem Referate findet sich hierüber Näheres.

krankheiten. Aber andererseits liegen Erfahrungen vor, denen zufolge derartige Individuen auch recht widerstandsfähig sind, ausnahmsweise ein hohes Alter erreichen und auch Operationen glatt überstehen. Es deckt sich dies mit den Beobachtungen Tandlers, der auch bei Kastraten und Eunuchoiden eine manchmal hohe Lebenszähigkeit feststellen konnte.

Eine Therapie ist eigentlich nur in den Fällen von Thymusasthma durchführbar. Da der Status thymico-lymphaticus nur ein besonderer Ausdruck einer zumeist viel tiefgreifenderen Konstitutionsschwäche ist, so ist er nach unserem heutigen Wissen nicht heilbar. Frühzeitig erkannt, werden allgemein roborierende Maßnahmen, günstige hygienische Verhältnisse und vor allem soweit es möglich ist, Schutz, vor dem Auftreten anderer Erkrankungen den abnormal konstituierten Menschen widerstandsfähiger machen können. Hierbei ist auch Vermeidung von geistiger Überanstrengung, Aufregungen aller Art von großem Werte, da wir ja wissen, daß in manchen Fällen sich zu der körperlichen Konstitutions-Anomalie Psychasthenie gesellt. In der Behandlung des Thymusasthma der Kinder hat die Chirurgie schöne Erfolge zu verzeichnen; von Rehn und seiner Schule inauguriert, gelang es bereits in einer erklecklichen Anzahl von Fällen, das Thymusasthma durch Abtragung größerer oder kleinerer Thymusteile dauernd zu heilen oder wesentlich zu bessern. Nach Klose ist hierbei die intracapsuläre Excision mit Ektopexie oder Dislokation das normale Verfahren. Bei besonders großem Thymus oder nicht genügendem Erfolg durch diese Methode kommt die Resektion des Brustbeinhandgriffes zur Ausführung. Durch diese Eingriffe wurde in einer Reihe von Fällen nicht nur Besserung oder Heilung des Thymusasthma, sondern nach Klose auch Hebung des Allgemeinbefindens erzielt; nicht bewährt hat sich die Röntgenbestrahlung. Über die Thymektomie bei M. Basedowi liegen bis jetzt nur wenige Ergebnisse vor, die aber recht ermutigend sind, da deutliche Besserungen erzielt wurden. Die Indikationsstellung zur Thymektomie bei dieser Krankheit ist aber noch zu wenig ausgebaut, um allgemein gültige Regeln aufstellen zu können. Über Thymektomie bei anderen Krankheiten liegen noch keinerlei Erfahrungen vor.

Histologische Veränderungen bei Status thymico-lymphaticus.

Das mikroskopische Verhalten des Thymus und der Lymphdrüsen bei Status thymico-lymphaticus bedarf noch einer kurzen Erörterung, weil sich daraus wichtige Schlüsse für die Auffassung der gesamten Konstitutions-Anomalie ergeben. Erst in neuerer Zeit ging man daran, die in Rede stehenden Organe genauer zu untersuchen, was zu einer Reihe recht bemerkenswerter Resultate führte. Vor allem muß, da nachgewiesen ist, daß der Thymus ein lympho-epitheliales Organ ist, darauf geachtet werden, wie sich im einzelnen Falle die beiden Hauptbestandteile des Thymus, das Thymusepithel und die Lymphocyten, verhalten. Bei der Durchführung dieser Forderung werden sich auch Anhaltspunkte dafür ergeben, ob in jedem Falle, wo wir einen Status thymico-lymphaticus anzunehmen berechtigt sind, der Befund am Thymus immer der gleiche sei, oder ob in einem Falle die abnorme Größe des Organs von den organspezifischen Elementen oder von den Lymphocyten abhängt. Eine besondere Schwierigkeit erwächst aus der Frage, ob wir es in Fällen, die mit Status thymico-lymphaticus einhergehen, mit einer Reviviscenz des bereits involvierten Organs oder Persistenz in jener Größe, die einem früheren Lebensabschnitte entspricht, zu tun haben. Im ersteren Falle, wenn es sich um eine Reviviscenz handelt, würde diese Tatsache dafür sprechen, daß der Status thymico-lymphaticus ein erworbener Zustand ist, während im zweiten Falle die Annahme einer angeborenen Anomalie berechtigt ist. Welche weiteren Komplikationen die Tatsache der akzidentellen und Altersinvolution ergibt, Erscheinungen, denen auch der Thymus bei Status thymico-lymphaticus unterworfen ist, erklärt zur Genüge, daß bis nun keine völlige Klarheit über die morphologische Struktur des abnorm großen Thymus geschaffen ist. Nach den einen Autoren handelt es sich um bloß einfache Hyperplasie aller Gewebsbestandteile des Thymus bei sonst im wesentlichen normalen Verhältnissen. Von anderen wieder, vor allem Schridde, wird behauptet, daß der Thymushyperplasie Abweichungen im ganzen Aufbaue des Organs zugrundeliegen. Er unterscheidet eine seltene allgemeine Hyperplasie und einen Haupttypus, die stets mit Hypoplasie der Rinde verbundene Markhyperplasie. Auch die Hassallschen Körperchen sind nicht normal gebaut. Nach meinen eigenen Erfahrungen, über die hier nur in Kürze berichtet sei, möge folgendes hervorgehoben werden: Der Thymus, der mit Lymphdrüsenhyperplasie einhergeht, verdankt seine Vergrößerung in erster Linie den abnorm zahlreichen Lymphocyten. Die Markhyperplasie ist in solchen Fällen gewöhnlich nicht sehr in den Vordergrund tretend. Derartige Thymen, die wie Kinderthymen gebaut sind. aber eine Größe besitzen, wie sie de norma der Thymus in keinem Lebensalter erreicht, fanden sich in erster Linie bei den Fällen von plötzlichem Tod. Es lag in diesen Fällen eine Hyperplasie eines nicht physiologisch involvierten Organs vor. Ähnlich gebaut ist der Thymus, wie wir ihn bei M. Addisoni zu finden pflegen, sowie bei jenen Fällen, die mit Hypoplasie des Genitales, des Aortensystems und gesetzmäßig mit Hypoplasien des chromaffinen Systems einhergehen. Nur ist hier zu bemerken, daß in letzteren Fällen keine eigentlich bedeutende Hyperplasie vorliegt, sondern ein Ausbleiben der physiologischerweise sonst in Erscheinung tretenden Involution. Es handelt sich um einen Kinderthymus, also um ein Organ, das nicht wesentlich größer ist, als es einer Altersstufe zukommt, die vor dem Termine des Einsetzens der Altersinvolution liegt. In derartigen Fällen kann man den Thymus als Ausdruck eines topischen Infantilismus bezeichnen. Auch seinem Baue nach gleicht das Organ völlig dem Kinderthymus. Wieder anders sieht der Basedowthymus aus. Hier scheint in erster Linie eine Markhyperplasie vorzuliegen, wenn es auch zum Auftreten lymphoider Einlagerungen kommt, obwohl nach einigen Autoren (Thorbecke, Hart) der Basedowthymus sowohl in seinem epithelialen als lymphocytären Abschnitte hyperplastisch ist.

Am lymphatischen Apparate lassen sich gleichfalls wichtige Befunde erheben. Zunächst muß hervorgehoben werden, daß in einer großen Reihe von Fällen die histologische Untersuchung des follikulären Apparates einzig und allein Zeichen chronischer Entzündung ergibt. Derartig veränderte Lymphdrüsen findet man bei Kindern, aber auch bei Erwachsenen. Bartel und Stein untersuchten eine große Anzahl von Lymphdrüsen; sie stellten als Charakteristikum der ersten Wachstumsperiode ein Ausbleiben der Lymphbahn- und Markstrangentwicklung in den Vordergrund. In der zweiten Wachstumsperiode dagegen legten die Bilder den Gedanken einer Atrophie des spezifischen Parenchyms der Lymphdrüsen nahe. Parallel mit dieser Atrophie des spezifischen Parenchyms geht eine Bindegewebsvermehrung, eine Fibrose vor sich, die zu einer Verkleinerung der Drüsen führt. Bartel und Stein fassen die Bindegewebswucherung in den Lymphdrüsen als eine, auf einer angeborenen Anlage beruhende Entwicklungsstörung auf und halten diesen Befund charakteristisch für den konstitutionell begründeten Lymphatismus.

Infektionen und Intoxikationen können zwar gleichfalls zur Vergrößerung des lymphatischen Apparates führen, derartige Organe zeigen aber keinerlei Neigung zur Ausbildung der Atrophie. In letzterem Falle handelt es sich also um erworbenen Lymphatismus, der mit der in Rede stehenden Konstitutions-Anomalie nichts zu tun hat, sondern Ausdruck einer erhöhten Produktion von Lymphocyten im Kampfe gegen Infektionen und Intoxikationen ist. So ist es auch verständlich, daß im späteren Alter ein auf das Bestehen eines Status thymico-lymphaticus hindeutender Befund an den Lymphdrüsen vermißt werden kann.

Am Thymus konnte ich ähnliche Befunde, wie Bartel und Stein an den Lymphdrüsen, erheben. Auch hier finden wir nicht selten die Zeichen der Fibrose, wodurch das hyperplastische Organ sekundär verkleinert wird. Andererseits wieder nimmt auch der Thymus als lympho-(epitheliales) Organ in den früheren Altersstufen am erworbenen Lymphatismus teil. Er scheint groß aus denselben Gründen, aus denen auch die Lymphdrüsen hyperplastisch sind. Da aber der Thymus sowohl einer physiologischen als auch einer akzidentellen Involution in erhöhtem Maße unterworfen ist, so darf es uns nicht wundernehmen, daß, wenn in einzelnen Fällen an den Lymphdrüsen die erworbene Hyperplasie bestehen bleibt, sich der Thymus, den Gesetzen der Involution folgend, verkleinert. In derartigen Thymusdrüsen werden sich aber wohl immer die Zeichen der konstitutionell begründeten Fibrose vermissen lassen.

Um wieder auf den konstitutionell begründeten Status thymico-lymphaticus zurückzukommen, sei hervorgehoben, daß die Neigung zu bindegewebigem Ersatze nicht nur für Thymus und Lymphdrüsen charakteristisch ist, sondern daß wir dieselben Vorgänge auch an anderen Organen wiederfinden. Die Nebennieren zeigen bei manchen Fällen von primärem M. Addisoni jene Veränderungen, die früher als Sklerose der Nebenniere bezeichnet wurden. Es handelt sich in diesen Fällen um nichts anderes als um reichliche Bindegewebsentwicklung als Ausdruck der allgemeinen Fibrose. In diesen Fällen finden wir auch im Thymus Zeichen vermehrter Bindegewebsentwicklung. An den Ovarien konnten Bartel und Stein, Kyrle und Tandler an den Hoden, von Wiesner an den Arterien gleichfalls auffallende Vermehrung des Bindegewebes nachweisen. Diese Vermehrung des Bindegewebes an einer Reihe von Organen ist charakteristisch für den angeborenen Lymphatismus gegenüber dem erworbenen und bildet ein wichtiges Unterscheidungsmerkmal gegen letzteren. Ebenso wie im jugendlichen Alter die Organe bei der Konstitutions-Anomalie zu Exsudation neigen, zur exsudativen Diathese, so neigen sie im späteren Alter zur Bindegewebsdiathese. Sie ist nach meiner Ansicht der Ausdruck für ein frühzeitiges Altern der Organe, gleichwie man als Zeichen des Alterns bei normal funktionierenden Organen ebenfalls Vermehrung des Bindegewebes nachweisen kann. Wahrscheinlich handelt es sich sowohl für die Bindegewebsdiathese als für die vermehrte Bindegewebsentwicklung im Alter um direkten Einfluß einer intern sezernierenden Drüse, die das normale Verhalten des Bindegewebes zu regulieren hat, ähnlich den Beziehungen der Hypophyse und der Keimdrüsen zum Fettgewebe und zu den Knochen. Welche Drüse das ist, ist vorläufig völlig unbekannt, möglicherweise kommt die Schilddrüse in Betracht. Während beim normal konstituierten Menschen die Vermehrung des Bindegewebes auf Kosten der Parenchyme allmählich vor sich geht, stellt die Bindegewebsdiathese beim Status thymico-lymphaticus einen abnorm frühzeitig einsetzenden und exzessive Grade erreichenden Vorgang dar, offenbar durch Ausfall einer Hemmung der regulierenden Drüse. In ihrer Pathogenese als endokrine Erkrankung gleicht die Bindegewebsdiathese beim konstitutionellen Status thymico-lymphaticus außerordentlich der der Fettsucht.

Aus dem Vorhergehenden läßt sich entnehmen, welch wichtige Rolle der Status thymico-lymphaticus in der Pathologie spielt. Nicht so sehr ist es sein selbständiges Vorkommen, sondern vielmehr seine Beziehungen zu anderweitigen Erkrankungen, für deren Auftreten die Konstitutions-Anomalie direkt verantwortlich gemacht werden kann. Man steht ja heute wieder auf dem Standpunkte, daß uns „die Erfahrung am Krankenbette zwingt, einen ganz individuellen Faktor mit in Rechnung zu ziehen, die Konstitution des Kranken" (Chvostek). Diese Konstitution kann entweder schon in der Anlage gegeben sein oder erst im späteren Leben erworben werden. Es fragt sich, warum in einzelnen Fällen die angeborene Konstitutionsschwäche als auffallendstes Merkmal mit Hyperplasie des Thymus und des Lymphgewebes einhergeht, während wieder in anderen Fällen gleichfalls bei angeborener Organschwäche dieselbe uns nicht im Bilde eines Status thymico-lymphaticus entgegentritt, sondern als Infantilismus, Asthenie usw. Zunächst aber ist es notwendig, auf die Korrelationen der verschiedenen Drüsen mit innerer Sekretion etwas näher einzugehen. Wir wissen, daß diese Drüsen nicht nur wichtige Einzelfunktionen haben, sondern auch untereinander in korrelativem Verhältnisse stehen, sei es nun im Sinne der gegenseitigen Hemmung oder Förderung. Dies gilt wie für die anderen Drüsen mit innerer Sekretion auch für den Thymus. Wir müssen uns die Frage vorlegen, ob nicht die Vergrößerung des Thymus beim konstitutionell begründeten Status thymico-lymphaticus von Sekretionsanomalien anderer Drüsen abhängig ist. Es kann im speziellen Falle die Thymusvergrößerung eine kompensatorische oder eine vikariierende sein, wenn es sich um den Ausfall der Funktion einer anderen intern sezernierenden Drüse handelt. Andererseits scheint es aber auch Drüsen zu geben, deren Überfunktion eine Thymusvergrößerung nach sich ziehen kann. Wenn es sich um eine kompensatorische oder vikariierende Vergrößerung des Thymus handelt, muß man an den Fortfall eines direkt oder indirekt thymushemmenden Faktors denken, im zweiten Falle dagegen an die verstärkte Wirksamkeit eines thymusfördernden Faktors. Man kann also nach Hammar von Thymusdepressoren und Thymusexzitatoren sprechen. Als Thymusdepressoren wären die Geschlechtsdrüsen und das chromaffine System, als Thymusexzitatoren die Nebennierenrinde, die Schilddrüse, möglicherweise auch die Hypophyse und die Parathyreoidea zu nennen. Für die thymusdepressorische Wirkung der Geschlechtsdrüsen sprechen die Befunde nach Kastration und bei Eunuchoiden, bei welchen Individuen Tandler und Grosz abnorm großen Thymus nachgewiesen haben. Für die thymusdepressorische Wirkung des chromaffinen Systems sind zunächst die Befunde bei M. Addisoni anzuführen, sowie die Tatsache, daß Status thymico-lymphaticus mit Hypoplasien des chromaffinen Systems fast gesetzmäßig einhergeht. Wir finden auch bei M. Addisoni den Thymus regelmäßig wie einen Kinderthymus gebaut als Zeichen, daß es sich in diesem Falle wohl um ein Erhaltenbleiben des Thymus und nicht etwa um eine Reviviscenz handelt. Auch die mit Hypoplasie des Genitales einhergehende Hypoplasie des chromaffinen Systems, wie man es ebenfalls bei M. Addisoni beobachten kann, spricht für die Wechselbeziehungen zwischen Thymus, chromaffinem System und Geschlechtsdrüsen. Auch folgende Tatsache spricht für die nahen Beziehungen zwischen chromaffinem System und Thymus. Beim Embryo und beim Menschen bis zur Pubertät sind sowohl Thymus wie chromaffines System reichlich entwickelt. Zu dieser Zeit beginnt eine physiologische Reduktion, wenn sie auch in bezug auf das chromaffine System niemals so hohe Grade erreicht wie beim Thymus. Jedenfalls ist der neugeborene Mensch und das jugendliche Individuum mit einer ungleich größeren Menge jener Organe ausgestattet, die das sympathicustonisierende Adrenalin zu liefern haben. Es ist nicht ausgeschlossen, daß, wenigstens zum Teile, zur Ausbalancierung der hohen Adrenalinwerte der Thymus notwendig ist, von dem wir ja wissen, daß er ein Sekret enthält, das ein direkter Antagonist des Adrenalins ist, wobei natürlich die Beziehungen des Thymus zu anderen Organen nicht in Abrede gestellt werden sollen. Wenn die thymusdepressorische Wirkung des chromaffinen Systems bei kongenitaler Gewebsschwäche zu gering ist, bleibt der Thymus weiterbestehen, oder seine Altersinvolution ist außerordentlich verzögert. Auf diese Weise — zu geringe Menge des thymusdepressorischen Adrenalins bei Unterentwicklung des chromaffinen Systems und dadurch bedingter Adrenalinarmut — erklärt sich der Status thymico-lymphaticus bei M. Addisoni. Auch aus klinischen Symptomen läßt sich der Antagonismus zwischen dem Adrenalin und dem Thymussekret erschließen. Alle jene Erkrankungen, bei denen Status thymico-lymphaticus gefunden wird, gehen mit Erhöhung des Vagustonus einher. Das schönste Beispiel hierfür ist der M. Addisoni, bei dem die Zeichen des darniederliegenden Sympathicustonus gegenüber dem erhöhten Vagustonus am deutlichsten ausgesprochen sind. Mit Rücksicht darauf, daß das noch hypothetische Vagotonin, das dem Adrenalin entgegenwirkt, wahrscheinlich, wenigstens im jugendlichen Alter, im Thymus gebildet wird, erscheint es uns verständlich, daß sich dieses Organ bei fehlender Depression zu erhalten vermag. Die durch anatomische. klinische und experimentelle Erfahrungen gefestigte Annahme, daß wir im Thymus, vor allem in seinem Epithel, eine Drüse zu erblicken haben, die, ebenso wie das chromaffine System, ein Produkt liefert, das den Sympathicus bzw. die von ihm innervierten Erfolgsorgane tonisiert, ein Sekret liefert, das auf den Vagus und die von ihm versorgten Organe einwirkt, ist auch imstande, nicht nur das Ausbleiben der physiologischen Involution des Thymus bei Unterentwicklung des Adrenalgewebes zu erklären, sondern sie kann auch zur Erklärung der plötzlichen Todesfälle bei Kindern und Erwachsenen herangezogen werden. Wir wissen heute, wie leicht und ausgiebig durch Infektionen und Intoxikationen die Nebenniere, vor allem das chromaffine Gewebe geschädigt wird. Derartige Prozesse können bei schon von vornherein spärlichen und funktionsuntüchtigen chromaffinen Zellen zu einem Versagen der Adrenalinlieferung führen. Die Folge davon ist ein plötzliches Überwiegen des Vagustonus gegenüber dem Sympathicustonus, der, wie leicht verständlich, für den konstitutionell schwachen Organismus von den schwersten Folgen begleitet sein kann. Es gleichen auch die Erscheinungen, wie sie dem unvorhergesehenen Tode vorausgehen, klinisch den Erscheinungen des erhöhten Vagustonus. Auch kann im gleichen Sinne die Erhöhung des Vagustonus Krämpfe der Bronchialmuskulatur und Asthma hervorrufen und auf diese Weise zur Erklärung des Thymusasthma herangezogen werden. Dagegen sprechen auch nicht die guten Erfolge der Chirurgie, da ja die Exstirpation eines Teiles der Drüse nicht nur ein materielles Atmungshindernis hinwegschafft, sondern einen Teil einer überfunktionierenden Drüse. Jedenfalls ist diese Erklärung des Thymusasthma, da auf klinischen und anatomischen Erfahrungen begründet, plausibler als die mechanische Theorie, für die sich nur in ganz vereinzelten Fällen beweisende Befunde erheben ließen.

Auch der plötzliche Tod erwachsener Individuen kann durch eine fallweise auftretende deletäre Erhöhung des Vagustonus erklärt werden. Alle jene Ereignisse, die, wie bis jetzt bekannt, zu plötzlichem Tod infolge Status thymicolymphaticus führten, waren mit Anstrengungen verknüpft, die mit erhöhten Anforderungen an den Sympathicus bzw. an den von ihm innervierte Organe verbunden waren (Bad, Coitus, psychische Aufregungen usw.). Auch hier, können wir annehmen, war die verfügbare Menge Adrenalin, das ja besonders bei körperlichen Anstrengungen in vermehrter Menge verbraucht wird, wie Schur und ich nachweisen konnten, den Anforderungen nicht gewachsen, auch hier kam es zu einem plötzlichen Überwiegen des Vagustonus mit seinen deletären Folgen für das Herz, oder der plötzliche Tod ist direkt auf Adrenalinmangel zurückzuführen. Daß tatsächlich bei Status thymico-lymphaticus des Erwachsenen ein Versiegen der Adrenalinzufuhr zu den einzelnen Organen stattfinden kann, geht aus Beobachtungen Schmorls und Ingiers hervor, die bei einem typischen Falle von Mors thymica in den Nebennieren einen Adrenalingehalt von 8,5 mg gefunden haben, was für ein Zurückhalten des Hormons in den Organen spricht, wodurch wieder leicht eine tödliche Exacerbation des Vagustonus in Erscheinung treten kann. Einer ähnlichen Erklärung sind ferner die Todesfälle bei der Narkose zugänglich, bei der ebenfalls eine stärkere Inanspruchnahme des Adrenalins vorhanden zu sein scheint. Selbstverständlich mag auch die bei Status thymico-lymphaticus so häufig vorkommende Hypoplasie des Arteriensystems das Ihrige zum Auftreten der plötzlichen Todesfälle beitragen. Von Neusser spricht sich über diesen Punkt in der Weise aus, daß die aus der Insuffizienz des chromaffinen Systems und die aus der infolge Längsdehnung der relativ zu kurz gebildeten Arterien resultierende Verringerung des Gefäßtonus auf das Herz eine Rückwirkung haben muß und zwar in der Art, daß die verringerte Kontraktilität der Gefäße schließlich zu Überanstrengung des Herzens führt. Auf diese Weise können verhältnismäßig geringe Ursachen ein Versagen der Herztätigkeit zur Folge haben, namentlich dann, wenn auch die Kranzarterien des Herzens hypoplastisch sind; die bei derartigen Individuen auftretende Herzlähmung wäre dann wieder entweder durch das Fehlen des Sympathicushormons oder durch Intoxikation durch das „Vagustoxin" zu erklären. Als jene Substanz, die möglicherweise im Thymus gebildet und dem Adrenalin entgegenwirkt, kommt das Cholin in Betracht. Von Neusser ist der Ansicht, daß auch das Neurin und Muscarin, die pharmakodynamisch ähnlich wie das Cholin wirken, hier in Betracht kommen. Möglicherweise ist in letzter Linie der plötzliche Tod durch einen, infolge chemischer Vorgänge hervorgerufenen Übergang des Cholins in das giftige Neurin eventuell Muscarin bedingt, also eine Autointoxikation durch die genannten Ammoniumbasen. Als Träger des supponierten Vagotonins sind vielleicht vor allem die eosinophilen Zellen von Bedeutung. Schwarz hat zuerst in den eosinophilen Zellen ein Hormon für die autonom innervierten Drüsen vermutet. Wir wissen nach den Feststellungen von Eppinger und Hess und von v. Neusser, daß Krankheiten, die mit erhöhtem Tonus des autonomen Systems einhergehen, erhöhte Eosinophilie aufweisen, wir wissen nach Falta, daß Substanzen, die den Tonus in den autonom innervierten Erfolgsorganen steigern, ausgesprochene Eosinophilie erzeugen. Nach Schridde ist die Eosinophilie des Thymus auf den Reiz spezifischer Stoffwechselprodukte ihrer Elemente zurückzuführen, und auch Hart teilt nicht nur die zuerst von Wiesel dargelegten Anschauungen über die Beziehungen zwischen Thymus und chromaffinem System, sondern erblickt gleichfalls in den eosinophilen Zellen Träger innersekretorischer Produkte, „sei es nun, daß sie dauernd den Transport vermitteln, sei es, daß sie nur Speicherer überschüssiger Hormone sind". — Was die Hyperplasie des lymphatischen Apparates anlangt, so ist es schwer zu sagen, in welcher Beziehung sie zum Status thymico-lymphaticus steht. Wir müssen nur annehmen, daß sie eine Abwehrvorrichtung bedeutet bei Individuen, deren Gesamtkonstitution eine besonders schwächliche genannt werden muß. Die große Bedeutung des lymphatischen Apparates als Schutzvorrichtung gegenüber Intoxikationen, vor allem Infektionen, ist bekannt. Möglicherweise werden wir aber auch in den Lymphdrüsen Organe kennen lernen, die in bestimmter Korrelation zu endocrinen Drüsen stehen. Vorläufig aber möchte ich glauben, daß ebenso wie nach Bartel Lymphatismus im Kampfe gegen Infektion und Intoxikation erworben werden kann, sich bei besonders hinfällig konstituierten Individuen von vornherein eine stärkere Ausbildung der natürlichen Schutzvorrichtungen entwickeln kann, um diese Individuen dadurch bis zu einem gewissen Grade widerstandsfähiger zu machen.

Kurz zusammengefaßt möge gesagt werden, daß der konstitutionelle Status thymico-lymphaticus Ausdruck einer hypoplastischen Konstitution ist, die verschiedene Organe und Organsysteme umfaßt. Zu seinem Zustandekommen ist speziell das gleichzeitige Vorhandensein einer Unterentwicklung des chromaffinen Systems notwendig. Die Hyperplasie des lymphatischen Apparates, an der auch der lymphoide, nicht organspezifische Abschnitt des Thymus teilnimmt, fassen wir als Bestrebung zur Erhöhung der Widerstandsfähigkeit gegen Infektionen auf. Der plötzliche Tod ist die Folge eines Überwiegens des Vagustonus gegenüber dem Sympathicustonus, vielleicht in letzter Linie die Folge einer Autointoxikation. Als Träger des spezifischen Thymussekretes scheinen die eosinophilen Zellen eine große Rolle zu spielen.

Einer kurzen Bemerkung bedarf noch der Basedowthymus. Nach der Auffassung von Klose gibt es überhaupt keinen Basedow ohne Thymusvergrößerung. Er nimmt mit Capelle und Bayer eine Potenzierung der Basedowerscheinungen durch die Thymusdrüse und keine kompensierende Tätigkeit an[1]).

Wenn wir uns schließlich noch die Frage vorlegen, wo die Ursache des Status thymico-lymphaticus bzw. des Status hypoplasticus liegt, so müssen wir mit Weichselbaum seine Ursache in irgend einer Schädigung des Keimes suchen, in letzter Linie in einer vererbbaren Alteration der männlichen oder weiblichen Geschlechtszelle. Je nach der Stärke der Alteration wird es dann in der Entwicklung zu verschiedenen Störungen der Organentwicklung kommen. Je mehr Organe hypoplastisch entwickelt sind, desto weniger widerstandsfähig ist der Gesamtorganismus. Nicht nur, daß diese Organe leichter anatomisch erkranken; wir müssen auch annehmen, daß die Gewebsschwäche zur Funktionsschwäche führt; der Status thymico-lymphaticus stellt eine derartige Erscheinungsform einer Gewebsschwäche bestimmter Organe und Organgruppen dar. Durch die angeborene Gewebsschwäche bestimmter Organe ist der Träger dieser Erscheinungsform einer angeborenen Konstitutions-Anomalie zum Auftreten bestimmter Krankheitsformen prädestiniert.

---

[1]) Es würde zu weit führen, an dieser Stelle die nicht zum Thema gehörige Frage des Basedowthymus zu erörtern. Näheres darüber findet sich bei Hart, in meinem Referate und bei Klose, in diesem Handbuch in dem ersten Kapitel dieses Bandes.

Bei anderer Gruppierung kommt es dagegen nicht zur Ausbildung eines Status thymico-lymphaticus, sondern zu Erscheinungsformen, die auf eine besondere Gewebsschwäche anderer Drüsen, z. B. der Schilddrüse, der Hypophyse der Keimdrüsen hinweisen[1]). Gemeinsam aber allen diesen speziellen Folgen der Keimalteration ist bei längerem Bestehen die Neigung zu bindegewebigem Ersatze spezifischer Drüsenparenchyme. Diese Bindegewebsdiathese, in einem Organe allein oder gleichzeitig in mehreren lokalisiert, führt naturgemäß zu einer Summe der verschiedenartigsten Krankheitsformen. Eine Reihe solcher, die die Folge einer typischen Anteilnahme mehrerer Drüsen mit innerer Sekretion sind, führte dazu, das noch wenig studierte Bild der multiglandulären Insuffizienz aufzustellen. Die typischeren Erscheinungsformen der multiglandulären Insuffizienz sind pathogenetisch dem Status thymico-lymphaticus gleichzusetzen. Auch ihre Entwicklung ist zuletzt von Alterationen der Keimanlage abhängig.

Literatur s. S. 425.

---

[1]) So erklären sich die verschiedenen Erscheinungsformen der angeborenen Konstitution; Infantilismus, Asthenie, Status thymico-lymphaticus sind bloß der Ausdruck einer bestimmten Gruppierung hypoplastischer Organe; aber man muß daran denken, daß auch für unser Auge normal gebaute Organe funktionell hypoplastisch sein können; die Erforschung der Zeichen funktioneller Minderwertigkeit anscheinend normal gebauter Organe ist die nächste Aufgabe in der Lehre des Status hypoplasticus.

Agenitalismus und Hypogenitalismus. Die Bindegewebsdiathese als Ursache multiglandulärer Störungen (Insuffisance pluriglandulaire).

Von

Josef Wiesel-Wien.

Die folgenden Zeilen sollen sich einerseits mit jenen Störungen befassen, die die Folge des Ausfalles der Keimdrüsen sind, anderseits mit jenen, die auf sinnfällige Störungen mehrerer intern sezernierender Drüsen zurückgeführt werden müssen. Allerdings muß schon jetzt betont werden, daß es nach dem heutigen Stande des Wissens keinem Zweifel unterliegt, daß es rein uniglanduläre Erkrankungen im strengen Sinne des Wortes überhaupt nicht gibt. Wenn auch die Funktionen der Drüsen mit innerer Sekretion noch vielfach ganz dunkel sind, so können wir doch als sicher annehmen, daß sie funktionell in so engen Beziehungen zueinander stehen, daß die Erkrankung auch nur einer einzigen genügt, um andere in ihren Funktionen zu beeinflussen. In diesem Sinne müssen wir daher Erkrankungen wie den M. Basedowi, die Akromegalie, den M. Addisoni usw., die man früher als uniglanduläre Prozesse zu bezeichnen pflegte, eher als multiglanduläre benennen, da es sich bei genauerem Studium dieser Krankheiten zeigte, daß auch andere Drüsen als die Schilddrüse bei M. Basedowi, die Nebenniere beim M. Addisoni, die Hypophyse bei der Akromegalie entweder sogar anatomisch von der Norm abweichen oder zumindest klinisch ihre Anteilnahme an dem speziellen Krankheitsprozesse dokumentieren. Es stehen nur bei diesen erwähnten Krankheitsformen die von seiten eines Organes herrührenden Symptome so sehr im Vordergrunde des klinischen Bildes, daß lange Zeit die Beteiligung anderer Drüsen übersehen wurde. Wie sehr man in bezug auf die Korrelationen der Drüsen mit innerer Sekretion im Dunklen tastet, geht schon daraus hervor, daß wir nicht einmal wissen, auf welchem Wege eine Drüse andere endokrine Organe beeinflußt. So erscheint es nicht auffallend, daß wir die Abhängigkeit einzelner Symptome von einer bestimmten Drüse vielfach nicht zu bestimmen vermögen. Als Beispiel für diese Tatsache genüge, daß es uns zurzeit nicht möglich ist, auch nur ein einziges Symptom bei der Basedowschen Krankheit mit Sicherheit auf die Schilddrüse direkt zu beziehen. Bei dieser großen Unsicherheit in der Deutung von Symptomen und Unkenntnis so zahlreicher Punkte der Physiologie und Pathologie der Blutdrüsen ist es selbstverständlich kaum möglich, bestimmte klinische Symptome auf die Erkrankung bestimmter Drüsen mit innerer Sekretion zu beziehen. So erklären sich die vielfachen Widersprüche und die divergierenden Annahmen über die hierher gehörigen Krankheitsformen. Man kann sich deshalb vorläufig nur darauf beschränken, einzelne Krankheitsbilder kurz zu skizzieren, die sich wenigstens durch gewisse gleichbleibende Symptome und Erscheinungskomplexe, beziehungsweise durch bestimmte anatomische Befunde auszeichnen.

Im Vordergrunde des Interesses stehen schon seit langem jene Krankheiten, bei denen sich regelmäßig Ausfall der Geschlechtsdrüsenfunktion findet und die man unter die Begriffe Infantilismus, Feminismus und Eunuchismus subsumierte. Weiter gehören hierher Erkrankungsformen, bei denen sich klinisch Anhaltspunkte zeigten, autoptisch mit Sicherheit Erkrankungen mehrerer Drüsen mit innerer Sekretion feststellen ließen. Alle diese Formen bezeichneten Claude und Gougerot als Folgen einer „insuffisance pluriglandulaire". Ein kurzer historischer Überblick über die hierher gehörigen Studien. die besonders von französischer Seite herrühren, mag die Unsicherheit in der Deutung und Auffassung der einschlägigen Prozesse am besten illustrieren.

Lasegue hat den Ausdruck Infantilismus geprägt. Er wählte ihn wegen der Kleinheit der Kranken, deren Muskeln weich und zart bleiben. deren Knochen aber zur richtigen Zeit definitiv ossifizieren und deren Hoden „atrophisch" bleiben. Lorain schuf eine neue Anzahl von Typen. und unterscheidet im Vorworte zur Dissertation seines Schülers Faneau de la Cour drei Formen. Die erste ist charakterisiert durch die Kleinheit und Grazilität des Körpers im ganzen, die zweite Form des Infantilismus durch das Bestehenbleiben eines jünglinghaften Aussehens bei erwachsenen Menschen, die dritte Kategorie entspricht jener Gruppe, die man als „Feminismus" bezeichnet: die Hüften derartiger Menschen sind breit, der Genitalapparat atrophisch, die bei Männern sonst behaarten Stellen kahl, die Kopfhaare lang und zart; die Brüste sind voluminös; manchmal bleibt die zweite Dentition aus. Der Infantilismus des Typus Lorain wurde in der Folgezeit von Jeoffroy, Brouardel und anderen studiert. Brissaud beobachtete aber, daß ein Teil dieser Infantilisten Züge des Myxödems aufweist; er prägte den Begriff des myxödematösen Infantilismus, charakterisiert. wie Brissauds Schüler Meige sagt, durch die Persistenz der morphologischen Eigenschaften der Kindheit bei Individuen jenseits der Pubertät. Als Infantilisten im Sinne Lorains ließ Brissaud nur dessen erste Gruppe gelten. Noch weiter ging Hertoghe, dem wir die Kenntnis der wichtigen Tatsache des Offenbleibens der Epiphysenfugen bei Myxödem verdanken. Er nahm für alle Infantilisten, auch für jene, die ohne Myxödem bloß ein atrophisches Genitale aufweisen, einen thyreogenen Ursprung an.

In allen diesen Fällen waren regelmäßig die Genitalien am Krankheitsprozeß beteiligt, und es wurde die Bedeutung des Ausfalles der inneren Sekretion der Keimdrüsen für das Zustandekommen der in Rede stehenden Krankheitsformen betont. Gleichzeitig wurde aber bereits zur Erklärung gewisser Symptome auch an die konkomittierende Erkrankung anderer intern sezernierender Drüsen gedacht. Babinski, Nazzari, Launois und Roy wiesen auf Symptome hin, die für eine Beteiligung der Hypophyse sprechen. Owen nahm Beteiligung des Thymus, Bramwell des Pankreas an. Gandy, gestützt auf zwei eigene Fälle, sowie auf Beobachtungen von Rumpell, Dalché, Djemil Pacha, Dupré, sprach wieder die Meinung aus, daß es sich in allen diesen Fällen doch nur um die Folgen einer Dysthyreoidie handelt; er steht also auf einem ähnlichen Standpunkte wie Brissaud, den er auch in der Dissertation seines Schülers Déseglise (L'Infantilisme tardif de l'adulte) verteidigen ließ, der außer den Gandyschen Fällen auch die von Gaillard, ferner eine Beobachtung von Brissaud und Bauer und eine von Coffin aufnahm. Unzweifelhaft aber ist die Brissaud-Gandysche Auffassung eine viel zu einseitige. Dies führte auch dazu, daß nach den Beobachtungen von Rénon, Delille und nach eigenen, Claude und Gougerot in der richtigen Erkenntnis der Unmöglichkeit einer einwandfreien Feststellung der primär erkrankten Organe, den nichts vorwegnehmenden Ausdruck der pluriglandulären Insuffizienz prägten. Es folgten dann eine Reihe teils zustimmender, teils ablehnender Publikationen. Zu jenen Autoren, die die Claude-Gougerotsche Auffassung teilten, gehören Rénon und Delille, weiter Austregesilo, Laignel-Lavastine, Lévy und Rothschild, von Müller, Dalché und Galup, Dupré und Kahn, Marañon, Murri usw. Gegen die Richtigkeit der Auffassung sprachen sich Gandy, Gallavardin und Rebattu, weiter Cordier und Rebattu aus, die wieder zur Annahme eines regressiven Infantilismus zurückkehrten, ferner Soucques, Russy usw. Auch Falta hält den Ausdruck pluri- oder multiglanduläre Insuffizienz nicht für glücklich gewählt; er stellt den ätiologischen Faktor in den Vordergrund, grenzt vom Infantilismus den Späteunuchoidismus ab und unterscheidet ferner mit Rücksicht auf den anatomischen Befund eine multiple Blutdrüsensklerose.

Aus diesem kurzen historischen Überblicke entnehmen wir die Wandlungen, die im Laufe der Zeit in der Auffassung der hierher gehörigen Krankheitsprozesse eingetreten sind. Sicher ist es, daß die Auffassungen Brissauds, Gandys und ihrer Schulen insofern nicht den tatsächlichen Verhältnissen entsprechen, als die Annahme einer bloß uniglandulären Erkrankung für die verschiedenen Erscheinungsformen des Infantilismus und der multiglandulären Syndrome im Sinne Claudes und Gougerots sicherlich nicht zu Recht bestehen. Ebenso sind auch die von diesen Schulen gewählten Ausdrücke des tardifen und regressiven Infantilismus unrichtig, weil die hierbei zu erhebenden Befunde nicht als die Folge eines Stehenbleibens oder Rückkehrens der Organe auf kindlicher Stufe zu deuten sind: so entsprechen beispielsweise die Hoden eunuchoider Individuen ihrem Baue nach durchaus nicht denen von Kindern, sondern es handelt sich um durch bestimmte Krankheitsprozesse veränderte, eventuell zur Atrophie gebrachte Keimdrüsen, wie sie de norma gar keinem Lebensalter entsprechen.

Was nun bestimmte Krankheitsformen betrifft, so sei jener Zustand zuerst skizziert, der die Folge eines frühzeitigen oder später erworbenen Ausfalles der Keimdrüsen ist. Vollständiges Fehlen beider Keimdrüsen ist wohl immer bloß die Folge operativer Kastration, da angeborener beiderseitiger Keimdrüsenmangel bei lebensfähigen Individuen bis jetzt nicht mit Sicherheit beobachtet wurde. Sind die Keimdrüsen hypoplastisch oder durch krankhafte Veränderungen in ihren Funktionen weitgehendst gestört, so entsteht jenes Zustandsbild, das Griffith als Eunuchoidismus bezeichnet und dessen genauere Präzisierung wir in neuester Zeit hauptsächlich den Untersuchungen Tandlers und Grosz' verdanken.

Für das Verständnis der durch den völligen Ausfall oder durch die Insuffizienz der Keimdrüsen bedingten Erscheinungsformen ist die Tatsache von großer Bedeutung, daß die Keimdrüsen außer dem eigentlichen germinativen Anteil noch eine Drüse enthalten, die den innersekretorischen Abschnitt repräsentiert: die sogenannten interstitiellen oder Leydigschen Zellen. Diese mesodermalen. ihrem Aufbaue nach den Zellen der Nebennierenrinde nicht unähnlichen Elemente sind es, von deren Existenz die Entwicklung der sekundären Geschlechtscharaktere in erster Linie abhängig ist.[1]) Obwohl sicherlich der germinative Anteil und der innersekretorische in engen Korrelationen stehen, sind die sekundären Geschlechtscharaktere in erster Linie doch nur von der interstitiellen Drüse abhängig, wie aus einer Reihe von Tatsachen hervorgeht, die zuerst von Ancel und Bouin festgestellt wurden. Diese Autoren verweisen auf die folgenden Punkte, die für eine gewisse Unabhängigkeit des germinativen vom interstitiellen Abschnitte sprechen. Bei manchen Erkrankungen: Krebs, Tuberkulose, Malariakachexie. die unter Umständen die Spermatogenese durch Atrophie der eigentlichen Geschlechtsdrüse vernichten, bleiben die interstitielle Hodendrüse und mit ihr die sekundären Geschlechtscharaktere erhalten. Das gleiche Verhalten findet sich bei Stenose des Ductus deferens durch krankhafte Prozesse (Epididymitis) oder nach Ligatur desselben. Auch jene Kryptorchen, bei denen bloß der germinative Anteil der Keimdrüsen verkümmert ist, zeigen normales Verhalten bezüglich der sekundären Geschlechtscharaktere. Tandler und Grosz konnten nachweisen, daß bei der Röntgenbestrahlung der Hoden bloß der germinative Anteil zugrunde geht; die sekundären Geschlechtscharaktere bleiben erhalten, da die interstitielle Drüse intakt bleibt. Trotzdem aus diesen Befunden hervorgeht, daß die beiden Bestandteile der Keimdrüsen in gewisser Hinsicht funktionell voneinander unabhängig sind, ist die Frage nach Korrelationen der beiden Abschnitte noch durchaus ungeklärt.

Agenitalismus, die Eunuchen.

Vollständiger Agenitalismus ist bei lebensfähigen Individuen wohl immer erworben. Die wenigen Fälle von angeblich angeborenem Agenitalismus, z. B. die von Richon und Jeandelize oder von Papillault beschriebenen gehören in die Gruppe des Eunuchoidismus.

Die Folgen der Kastration sind verschieden, je nachdem sie vor oder nach erreichter Pubertät vorgenommen wurde. — Auffallende Befunde lassen sich bekanntlich im Exterieur der Verschnittenen erheben. Schon Gotard (zit. Dupré) erwähnt die abnorme Größe der Frühkastraten. Dieser Hochwuchs der Eunuchen wurde dann vielfach bestätigt (Amicis. Malignon, Regnault, Teinturier, Merscheiwsky, Becker, Lortat. Sellheim, Tandler und Grosz). Aus dem Studium der Literatur geht allerdings hervor, daß der Hochwuchs bei Kastraten gewisser Rassen nicht sehr in den Vordergrund tritt. So sollen nach Malignon speziell die chinesischen Kastraten nie länger als höchstens 1,65 m werden.

Tandler und Grosz, die in Rumänien Skopzen untersuchten, und welchen Autoren wir eine vorzügliche Schilderung des Kastratentypus verdanken, unterscheiden zwei Haupttypen: bei dem ersten handelt es sich um hoch aufgeschossene, relativ magere Individuen, bei dem zweiten um auffällig fette, gedunsen aussehende Personen, an denen nach Tandler und Grosz vor allem die besondere Beckenbreite und die Fettablagerung an den Gesäßbacken,

---

[1]) Die interstitiellen Zellen scheinen nicht nur anatomisch, sondern auch funktionell mit den Zellen der Nebennierenrinde verwandt zu sein, wofür die frühzeitige Entwicklung der sekundären Geschlechtscharaktere bei hyperplastischen Vorgängen in der Nebennierenrinde spricht, vgl. oben.

an den Brustdrüsen, den Trochanteren und den Darmbeinkämmen auffällt. Aber auch die Angehörigen des ersten Typus zeigen an bestimmten Stellen, auf der Unterbauchgegend, auf dem Mons veneris, auf den Gesäßbacken einen relativ starken Fettansatz. Nach den zuletzt zitierten Autoren gehören diese regionären, manchmal eine ganz bedeutende Entwicklung erlangenden Fettansammlungen zu den charakteristischen Merkmalen des Kastraten. Die über das Mittelmaß hinausgehende Körpergröße ist nach Tandler und Grosz für Frühkastraten charakteristisch. Die unteren Extremitäten zeigen gesteigertes Längenwachstum, wodurch die Unterlänge die Oberlänge bedeutend übertrifft; auch die oberen Extremitäten sind abnorm lang, wodurch große Spannweiten zustande kommen (in einem Falle von Tandler und Grosz 204 cm). Das Kopfskelett betreffend, sei die besondere Kleinheit, die Abflachung der Hinterhauptschuppe, der stark entwickelte Margo superciliaris hervorgehoben, sowie der von Tandler und Grosz erhobene Befund der Vergrößerung der Sella turcica. Das Becken der Frühkastraten besitzt große Querdistanz, die Lordose der Lendenwirbelsäule ist gering. Einen häufigen Befund bildet das Genu valvum. Von Wichtigkeit ist das Offenbleiben der Epiphysenfugen. Die Haut des Gesichts ist gelblich oder blaß, pigmentarm, es bilden sich zahlreiche Falten und Runzeln, die Haut des Stammes ist gleichfalls blaß, wachsig, pigmentarm. Das Haupthaar ist dicht, die Bartentwicklung dagegen fast immer fehlend, nur an der Oberlippe ist manchmal eine geringgradige Entwicklung von Lanugohaaren bemerkbar. Einige Male sahen Tandler und Grosz bei alten Skopzen Bartbildung in jener Lokalisation, wie man sie manchmal bei alten Frauen findet. Stamm und Perineum sind haarlos, die Extremitäten nur ausnahmsweise und spärlich, dagegen die Achselhöhlen regelmäßig, wenn auch schütter, behaart. Die sehr spärliche Schambehaarung zeigt ausgesprochen weiblichen Typus.

Der Kehlkopf ist klein, kindlich, die Cartilago thyreoidea entbehrt der Verknöcherung; durch die relativ reichliche Fettablagerung und durch den Mangel der Prominentia laryngea ist nach Tandler und Grosz der Hals wenig modelliert und zeigt eine infantile Form. Die Schilddrüse ist auffallend klein, der Thymus kann in einer Größe, wie sie dem kindlichen Alter entspricht, erhalten bleiben. Vergrößerung der Schilddrüse konnten Tandler und Grosz niemals finden. — Die Kastraten haben eine schlaffe Haltung, der Gang ist schwerfällig, watschelnd, die Bewegungen sind apathisch. Die Fetten zeigen einen, durch die an der lateralen Seite der oberen Augenlider eingelagerten Fettwülste bedingten, schläfrigen Gesichtsausdruck. Interessant sind die Beobachtungen von Tandler und Grosz über das Geschlechtsleben der Kastraten. Diese Autoren konnten in Erfahrung bringen, daß die Vita sexualis nicht vollkommen zu erlöschen pflegt. Auch jene Individuen, denen Testikel und Penis fehlen, sollen nicht völlig ohne Geschlechtsempfindung sein. Ist der Penis erhalten, so ist er bei den Frühkastraten gewöhnlich sehr klein, ebenso die Prostata und die Samenblasen. Die hohe Stimme der Kastraten ist bekannt.

Weniger orientiert sind wir über die Frühkastration beim Weibe. Auch die weiblichen Frühkastraten sollen hochgewachsen sein, die sekundären Geschlechtscharaktere sind außerordentlich mangelhaft entwickelt. Nach Collard-Huard sind die Vulva und der Uterus atrophisch. Die Kastration nach der Reife bedingt bloß Atrophie des Uterus und der Brüste. Wie bei den Männern, kommt es auch bei den Frauen zu einer Neigung zu erhöhtem Fettansatz und zu Zunahme des Körpergewichtes.

Hypogenitalismus, die Eunuchoide.

Der angeborene vollständige Agenitalismus stellt, wie erwähnt, eine Mißbildung dar, die bis jetzt bei lebensfähigen Individuen nicht mit Sicherheit bekannt ist. Dagegen kommt es vor, daß die Geschlechtsorgane hochgradig unterentwickelt sind, wodurch sich, besonders um die Zeit der Pubertät, ein Zustand herausbilden kann, der klinisch dem Eunuchismus außerordentlich ähnlich ist. Die Träger derartiger hypoplastischer Geschlechtsorgane benannten Griffith und Duckworth als Eunuchoide, ein Ausdruck, der sich in der deutschen Literatur erst seit den gründlichen Untersuchungen Tandlers und Grosz' einbürgerte. Ein ähnliches Zustandsbild kann sich aber auch erst nach der Einstellung der Geschlechtsreife entwickeln als Folge einer ganzen Reihe von Erkrankungen oder Traumen, die die Geschlechtsdrüse in hohem Grade schädigen. Dieser im höheren Alter, aber noch zur Zeit der Geschlechtstüchtigkeit erworbene Zustand kann als Spät-Eunuchoidismus (Falta) im Gegensatze zum Früh-Eunuchoidismus bezeichnet werden. Das Zustandsbild der Eunuchoidie führt in der Literatur eine ganze Reihe der verschiedensten Namen: Dysgenitalismus, Dystrophia adiposo-genitalis, Infantilisme avec gigantisme, L'obésité d'origine génitale, Infantilisme tardif oder reversif, Geroderma distrofico usw. Alle diese Bezeichnungen sind durch das Hervorheben bestimmter, in einzelnen Fällen besonders sinnfälliger Symptome entstanden, die hierher gehörigen Fälle stellen aber insgesamt Eunuchoide vor. Große Ähnlichkeit zeigen viele Fälle mit der hypophysären Fettsucht des Typus Fröhlich, ohne daß es bis jetzt möglich war, direkte Anhaltspunkte für eine hypophysäre Genese aufzufinden. Trotzdem ist bei den nahen Beziehungen, die zwischen Hypophyse und Genitale bestehen, wohl anzunehmen, daß einzelne klinische Symptome auf Rechnung einer gestörten Hypophysenfunktion zu setzen sind, so daß die Einreihung des Eunuchoidismus in die Gruppe der multiglandulären Erkrankungen gerechtfertigt erscheint.

Das Zustandsbild des Eunuchoidismus ist keineswegs selten, in der Literatur, besonders der französischen, findet sich eine große Anzahl von Fällen beschrieben.

Symptomatologie. Wie beim Kastratentypus kann man zwei Formen unterscheiden: den eunuchoiden Hochwuchs und den eunuchoiden Fettwuchs. Kleine Eunuchoide scheinen nicht vorzukommen, wie aus dem Studium der einschlägigen Literatur hervorgeht. Auch Falta sah kein Zurückbleiben im Wachstum, die Mehrzahl seiner Fälle war größer, als es dem entsprechenden Alter zukommt. Was das übrige Exterieur anlangt, so decken sich die diesbezüglichen Verhältnisse mit denen des Kastratentypus. Für den hochgewachsenen Eunuchoiden ist Disproportion des Skelettbaues, gesteigertes Längenwachstum der Extremitäten charakteristisch. Als Zeichen der Unreife lassen sich bei jenen Individuen, wo der Hypogenitalismus frühzeitig in Erscheinung tritt, offene Epiphysenfugen jahrelang über den Zeitpunkt hinaus nachweisen, zu dem sie an normalen Personen zu verschwinden pflegen. Die Sella turcica ist bei Eunuchoiden nicht vergrößert (Tandler und Grosz). Auch die übrigen Charakteristika des Eunuchen zeigen sich in mehr oder minder ausgeprägter Form beim Eunuchoidismus. Für den zweiten Typus ist die Lokalisation des Fettansatzes bei ähnlichem Skelettbaue, wie er dem ersten Typus zukommt, charakteristisch. Ebenso wie beim analogen Kastratentypus fanden **Tandler** und **Grosz** Fettansatz an den oberen Augenlidern, den Brustdrüsen, der Unterbauchregion, den Darmbeinkämmen und dem Gesäß.

Beiden Typen gemeinsam sind **Hautveränderungen**. Bei jugendlichen Individuen ist die Gesichtshaut auffällig blaß und zart, schon frühzeitig bilden sich zahllose Runzeln und Falten aus. Später wird die Hautfarbe erdfahl. Die normalen Falten an der Nasenwurzel, der Stirn, um die Augen vertiefen sich. Zwischen diesen schon normalerweise vorhandenen Runzeln bilden sich reichlich neue in der Gesichtshaut aus. In der Gegend des Unterkiefers sieht man häufig kleine, in ihrer Gesamtheit die Form eines Hufeisens bildende Runzeln, auf dem Kinn, den Mundwinkeln sind sie radiär angeordnet, desgleichen ist der Hals runzelig. So entsteht meistens sehr frühzeitig ein greisenhaftes Aussehen. — Wichtige Veränderungen finden sich am **Haarkleide**. Während es bei den jugendlichen Individuen überhaupt nicht zur Ausbildung eines sekundären Haarkleides kommt, finden wir bei älteren Individuen, daß sich zeitlich Haarausfall einstellt; die normalerweise behaarten Stellen werden kahl. die Achselhöhlen, die Schamgegend zeigen höchstens einige wenige Haare. Die Kopfhaare sind meistens reichlich vorhanden, sie verlieren aber ihren Glanz. werden trocken, brüchig, ergrauen frühzeitig. Manchmal entfärben sie sich und nehmen eine schmutziggelbe Farbe an. In anderen Fällen fallen die Kopfhaare fleckweise aus. Auch das Aufhören der Haargrenze im Nacken weiter oben als normal wurde gesehen (**Ebstein**). Die Augenbrauen und Wimpern sind spärlich, aber manchmal lang, an den Wangen finden sich spärliche Haare. Auf dem Kinn sieht man wie bei alten Weibern vereinzelt stehende lange Haare. Der Schnurrbart fällt ebenfalls aus, am längsten erhält er sich an den Mundwinkeln. Manchmal wachsen die Schnurrbarthaare wieder nach, die neugebildeten Haare sind aber gewöhnlich anders gefärbt als die ursprünglichen, brüchig, unregelmäßig stehend. Die Gesamtheit der Veränderungen des Haarkleides entspricht der Oligotrichosis lanuginensis terminalis **Friedenthals**. — Bezüglich der übrigen Organe ist die auffällige Kleinheit des Penis und der Testikel, der Samenblasen und der Prostata hervorzuheben. Bei **Weibern** finden sich am Genitale infantile Verhältnisse, kleiner, kaum tastbarer Uterus, Verkleinerung der Ovarien. Die Schilddrüse ist klein, der Thymus zeigt supranumeräre Parenchymwerte. — Das Sexualbedürfnis fehlt bei beiden Geschlechtern meistens vollständig, ebenso sind beide Geschlechter steril. Die genitalen Störungen können ziemlich plötzlich einsetzen, manchmal auch nur vorübergehend sein, was prognostisch wichtig ist (**Tandler** und **Grosz**, **Falta**).

Es wurde schon hervorgehoben, daß sich der Symptomenkomplex des Eunuchoidismus sowohl bei jugendlichen Individuen findet, als auch (meistens bei Männern) in einem bereits vollentwickelten Organismus, nachdem vorher keinerlei Störungen von seiten des Genitales bestanden hatten. Letzteres Zustandsbild, in dessen Vordergrund Rückbildung der gesamten Genitalorgane und der sekundären Geschlechtscharaktere bei vorher genital gesund gewesenen Individuen besteht, grenzt **Falta** als Spät-Eunuchoidismus ab. Allerdings läßt er diesen Ausdruck nur für „reine Fälle" oder wenigstens für solche Fälle gelten, bei denen die genitalen Störungen ganz im Vordergrunde stehen. **Falta** hebt also aus dem gesamten Komplexe der gleichzeitigen Erkrankung mehrerer Drüsen mit innerer Sekretion jene Fälle heraus, wo sich in erster Linie ätiologisch der Genitalapparat als primär geschädigt erweist; er unterscheidet Fälle von Spät-Eunuchoidismus, die auf traumatischer

Grundlage, ferner Fälle, die sich auf dem Boden syphilitischer beziehungsweise gonorrhoischer Hodenentzündung entwickeln, und Fälle von andersartiger Ätiologie (Ekzem, Typhus).

Ob die Abgrenzung derartiger Fälle zu einer bsonderen Gruppe regelmäßig durchführbar ist, erscheint mir fraglich. Es ist richtig, daß für eine Reihe von Beobachtungen ein besonderes auslösendes, die Genitalsphäre in erster Linie schädigendes Moment angegeben wird. Aber einerseits ist zu bedenken, daß sich das Zustandsbild des Eunuchoidismus auch findet, ohne daß es gelingt, einen ätiologischen Faktor für sein Auftreten verantwortlich zu machen. Wir finden in den Anamnesen derartiger Kranker alle möglichen Angaben von vorausgegangenen Krankheiten, vor allem Infektionskrankheiten, akuten und chronischen, aber auch sehr häufig keinerlei weitere Anhaltspunkte. Andererseits muß man in Erwägung ziehen, daß der Späteunuchoidismus eine im Vergleiche zu der ungeheuren Anzahl der einerseits den Geschlechtsapparat direkt treffenden krankhaften Prozesse — es sei nur der Gonorrhoe und der Lues gedacht — anderseits zu den zahllosen Individuen, die früher andere Infektionskrankheiten durchmachten, eine verhältnismäßig sehr seltene Erkrankung darstellt. Schon diese Tatsache allein läßt daran denken, daß vielleicht doch bei dem Auftreten noch andere disponierende Momente eine Rolle spielen, und auch daran, was in erster Linie für die nicht direkt das Genitale treffenden Noxen anzuführen wäre, daß die genitale Störung nicht von einer primären genitalen Erkrankung abhängen muß, um so weniger, weil in fast allen derartigen Fällen, soweit aus der Literatur zu entnehmen ist, Symptome bestanden, die auf andere intern sezernierende Drüsen hinweisen, was auch Falta anerkennt. Es kann also, wenn wir von den rein traumatischen Fällen absehen, bei denen aber auch eine Verwechslung von Ursache und Wirkung leicht möglich ist, der Name Späteunuchoidismus nur als Ausdruck des im klinischen Bilde hervortretendsten Syndroms verwertet werden. Dagegen spricht auch nicht, daß etwa Schilddrüseninsuffizienz z. B. nach Operationen, bei einem vollreifen Individuum nie zu jenen Rückbildungen der Genitalien führt wie der Späteunuchoidismus. Es sind eben bei letzteren Fällen die Schädigungen viel tiefergreifend und lassen sich nicht immer bloß durch Heranziehen der Erkrankung einer einzigen Drüse erklären.

Wenn der Späteunuchoidismus in der Gesamtheit, wie er sich klinisch dokumentiert, die Folge einer Läsion wäre, die nur den Geschlechtsapparat direkt betrifft, so müßte das gesamte Bild eben aus dem Ausfalle der Keimdrüsenfunktion erklärt werden können. Nun findet man aber auch beim Späteunuchoidismus Symptome, die wenigstens mit einem gewissen Grade der Wahrscheinlichkeit auf Störungen anderer, intern sezernierender Drüsen hinweisen, wobei zuzugeben ist, daß diese weiteren Störungen sekundärer Natur sein können, abhängig von dem primären Ausfalle der Keimdrüsen. In erster Linie dürfte sich das auf jene Fälle beziehen, wo früher ganz gesunde Individuen, durch Traumen an den Keimdrüsen schwer geschädigt, ein eunuchoides Zustandsbild erwerben. Derartige Fälle beschrieben Gallavardin und Rebattu, ferner Achard, Demanche und Cordier und Falta. Beim Späteunuchoidismus anderer Genese ist die Sache aber nicht mehr so klar, da, wie schon erwähnt, es sehr auffällig sein muß, daß nur in einer verschwindenden Minderzahl der Fälle Infektionskrankheiten, wie Tuberkulose und Syphilis, selbst bei hochgradiger Erkrankung der Keimdrüsen zu Eunuchoidismus führen. Für diese, sowie für Fälle anderweitiger Ätiologie liegt die Sache

wahrscheinlich so, daß eine von vornherein bestehende Konstitutionsschwäche vorlag, eine besondere Krankheitsbereitschaft einer Reihe innersekretorischer Drüsen, die eben wegen ihrer minderwertigen Konstitution
auf Noxen, die sonst nicht zu so schweren Folgen führen, mit Funktionsuntüchtigkeit reagieren. Jene Drüsen, die hier in Betracht kommen, sind
in erster Linie die Hypophyse und die Schilddrüse. Beim Eunuchoidismus
finden wir auch regelmäßig Symptome, die auf diese Drüsen bezogen werden
können.

Wenn wir uns fragen, welcher Teil der Keimdrüse es ist, dessen Ausfall in erster Linie das Auftreten des eigentümlichen Zustandsbildes zuzuschreiben ist, so kann es wohl keinem Zweifel unterliegen, daß es die
interstitielle Hodendrüse ist, deren Erkrankung bzw. deren Ausfall
vor allem für das Auftreten des Eunuchoidismus verantwortlich gemacht
werden muß. Die Obduktionsbefunde in einer Reihe von derartigen Fällen
sprechen für diese Annahme, und auch die Wechselbeziehungen zwischen
Hypophyse und Keimdrüse beziehen sich, vor allem nach den Feststellungen
Tandlers und Grosz' nur auf den interstitiellen Abschnitt letzterer. Wenn
auch bei Eunuchoiden keine Veränderungen der Hypophyse gefunden werden
müssen, läßt sich vorderhand nicht mit Sicherheit ausschließen, ob nicht speziell
die Adipositas einer Reihe von Eunuchoiden von der Hypophyse abhängig ist.
Daß an einen hypophysären Ursprung der Fettsucht beim Eunuchoidismus
gedacht werden kann, geht schon aus der großen Ähnlichkeit des Krankheitsbildes mit dem des Typus Fröhlich hervor. Es wird zwar beim Eunuchoidismus vielfach das normale Verhalten der Hypophyse hervorgehoben, aber
es fehlen bis jetzt einwandfreie histologische Untersuchungen dieser Drüse
bei genitaler Hypoplasie und Fettsucht, so daß über die eventuelle Nicht-
beteiligung der Hypophyse beim Eunuchoidismus noch nicht das letzte Wort
gesprochen ist. Für eine Beteiligung der Hypophyse spricht auch eine
Reihe klinischer Befunde, so vor allem Sehstörungen beim Eunuchoidismus,
die den bei Hypophysenerkrankungen auftretenden sehr ähnlich werden
können. Polydipsie und Polyurie finden sich gleichfalls erwähnt, Symptome,
die nach unserem heutigen Wissen ebenfalls auf die Hypophyse zu beziehen
sind. Dafür, daß die Fettsucht beim Eunuchoidismus nicht unbedingt auf die
Keimdrüsenstörungen zurückzuführen ist, sondern doch möglicherweise hypophysären Ursprungs durch eine, zumindest funktionelle Störung der Hypophyse ist, spricht auch der Umstand, daß Kastration nicht unbedingt zu
allgemeiner Fettsucht führen muß, wie durch die Untersuchungen Tandlers
und Grosz' an den Skopzen festgestellt wurde. Vielleicht liegt die Sache
so, wie auch Guggenheimer vermutet, daß die allgemeine Fettsucht, wie
sie bei einer Gruppe von Eunuchoiden beobachtet wurde, auf einer multiglandulären Störung beruht, während die Lokalisation des Fettes von femininem Typus, wie sie gleichfalls in einer Reihe von Fällen vorkommt, bloß
von der Keimdrüseninsuffizienz abhängig ist. Dieser Umweg über das Genitale
wird auch von Tandler und Schüller für die Entstehung der Fettsucht
bei adiposo-genitaler Atrophie angenommen. — Aus alledem geht jedenfalls
hervor, daß wir das Symptom „Fettsucht" beim Eunuchoidismus, auch bei
dem traumatisch bedingten, nicht unter allen Umständen als rein genital
bedingt betrachten können, da für eine Reihe von Fällen in Analogie mit
der Fettverteilung bei der hypophysären Fettsucht die Hypophyse verantwortlich gemacht werden kann. Ist allgemeine Fettsucht vorhanden, so
wäre mit v. Noorden an einen sekundären Hypothyreoidismus zu denken,

der ja gleichfalls das Bild einer allgemeinen Adipositas hervorzurufen imstande ist. Anatomisch allerdings ließen sich bei Eunuchoiden bis jetzt
keine sicheren diesbezüglichen Veränderungen nachweisen. Tandler und
Grosz fanden bei einem obduzierten Falle die Schilddrüse allerdings auffällig klein, nur 13 g schwer gegenüber dem Normalgewicht von 45,8 g.
Peritz fand dagegen die Schilddrüse in einem Falle vergrößert, ebenso sah
Guggenheimer eine palpable, etwas vergrößerte Schilddrüse. Bei diesen beiden letzteren Fällen fehlte die allgemeine Adipositas. Die Frage
nach der Beteiligung der Thyreoidea beim Eunuchoidismus wird wohl erst
nach Entdeckung einer Funktionsprüfungsmethode der Schilddrüse beantwortet werden können. Vielleicht wären in einzelnen Fällen die Ergebnisse der Blutgerinnungszeit aufschlußgebend, die nach Kocher und
Kottmann bei Hyperthyreoidismus verlangsamt, bei Hypothyreoidismus
beschleunigt ist. Auch wird vielleicht die Deutung des Blutbildes in einzelnen
Fällen für die Beteiligung der Schilddrüse beim Eunuchoidismus von Wert
sein. So fand Guggenheimer in seinen 3 Fällen eine Vermehrung der
Lymphocyten bei Verminderung der polynucleären Neutrophilen, was einem
Blutbilde entspricht, wie es bei gestörter Schilddrüsenfunktion, aber nach
Borchardt auch bei Funktionsstörungen verschiedener anderer Blutdrüsen
vorkommt. Es ist somit auch aus der Konstruktion des Blutbildes nicht
auf eine unbedingte Beteiligung der Schilddrüse zu schließen. Wie die von
Guggenheimer in 2 Fällen von eunuchoidem Fettwuchs gefundene beträchtliche Hyperglobulie zu deuten wäre, muß noch weiter untersucht werden.
— Zum Schlusse mag es nicht unerwähnt bleiben, daß beim Eunuchoidismus
der Thymus, wie Tandler und Grosz fanden, mit supranumerärem Parenchymwerte bestehen bleibt. Aber die Abgrenzung des Eunuchoidismus vom
Status thymico-lymphaticus mit Genital-Hypoplasie bzw. der hypoplastischen
Konstitution kann derzeit noch nicht gegeben werden, schon aus dem Grunde
nicht, wie Tandler und Grosz bemerken, weil der ursächliche Zusammenhang
zwischen genitaler Hypoplasie und Thymuspersistenz bis jetzt zu wenig gewürdigt wurde.

Die Bindegewebsdiathese mehrerer Blutdrüsen.

Bei den eben besprochenen Kranken ließen sich mit Sicherheit anatomisch bloß Veränderungen der Keimdrüsen feststellen, wenn auch aus dem
klinischen Bilde hervorgeht, daß der Symptomenkomplex Züge aufweist, die
auf eine Beteiligung anderer innersekretorischer Drüsen hindeuten. In einer
weiteren Gruppe von Beobachtungen fanden sich dagegen nicht nur die
Keimdrüsen, sondern auch andere innersekretorische Drüsen anatomisch erkrankt; ihre Mitbeteiligung tritt auch im klinischen Bilde deutlicher hervor
als beim „reinen“ Eunuchoidismus. Ferner gibt es Fälle, wo die genitale
Insuffizienz nicht zur Ausbildung kommt, so daß derartige Kranke nicht
mehr als Eunuchoide bezeichnet werden können. Welche Fülle von Krankheitsbildern durch die Mitbeteiligung verschiedener Drüsen hervorgerufen
werden kann, ist ohne weiters klar. Es ist nicht möglich, für sämtliche
denkbaren Kombinationen bis jetzt genau präzisierte klinische Bilder aufzustellen. Die Ursache für die „insuffisance pluriglandulaire“, wie Claude
und Gougerot die hierher gehörigen Krankheitsbilder bezeichneten (Falta
benennt sie multiple Blutdrüsensklerose), liegt in einem, mehrere Blutdrüsen
gleichzeitig ergreifenden Krankheitsprozesse, der zu „Atrophie“ und dadurch
bedingten Ausfallserscheinungen der Drüsen führt. So kommt eine Reihe

verschiedener Krankheitsbilder zustande: Myxödem, Addison können sich mit Genitalstörungen kombinieren, oder es bildet sich ein Komplex aus, dessen Symptome auf eine gleichzeitige Mitbeteiligung der Schilddrüse, der Keimdrüse. der Nebennieren hindeuten, oder es verbindet sich beispielsweise Akromegalie mit basedowähnlichen Symptomen oder ein Basedow mit Nebennierensymptomen usw.

Die Ätiologie dieser multiplen Blutdrüsenerkrankungen ist bis nun dunkel. Sicher ist jedoch, wie noch später erörert werden wird, auch für die Entwicklung dieser Störungen eine Disposition verantwortlich zu machen. Ähnlich wie gewisse Muskelatrophien ein Familiencharakteristikum bilden, tritt auch wohl die multiglanduläre Erkrankung nur bei besonders Disponierten auf[1]). Die Insuffizienz kann lange Zeit latent bleiben; nur einige Momente sprechen für eine gewisse Schwäche einzelner hierher gehöriger Organe; so findet sich spätes Erwachen des Geschlechtstriebes notiert, wie in einem Falle von Renaud, Delille und Monnier-Vinard. Frauen, die an einem hierher gehörigen Symptomenkomplex erkrankten, waren von vornherein schlecht menstruiert, asthenisch. Damit bei derartig disponierten Individuen die Insuffizienz in Erscheinung trete, sind aber gewöhnlich weitere schädigende Momente notwendig. So sehen wir die krankheitsbereiten Drüsen in der Pubertät manchmal durch ganz leichte Erkrankungen, die ein normal konstituierter Organismus ohne weiteres erträgt, insuffizient werden.

Die Heredität spielt sicherlich eine wichtige Rolle in der Ätiologie derartiger Fälle. Ein demonstratives Beispiel hierfür finden wir in der Dissertation von Collard-Huard: Eine Frau erkrankte unmittelbar nach einer Schwangerschaft an einem Prozesse, der als Späteunuchoidismus bezeichnet werden kann. Das Kind litt an Myxödem.

In anderen Fällen werden als ursächliches Moment angegeben: Alkoholismus (in den Fällen von Morel, Legendre, Lombroso, Rotureau), ferner Saturnismus, Quecksilbervergiftung, Tabakmißbrauch (Hertoghe), chronische Malaria (Lanceraux, Ferranini), Morphinismus. Weiter wird angeführt, daß sich ein multiglandulärer Symptomenkomplex im Anschlusse an akute Infektionen entwickelte (Gelenksrheumatismus, Influenza, Scharlach, Blattern, Diphtherie). Von Wichtigkeit ist die Entwicklung eines derartigen Symptomenkomplexes bei schon vorher bestandener Leberzirrhose (Fournier, Gilbert, Lereboullet, eigener Fall). Am häufigsten aber findet man ätiologisch Syphilis und Tuberkulose erwähnt. Die Syphilis ist jedenfalls, sei sie angeboren oder erworben, ein wichtiges auslösendes Moment, ebenso wie die Tuberkulose, wenn letzterer Krankheit auch nicht eine absolute ätiologische Rolle, wie es Poncet und Leriche wollen, zugeschrieben werden kann. Schon Faneau de Cour hob die wichtige Rolle der Tuberkulose hervor. Malaria, Lepra (Jeanselme), Pellagra (Céni, Agostini) finden sich ebenfalls als ursächliche Momente angegeben. Wie man sieht, werden die verschiedenartigsten Prozesse als Grund für das Auftreten derartiger Krankheitsprozesse angeführt. Es ist aber nicht begreiflich, warum eigentlich nur eine verhältnismäßig geringe Anzahl von Individuen an Funktionsuntüchtigkeit mehrerer Drüsen mit innerer Sekretion erkrankt,

---

[1]) Auch der Eunuchoidismus kann in einzelnen Familien gehäuft auftreten; eine derartige interessante Beobachtung verdanken wir Sainton.

Dieses Verhalten der Haut, das vielfach an das bei Myxödem erinnert, war es, das Gandy zu seiner Theorie des Infantilismus führte. Dabei ist die Körperhaut in der Mehrzahl der Fälle weiß durchscheinend, die normalerweise pigmentierten Stellen dekoloriert, wodurch ein lebhafter Kontrast zwischen Körper- und Gesichtshautfarbe zustandekommt. Die Körperbehaarung und die Behaarung des Gesichtes decken sich völlig mit der des eunuchoiden Individuums. Der Penis ist klein, der Hodensack schlaff, die Hoden klein, erbsengroß. Die Brüste hypertrophieren bei Männern nicht, die Brustwarzen sind gewöhnlich klein, depigmentiert, nur in einem Falle von Sainton bestand eine große Brustwarze ohne entsprechende Drüse. Die Schilddrüse ist regelmäßig klein, manchmal derb. Die Glieder sind spindelig, die Muskelkonturen verschwunden, sei es infolge der Atrophie, sei es infolge der subcutanen Infiltration. Die Körpermaße sind gewöhnlich wie bei Eunuchoiden nach der Pubertät normal, es fehlen bei diesem Syndrom die akromegalen Zustände, die Epiphysenfugen sind geschlossen.

An den Kranken fällt eine gewisse Apathie und Schwäche auf. Diese Schwäche manifestiert sich besonders wie bei manchen Formen der Neurasthenie besonders des Morgens. Kopfschmerzen sind an der Tagesordnung, häufig klagen die Kranken über Kältegefühl, das nicht zum Verschwinden gebracht werden kann. Auch der Charakter ändert sich häufig, die Kranken werden reizbar, jähzornig, es entwickelt sich manchmal Neigung zu Verfolgungsideen. Daneben kommt es auch zu einer Ausbildung kindischer Charakterzüge, die Kranken weinen leicht, sind hemmungslos, die traurige Stimmung kann plötzlich wieder in das Gegenteil umschlagen, Die Stimme verändert sich nicht immer; nur bei jenen, die bald nach der Pubertät erkrankten, wird die Stimme hoch, krähend. Die schon initial auftretenden Magendarmstörungen dauern fort. Sehr häufig beobachtet man konstante oder vorübergehende Polyurie und Polydipsie. Auch Diarrhöen sind nicht selten notiert. Falls nicht eine komplizierende Tuberkulose vorliegt, ist der Befund am Respirationsapparat ein normaler, der Puls ist meistens verlangsamt, der Blutdruck herabgesetzt. Nicht selten sind Gefäßkrämpfe: Murri gibt eine ausführliche Schilderung derselben bei seinen Kranken. Die Krämpfe äußern sich als Akroparästhesien, Erythromelalgien. Manchmal kam es zur Ausbildung eines Raynaudschen Symptomenkomplexes. Die Schweißsekretion versiegt. Im manchmal sehr reichlichen Harn finden sich weder Zucker noch Eiweiß, manchmal besteht Nykturie. Im Blute fand sich bei den darauf untersuchten Fällen leichte Hyperleukocytose mit Mononucleose und leichte Hypereosinophilie. Ein weiterer Punkt betrifft die Zähne. Einige Kranke verloren beinahe alle Zähne, wie in einer Beobachtung Sourdels und Fissingers, die übrigbleibenden sind cariös. Auch in einem Faltaschen Falle waren die Zähne schlecht. Schmerzen sind oftmals notiert. Neben den initialen Kopfschmerzen finden sich neuralgische Schmerzen in den Extremitäten, in der Brust, die so heftig werden können, daß völlige Schlaflosigkeit die Folge ist. Der Abnahme der Muskelkraft wurde schon gedacht. Zu wirklichen Paresen scheint es aber nicht zu kommen, eher zu rasch auftretenden tetanoiden Krämpfen. Die Reflexe sind gewöhnlich nicht verändert, bloß der Kremasterreflex wird als vermindert angegeben. An den Sinnesorganen findet sich meist nichts Besonderes, höchstens wäre das Auftreten subjektiver Ohrgeräusche und eine schmerzhafte Hyperakusie hervorzuheben. Nasale Hydrorrhoe finden wir bei einem schwer zu deutenden Falle Levis erwähnt. Der Geruchssinn scheint zu schwinden. Das Geschlechtsleben pflegt ganz daniederzuliegen, es fehlt nicht nur die physische Möglichkeit zu geschlechtlicher Betätigung, sondern es mangelt auch jede libido. Das andere Geschlecht läßt diese Kranken ganz gleichgültig, sie sind wahre Neutra.

Entwicklung. Die Entwicklung des Prozesses erstreckt sich meist auf lange Zeit hinaus. Falls die Kranken nicht einem interkurrenten Leiden erliegen, am häufigsten interkurrenten Infektionskrankheiten oder Tuberkulose, nimmt die Muskelschwäche immer mehr und mehr zu und das Endstadium ähnelt sehr dem bei M. Addisoni. Somnolenz ist häufig vorhanden, die Kranken liegen teilnahmslos und schwer asthenisch zu Bett, die Somnolenz wird immer tiefer, bis schließlich der Tod unter keinerlei stürmischen Erscheinungen eintritt. Neben derartigen unaufhaltsam zum Tode führenden Fällen kommen Intermissionen mit ausgiebigen Besserungen vor. Derartiges sahen Cordier und Francillon, dessen Kranker auch wieder Erektionen bekam. Ein Kranker Gandys konnte durch Thyreoideamedikation gebessert werden. Auch ein Patient Byron-Bramwells zeigte Besserung seiner genitalen Störungen. Allerdings sind die Besserungen gewöhnlich nicht von langer Dauer. Interessant ist, daß bei Verschwinden einzelner Symptome neue auftreten. So erwähnt Sourdel, daß bei einem Kranken Cordiers und Francillons in dem Maße, als sich die genitalen Störungen besserten und die Haare nachwuchsen, sich Abnahme der Sehschärfe und Hemeralopie entwickelte.

Bei Frauen manifestiert sich das Syndrom durch Störungen der Regel, häufig entwickelt es sich im Momente der Menopause. Der Haarausfall gleicht dem beim Manne, nur wurde in einzelnen Fällen Wachsen eines Schnurrbartes bemerkt. Die Brüste atrophieren. Im übrigen ist der Verlauf und die Entwicklung des Symptomenkomplexes ähnlich wie beim Manne.

Bei diesem Syndrom gelingt es doch mit einiger Sicherheit, gewisse Symptome auf den Ausfall bestimmter Blutdrüsen zurückzuführen. Der Ausfall der Keimdrüsen hat das Verschwinden der sekundären Geschlechtscharaktere (Zugrundegehen der interstitiellen Drüse) und Verschwinden der Sexualempfindungen zur Folge. Auf die Schilddrüse wären das manchmal fleckenweise Ausfallen des Haupthaares, die Zahnveränderungen, auch die öfters beobachteten trophischen Störungen, ferner die psychischen Störungen zu beziehen. Dagegen scheint es nach Falta fraglich, ob die myxödemartige Beschaffenheit immer nur rein thyreogen ist. Jedenfalls gelingt es nicht, die myxödemartige Beschaffenheit der Haut durch Darreichung von Schilddrüse völlig zum Verschwinden zu bringen. Auf die Hypophyse wäre die rasch fortschreitende Kachexie zu beziehen, weiter die Polyurie. Falls Pigmentierungen vorhanden sind, wären für dieselben die Nebennieren verantwortlich zu machen, ebenso wie für die Hypotonie und die manchmal hochgradige Asthenie.[1]

Eine zweite, klinisch mit einiger Sicherheit zu umschreibende Form ist durch schwere Veränderungen der Hautpigmentation charakterisiert, verbunden mit basedowähnlichen Symptomen und Zügen von Eunuchoidismus.

---

[1] Das Endstadium gleicht sehr oft dem durch M. Addisoni bedingten: wahrscheinlich ist auch bei dem in Rede stehenden Syndrom der schließliche letale Ausgang — wenigstens in einer Reihe von Fällen ähnlich zu deuten, wie beim M. Addisoni, Vgl. das entsprechende Kapitel.

Derartige Fälle beobachteten Sourdel, Faure-Beaulieu, Villaret, Moutard-Martin und Malloizel, Etienne, Lévi und Rothschild. Meistens im Anschluß an eine Infektionskrankheit entwickeln sich Kopfschmerzen, Schwindelgefühl, schmerzhafte Sensationen im Abdomen sowie Haarausfall an den sekundär behaarten Körperstellen. Auch der Charakter verändert sich in dem Sinne, daß die Kranken reizbar und melancholisch werden. In einzelnen Fällen finden wir Wechsel zwischen Heißhunger und völligem Daniederliegen des Appetits notiert. Gleichzeitig entwickeln sich Hautstörungen ähnlich wie beim M. Addisoni, wobei es aber häufiger als bei letzterer Krankheit zur Ausbildung vitiliginöser Partien kommt. Mit dem Haarausfalle verbindet sich Atrophie der Brustdrüsen sowie leichter Exophthalmus bei gleichzeitiger Ausbildung einer leichten Struma. Von weiteren Symptomen wären Tachykardie, Dilatation des Herzens hervorzuheben, Diarrhöen und Erbrechen, sowie ein Verschwinden des Sexualgefühls, ohne daß es zu einer ausgesprochenen Atrophie des Geschlechtsapparates käme. Die Kranken werden auch asthenisch, frösteln leicht, manche leiden an abundanten Schweißen, die von schweren Erschöpfungszuständen gefolgt sind. Der Blutdruck sinkt. Der Tod erfolgt meistens an einer interkurrenten Krankheit. Die Krankheit entwickelt sich außerordentlich langsam, besonders das asthenische Stadium tritt im Gegensatze zum M. Addisoni meistens sehr spät ein. Manchmal brachte Behandlung mit dem Serum schilddrüsenloser Ziegen Besserung.

Des weiteren können aus den vorliegenden Beobachtungen Fälle als Folge multiglandulärer Störungen hervorgehoben werden, bei denen sich myxödemartige Züge mit Symptomen verbinden, die auf eine Beteiligung der Hypophyse hindeuten. Solche Fälle beschrieben Claude und Sourdel, Brissaud und Bauer, Sainton und Dupré, Coffin, Marie und Foix, Dupré und Bagnier, Collard-Huard u. a. Eine weitere klinische Form ist charakterisiert durch akromegale Veränderungen, verbunden mit genitalen, Magen- und Darmstörungen, Hypertrophie der Brüste, Hyperpigmentation, Asthenie und eventuell anderen deutlichen Zeichen eines Hypophysentumors. Hierher gehören Beobachtungen von Rénon, Delille und Monnier-Vinard, Maranon, Sourdel.

Es wären das in Kürze jene Typen, bei denen wir sinnfällige Störungen mehrerer Drüsen mit innerer Sekretion annehmen können, um so mehr, als für jede dieser klinischen Formen Obduktionsbefunde vorliegen, die tatsächlich Erkrankung mehrerer hierher gehöriger Drüsen aufdeckten. Außer diesen Typen gibt es aber eine ganze Reihe von Zwischenformen, deren Deutung derzeit noch nicht möglich ist, um so weniger, als Leichenbefunde kaum vorliegen. Am besten studiert ist der Symptomenkomplex, bei dem sich genitale Störungen mit solchen der Hypophyse, der Schilddrüse, manchmal der Nebennieren kombinieren.

Diagnose. Vor allem ist es wichtig, besonders die erste klinische Form von dem Myxödem abzugrenzen. Das Myxödem findet sich häufiger bei Frauen als bei Männern, und die klinischen Zeichen bei reinem Myxödem entwickeln sich gewöhnlich rasch, während sich der oben genauer beschriebene Symptomenkomplex langsam entwickelt. Die Hautveränderungen sind im letzteren Falle niemals so hervortretend wie beim reinen Myxödem. Auch die Intelligenzstörungen sind gewöhnlich bei Myxödem mehr in den Vordergrund tretend als bei unseren Kranken. Die Genitalstörungen sind beim Myxödem des Erwachsenen nie so ausgesprochen wie bei der in Rede stehenden klinischen Form. Auch im Blute zeigen sich verschiedene Differenzen, da sich der von Vaquez aufgestellte Blutbefund bei unseren Kranken nie findet.

Außerordentlich wichtig ist auch die Tatsache, daß Schilddrüsenmedikation bei unseren Kranken höchstens teilweise Besserung hervorruft, gegenüber den glänzenden Erfolgen dieser Therapie bei Myxödem. Charakteristisch gegenüber dem M. Addisoni sind auch bei den stark pigmentierten Formen die erworbenen Veränderungen des Haarkleides, die wir bei der Broncekrankheit niemals so ausgesprochen finden. Gegenüber der hypophysären Dystrophia adiposo-genitalis sei das Fehlen des Hypophysentumors hervorgehoben.

Auch geht es nicht an, die Kranken des in Rede stehenden Symptomenkomplexes mit Infantilisten zu verwechseln. Schon das Exterieur zeigt wichtige Unterschiede. Die Infantilen sind klein, der normal große Kopf kontrastiert mit dem kleinen Körper, die Glieder sind zart, während bei den multiglandulären Erkrankungen keine Mißverhältnisse im Körperbaue bestehen. Auch der Gesichtsausdruck, der unseren Kranken das Aussehen von Greisen gibt, findet sich nicht bei Infantilen, so daß der Ausdruck tardifer oder reversiver Infantilismus unrichtig ist. Das Verhalten des Geschlechtsapparates gleicht nicht dem der Kinder, da es sich nicht um unentwickelte, sondern um atrophische Keimdrüsen handelt.

Therapie. Die therapeutischen Bestrebungen haben höchstens vorübergehenden Erfolg: so wird öfters von Besserungen nach Schilddrüsentherapie gesprochen. Auch Versuche mit einer kombinierten Opotherapie liegen bereits vor; aber die diesbezüglichen Beobachtungen gestatten noch keinerlei Schluß, wie weit die gleichzeitige Zufuhr mehrerer Drüsen von Nutzen sein können.

Pathologische Anatomie und Pathogenese. In den bisher sezierten Fällen (ausführliche Obduktionsbefunde finden sich in der Dissertation von Sourdel) ließen sich, wenn man von interkurrenten Krankheiten — besonders Tuberkulose — absieht, ziemlich gleichförmig sklerosierende Prozesse, Bindegewebswucherung in den verschiedensten Drüsen mit innerer Sekretion auffinden, die vielfach autoptisch die schon klinisch angenommene Insuffizienz bestimmter Drüsen mit innerer Sekretion erklärte. Dies betrifft vor allem den Symptomenkomplex, bei dem Schilddrüse, Genitale, Hypophyse, eventuell Nebennieren beteiligt waren. Diese Bindegewebsvermehrung führte zum Untergange weiter Strecken des normalen Drüsenparenchyms, in einigen Fällen ließen sich besonders in der Thyreoidea chronisch tuberkulöse Veränderungen vorfinden. Gewöhnlich aber zeigten sich keine weiteren spezifischen Veränderungen in den Paranchymen; dagegen erwies sich manchmal das Pankreas sowie die Leber im Sinne eines chronisch-interstitiellen Prozesses verändert.

Ich selbst sah einen 36jährigen Mann, bei dem sich ohne vorhergehende Krankheitsursache ein typischer Symptomenkomplex der ersten Form entwickelte: Beginn mit Genitalstörungen, Haarausfall, leichte myxödematöse Veränderungen der Haut, addisonähnliche Pigmentierungen, Zahnausfall, Magen- und Darmstörungen, schwere Asthenie. Der Tod trat im Anschlusse an ein Erysipel auf. Bei der Obduktion erwiesen sich die Hoden kirschengroß, derb, die Nebennieren klein, hart, die Schilddrüse im gleichen Sinne verändert. Außerdem aber bestanden atrophische Prozesse und Bindegewebsneubildung in der Leber; ein derber, abnorm großer Thymus. Es bestand ausgesprochene Atherosklerose. Bei der histologischen Untersuchung aller dieser Organe fiel der Bindegewebsreichtum bei Fehlen entzündlicher Prozesse auf. Die Organe erschienen histologisch in der Weise verändert, wie man sie bei der Bindegewebsdiathese, die sich im Anschluß an exsudative Diathese entwickelt, als charakteristisch findet. Bei dem Individuum, von dem hier die Rede ist, fand sich außerdem eine abnorm lange Appendix, ausgesprochener état mammeloné des Magens, embryonale Lappung der Nieren, alles Zeichen einer hypoplastischen Konstitution.

Es erscheint mir demnach, wenn ich auch ohne weiteres zugebe, daß auf Grund dieses einen Falles keine endgültigen Schlüsse über die Pathogenese der insuffisance pluriglandulaire im Sinne Claude und Gougerots, beziehungsweise der multiplen Blutdrüsensklerose Faltas erlaubt sind, doch folgende Auffassung diskutabel: es wurde schon oben hervorgehoben, daß es nicht angängig erscheint, die von verschiedenen Seiten angeführten ätiologischen Momente für das Zustandekommen der multiplen Blutdrüsenstörungen anzuerkennen, falls nicht diese Noxen schon von vornherein funktions- und gewebsschwache Organe treffen. Die bei derartigen Prozessen erhobenen pathologischen Befunde erscheinen in einem neuen Lichte, wenn wir uns daran erinnern, daß wir im Kapitel Status lymphaticus die bindegewebige Umwandlung parenchymatöser Organe als das Endschicksal hypoplastischer Organe hervorhoben. Wir konnten zeigen, daß nicht nur an den Lymphdrüsen und den Geschlechtsdrüsen, wie Bartel und seine Mitarbeiter nachweisen konnten, bei hypoplastischen Individuen abnorm reichliche Bindegewebsentwicklung auftritt, sondern daß andere Organe, vor allem die Nebennieren und der Thymus, bei Status thymico-lymphaticus durch Bindegewebsentwicklung in ihrem Parenchym „atrophisch" werden können.

Auch bei meinem Falle von multipler Blutdrüsensklerose, bei dessen Obduktion es sich nach unserem heutigen Wissen mit Sicherheit herausstellte, daß es sich um ein hypoplastisches Individuum gehandelt hat, konnte ich an zahlreichen Organen die Bindegewebsdiathese nachweisen, die sich anatomisch in nichts von jener unterschied, wie wir sie als Endausgang beim Status thymico-lymphaticus kennen gelernt haben. Hier wie dort finden wir die Neigung der Drüsen, durch Neubildung von Bindegewebe in ihren spezifischen Parenchymen zugrunde zu gehen. Hier wie dort finden sich auch anderweitige Zeichen der hypoplastischen Konstitution. Wichtig erscheint es mir hierbei, daß nicht nur in meinem Falle, sondern auch in einer Reihe anderer Fälle die Leber als zirrhotisch angegeben wurde. Auch die Leberzirrhose ist vielfach sicherlich die Folge hypoplastischer Konstitution. Ich möchte die multiple Blutdrüsensklerose als Folge einer Bindegewebsdiathese ansehen, die sich in angeborenen gewebsschwachen Organen entwickelt. Da es sich nicht um Sklerose handelt, würde ich für die hierher gehörigen Erkrankungen den Ausdruck: Bindegewebsdiathese mehrerer Blutdrüsen vorschlagen. Dieser Symptomenkomplex wäre demnach ein Ausgang hypoplastischer Konstitution, zu dessen Auslösung es nur irgendeiner sekundären Schädigung bedarf; auch gewisse

Perioden im Ablaufe des Lebens, die eine vermehrte Inanspruchnahme des endokrinen Systems bedingen, wie die Pubertät, führen bei konstitutioneller Schwäche zum Funktionsausfall einer oder mehrerer Drüsen.

Vielleicht ist die Bindegewebsdiathese die Folge der Erkrankung einer bestimmten Drüse mit innerer Sekretion, die, wie bereits erwähnt, zur Regulierung des Bindegewebswachstums in ähnlichen Beziehungen stehen mag, wie etwa die Hypophyse zu der des Fettgewebes. Möglicherweise kommt hierfür die Schilddrüse in Betracht, wofür mir der Umstand zu sprechen scheint, daß sich nach unserem bisherigen Wissen Hyperthyreoidismus niemals mit zirrhotischen Prozessen kombiniert.

Nach dieser Auffassung würde die Dysfunktion der bindegewebsregulierenden Drüse zu Vermehrung des Bindegewebes in anderen Drüsen führen, was wieder Parenchymverlust und Ausfall letzterer zur Folge hätte. Der ganze Vorgang ähnelt in gewisser Hinsicht dem Altern der Organe; während aber normalerweise das Ergreisen der Organe langsam, allmählich vor sich geht, ist der Vorgang bei den in Rede stehenden Syndromen in krankhafter Weise überstürzt. Bei Betrachtung unserer Kranken wird die oft auffallende Ähnlichkeit mit hochbetagten Menschen sofort auffallen. Hier wie dort ähnliches psychisches Verhalten, hier wie dort Verlust der sekundären Geschlechtscharaktere, Veränderungen des Haarkleides, die Faltenbildung der Haut, die Ausbildung abnormer Pigmentierungen; und auch anatomisch finden wir bei alten Leuten reichliche Bindegewebsvermehrung in den Parenchymen, die sich bloß graduell von jener bei der Senectus praecox als Folge der Bindegewebsdiathese unterscheidet.

Nach unserer Auffassung wäre demnach vor allem das testikul-thyreoidal-hypophysäre und suprarenale Syndrom Folge einer abnorm frühzeitigen Ergreisung der Drüsen mit innerer Sekretion, bedingt durch die Bindegewebsdiathese hypoplastischer Organe: wie am Beginne des Lebens bei besonders disponierten Individuen die exsudative Diathese sich ausbildet, so im späteren Alter die Bindegewebsdiathese in allen ihren Erscheinungsformen; die „insuffisance pluriglandulaire" ist nur eine bestimmte Form, bedingt durch die Lokalisation in speziellen Organen. In letzter Linie ist sie die Folge einer schon in der Eianlage zur Ausbildung gekommenen Konstitutionsschwäche, wie es auch andere krankhafte Prozesse sind, die sich im Anschluß an angeborene Minderwertigkeit entwickeln.

Literatur.

(Das Verzeichnis enthält nur einen Teil der einschlägigen Literatur; ausführliche Angaben finden sich in den im Texte mehrfach angeführten Monographien.)

A. Nebennierenerkrankungen und Status thymico-lymphaticus.

Adams, A., Case of precocious developement associated with a tumor of left suprarenal body. Transactions of the patholog. soc. London, **56.** 1905. S. 208.

Addison, On the effects of disease of the suprarenal bodies. London 1855.

Anton, Wahre Hypertrophie des Gehirns mit Befunden an der Thymusdrüse. Wiener klin. Wochenschr. **15.** 1902. S. 132.

Apert, Dystrophies variées. Le bull. méd. **24.** ann. 1910. S. 1161.

Auvray et **Pfeffel,** Fibrome utérin chez un pseudo-hermaphrodite masculin externe, etc. Bull. et mém. de la Soc. anat. Paris. **20.** 1910. S. 501.

Avellis, Epikrise eines Falles von nicht ganz plötzlichem Thymustod usw. Arch. f. Laryng. u. Rhinol. **8.** 1898. S. 159.

Barbier, Contribution à l'étude pathologique de l'hypertrophie du thymus. Arch. de malad. de enf. **12.** 1909. S. 801.

Bartel, Über die hypoplastische Konstitution und ihre Bedeutung. Wiener klin. Wochenschrift. **21.** 1908. S. 783.

Bartel, Über Morbidität und Mortalität des Menschen usw. Wien 1911.

Bartel, Status thymico-lymphaticus und Status hypoplasticus. Wien 1912.

Bartel und **Hermann,** Über die weibliche Keimdrüse bei Anomalien der Konstitution. Monatsschr. f. Geburtsh. u. Gynäk. **33.** 1911. S. 127.

Bartel und **Stein,** Über normale Lymphdrüsenbefunde und deren Beziehung zum Status thymico-lymphaticus. Arch. f. Anat. (u. Physiol.) 1906. S. 231.

Basch, Beiträge zur Physiologie und Pathologie der Thymusdrüse. Jahrb. f. Kinderheilk. **64.** 1906. S. 289; **68.** 1908. S. 668.

Basch und **Rohn,** Zum physikalischen Nachweis der Thymus. Deutsche med. Wochenschrift. **37.** 1911. S. 1843.

Biedl, Innere Sekretion usw. 2. Aufl. Wien 1913.

Biedl und **Wiesel,** Über die funktionelle Bedeutung der Nebenorgane des Symphaticus usw. Arch. f. d. ges. Physiol. **92.** 1902. S. 434.

Bittorf, Die Pathologie der Nebennieren und der M. Addisonii. 1908.

Bortz, Nebenniere und Geschlechtscharakter. Arch. f. Gynäk. **88.** 1909. S. 448.

Bulloch and **Sequeira,** On the relation of the suprarenal capsules to the sexuel organs. Transact. Path. Soc. London. **56.** 1905. S. 189.

Capelle, Über die Beziehungen der Thymus zum M. Basedowi. Münchner med. Wochenschrift. **55.** 1908. S. 1826; Beitr. zur klin. Chir. **58.** 1908. S. 353.

Capelle und **Bayer,** Thymektomie bei M. Based. ibid. **72.** 1911. S. 214.

Chvostek, Konstitution und Blutdrüsen. Wiener klin. Wochenschr. **25.** 1912. S. 6.

de Crecchio, Sopra un caso d'apparenza virile in una donna. Il Morgagni. 1865. S. 151.

Czerny, Die exsudative Diathese. Jahrb. f. Kinderheilk. **61.** 1905. S. 199.

Dickinson cit. **Fox.**

Dobbertin, Beitrag zur Kasuistik der Geschwülste. Beitr. z. allgem. Path. u. z. path. Anatom. **37.** 1900. S. 42.

Elsaesser, Über die Häufigkeit und die Bedeutung der isolierten primären Nebennierentuberkulose. Arbeiten a. d. Geb. d. path. Anat. u. Bakt. a. d. path.-ant. Inst. Tübingen. **5.** 1906. S. 45.

Engelhardt, Über einen Fall von Pseudo-Hermaphr. fem. mit Carcinom des Uterus. Monatschr. f. Geburtsh. u. Gynäk. **12.** 1900. S. 729.

Eppinger, Falta und **Rudinger,** Über die Wechselwirkungen der Drüsen mit innerer Sekretion. Zeitschr. f. klin. Med. **26.** 1908. S. 1; **27.** 1909. S. 380.

Eppinger und **Hess,** Die Vagotonie. Samml. klin. Abh. üb. Path. u. Therap. d. Stoffw. u. Ernährungsstör. H. 9—10. 1910.

Escherich, Bemerkungen über den Status lymphaticus der Kinder. Berliner klin. Wochenschr. **33.** 1896. S. 645.

Falta, Erkrankungen der Drüsen mit innerer Sekretion usw. Handb. d. inn. Med. Herausgegeb. v. Mohr u. Staehelin. **4.** 1912. S. 423.

Falta und **Ivcović,** Über die Wirkungsweise des Adrenalins bei verschiedener Applikation usw. Wiener klin. Wochenschr. **22.** 1909. S. 1780.

Falta, Newburgh und **Nobel,** Über die Wechselwirkung der Drüsen mit innerer Sekretion. (IV. Mitt.) Zeitschr, f. klin. Med. **72.** 1911. S. 97.

Fibiger, Beitrag zur Kenntnis des weiblichen Scheinzwittertums. Virchows Arch. **171.** 1905. S. 1.

Fox, A case of primary sarcom of the left suprarenal capsule etc. Transact. of the path. Soc. **36.** London, 1885. S. 460.

Frankl-Hochwart, Über die Diagnose der Zirbeldrüse. Deutsche Zeitschr. f. Nervenheilk. **37.** 1909. S. 455.

Frankl-Hochwart, Über den Einfluß der inneren Sekretion auf die Psyche. Med. Klin. 1912. S. 1953.

Freund, Abnorme Behaarung bei Entwicklungsstörungen. Beitr. z. Geburtsh. u. Gynäk. 1900. S. 181.

Freund und **von den Velden,** Anatomisch begründete Konstitutionsanomalien. Handbuch d. inn. Med. Herausgegeb. v. Mohr u. Staehelin. **4.** 1912. S. 533.

Friedjung, Der Status lymphaticus. Zentralbl. f. d. Grenzgeb. d. Med. u. Chir. **3.** 1900. S. 465, 523, 587 (Literatur bis 1900).

Friedleben, Die Physiologie der Thymusdrüse in Gesundheit und Krankheit usw. Frankfurt a. M. 1858.

Fröhlich, Tumor der Hypophyse ohne Akromegalie. Wiener klin. Rundschau. **15.** 1901. S. 883, 906.

Gallais, Le syndrôme génito-surrénal. Thèse de Paris. 1912.

Gallais, Launois et **Pinard,** Syndrôme adiposo-gén. avec hypertrichose, troubles nerveux et mentaux d'origine surrénale. Gaz. des hôpit. **85.** 1911. Nr. 43.

Gaudier, Tumeur solide de l'ovaire chez un enfant de 4 ans. Hypertrophie d'une surrénale etc. Soc. d. chir. d. Paris. 27. Mai 1908. S. 712.

Gebele, Über die Thymus persistens beim M. Basedowi. Beitr. z. klin. Chir. **70.** 1910. S. 20.

Gilfort, On a condition of mixed premature and immature development. Med.-chir. Transact. **80.** 1896/97; S. 17.

Glynn, The adrenal cortex, its rests and tumours; its relation to other ductless glands, and especially to sex. The quaterly Journ. of Med. **5.** 1912. S. 157..

Goldzieher, Die Nebennieren. 1911. (Literatur.)

Goupil, Contribution à l'étude des tumeurs des glandes surrénales. Thèse de Paris. 1907/08.

Guthrie and **Emery,** Precocious obesity, premature sexual and physical development etc. Transact. of clin. Soc. of London. **40.** 1907. S. 175.

Hammar, Zur Histogenese und Involution der Thymusdrüse. Anat. Anz. **20.** 1905. S. 23, 41.

Hammar, Über Gewicht, Involution und Persistenz der Thymus im Postfötalleben. Arch. f. Anat. u. (Physiol). 1906. Suppl. S. 91.

Hammar, Fünfzig Jahre Thymusforschung. Ergebn. d. Anat. u. Entwicklungsgesch. **19.** 1910. S. 1. (Literatur!)

v. Hansemann, Schilddrüse und Thymus bei M. Basedowi. Berliner klin. Wochenschr. **42.** 1905. S. 65.

Hart, Thymushyperplasie bei M. Addisonii. Wiener klin. Wochenschr. **21.** 1908. S. 1119.

Hart, Thymuspersistenz und Thymushyperplasie. Zentralbl. f. d. Grenzgeb. d. Med. u. Chir. **12.** 1909. S. 321, 369, 401, 449, 481, 534. (Literatur!)

Hart und **Harras,** Thorax phtisicus. 1908.

Hedinger, Thymustod und Status lymphaticus. Korrespondenzbl. f. Schweiz. Ärzte. **34.** 1904. S. 606.

Hedinger, Über familiäres Vorkommen von plötzlichen Todesfällen, bedingt durch Status lymphaticus. Deutsches Arch. f. klin. Med. **86.** 1905. S. 248.

Hedinger, Über die Kombination von M. Addisonii mit Status lymphaticus. Frankf. Zeitschr. f. Path. **1.** 1907. S. 527.

Hering, Über plötzlichen Tod durch Herzkammerflimmern (gleichzeitig ein Beitrag zur Erklärung plötzlicher Todesfälle bei Status thymico-lymphatic.) Münchner med. Wochenschr. **59.** 1912. S. 750, 818.

Herz, Die akute Leukämie. Wien 1911.

Hochsinger, Stridor thymicus infantum. Wien 1904.

Ingier und **Schmorl,** Über den Adrenalingehalt der Nebennieren. Deutsches Arch. f. klin. Med. **104.** 1911. S. 125.

Jackson, Thymic tracheostenosis; tracheoskopy. thymectomy, cure. Journ. of amer. med. Assoc. **48.** 1907. S. 1753.

Kahn, Über den Morbus Addisonii und seine Beziehungen zur Hyperplasie der lymphatischen Apparate und der Thymusdrüse. Virchows Arch. **200.** 1910. S. 399.

Kahn, Studien an Paraganglien. Arch. f. d. ges. Physiol. **147.** 1912. S. 445.

Karakascheff, Beiträge zur pathologischen Anatomie der Nebennieren. Zieglers Beitr. **36.** 1904. S. 301.

Kehrer, Über die Entwicklungsstörungen beim weiblichen Geschlecht. Beitr. z. Geburtsh. u. Gynäk. **15.** 1910. S. 1.

Kern, Über den Umbau der Nebennieren im extrauterinen Leben. Deutsche med. Wochenschr. **37.** 1911. S. 471.

Klose, Chirurgie des Thymus. Neue deutsche Chirurgie. 1912. Heft 3.

Klose und **Vogt,** Klinik und Biologie der Thymusdrüse usw. Beitr. z. klin. Chirurgie. **79.** 1910. S. 1. (Literatur!)

Kohn, Die Nebennieren der Selachier usw. Arch. f. mikrosk. Anat. **53.** 1898. S. 281.

Kohn, Die chromaffinen Zellen des Sympathicus. Anat. Anz. **15.** 1899. S. 293.

Kohn, Das chromaffine Gewebe. Ergebn. d. Anat. u. Entwicklungsgesch. **12.** 1902/03. S. 253.

Kolisko, Plötzlicher Tod aus natürlichen Ursachen. Handb. d. ärztl. Sachverständigentätigkeit. **2.** 1906. S. 701.

Krokiewicz, Ein Fall von Hermaphrodit. spur. fem. completus. Virchow Arch. **146.** 1896. S. 525.

Kundrat, Zur Kenntnis des Chloroformtodes. Wiener klin. Wochenschr. **8.** 1895. S. 1. 26, 44, 64.

Kyrle, Über Entwicklungsstörungen der menschlichen Keimdrüsen im Jugendalter. Wiener klin. Wochenschr. **23.** 1910. S. 1583.

Linser, Über Beziehungen zwischen Nebennieren und Körperwachstum, besonders Riesenwuchs. Beitr. z. klin. Chir. **36.** 1903. S. 282.

Lubarsch, Die allgemein pathologische Bedeutung der Schilddrüse u. Hypophyse. Jahresk. f. ärztl. Fortbild. **3.** 1912. H. 1.

Marburg, Die adipositas cerebralis usw. Deutsche med. Wochenschr. **34.** 1908. S. 2009.

Marburg, Die adipositas cerebralis usw. Deutsche Zeitschr. f. Nervenheilk. **36.** 1909. S. 114.

Marchand, Über allgemeine Hyperplasie der Nebennieren und einer akzess. Nebenniere im lig. latum bei Pseudohermaphrodit. fem. Festschr. f. Virchow. **1.** 1891. S. 554.

Matti, Untersuchungen über die Wirkung experimenteller Ausschaltung der Thymusdrüse. Mitteil. a. d. Grenzgeb. d. Med. u. Chir. **24.** 1912. S. 665.

Maximow, Untersuchungen über Blut u. Bindegewebe. II. Arch. f. mikrosk. Anat. **74.** 1909. S. 525.

Meixner, Zur Frage des Hermaphroditismus verus. Zeitschr. f. Heilk. **26.** 1905. S. 85.

Morlat, Infantilisme et insuffisance surrénale. Thèse de Paris. 1903.

v. Neugebauer, Hermaphroditismus beim Menschen. 1908.

Neurath, Die vorzeitige Geschlechtsentwicklung. Ergebn. d. inn. Med. u. Kinderheilk. **4.** 1909. S. 46.

v. Neusser, Ausgewählte Kapitel der klinischen Symptomatologie und Diagnostik. H. 4: Zur Diagnose des Status thymico-lymphaticus. Wien 1911.

v. Neusser und **Wiesel,** Die Erkrankungen der Nebennieren. Wien 1910. (Literatur!)

Nothnagel, Zur Pathologie des M. Addisonii. Zeitschr. f. klin. Med. **9.** 1885. S. 195.

d'Oelsnitz, Les signes cliniques de l'hypertrophie du thymus. Arch. de méd. de l'enf. **14.** 1911. S. 189.

Ogle, Unusually large mass of carcinomatous deposit in one of the suprarenal capsules of a child. Transact. patholog. soc. **16.** London 1865. S. 250.

Ogston, Ein Beitrag zur Kasuistik abnormer geschlechtlicher Entwicklung. Österr. Jahrb. f. Päd. 1872. S. 181.

Orth, Arbeiten aus dem pathologischen Institut Göttingen. 1893. S. 75.

Ortner, Zur angeborenen regelwidrigen Enge des Aortensystems. Wiener klin. Wochenschrift. **4.** 1891. S. 2, 27.

Ortner, Gedenkrede auf Edmund v. Neusser. Beibl. z. d. Mitteil. d. Ges. f. inn. Med. u. Kinderheilk. Wien. **11.** 1912. S. 129.

Paltauf, A., Über die Beziehungen der Thymus zum plötzlichen Tod. Wiener klin. Wochenschr. **2.** 1889. S. 877; **3.** 1890. S. 172.

Pfaundler, Über Wesen u. Behandlung der Diathesen im Kindesalter. **28.** Kongr. f. inn. Med. 1911.

Poll, Die vergleichende Entwicklungsgeschichte der Nebennierensysteme der Wirbeltiere. Handb. d. vergl. u. exp. Entwicklungsgesch. (Hertwig). **3.** 1906. S. 442.

Pollak, Experimentelle Untersuchungen über Adrenalindiabetes. Arch. f. exp. Path. u. Pharmak. **61.** 1909. S. 149.

Pollitzer, Verhandlungen der Gesellschaft für innere Medizin und Kinderheilkunde. Wien, 28./X. 1909.

Popper, Über die Wirkungen des Thymusextraktes. Sitzungenber. d. kais. Akad. d. Wissensch. Wien.. **114.** 1905. S. 539; **115.** 1906, S. 201.

Pott, Über Thymusdrüsenhyperplasie und dadurch bedingte Lebensgefahr, Jahrb. f. Kinderheilk. **34.** 1892. S. 118.

Raymond et **Claude**, Les tumeurs de la glande pinéale chez l'enfant. Bull. Acad. de méd. **64.** Ann. 1910. S. 265.

Rehn, Die Thymusstenose und der Thymustod. Arch. f. klin. Chir. **80.** 1906. S. 468.

v. Recklinghausen, in **Nordmann:** Über Beziehungen der Thymusdrüse zu plötzlichen Todesfällen im Wasser. Korrespondenzbl. f. Schweiz. Ärzte. **19.** 1889. S. 202.

Sellheim, Bildungsfehler beim weiblichen Geschlecht. Wiener med. Wochenschr. **51.** 1901. S. 2195.

Schridde, Die Diagnose des Status thymo-lymphaticus. Münchner med. Wochenschr. **59.** 1912. S. 2605.

Schwarz, Eosinophilie und Sekretion. Wiener med. Wochenschr. **60.** 1911. S. 502.

Schur und **Wiesel**, Über das Verhalten des chromaffinen Gewebes bei der Narkose. Wiener klin. Wochenschr. **21.** 1908. S. 247.

v. Sury, Über die fraglichen Beziehungen der sog. Mors thymica zu den plötzlichen Todesfällen im Kindesalter. Vierteljahrsschr. f. gerichtl. Med. **36.** 1908. S. 88.

Švehla, Über die Einwirkung des Thymussaftes auf den Blutkreislauf usw. Wiener med. Blätter. **19.** 1896. S. 723, 740, 757, 775, 791, 806, 821.

Starr, An unusual case of Addisons disease, etc. The Lancet. **73.** I., 1895. S. 284.

Stern, Über körperliche Kennzeichen der Disposition zur Tabes. 1912.

Straub, Akuter M. Addisonii nach Thrombose beider Nebennierenvenen. J. D. Tübingen 1909.

Thomas, Über die Nebennieren des Kindes. usw. Zieglers Beitr. **50.** 1911. S. 283.

Thorbecke, Der Morbus Basedowi mit Thymuspersistenz usw. J. D. Heidelberg 1906.

Thumim, Geschlechtscharaktere und Nebennierenrinde in Korrelation. Berliner klin. Wochenschr. **46.** 1909. S. 35.

Weichselbaum, Rektoratsrede: Über die Beziehungen zwischen Körperkonstitution und Krankheit. Wien 1912.

v. Werdt, Zur Frage der Beziehung zwischen Status lymphaticus bzw. thymico-lymph. und Morb. Addisoni. Berliner klin. Wochenschr. **47.** 1910. S. 2383.

Walz, Plötzlicher Tod bei Status lymphaticus usw. Württemb. Korrespondenzbl. **15.** 1903. S. 73.

Wiesel, Zur pathologischen Anatomie der Addisonschen Krankheit. Zeitschr. f. Heilk. **24.** 1903. S. 257.

Wiesel, Zur Pathologie des chromaffinen Systems. Virchows Arch. **176.** 1904. S. 103.

Wiesel, Über Befunde am chromaffinen System beim Hitzschlag. Virchows Arch. **183.** 1906. S. 163.

Wiesel, Pathologie des Thymus. Lubarsch-Ostertag Ergebn. **14.** II. 1912. S. 416. (Literatur!)

v. Wiesner, Gefäßanomalien bei sog. Status thymico-lymphaticus. Verhandl. d. deutsch. Gesellsch. path. 1909. S. 217.

Zuckerkandl, Über Nebenkörper des Sympathicus. Verhandl. d. 15. Versamml. d. anat. Gesellsch. 1901. S. 95.

B. A- und Hypogenitalismus; „Insuffisance pluriglandulaire".[1]

Abrami, Kinberg et **Cotoni,** Syndrome d'insuffisance pluriglandulaire, etc. Rev. de méd. **31.** 1911. S. 641.

Achard et **Demanche,** Un cas d'atrophie testiculaire. Bull. et mém. de l. Soc. méd. des hôpit. **23.** 1906. S. 1305.

Agostini, Infantilismo distrofico e infantilismo mixedematoso da eredopellagra. Riv. d. pat. nerv. e ment. **2.** 1902.

Ancel et **Bouin,** L'apparition des caractères sexuels séc. sous la dépendance de la glande interstitielle du testicule. Compt. rend. Acad. **138.** I. 2. 1904. S. 168.

Anton, Die Formen und Ursachen des Infantilismus. Zeitschr. f. Psych. **63.** 1906. S. 578.

Anton, Wahre Hypertrophie des Gehirns usw. Wiener klin. Wochenschr. **15.** 1902. S. 1321.

Apert, Infantilismus. Traité d. mal. de l'enfance (Graucher-Comby). **1.** 1904. S, 993.

Austregesilo, Communication à la soc. de la neur. et de Psych. de Rio de Jan. Juli 1906.

Aubry, Jeandelize et **Richon,** A propos d'un type d'infantile etc. Compt. rend. Soc. biol. à Paris. **85.** 1906. S. 153.

Babinski, Tumeur du corps pituitaire sans acromégalie etc. Rev. neurol. 1901. S. 931.

Barnabo, I rapporti tra la ghiandola interstitiale etc. Policlinico 1901. S. 69.

Bauer, Sur le chétivisme. Nouv. iconogr. de la Salp. **23.** 1910. S. 25.

Borchardt, Über das Blutbild bei Erkrankung der Drüsen mit innerer Sekretion und seine Beziehungen zum Status thymico-lymphaticus. Deutsch. Arch. f. klin. Med **106.** 1912. S. 182.

Breton, Le syndrome infantilisme Thèse d. Lille. 1902.

Brissaud, L'infantilisme vrai. Nouv. iconogr. de la Salp. **22.** 1907. S. 1.

Brissaud, Leçons sur les malad. nerv: Myxoedème, crétinisme, infantilisme I. sér. 1895; Infantilisme myxoedemat. ibid. II sér. 1899. S. 417; classification clin. d. infant. ibid. S. 443.

Brissaud et **Bauer,** Un cas d'infantilisme réversif avec autopsie. Bull. et mém. de la Soc. des hôpit. **24.** 1907. S. 39.

Brissaud et **Meige,** Gigantisme et acromégalie. Journ. de méd. et chir. prat. 25/I. 1895.

Brissaud et **Meige,** Type infantile du gigantisme. Nouv. iconogr. de la Salp. **17.** 1904. S. 165.

Brissaud, Gougerot et **Gy,** Insuffisance endocrinienne thyroid-testiculaire. Rev. neurol. **2.** 1908. S. 1354.

Bruno, L'infantilismo. Gaz. degli osped. e. d. clin. 1904. S. 28.

Byrom-Bramwell, Case of infantilisme. Clin. stud. 1903. S. 157.

Byrom-Bramwell, Case of pancreatic infantilisme. Results of treatment. Scott. med. journ. 1905. S. 321.

Claude et **Gougerot,** Sur l'insuffisance simultanée de plusieurs glandes à sécrétion interne. Compt. rend. Soc. d. biol. **63.** 1907. S. 785.

Claude et **Gougerot,** L'acromégalie par la médication hypophysaire. Bull. et mém. de la Soc. des hôpit. **25.** 1908. S. 973.

Claude et **Gougerot,** Les syndromes d'insuffisance pluriglandulaire. Rev. de méd. **28.** 1908. S. 861, 950.

Claude et **Gougerot,** Insuffisance pluriglandulaire endocrinienne, etc. Journ. de Physiol. et d. path. gén. **10.** 1908. S. 464.

Claude et Gougerot, Syndromes pluriglandulaires etc. Gaz. des hôpit. **85.** 1912. S. 849, 897.

Coffin, cit. **Rol; Claude** et **Lereboullet** cit. **Cordier** et **Rebattu.**

---

[1]) Die auch hierher gehörigen, aber bereits im ersten Abschnitte des Verzeichnisses angeführten Arbeiten wurden im Abschnitte „B" nicht neuerlich zitiert.

Collard-Huard, De l'insuffisance ovarienne, envisagée dans ses rapports avec l'insuffisance thyroïdienne. Thèse de Paris. 1911.

Cordier et **Francillon,** Un cas d'infantilisme du type réversif avec syndrome pluriglandulaire. Lyon méd. 1911. S. 26.

Cordier et **Rebattu,** L'infantilisme régressif ou tardif. Nouv. iconogr. de la Salp. **24.** 1911. S. 405.

Dalché, Dystrophie orchidienne, etc. Bull. de la Soc. des hôpit. **18.** 1901. S. 567; ibid. **19.** 1902. S. 478.

Dalché et **Galup,** Maladie de Paget avec signes addisoniens etc. Bull. de la Soc. des hôpit. **27.** 1909. S. 1218.

Debrun, Infantilisme palustre. Rev. de méd. **30.** 1910. S. 802.

Delille, L'hypophyse et la médication hypophysaire. Thèse de Paris. 1909.

Déséglise, L'infantilisme tardif de l'adulte. Thèse de Paris. 1907.

Djemil Pacha, Arch. internat. de Chir. 1903. S. 81.

Dupré, Les caractères cliniques de i'nsuffisance testiculaire. Thèse de Paris. 1905.

Dupré et **Kahn,** Sclérodermie et maladie de Raynaud. Syndrôme polyglandulaire. Bull. et mém. de la Soc. des hôpit. **27.** 1909. S. 1230.

Dupré et **Pagniez,** Infantilisme dégénerative type Lorain etc. Nouv. iconogr. de la Salp. **15.** 1902. S. 124.

Duckworth, Notes on the anatomy of an Eunuchoid man. Journ. of Anat. Physiol. **41.** 1907. S. 30.

Ebstein, Über Eunuchoidismus bei Diabetes insipidus. Mitteil. a. d. Grenzgeb. d. Med. u. Chir. **25.** 1912. S. 441.

Etienne, Jeandelize et **Richon,** Malformations organiques multiples chez un Castrat! naturel. Compt. rend. Soc. d. l. biol. **86.** 1907. S. 755.

Falta, Späteunuchoidismus und multiple Blutdrüsensklerose. Berliner klin. Wochenschrift. **49.** 1912. S. 1412, 1477.

Faneau de la Cour, Du féminisme et de l'infantilisme chez les tuberculeux. Thèse de Paris 1871.

Faure Beaulieu, Villaret et **Sourdel,** Syndrome pluriglandulaire etc. La presse med. 1911. S. 691.

Ferranini, Über von der Schilddrüse unabhängigen Infantilismus. Arch. f. Psych. u. Nervenkrankh. **38.** 1904. S. 206.

Fiessinger et **Sourdel,** Insuffisance de diastématospermatique acquise avec atrophie thyroïdienne; cit. **Sourdel.**

Fournier, Stigmates dystrophiques de L'heredo-syphilis. Paris 1898.

Galliard, cit. **Déséglise.** S. 104.

Gallivardin et **Rébattu,** Impuissance, infantilisme tardif, etc. Lyon méd. 1910. 3/1.

Gandy, Myxoedéme acquis de l'adulte avec régression sexuelle à l'état prépubère. etc. Bull. et mém. d. l. soc. d. hôpit. **23.** 1906. S. 1226.

Gandy, L'infantilisme tardif de l'adulte. etc. ibidem, **24.** 1907. S. 468.

Gougerot, Syndrôme pluriglandulaire. Paris méd. 1911. S. 77.

Gougerot et **Gy,** Insuffisance pluriglandulaire interne thyro-testiculo-surénale. Nouv. Iconogr. de la Salp. **24.** 1911. S. 449.

Goulloud, Soc. de médec. d. Lyon. 1900. cit. **Cordier** et **Rebattu.**

Griffith, The condition of the testes and prostata gland in eunuchoid persons. Journal of Anat. **28.** 1894.

Guggenheimer, Über Eunuchoide. Deutsch. Arch. f. klin. Med. **107.** 1912. S. 518.

Halmagrand, État actuel de l'infantilisme. Thèse de Paris. 1907.

Hegar, Entwicklungsstörungen usw. Münchener med. Wochenschr. **55.** 1907. S. 737.

Hertoghe, De l'hyperthyroïdie bénigne chronique etc. Nouv. Iconogr. d. l. Salp. **2.** 1889. S. 261.

Hertoghe, Diagnostique de la possibilité d'une réprise de croissance etc. Bull. Acad. Roy. de méd. Belgique. **11.** 1897.

Hudovernig et **Popovitz,** Gigantisme précoce. Nouv. iconogr. d. l. Salp. **16.** 1903. S. 181.

Hutinel, L'infantilisme. Rev. des malad. de l'enf. 1893.

Jesson, Nanisme et infantilisme cardiaque. Thèse de Paris. 1905.

Josserand, A propos de l'infantilisme réversif. Lyon méd. 1911. S. 75.

Laignel-Lavastine, La corrélation des glandes à sécretion interne etc. Gaz. des hôpit. **81.** 1908. S. 1563.

Larrey, Mémoires de chir. milit. 1812. Tome 2. S. 62.

Launois, Pinard et **Gallais,** Syndrome adiposo-génital avec hypertrichose etc. Gaz. des hôpit. **84.** 1911. S. 649.

Lévi, Contribution à l'étude de l'infantilisme du type Lorain. Nouv. iconogr. de la Salp. **21.** 1908. S. 297, 421.

Lévi, L. et **Rothschild,** Les petits signes d'insuffisance thyroidienne. Gaz. des hôpit. **80.** 1907. S. 879.

Launois et **Roy,** Gigantisme et infantilisme. Nouv. iconogr. de la Salp. **15.** 1902. S. 540.

Lemos, Gigantisme, infantilisme et acromégalie. Nouv. iconogr. de la Salp. **24.** 1911. S. 1.

Lereboullet, Gaz. hebd. de méd. et de Chir. 1877. Cit. Sourdel.

Lorain, Lettre préface à la thèse de Faneau de la Cour. 1871.

Lortat-Jacob et **Sabareanu,** Myxoedème et cirrhose hypertrophique pigmentaire du foie. Bull. et mém. de la soc. anatomique. **75.** 1904. S. 375.

Marañon, Insufficiencia pluriglandular endocrina. Rivista clinica Madrid, 1. XI. 1901.

Malloizel et **Moutard-Martin,** Sur un cas de malad. d. Basedow avec syndrôme addisonien. Bull. et méd. de la Soc. méd. des hôpit. **20.** 1903. S. 1428.

Marie et **Foix,** Sur un cas de pseudo-myxoedème avec cryptorchidie etc. Soc. des neurol. Paris, 12. Mai 1910.

Matignon, Annalen d. org. génito-urin. 1896. — Cit. Tandler und Grosz.

Meige, Infantilisme de la Femme. Nouv. iconogr. de la Salp. **8.** 1895. S. 218.

Meige, L'infantilisme, le féminisme etc. L'anthropologie. 1895. S. 257, 414, 529.

Meige et **Allard,** Deux infantiles etc. Nouv. iconogr. de la Salp. **11.** 1898.

Meige et **Feindel,** Infantilisme myxoedémateux etc. Nouv. iconogr. de la Salp. **16.** 1903. S. 232.

Morat, Les sécretions internes et le système nerveux. Lyon méd. 1911. S. 617.

Murri, Sur un cas d'insuffisance pluriglandulaire. Réforme méd. 1911, Nr. 4/5.

Mathes, Der Infantilismus, die Asthenie und deren Beziehungen zum Nervensystem. Berlin 1912.

Nazari, Contributo allo studio anatomo-patologico etc. Il policlinico, 1906.

v. Noorden, Die Fettsucht. 2. Aufl. 1910.

Pappillaut, cit. Tandler u. Grosz.

Pagniez, Gigantisme et infantilisme. Presse méd. **12.** 1904. S. 809.

Parhon et **Goldstein,** La glande à sécrétion interne. 1911.

Parhon et **Zaplacta,** Sur un cas de gigantisme précoce avec polysarcie excessive. Nouv. iconogr. de la Salp. **20.** 1907. S. 91.

Perugia, Infantilisme avec atrophie des organs génit. Rév. neurol. 1906. S. 236.

Poncin et **Leriche,** Tuberculose inflammatoire et glandes vascul. sang. etc. Lyon méd. 1911. S. 57.

Peritz, Der Infantilismus. Erg. der inneren Med. u. Kinderheilk. **7.** 1911. S. 405

Rénon et **Delille,** Insuffisance thyro-ovarienne et hyperactivité hypophysaire etc. Bull. et mém. de la Soc. méd. des hôpit. **25.** 1908. S. 273.

Rénon, Delille et **Monier-Vinard,** Syndrome polyglandulaire par hyperactivité hypophysaire. Bull. et mém. de la Soc. méd. des hôpit. **27.** 1909. S. 204.

Richon et **Jeandelize,** Sur l'origine de certains cas d'infantilisme. Province méd. 23. Juin 1906.

Rol, Contribution à l'étude des syndromes pluriglandulaires. Thèse de Paris, 1911.

Roussy, La glande à secretion interne. Paris médical, Juli 1911. S. 133.

Rumpell, Ein Fall von myxödemartiger Erkrankung bei Hodenatrophie. Neurol. Zentralbl. **40.** 1896. S. 428.

Rummo et **Ferranini,** Geroderma genito-distrofico. Rif. med. **13.** 1897. S. 340.

de Sanctis, Gli infantilismi, Rivista sperimentale di Fren. e med. leg. **3.** 1905.

Sainton, Eunuchisme familiale etc. Nouv. iconogr. de la Salp. **15.** 1902. S. 272.

Schloffer, Erfolgreiche Operation eines Hypophysentumors auf nasalem Wege. Wiener klin. Wochenschr. **20.** 1907. S. 621.

Schüller, Keimdrüsen und Nervensystem. Arb. a. d. neurol. Institut d. Wiener Universität. **16.** 1907. S. 208.

Sourdel, Contribution à l'étude anatomo-clinique des syndrômes pluriglandulaires. Thèse de Paris, 1912. (Literatur!)

Tandler, Über den Einfluß der innersekretorischen Anteile der Geschlechtsdrüsen auf die äußere Erscheinung des Menschen. Wiener klin. Wochenschr. **23.** 1910. S. 459.

Tandler und Grosz, Untersuchungen an Skopzen. Wiener klin. Wochenschr. **21.** 1908. S. 277.

Tandler und **Grosz,** Über den Einfluß der Kastration auf den Organismus. I. Beschreibung eines Eunuchenskeletts. Arch. für Entwicklungsmechanik. **27.** 1909. S. 35. II. Die Skopzen, ebenda **30.** 1910. S. 235. III. Die Eunuchoide, ebenda **29.** 1910. S. 290.

Teinturier, Les skoptzys. Progr. méd. 1877, Nr. 51—53, 1877, 16/17.

Thibierge et Gastinel, Un cas de gigantisme infantilique. Nouv. iconogr. de la Salp. **22.** 1909. S. 442.

Vigouroux et **Delmas,** Infantilisme et insuffisance diastématique. Nouv. iconogr. de la Salp. **20.** 1907. S. 238.

Vigouroux et **Lutier,** Atrophie congénitale complète des testicules etc. Nouv. iconogr. de la Salp. **19.** 1902. S. 223.

Widal et **Digue,** Gigantisme, eunuchoidïe, féminisme etc. Bull. mém. de la soc. des hôpit. **21.** 1904. S. 218.

Die nervösen Ausfallserscheinungen
der normalen und frühzeitigen Menopause in ihren Beziehungen zur inneren Sekretion.

Von

G. Schickele-Straßburg i. Els.

Die Bedeutung des Ovarium für den Organismus war schon seit langer Zeit durch die Beobachtungen der Tierzüchter bekannt. Es konnten aber erst systematische experimentelle Untersuchungen und, nach dem Aufschwung der chirurgischen Technik, therapeutische Eingriffe beim Menschen diese Erfahrungen auf eine breitere Basis stellen. Die von Hegar unter bestimmten Indikationen eingeführte Kastration lieferte in kurzer Zeit ein großes Beobachtungsmaterial, an dem die Folgezustände dieser Operation von zahlreichen Autoren verfolgt wurden. Nach dem Vorgange von Werth und Glaevecke wurde den „Ausfallserscheinungen" eine besondere Beachtung geschenkt; von manchen ganz oder zum Teil geleugnet, wurden diese Erscheinungen von der großen Mehrzahl der Ärzte aber im Prinzip anerkannt. Die Lehre der inneren Sekretion des Ovarium erhielt endlich durch die von Knauer, Halban u. a. ausgeführte Transplantation und Reimplantation dieser Organe eine sichere wissenschaftliche Grundlage. Diese Beobachtungen konnten auch durch ähnliche Eingriffe am Menschen ergänzt werden (Morris, Pankow u. a.). So häufte sich im Laufe der letzten 40 Jahre ein großes Material an, auf Grund dessen sich in mehr oder weniger scharfen Umrissen ein Bild der vielseitigen Funktion des Ovarium entwerfen läßt. Trotzdem der vorliegende Abschnitt in erster Linie von den sog. nervösen Ausfallserscheinungen handeln soll, erscheint ein kurzer Überblick über die Funktion des Ovarium nach unseren heutigen Kenntnissen unumgänglich notwendig.

Die innersekretorische Funktion des Ovarium. 1. Es steht fest, daß ohne die Anwesenheit eines funktionierenden Ovarium Brunst und Menstruation zur Zeit der Pubertät nicht auftreten, daß sie ebenso im Laufe des Lebens aufhören, wenn das Ovarium seine Funktion einstellt. Das Neue, was bei Eintritt der Pubertät im Ovarium sich abspielt, ist die Reifung und Berstung von Follikeln (Ovulation). Beim Menschen dürften Ovulation und Menstruation zwei parallel verlaufende Vorgänge sein, deren letzterer dem ersteren nicht unbedingt untergeordnet ist. Während der Gravidität findet in der großen Mehrzahl der Fälle ein Follikelwachstum nicht statt; es kommt vielmehr eine Rückbildung schon im Wachstum begriffener Follikel zustande.

Das Corpus luteum scheint nach experimentellen und zum Teil klinischen Beobachtungen eine gewisse Bedeutung für die Entwicklung der Gravidität in ihren ersten Anfängen zu besitzen (L. Fraenkel). Unsere Kenntnisse über die interstitielle Drüse des Ovarium beim Menschen sind derart spärlich, daß ich auf diese Frage wohl nicht einzugehen brauche. Nur in der Gravidität scheint dieses Gewebe gut entwickelt zu sein (Seitz, Wallart). Es ist endlich bekannt, daß in der Menopause ein Wachstum von Follikeln, von seltenen Fällen abgesehen, nicht mehr stattfindet.

Es steht mithin der Auffassung nichts im Wege, daß der Follikelapparat für das Auftreten von Brunst und Menstruation von entscheidender Bedeutung ist. Wenn er fehlt, fällt die entsprechende Funktion der Ovarien aus.

2. Anatomische und klinische Beobachtungen haben seit langem wahrscheinlich gemacht, daß die Funktion des Ovarium zum Blutgefäßsystem eine besondere Beziehung haben muß; insbesondere dürfte die zur Zeit der Menstruation sich wiederholende Gefäßerweiterung im Bereiche des weiblichen Genitale darauf hinweisen. Experimentell konnte ich dies durch den Nachweis belegen, daß Extrakte und Preßsäfte des Ovarium ausgesprochene gefäßerweiternde Eigenschaften besitzen und daß sie gleichzeitig imstande sind, in besonderer Weise die Blutgerinnung zu hemmen (Antithrombinwirkung). Dieselben Substanzen fand ich auch im Uterus und im Menstruationsblut, dagegen nicht im Körperblut zur Zeit der Menstruation (vgl. hierzu die Arbeiten von Birnbaum und Osten, G. Klein, Kuster, Cristea und Denk, Frankl und Aschner, Keller u. a.). Auch Dienst kommt kürzlich auf einem etwas anderen Wege zu der Auffassung, daß die Anwesenheit eines Antithrombins in der Uterusschleimhaut die Gerinnung des Menstruationsblutes verhindert.

Brunst und Menstruation werden demnach durch Vorgänge in den Ovarien ausgelöst, bei denen gefäßerweiternde und gerinnungshemmende Stoffe gebildet und im Uterus abgelagert werden; diese rufen die bekannten anatomischen Veränderungen hervor und gehen zuletzt mit dem ausfließenden Blut (zum Teil) nach außen ab. Falls ein Teil dieser Stoffe auch in dem Körperblut kreist, dann dürfte dies in so geringer Quantität sein, daß dadurch eine charakteristische Veränderung des Blutbildes, des Blutdruckes oder der Gerinnungsverhältnisse nicht hervorgerufen wird. Die vielfach angenommene Lehre, daß vor und während der Menstruation ein Absinken von Blutdruck, Temperatur, Puls, Muskelkraft und eine Veränderung der Gerinnungsfähigkeit des Blutes vorhanden ist (v. Ott, Reinl, Ebeler, Haßlinger), besteht nicht zu Recht (vgl. die Arbeiten von Hoefnagel, Goette, Schmotkin, Viville, Dircks, Keller, Schickele).

Weitere Beobachtungen machen es wahrscheinlich, daß in den Ovarien auch gewisse toxisch wirkende Stoffe gebildet und in den Körper abgegeben werden. Das zurzeit vorliegende Beweismaterial ist jedoch noch zu unbestimmt und zu gering, um bestimmte Schlüsse zuzulassen. Klinisch wissen wir nur, daß manche Frauen zur Zeit der Menstruation an Erbrechen, Kopfschmerzen, Schwindel, Aufregungszuständen, Durchfällen, Urticaria usw. leiden. Tiere, denen man Ovarium- und Corpus luteumextrakte injiziert, werden zuweilen von intensiven Krämpfen und Zuckungen befallen und gehen, wenn auch selten, an kleinen Dosen schon zugrunde. Die zu diesen Untersuchungen verwendeten Extrakte sind allerdings nicht immer in einwandfreier Weise hergestellt worden.

3. Nach der Entfernung der Ovarien treten gewisse Veränderungen ein, die einen Rückschluß auf die normale Tätigkeit dieser Organe zulassen.

Wenn Tiere wenige Monate nach der Geburt kastriert werden, so entwickelt sich eine Atrophie des Uterus, der Scheide und der Brustdrüsen; kommen diese Tiere in das fortpflanzungsfähige Alter, dann stellen sich die bekannten Brunstveränderungen nicht ein; werden aber die entfernten Ovarien gleichzeitig oder später wieder eingepflanzt (Transplantation, Reimplantation), dann kommen, falls die Operation gelingt, die Pubertätsveränderungen bis zu einem gewissen Grade zur Entwicklung und die Atrophie der Genitalien bleibt aus. Auch bei Menschen ist beobachtet worden, daß die frühzeitige Entfernung der Ovarien eine Atrophie des Uterus, der Tube und der Scheide zur Folge hat. In seltenen Fällen kommen sogar atrophische Veränderungen im Bereiche der äußeren Genitalien zustande (Kraurosis, Pruritus), die man auf die Entfernung der Ovarien zurückführen darf. Ähnlich ist dies nach Eintritt der Menopause der Fall, wenn auch in wenig ausgesprochenem Maße (F. A. Kehrer, Hegar, Marshall und Jolly, Knauer, Halban, Morris, Pankow u. a).

4. Es ist bekannt, daß manche Frauen einige Zeit nach der Menopause auffallend fett werden. Dieser Fettansatz wird mit Änderungen des Stoffwechsels in Zusammenhang gebracht. Die zur Beleuchtung dieser Frage verfügbaren Untersuchungen sind leider nicht übereinstimmend. Während Loewy und Richter eine verminderte Oxydationsenergie (Herabsetzung von O und CO_2) nach der Kastration beobachteten, war dies in Lüthjes Versuch nicht der Fall, bei L. Zuntz nur einmal auf 4 Fälle, und dabei nur in geringem Maße. Tatsächlich kommt der Fettansatz nach Ausfall der Ovarienfunktion nicht so häufig vor, als man vielfach annimmt (nach meiner Beobachtung etwa in $^1/_3$ der Fälle). Wenn er vorkommt, so ist das vielfach einer veränderten Lebensweise („Temperamentsänderung", größere Ruhe, geringere Arbeitsleistung) zuzuschreiben, so daß er nicht ohne weiteres auf den Ausfall der Ovarien zurückgeführt werden darf. Der Eiweißhaushalt erleidet nach Kastration keine Änderungen; über den Phosphorstoffwechsel gehen die Untersuchungsergebnisse weit auseinander; eine wesentliche Änderung wird wohl nicht eintreten. Für gewisse Fälle dürfte jedoch bei Tier und Mensch der Zusammenhang zwischen Fettansatz und Ausfall der Ovarien zu Recht bestehen.

Die meisten älteren Untersuchungen über den Zusammenhang von Menstruation und Stoffwechsel sind nicht mit Sicherheit in dem Sinne einer Abhängigkeit des letzteren von den Ovarien zu verwerten (Schrader, Potthast, Hagemann, Lüthje, L. Zuntz, Schöndorff, ver Eecke).

5. Es ist endlich bekannt, daß nach der Entfernung der Ovarien oder nach dem Ausfall ihrer Funktion (Menopause) sich Veränderungen in manchen innersekretorischen Drüsen abspielen: nicht so selten kommt eine Schilddrüsenvergrößerung zustande, häufiger ist aber eine Hypertrophie der Hypophysis, die sich sowohl im Tierexperiment (Fichera) als auch bei menschlichen Kastraten (Tandler und Groß) und bei kastrierten Frauen (Jutaka Kon) feststellen ließ. Die Erweiterung der Nebennierenrinde nach Kastration und in der Menopause ist eine bei Tier und Mensch bekannte Tatsache (Schenk u. a.).

6. Ein charakteristischer Zusammenhang zwischen der Funktion der Ovarien und dem Blutbild, wie es bei anderen innersekretorischen Drüsen bekannt ist, läßt sich nicht nachweisen. Weder beim Eintritt der Ovarium-

funktion (**Menarche**), noch bei der Menstruation, noch in der Menopause kommen typische Veränderungen der Blutbestandteile (rote und weiße Blutkörperchen) vor, von geringen Schwankungen abgesehen, deren Abhängigkeit von den Ovarien noch nachzuweisen bleibt (vgl. M. **Dirks**).

7. Nach Kastration und ebenso nach dem Eintritt der Menopause habe ich in manchen Fällen eine allmählich zunehmende Blutdruckerhöhung beobachtet (Erklärung dieses Vorganges weiter unten).

8. Inwieweit Knochen- und Gliederschmerzen, die nach der Kastration, besonders aber im Klimakterium vorkommen, mit der Funktion der Ovarien zusammenhängen, läßt sich einstweilen noch nicht beantworten. Daß die Ovarien einen Einfluß auf das Knochensystem überhaupt besitzen, zeigen die Erfolge der Kastration bei Osteomalacie (**Fehling**), zum Teil auch die Beobachtungen bei frühzeitiger Kastration (Längerwerden der Knochen), Offenbleiben der Epiphysen (**Sellheim**).

9. Über die Beziehungen zwischen Nervensystem und Ovarium sind unsere Kenntnisse noch nicht weit gediehen. Der Einfluß, den Gehirn und Rückenmark, das sympathische und autonome System auf die Funktion der Ovarien ausüben, läßt sich nicht in bestimmter Weise feststellen. Das Ovarium kann aus allen seinen nervösen Verbindungen losgelöst und an einer beliebigen Stelle des Körpers verpflanzt werden, ohne von vornherein seine Funktion einzubüßen. Trotzdem kann jedes dieser Systeme die Funktion des Ovarium in einer gewissen Weise beeinflussen, wie dies eben auch für jedes andere Organ möglich ist. Schwere Erkrankungen von Gehirn und Rückenmark haben zuweilen eine Amenorrhoe zur Folge, wahrscheinlich wohl nur als Ausdruck einer den allgemeinen Organismus treffenden Schädigung. Sehr starke und plötzlich einsetzende psychische und nervöse Erschütterungen rufen häufig ein Sistieren der Menstruation hervor, seltener das Gegenteil. Die Beeinflussung des Ovarium findet wahrscheinlich auf dem Wege der vasomotorischen Innervation statt.

Nicht viel besser steht es um die präzise Darstellung des Einflusses, den das Ovarium auf die nervösen Organe hat. Beim Eintritt der Pubertät ist eine Veränderung der Psyche nicht zu verkennen, die zugleich mit dem Auftreten des Geschlechtstriebes diesem Alter etwas Charakteristisches verleiht. Dem früh kastrierten Individuum fehlt dieses Merkmal vollständig. Es ist ein gewisser „tonisierender" Reiz, der durch Ovarialsubstanzen auf das Gehirn ausgeübt werden dürfte. Bei vielen Individuen versetzt der Eintritt der Menstruation das tierische und vegetative Nervensystem in einen Zustand erhöhter Reizbarkeit. Dies gilt hauptsächlich für die sympathische Innervation, die sich wieder in Veränderungen der peripheren Blutzirkulation äußert. Psychische Alterationen in Gestalt manisch-depressiver Zustände leichtesten Grades kommen nicht so selten zur Beobachtung. Etwas absolut Charakteristisches besitzen sie jedoch nicht, wenn auch die Psychosen der Pubertät, der Kastration oder der Menopause sich in mancher Beziehung von andern unterscheiden. Hier dürften allerdings noch andere Momente, die man wohl als toxische bezeichnen darf, eine gewisse, einstweilen nicht präzisierbare Rolle spielen. Inwieweit hierfür Anhaltspunkte vorhanden sind, habe ich oben schon berührt. Es muß ferner ein Einfluß der Pubertät, der Menstruation, des Klimakteriums auf das Auftreten von Psychosen oder auf den Verlauf einer schon bestehenden anerkannt werden.

Die Entfernung der Ovarien oder das physiologische Klimakterium hat eine erhöhte Reizbarkeit des nervösen Systems in etwa der Hälfte der Fälle

zur Folge. Es sind hier auch wieder vasomotorische Vorgänge, die am auffallendsten sind. Am bekanntesten sind die sog. nervösen Ausfallserscheinungen, die nach der Entfernung der Ovarien oder nach dem Eintritt der
physiologischen Menopause entstehen: vasomotorische Veränderungen innerhalb der Hautgefäße, Hitzewallungen, gefolgt von Schweißausbruch, Herzklopfen, Pulsbeschleunigung, Kopfschmerzen, Schwindel, Erbrechen und anderes mehr. Daneben kommen psychische Veränderungen vor (Depressionen,
Labilität der Stimmung).

Die Beziehungen zwischen Ovariumfunktion und Epilepsie, Hysterie
u. a. sind derart unbestimmt, daß ich auf eine Erörterung verzichten muß.

Aus dem vorliegenden Material ergibt sich also, daß, soweit wir dies
bis heute beurteilen können, die innersekretorische Funktion der Ovarien
darin besteht, die Veränderungen bei der Pubertät, ebenso bei Brunst und
Menstruation, auszulösen, die normale Einnistung des befruchteten Eies im
Uterus zu sichern, den normalen Ernährungszustand der Genitalien zu vermitteln, an der Konstanz des Blutdruckes und der Blutzirkulation in der
Peripherie mitzuwirken und ebenso an der Erhaltung eines gewissen Gleichgewichts unter manchen innersekretorischen Drüsen sich zu beteiligen; eine
wesentliche Beeinflussung des Stoffwechsels dürfte jedoch dem Ovarium nicht
zukommen. Es gibt zweifellos noch andere Vorgänge, in denen die Funktion
des Ovarium eine Rolle spielt, deren Mechanismus uns einstweilen aber noch
zu unbekannt ist, als daß sie hier einer Erörterung bedürften.

Symptomatologie. 1. Für die Beschreibung und Beurteilung der Ausfallserscheinungen sind wir zu einem gewissen Teil wenigstens auf die Aussagen der
Patientinnen selbst angewiesen. Wenn auch dadurch eine Fehlerquelle gegeben
ist, so darf trotzdem nicht vergessen werden, daß unter diesen Angaben im
allgemeinen doch sehr große Übereinstimmung besteht. Das Persönliche und
rein Willkürliche der einzelnen Patientin ist in manchen nebensächlicheren
Einzelheiten nicht zu verkennen, tritt aber den großen Linien der Beschreibung gegenüber zurück. Diese beginnt meistens mit der ziemlich
deutlichen Darstellung der bekannten Hitzewallungen, die rasch innerhalb
des Körpers auftreten, plötzlich wie eine warme Welle sich entwickeln und
in den Kopf aufsteigen. Manche Patientin hat die Empfindung, als wäre
sie plötzlich von einer Wärmestrahlung übergossen, sie fühlt den Kopf hoch
gerötet und heiß, in ihren Schläfen pulsiert es stark, ein leichter Schwindel
oder ein Schwächegefühl zwingt sie, sich zu setzen oder sich festzuhalten.
Manchmal, durchaus nicht immer, ist diese plötzliche Wallung von einem
ebenso rasch auftretenden Schweißausbruch gefolgt, der den ganzen Körper
oder bloß einzelne Stellen (Extremitäten, Kopf) befällt und so stark sein
kann, daß die Patientinnen die Wäsche wechseln müssen. Nicht selten treten
diese Schweißausbrüche mit Vorliebe nachts auf und werden dann besonders
lästig. Viele Patientinnen sind nach der Erläuterung dieser Zustände mit
ihrer Beschreibung zu Ende. Es läßt sich aber oft bei weiterem Nachforschen feststellen, daß noch andere Beschwerden vorhanden sind, unter
denen mir als die nächsthäufige das Herzklopfen erscheint. Es kann
gleichzeitig mit dem Beginn des Wärmeanstieges auftreten oder kommt allein
vor; manche Frauen klagen außerdem über ein Gefühl von Angst, Beklemmung
und Engigkeit in der Brust; bei anderen Frauen ist ein lästiger Brechreiz

vorhanden, selten von Erbrechen gefolgt. Diese Zustände dauern meistens nicht lange an, wohl nur einige Minuten, werden aber dadurch lästig, daß sie sich öfters wiederholen. Allerdings behaupten nicht wenige Frauen, daß ihre Beschwerden bis zu einer Viertel Stunde und noch länger anhalten können, und zwar besonders dann, wenn sie nachts auftreten. Dies gilt besonders für das Herzklopfen, das durch seine Intensität und seine lange Dauer den Schlaf erheblich stört. Endlich kommen noch Parästhesien recht häufig vor, wie z. B. das Gefühl von Kälte in den Extremitäten oder an einzelnen Stellen der Haut, ein Kribbeln oder Taubsein in Händen und Füßen. Etwas seltener dürften jene Fälle sein, in denen statt der Hitzewallungen ein plötzliches Gefühl von Elendigkeit und von Schwäche auftritt, gefolgt von einem mehr oder weniger starken Schweißausbruch, so daß der ganze Zustand einem Collaps ähnlich wird.

2. Einen Teil der Angaben unserer Kranken können wir direkt kontrollieren. Das plötzliche Erröten oder Heißwerden des Gesichtes kann man bei Personen, die viel darunter leiden, manchmal beobachten, ebenso das Auftreten von Schweiß (besonders an den Kopfhaaren); eine starke Erschütterung im Bereiche des Spitzenstoßes oder im Epigastrium weisen viele Patientinnen auf, die über starkes Herzklopfen klagen; das Cor zeigt dabei keine nachweisbare Veränderung; Auskultation, Perkussion sind normal. Dieselben Personen haben häufig einen beschleunigten Puls, über 100 Schläge in der Minute und dies auch in ruhendem Zustand. Andere Frauen fallen durch ihr erregtes Wesen, ihren glänzenden, feuchten Blick und durch ihre hochrote Gesichtsfarbe auf. Eine gesteigerte Erregbarkeit des Nervensystems (Reflexe) ist oft nachweisbar, insbesondere gilt dies für die Vasomotoren (Dermographismus, Quaddelbildung). Es kommt, allerdings selten, vor, daß über eine einzige oder wenige Veränderungen geklagt wird, so z. B. über die Bildung eines Exanthems, das mit lebhaftem Jucken verbunden ist oder über Pruritus im Bereiche der äußeren Genitalien, über Geschmacks- oder Geruchsstörungen; manchmal treten sehr lästige Magensymptome (hartnäckiger Brechreiz oder auch Erbrechen) in den Vordergrund. Die eben beschriebenen vasomotorischen Zustände können dabei wesentlich abgeschwächt sein, aber auch ganz fehlen. Die Atrophie der Genitalien spielt als alleinige Ausfallerscheinung nur selten eine Rolle; soviel ich sehen konnte, kommt sie in ausgesprochenem Maße nur bei frühkastrierten Individuen (im 2. bis 3. Dezennium) vor. Viel wichtiger scheint es mir, die Bedeutung des Pruritus, bei gleichzeitig vorhandenen atrophischen Zuständen im Bereiche der Genitalien hervorzuheben. Letztere können sich, wie ich dies in 3 Fällen beobachtet habe, in der Art einer richtigen Kraurosis vulvae entwickeln, weniger auffällig bei normalem Eintritt der Menopause, als bei Kastration im 2. oder 3. Dezennium. Einen eklatanten Fall habe ich an anderer Stelle beschrieben[1]). Es mag genügen hier zu erwähnen, daß bei der 37 jährigen Nullipara in ihrem 24. Jahre eine doppelseitige Ovariotomie wegen beiderseitiger Kystome der Ovarien ausgeführt worden war. Die bekannten Ausfallserscheinungen traten nicht auf, die Patientin suchte erst 12 Jahre später ärztliche Hilfe wegen eines starken Pruritus vulvae und einer Ekzem- und Rhagadenbildung im Bereiche der Genitalien, die ihr das Gehen unmöglich machten. Die Untersuchung stellte das typische Bild der Kraurosis vulvae fest, mit starker Schrumpfung aller Teile, so daß der Introitus für den kleinen Finger kaum durchgängig war. (Dieser Zustand

---

[1]) Arch. f. Gynäk. Bd. 97, S. 427.

konnte durch Verabreichung von Ovarialextrakt derart geändert werden, daß an Stelle der früher annämischen Bezirke eine deutliche Lividität der äußeren Genitalien auftrat, zugleich mit dem Verschwinden der Rhagaden und des Pruritus. Nach einem Jahr war der Introitus vaginae so weit, daß nicht nur die gynäkologische Untersuchung ohne Schmerzen erfolgte, sondern daß nach Angabe der Patientin der Coitus wie noch nie vorher ohne Beschwerden ausgeübt werden konnte.) Dieser, wenn auch seltene Fall, zeigt, daß einzelne Veränderungen nach Ausfall der Ovarialtätigkeit ganz isoliert auftreten können, ein Umstand, der die Diagnose eventuell sehr erschweren kann.

In diese Rubrik glaube ich auch eigentümliche Knochenschmerzen eintragen zu dürfen, die meist im Bereiche des Sakrum und der Lendenwirbelsäule lokalisiert sind (subjektiv und objektiv), zuweilen aber auch innerhalb der seitlichen Beckenabschnitte und der Oberschenkel. Ihre Zugehörigkeit zu den Folgen der fehlenden Ovariumfunktion wird durch das zeitliche Auftreten und ihre Besserung durch Ovariotheraphie dokumentiert.

4. Als letzte Gruppe kommen nun noch die psychischen Veränderungen. Die Patientinnen klagen einerseits über Müdigkeit, mangelnden Lebensmut, niedergedrückte Stimmung; sie fühlen sich traurig und unfähig, ihre bisherige Tätigkeit fortzusetzen. Dieses Insuffizienzgefühl allein führt sie manchmal zum Arzte und wird von ihnen lästiger empfunden als manche köperliche Veränderungen. Andere Frauen klagen über eine Abnahme des Gedächtnisses. Nach meiner Beobachtung dünkt mich dies nicht häufig; von allen meinen Patientinnen hat nur eine dies spontan angegeben, und von den übrigen konnte auf Befragen höchstens $1/_{10}$ darüber einige Auskunft geben, die allerdings oft nicht sehr zuverlässig erscheinen konnte. Über eine erhöhte Reizbarkeit wissen aber viele zu berichten; sie werden von ihrer Umgebung, von allem, was sich in ihr abspielt und mit ihnen in Beziehung steht, in viel höherem Maße beeinflußt als vor der Zeit der Kastration oder der Menopause. Unter der Labilität ihrer Stimmung haben viele Patientinnen fast soviel wie ihre Umgebung zu leiden. Nur wenige Patientinnen berichten spontan über die Veränderungen der sexuellen Empfindung, über die Abnahme oder das völlige Verschwinden der Libido. Jedenfalls gehört diese Veränderung zu den „Ausfallserscheinungen".

5. Es ist von vornherein nicht leicht, sich unter allen diesen Symptomen zurecht zu finden und sie ohne weiteres auf den Ausfall der Ovarialtätigkeit zurückzuführen. Sicher sind sie in vielen Fällen überhaupt nicht neu nach der Menopause aufgetreten, sie waren vielmehr vor der Kastration oder der physiologischen Menopause schon vorhanden. Es handelt sich aber dann meist um Individuen, deren Psyche in abnormer Weise beeinflußbar ist und in derselben Weise auch körperliche Veränderungen hervorrufen kann. Beziehungen zu den Genitalorganen brauchen dabei nicht zu bestehen. Diese Fälle lassen sich m. E. leicht von denjenigen Veränderungen körperlicher und psychischer Art trennen, welche mit dem Verschwinden der Ovarialfunktion zusammenhängen und unter der Bezeichnung Ausfallserscheinungen gehen. Trotzdem glaube ich, daß solche Beobachtungen ohne genauere Nachforschung oft als Ausfallserscheinungen aufgefaßt werden und daß deshalb die Zahl von 90 Proz. (Glaevecke, Börner u. a.) für das Vorkommen dieser Erscheinungen zu hoch gegriffen ist. Nach dem mir zur Verfügung stehenden Material kommen richtige Ausfallserscheinungen nach Kastration in etwa der Hälfte der Fälle (rund 50 bis 55 Proz.) vor;

dabei sind alle zweifelhaften Beobachtungen ausgeschaltet, ebenfalls solche mit ganz geringfügigen Beschwerden.

Die Zeit des Auftretens der Ausfallserscheinungen wird vielfach unrichtig angegeben. Es ist ja richtig, daß in manchen Fällen mit der Zeit der zuerst ausgebliebenen Periode (Menopause) die ersten Erscheinungen auftreten, die sich dann mit jeder fälligen Periode wiederholen, um dann allmählich immer häufiger zu werden, ohne einen Rhythmus einzuhalten. Es ist aber ebenso richtig, daß in vielen Fällen ein Teil der Ausfallerscheinungen schon besteht, bevor die Menstruation endgültig aufgehört hat; allerdings handelt es sich sehr häufig um Patientinnen, die unter den bekannten klimakterischen Menstruationsanomalien leiden. Der Zusammenhang dieser Beschwerden mit dem Ausfall der Ovarialfunktion ist natürlich am deutlichsten bei der Kastration. Manche unserer Patientinnen klagten schon 10 oder 12 Tage nach der Operation über vasomotorische Beschwerden, die ihnen früher unbekannt waren und die sich nun direkt im Anschluß an die Operation wiederholten. Ich glaube, daß dieses Vorkommnis das seltenere ist, häufiger dürften die ersten Erscheinungen anfangs zur Zeit der fälligen Periode eintreten, um dann zuletzt täglich und stündlich wiederzukehren. Eine kleine Kategorie von Fällen zeichnet sich dadurch aus, daß die Ausfallerscheinungen erst später eintreten, nach Monaten, ja sogar mehrere Jahre nach Aufhören der Ovariumfunktion. Die Diagnose kann dann allerdings schwierig werden.

Auch hinsichtlich des Zeitraumes, innerhalb dessen die Ausfallerscheinungen sich wiederholen, stimme ich mit der älteren Literatur nicht überein. Glaevecke gibt an, daß im allgemeinen die ersten Beschwerden erst in der 5. Woche nach der Kastration auftreten, um dann etwa 6 Monate lang anzuhalten; Börner bemerkte eine Steigerung zur Zeit der fälligen Periode und einen Höhepunkt nach 3 bis 6 Monaten. Viele meiner Patientinnen waren schon über ein Jahr lang in der Menopause, als ich sie zum ersten Male sah, sie hatten um diese Zeit von einer Abnahme der lästigen Zustände noch nichts bemerkt. Bei anderen waren schon im Praeklimakterium die vasomotorischen Beschwerden aufgetreten und bestanden über ein Jahr lang nach dem endgültigen Aufhören der Menstruation immer noch an. Nach Kastration — und zwar besonders vor dem 5. Dezennium — sah ich die Ausfallerscheinungen mehrere Jahre anhalten. Es dünkt mich unmöglich eine bestimmte Zahl, etwa 6 Monate oder 1 Jahr anzugeben, am ehesten glaube ich sagen zu dürfen, daß die Ausfallerscheinungen umso eher aufhören, je früher sie nach dem Ausfall der Ovarialtätigkeit auftreten, je häufiger und in je kürzeren Abständen sie sich wiederholen. Ebenso verschieden sind endlich Dauer und Intensität des einzelnen Anfalles. Es wäre zweifellos falsch anzunehmen, daß schwere Anfälle nur bei solchen Personen sich finden, die dazu praedisponiert sind, deren Psyche und Nervensystem von vornherein abnorm erregbar sind. Sicherlich sind diese Patientinnen den Zufällen der Menopause in besonderer Weise ausgesetzt; dem gegenüber hebe ich aber hervor, daß der größte Teil meiner Patientinnen mit Ausfallerscheinungen dem arbeitenden Stande angehört und mit Bestimmtheit angibt, vor der (künstlichen oder physiologischen) Menopause entsprechende Zustände nie gehabt zu haben. Trotzdem spielt natürlich das persönliche Moment, die Art, wie der einzelne Organismus auf das Neue reagiert, eine große Rolle. Dies ist wohl auch die wichtigste Ursache für die große Verschiedenheit des Krankheitbildes.

Pathologie. Die ausführlichste Beschreibung ist nicht imstande, dem eigentlichen Wesen der Ausfallerscheinungen auch nur einen Schritt näher zu kommen. Wir können immer nur sagen: dies alles, was sich entwickelt hat seitdem die Menstruation ausgeblieben, erklärt sich wohl daraus, daß das Ovarium nicht mehr funktioniert. Eine Umschreibung, aber keine Erklärung! Ich glaube auf Grund meiner Untersuchungen den Weg, auf dem diese Ausfallerscheinungen entstehen wenigstens auf eine kleine Strecke hin beleuchten zu können. Es war schon den alten Ärzten aufgefallen, daß bei manchen Frauen im antezipierten oder normalen Klimakterium der Radialpuls mehr als normal gespannt ist. In älteren und neueren Arbeiten deutscher und französischer Autoren wird von einer Blutdruckerhöhung in dieser Weise gesprochen, ohne daß jedoch genauere Angaben über die etwaige Höhe zu finden wären. Tuffier und Mauté[1] heben hervor. daß im Klimakterium der Puls oft gespannt ist und das Sphygmomanometer eine Erhöhung der arteriellen Spannung anzeigt.

Wenn das Ovarium nun tatsächlich Substanzen in den Körper abgibt, welche imstande sind, den Blutdruck herunterzusetzen — und solche Substanzen sind nicht nur im Ovarium und Uterus, sondern auch im Menstruationsblut nachweisbar — wenn ferner andere Drüsen den Blutdruck hebende Substanzen abgeben (Nebenniere, Hypophysis), dann scheint es verständlich, daß bei dem Ausfall der Ovarialsubstanzen das Gleichgewicht in der Weise gestört wird, daß die blutdruckerhöhenden Substanzen im Vorteil sind. Es wird also der Blutdruck steigen. Da die fraglichen Substanzen wohl nur in ganz kleinen Mengen produziert und abgegeben werden, kommt voraussichtlich eine Blutdruckerhöhung erst zustande, wenn eine gewisse Menge dieser Stoffe im Körper sich angesammelt hat. Man wird also erwarten können, daß erst nach Ablauf einer gewissen Zeit eine allmähliche Zunahme des Blutdrucks eintritt. Es liegt nun am nächsten, daß die erste Störung sich zu der Zeit bemerkbar macht, wo die Funktion des Ovarium äußerlich hervortritt: im prämenstruellen oder menstruellen Zeitraum. Hierfür habe ich in 3 Fällen einen Anhaltspunkt gewinnen können. Zur Zeit der ersten nach der Kastration fälligen Periode — die Patientinnen waren noch in der Klinik — trat ziemlich plötzlich ein leichter Kollaps mit Blässe ein, wobei der Puls beschleunigt, dünn und leicht unterdrückbar wurde. Der zu derselben Zeit oder wenige Stunden nachher gemessene Blutdruck betrug 135 bis 140 mm und war vor der Operation als normal befunden worden. Der Zustand war nach einigen Stunden wieder besser; hie und da wurde im Laufe der nächsten 2 bis 3 Tage noch über Elendigkeit, Mattigkeit oder Schwindelgefühl geklagt; nach dieser Zeit gingen alle Symptome langsam zurück, der Blutdruck sank um ein weniges, war aber noch bei der Entlassung höher als vor der Operation. Organerkrankungen, die diesen vasomotorischen Herzkollaps — so dürfen wir den Zustand wohl nennen — erklären konnten, waren nicht vorhanden. Diese Fälle sind nicht häufig.

Einen Anstieg des Blutdrucks in den ersten Wochen nach der Kastration konnte ich nur in einigen Fällen verfolgen (vgl. darüber meine Arbeit im Arch. f. Gynäk. 97); im allgemeinen wurde die Blutdruckerhöhung festgestellt, wenn die Patientinnen spontan oder auf Bestellung einige Zeit nach der

---

[1] Presse med. Nr. 97, 1912.

Operation wieder erschienen. Bei den meisten war nach 2 bis 3 Monaten eine Blutdruckerhöhung vorhanden, vorausgesetzt, daß Ausfallserscheinungen aufgetreten waren. Im Laufe der späteren Zeit stieg der Blutdruck, von wenigen Fällen abgesehen, nicht mehr wesentlich. Als Durchschnittszahl fand ich 160 bis 170 mm Quecksilber, höhere Werte sind nicht häufig. Es ist wichtig festzustellen, daß das Auftreten der Ausfallerscheinungen und der Blutdruckerhöhung in rund $^3/_4$ bis $^4/_5$ der Fälle ziemlich parallel geht. so daß Ausfallerscheinungen ohne deutliche Blutdruckerhöhung, und Blutdruckerhöhung ohne deutliche Ausfallerscheinungen selten sind. Ähnliche Veränderungen lassen sich auch nach dem Eintritt der physiologischen Menopause nachweisen, falls es überhaupt zu Ausfallerscheinungen kommt. Begreiflicherweise aber kann in diesen Fällen das allmähliche Auftreten der Blutdruckerhöhung gar nicht oder nur selten verfolgt werden, da die Frauen erst zum Arzte kommen, wenn gewisse Symptome schon vorhanden sind. Diese Erscheinungen sind manchmal schon im Zeitraum der präklimakterischen Menstruationsanomalien vorhanden und gleichzeitig damit auch eine Blutdruckerhöhung. Unter solchen Fällen befinden sich nicht selten Myome des Uterus; nach der Operation bleibt der Blutdruck entweder auf derselben Höhe oder nimmt noch um einiges zu; in seltenen Fällen sinkt er.

Es ergibt sich also aus diesen Beobachtungen, daß in der Mehrzahl derjenigen Fälle, in denen nach Ausbleiben der Menstruation in der frühzeitigen oder normalen Klimax Ausfallerscheinungen eintreten, eine Blutdruckerhöhung zustande kommt. Es ist jedoch durchaus nicht so, daß, je stärker die Ausfallerscheinungen sind, um so höher der Blutdruck steigt; ich glaube vielmehr, daß die Höhe des Blutdrucks an sich keine große Rolle spielt, da bei ausgesprochenen Ausfallerscheinungen Zahlen von 140 bis 150 mm gefunden wurden, andrerseits bei einer Blutdruckerhöhung von 200 bis 220 mm die Ausfallerscheinungen nicht durch besondere Schwere imponierten. Das Übersteigen des normalen Blutdrucks an sich scheint die wichtige Veränderung zu sein und nicht der Grad dieser Erhöhung. Als obere Grenze des normalen Blutdrucks habe ich 125 bis 130 mm Quecksilber angenommen. In einigen Fällen waren Ausfallerscheinungen schon bei einem Blutdruck von 135 bis 140 mm vorhanden. Bei der weiteren Beobachtung der Fälle stellte sich heraus, daß die Blutdruckerhöhung unter geringen Schwankungen von 20 bis 30 mm bestehen bleibt und zwar auch dann noch, wenn die Ausfallerscheinungen schon im Abklingen waren; in anderen Fällen endlich, in denen frühere Ausfallerscheinungen verschwunden waren, war eine Blutdruckerhöhung doch noch vorhanden (keine Organerkrankungen).

Es werfen sich nun zwei Fragen auf:

1. Besteht ein Zusammenhang zwischen der Blutdruckerhöhung und den Ausfallerscheinungen?

2. Warum kommen Blutdruckerhöhung und Ausfallerscheinungen nicht in jedem Falle nach Aufhören der Ovariumfunktion vor?

Wie ich mir die Entstehung der Blutdruckerhöhung erkläre, habe ich oben schon auseinandergesetzt. Auf Grund dieser Überlegung kann man annehmen, daß die Antagonisten des Ovarium, Organe, deren Sekrete den Blutdruck steigern, das Übergewicht haben. Manche klinische Beobachtungen,

vor allem aber Experimente, zeigen, daß bei Verabreichung von gewissen
Mengen von Adrenalin ein bestimmter Krankheitszustand eintritt, der sich
in vasomotorischen Symptomen äußert (Erweiterung der Hautgefäße, gefolgt
von Blässe und Schweißausbruch), Beklemmung, Angstgefühl, Herzklopfen,
Beschleunigung von Puls und Atmung). Ähnliche Substanzen dürften nun
nach dem Ausbleiben der Ovarialtätigkeit in relativem Übermaße vorhanden
sein und auf sie wäre die Blutdruckerhöhung und eine gleichzeitige (toxische)
Reizung des Nervensystems, insbesondere des vegetativen, zurückzuführen.
Dies die Entstehung der vasomotorischen Symptome. Nun erscheint es
durchaus nicht notwendig, daß solche Symptome erst auftreten, wenn eine
gewisse Höhe des Blutdrucks vorhanden ist. Es steht der Auffassung doch
nichts im Wege, daß dieselbe Menge, die schon eine Erregung der Vasomotoren bewirkt, eine Erhöhung des Blutdrucks noch nicht zu verursachen
braucht. Die Ausfallerscheinungen können also auch gleichzeitig ohne
Blutdruckerhöhung vorhanden sein. Ihre Entstehung wird uns aber erst aus
der Beobachtung und Deutung der mit Blutdruckerhöhung verlaufenden
Fälle klar.

Die zweite Frage, warum Ausfallerscheinungen und Blutdruckerhöhung
nicht regelmäßig auftreten, dürfte ihre Beantwortung darin finden, daß der
Körper eben Mittel besitzt, um das gestörte Gleichgewicht in kurzer Zeit
wiederherzustellen: die Rolle des Ovarium übernehmen andere Drüsen. Nur
vom Standpunkt des Blutdrucks aus betrachtet, können wir dieser Auffassung
einen gewissen Halt durch den Nachweis geben, daß die Schilddrüse, die
Nebennierenrinde, der Hypophysisvorderlappen — und wahrscheinlich noch
andere innersekretorische Drüsen — Substanzen enthalten, die ähnlich wie
das Ovarium — wenn auch nicht so ausgesprochen — imstande sind, den
Blutdruck herabzusetzen. Tierexperimente und Sektionen an Menschen
zeigen uns, daß nach Ausfall der Ovarien die genannten Organe, bzw. ihre
Teile hypertrophieren, allem Anscheine nach also sich in einem Zustande
erhöhter Funktion befinden. Wird in dieser Weise ein Ersatz für die
Ovarien geschaffen, dann kommt eine Blutdruckerhöhung nicht zustande; eine Störung des Gleichgewichts innerhalb der den Blutdruck beeinflussenden Drüsen besteht nicht, da antagonistische Stoffe (blutdrucksteigernde) nicht im Übergewicht sind. Es werden deshalb auch die toxischen
vasomotorischen Symptome nicht auftreten, d. h. die als Ausfallerscheinungen bezeichneten Veränderungen fehlen. Dieser Vorgang dürfte der
normale sein.

Von ganz anderen Gesichtspunkten aus waren Cristofoletti und
Adler unter dem Einfluß von Eppinger und Heß zu einer der obigen
ähnlichen Auffassung gelangt, daß nämlich nach Ausfall der Ovarialtätigkeit
eine Erhöhung des Sympathicustonus vorhanden ist. Nach ihren Angaben soll
eine für den gesunden Menschen wirkungslose Adrenalindosis bei Individuen
mit starken Ausfallerscheinungen eine deutliche Reaktion hervorrufen in Gestalt
von Blässe, Schweißproduktion, Herzklopfen, Pulsbeschleunigung, Beklemmung.
Es wäre außerordentlich wichtig und dankenswert, in dieser Methode eine
Möglichkeit zu besitzen, um objektiv die fraglichen Veränderungen prüfen
zu können; leider hat sich dies in unseren Fällen nicht bestätigt. Derartige
deutliche Reaktionen, wie in den Fällen von L. Adler konnten wir nicht
beobachten und zwar besonders auch in Fällen nicht, wo sie bei der bestehenden Blutdruckerhöhung zu erwarten gewesen wären. Trotzdem sehe
ich mich nicht veranlaßt, die Auffassung zu verlassen, daß eine Erhöhung

des Sympathicustonus in Fällen mit hohen Blutdruckwerten vorhanden ist. Es wäre ja vorher der Beweis zu erbringen, daß die erwähnte pharmakologische Prüfung Veränderungen des Sympathicustonus tatsächlich nachweisen kann. Ich möchte einstweilen nur annehmen, daß sie vielleicht eine erhöhte Erregbarkeit demonstrieren kann.

Alle diese Fragen müssen noch weiter untersucht und die bisherigen Angaben nachgeprüft werden und zwar besonders innerhalb eines genügend langen Zeitraumes. Dies gilt auch für die Ausfallerscheinungen, die mit einer Blutdruckerhöhung einhergehen. E. Meier[1]) (Frankfurt) hat Nachuntersuchungen über den Zusammenhang von Blutdruckerhöhung und Ausfallerscheinungen angestellt und in $^1/_4$ etwa seiner Fälle eine solche Erhöhung gefunden; er kommt jedoch, auch mit Rücksicht auf den negativen Ausfall der pharmakologischen Prüfung (Adrenalin), zu dem Ergebnis, daß ein Zusammenhang zwischen Blutdruck und Ovarialfunktion nicht besteht. Da die ausführliche Publikation und vor allem die Zahlen von Meier noch nicht vorliegen, kann ich mich einstweilen nicht weiter dazu äußern, glaube aber betonen zu dürfen, daß Meier als Schüler Walthards in der Diagnose der „Ausfallerscheinungen" von der allgemeinen Auffassung und auch der meinigen abweicht.

Es wurde weiter oben schon angegeben, daß die Dauer der Ausfallerscheinungen in der Literatur vielfach zu gering angegeben wird. Zur Ergänzung möchte ich hier noch anführen, daß ich bei Frauen, deren Menopausebeginn schon einige Jahre zurücklag und Ausfallerscheinungen noch bestanden, recht häufig auch eine wesentliche Blutdruckerhöhung noch finden konnte, ohne daß eine besondere Organerkrankung nachweisbar war. Ob dies nach Kastration ebenso ist, kann ich nicht bestimmt angeben; ich kann mich aber des Eindrucks nicht erwehren, daß die Ausfallerscheinungen nicht so lange Zeit bestehen bleiben als in der physiologischen Menopause. Bei mehreren Frauen, die ich vor der Operation und in verschiedenen Abständen nach derselben immer wieder untersuchen konnte, habe ich die interessante Beobachtung gemacht, daß die Ausfallerscheinungen einige Zeit nach der Operation anfingen und daß gleichzeitig sich eine Blutdruckerhöhung entwickelte; nach verhältnismäßig kurzer Zeit war eine wesentliche Besserung der Ausfallerscheinungen eingetreten (allerdings unter entsprechender Therapie), der Blutdruck blieb aber noch späterhin erhöht, trotzdem neue Beschwerden nicht auftraten. Es wäre zu erwarten gewesen, daß mit den schwindenden Ausfallerscheinungen auch die Blutdruckerhöhung rückgängig würde. Diese eigentümliche Beobachtung möchte ich so erklären, daß die Antagonisten das nach Ausfall der Ovarien erlangte Übergewicht im allgemeinen beibehalten. An die gleichzeitig abgegebenen toxisch wirkenden Substanzen gewöhnt sich aber der Körper mit der Zeit, so daß die entsprechenden Symptome allmählich verschwinden. Dieser Vorgang wäre etwa mit der langsamen Einfuhr eines Giftes zu vergleichen, dessen ursprünglich tödliche Dosis später ungestraft überschritten werden kann. Die wissenschaftliche Begründung dieser empirischen Beobachtung hat E. St. Faust bekanntlich für das Morphium geliefert.

Die so variablen vasomotorischen Symptome (Ausfallerscheinungen) fasse ich also in gewisser Weise als toxische auf und erkläre mir ebenso das Herzklopfen, das ja manche Patientinnen so sehr quält, die Puls-

---

[1]) Vortrag in der Mittelrhein. Gesellsch. f. Geb. u. Gynäk. zu Frankfurt, Dez. 1912.

beschleunigung, das Auftreten von Exanthemen, Urticaria usw. Hier muß ich allerdings noch über vereinzelte Fälle berichten, über die sich in der Literatur nicht viel mehr als Andeutungen finden. Es sind die bestimmten Angaben mehrerer glaubwürdigen Patientinnen, bei denen im Anschluß an die künstliche oder physiologische Menopause Ausfallerscheinungen ursprünglich überhaupt nicht eingetreten waren, sich vielmehr erst nach zwei oder drei Jahren entwickelten, in langsam zunehmender Weise, als hätte jetzt erst der Ausfall der Ovarien stattgefunden. In dieser Zeit sah ich die Patientinnen und konnte nun den gewohnten Befund samt Blutdruckerhöhung feststellen. Diese Fälle weisen m. E. darauf hin, daß wir das Aufhören der Menstruation mit dem Aufhören der Funktion der Ovarien nicht immer identifizieren dürfen. Ich komme immer mehr zu der Auffassung und werde dies in absehbarer Zeit an der Hand weiterer Experimente stützen können, daß die Funktion der Ovarien in zahlreiche Komponenten zerfällt, unter denen die eine zur Erhaltung des Blutdruckgleichgewichtes beiträgt, die andere auf den Ernährungszustand der Genitalien, nicht aber des allgemeinen Organismus einen Einfluß hat, eine andere die schwere Gerinnbarkeit des Menstrualblutes verursacht, ohne aber auf das Körperblut einen Einfluß auszuüben usw. Solange wir nun diese einzelnen Funktionen an der Lebenden nicht genauer als bisher verfolgen und prüfen können, so lange wird die Deutung der so verschiedenartigen Fälle sehr schwer und zum Teil willkürlich bleiben.

Diesen vasomotorischen Veränderungen stehen andere gegenüber, die auf den Ausfall der Ovarien ausschließlich zurückgehen. Es ist die Atrophie des Uterus, der Tuben und der Ovarien, die Schrumpfungen im Bereiche der Scheide, insbesondere des Introitus, das lästige Jucken und Brennen in dieser Gegend, die Abnahme der Libido. Diese sind um so deutlicher, je früher die Kastration ausgeführt wird. Zahlreiche Experimente beim Tiere geben hierfür genügende Beweise. Der Kliniker kann auch bei diesen Veränderungen beobachten, daß sie in der Art, Intensität und bzgl. des Zeitpunktes ihres Auftretens recht verschieden sind. Am häufigsten sind wohl die atrophischen Zustände; ich habe schon oben mitgeteilt, daß der Pruritus gleichzeitig mit Ernährungsstörungen im Bereiche der äußeren Genitalien als Ausfallerscheinungen im weiteren Sinne aufzufassen ist. Bei der Libido spielt ja das psychische Moment eine sehr große Rolle und zwar so, daß manche Autoren die Abnahme einer Libido als Folge des Fehlens der Ovarien nicht anerkennen, diesbezügliche Angaben vielmehr als Störung der Denkfähigkeit auffassen, entstanden unter dem Einfluß der Umgebung, der Mitmenschen, des Geredes usw. Dies dürfte wohl auch die Ansicht von Walthard sein. Ob diese Ansicht zu Recht besteht, kann eigentlich bloß der Erfolg der Psychotherapie entscheiden. Ist dieser auch auf die Dauer positiv, dann können wir daraus folgern, daß in solchen Fällen die Abnahme der Libido tatsächlich auf psychogenem Wege zustande gekommen war. Solche Fälle gibt es zweifellos und sie gehören zu den richtigen Psychoneurosen. Ich bin aber ebenso überzeugt, daß in anderen Fällen, wie das Auftreten so auch das Aufhören der Libido ganz präzis mit dem Ein- oder Aussetzen der Ovarialfunktion parallel geht. Dies zeigen uns die bekannten und zahlreichen Tierversuche. Ich erinnere nur an das auffallend veränderte Verhalten männlicher Tiere nach der Kastration (Hengst, Frosch usw.), an die energische Abwehr weiblicher kastrierter Tiere brünstigen Männchen gegenüber usw. Das psychogene Moment dürfte bei diesen Tieren wohl keine Rolle spielen.

Derartige Beobachtungen beeinflussen nun in keiner Weise die längst bekannte Tatsache, daß die engsten Beziehungen zwischen der Funktion der Keimdrüsen und dem psychischen Leben bestehen. Sie sind aber so vielgestaltig und wechselnd, daß keine Beschreibung erschöpfend und unangreifbar sein kann. Überall begegnen wir immer wieder dem „individuellen Moment". Wir sehen während des ganzen Lebens der Frau den Einfluß der Keimdrüsen auf das psychische Verhalten in mehr oder weniger deutlicher Weise. Das Auftreten der Tätigkeit der Ovarien zur Zeit der Pubertät bildet das erste Glied der Kette. Mit jeder einzelnen Menstruation reihen sich weitere Glieder an, gefolgt von den Schwankungen des psychischen Verhaltens während Gravidität und Wochenbett; zuletzt kommen die zuweilen sehr auffälligen Zustände nach Beginn der Menopause. Die große Mehrzahl der Frauen verändert sich in diesen verschiedenen Phasen nicht derart daß dies für ihre Umgebung etwa in auffälliger Weise bemerkbar wird, Es gibt aber eine ganze Anzahl von Frauen, deren gesteigerte Erregbarkeit. labile Stimmung, erhöhte Affektivität während der erwähnten Genitalphasen ihrer Umgebung und ihnen selbst bewußt wird. Je nach dem Grade dieser Störung kann man wohl von hysterischen, neurasthenischen oder psychoneurotischen Zuständen reden. Es ist klar, daß bei solchen Frauen das Eintreten der Menopause der Anlaß zu einer Steigerung ihrer Beschwerden sein kann. Dies ist der „agent provocateur" wie Walthard sich ausdrückt. Damit erkennt er auch an, daß irgend etwas Neues in den Organismus hineingekommen ist, wie ja auch früher im Leben mit jeder Funktionsänderung der Keimdrüsentätigkeit (Pubertät, Menstruation, Gravidität) etwas ähnliches vor sich gegangen war. Zweifellos liegen bei manchen Frauen reine Psychoneurosen vor, wie sie von Dubois ausführlich beschrieben worden sind und die mit den Vorgängen innerhalb der Geschlechtssphäre in nur loser Verbindung stehen. Dieselben Psychoneurosen kommen natürlich auch vor, ohne jede Beziehung zu diesen Organen. Beide Arten können durch Psychotherapie beeinflußt, eventuell auch geheilt werden. Für viele Frauen sind diese Psychoneurosen zur Zeit der Menopause nichts Neues, da sie in früheren Jahren auch schon bestanden (vgl. Kroenig, Walthard). Es steht nun der Auffassung nichts im Wege, daß der Ausfall der Ovarialtätigkeit einen gewissen Einfluß auf derartige Zustände haben kann, daß sie etwa häufiger auftreten oder intensiver werden. Ebenso ist es natürlich möglich, daß im Anschluß an die Menopause eine Psychoneurose zum erstenmal auftritt und daß sie durch geeignete Therapie verschwinden kann.

Aber auch Walthard kennt jene psychischen Erkrankungen im Verlaufe des fortpflanzungsfähigen Alters mit Symptomen in der Genitalsphäre, die der Psychotherapie nicht zugänglich sind und die er „an den Psychiater von Fach" verweist. In solchen Fällen, von denen ich einige dem Entgegenkommen von Herrn Prof. M. Rosenfeld-Straßburg verdanke, steht die psychische Depression auffallend im Vordergrund, zuweilen konnten wir sogar von manisch-depressiven Zuständen reden. Diese sind der Psychotherapie nach der heutigen Auffassung unter den Psychiatern nicht zugänglich. Wir begegnen ihnen auch zur Zeit des Klimakteriums und können dann ihre Entwickelung im Anschluß an die Menopause verfolgen. Diese Zustände sind charakterisiert, abgesehen vom psychischen Verhalten, durch die bekannten zahlreichen vasomotorischen Symptome (vasomotorische Neurose), wie sie ausführlich bei M. Rosenfeld beschrieben worden ist. (Arch. f. Psych. Bd. 46, Heft 1.) Zu diesen Symptomen kann sich eine Blutdruckerhöhung gesellen, die in unseren Fällen z. B. 160—180 mm aber auch mehr betrug. Wenn ich nun von meinem Standpunkte den Ausfall der Ovarialtätigkeit für das Auftreten dieser früher nicht vorhandenen Symptome verantwortlich machen will, so wird voraussichtlich der Psychiater nichts dagegen einzuwenden haben; im Gegenteil: nach dem Referat von M. Rosenfeld über das manisch-depressive Irresein (Allgemeine Zeitschrift f. Psychiatrie 1913) sucht die Psychiatrie aus dem etwas unbestimmten Sammelbegriff des manisch-depressiven Irreseins einzelne Gruppen abzutrennen und auf Grund gewisser klinischer und experimenteller Belege genauer zu differenzieren. Auch Alzheimer hat betont (Referat über das manisch-depressive Irresein, Kiel), daß wir nicht mehr das manisch-depressive Irresein an sich, sondern verschiedene Typen desselben heutzutage unterscheiden müssen. Es ist im Vorliegenden nur der Versuch gemacht, einzelne Fälle, die sich schwer in die große Gruppe des manisch-depressiven Irreseins und in die Melancholie des Rückbildungsalters einreihen lassen, nach diesen Gesichtspunkten abzutrennen und mit dem Ausfall der Ovarialtätigkeit im Zusammenhang zu bringen. In diesem Sinne sehe ich die sogen. Ausfallerscheinungen nach Eintritt der normalen oder frühzeitigen Menopause als eine vasomotorisch trophische Neurose nach Aufhören der Ovarialfunktion an, die natürlich in verschiedenen graduellen Abstufungen auftreten kann. Dabei kann der Zusammenhang mit dem manisch-depressiven Zustand je nach dem Hervortreten der psychischen Veränderungen mehr oder weniger deutlich sein. Ich hebe aber ausdrücklich hervor, daß es sich trotzdem beim echten manisch-depressiven Irresein und bei der Melancholie des Rückbildungsalters um primäre cerebrale Vorgänge handelt und daß die körperlichen (auch die vasomotorischen Störungen) wie auch bei andern organischen Gehirnleiden sekundärer Natur sind. Zwischen diesen schweren Zuständen und den früher erwähnten psychoneurotischen, wie sie in Beziehung zur Ovarialfunktion so häufig sind, gibt es zahlreiche Uebergänge, bei denen das psychische Moment den vasomotorischen Veränderungen gegenüber zurücktritt. Einen Teil dieser Fälle sehen wir mit Vorliebe im Bereiche der sog. Wechseljahre oder nach der Kastration sich entwickeln. Es ist aber auch richtig, daß die ersten Störungen schon im Präklimakterium auftreten können. Der wesentliche Unterschied der Auffassung von Dubois und Walthard gegenüber liegt also in der geringeren Betonung der psychischen Veränderungen und in der Behauptung, daß der größere Teil der fraglichen Zustände mit dem Versiegen der Ovarialfunktion in Zusammenhang steht, aber nicht primär psychogen ist.

Der kürzlich erschienene Artikel von Dubois[1]) wird meiner Auffassung durchaus nicht gerecht. Es ist hier nicht der Ort auf die Einzelheiten dieser Arbeit einzugehen. Der Leser meines früheren Aufsatzes wird leicht feststellen, daß ich den Begriff Ausfallserscheinungen weiter gefaßt habe als Dubois annimmt, vor allem weiter als er selbst. Nicht psychische und vasomotorische Veränderungen allein sind hier zu berücksichtigen, sondern auch andere Zustände, die ich weiter oben zur Genüge hervorgehoben habe. Beim Durchlesen der Arbeit von Dubois kann ich mich des Eindrucks nicht erwehren, daß unser Beobachtungsmaterial offenbar sehr verschieden ist und daß Dubois schwerere Fälle vielleicht nicht zu Gesicht bekommt. Zur Kritik der psychogenen Ätiologie der Ausfallerscheinungen müssen auch die Fälle erwähnt werden, in denen bei sofortiger Reimplantation eines entfernten Ovariums noch während einer Operation die Ausfallerscheinungen, die kurz nach der Operation eintraten, wieder verschwanden, nachdem das Ovarium eingeheilt war und seine Funktion wieder aus-

---

[1]) Monatsschr. f. Geburtsh. u. Gynäk. 1913.

übte. Hierher gehören ferner die Fälle, in denen neben intensiven Ausfallerscheinungen verschieden lange nach der Operation ein Ovarium reimplantiert wurde und die Ausfallerscheinungen verschwanden, solange dieses Organ noch funktionierte. Es ist allerdings vorauszusehen, daß Dubois diese letzteren Fälle mit einer suggestiven Wirkung der Operation erklären wird. Die Bedeutung der in der sexualen Sphäre sich abspielenden Vorgänge erkennt Dubois immerhin an, ebenso Walthard ja auch. Damit sind zahlreiche Berührungspunkte für unsere verschiedenen Ansichten gegeben, wie aus dem Vorstehenden zur Genüge hervorgeht.

In demselben Verhältnis stehe ich etwa zu der Auffassung von R. Cassirer. (Die Rolle des veget. Systems in der Pathologie der vasomotorischen Neurosen, Med. Klin. 1898/1912.) Unsere Ausfallerscheinungen sind nichts anderes als eine gewisse Art vasomotorisch-trophischer Neurose, Reizerscheinungen eines gewissen Abschnittes des vegetativen Systems. Die erkennbare „letzte Ursache beruht (nach Cassirer) in einer weit verbreiteten, ererbten oder erworbenen Störung dieses Systems", nicht aber primär in der Störung der inneren Sekretion einer gewissen Drüse. Obwohl ich die Bedeutung des Konstitutionellen im Sinne von Cassirer nicht leugne, sie vielmehr besonders betone, muß ich die Unzulänglichkeit dieses alleinigen Momentes für die Erklärung der Ausfallerscheinungen hervorheben. Es ist natürlich richtig, wie Cassirer sagt, daß die innere Sekretion auch von dem vegetativen System beeinflußt wird; dies spricht aber nicht gegen die innere Sekretion als einer bis zu einem gewissen Grade selbständigen Funktion, die ihrerseits wieder auf das vegetative System eine Einwirkung ausüben kann. Hierfür liegen einstweilen die zahlreicheren Belege vor, während die entgegengesetzte Auffassung von Cassirer weiterer Beweise noch bedarf.

Die primäre Bedeutung der inneren Sekretion dürfte für die Schilddrüse und die Keimdrüsen bis jetzt am besten fundiert erscheinen. Es drängt sich jedoch aus zahlreichen Arbeiten, Beobachtungen und Überlegungen das Bedürfnis immer mehr auf, nicht eine einzelne Drüse ausschließlich in Betracht zu ziehen, sondern die Gesamtheit der innersekretorischen Organe (pluriglanduläre Funktionen) zu berücksichtigen. Diesem Bedürfnisse glaube ich für die uns hier beschäftigende Frage, soweit sie uns bis heute möglich ist, genügend Rechnung getragen zu haben.

Nur ganz kurz sollen die Ausfallerscheinungen nach alleiniger Entfernung des Uterus (mit Belassung eines oder beider Ovarien) hier erwähnt werden. Schon Werth und Glaevecke hatten beobachtet, daß in solchen Fällen wohl Beschwerden auftreten, von denen einige als Molimina menstrualia vorher schon bestanden, andere aber den Ausfallerscheinungen nach Kastration gleich sind. Nach Werth und Glaevecke besteht die Tätigkeit der Ovarien nach der Entfernung des Uterus weiter. Dasselbe nehmen Mandl und Bürger an, welche auf Grund von Temperaturmessungen usw. die sog. Menstruationswelle auch nach Uterusexstirpation nachweisen können. Nachdem neuere Untersuchungen (Schmotkin, Viville, Hoefnagel) festgestellt haben, daß diese Welle, was das Verhalten von Blutdruck, Puls, Temperatur und Muskelkraft angeht, tatsächlich nicht existiert, kann ich diesen Beweis heute nicht mehr als vollgültig anerkennen. Die ausgedehntesten Untersuchungen über die Bedeutung der alleinigen Entfernung des Uterus stammen von Pankow und Rauscher. Diese Autoren konnten feststellen, daß zweierlei Beschwerden im allgemeinen vorhanden sind: erstens solche menstruellen Charakters, welche auch vor der Operation schon bestanden und zweitens richtige Ausfallerscheinungen, die sich aber nach Intensität und Art von denjenigen nach der Kastration wesentlich unterschieden. Der Grund zu dieser Verschiedenheit muß in der experimentell begründeten Tatsache liegen, daß trotz der Entfernung des Uterus die Ovarien wenigstens eine Zeit lang, in manchen Fällen aber noch Jahre lang, weiter funktionieren. Ich wäre geneigt, in solchen Fällen weniger von Ausfallerscheinungen als von Retentionserscheinungen zu sprechen, in der Überlegung, daß besonders die vasomotorischen Symptome, unter denen vielfach die Herzbeschwerden im Vordergrund zu stehen scheinen, ausgelöst werden durch die aus dem Ovarium in das Blut abgegebenen Stoffe, die unter normalen Verhältnissen mit dem Menstruationsblut abgeschieden, jetzt aber im Körper zurückgehalten werden.

Therapie. Die Therapie der Ausfallerscheinungen ergibt sich nach den obigen Ausführungen von selbst; da der Mangel der Ovarien diese Zustände verursacht, muß Ovarialsubstanz dem Körper wieder zugeführt werden. Diese schon seit langer Zeit geübte Therapie hat zweifellos Erfolge gehabt und wird im Prinzip wohl kaum bestritten. Eine gewisse wissenschaftliche Begründung ist in den Untersuchungen von Loewy und Richter zu erblicken, welche nach der Einverleibung von Ovarialsubstanz bei kastrierten Tieren den vorher veränderten Stoffwechsel wieder normal werden sahen. Es stehen allerdings die Beobachtungen von Lüthje gegenüber, der einen Unterschied nicht feststellen konnte; weitere Bedenken über die Bedeutung der Ovarien auf den Stoffwechsel sind früher schon angeführt worden. Wir sind also hauptsächlich auf empirische Beobachtungen angewiesen, deren Kontrolle allerdings durch eine objektive Prüfung, wenn auch in beschränktem Maße, möglich ist. Nach meinen Beobachtungen ist es gleichgültig, welches der bisher bekannten Präparate verordnet wird (Oophorin, Ovarin, Lutein u. a. m.). Eine Differenzierung der einzelnen im Ovarium vorhandenen Substanzen ist in den Organpräparaten natürlich nicht gegeben.

Neben den Erfolgen der Ovarialtherapie werden aber auch zahlreiche Mißerfolge mitgeteilt. Ein Teil derselben wird nach meiner Ansicht durch die verschiedenen Definitionen, bzw. Diagnosen der Ausfallerscheinungen gegeben. Zur Erklärung anderer Fälle lag der Gedanke nicht fern, daß an den sog. Ausfallerscheinungen nicht nur das Fehlen der Ovariumfunktion Schuld war, sondern vielleicht auch Störungen der inneren Sekretion anderer Drüsen. Von diesen, wenn auch etwas unklaren Vorstellungen ausgehend, haben manche Ärzte andere Organpräparate empfohlen, so z. B. Schilddrüse (Lévi und Rothschild) Nebenniere (neuerdings A. Martin). Auch in solchen Fällen werden gute Resultate berichtet. Diese anscheinend verworrenen Beobachtungen widersprechen sich nun durchaus nicht, sie lassen sich vielmehr einigermaßen erklären. Von meinen experimentellen Untersuchungen mit alkoholischen Organextrakten ausgehend, habe ich versucht, die Wirkung dieser Extrakte auf die Ausfallerscheinungen zu verfolgen, in der Hoffnung zu einer etwaigen Differenzierung zu gelangen. Es hat sich nun herausgestellt, daß alkoholische Extrakte des Ovarium und ebenso des corpus luteum wirksam sind und zwar auch in Fällen, in denen vorhergehende Verabreichung der im Handel befindlichen Ovarienpräparate nur wenig Erfolg erzielen konnte. Diese Wirkung ist aber nicht ausschließlich an die Ovariumpräparate gebunden, sondern läßt sich auch regelmäßig mit Uterusextrakt erzielen, in manchen Fällen ebenso mit Extrakt der Nebenniere, der Hypophysis und der Schilddrüse; auch das Extrakt der Placenta ist imstande ähnlich zu wirken. In diesen Beobachtungen möchte ich einen Hinweis auf die schon oben mitgeteilte Behauptung erblicken, daß die von den Ovarien produzierten Substanzen nicht von vornherein für dieses Organ spezifisch sind, sondern sich auch in anderen innersekretorischen Drüsen finden. Von diesem Gesichtspunkte aus können die scheinbar sich widersprechenden Mit-

teilungen der Autoren über die Erfolge der Schilddrüsen- oder Nebennieren-
therapie bei den Ausfallerscheinungen erklärt werden. Solange wir einen
genaueren Einblick in die von diesen Drüsen produzierten Substanzen nicht
besitzen, ist es von vornherein zweifellos richtiger, die Behandlung der Ausfallerscheinungen mit Ovarialextrakt zu wählen. Sie genügt in manchen
Fällen, in anderen bedarf sie aber einer Ergänzung.

Die von vielen Seiten mitgeteilte Ansicht, daß besonders jene Personen
zu Ausfallerscheinungen neigen, deren Nervensystem eine erhöhte Erregbarkeit besitzt, besteht jedenfalls zurecht. Die Berücksichtigung dieses Faktors
erscheint mir sehr angebracht; deshalb ist neben allgemeinen Maßnahmen
hygienisch-diätetischer Art (Regelung der Nahrungsaufnahme, genügende
Bewegung, Hydrotherapie, Beschäftigung, Klimawechsel usw.) die Verabreichung von Präparaten, welche diese Reizbarkeit herabsetzen, vollkommen
berechtigt. Auf Grund neuerer Anschauungen möchte ich die Calciumsalze
in solchen Fällen empfehlen, die entweder gleichzeitig mit Ovariumextrakt
oder je nach den Bedürfnissen des einzelnen Falles zu verabreichen sind.
Für eine gewisse Kategorie von Fällen bleibt nun die von Walthard
empfohlene Psychotherapie bestehen. So weit ich sehen konnte, handelt es
sich dabei nur um geringe Störungen, die auf psychischem Wege entstanden
sind und durch richtiges Vorgehen auch erfolgreich behandelt werden können.
Dabei muß ich aber betonen, daß wir hier von dem geistigen Niveau, auf
dem unsere Patientinnen stehen, in nicht geringem Maße abhängig sind.
Geistig weniger entwickelte Personen sind nicht oder in unzureichendem
Maße imstande, auf die Gedankenfolge einzugehen, die der Arzt vor ihnen
aufreiht. Ist dies aber so, dann wird der Erfolg der psychischen Behandlung sehr in Frage gestellt. Intelligente Patientinnen haben mir nun gerade
bewiesen, daß ihre Ausfallerscheinungen durchaus nicht einfach als eine
psychische Neurose anzusehen sind; sie konnten sehr gut das von ihnen
gewünschte Umdenken verstehen und auch ausführen; es gelang aber nur
bis zu einem gewissen Punkt, jenseits dessen der Wille auf ihren Zustand
keinen Einfluß mehr gewinnen konnte. Dies betraf aber gerade die quälenden
Beschwerden: das Herzklopfen, die Schlaflosigkeit, den Pruritus (bei beginnender Kraurosis), manche Hitzewallungen gefolgt von Schweißausbruch
mitten in der Nacht..! Dieser Teil der Ausfallerscheinungen wurde anderseits in günstiger Weise durch Ovarialextrakt beeinflußt.

Zur Vermeidung der Ausfallerscheinungen wurde die Implantation eines
fremden gesunden Ovariums empfohlen, sei es innerhalb der Bauchhöhle,
unterhalb der Haut, oder irgendwo innerhalb eines lockeren saftreichen Gewebes. Die Ergebnisse dieser Fälle sind wohl ausnahmslos als Null zu betrachten, wenn man — wie es recht ist — eine Dauerwirkung verlangt.
Von der autoplastischen Verpflanzung eines oder beider Ovarien sollen aber
bessere Erfolge gesehen worden sein. Kroenig und Pankow u. a. haben
in manchen Fällen die Menstruation wieder auftreten, die Ausfallerscheinungen
wieder verschwinden sehen. Es fragt sich aber, ob wirklich noch nach
mehreren Jahren der Erfolg bestehen blieb. Tuffier, der über eine große
Reihe von Fällen verfügt, konnte feststellen, daß nach Einheilung der verpflanzten Ovarien Ausfallerscheinungen auftraten, wenn der Uterus entfernt
worden war (Retentionserscheinungen?), daß solche aber fehlten, wenn der
Uterus noch menstruieren konnte. In der Diskussion zu diesem Vortrag
betont Hartmann, daß auch diese autoplastische Transplantation die Bedeutung einer Behandlungsmethode nicht gewinnen kann, da auf die Dauer

die Ausfallerscheinungen nicht vermieden werden können (offenbar wegen der nachfolgenden Atrophie der transplantierten Ovarien). Dieselbe Erfahrung teilten auch Routier und Mauclaire mit.

Trotzdem einwandsfrei feststeht, daß die Ovarien bei autoplastischer Transplantation einheilen und funktionieren können, hat sich diese Technik zu einer systematischen Prophylaxe der Ausfallerscheinungen nicht eingebürgert, sie ist vielmehr auf Ausnahmefälle beschränkt geblieben, von vereinzelten Versuchsserien abgesehen. Der Grund für dieses Schicksal ist darin zu erblicken, daß ein Teil der Ovarien nicht einheilt und daß der andere Teil nach verschieden langer Zeit atrophisch wird.

Anmerkung des Herausgebers: Anmerkungsweise wäre hier noch auf die Angaben über das sogenannte Klimakterium des Mannes hinzuweisen (Church, Nervous and mental disturbances of the male climacteric, Journ. of the Amer. med. association **55**, 1910, S. 301; K. Mendel, Die Wechseljahre des Mannes, Neurol. Zentralbl. 1910, S. 1127; Hollander, ebenda S. 1282). Die Beschwerden sollen ähnliche sein, wie beim Weibe. K. Mendel hält die Beschwerde für Folge innersekretorischer Störungen. Es ist beim Manne nur noch sehr viel schwerer als beim Weibe, psychische Störungen, die zwar mit besonderer Häufigkeit im beginnenden Alter, aber doch in genau der gleichen Weise auch außerhalb dieses Alters auftreten und dann ja wohl wahrscheinlich durch innersekretorische Störungen nicht verursacht sind, insbesondere echte Depressionen, auszuschließen. Der Behauptung K. Mendels, daß er in jedem einzelnen Fall Melancholie habe ausschließen können, kann nicht zugestimmt werden angesichts der Symptome: Angst und innere Unruhe, Insuffizienzgefühl, gemütliche Verstimmung, Suicidgedanken. Die Angabe K. Mendels, daß die im Beginn gesunkene Libido nach Ablauf wieder ansteigen könne, spricht wohl eher dafür, daß mindestens in einer Anzahl von Fällen die genitalen Störungen Folge der psychischen sind, und nicht das Umgekehrte der Fall ist.

Literatur.

Abrandt, Etude compar. les troubles phys. consécutifs à l'hystérectomie et à l'oophoro-hysteréctomie. Thèse de Paris 1899.

Adler, Zur Physiologie und Pathologie der Ovarialfunktion. Arch. f. Gynäk. **95.**

Bailleau, Des tachycardies de la ménopause. Thèse de Paris 1901.

Berkowitsch, De l'obésité d'origine génitale chez la femme. Thèse de Paris 1908.

Birnbaum und **Osten,** Untersuchungen über die Gerinnung des Blutes während der Menstruation. Arch. f. Gynäk. **80.**

Börner, Die Wechseljahre der Frau. 1886.

Cassirer, Die Rolle des vegetativen Systems in der Pathologie der vasomotor. Neurosen. Med. Klin. 1912. S. 1898.

Cristea und **Denk,** Über Blutgerinnung während der Menstruation. Wiener klin. Wochenschr. **7.** 1910.

Cristofoletti, Zur Frage der Osteomalakie. Gynäk. Rundschau 1911.

Darcanne-Mouroux, Contribution à l'étude clinique de la ménopause. Thèse de Paris. 1904.

Dienst, Die Ursachen für die Gerinnungsunfähigkeit des Blutes bei der Menstruation. Münchner med. Wochenschr. Nr. **51** 1912.

Dirks, M., Über Veränderungen des Blutbildes bei der Menstruation, bei Menstruationsanomalien und in der Menopause. Arch. f. Gynäk. **97.**

Doederlein-Kroenig, Operative Gynäkologie. 3. Aufl.

Dubois, Les psychonévroses. Masson, Paris 1905.

Dubois, Zur Frage der sogen. Ausfallserscheinungen. Monatsschr. f. Geb. u. Gynäk. **37, 2.**

Ebeler, Beiträge zur Blutgerinnungsfrage. Monatsschr. f. Geb. u. Gynäk. **36.**

ver Eecke, Les échanges organiques dans leurs rapports avec les phases de la vie sexuelle. Bull. ac. royale de médecine 1897.

Engel, E., Kann die Ovarientransplantation als erfolgreiche Behandlung der Ausfallserscheinung kastrierter Frauen angesehen werden? Berliner klin. Wochenschr.

Fichera, Hypertrophie du corps pituitaire consécutive à la castration. Il policlinico. sez. chir. juin—juillet 1905.

Fichera, Sur l'hypertrophie de la glande pituitaire consécutive à la castration. Arch. ital. di Biol. **43.** 1905. S. 405.

Fichera, Boll. accad. med. Roma 1905.

Fichera, Sulla destruzzione dell' ipofisi. Lo Sperim. **59.** 1905.

Fraenkel, L., Zur Funktion des corpus luteum. Arch. f. Gynäk. **68.**

Foges, A., Zur Lehre von den sekundären Geschlechtscharakteren. Experimentelle Forschung an Tieren. Wiener med. Presse 1902. S. 1810.

Foges, A., Sekundäre Geschlechtscharaktere. Pflügers Arch. **93.** 1902.

Glaevecke, Körperliche und geistige Veränderungen in dem weiblichen Körper nach künstlichem Verlust der Ovarien einerseits und des Uterus anderseits. Arch. f. Gynäk. **35.**

Götte, Der Einfluß der Menstruation und Schwangerschaft auf den Blutdruck. Inaug.-Diss. Leiden 1910.

Gottschalk, Über die Castrationsatrophie der Gebärmutter. Arch. f. Gynäk. **53.**

Hagemann, Zur Kenntnis des Eiweißumsatzes im tierischen Organismus. Inaug.-Diss. Erlangen. 1891.

Halban, Über den Einfluß der Ovarien auf die Entwicklung der Genitales. Monatsschr. f. Geb. u. Gynäk. **12.**

Halban, Die Entstehung der sekundären Geschlechtscharaktere. Arch. f. Gynäk. **70.**

Hegar, Alfr., Der Zusammenhang der Geschlechtskrankheiten mit nervösen Leiden und die Castration bei Neurosen. 1885.

Hegar, Die Castration der Frauen. Volkm. Sammlung. Nr. 136—138.

Hoefnagel, Experimentelles über den Einfluß der Menstruation auf die Gerinnungsfähigkeit des Blutes. Inaug.-Diss. Amsterdam 1910.

Kehrer, F. A., Beiträge zur experiment. Geburtskunde. Gießen 1869.

Keller, R., Blutgerinnungszeit und Ovarialfunktion. Arch. f. Gynäk. **97.**

Kisch, Über Tachycardie zur Zeit der Menopause. Prager med. Wochenschr. 1891. S. 113.

Kisch, Herzbeschwerden während der Menstruation. Berliner klin. Wochenschr. 1895. Nr. 39.

Kisch, Das klimakterische Alter der Frauen in physiol. und pathol. Beziehung. 1874.

Klein, G., Die menstruelle Blutung. Monatsschr. f. Geb. u. Gynäk. 1912.

Knauer, Die Ovarientransplantation. Arch. f. Gynäk. **60.**

Kroenig, Über die Bedeutung der funktionellen Nervenkrankheiten für die Diagnostik und Therapie in der Gynäkologie. Leipzig 1902.

Küster, Die Störungen der Blutgerinnung. Habil.-Schrift. Breslau 1911.

Loewy und **Richter,** Sexualfunktion und Stoffwechsel. Arch. f. Physiol. 1890.

Loewy und **Richter,** Zur Frage nach dem Einfluß der Kastration auf den Stoffwechsel. Zentralbl. f. Therapie 1902.

Loewy, A. und **P. Fr. Richter,** Sexualfunktion und Stoffwechsel. Engelmanns Archiv 1899. Suppl. 174.

Loewy, A. und **P. Fr. Richter,** Über den Einfluß der Kastration auf den Stoffwechsel. Zentralbl. f. Physiol. **16.** 449.

Lüthje, Die Kastration und ihre Folgen. Arch. f. experim. Pathologie **48** u. **56.**

Mandl und **Bürger,** Die biologische Bedeutung der Eierstöcke nach Entfernung der Gebärmutter. 1904.

Marshall und **Jolly,** Contributions to the physiology of mammalian reproduction. Philosoph. transact. of the royal society of London. Ser. B. vol. 198.

Martin, Aug., Die sogenannten Ausfallserscheinungen. Berliner klin. Wochenschr. 1912.

Moutier, Hémorrhagie de la ménopause avec hypertension artérielle. Presse méd. p. 879. 1912.

Münzer, A., Über die Einwirkung der Blutdrüsen auf den Ablauf psychischer Funktionen. Berliner klin. Wochenschr. 13, 14. 1912.

Ott, v., Gesetz der Periodicität der physiologischen Funktionen im weiblichen Organismus. Zentralbl. f. Gynäk. 1890.

Pankow, 0., Was lehren uns die Nachbeobachtungen von Reimplantation der Ovarien beim Menschen. Zentralbl. f. Gynäk. 1908.

Pankow, 0., Über die Reimplantation der Ovarien beim Menschen. Beiträge zur Geb. u. Gynäk. 1908.

Potthast, Beiträge zur Kenntnis des Eiweißumsatzes. Inaug.-Diss. Leipzig 1887.

Reinl, Die Wellenbewegung der Lebensprozesse des Weibes. Volkm. Sammlung. 1884. 243.

Routier, Diskussion zu dem Vortrage von Tuffier: „greffes ovariennes".

Mauclain, Diskussion zu dem Vortrage von Tuffier: „greffes ovariennes".

Hartmann, Diskussion zu dem Vortrage von Tuffier: „greffes ovariennes".

Schenk, Über die Veränderungen der Nebennieren nach Kastration. Beiträge zur klin. Chirurgie. **67.**

Schickele, G., Wirksame Substanzen in Uterus und Ovarien. Münchner med. Wochenschr. 1911. Nr. 3.

Schickele, G., Untersuchungen über die innere Sekretion der Ovarien I. u. II. Biochem. Zeitschr. **38.**

Schickele, G., Beitrag zur Physiologie und Pathologie der Ovarien. Arch. f. Gynäk. **97.**

Schickele, G., Die sogenannten Ausfallserscheinungen. Monatsschr. f. Geb. u. Gynäk. **36.**

Schickele, G., Die Rolle des Ovariums unter den innersekretorischen Drüsen. Kongreß f. innere Medizin. 1911.

Schmotkin, Klinische Untersuchungen über die Menstruation bei gesunden Individuen. Arch. f. Gynäk. **97.**

Schöndorff, Über den Einfluß der Schilddrüse auf den Stoffwechsel. Pflügers Arch. 1897.

Schrader, Untersuchung über den Stoffwechsel während der Menstruation. Zeitschr. f. klin. Med. 1894.

Seitz, L., Die Follikelatresie während der Schwangerschaft usw. Arch. f. Gynäk. S. 77.

Sellheim, Zur Lehre von den sekundären Geschlechtscharakteren. Beitr. z. Geburtsh. u. Gynäk. **1.**

Tandler und **Grosz,** Einfluß der Kastration auf den Organismus. Wiener klin. Wochenschrift 1907.

Tuffier, Greffes ovariennes. Semaine méd. 1911. S. 515.

Tuffier et **Manté,** Les accidents de la ménopause artificielle. La presse méd. Nr. 97. 1912.

Veraguth. Otto, Die Grundlagen der Psychotherapie. Deutsche med. Wochenschr. Nr. 50. 1912.

Viville, G., Die Beziehungen der Menstruation zum Allgemeinorganismus bei gynäkologischen Erkrankungen. Arch. f. Gynäk. **97.**

Wallart, Untersuchungen über die interstitielle Eierstocksdrüse bei Menschen. Arch. f. Gynäk. **81.**

Wallart, Untersuchungen über das Corpus luteum und die interstitielle Eierstocksdrüse während der Schwangerschaft. Zeitschr. f. Geburtsh. u. Gynäk. **68.**

Walthard, Der Einfluß des Nervensystems auf die Funktionen der weiblichen Genitalien. Prakt. Ergebn. d. Geburtsh. u. Gynäk. **2,** 2. 1910.

Walthard, Psychoneurose und Gynäkologie. Monatsschr. f. Geburtsh. u. Gynäk. **36.** Ergänzungsheft.

Walthard, Über die Bedeutung psychoneurotischer Symptome für die Gynäkologie. Zentralbl. f. Gynäk. Nr. 16. 1912.

Werth, Über Entstehung von Psychosen im Gefolge von Operationen am weiblichen Genitalapparat. Verhandl. d. Gesellsch. f. Gynäk. 2. Kongr. 1888.

Zuntz, L., Gaswechsel bei kastrierten Frauen. Zeitschr. f. Geburtsh. u. Gynäk. 1904.

Zuntz, L, Stoffwechselversuche bei Osteomalacie. Arch. f. Gynäk. **98.**

Zuntz, L., Über den Einfluß der Ovarien auf den Stoffwechsel. Zeitschr. f. Geburtsh. u. Gynäk. **68.**

Zuntz, L., Über Osteomalacie. Kritisches Sammelreferat. Berliner klin. Wochenschr. Nr. 50. 1912.

Die Dercumsche Krankheit (Adiposis dolorosa).

Von

R. Hirschfeld-Charlottenburg.

Seitdem F. X. Dercum im Jahre 1888 und zusammenfassend 1892 unter dem Titel: Three cases of a hitherto unclassified affection ressembling in its grosser aspects obesity, but associated with special nervous symptoms: Adiposis dolorosa das zu beschreibende Krankheitsbild als nosologische Einheit abgegrenzt hat, ist eine große Reihe von Forschern mit kasuistischen Beiträgen hervorgetreten, die eine mehr oder weniger in die Augen fallende Ähnlichkeit mit dem von Dercum beschriebenen Komplex aufwiesen, seine Beobachtungen bestätigen und in mancher Hinsicht erweiterten. Ein zusammenfassendes kritisches Referat publizierte Weiß im Jahre 1904. Seitdem ist aber die Literatur wiederum erheblich angeschwollen, und es haben sich auch ziemlich enge Beziehungen zu anderen Erkrankungen nachweisen lassen.

Kurze Zeit nach der Dercumschen Publikation wurden mehrere Stimmen laut, welche die Berechtigung der Abgrenzung des Krankheitsbildes als einer nosologischen Einheit bestritten oder nur bedingt und mit Vorbehalten zugaben. So betrachtet Féré die Adiposis dolorosa im allgemeinen als eine mit einer funktionellen Neurose verbundene Form der Fettsucht und sieht die Schmerzen an als „un syndrome accidental chez un adipeux“, Strübing bezieht in das Gebiet der Adiposis dolorosa das ganze hysterische Ödem ein. Stern spricht von der Krankheit als von „a condition, characterized by a more or less definite symptom-complex“. Thimm, Cheinisse und andere Autoren reihen die Erkrankung in das Fach der schmerzhaften symmetrischen Lipome, eine Auffassung, die von v. Noorden und Oppenheim nicht anerkannt wird. Der letzte Autor warnt vor zu weiter Ausdehnung des Begriffs und weist mit vollem Rechte darauf hin, daß auch die einfache Adipositas sich häufig mit nervösen Störungen verknüpft resp. auf dem Boden der neuropathischen Diathese entsteht.

Die kritische Durchsicht der Gesamtliteratur, die im Laufe der letzten zwanzig Jahre über diesen Gegenstand publiziert ist, lehrt auf alle Fälle, daß die Krankheit „Adiposis dolorosa“ sehr häufig zu Unrecht diagnostiziert ist und daß die Auffassung nicht genügend Beachtung findet, welche nur dann mit Fug das Vorhandensein der Dercumschen Krankheit annimmt, wenn die beiden Kardinalsymptome: Fettwucherungen und Druckschmerzhaftigkeit derselben ausgeprägt vorhanden sind. Wir sind in der Erkenntnis dieser Erkrankung noch nicht so weit vorgeschritten, daß wir uns ohne Gefahr auf das Gebiet der atypischen Fälle und der formes frustes begeben könnten, zumal dann das Krankheitsbild als nosologische Einheit sofort auseinanderfiele, eine Tatsache, die ohne weiteres aus der Eigenart der die Erkrankung ausmachenden Einzelsymptome verständlich erscheint. Ebenso zweifellos lehrt aber auch die Kasuistik, daß eine Adiposis dolorosa im Sinne Dercums als eine wohl charakterisierte Krankheit existiert.

Ätiologie.

Das weibliche Geschlecht wird von der Erkrankung ungleich häufiger betroffen als das männliche, ungefähr im Verhältnis von 4:1 (Kraft, Debove), nach Price von 6 : 1. Die Mehrzahl der Fälle betrifft Kranke im Alter zwischen 30 und 50 Jahren; die niedrigste Altersgrenze ist 12, die höchste 82 Jahre; am häufigsten wird das Alter nach der Menopause betroffen.

Mehrfach wird über familiäre Neigung zu Fettleibigkeit berichtet (Eshner, Spiller, Alger, Dercum, Abrahams) sowie über neuropathische Belastung (Dercum, Marcou, Debove, Mazio u. a.). Ein familiäres Auftreten der Erkrankung ist selten: Hammond beobachtete die Adiposis dolorosa bei zwei Schwestern, ein Fall von Cheevers ist nicht einwandfrei. In einem Falle von Abrahams litt die Mutter an Dercumscher Krankheit, die Tochter an Fettsucht mit unbestimmten Schmerzen.

Oft finden sich anamnestisch Anzeichen einer neuropathischen Konstitution (Horne, Pasquini u. a.), Hysterie (Féré, Kaplan und Fedotow, Debove, Marcou) und Epilepsie (Dercum u. a.). Über einen Fall auf dem Boden der kongenitalen Syphilis berichtet Hale White, der erworbenen Syphilis Sézary und Weiß.

Sehr häufig ergibt die Anamnese schweren chronischen Alkoholismus (Dercum, Bordoni, Roux und Vitaut, Taylor u. a.).

Als auslösende Ursachen angenommen werden in einer Reihe von Fällen die Menopause (Haskovec, Féré, Spiller, Fenard und viele andere), im Falle von Sicard, Roussy, Berkowitsch und Stanley Ovariotomie, von Thimm und Bondet eine Adnexoperation, von anderen Autoren Geburten (Sezary), Aborte, Lactation (zit. kei Kraft). Im Falle von Anciano trat die Erkrankung zugleich mit Hodenatrophie auf.

Andere Autoren (zit. bei Kraft) weisen dem Trauma (Sturz, Fehltritt, Stoß) eine auslösende Rolle zu; Féré und Pribram sahen die Erkrankung im Anschluß an ein schweres psychisches Trauma einsetzen.

Dercum und andere weisen auf das häufige Vorkommen von rheumatischen Beschwerden in der Anamnese hin. Nach einer fieberhaften Erkrankung trat die Adiposis dolorosa in einem Falle von Dercum, nach Influenza in dem Falle Fressineau und Marcou, nach Typhus von Gudjohnsen auf.

Symptomatologie.

Bei der Adiposis dolorosa unterscheiden die Autoren gewöhnlich Kardinalsymptome und akzessorische Symptome. Als Kardinalsymptome sind zu bezeichnen: 1. Fettwucherungen; 2. Schmerzen; 3. Allgemeine Muskelschwäche; 4. Psychische Veränderungen.

I. Fettwucherungen.

In der Regel ist bei den Patienten entweder bereits bei dem Auftreten der Erkrankung Fettleibigkeit vorhanden, oder aber sie entwickelt sich Hand in Hand mit den anderen Symptomen. Das Gewicht der Kranken liegt gewöhnlich zwischen 200 und 300 Pfund. Doch besteht in selteneren Fällen ein mittlerer oder subnormaler Ernährungszustand (Price, v. Noorden).

Die charakteristische Verteilung des Fetts beschränkt sich gewöhnlich auf Rumpf, Schultern, Oberarme, Bauchgegend; die Unterarme und Beine sind weniger häufig befallen; sind Fettablagerungen hier vorhanden, hängen sie oft manschettenförmig über Hände resp. Füße; in den meisten Fällen sind Gesicht, Hals, Hände und Füße verschont geblieben sowie die Körperregionen, welche einem ständigen Drucke ausgesetzt zu sein pflegen (durch Strumpfbänder u. ä.), oder zeigen doch wenigstens in geringerem Grade Fettablagerungen. Fenard sah die Hauptmasse der Fettablagerungen an dem proximalen Ende der Extremitäten. Im Falle von Prunier war auch das Gesicht fettreich, ebenso in einem selbstbeobachteten Falle, in dem diese Region auch spontan und auf Druck schmerzhaft war, ohne daß die Schmerzen an die Nervenstämme gebunden waren. Roux und Vitaut und nach ihnen Debove unterscheiden drei Formen der Fettansammlungen:

1. Die noduläre Form.

Bei dieser finden sich in irregulärer Anordnung lipomartige Wucherungen vom Volumen einer Bohne bis zu Apfelsinengröße und darüber in und unter der Haut. Das dazwischenliegende Gewebe ist jedoch nicht etwa fettarm. Symmetrisch angeordnete Lipome zeigen die Fälle von Achard und Laubry (symmetrische Fettwülste über den Knöcheln) und von Bordoni. Alger sah bei einer sehr fetten 29jährigen Frau eine große Zahl verstreuter sehr schmerzhafter Lipome, daneben auch mehr diffuse Fettmassen.

2. Die umschriebene diffuse Form.

Hier ist das ganze Zellgewebe eines oder mehrerer Körperabschnitte von gewöhnlich flachen Fettansammlungen durchsetzt, ohne daß es möglich ist, die Massen scharf abzugrenzen. Dieser Prozeß scheint schubweise aufzutreten.

3. Die diffuse Form.

Dieselbe unterscheidet sich kaum von der allgemeinen Obesitas; indessen sind die Fettanhäufungen nicht gleichmäßig verteilt, das Fett an einzelnen Stellen wulstartig gewuchert; die Oberfläche des Körpers gleicht, wie v. Noorden sich treffend ausdrückt, einem mit flachen Hügeln besetzten Terrain, die manchesmal durch tiefe schmale Furchen voneinander getrennt sind. Diese Kranken bieten meist das Bild hochgradiger allgemeiner Fettsucht: der Hals ist dick und schwammig, die Brüste sind von enormer Größe, die Bauchdecken hängen schürzenförmig herab, Schultern und Hüften sind unförmlich breit; verschont bleiben in der Regel nur Gesicht, Hände und Füße. Diese Einteilung ist jedoch durchaus nicht immer durchzuführen, da ungemein häufig die einzelnen Formen ineinander übergehen oder auch nebeneinander vorkommen können (Burr, Achard und Laubry, Oddo und Chassy, Féré). Im einzelnen weist Schwenkenbecher darauf hin, daß die Zunahme und Konsistenz des Unterhautfettes in den verschiedenen Partien nicht die gleiche ist; es finden sich nämlich an den Streckflächen der Oberarme eine festere Beschaffenheit des Unterhautzellgewebes und feste Fettmanschetten an den Unterschenkeln, sowie Fettwülste oft an den Bauchdecken, Gesäß und Oberschenkeln. Oft ist eine gewisser Wechsel in der Stärke der Fettmassen nachweisbar, indem zeitweise unter Abnahme der Spannungsbeschwerden die Fettwülste weicher werden.

Bei der Palpation der Fettmassen hat man je nach dem Grade der Spannung eine andere Empfindung: große Fettansammlungen fühlen sich an wie fester Speck oder zäher Teig (Schwenkenbecher), geringere, wie wenn man eine Varicocele betastet (White).

Die Haut fühlt sich infiltriert an (Schwenkenbecher), ihre Verschieblichkeit bleibt erhalten, ist jedoch etwas durch Dehnung beeinträchtigt. Häufig besteht auch über den Fettwülsten eine eigentümlich blaue Hautfärbung; bisweilen sind auch Gesicht und die Schleimhäute ausgesprochen cyanotisch (Strübing). Der eindrückende Finger hinterläßt keine Delle; etwaige Ödeme sind auf die veränderten Zirkulationsverhältnisse zurückzuführen.

Ein Hauptsymptom, das niemals vermißt wird, bildet

II. Die Schmerzhaftigkeit der Fettwülste.

Meistens findet sie sich auf Druck, manchmal klagen die Kranken auch über spontane Schmerzen in den Wucherungen; indessen gibt es auch einzelne Fettdepots, die zunächst überhaupt nicht schmerzhaft sind.

Die Druckschmerzhaftigkeit tritt bereits in einem sehr frühen Stadium auf, wenn die Fettinfiltration noch gar nicht besonders ausgesprochen ist, und kann derartig intensiv sein, daß den Kranken schon die Berührung der von Fettmassen eingenommenen Partien die lebhaftesten Schmerzen verursacht (Hale-White). Die Schmerzen werden in die Haut oder auch in tiefere Partien lokalisiert. Manchmal geht eine Hyperästhesie zeitlich dem Auftreten der Schmerzen voraus (Warren-Low). Oft lassen sie sich schon an kaum fühlbaren Fettknoten nachweisen, so daß aus diesem Phänomen allein der Schluß gestattet ist, daß nicht die Massenhaftigkeit der Wucherung, sondern ihr besonderes Verhalten gegen die Umgebung die erhöhte Reizbarkeit der die Wucherung durchziehenden Nerven bedingt (v. Noorden). Der gleiche Autor lenkt auch die Aufmerksamkeit auf den auffallenden Charakter der Druckerscheinungen, der so sehr von dem abweiche, was man selbst bei maximaler Fettsucht gewöhnlicher Art zu sehen bekäme, daß er den Fettwucherungen bei Adiposis dolorosa eine gewisse Aggressivität zuerkennt. Schwenkenbecher hält das Vorliegen einer Neuritis nicht für wahrscheinlich, da mit gleichzeitiger Abnahme des Fettpolsters und der Blutstauung in der Haut auch die Schmerzhaftigkeit abnimmt und Sensibilitätsstörungen nicht zum Bilde der Adiposis dolorosa gehören. Er glaubt, daß die Schmerzhaftigkeit der Haut durch Dehnung und Pressung der feineren Nervenenden allmählich sich einstellt infolge des lange anhaltenden Drucks des in der Cutis abnorm vermehrten Fettgewebes sowie der durch Blut- und Lymphstauung hervorgerufenen Gewebsspannung. Ebenso erklärt er auch die Parästhesien, welche in irgendeiner Form fast in jedem Falle beobachtet werden. Diese Parästhesien treten in mannigfaltiger Form auf, als Brennen, Kältegefühl, Taubheitsgefühl, Druckgefühl usw. und verursachen den Patienten große Beschwerden (Price) Thimm weist auf die häufig über den Wucherungen auftretende blaurote oder weiße Verfärbung hin als den Ausdruck einer vermehrten Blutstauung in den Gefäßbezirken der Tumoren, ihrer unmittelbaren Nachbarschaft und der sie bedeckenden Haut und sieht in ihr neben der großen Spannung der Haut die Ursache für die Schmerzhaftigkeit der Tumoren. Dabei will er noch nicht die Blutstauung als rein mechanischen lokalen Effekt aufgefaßt wissen, sondern vielleicht eher als Folge irgendeiner Störung der Gefäßinnervation, bedingt durch nachbarliche Beziehungen zwischen den Tumoren und den sonst normalen sensiblen oder trophischen Nerven der Umgebung, durch deren Reizung die Spannungsverhältnisse der Gewebe und Gefäße verändert würden, welche Änderung nun vice versa wieder zu stärkeren nervösen Reizen Veranlassung gäbe. Auch Strübing macht die veränderten und vicariierenden Spannungsverhältnisse der Haut und des Zellgewebes für die wechselnde Empfindlichkeit der Tumoren verantwortlich, wobei nach seiner Ansicht dem Blutgehalte der Fettwülste eine bedeutsame Rolle zukommt. Doch nehmen diese Autoren auch zentral gelegene Faktoren nervösen Ursprungs als weiteren Grund für die Schmerzhaftigkeit an.

Die spontanen Schmerzen können zuweilen fehlen (Féré, Dercum, Hale-White); sind sie vorhanden, können sie dem Auftreten der Fettwucherungen vorangehen (Debove, Giudiceandrea). Sie äußern sich in diffusen meist intermittierend auftretenden (Eshner, Weiß, Giudiceandrea) Schmerzen, die gewöhnlich an Gliedsegmente gebunden sind, den Nervenstämmen jedoch nicht folgen. Die Schmerzen werden in die Haut oder auch in tiefere Partien lokalisiert (Byloff). Die nicht häufig beobachteten Fälle von Schmerzhaftigkeit der Nervenstämme (Bergeron u. a.) sind wohl gewöhnlich auf eine Kombination mit Neuritis meist alkoholischer Genese zurückzuführen (Taylor u. a.).

Bei völliger Ruhe vermißt man oft die Angabe spontaner Schmerzen; bei stärkeren Bewegungen treten sie dann in erhöhtem Maße auf (Roux, Oddo und Chassy, Marcou), so daß die Patienten sich schreiend umherwerfen. Mehrfach werden diese Kranken zu Morphinisten. Achard und Laubry beobachten Steigerung der Schmerzen bei Muskelkontraktionen. Spiller bemerkt in seinen Fällen während der Schmerzanfälle Härterwerden und Vergrößerung der knotigen Fettanhäufungen, Eshner sieht eine Fettvermehrung im Gefolge der Attacken auftreten. Renon-Heitz bringen die spontanen Schmerzen mit dem Witterungswechsel in Zusammenhang. Weiß betont mit Recht bei Besprechung der Natur dieser spontanen Schmerzen, daß es sich sicher bei einer Reihe von Fällen um neuralgische bzw. neuritische Schmerzen gehandelt hat. In einigen Fällen wurden die Schmerzen in die Gelenke lokalisiert und boten Gelegenheit zu Verwechslungen mit Gelenkerkrankungen. Zuweilen bildeten sich in den Gelenken als Resultat der Schonungsbestrebungen Pseudoankylosen aus.

Oft findet sich die Angabe, daß die Schmerzen in den Füßen oder den unteren Extremitäten beginnen (Spiller, Weinberger). Im Falle von Weinberger breiteten sich die Schmerzen auf Rücken, Gürtel, obere Extremitäten und Ohren aus.

III. Allgemeine Muskelschwäche (Asthenie).

Auch die allgemeine Muskelschwäche ist ein recht häufig beobachtetes Symptom; sie äußert sich in ungemein leichter Ermüdbarkeit der Muskulatur (Dercum), die sich bis zum Gefühl größter physischer und psychischer Hinfälligkeit steigern kann. Nach Waelsch und Schwenkenbecher ist diese allgemeine Körper- und Muskelschwäche als eine Folge der Atrophie der Extremitätenmuskulatur aufzufassen, die durch die Inaktivität, durch den Druck der Fettmassen und die gleichzeitigen Zirkulationsstörungen hervorgerufen wird. Die von einzelnen Autoren vorgenommene elektrische Untersuchung (Sézary, Schwenkenbecher) zeigte Integrität des motorischen Apparates. V. Noorden betont, daß die ausgeprägten Fälle ungleich muskelschwächer sind als andere Fettleibige gleichen oder viel höheren Gewichts.

Nicht ebenso häufig wie die besprochenen Symptome sind die bei den Kranken auftretenden

IV. psychischen Veränderungen,

wenn man von leichten Stimmungsschwankungen absieht, die wohl ihre ausreichende Erklärung in dem traurigen Zustande haben, in welchem sich die Kranken befinden. Die Beschreibung der psychischen Anomalien ist in der Mehrzahl der Publikationen nur sehr summarisch abgehandelt worden, so daß es schwer ist, sich eine präzise Vorstellung von den auftretenden Veränderungen zu machen. Am häufigsten erwähnt sind depressive Zustände (Dercum, Oddo und Chassy, Ballet, Raymond, Guillain und Alquier), ev. mit Suicidneigung, Charakterveränderungen, abnormer Reizbarkeit (Roux-Vitaut, Hall-Walbrach, Ballet), Erregungszustände mit Bewegungsdrang (Ballet), Inkohärenz des Handelns (Ballet). Ferner werden erwähnt Abnahme des Gedächtnisses (Kaplan-Fedotow, Ballet, Debove, Minelli, Haskovec) und Urteils, geistige Schwäche (Dercum, Bochroch), Wahnvorstellungen (Dercum, Eshner, Hall-Walbrach), schreckhafte Träume (Féré). Eine Kranke von Debove zeigte einen leichten Grad von Verwirrtheit bei enormem Rededrang, leichte Ideenflucht, Amnesien.

Abgesehen von den soeben geschilderten mit mehr oder weniger großer Regelmäßigkeit auftretenden Symptomen werden eine Reihe akzessorischer Symptome beschrieben. Zu diesen gehören: Hämorrhagien und vasomotorische Störungen. So beobachteten Henry, Eshner, Achard-Laubry, Alger, Renon-Heitz, Debove, Marcou u. a. Metrorrhagien, Dercum, Eshner, White Hämatemesis, Dercum, Bondet, Delucq-Alaux Epistaxis, Debove, Bochroch, Sézary, Oppenheim u. a. durch den leichtesten Schlag oder Druck hervorgerufene Ecchymosenbildung. Ferner wurden diffuse Verfärbungen der Haut beobachtet (Spiller, Oddo-Chassy, Dupré-Giroux).

Von sekretorischen Störungen ist die in der Regel beobachtete Verminderung der Schweißsekretion zu erwähnen (Stern, Waelsch) bei trockener schuppender Haut (Loening-Fuß). Hyperhidrosis wurde von Eshner, Roux-Vitaut, Haskovec beobachtet, anfallsweise auftretende Schweißausbrüche von Rudinger.

Kopfschmerzen und die schon erwähnten Parästhesien bilden häufige Klagen. Ferner finden sich öfters Gelenkveränderungen, die wohl als chronische Synovitiden aufzufassen sind (Renon-Heitz, Dercum, Oddo-Chassy); in einem jüngst von Dercum beschriebenen Falle fand sich eine Osteoarthritis.

Ausfallen der Haare beschreiben Giudiceandrea, Delucq-Alaux, Weinberger, frühzeitiges Ergrauen Dercum. Über gleichzeitig bestehende trophische Störungen an den Nägeln berichtet Oppenheim. Die Schilddrüse zeigt mehrfach eine klinisch nachweisbare Verkleinerung (Spiller, Beevor, Parkinson, Pribram, Weinberger, Norsa), in anderen zahlreichen Fällen war sie normal (Hall-Walbrach u. a.), in einigen wenigen vergrößert (Sézary, Marchand). In einer eigenen Beobachtung ergab das

Röntgenbild der Sella turcica keine Veränderungen; den gleichen Befund erhob Weinberger.

Die Reflexe zeigen kein charakteristisches Verhalten; objektive Sensibilitätsstörungen, die etwa den erwähnten Parästhesien entsprechen könnten, sind nicht nachweisbar; nur hier und da finden sich Bemerkungen über diffuse Hyperästhesien oder Hypästhesien (White).

Hier mögen auch die von Schwenkenbecher und von Mosse bei Adiposis dolorosa angestellten Stoffwechselversuche Erwähnung finden; Schwenkenbecher führte eine Bestimmung der durch Haut und Lunge ausgeschiedenen Wassermenge bei zwei Fällen von Adiposis dolorosa aus; es fand sich, daß die abgegebenen Wassermengen an der unteren Grenze des Normalen lagen. Mosse untersuchte den Gasstoffwechsel einer an Dercumscher Krankheit leidenden Frau und konnte ebenfalls eine Abweichung von den sonst bei Fettleibigen erhobenen Werten nicht finden.

Komplikationen.

Roux, Ghelfi, Truelle-Bessière beschreiben einen mit Basedowscher Krankheit, Oddo-Chassy mit Sklerodermie, Bergeron mit Raynaudscher Krankheit, Pennato mit Osteomalacie komplizierten Fall. Stern und Gudjohnsen berichten über das gleichzeitige Auftreten von Myxödem, Dercum, Sézary, Weiß von Tabes, White von kongenitaler Lues und epileptiformen Anfällen, Marcou von Apoplexie, Prunier, Marchand-Nouet von epileptischer Demenz. Erkrankungen des Herzens (Fettherz, Aorteninsuffizienz) beobachten Stern und Sézary. Im Falle Truelle-Bessière, der Schweißkrisen, epileptiforme und Schwindelanfälle bietet, werden Anzeichen pluriglandulärer Dysfunktion beobachtet: es bestanden nämlich Symptome einer Forme fruste von Basedow, ovarieller Unterfunktion, vielleicht auch von Dystrophia adiposo-genitalis.

Ob und inwieweit die von Burr, Dercum-McCarthy, Guillain-Alquier und Price beschriebenen Fälle von Dercumscher Krankheit mit Hypophysistumoren als Komplikationen mit Dystrophia adiposo-genitalis aufzufassen sind, läßt sich bei dem auffälligen Ineinandergreifen der Kardinalsymptome beider Erkrankungen vorläufig nicht ohne weiteres entscheiden. Möglich ist auch die Annahme, daß es sich hier um Fälle von Dystrophia adiposo-genitalis, die mit Schmerzen kompliziert sind, handelt.

Verlauf und Prognose.

In der Mehrzahl der Fälle hat die Krankheit einen schleichenden Charakter; manchmal gehen die Schmerzen den anderen Symptomen jahrelang voraus (Simionesco, Sainton-Ferand), sind zunächst intermittierend (Giudiceandrea) mit gelegentlichen Exacerbationen und Intermissionen; in anderen Fällen treten die Kardinalsymptome gleichzeitig auf (Spiller, Dercum, Williams, Hall-Walbrach), oder aber die Adipositas ist das erste Symptom (Beevor, Vitaut, Pribram). Auch die Größe der Fettansammlungen unterliegt bis zu einem gewissen Grade einem Wechsel (Weiß, Schlesinger, Dercum, Debove).

Die Krankheit zieht sich in wechselnder Intensität über Jahre und Jahrzehnte hin; schließlich sind die Kranken in ihrer beruflichen Tätigkeit völlig lahmgelegt und dauernd ans Bett gefesselt.

Die Prognose ist in bezug auf die Heilung ungünstig. Das Leben ist jedoch nicht unmittelbar bedroht, so daß die Kranken oft sehr alt werden. Der Tod erfolgt meist an interkurrenten Krankheiten (Erysipel, Nephritis, Herzinsuffizienz).

Diagnose.

Wie bereits in der Einleitung hervorgehoben, wird es zweckmäßig sein, die Diagnose Dercumsche Krankheit zunächst nur auf die Fälle zu beschränken, die in typischer Weise die beiden Hauptsymptome: Fettinfiltration und Druckschmerzhaftigkeit derselben zeigen. Die spontanen Schmerzen, die Asthenie sowie die sehr wenig charakteristischen psychischen Veränderungen sind erst in zweiter Linie zu berücksichtigen; sie sind indessen geeignet, in zweifelhaften Fällen oder in solchen, in denen eines der Kardinalsymptome noch nicht manifest geworden ist, die Aufmerksamkeit auf die Dercumsche Krankheit zu lenken bzw. das Krankheitsbild zu vervollständigen.

Große Schwierigkeiten kann, wie gesagt, der Diagnose aus der Abgrenzung gegen die mit Neurasthenie, Hysterie, Neuralgien, Rheumatismus und anderen schmerzhaften Erkrankungen kombinierte Fettleibigkeit erwachsen. In diesem Falle würde auch auf die in vielen Fällen charakteristische Fettverteilung zurückgegriffen werden müssen, sowie auf den Verlauf und Erfolg therapeutischer Beeinflussung der genannten Krankheiten.

In den Fällen von peripherer Neuritis werden gewöhnlich Sensibilitätsstörungen sowie Druckempfindlichkeit der Nervenstämme oder Muskelatrophien nachweisbar sein. Bei der Dercumschen Krankheit sind selbst ganz kleine Wucherungen schon schmerzempfindlich, ohne daß der Druck auf benachbarte Nervenstämme schmerzhaft ist (v. Noorden). Faber und v. Breemen trennen von der Adiposis dolorosa die Adiposalgie ab. Diese tritt bei im übrigen Gesunden auf, besteht in Schmerzhaftigkeit gewisser Teile des subcutanen Fettgewebes und hat eine günstige Prognose.

Gegenüber den symmetrischen schmerzhaften Lipomen kann die Differentialdiagnose schwierig werden; doch betrifft, wie Oppenheim bemerkt, diese Störung vorwiegend Männer. Bei der Abgrenzung von dem Myxödem ist auf das Fehlen des Plumperwerdens von Händen und Füßen, der Aufgedunsenheit des Gesichtes und der trophischen Störungen der Haut und des Fettgewebes hingewiesen worden. Kombinationen beider Erkrankungen kommen vor. Das Trophödem ist meist eine Erkrankung des jugendlichen Alters; das Ödem ist gewöhnlich einseitig; die Hände und Füße sowie die Extremitäten sind ebenfalls befallen.

Von Elephantiasis, Sklerödem, wird die Krankheit leicht su scheiden sein.

Über die Abgrenzung von der bei Hypophysistumoren vorkommenden Fettsucht ist schon gesprochen worden. Münzer meint, daß vielleicht die Adiposis dolorosa der Dystrophia adiposo-genitalis unterzuordnen ist.

Nach Loening und Fuß spricht das Vorhandensein einer Struma gegen Adiposis dolorosa. Überhaupt ist das Verhalten der Schilddrüse diagnostisch nur selten verwertbar, da eine Atrophie der Schilddrüse am Lebenden nur schwer nachzuweisen ist (Loening-Fuß) und zumal bei der Adiposität der Patienten der Palpationsbefund keineswegs entscheidend sein darf (Bircher).

Pathologische Anatomie.

Die pathologisch-anatomischen Untersuchungen wurden teils an dem Lebenden entnommenen Gewebsstücken teils am Sektionsmaterial ausgeführt.

Dem Lebenden entnommene Gewebe haben Dercum, Strübing, Schwenkenbecher, Roux-Vitaut untersucht.

Dercums Untersuchungen des Unterhautzellgewebes, das er seinem Kranken in drei verschiedenen Zeitperioden entnahm, ergaben folgenden Befund: Zunächst fand er Bindegewebe von embryonalem Typus, „große spindelförmige Zellen mit großen Kernen, keine Fettzellen"; die folgende Untersuchung ergab „wenig reichliches Bindegewebe, das Fettzellen einschloß, von denen einige eine noch nicht vollständige Fettmetamorphose erfahren hatten"; die dritte mittels eines Troikarts ausgeführte Punktion ergab netzförmiges Bindegewebe mit Gefäßen und Nervenelementen, das in seinen Lücken Fettgewebe enthielt. Ödemflüssigkeit war nicht nachweisbar.

Diese und ähnliche Befunde (Roux-Vitaut, Strübing) führten Sellerin zu der Auffassung, daß die Fettwülste sich in der Weise entwickelten, daß zunächst ein Ödem und embryonales Bindegewebe, dann eine fettige Metamorphose der Zellen, endlich eine Sklerose durch Zunahme des Bindegewebes entstände.

Schwenkenbecher weist auf die Unzulänglichkeit der bei diesen Untersuchungen angewandten Methoden hin; auch konnten andere Forscher diese Befunde nicht bestätigen. Strübing fand keinen vom normalen Bau des Fettgewebes abweichenden Befund, machte aber auf die erhebliche Größe der einzelnen Fettzellen aufmerksam, die dem bei Lipomen erhobenen Befunde ähnelten, sowie auf das Fehlen von Ödemflüssigkeit.

Schwenkenbecher fand an dem Unterschenkel excidierten Hautstücken sehr reichlich entwickeltes subcutanes Fettgewebe von makroskopisch und mikroskopisch ganz normalem Aussehen; die Cutis selbst war fettreicher als in der Norm, indem das Bindegewebe, welches die Hautgefäße umgab, stark mit Fettzellen erfüllt war. Fast alle Schweiß- und Talgdrüsen, auch die Haarbälge lagen mitten im Fettgewebe eingebettet; der Übergang zwischen Lederhaut und Subcutisgewebe ließ sich deshalb weniger deutlich abgrenzen als bei der normalen Haut. Entzündliche Veränderungen fand er nicht; auch fehlte eine Verringerung von Gefäßen, Nerven- und Muskelgewebe und elastischen Fasern in der Haut. Im Falle von Dammann waren noch jugendliche, in Haufen zusammenliegende zur Weiterbildung tendierende Lipoblasten sichtbar.

Am beachtenswertesten sind die Veränderungen, die an einzelnen Drüsen mit innerer Sekretion gefunden wurden, vor allem der Schilddrüse und der Hypophysis cerebri. Unter den zwölf zur Autopsie gelangten Fällen (Dercum, Dercum, Burr, Dercum, McCarthy, Guillain-Alquier, Price, Price, Loening-Fuß, Ballet, Rome, Dammann) ließ sich neunmal eine schwere Erkrankung der Schilddrüse und fünfmal der Hypophysis cerebri nachweisen. Letztere wurde in einer Anzahl der Fälle nicht untersucht.

An der Glandula Thyreoidea wurden Degenerationszustände beschrieben: Irreguläre Atrophie (Dercum), kolloide Degeneration mit Atrophie und Abwesenheit sekretorischer Zellen in vielen Acini (Burr), diffuse Cirrhose (Ballet), Hypertrophie mit starker bindegewebiger Entwicklung (Guillain-Alquier), entzündliche Veränderungen mit starker bindegewebiger Entwicklung (Price),

Dilatation der Acini (Price), Rundzelleninfiltration und Mannigfaltigkeit der Zellformen, Verquellung der Drüsenzellen, Atrophie des spezifischen Schild-drüsengewebes mit starker Bindegewebsentwicklung und Verkleinerung des Organs (Loening-Fuß) adenomatöse Hypertrophie (Dammann). In zwei Fällen war die Schilddrüse normal (Dercum-Mc Carthy, Rome), in anderen Fällen fanden sich Indurationen und Infiltration mit kalkigen Ablagerungen (Henry, Burr). An der Hypophysis, die nicht in allen Fällen untersucht werden konnte, fanden Burr ein Gliom in einem Falle sowie sklerosierte Ovarien, Dercum - McCarthy ein Adenocarcinom sowie unentwickelte Hoden und Hypertrophie der rechten Nebenniere, Guillain-Alquier eine um das Doppelte vergrößerte Hypophysis mit auffallender Vermehrung des Bindegewebes in dem glandulären Teil und Veränderungen, die an ein Adenocarcinom erinnerten. Price sah in zwei Fällen entzündliche Veränderungen in der Hypohpyse und einmal eine Struktur, die einem alveolären Carcinom ähnelte sowie sklerosierte Ovarien. Dammann fand geringe Infiltration der Wandungen der Rathkeschen Cysten und Atrophie der Ovarien, wie man auch sonst bei Frauen jenseits der Menopause beobachten kann.

Weiterhin fanden Dercum, Burr und Ballet an den in das Fett gebetteten feinen Subcutannerven Erscheinungen einer interstitiellen Neuritis bei Verschonung der größeren Nervenstämme. Schwenkenbecher konnte in zahlreichen Schnitten weder in der Haut noch im Unterhautzellgewebe, weder in den Nerven noch im Perineurium oder in dem umgebenden Bindegewebe eine Rundzellenanhäufung konstatieren. Degeneration in den Gollschen Strängen im unteren Halsmark in einem Falle von Dercum und organische Gehirnveränderungen dürften auf Komplikationen oder auf die Hypophysengeschwulst zurückzuführen sein.

Pathogenese.

Die Frage nach der Pathogenese der Dercumschen Krankheit ist noch keineswegs geklärt. Die Mehrzahl der Forscher nimmt an, daß es sich um eine Trophoneurose handelt; über die Frage, ob diese primären Ursprungs ist oder sekundär durch Funktionsänderung einiger Drüsen mit innerer Sekretion bedingt ist, ist jedoch noch die Diskussion in vollem Gange.

Schon Dercum führt die Krankheit auf Grund seiner Sektionsbefunde auf eine tiefe Ernährungsstörung zurück, die auf einer Erkrankung der Schild-drüse und Hypophyse basiert. Ganz ähnliche Anschauungen vertreten White, Löning-Fuß, Bircher, die jedoch anderseits betonen, daß es immerhin merkwürdig sei, daß Atrophie der Schilddrüse das eine Mal Myxödem, das andere Mal Adiposität hervorrufe und wieder in anderen Fällen symptomlos verlaufe, sowie daß die Schilddrüsentherapie nur ganz ausnahmsweise von dauerndem Nutzen sei. Auch Ballet macht darauf aufmerksam, daß die klinischen Analogien, die anatomischen Befunde sowie die zufällige Kombination mit Basedow und Myxödem zu wenig fundiert seien, als daß man das Recht hätte, die Adiposis dolorosa als eine Schilddrüsenkrankheit zu bezeichnen. Er glaubt, daß die Dercumsche Krankheit aus einer Intoxikation resultiert, über deren Natur wir noch nicht orientiert sind, die aber weder alkoholischer noch luetischer Natur noch durch die Schilddrüse bedingt ist. Vielleicht ist diese Vergiftung gebunden an eine krankhafte Tätigkeit einer Drüse mit innerer Sekretion, ohne daß bisher gesagt werden kann, welche dafür verantwortlich zu machen ist.

Zu dem von Dercum sowie von v. Schrötter angenommenen Dysthy-

reoidismus scheint nach v. Noorden in manchen Fällen auch ein Hypothyreoidismus hinzuzukommen.

Von Schwenkenbecher u. a. wird die thyreogene Theorie bestritten;
Dammann hält die an den Drüsen mit innerer Sekretion erhobenen Befunde in ihrer pathologischen Bedeutung für zu gering, als daß sich die Beteiligung dieser Organe bei der Pathogenese der Adiposis dolorosa über den
Rahmen bloßer Vermutung hinaus erheben dürfte.

Weiterhin wird die Hypophyse als wichtiger pathogenetischer Faktor
angeführt, die in der Hälfte der Fälle erkrankt gefunden wurde. Daß die Hypophyse auf den Wachstumsprozeß von entscheidendem Einflusse ist, unterliegt ja im Hinblick auf die Akromegalie und die Dystrophia adiposo-genitalis
kaum noch einem Zweifel. Die neueren Forschungen scheinen zu ergeben, daß
Hirntumoren der verschiedensten Art Adipositas herbeiführen können, wofern
sie den Hinterlappen der Hypophysis schädigen. (Fälle von Erdheim, Creutzfeld, Bergmann und Steinhaus, Madelung, Berger, Dercum, Dercum-McCarthy, Burr u. a.) Auch bestehen ja enge Stoffwechselbeziehungen
zwischen Schilddrüse und Hypophyse, die bei Schädigungen im gleichen Sinne
verändert werden (zit. nach Fischer): so wird stets nach Thyreoidektomie eine
Hypertrophie der Hypophyse beobachtet, sowie bei Myxödem und Kretinismus. Bei Morbus Basedow stellt Benda Atrophie der Hypophysis fest, Comte
bei Degenerationen der Schilddrüse stets Hypertrophie und Hyperplasie der
Hypophyse. Langhans findet bei Cachexia strumipriva Vergrößerung der
Hypophyse und Vermehrung der chromaffinen Zellen.

Creutzfeld beobachtet enge Beziehungen zwischen Schilddrüse und
Hypophyse, in dem Sinne, daß das eine Organ für das andere eintritt und
gleiche Schädigungen denselben Effekt auf diese Organe ausüben. Auch bei
Akromegalie ist sehr häufig die Schilddrüse in gleichem Sinne wie die Hypophyse erkrankt.

Ob nun bei der Adiposis dolorosa die Schilddrüse oder die Hypophyse
primär geschädigt ist und die Veränderungen hervorruft, oder ob erst das
sekundär geschädigte Organ in diesem Sinne wirkt, darüber läßt sich bei dem
heutigen Stande unserer Kenntnis noch kein entscheidendes Urteil fällen.

Zugunsten einer ursächlichen Funktionsstörung mehrerer Drüsen mit
innerer Sekretion sprechen abgesehen von den Sektionsbefunden die klinische
Kombination mit Myxödem und Basedowscher Krankheit, endlich die auffällige ätiologische Verknüpfung mit Anomalien der Geschlechtsdrüsen (Kraft).
Vielleicht bedingen hier und dort Alkoholismus, Lues und Infektionskrankheiten degenerative Veränderungen im hormonopoetischen System.

Inwieweit die Zirbeldrüse als pathogenetischer Faktor in Frage kommt,
ist bei dem Mangel an Befunden nicht zu beurteilen.

Prunier spricht allgemein von einer Störung der sympathischen Innervation unter dem Einflusse verschiedener Alterationen zahlreicher Drüsen mit
innerer Sekretion.

Die von der Mehrzahl der französischen Forscher vertretene Auffassung,
daß die Adiposis dolorosa eine mit Hysterie verbundene Form von Fettsucht
sei, dürfte angesichts der sich mehrenden Kasuistik mit Autopsiebefunden
kaum noch viele Anhänger finden.

Aus allen Befunden und Erwägungen geht jedenfalls mit großer Wahrscheinlichkeit hervor, daß es sich um eine Erkrankung des innersekretorischen
Systems handelt, und künftige klinische und anatomische Untersucher werden
ihr Hauptaugenmerk auf diese Auffassung zu richten haben.

Therapie.

Im Hinblick auf die Auffassung der Adiposis dolorosa als einer Schilddrüsenerkrankung wurden in der Mehrzahl der Fälle Schilddrüsentabletten angewendet. Ein Fall von Dercum wurde durch Schilddrüsendarreichung geheilt. Besserungen nach Thyreoidindarreichung wurden häufiger beobachtet: Hebung des Allgemeinbefindens, Kräftigung der Muskulatur, Zurücktreten der psychischen Symptome (Ewald, Price, Noorden u. a.), Zurückgehen der Fettanhäufungen, der Schmerzen und Parästhesien, der vasomotorischen Störungen (Norsa). Derselbe Autor beschreibt ein Wiederauftreten der Symptome nach Aussetzen der Medikation. Andere Autoren wandten jedoch das Mittel erfolglos an (Düring, Schwenkenbecher, Prunier, Taylor u. a.).

Die therapeutischen Versuche mit anderen Organextrakten waren ohne jeden Erfolg (Carless u. a.).

Im übrigen ist die Therapie symptomatisch; gegen die Schmerzen werden mit Erfolg Phenacetin, Aspirin und andere Salicylpräparate angewendet. Gegen die Schlaflosigkeit leistet Brom gute Dienste. Ich selbst sah in einem Falle guten Allgemeinerfolg nach einer Entfettungskur und Darreichung von Atophan.

Einige Autoren empfehlen Bäderbehandlung; in den Fällen von v. Noorden hatten systematische Badekuren auf die Schmerzhaftigkeit eine günstige Wirkung (Nauheim, Homburg, Teplitz [Ungarn]).

Weiterhin wird über mehr oder weniger günstige Erfolge durch Anwendung von Massage und Elektrizität berichtet. In einigen Fällen war Dauerkompression der schmerzhaften Fettwülste von vorübergehendem Erfolge.

Die mehrere Male symptomatisch angewandte operative Entfernung der Fettwülste mag der Vollständigkeit halber noch Erwähnung finden.

Anhangsweise soll hier eine unter dem Namen Lipodystrophia progressiva von Simons zusammengefasste Reihe von Fällen erwähnt werden, die folgende Besonderheiten aufweisen: es handelt sich um Personen weiblichen Geschlechts; bei einigen hat das Leiden in der Pubertät angefangen. Die Krankheit beginnt mit doppelseitigem Fettschwund im Gesicht, der sich auch auf den Rumpf und über die Arme ausbreitet. Eine Reihe von Kranken zeigt eine auffallende Fettvermehrung am Gesäß und beiderseits in den lateralen, dem Becken benachbarten Teilen der Oberschenkel. An der Muskulatur sind Funktionsausfälle nicht nachzuweisen. Die Röntgendurchleuchtung des Schädels ergibt normale Verhältnisse. Nach den Ergebnissen angestellter Stoffwechselversuche erscheint es zweifelhaft, ob der progressive Fettschwund der Kranken auf eine greifbare Stoffwechselanomalie zurückzuführen ist.

Simons spricht das Leiden als eine Trophoneurose von bestimmtem klinischen Typus an. Ähnliche Fälle hatten vorher Barraquer sowie Pic und Gardère beschrieben; ein Fall von gleichem Typus wird auch von Lewandowsky und mir beobachtet. Auch Curschmann hat Fälle gesehen, die er den von Simons beschriebenen zurechnet, derselben Krankheit gehört offenbar auch ein von Laignel-Lavastine und Viard als Adipose segmentaire beschriebener Fall an. (Pic et Gardère, Un cas d'atrophie généralisée de la face et de la région sus-ombilicale du corps avec pseudohypertrophie de la région pelvienne et des membres inférieures. Lyon med. 1909. S. 61. Barraquer, L. [Barcelone 1906, Histoire clinique d'un cas d'atrophie du tissu cellulo-adipeux. Ref. Neurol. Zentralbl. 1907. S. 1072. Simons, A., Eine seltene Trophoneurose [Lipodystrophia progressiva]. Zeitschr. f. d. ges. Neurol. u. Psych. 5. 1911. S. 29. Laignel-Lavastine u. Viard, Adipose segmentaire des membres inférieurs. Nouv. iconogr. 25. 1912. S. 473.) Mit der Dercumschen Krankheit haben diese Fälle wohl sicherlich nichts zu tun.

Literatur.

1. **Abrahams, B.,** Case of adiposis dolorosa. Transact. of clin. soc. of London. **39.** 237. 1905.
2. **Achard et Laubry,** Forme légère etc. Rev. neurol. 1901. S. 419.
3. **Aievoli, E.,** H. Morgagni. 1905. S. 457.
4. **Alger, E.,** A case of adiposis dolorosa. Amer. med. News. 1901. S. 91.
5. **Alsberg, A.,** Über Neurolipome usw. Inaug.-Diss. Berlin 1892.
6. **Anciano, I.,** Rev. med. cubana. 1903. S. 287.
7. **Anders, I.,** Adiposis tuberosa simplex. Amer. Journ. of med. science. **3.** 1908.
8. **Aschner, B.,** Über die Funktion der Hypophyse. Arch. f. Physiol. **146.** 1. 1912.
9. **Bab, E.,** Über Adiposis dolorosa (Dercumsche Krankheit). Inaug.-Diss. Berlin 1910.
10. **Ballet, G.,** Journ. de pract. 1902. S. 582.
11. **Ballet, G.,** L'adipeuse douloureuse. Presse méd. **285.** 1. 1903.
12. **Beevor, H.,** A case of diffuse lipoma (Adiposis dolorosa). Transact. of the clin. soc. of London. 1900. S. 251.
13. **Bergeron, P.,** A case of adiposis dolorosa with involv of the large nerve trunks. New York med. Journ. 28. Nov. 1908.
14. **Billings, F.,** Chiacgo med. Recorder. 1903. S. 297.
15. **Bircher,** Fortfall und Änderung der Schilddrüsenfunktion als Krankheitsursache. Ergebn. d. allg. Pathol. **15.** 1. 148. 1911.
16. **Bittorf,** Zur Kasuistik der Störungen der inneren Sekretion. Berliner klin. Wochenschr. 1912. Nr. 23.
17. **Bittorf,** Enorme auffallend schnell sich entwickelnde symmetrische Fettansammlung. Schles. Gesellsch. f. vaterl. Kultur. 3. Mai 1912.
18. **Bochroch, M.,** A case of adiposis dolorosa. Amer. Journ. of Med. Sc. 1902. S. 569.
19. **Bolte,** Geistesstörung und Dercumsche Krankheit. Ärztl. Sachverst.-Ztg. **17.** 6. 1911.
20. **Bondet, A.,** Bull. méd. 1904. S. 817.
21. **Borde,** Thèse de Paris. 1907.
22. **Bordoni,** Lipomat. doul. symm. Riforma med. 1901. S. 735.
23. **Burr, Ch.,** A case of adiposis dolorosa with necropsy. Journ. of nerv. and ment. dis. **2.** 519. 1900.
24. **Byloff, K.,** Adipositas dolorosa. Wiener klin. Wochenschr. **25.** 900. 1912.
25. **Carducci, A.,** Il policlinico. 1901.
26. **Carless, A.,** Adiposis dolorosa. Brit. Med. Journ. 1910. S. 1524.
27. **Cecchini, D.,** Gazz. med. di Roma. 1903. S. 451.
28. **Cheinisse,** Identité de la lipomatose symmétrique douloureuse avec le mal de Dercum. Semaine méd. **23.** 1903. S. 221.
29. **Chevers, M.,** A case of adiposis dolorosa in a male. Brit. Med. Journ. 1904. I. S. 781.
30. **Claude, H., et A. Sézary,** Adipose douloureuse avec asthénie: Action remarquable de l'opothérapie thyroïdienne. Gaz. des hôpit. **85.** 1912. S. 69.
31. **Claude, H., et A. Sézary,** Adipose douloureuse avec asténie: Action remarquable de l'opothérapie thyroïdienne. Gaz. des hôpit. **86.** 1913. S. 69.
32. **Colbertredo, I.,** Riv. venet. d. sc. med. 1903. S. 350.
33. **Collins,** Textbook on nerv disease by Amer. Authors Philadelph. 1895. S. 898.
34. **Collins,** Adenolipomatosis. New York Journ. 18. Mai 1907.
35. **Dammann, K.,** Zur Pathologie der Adiposis dolorosa. Frankf. Zeitschr. f. Pathol. **12.** 1913. S. 337.
36. **Debove,** Presse méd. 1901.
37. **Debove,** L'adipeuse douloureuse ou maladie de Dercum. Arch. génér. de méd. 1903. S. 3156.
38. **Debove,** Lipomatose douloureuse. Gaz. des hôpit. 1904. S. 1069.
39. **Debove,** Journ. de méd. int. 1904. S. 33.
40. **Delucq-Alaux,** Presse méd. 1904. II. S. 594.

41. **Deny-Le Play,** Adip. sous-cut. symmétr. et segm. chez une dém. alc. et héréd. alcol. Nouv. iconogr. de la Salp. 1903. S. 280.
42. **Dercum, F.,** A subcut. connect. tissue dystr. ressembl. Myxoedema. Univ. med. Magaz. 1888. S. 140.
43. **Dercum, F.,** Adiposis dolorosa. Amer. Journ. of Med. Sc. **104.** 521. 1892.
44. **Dercum, F.,** Trophoneuroses. Twent, cent. pract. of med. **11.** 554. 1897.
45. **Dercum, F.,** Autopsy in a case of adiposis dolorosa, with micr. examin. Journ. of nerv. and ment. dis. **27.** 419. 1900.
46. **Dercum, F.,** Two cases of adiposis dolorosa. Philad. med. Journ. 1902. S. 362 u. 1007.
47. **Dercum, F.,** and **D. Mc Carthy,** Autopsy in a case of Adiposis dolorosa. Amer. Journ. of Med. Sc. 1902. S. 994.
48. **Dercum, F., X.** A case of adiposis dolorosa with joint changes. Journ. of nerv. and ment. dis. **39.** 1912. S. 338.
49. **De Renzi, E.,** Gaz. di osp. e dell clin. 1903.
50. **Dide-Leborgue,** Rev. neurol. 1903. S. 647.
51. **Dupré-Giroux,** Rev. neurol. 1906. S. 1089.
52. **Durante,** Pediatria. 1904. S. 502.
53. **Düring,** Über Adiposis dolorosa. Greifswald 1906.
54. **Elsner, E.,** A case of Adiposis dolorosa. Journ. of the Amer. med. Assoc. 1898 und Philad. med. Journ. 1898. S. 737.
55. **Erdheim, L.,** Über Hypophysenganggeschwülste usw. Sitzungsber. d. Akad. in Wien. 1904. S. 537.
56. **Ewald,** Berliner klin. Wochenschr. 1895. S. 58.
57. **Ewald,** Diskussionsbemerkungen. Berliner klin. Wochenschr. **49.** 1494. 1912.
58. **Faber, E.,** Über Adiposalgie. Zeitschr. f. phys. u. diät. Therap. **12.** 539. 1909 und Hospitalstidende. 1906. S. 26.
59. **Fenard, H.,** Adipeuse douloureuse segm. rhizomél. Prog. méd. 1911. S. 254.
60. **Féré, Ch.,** Adipeuse douloureuse. Méd. moderne 1898. S. 729.
61. **Féré, Ch.,** L'Adipeuse douloureuse. Rev. de méd. **21.** 641. 1901.
62. **Fischer, B.,** Hypophysis, Akromegalie und Fettsucht. Wiesbaden 1910.
63. **Frankenheimer,** Journ. of amer. med. Assoc. **1.** Nr. 13. 1912.
64. **Fressineau,** Thèses de Bordeaux. 1905.
65. **Fuchs, A.,** Wiener klin. Wochenschr. 1905. S. 706.
66. **Fulconis,** Mal. de Dercum et lip. doul. sym. Thèse de Lyon. 1904.
67. **Fumarola, G.,** Contrib. allo stud. clin. del sindr. di Dercum. Riv. di **Pat.** nerv. e ment. **14.** Fasc. 11. 1909.
68. **Gamgee, L.,** The Lancet. **1.** 648.
69. **Gaucher,** Journ. des mal. cutan. et syph. 1906. S. 266.
70. **Ghelfi, A.,** Bollet. d. clin. 1904. S. 389.
71. **Giudiceandrea, V.,** L'Adipos. dolor., malat. di Dercum. Riv. di Pat. nerv. e ment. 1900. S. 289.
72. **Giudiceandrea, V.,** Il Policlin. 1902.
73. **Gordinier, H.,** Vermont. Month. 1903. S. 193.
74. **Gossage, E.,** Adiposis dolorosa. Brit. Med. Journ. II. **2.** 1524. 1910.
75. **Graves, W.** and **W. Cook,** A clin. study of a case of adip. dolor. The med. fortnightly. St. Louis. 10. VII. 1908.
76. **Grosch, I.,** Studien üb. d. Lip. Deutsche Zeitschr. f. Chir. **26.**
77. **Gudjohnsen, Th.,** Et Tilfälde of Adip. dolor. Hosp. Tid. 1903. S. 701.
78. **Guillain-Alquier,** Etude anat. pathol. d'un cas de mal d. Derc. Arch. de méd. expér. **18.** 680. 1906.
79. **Hale White, W.,** A case of adiposis dolorosa. Brit. Med. Journ. 1533. II. 1899.
80. **Hall-Walbrach,** Adiposis dolorosa. Amer. Journ. of Med. Sc. **128.** 318. 1904.
81. **Hammond, I.,** Adiposis dolorosa in two sist. Brit. Med. Journ. **121.** II. 1904.
82. **Haskovec,** Mal. d. Dercum. Rev. neurol. **23.** 1101. 1096.
83. **Henry,** Myxoedem. Dystr. Journ. of nerv. and ment. dis. **154.** 91.
84. **Hicks, P.,** Adiposis dolorosa. Brit. Med. Journ. **2.** 1910. S. 2006.

85. **Hirschfeld, R.,** Die Dercumsche Krankheit. Zeitschr. f. d. ges. Neurol.. u. Psych. (Ergebnisse). **6.** 113. 1902.
86. **Honée, A.,** Thèse de Par. 1904.
87. **Horne, I.,** Med. Age. 1905. S. 761.
88. **Johnson, E.,** Indian. med. Record. 1902. S. 636.
89. **Josefowitsch, A.,** Adiposis dolorosa med. Obosrenje. 1908.
90. **Kaplan-Fedorow,** Med. Obosrenje 1902. S. 471. Allgem. med. Zentralztg. 1902. S. 78.
91. **Karpinsky, A.,** Recueil d. travaux psych. et neur. T. **2.** 513.
92. **Klingmann, Th.,** Adiposis dolorosa diag.; the result of surg. treatment. New York Journ. **14.** Nov. 1908.
93. **Klinkowstein, J.,** Über akute schmerzhafte symmetrische Lipome. Med. Klin. **7.** 1307. 1911.
94. **Kraft, A.,** Die Dercumsche Krankheit. Inaug.-Diss. Berlin 1908.
95. **Loening-Fuß,** Schilddrüsenveränderungen bei Adiposis dolorosa. Kongr. f. inn. Med. **23.** 222. 1906.
96. **Le Meignen, H.,** Gaz. med. de Nantes. 1906. S. 441.
97. **Le Meignen-Levesque,** Bull. méd. 1906. S. 386.
98. **Le Noir,** Rev. neurol. 1904. S. 688.
99. **Le Play, A.,** Rev. neurol. 1904.
100. **Louste-Rénon,** Adipeuse douloureuse à forme nod. Semaine méd. 1902.
101. **Mancini,** Il policlin. 1901.
102. **Marchand-Nouet,** Et. anat. path. d'un cas de mal. de Dercum ch. un imbéc. épil. Nouv. iconogr. de la Salp. **24.** 144. 1911.
103. **Marcou,** L'adipeuse douloureuse. Arch. gén. de méd. 1903. S. 1736.
104. **Marie, P.,** La prat. neurol. Paris 1911. S. 921.
105. **Mazio,** Adiposis dolorosa. Annali dell' Ist. di Roma. 1904. S. 245.
106. **Mc Mullan,** Cr., Case of Adiposis dolorosa. Proc. Roy. Soc. Med. **3.** Clin. Sect. **55.** 1910.
107. **Middleweck,** Adiposis dolorosa. Brit. Med. Journ. II. **2.** 1818. 1910.
108. **Migliacci, G.,** Gazz. dell' Osped. 1904. S. 1345.
109. **Minelli,** Gazz. med. Ital. 1903. S. 481.
110. **Miquel,** Val. nosol. de syndr. de Dercum Th. de Paris. 1904.
111. **Mosse,** Adiposis dolorosa. Verh. d. Berliner med. Gesellsch. 13. November 1907.
112. **Münzer,** Die Hypophysis. Berliner klin. Wochenschr. **47.** 392. 1910.
113. **v. Noorden,** Die Fettsucht. A. Hölder. Wien 1910.
114. **Norsa, G.,** Riv. crit. di clinica medica. 1901.
115. **Norsa, G.,** Contrib. allo stud. de mal. de Dercum. Riforma med. **21.** 255. 1905.
116. **Oddo-Chassy,** Adipeuse douloureuse. Rev. neurol. 1902.
117. **Oppenheim, H.,** Lehrbuch d. Nervenkrankheiten. 5. Aufl.
118. **Papi, D.,** Gaz. degli osped. 1902. S. 222.
119. **Parkinson, J.,** The Lancet. **1.** 446. 1904.
120. **Pasquini, P.,** Adiposis dolorosa. Il Policl. 1902. S. 623.
121. **Pearce, F.,** Adiposis dolorosa. Il Policl. 1902. S. 623.
122. **Pellegrino,** Clin. med. ital. 1905. S. 556.
123. **Pennato, P.,** Riforma med. 1904. S. 115.
124. **Pinkus,** Zwei Fälle von Sklerödem. Dermatol. Zeitschr. **14.** 425. 1907.
125. **Pribram,** Prager med. Wochenschr. 1906. S. 622.
126. **Price-Hudson,** Rep. of a case of adip. dol. showing imperfect development of the ribs and vert. Journ. of nerv. and ment. dis. 1909. Nr. 4.
127. **Price, G.,** Adiposis dolorosa; a clin. and path. study, with the rep. of two cas. of necr. Amer. Journ. of med. Sc. 1909. Nr. 5.
128. **Prunier,** Adip. doul. ch. une imbé. épil. et aveugle. Nouv. iconogr. de la Salp. 1907. Nr. 2.
129. **Raymond-Guillain,** Un cas de Mal. de Dercum. Rev. neurol. 1904. S. 630. u. Gaz. des hôpit. 1904. S. 646.
130. **Rénon-Heitz,** Adiposis dolorosa. Rev. neurol. 1901. S. 704.

131. **Rénon-Louste,** Bull. et mem. de la soc. méd. des hôpit. 1902. S. 1130.
132. **Ricaldoni,** Un cas d'Adénolip. diff. symmétr. etc. Rev. neurol. 1902. Nr. 1.
133. **Risquez, F.,** Ot-rin-lar. esp. 1902. S. 258. (Neurol. 1902, Nr. 1.).
134. **Risquez, F.,** Rev. españ. med. 1903. S. 328.
135. **Roberts,** Adiposis dolorosa. Philad. med. Journ. 9. 761. 1902.
136. **Rolleston,** Adiposis dolorosa. Brit. med. Journ. II. 2. 1524. 1910.
137. **Rome,** Lyon méd. 1904. S. 1005.
138. **Rothmann, M.,** Demonstration von 4 Fällen von multipler symmetrischer Lipome. Berliner med. Wochenschr. 47. 1088. 1904.
139. **Roux-Vitaut,** Malad. de Derc. Rev. neurol. 1901. S. 881.
140. **Roux, J.,** Rev. neurol. 1902. S. 71.
141. **Rudinger,** Wiener klin. Wochenschr. 1903. S. 113.
142. **Saint Martin, J.,** Rev. de la Franche Comté. 1905. S. 21.
143. **Sainton-Ferrand,** Mal. de Dercum. Gaz. des hôpit. 1903. S. 957.
144. **Salvatori,** Il Policlin. 1902. S. 273.
145. **v. Schrötter,** Zum Symptomenkoplex des Morbus Basedowi. Zeitschr. f. klin. Med. 48. 1. 1903.
146. **Schwenkenbecher,** Über die Adipositas dol. D. Arch. f. klin. Med. 80. 317. 1904.
147. **Sellerin,** L'Adipeuse douloureuse. Thèse de Paris. 1903.
148. **Sezary,** Quatre cas d'Adipeuse douloureuse. Rev. de méd. 1907. S. 59.
149. **Sicard-Berkowitsch,** Adipeuse douloureuse de Dercum p. insuffic. ovarienne. Gaz. des hôpit. 1908. S. 848.
150. **Sicard-Roussy,** Bull. et mém. Soc. méd. des hôpit. 1903. S. 1068.
151. **Silvestrini, R.,** Bull. de Soc. Eustach. 1. 18. 1903.
152. **Simionesco,** Adipeuse douloureuse. Rev. neurol. 1901. S. 557.
153. **Spiller, W.,** Rep. of three cases of adiposis dolorosa. Med. News 1898. S. 268.
154. **Stanley, D.,** Brit. med. Journ. 1. 824. 1902.
155. **Stejskal,** Symmetrische Lipome u. Neurofibromat. Mitteil. d. Gesellsch. f. inn. Med. 1907. S. 6.
156. **Stern, H.,** Adiposis dolorosa with myxoed. manif. Amer. Journ. of med. Sc. 1910. S. 359.
157. **Strübing,** Über Adiposis dolorosa u. das Oedème blanc u. bleu. Arch. f. Derm. u. Syphilis. 59. 171. 1902.
158. **Taylor, E.,** Journ. of nerv. and ment. dis. 1905. S. 801.
159. **Taylor:Luce,** A case of adiposis dolorosa. Boston. Journ. 1906. S. 187.
160. **Thimm,** Adiposis dolorosa u. schmerzhafte symmetrische Lipome. Monatsschr. f. prakt. Derm. 36. 281. 1903.
161. **Truelle-Bessière,** Un cas de mal. de Dercum. Bull. de la Soc. clin. de méd. ment. 4. 152. 1911.
162. **Türk,** Ung. Credé bei Adiposis dolorosa. Wiener med. Presse. 1904. S. 44.
163. **Umber,** Hamburger ärztlicher Verein. 1909.
164. **Vitaut,** Maladie de Dercum. Rev. neurol. 1901.
165. **Waelsch,** Hautkrankheiten u. Stoffwechsel. Anomalien. Prager med. Wochenschr. 1905. S. 609.
166. Diffuse Lipome in a wom. without any assoc. pain. Clinique soc. transact. 1904. S. 37.
167. **Weiß, A.,** Über Adiposis dolorosa. Wiener klin. Wochenschr. 1903. S. 203.
168. **Weiß,** Adiposis dolorosa. Centralbl. d. Grenzgeb. d. Med. u. Chir. 1904. S. 56.
169. **Weiß,** Wiener klin. Wochenschr. 1903. S. 496.
170. **Weiß,** Mitteil. d. Gesellsch. f. inn. Med. 1905. S. 26.
171. **Weinberger, M.,** Demonstration eines Falles von Dercumscher Krankheit. Wiener klin. Wochenschr. 1910. S. 989.
172. **White,** Adiposis dolorosa. Brit. Med. Journ. 1899. S. 1533. II.
173. **Williams,** Adiposis dolorosa in a male. Brit. Med. Journ. 1903. 1151.
174. **Williams, L.,** A case of diff. Lipoma (Adiposis dolorosa?) in a man. Transact. of the clin. soc. of London. 37. 209. 1904.
175. **Wingate,** Wisconsin M. I. 1905. S. 591.

Die Pagetsche Knochenkrankheit.[1]

Von

Pierre Marie und **André Leri**.

Die **Pagetsche** Knochenkrankheit ist eine chronische, progressive und systematische Osteopathie, die das ganze Skelett ergreifen kann, gewöhnlich aber auf gewisse platte Knochen und die Diaphyse gewisser Röhrenknochen beschränkt bleibt, bei denen sie Hypertrophie und Deformation hervorruft.

Historisches. James Paget beschrieb im Jahre 1876 unter der Benennung Ostitis deformans eine neue Form chronischer Knochenentzündung; er berichtete über fünf klinische Beobachtungen; im Jahre 1882 kamen sieben neue hinzu. In der Zwischenzeit waren ähnliche Fälle von Howe (1878), Cayley und Trèves (1880) beobachtet, und andere, die unter den verschiedensten Namen in früheren Mitteilungen von Wrany (1867), Wilks (1868), Bourceret (1876) beschrieben waren, aufgefunden worden. Die Beobachtung von Bourceret, die unter dem Namen „allgemeine Hyperostose" veröffentlicht und darauf von Rathery, Leloir und Lancereaux studiert worden war, wurde erst im Jahre 1885 von Pierre Marie mit der Pagetschen Krankheit identifiziert: dies war der erste in Frankreich publizierte Fall.

Neue Beobachtungen wurden darauf von Morris (1883), Lunn (1884), Rogier (1885), Pozzi (1885), Pierre Marie (1886), Richard (1887), Goodhart (1887), Proust (1887), Symonds (1888), Thibierge (1890) veröffentlicht.

Der letzte dieser Autoren gab als erster eine zusammenfassende Arbeit über die Pagetsche Knochenerkrankung. Ihm folgten mit Beobachtungen und Arbeiten Poncet, Moizard und Bourges, Pierre Marie, Thibierge, Joncheray, Gilles de la Tourette und Magdelaine, Chauffard, A. Robin, Gombault, Gilles de la Tourette und Marinesco, Pic, Leopold Levi, James, Hirtz und Merklen, Galliard, Barthélemy usw.

Die meisten dieser Autoren suchten durch klinische und anatomische Details zur Kenntnis der Pathogenie der Affektion beizutragen; je nach der Vorstellung, die sie sich davon machten, nannten sie sie: Ostitis ossificans diffusa (Lancereaux), lokale Osteomalacie (Ollier), oder gutartige hypertrophische Osteomalacie (E. Vincent), senile Pseudo-Rachitis (Pozzi), rheumatische Knochenhypertrophie der Diaphysen und der platten Knochen (Féréol). Besonders aber infolge der Mitteilungen von Lannelongue und Fournier (1903), die aus der Pagetschen Krankheit ein einfaches Symptom der späten hereditären Syphilis machen wollten, haben lebhafte Erörterungen

---

[1] Deutsche Übersetzung von Ch. Steinthal.

über die Pathogenie stattgefunden. Wir werden die wichtigsten und neuesten
Mitteilungen erwähnen, indem wir die pathologische Anatomie und die Pathogenie der Affektion erörtern. Unter den besten zusammenfassenden Arbeiten
nennen wir die These von Jules Vincent (1904) und die Allgemeinübersicht
von Merle (1910).

Ätiologie. Die Pagetsche Krankheit kommt, ohne gerade exzeptionell
zu sein, nicht gerade häufig vor. Man hat bis jetzt ungefähr 100 Fälle beobachtet, von denen mehr als die Hälfte auf England kommen.

Die Krankheit tritt zuerst im reifen Alter oder im Greisenalter auf, aber
bei einigen Fällen hat man die Krankheit ungefähr im 30., ja sogar im 20. Jahre
oder früher, auftreten sehen.

Sie zeigt sich bei beiden Geschlechtern, etwas häufiger vielleicht beim
Manne.

In fast allen Fällen leiden die Patienten an Arteriosklerose und zeigen
irgendwelche der zahlreichen Anzeichen der neuro-arthritischen Diathese.
Paget hatte schon die Gicht genannt, er fügte dann das Carcinom hinzu,
das, wie man heute weiß, relativ häufig bei Arthritismus auftritt. Man beobachtet oft Rheumatismus, Asthma, Blasengries, Ekzem, Urticaria, Migräne usw.

Selten findet man in der Vorgeschichte ein Trauma, eine Infektion wie
die Syphilis, eine Intoxikation wie den Saturnismus (Bourceret) oder die
Hydrargyrie (Thibierge) oder eine Dystrophie wie die Rachitis (Ménétrier).

Die Pagetsche Krankheit ist nicht hereditär: man hat jedoch direkte oder
kollaterale Heredität in den Fällen von Pick, Chauffard, Lunn, Walter,
Oettinger und Agasse-Lafont, Robinson konstatiert.

Symptomatologie. Der **Anfang** ist immer schleichend. In etwa der Hälfte
aller Fälle sind nicht einmal Schmerzen vorhanden, und bisweilen entdeckt der
Arzt oder der Patient rein aus Zufall schon sehr deutliche Deformationen. So
wurde eine Patientin von Walter in großen Schrecken versetzt, als sie eines
Tages im Spiegel ausgedehnte Deformationen entdeckte, die ihr vorher nie
aufgefallen waren.

In andern Fällen treten **Schmerzen** auf, die im allgemeinen rheumatischen,
bisweilen neuralgischen, selten blitzartigen Charakter haben. Sie sitzen in
den Knochen, die deformiert werden, aber oft auch im ganzen Skelett und gehen
manchmal einige Wochen oder Monate, manchmal auch viele Jahre, 20 Jahre,
ja mehr, der objektiven Knochenveränderung voran. Man kann keinerlei
Regel aufstellen, weder über die Intensität der Schmerzen, obgleich sie im
allgemeinen sehr heftig sind, noch über ihre Entwicklung, obgleich sie oft
anfallsweise auftreten, und diese Schmerzanfälle durch mehr oder weniger vollkommene Ruhepausen unterbrochen sind.

Ist die Krankheit auf ihrem **Höhepunkt,** so zeigen sich als charakteristische Merkmale Hypertrophie und Deformation der Knochen oder
wenigstens einiger von ihnen. Die Deformation beginnt gewöhnlich an den
unteren Gliedmaßen, besonders am Schienbein: da die Knochen sich nach einwärts krümmen, wird der Patient kleiner, und er konstatiert, daß seine Hose
zu lang wird. Öfter bemerkt er an der zu eng gewordenen Hutkrempe, daß
sein Kopf größer geworden ist.

Die Knochen, die nach den Schienbeinen und Schenkelknochen gewöhnlich befallen werden, sind: die Schädelknochen, Schlüsselbein, Becken, Rückgrat und Rippen, die Knochen des Vorder- und Oberarms. Die Läsionen haben

eine gewisse Neigung zur Symmetrie, aber diese ist fast nie vollkommen; Klippel und Pierre Weill haben fast vollständig halbseitige Deformationen gesehen; wir selbst haben ausgesprochen gekreuzte Deformationen, unteres Glied der einen, oberes Glied der andern Seite, gesehen.

Die Knochenhypertrophie der Röhrenknochen erstreckt sich im wesentlichen auf die Diaphyse: sie fängt gewöhnlich nicht in gleicher Entfernung von den beiden Extremitäten an, sondern mehr oder weniger in der Nähe einer Epiphyse und nimmt hier gewöhnlich den ganzen Knochenumfang ein; breitet sie sich über die Diaphyse aus, so bleibt sie oft in der Nachbarschaft dieser Epiphyse vorherrschend, die sie oft angreift. Die Apophysen und die Muskelinsertionsstellen nehmen oft an der Hyperossification teil.

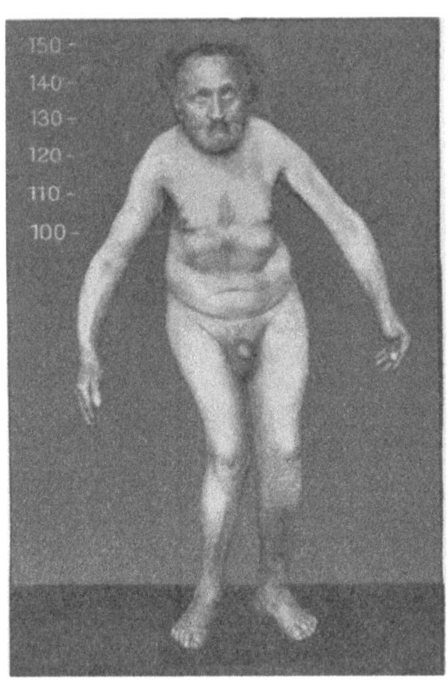
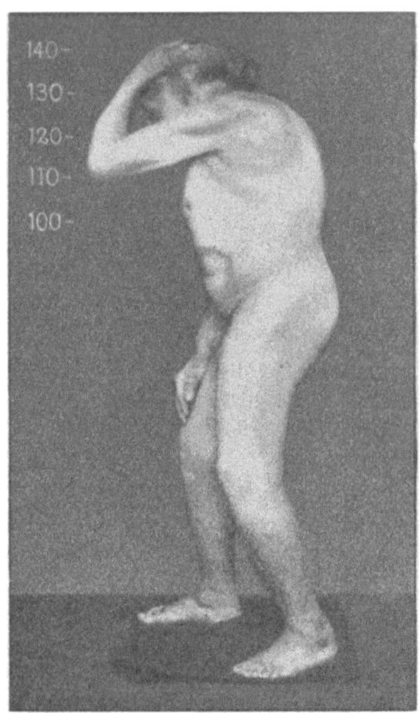

Abb. 44 u. 45. Pagetsche Krankheit. Verbreiterter Schädel; dreieckiger Kopf. Schenkelknochen und Schienbeine sind hypertrophisch und gekrümmt. (Die Krümmung der Schienbeine ist nicht sehr ausgesprochen, diejenige der Schenkelknochen entwickelt sich in umgekehrter Richtung wie die gewöhnliche Krümmung, so daß die Knie sich berühren statt auseinander zu gehen.) Gekrümmter Radius.

Auf den ersten Blick könnte man meinen, daß diese enorm gewordenen Knochen auch fester geworden sind. Die Feststellung der Deformation beweist, daß dies nicht der Fall ist. Es zeigen sich in Wirklichkeit Einbiegungen der Knochen in der Längsrichtung, und diese bestehen immer in einer Zunahme der normalen Krümmung des Knochens, sei es unter dem Einflusse des Druckes oder unter dem der Muskelzusammenziehung.

Das untere Glied zeigt auf den ersten Blick deutliche Deformationen. Das Schienbein wird gewöhnlich am stärksten befallen: seine Hypertrophie entstellt das Bein vollständig; es sieht zylindrisch aus, der vorn befindliche Knochenrand verschwindet, das Bein hat oft das doppelte Volumen eines normalen Beines. Beim Befühlen ist leicht festzustellen, daß es sich um eine Knochenhypertrophie handelt und nicht um eine Zunahme der Weichteile, selbst in den Fällen, wo ein leichtes Ödem am Fußknöchel vorhanden ist. Die Hypertrophie macht 2 bis 3 Zentimeter oberhalb des Fußansatzes halt und bildet an dieser Stelle ein richtiges Polster; oben erstreckt sie sich oft bis zum Knie, das um so kugeliger wird, als auch die Kniescheibe und die untere Extremität des Schenkels oft an dem Prozeß teilnehmen.

Das Schienbein ist mehr oder weniger stark nach außen und etwas nach vorn gekrümmt. Das Wadenbein nimmt gewöhnlich teil an der Hypertrophie und an der Deformation, aber nicht immer. Ihre Beteiligung ist schwerer klinisch zu konstatieren, aber auf Radiographien ist sie oft deutlich erkennbar.

Der Oberschenkelknochen ist auch fast immer entstellt und hat ein vergrößertes Volumen. Die Hypertrophie ist um so leichter zu konstatieren, als er sich unter den auseinander tretenden Fasern des Quadriceps wölbt, die Krümmung ist eine konvexe und zwar antero-externe.

Infolge der Deformation des Schienbeins und des Schenkelknochens nehmen die Beine eine ganz charakteristische Bogenkrümmung mit antero-externer Konvexität an. Wenn die Füße geschlossen sind, können die Knie nicht zusammengebracht werden, es bleibt ein Zwischenraum von 10 bis 15 Zentimetern, und zwischen den unteren Gliedmaßen ist ein ovaler Raum. Der Patient kann die Knie nur zusammenbringen, wenn er die Beine kreuzt, und der ovale Raum bleibt auch dann noch zwischen den Oberschenkeln bestehen.

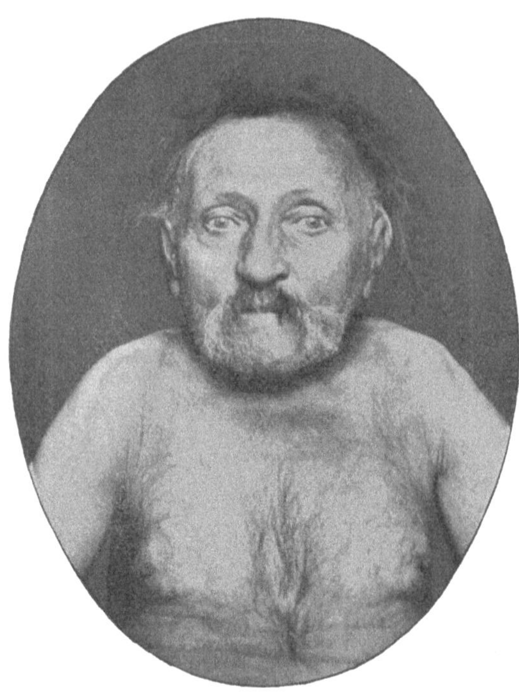

Abb. 46. Typischer Pagetischer Schädel — transversal ausgeweitet — dreieckiger Kopf. Vorspringen der Jochbogen.

Der Schädel ist gewöhnlich auch hypertrophisch, selbst wenn das Gesicht mehr oder weniger vollständig unberührt ist: die obere Schädelwölbung erscheint enorm wie bei Wasserköpfen, und der Umriß des Kopfes sieht aus wie ein Dreieck mit der Basis nach oben. Die vorspringenden Stirnbeine machen den Eindruck der olympischen Stirn und die vorspringenden Scheitelbeine bedingen eine gewisse Ähnlichkeit mit einem rachitischen Schädel. Aber man konstatiert keine anomalen Depressionen, die Wölbungen sind gleichmäßig, die Nähte sind nicht eingedrückt, und die Fontanellen sind vollständig geschlossen.

Ganz mit Unrecht hat man behauptet, daß die Schädelbasis im allgemeinen unverändert bleibt; bei 7 pagetischen Schädeln, die wir untersucht haben, fanden wir sie immer verändert. Ganz wie bei den Knochen der Glieder ist die Basis zugleich hypertrophisch und deformiert (André

Leri und Chatelain). Die verschiedenen Knochen sind dick, porös und bröckelig; man kann es an einem durchgeschnittenen Schädel beobachten, wenn man die Schuppe oder den Körper des Hinterhauptbeins, das Felsenbein, die Augenhöhlenwölbungen zwischen die Finger nimmt. Die Knochen sind auch verbreitert, so daß die verschiedenen Löcher der Basis, das Hinterhauptsloch und die diversen Löcher, durch die die Gefäße und Nerven hindurchgehen, mehr oder weniger verengt, bisweilen fast ganz verschwunden sind. Überdies senkt sich der Umkreis des Hinterhauptslochs in den Schädel, oder genauer — die ganze Schädelbasis wird unter dem Gewicht des Gehirnes eingedrückt, mit Ausnahme des Umkreises des Hinterhauptsloches, der durch die Wirbelsäule gestützt wird; der Körper des Hinterhaupts- und Keilbeins und der innere Teil der Felsenbeine werden dadurch über die vorderen und mittleren Gehirngruben relativ erhoben. Diese vorderen und mittleren Gruben werden auch absolut heruntergedrückt, und zwar dadurch, daß der Schädel durch die Erhebung des Umkreises des Hinterhauptsloches an Höhe verliert und das Gehirn sich infolgedessen nach den beiden andern Richtungen hin, der antero-posterioren und der transversalen, ausbreitet: Der Schädel hat auch nicht nur an Volumen durch die Dicke der Knochen an der Schädelwölbung zugenommen, sondern auch weil seine Cavität selbt verbreitert ist. Die charakteristische Mißbildung der Schädelwölbung, das Vorspringen der Stirn und der Scheitelbeine, ist also znm Teil eine Folge der Mißbildung der Basis.

Die Knochendeformationen der Basis sind bisweilen sehr ausgesprochen und rufen eine wirkliche „Convexobasie" hervor; sie stehen in keinem Verhältnis zu der Hypertrophie dieser Knochen, ebensowenig wie zu der Hypertrophie der Knochen der Schädelwölbung. Wir haben einmal ein starkes Vorspringen der Knochen der Basis gesehen, als die Wölbung keineswegs an Dicke zugenommen hatte. Bisweilen sind die Mißbildungen wenig

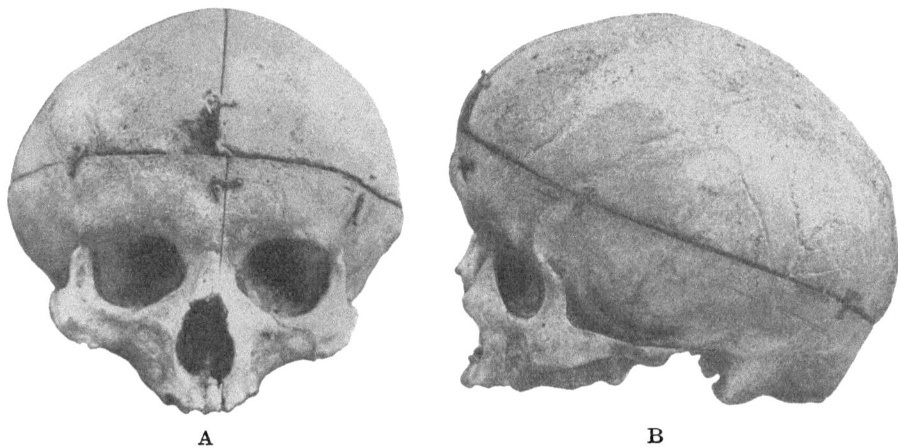

A   B

Abb. 47, A und B. Schädel bei der Pagetschen Krankheit.

A, von vorn gesehen. — B, im Profil gesehen. Ungeheures Vorspringen der Stirn- und Schädelbeine, dreieckiger Kopf; zurücktretendes, verhältnismäßig kleines Gesicht, Vorspringen der Jochbogen Der Umkreis des Hinterhauptsloches ist übermäßig erhöht; daraus ergibt sich ein Winkel in gleicher Höhe mit dem Hinterhauptshöcker.

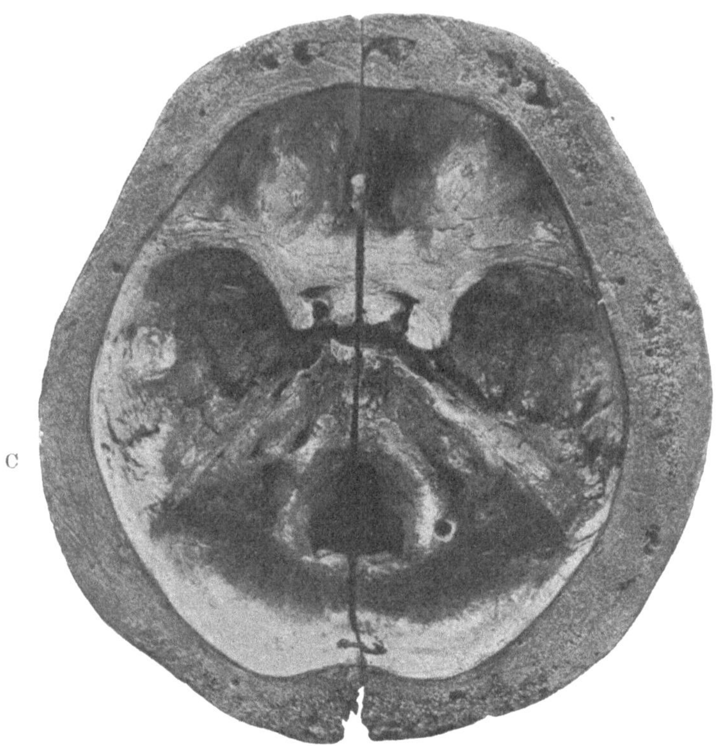

C, Schädelbasis von oben gesehen. Beträchtliche Verengung des Hinterhauptsloches. Außerordentliche Verengung aller Löcher der Basis. Vorspringen des Hinterhaupts- und Keilbeinkörpers. — Beträchtliche Breite der Cavität und große Dicke der Knochen: hieraus resultiert die erhebliche transversale Ausdehnung des Schädels. (Abb. A.)

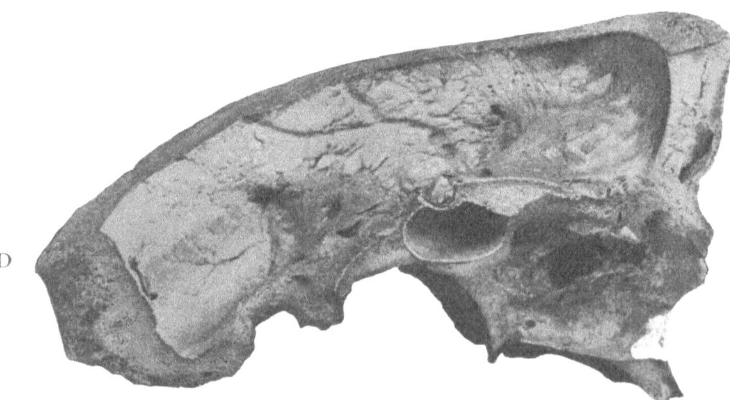

D, Antero-posteriorer Schnitt durch die Mitte derselben Basis. Man bemerkt eine relative Erhebung des Umkreises des Hinterhauptsloches: spitzer Winkel vor dem inneren Hinterhauptshöcker. Emporsteigen und Horizontallage des Hinterhaupts- und Keilbeinkörpers (Plaxybasie). Relative Senkung der vorderen Gehirngrube, daher eine „Convexobasie". Gleichzeitig sieht man an den Knochendurchschnitten das gleichmäßig poröse Aussehen, mit Verschwinden der inneren und äußeren Tafel, die sehr geringe Dimension der Stirnhöhlen; auf der Oberfläche das körnige, wie wurmstichige Aussehen, mit tiefen Furchen, die durch die Gefäße gezogen sind.

Abb. 47. C. und D. Schädel bei der Pagetschen Krankheit.

hervortretend, aber immer sind sie die gleichen: Hypertrophie und Deformation durch relative Vertiefung des Umkreises des Hinterhauptsloches. — Bei einem antero-posterioren oder einem vertiko-transversalen Schnitt nimmt der Schädel im ganzen infolge der Vertiefung des Hinterhaupts- und Keilbeines eine Form an, die mehr oder weniger der gleicht, welche ein Röhrenknochen bei derselben Krankheit hat, ein Schienbein z. B., wenn man sich seinen vorderen konvexen Rand und seine hintere konkave Seite durch die konvexe Schädelwölbung und durch die nach unten hin sehr konkav gewordene Basis dargestellt denkt.

Die festen Knochen des Gesichtes sind durch die Erhebung der Hinterhaupts- und Keilbeine nach hinten gezogen und gleichzeitig durch die Senkung der vorderen Gehirngrube nach hinten zurückgestoßen: also sieht das Gesicht unten und hinten fliehend und schief aus. Die verschiedenen Knochen des Gesichts nehmen auch oft an der Hypertrophie teil. Die Jochbogen sind verdickt, ebenso die aufsteigenden Äste der Oberkiefer, die Nasengruben sind verengt, selbst die Zahnhöhlen sind oft durch die massive Verdickung der Zahnbogen enger geworden, daraus folgt ein progressives Ausstoßen der gesunden Zähne, worauf noch nicht hingewiesen worden ist, und was wir klinisch an einer Patientin und anatomisch an mehreren Schädeln beobachten konnten. Die Hypertrophie der Unterkiefer veranlaßt bisweilen einen gewissen Grad von Prognathie. Die Gesichtsmißbildungen sind ziemlich oft gering und mehr oder weniger asymmetrisch.

Das Rückgrat ist im allgemeinen stark gebogen, kyphotisch, aber wenig oder gar nicht skoliotisch; der Kopf ist vornüber gebeugt, man kann durch Palpation die Verdickung der Dornfortsätze konstatieren.

Die Rippen sind verbreitert und verdickt, die Rippenknorpel verknöchert, die Vergrößerung der antero- und postero-lateralen Winkel der Rippen rufen eine Art seitlicher Abplattung des Thorax hervor.

Das Becken ist verbreitert und die Darmbeinkämme sind verdickt. Die Verdickung scheint das Becken innerlich nicht zu verengern, denn man hat keine geburtshilflichen Schwierigkeiten gefunden, die der Pagetschen Krankheit zuzuschreiben sind. Es ist indessen möglich, daß hierüber nichts erwähnt ist, weil der Beginn der Krankheit gewöhnlich in das vorgerückte Alter fällt. In einem Fall, den wir gesehen haben, und der von Jules Vincent veröffentlicht worden ist, scheint die Krankheit zur Zeit einer Entbindung Symptome gezeigt zu haben, die erst 20 Jahre später heftiger auftraten; diese Entbindung war schwierig und lang, man mußte nach dreitägiger Geburtsdauer zur Zange greifen; das Kind hatte Krämpfe und später eine Atrophie des rechten Beines.

Die Schlüsselbeine sind verdickt, übertrieben gekrümmt und hängen kranzförmig über dem Thorax.

Die Schulterblätter sind auch verdickt, was man feststellen kann, wenn man die Gräte oder den Schulterrand zwischen die Finger nimmt. Das Sternum ist oft nach allen Seiten hypertrophisch, besonders am Manubrium.

Die oberen Gliedmaßen sind oft weniger beteiligt; doch kann man häufig eine Verdickung und eine Verkrümmung des Radius nach hinten und nach außen konstatieren. Die Ulna ist gewöhnlich wenig verändert oder wenigstens weniger deformiert und ist gleichsam die Sehne zu dem Bogen, den der Radius bildet. Der Oberarmknochen ist bisweilen hypertrophisch und gekrümmt.

Hände und Füße sind durchaus nicht immer unverändert, wie man glaubte. H. Mennier, Fitz, Pierre Marie, Klippel und Pierre-

Weil, Gilles de la Tourette und Magdelaine, Gaillard und Béclère,
Ménétrier und Legrain haben Läsionen daran aufgezeigt; wir selbst haben
bei 4 Fällen dreimal Veränderungen gefunden (André Leri). Diese Ver-

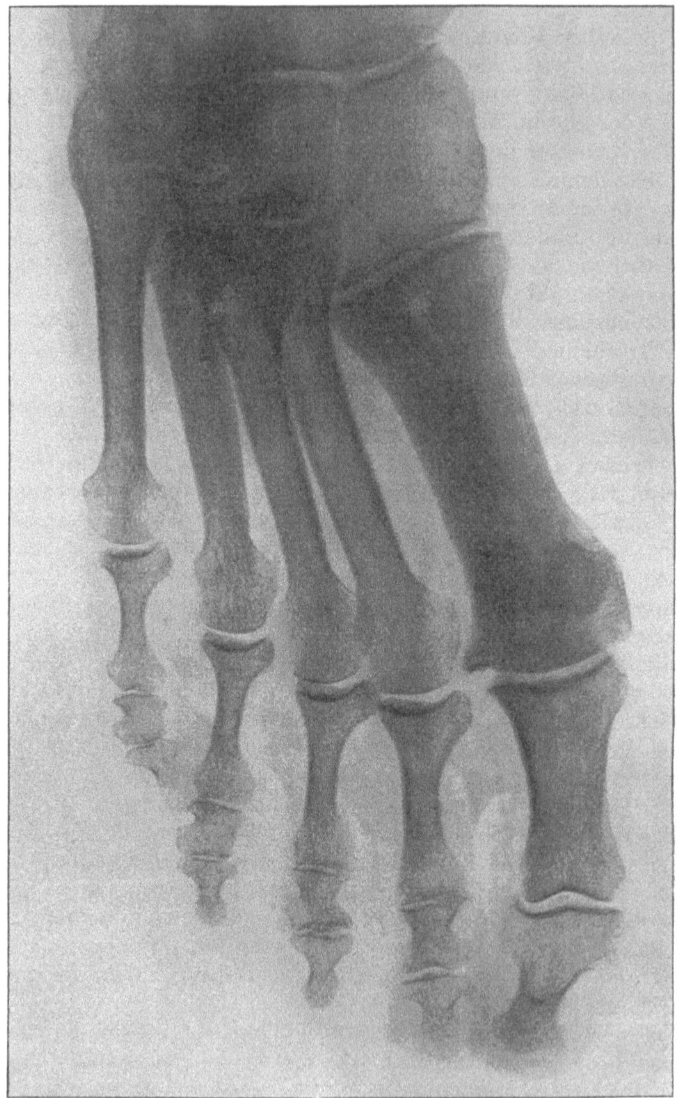

Abb. 48. Röntgenaufnahme des rechten Fußes bei einem Fall Pagetscher Krankheit;
man sieht die fast isolierte Hypertrophie des ersten rechten Mittelfußknochens,
nichts würde klinisch diese Hypertrophie angezeigt haben.

änderungen sind bisweilen schwer zu konstatieren, weil die Knochen dieser
Teile klein sind und auch ein einzelner Knochen inmitten der andern gesund gebliebenen ergriffen werden kann; besonders an den Füßen sind sie
am häufigsten nur durch eine Röntgenaufnahme festzustellen.

Die Gesamtheit dieser Deformationen verleiht dem an der Pagetschen
Krankheit Leidenden auf den ersten Blick ein ganz charakteristisches und
kenntliches Aussehen. Er bewegt sich vorwärts mit gewölbtem Rücken,

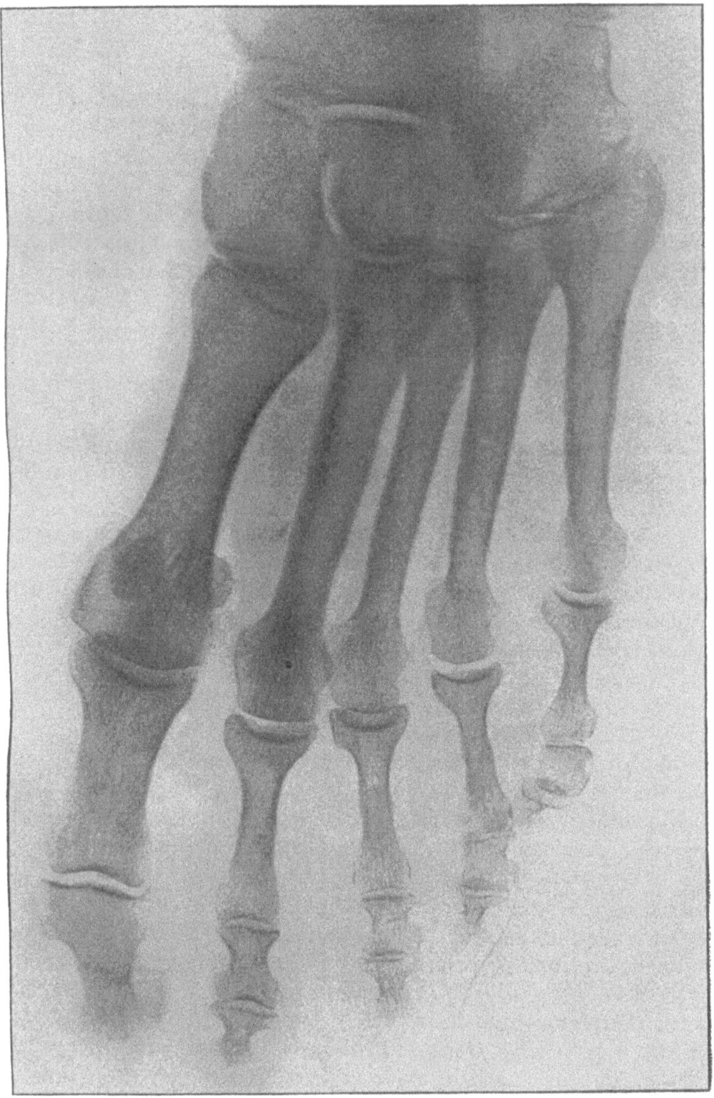

Abb. 49. Röntgenaufnahme des linken Fußes von demselben Fall.

nach vorn geneigtem Kopfe; der Schädel erscheint unnatürlich groß im Vergleich zum Gesicht, der Leib ist aufgetrieben, vorstehend und von dem
zylinderförmigen Thorax durch eine tiefe Transversalfalte getrennt. Der fiedel-
bogenartige Körper wird von Beinen gestützt, die verkürzt, aber von un-
geheurem Umfang sind. Jeder Schritt wird breitbeinig gemacht und mit

Vorsicht, damit ein Fuß nicht über den andern stolpert; die oberen Gliedmaßen erscheinen unverhältnismäßig lang, und die Fingerspitzen reichen fast bis an die Knie, was zu gleicher Zeit von der Rückenwölbung und der Verkürzung der Beine herrührt. Wenn die Affektion sehr klar hervortritt, verleihen alle diese Symptome den Patienten wirklich ein affenähnliches Aussehen und machen sie den großen Menschenaffen ähnlich.

Wenn die Krankheit an ihren Höhepunkt angekommen ist, vermindern sich die Schmerzen fast immer, sie sind weniger heftig, verschlimmern sich selten und äußern sich in einer Art von Steifigkeit; seltener bleiben sie jahrelang heftig; sie nehmen bei einem Druck auf die Knochen und bei Ermüdung zu.

Man hat das Zusammentreffen der Pagetschen Krankheit mit Störungen aller Organe beobachtet: Atembeschwerden, chronische Bronchitis und Broncho-Pneumonie (Hudelo und Heitz), nervöse Beschwerden, Tabes (Chartier und Descomps), Geistesstörungen, seniler Wahnsinn (Lunn, Chauffard), Sehstörungen, Chorio-Retinitis (Fréchou, Morax und Vergnes), Gehörsstörungen (Thibierge, Dalché und Galup), Taubheit, Hautpigmentation (Thibierge, Hudelo und Heitz, Pierre Marie, Dalché und Galup), chronische Nierenentzündung usw.

Nur eine Art der Störungen hat man äußerst häufig festgestellt, so häufig, daß es schwer ist an ein einfach zufälliges Zusammentreffen zu glauben; wir meinen die kardio-vasculären.

Die Arteriosklerose im weiteren Umfange ist bei mehr als der Hälfte der Fälle gefunden worden, und auf Radiographien kann man sehr oft den Weg der verkalkten Arterien verfolgen. Krampfadern kommen häufig vor, und Herzveränderungen sind nicht ungewöhnlich: am häufigsten handelt es sich um Mitralinsuffizienz atheromatösen und nicht endokarditischen Ursprungs (Bourceret, Pierre Marie, Robin, Oettinger und Agasse-Lafont, Richardière), bisweilen um mitrale Verengerungen (Gaillard) oder Aortitis (Pierre Marie). Die kardio-vasculären Störungen sind so häufig, daß Dieulafoy sie für einen Teil des Symptomkomplexes der Pagetschen Krankheit hält. Eine Anzahl der Affektionen, die oben als bisweilen mit der Pagetschen Krankheit zusammentreffend genannt wurden, sind übrigens nur alltägliche Erscheinungen der Arteriosklerose (chronische Nierenentzündung, Taubheit usw.).

Es ist sehr möglich, daß eine große Anzahl der Beschwerden, deren Zusammentreffen mit der Pagetschen Krankheit kaum erklärlich erschien, von der bisher nicht erkannten Hypertrophie und dem Vorspringen der Knochen der Schädelbasis herrühren und von der Kompression, sei es des Gehirns, sei es des Bulbus im Hinterhauptsloch, sei es der Gefäße und Nerven, die durch die Löcher der Basis verlaufen: Geistesstörungen, Gehörs- und Sehstörungen, trophische und vaso-motorische Störungen, vielleicht auch gewisse Atem-, Herz- und Gefäßstörungen (Pierre Marie, André Leri und Chatelain).

Die **Entwickelung** der Krankheit ist im wesentlichen eine progressive. Mit oder ohne vorhergehende Schmerzperiode zeigt sie sich zuerst in Hypertrophie und Deformation eines einzigen Knochens, gewöhnlich eines Schienbeins. Dann wird ein anderer Knochen ergriffen, bald das Schienbein der andern Seite, bald der Schenkelknochen derselben Seite, bald der eine oder der andere Radius, aber manchmal erst nach Verlauf von mehreren Jahren.

Der Schädel ist bisweilen von Anfang an vergrößert, manchmal dagegen sehr spät, bisweilen bleibt er unbeschädigt. Die Knochen sind außerordentlich verschiedenartig, ebenso variieren die Zusammenstellungen der Läsionen ins Unendliche; „man zergliedere die Gesamtbeschreibung," sagt Thibierge ganz richtig, „man teile sie in soviel Fragmente, als es Knochen gibt, die befallen werden können, und dann setze man mit der größten Verschiedenartigkeit die so erhaltenen Elemente zusammen, und man erhält auf die Weise eine Menge kleiner Bilder, die die verschiedenen Modalitäten der Ostitis deformans zeigen."

Es erhellt, daß die Krankheit, die sich ruckweise, oft in äußerst langen Zwischenräumen entwickelt, eine beträchtliche Zeit dauern kann, ohne

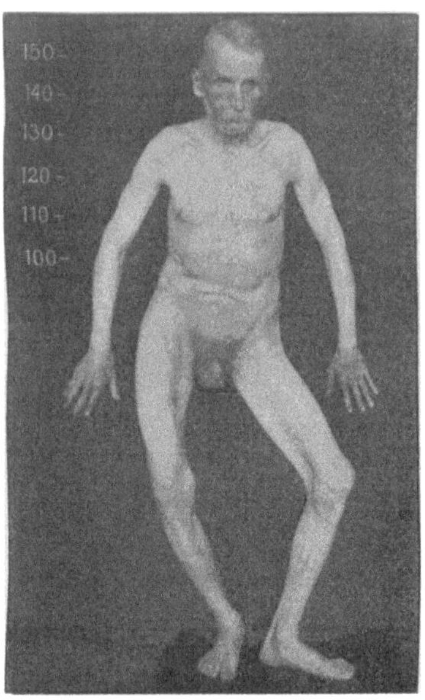

Abb. 50. Die Pagetsche Krankheit auf die untere Extremität beschränkt.

Typische Deformation, Hypertrophie des Oberschenkels und des Schienbeins und Verkrümmung der ganzen unteren Extremität nach vorn und außen. Da das rechte Bein zu kurz geworden ist, muß das linke sich beugen, wenn der Patient steht.

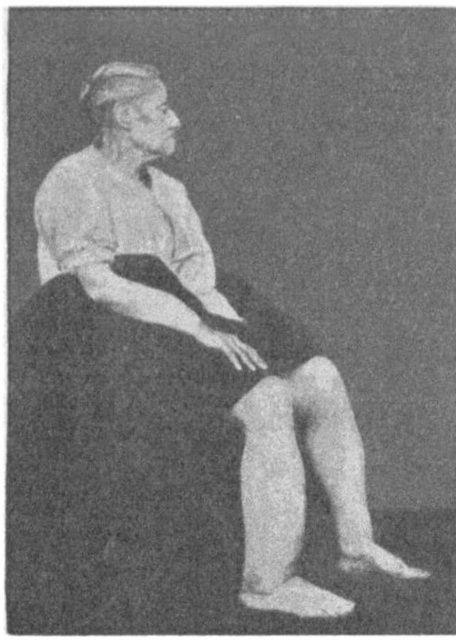

Abb. 51. Pagetsche Krankheit. Beträchtliche Hypertrophie und Verkrümmung des rechten Schienbeins; viel weniger stark hervortretende Läsion des Oberschenkels und des linken Beines. Hypertrophie und Krümmung des Radius. Hypertrophie des ersten Mittelfußknochens rechts (vgl. auch Abb. 48, 49).

Der Schädel erscheint intakt; ein gewisser Grad von Prognathie ist allerdings vorhanden, und alle Zähne bis auf einen, der außergewöhnlich lang ist, sind bei Beginn der Krankheit gesund aus ihren Höhlen ausgestoßen worden. — Die Patientin ist 80 Jahre alt; die Schmerzen wurden mit 33 Jahren im recht. Schienbein fühlbar, welches mit 52 Jahren Mißbildungen zeigte, der rechte Vorderarm wurde mit 63, das linke Schienbein mit 72 Jahren ergriffen. (Diese Beobachtung wurde im Jahre 1904 von Vincent veröffentlicht.)

ernste Störungen mit sich zu führen. Wir beobachten gegenwärtig eine Patientin, die mit 33 Jahren Schmerzen an einem Schienbeine verspürte erst mit 52 Jahren zeigte sich eine Deformation am Schienbein, mit ungefähr 63 eine solche am rechten Vorderarm, erst mit 72 wurde das linke Schienbein ergriffen; jetzt ist sie 80 Jahre, die Affektion beschränkt sich auf diese Knochen, der Kopf ist bis auf eine leichte Prognathie nicht entstellt.

In andern Fällen kann die Krankheit entweder an sich ernst sein oder durch die Komplikationen, die sie hervorruft. Sie ist an sich ernst, weil sie, bei sehr schweren Fällen, den Patienten vollständig sieh macht, ihn am Gehen hindert und ans Bett fesselt: diese Fälle sind selten. Viel öfter wird die Krankheit durch Komplikationen schwer: durch das mehr oder weniger vollständige Steifwerden eines kyphotischen Thorax ist der Patient zu chronischer Bronchitis und Broncho-Pneumonie prädisponiert; durch ihre kardio-vasculären Läsionen ruft sie asystolische Zufälle, bisweilen Hämorrhagie oder Gehirnerweichung hervor. Durch arthritische Beschwerden, besonders Gicht, und durch Carcinom (hauptsächlich Carcinom der Knochen), die häufigen Begleiterscheinungen der Pagetschen Krankheit, bietet diese noch mannigfaltige Gefahren, so spät sie auch oft auftreten.

Man hat zahlreiche **klinische Formen** ohne großes besonderes Interesse unterschieden. Lannelongue unterscheidet je nach der Ausdehnung der Läsionen die extreme Form, die Form mittlerer Intensität und die Form die sich auf eine kleine Anzahl von Knochen erstreckt. Thibierge, Hirtz und Merklen rechnen noch atypische unausgebildete Formen dazu, bei denen die Krankheit auf einen Knochen oder sogar nur auf einen Teil desselben beschränkt bleibt: sicherlich fallen diese Fälle nicht aus dem Rahmen der Pagetschen Krankheit, da wir ja gesagt haben, daß Knochenhypertrophien viele Jahre hindurch auf einen Knochen oder einen Teil desselben beschränkt bleiben und später doch als die typische Pagetsche Krankheit enden können.

Joncheray glaubt auch eine schmerzhafte und eine schmerzlose Form unterscheiden zu müssen; aber der Schmerz ist in Wirklichkeit kein sehr wichtiges Unterscheidungsmerkmal im Verlauf dieser Krankheit.

Diagnose. Bei typischen Fällen ist die Diagnose auf den ersten Blick zu stellen, bei unklaren oder atypischen Fällen kann sie sehr schwierig sein.

Die **Röntgenuntersuchung** kann dabei einen wichtigen Faktor zur Diagnose bilden (André Leri und G. Legros): der Pagetsche Knochen zeigt eine vollständige Veränderung seines normalen trabeculären Baues. Die Röntgenaufnahmen zeigen eine Serie von hellen und dunklen Flecken, die durch sehr feine, netzartige Sparren vereinigt sind, die unter sich ohne jede Regelmäßigkeit, in feinen und verwickelten Strähnen, oft zu Knäueln verbunden sind: man könnte sie für Watteflocken halten, die regellos hingeworfen sind; die Radiographie hat ein watteartiges Aussehen. Das ist schon von Lévi und Londe und von Hudelo und Heitz so bezeichnet worden. Das Aussehen erstreckt sich nicht nur auf die Diaphyse, sondern auch auf die Epiphysen.

Außerdem ist die corticale Zone des Knochens durchlässig geworden durch Verdünnung der subperiostalen Schicht: der Knochenrand erscheint ganz weich, mehr oder weniger wellenförmig und oft durch eine doppelte Kontur begrenzt. Daher kommt es, daß der photographische Umriß nicht auf den radiographischen übertragen werden kann, daß die „Silhouette" des Knochens sozusagen modifiziert wird, und daß ein massiver und stämmiger Knochen, wie z. B. ein Schienbein oder ein Schenkelknochen eines an der Pagetschen Krankheit Leidenden auf einer Radiographie auf den ersten Blick als ein dünner langer Knochen erscheint.

Die Schädelbasis zeigt bei der Pagetschen Krankheit eine spezielle radiographische Formel, die ihre Ursache in ihrer Hypertrophie und ihrer Mißbildung hat (André Leri). Die Knochen der Basis, die verdickt und porös sind, erscheinen als dicke grauliche Streifen mit weichen Konturen, statt der normalen, deutlichen schwarzen Linien. Überdies zeigt die Basis auf einem antero-posterioren Bild eine horizontale Nivellierung ihrer verschiedenen Etagen, und oben oft eine Konvexität, die zugleich von der

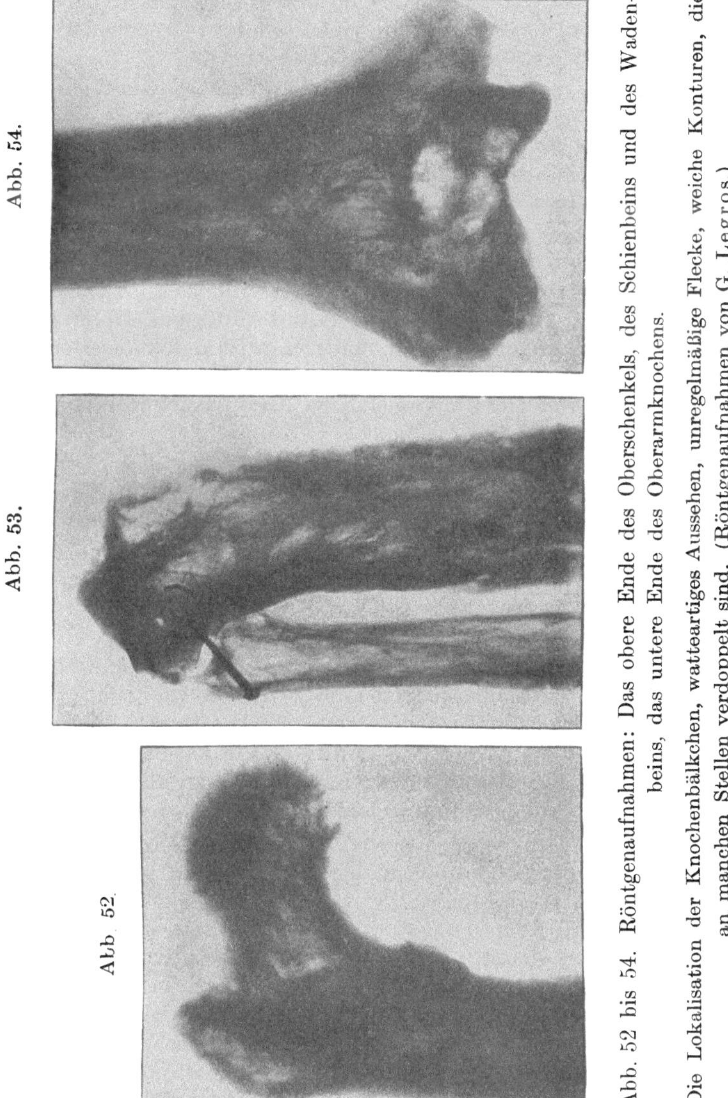

Abb. 54.

Abb. 53.

Abb. 52.

Abb. 52 bis 54. Röntgenaufnahmen: Das obere Ende des Oberschenkels, des Schienbeins und des Wadenbeins, das untere Ende des Oberarmknochens.

Die Lokalisation der Knochenbälkchen, watteartiges Aussehen, unregelmäßige Flecke, weiche Konturen, die an manchen Stellen verdoppelt sind. (Röntgenaufnahmen von G. Legros.)

übermäßigen Erhöhung des Keilbein- und Hinterhauptskörpers und der Senkung des Ethmoidalknochens und der Augenhöhlenwölbungen kommt. Öfter noch zeigt sich eine übermäßige Öffnung des stumpfen Winkels, dessen Seiten durch die Augenhöhlenwölbungen und durch den oberen Rand der Felsenbeine gebildet werden, und dessen Spitze sich ungefähr in der Höhe

des Türkensattels befindet. Dieser zwischen Orbita und Felsenbein liegende
Winkel, der im Normalzustand durchschnittlich 138—140⁰ zeigt, hat bei
der Pagetschen Krankheit durchschnittlich 170⁰; die Öffnung dieses Winkels
entsteht zugleich durch die übermäßige Erhöhung des inneren Teils der
Felsenbeine und durch die Senkung ihres äußeren Teiles.

Diese radiographischen Merkmale gehören ganz speziell zur Pagetschen
Krankheit und unterscheiden sie von vielen andern Knochenerkrankungen,
syphilitischer Ostitis, Osteomalacie, Rachitis usw.

Die Akromegalie entstellt Kopf und Gliedmaßen wie der Pagetismus,
aber in diametral entgegengesetzter Weise; bei dem Akromegaliker ist es das
Gesicht und nicht der Schädel, der hypertrophisch wird; es sind die Extremitäten, Hände und Füße, die verdickt und besonders verlängert werden. Die
Radiographie des Schädels, die die Vergrößerung des Türkensattels zeigt,
würde im Notfall die Diagnose bestätigen.

Bei der Leontiasis ossea ist der Kopf allein ergriffen, aber die ganz
unregelmäßige, ungeheure Deformation rührt von zahlreichen lokalisierten
Knochentumoren her, wie manche Schädel des Museums Dupuytren zeigen;
wir haben jedoch ein solches Zusammentreffen von lokalisierten Knochentumoren und diffuser Knochenhypertrophie gesehen, und wir fragen uns, ob
die beiden verschiedenen Deformationen sich nicht vereinigen und von einer
gemeinsamen Ursache herrühren können.

Beim chronischen Rheumatismus handelt es sich vor allem um Läsionen der Gelenke; sie erstrecken sich bisweilen auf die Epiphysen, aber mit
fast absolutem Ausschluß der Diaphysen, die weder konzentrisch hypertrophiert noch abnorm gekrümmt sind. Die Röntgendurchleuchtung zeigt die
Läsion der Gelenke und der Epiphysen, aber nicht die Dislokation der Dia-
physenbälkchen.

Die Rachitis fängt fast immer in der Kindheit an; die Unregelmäßigkeit der Deformationen, der rachitische Rosenkranz, der kielartige Thorax,
die Depression der Fontanellen lassen eine Diagnose zu. Die Röntgendurchleuchtung zeigt beim Erwachsenen eine relative Erhaltung der normalen Bälkchen mit Verdickung der festen Schicht auf der konkaven Seite der Deformationen, mit Erhaltung der Klarheit der Kontur: es handelt sich um Knochen,
deren Bau mehr oder weniger normal erscheint, die aber deformiert sind.

Die Osteomalacie zeigt Knochendeformationen wie die Pagetsche
Krankheit, aber sie sind viel unregelmäßiger; man findet eine Erweichung der
Knochen, aber keine Hypertrophie. Der Schädel ist nicht entstellt, und wenn
die Osteomalacie ältere Leute befällt, so beschränkt sie sich auf Rippen und
Rückgrat. Auf einem Röntgenbilde sieht der osteomalacische Knochen,
nachdem die Entwicklungsperiode vorbei ist, ganz eigentümlich aus: der
Umriß ist mehr oder weniger erhalten, aber die feste Schicht ist verringert,
und der ganze mittlere Teil ist gleichförmig hell, mit Ausnahme einer gewissen
Anzahl dicker, undurchsichtiger Zwischenwände, die breite unregelmäßige
Höhlen begrenzen, mehr oder weniger mit der Querschnittfläche einer Tomate
vergleichbar.

Eine Varietät der syphilitischen Ostitis ist besonders mit der Pagetschen Ostitis verwechselt worden; es ist die der späten hereditären Syphilis,
die das Lannelonguesche Schienbein in Form einer „Säbelscheide"
zur Folge hat. Auf den ersten Blick erscheint die Deformation als dieselbe,
aber in Wirklichkeit handelt es sich bei dem heredo-syphilitischen Schienbein

nicht um eine totale Verkrümmung des Knochens, sondern eher um eine Übertreibung der Krümmung des vorderen Knochenrandes, während die hintere Seite fast geradlinig bleibt. Außerdem ist der Knochen weder so voluminös, noch in seinem ganzen Umfang gleichmäßig hypertrophiert. Endlich zeigt die Röntgendurchleuchtung, daß es sich nur um eine lokale Hyperostose handelt, die durch das Hinzukommen einer kompakten Gewebskapsel, die den normalen Knochen mehr oder weniger umschließt, hervorgebracht wird.

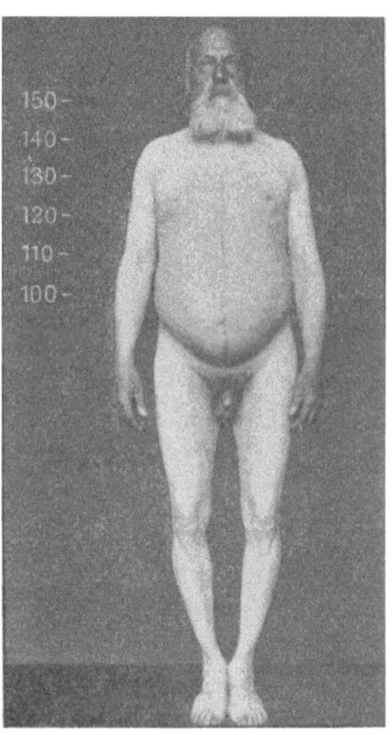

Abb. 55. Senile Osteoporose. „Pseudo-Paget“.

Die senile Osteoporose kann Deformationen veranlassen, die Pierre Marie „Pseudo-Paget“ benannt hat, und die Mocquot und Moutier studiert haben. Was sie der Pagetschen Krankheit ähnlich macht, ist die Dorsalkyphose und besonders die Verkrümmung der unteren Glieder in der Weise, daß, wenn die Füße sich berühren, die Knie auseinanderstehen; wie bei der Pagetschen Krankheit ist der Thorax vom Abdomen durch tiefe transversale Falten getrennt. Aber nie zeigt sich Knochenhypertrophie, Deformation des Schädels, der Schlüsselbeine oder der oberen Gliedmaßen, niemals eine Neigung zur Verallgemeinerung; der Beginn ist ein später und stets schmerzloser.

Auseinanderstehen der Knie, wenn die Füße aneinanderstoßen. Keine Hypertrophie der Knochen, keine Mißbildung des Schädels.

Pathologische Anatomie.

A. Knochenläsionen. Die makroskopische und mikroskopische Untersuchung der Knochen erklärt vollständig die klinischen und radiographischen Feststellungen.

Makroskopisch sind die Knochen dick, die Diaphysen der Röhrenknochen haben bisweilen ein verdoppeltes Volumen, die Epiphysen sind weniger vergrößert, die flachen Knochen sind äußerst verdickt und besonders die des Schädels können eine Dicke von 3 Zentimeter und mehr erreichen. Die dicken Knochen sind abnorm leicht; wenn sie schwerer als normale Knochen sind, ist diese Gewichtszunahme der Zunahme des Volumens im allgemeinen nicht entsprechend; selten sind sie wirklich sehr schwer.

Diese dicken und leichten Knochen sind auch abnorm zerbrechlich, und man konstatiert oft mehr oder weniger spontane Brüche (Fälle von Hillereau, Gaucher und Rostaine, Schwartz usw.).

Das Volumen, die Leichtigkeit, die Zerbrechlichkeit der Knochen sind leicht zu erklären, wenn man einen Durchschnitt ansieht, denn sie sind abnorm porös: die Markräume und die Gefäßkanäle sind sehr ausgedehnt.

Die Knochenhaut ist bisweilen leicht verdickt, besonders zeigen sich starke Verwachsungen, und wenn man versucht, sie abzuheben, reißt man Knochensplitter mit heraus.

Der unmittelbar unter dem Periost liegende Teil des Knochens ist übrigens der empfindlichste, er ist unregelmäßig gebeult, knotig und mit

einer unendlichen Menge kleiner Öffnungen versehen, von denen einige bis
zu 2 Millimeter Durchmesser haben.

Der Rest der kompakten Schicht ist gleichfalls von unzähligen Gängen
perforiert, aber die Zwischenbälkchen sind breiter und solider als unter der
Knochenhaut. In dem Maße als man sich der Markhöhle nähert, werden die Bälkchen dichter, härter, wie Elfenbein.

Die Markhöhle ist selten verengt, meistens verbreitert, aber ihre Ränder sind unregelmäßig und graben Löcher in die feste Substanz. Das Knochenmark ist oft rot, wie man bei den Reaktionsprozessen beobachten kann; wir haben es so bei einem Pagetschen Knochen gesehen, der auf den ersten Blick noch nicht an der Affektion zu leiden schien; es wird bei Knochen, die schon lange erkrankt sind, oft grau oder gallertartig.

Das Gewebe der Epiphysen wird im ganzen dünner, es wird von breiten Höhlen gebildet, die von verdünnten und zugespitzten Bälkchen umgeben sind.

Am Schädel sieht man keine Diploe mehr, die die Tabula interna und externa voneinander trennt, sondern ein poröses gleichmäßiges Gewebe, dessen breite Maschen ein rötliches Mark enthalten, das bisweilen mit dichtem und sehr festem Gewebe durchsetzt ist.

a b

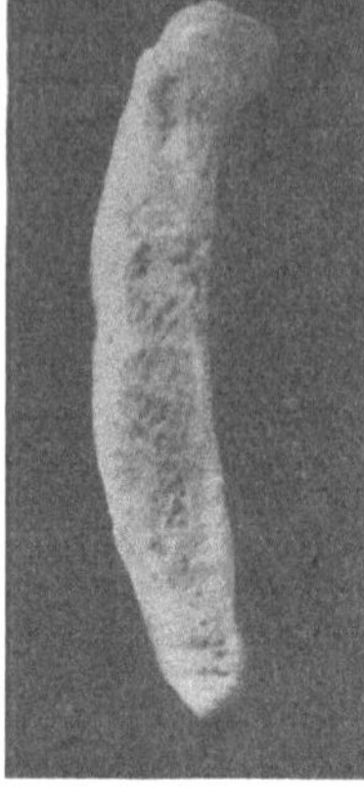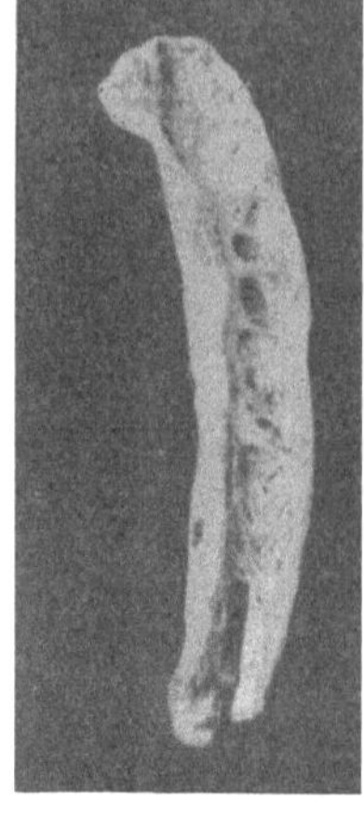

Abb. 56, a u. b. Pagetsches Schienbein.
Hypertrophie, Verkrümmung, Porosität,
sowohl auf der äußeren Seite a, als auch
an dem Schnitte b. Die Knochenoberfläche
erscheint durchlöchert, wie von Würmern
zernagt. Der Markkanal ist verbreitert, seine
Wände sind „wurmstichig". er wird von
einigen dünnen Knochenbändern durchzogen.

Histologische Untersuchungen sind von Butlin, Goodhart, Guinon,
Scharkey, Thibierge, Stilling, Ménétrier und Gauckler ausgeführt
worden: sie zeigen eine Verbindung von verdichtender und verdünnender
Ostitis.

Die Lücken, die den Knochen auf der Oberfläche und am Durchschnitt
abnorm porös erscheinen lassen, werden von den Haversschen Kanälen gebildet, die übermäßig erweitert sind. Der Raum zwischen diesen Kanälen ist
wie im Normalzustand mit einer Knochensubstanz gefüllt, die von übereinander geschichteten Plättchen gebildet wird; aber diese Lamellen haben
durchaus nicht mehr ihre normale konzentrische Anordnung, sie schlängeln
sich, sind nach allen Richtungen hin gekrümmt ohne irgendeine regelmäßige
Anordnung. In dieser Knochengrundsubstanz befinden sich Knochenzellen,
sogenannte Osteoblasten, die die Höhlen ausfüllen; aber diese Zellen sind viel
seltener und weiter voneinander entfernt als bei einem normalen Knochen,
was ein Beweis dafür ist, daß die Lamellensubstanz zugenommen hat; außerdem sind diese Knochenzellen mehr oder weniger abgeplattet, nicht stern-
förmig; sie haben ihre Fortsätze verloren und stehen nicht mehr unter
einander in Zusammenhang.

Das Knochenmark setzt sich hauptsächlich aus fibrillärem Bindegewebe zusammen, in dem eine kleine Anzahl flacher, spindel- oder sternförmiger Bindegewebszellen vorkommen; sie stellen eine wirkliche Sklerose vor. Im Zentralkanal zeigt das Mark noch eine gewisse Anzahl seiner normaler Zellelemente, die oft in Gruppen verteilt sind: kernhaltige rote Blutkörperchen, neutrophile granulöse Myelocyten, eosinophile Zellen, Mononucleäre von verschiedener Größe und Fettzellen. Aber im Mark der erweiterten Haversschen Kanäle, der Höhlungen und der Poren der festen Substanz oder des Knochenhautgewebes, der Höhlungen des spongiösen Gewebes findet man fast keine normalen Elemente oder Fettzellen mehr: im fibrillären Bindegewebe kommen zahlreiche Zellen vor, die sehr umfangreich, vieleckig, vielflächig, vielkantig sind, die mehrfachen Kern haben und ganz so aussehen wie Myeloplaxen, Zellen, die wie eine fortlaufende Bordüre gegen die Knochensubstanz angeordnet sind, welche die Haversschen Kanäle, die Höhlungen oder den Zentralkanal begrenzt.

Die Blutgefäße, die in den erweiterten Kanälen verlaufen, erscheinen klein, denn sie überschreiten ihr normales Volumen nicht; aber sie sehen oft erkrankt aus; Stilling hat zerstreute Hämorrhagien konstatiert, und Ménétrier und Gauckler haben ausgesprochene Endarteriitis gesehen.

Der Prozeß der Knochenverdünnung wird also durch die Erweiterung der Haversschen Kanäle und der Markräume dargestellt (diese sind für das spongiöse Gewebe, was die Haversschen Kanäle für das kompakte Gewebe sind): diese Erweiterung rührt von aktiver Resorption der Knochenlamellen durch die Myeloplaxen her, die sie begrenzen und die die Rolle von Osteoklasten, von Phagocyten des Knochengewebes spielen. Der Prozeß der Knochenverdichtung wird durch das Wachsen der Grundsubstanz hervorgerufen, ein ungeordnetes Wachsen, das dem Knochen vollständig sein normales trabeculäres Aussehen nimmt (man konstatiert es deutlich auf Radiographien, es gibt dies das Aussehen einer verwickelten Strähne oder einer Watteflocke).

Die Ostitis rarificans überwiegt im allgemeinen die Ostitis condensans: dies macht, daß der Knochen, obwohl schwerer als ein normaler Knochen, im Verhältnis zu seinem Volumen sehr leicht, sehr zerbrechlich und sehr bröcklig ist. Eine andre Ursache der Zerbrechlichkeit der Knochen ist die, daß die neugebildeten Lamellen sich nicht immer verkalken: so ist es besonders unter der Knochenhaut, und dies, verbunden mit der Erweiterung der Markkanäle, gibt der unter der Knochenhaut liegenden Zone eine große Durchlässigkeit für die X-Strahlen und dem Knochen seinen verwischten höckerigen, oft mehr oder weniger geschichteten Umriß. Aber in andern Fällen kann der Prozeß der Hyperostose die Oberhand über den der Osteoporose haben, die Grundsubstanz kann elfenbeinartig verhärtet sein über die Lamellen hinaus, die unmittelbar die Markkanäle und Markräume begrenzen: der Knochen wird so zugleich härter und schwerer als ein normaler Knochen.

Im allgemeinen kann man sagen, daß der Knochenprozeß absolut mit dem bei der visceralen Sklerose beobachteten verglichen werden kann: Sklerose der Marksubstanz, Verminderung der Anzahl und des Volumens der Knochenzellen, ungeordnete Verdickung der intercellulären Grundsubstanz mit partieller Resorption dieser selben Substanz in der Nähe der Marksubstanz: diese verschiedenen Läsionen lassen die Pagetsche Krankheit als eine hypertrophische Knochensklerose erklären (Ménétrier).

Die chemische Zusammensetzung der Knochen hat Gilles de la Tourette und Magedelaine eine Verminderung der organischen Materie mit Zunahme der Mineralbestandteile, besonders der Phosphate und des kohlensauren Kalkes gezeigt.

A. Robin, Ménétrier und Gauckler, Hudelo und Heitz haben im Gegenteil eine gewisse Demineralisation gefunden: was wir von der verschiedenartigen Zusammensetzung der mehr oder weniger verkalkten Grundsubstanz in den verschiedenen Fällen gesagt haben, erklärt diese Differenzen.

B. Begleitende Veränderungen. Die kardio-vasculären und nervösen Erkrankungen sind die bei der Pagetschen Krankheit am häufigsten vorkommenden. Die häufigste ist die mehr oder weniger allgemeine Arteriosklerose, die aber ganz besonders die Arterien der unteren Gliedmaßen befällt: man bemerkt oft die verdoppelte Kontur dieser Arterien auf Radiographien. Wir haben selbst bei einem Pagetiker den Gefäßstamm der unteren Gliedmaßen fast vollständig verkalkt gesehen; bei den oberen Gliedmaßen, wo die Knochenläsion minimal, das Mark aber doch rot war, war die Gefäßveränderung, obwohl deutlich, weniger ausgesprochen. In einem andern Falle endete die Krankheit mit einer Gangrän der unteren Gliedmaßen, einer sehr ausgedehnten Gangrän, die von einer Gefäßverstopfung herrührte.

Die Herzerkrankungen, die, wie wir gesagt haben, sehr häufig vorkommen, haben den gewöhnlichen anatomischen Charakter von Veränderungen atheromatösen Ursprungs.

Markläsionen sind von Gilles de la Tourette und Marinesco, Hudelo und Heitz in den hinteren Strängen konstatiert worden: die ersten dieser Autoren schreiben ihnen einen möglichen pathogenetischen Einfluß zu, die letzteren sehen sie als gewöhnliche senile Veränderungen an. Chartier und Descomps haben wahre tabische Läsionen gesehen, Medea und Da Fano, L. Lévi haben diffuse Läsionen gefunden, die mehr oder weniger den bei Arteriosklerose beobachteten ähnlich waren. Dieulafoy, Ménétrier und Gauckler haben keine Veränderung des Rückenmarks konstatiert.

Hudelo und Heitz, Gilles de la Tourette und Marinesco, L. Lévi haben eine interstitielle Neuritis, vasculären Ursprungs, gefunden; Dieulafoy hat chronische Entzündung der Meningen beschrieben.

Mehr oder weniger diffuse Sklerosen sind an der Leber, der Milz, den Nieren der Schilddrüse, den Nebennieren beobachtet worden.

Kurz alle diese Läsionen bestehen in Sklerosen; nur eine davon ist fast beständig gefunden worden, die arterielle Sklerose.

Pathogenese.

Wir haben bis jetzt nur Tatsachen aufgezeichnet; mit dem Studium der Pathogenie betritt man das Gebiet der Hypothesen, denn keine der vorgeschlagenen pathogenetischen Theorien hat ganz befriedigen können.

Wir bleiben nicht bei den beiden alten Theorien stehen, die die Pagetsche Krankheit mit Osteomalacie oder chronischem Rheumatismus zusammenbringen wollten. Es gibt keinerlei Analogie zwischen der diffusen Erweichung bei Osteomalacie und den systematischen von Hypertrophie begleiteten Deformationen des Pagetismus; die pathologische Anatomie und das Röntgenbild sind ganz verschieden. Ebenso besteht keine Ähnlichkeit zwischen systematischer Ostitis deformans und den diffusen rheumatischen Arthropathien, selbst wenn die Knochen akzessorisch ergriffen sind.

Wir können die Aufmerksamkeit nur auf zwei kürzlich entstandene Theorien richten, die aber beide nur auf zu wenig zahlreichen und sehr diskutablen Tatsachen beruhen, um verallgemeinert zu werden: die Theorie der glandulären Insuffizienz und die Theorie der Säureintoxikation.

Die Theorie der glandulären Insuffizienz war schon im Jahre 1893 von Labadie-Lagrave aufgestellt worden, auf Grund der relativen Ähnlichkeit der Pagetschen Krankheit mit einer andern Knochenerkrankung, der Akromegalie, deren hypophysischer Ursprung gerade aufgezeigt worden war. Dalché und Galup versuchen eben, sie zu erneuern; da sie bei einem Patienten ein mehr oder weniger deutliches Syndrom von pluri-gandulärer Insuffizienz festgestellt haben (Hoden, Schilddrüse und Nebennieren); aber im Gegensatz zu diesem einzigen Fall kann man zahlreiche Tatsachen konstatieren, bei denen man keine glanduläre Veränderung gefunden hat, oder nur ganz gewöhnliche skleröse Veränderungen.

Die Theorie der exogenen Säureintoxikation ist kürzlich von Oettinger und Agasse-Lafont in Umlauf gesetzt worden. Diese haben festgestellt, daß die Krankheit relativ häufig bei Leuten auftritt (von 31 Fällen 16), die professionell chronisch durch Mineralsäuren vergiftet werden (Wäscher, Weißgerber, Hutmacher, Maler usw.): indem sie sich daran erinnern, daß die Rachitis von einigen Autoren einer Säuredyskrasie zugeschrieben wird, qualifizieren sie die Ostitis deformans als „Rachitis der Greise".

Da Knochen- und Gelenkläsionen Veränderungen des Nervensystems zugeschrieben werden können, z. B. die Arthropathien und die Knochenveränderungen bei Tabes und Syringomyelie, haben einige Autoren geglaubt, die Läsionen des Pagetismus trophischen Störungen nervösen Ursprungs zuschreiben zu können. Diese Theorie der Trophoneurose stützte sich auf die Beobachtung von Läsionen, die von einigen Autoren im zentralen oder peripheren Nervensystem gemacht wurden und auf die relative Symmetrie oder ausnahmsweise (Beobachtung von Klippel und Pierre-Weill) auf die Einseitigkeit der Knochenläsionen. Aber viel zahlreicher sind die Fälle, bei denen es weder vollkommene Symmetrie noch Einseitigkeit gibt, und bei denen die Autopsie keine nervöse Läsion enthüllt hat. Ohne vollständig den Gedanken zu eliminieren, daß eine nervöse Läsion der Ausgangspunkt der Pagetschen Osteopathie sein kann, können wir sagen, daß nach den Tendenzen jedes Autors dieselben Argumente für oder wider die tropho-neurotische Theorie dienen könnten.

Die vasculäre Theorie oder die der Arteriosklerose ist sicher diejenige, die heute durch die größte Anzahl klinischer, radiographischer und anatomischer Feststellungen am meisten gerechtfertigt erscheint: die Arteriosklerose würde eine Störung der Knochenernährung, vielleicht durch die Verengerung der ernährenden Arterie (Béclère, Sonnenberg, Lexer usw.), veranlassen. Klinisch beobachtet man die Pagetsche Krankheit fast immer bei an Arteriosklerose Leidenden; die Herzerkrankungen, die man relativ häufig beobachtet, sind diejenigen, die man bei Atheromatösen sieht, und die begleitenden Erkrankungen der verschiedenen Organe, die des Nervensystems einbegriffen, sind nie etwas anderes als Sklerosen, d. h. genauer gewöhnliche Läsionen bei Arteriosklerose. Auf Röntgenbildern und auch bei Autopsien sieht man deutlich in vielen Fällen Sklerose und Arterienverkalkungen in einem Grade, den man selten bei andern Affektionen antrifft, und diese Läsionen sind entschieden viel markanter, wie wir uns überzeugt haben, bei den Glie-

dern, die am meisten entstellt sind. Endlich sind die Läsionen des Pagetschen
Knochens selbst einer hypertrophischen Sklerose analog, eine Läsion, die gewöhnlich vasculären Ursprungs ist, und die Gefäße in den Knochen, die Vasa
nutritia, die Gefäße des Periosts und des Marks sind von Stilling, Ménétrier und Gauckler verändert gefunden worden. Man hat gegen diese
Theorie eingewendet, daß die Arteriosklerose sehr häufig und die Pagetsche
Ostitis sehr selten vorkäme: das Argument hat nur relativen Wert, denn bei
Arteriosklerose sind gewisse Eingeweide oder gewisse Gewebe häufig verkalkt,
während andre es sehr selten sind.

Diesen Theorien haben Lannelongue und Fournier im Jahre 1903
die heredo-syphilitische Theorie entgegengestellt, die sich noch großer
Beliebtheit erfreut: die Pagetsche Krankheit soll das Resultat einer späten
hereditären Syphilis sein. Die Autoren stützen sich hauptsächlich auf die
Analogie zwischen dem säbelförmigen Schienbein des Heredo-Syphilitikers
und dem Pagetschen Schienbein und auf die mögliche Ausdehnung beider
Krankheiten auf eine mehr oder weniger große Anzahl Knochen: aber diese
Ähnlichkeit ist in Wirklichkeit nur relativ, denn die syphilitische Ostitis scheint
in einer lokalen Hyperostose zu bestehen, mit Anlagerung einer neugebildeten kompakten, oft kreisförmigen Kapsel an den normalen Knochen, und
nicht in einer Hypertrophie und einer Vernichtung des normalen trabeculären Baues. Das Röntgenbild und die pathologische Anatomie weisen
es auf, und selbst klinisch scheint die Form des Knochens ziemlich verschieden
zu sein. Nach A. Robin ist die chemische Zusammensetzung des Knochens
in beiden Fällen verschieden: der syphilitische Knochen enthält mehr Wasser
und weniger Fett als der Pagetsche.

Man muß auch darauf aufmerksam machen, daß man fast nie bei Page-
tikern Zeichen oder die Anamnese der hereditären Syphilis gefunden hat:
es wäre sehr merkwürdig, wenn die Affektion so lange und so vollständig latent
bis ins vorgerückte Alter hinein bliebe, in dem sich gewöhnlich Pagetsche
Deformationen zeigen.

Die erworbene Syphilis selbst ist nur in fünf Beobachtungen festgestellt wor-
den (Paget, Ménétrier und Rubens-Duval, Ménétrier und Gauckler,
Chartier und Descomps): diese fünf Fälle haben als Argument für die syphi-
litische Theorie gedient, aber gerade die Seltenheit ähnlicher Fälle ist als
Gegenbeweis angesehen worden, und Anhänger der heredo-syphilitischen
Theorie haben daraus eine gewisse Immunität herleiten wollen.

Eine Chorio-Retinitis, die von Morax und Vergne beobachtet worden ist,
konnte als eine syphilitische Erscheinung gelten, aber die Anzeichen der Läsion
haben nichts absolut Spezifisches. Wäre dies auch der Fall gewesen, so hätte es
sich um ein einfach zufälliges Zusammentreffen handeln können, denn bei den
Patienten von Vincent, Chailloux usw. bot der Augenhintergrund nichts
Anormales.

In einigen Fällen (Fälle von Gaucher und Rostaine, Ménétrier
und Rubens-Duval, Jaquet) ist infolge spezifischer Behandlung Besserung eingetreten, die sich besonders im Aufhören der Schmerzen oder der Hyperostose zeigte: wir haben gesagt, daß die Schmerzen kein dauerndes Phänomen
im Verlauf der Entwicklung der Krankheit sind, und daß die Knochenhypertrophien stoßweise, oft in langen Zwischenräumen auftreten. Außerdem ist
oft nach Quecksilberbehandlung eine bedeutende Besserung bei den nicht
spezifischen Affektionen zu konstatieren, und in betreff einiger relativer Erfolge kann man Beobachtungen von du Castel und Semper, Thibierge

und zahlreichen andern Autoren anführen, die kein Resultat mit Quecksilberbehandlung erzielt haben. Man muß übrigens berücksichtigen, daß die
Unwirksamkeit der Behandlung keinen absoluteren Wert als ihre Wirksamkeit
hat, da die Behandlung im allgemeinen kaum auf eine fertige Sklerose, wie es
die charakteristische hypertrophische Knochensklerose des Pagetschen Knochens
wäre, Wirkung hat.

Die neuen Methoden der Syphilisdiagnose sprechen auch wenig zu gunsten
der syphilitischen Theorie, denn Thibierge, André Leri, Chastel usw.
haben eine negative Wassermannsche Reaktion konstatiert; andere Autoren
haben jedoch bisweilen eine positive Wassermannsche Reaktion erzielt.

Muß man aus all diesen Tatsachen schließen, daß die Syphilis nichts
mit der Ätiologie der Pagetschen Krankheit zu tun hat? Wir wagen nicht,
es zu bejahen, aber es erscheint uns bis auf weiteres wahrscheinlich, daß sie
dann durch ihre Gefäßläsionen, ebenso wie die Arteriosklerose und vielleicht
wie die exogenen Intoxikationen, z. B. die Säureintoxikationen, oder die
endogenen, z. B. gewisse glanduläre Insuffizienzen, vermittelt würde.

Das Trauma selbst scheint vielleicht eine wichtige Rolle bei dem Entstehen
gewisser mehr oder weniger begrenzter Pagetscher Krankheiten zu spielen. Das Trauma ist sehr oft in der Anamnese der Pagetiker an den
kranken Gliedern konstatiert worden (Thibierge, Ménétrier und Rubens-
Duval, Thibierge und Gauduchaux, Chastel usw.). In gewissen
Fällen, so bei Moizard und Bourges, André Leri und G. Legros war
die Entwicklung der Pagetschen Ostitis in so direktem und ausschließlichem
Zusammenhang mit dem Trauma, daß dieses nicht allein wie eine gelegentlich,
sondern als Grundursache überhaupt erschien. Die Lokalisierung selbst der
Osteopathie in diesen Fällen ließ die Annahme zu, daß sie die Folge der Verletzung des Gefäß-Nervenbündels des Gliedes war, wahrscheinlich einer Läsion
der Ernährungsarterien: es würde sich also um eine wirkliche „metatrauma-
tische Osteopathie" handeln, die mehr oder weniger der ähnelte, die Roger
und Garnier z. B. bei einer Hand infolge einer Verwundung am Vorderarm
konstatiert haben.

So aufgefaßt, hätte die Pagetsche Krankheit, unendlich verschieden in
ihrer Lokalisierung, nicht weniger verschieden in ihren Ursachen, nicht mehr
den Wert einer definitiven klinischen Individualität, wohl aber den eines
einfachen Symptomenkomplexes. Der einzige gemeinsame Punkt bei den verschiedenen Pagetschen Osteopathien wäre auf anatomischem Gebiete: es würde
sich um eine hypertrophische Knochensklerose handeln, und diese Sklerose
wäre am Knochen, wie an jedem Organ, die gewöhnliche Reaktion eines Gewebes, das in seiner Ernährung durch eine primitive oder sekundäre Gefäß-
läsion gestört worden ist. Alle Theorien, die von ihren Autoren nach ihren
zufälligen Feststellungen als allein gültige hingestellt werden, könnten jede
einen Teil der Wahrheit in der gemeinsamen arteriellen Läsion finden: die
Pagetsche Krankheit, die hypertrophische Knochensklerose
könnte die Folge einer Ernährungsstörung sein, die arteriellen
Läsionen zuzuschreiben ist; diese arteriellen Läsionen selbst
könnten verschiedenen Ursprungs sein, am öftesten Arterienverkalkung, bisweilen syphilitische Arteriitis, manchmal eine Arteriitis, die auf
Hyperacidität des Blutes durch Mineralsäuren oder durch ungenügend neutralisierte Abbauprodukte beruht, öfter eine traumatische arterielle Läsion
oder sogar vielleicht eine Läsion der Arterien, die die Folge einer Veränderung

entzündlicher, traumatischer oder degenerativer Natur ihrer trophischen oder vasomotorischen Nerven ist.

Therapie. Was wir gesagt haben rechtfertigt bisweilen die Versuche der spezifischen Behandlung sowohl mit Quecksilber als auch mit den neuen Arsenpräparaten; aber es scheint uns nicht angebracht, auf diese Behandlung Gewicht zu legen, wenn ihre Wirksamkeit nicht schnell konstatiert werden kann. Das Jodkalium soll bessere Resultate als Quecksilber erzielt haben, vielleicht weil es ganz allgemein auf alle Sklerosen zu wirken scheint. Das Weglassen von Mineralsäuren scheint angezeigt, wenn man als Ursache eine professionelle Intoxikation vermutet.

Aber in der Praxis wird man sich am besten auf eine symptomatische und palliative Behandlung beschränken müssen: man stille die Schmerzen, kräftige die Patienten, man sorge für ihre Ernährung und Hygiene, wie man es bei jeder Arterienverkalkung machen muß.

Literatur.

Barthélémy, Maladie osseuse de Paget chez l'homme et maladie du son chez le cheval. Th. Lyon, 4 décembre 1901.

Béclère, Soc. méd. des hôpit., 19 juillet 1901.

Chartier et **Descomps,** Ostéite syphilitique déformante type Paget chez une tabétique. Nouv. iconogr. de la Salp., janv.-fév. 1907.

Chastel, Contribution à l'étude de l'ostéite déformante de Paget. Thèse de Paris 1910.

Dalché et **Galup,** Maladie de Paget avec signes addisoniens et divers autres troubles glandulaires. Bull. de la Soc. méd. des hôpit., juin 1909.

Du Castel et **Semper,** Bull. de la Soc. de dermat. et de syphil., 11 avril 1904.

Féréol, Bull. de la Soc. clinique, 21 mars 1876.

Fournier, A., La syphilis héréditaire tardive 1888. — Académie de méd., 31 mars 1903.

Fréchou, Thèse de Paris, 20 juillet 1903.

Gaucher et **Rostaine,** Soc. de dermatologie, 11 avril 1904.

Gilles de la Tourette et **Magdelaine,** Iconogr. de la Salp., janvier 1894.

Gilles de la Tourette et **Marinesco,** Ebenda, 1896.

Gombault, Ebenda, janvier et février 1894.

Goldmann, Münchner med. Wochenschr., 30 mai 1902.

Guillain et **Baudouin,** Ostéopathie rhumatismale simulant l'ostéite déformante de Paget. Rev. neurol. 1905. S. 771.

Guinon, Bull. de la Soc. Anat. 1885. S. 344.

Hillereau, Thèse de Paris, 20 juillet 1901.

Hirtz et **Merklen,** Presse médicale, 26 avril 1899.

Hudelo et **Heitz,** Nouv. iconogr. de la Salp. 1901. S. 415.

Huchard et **Binet,** Bull. de la Soc. clin., Paris 1882.

Ingelrans, Echo médical du Nord, 26 juin 1904.

Jagot, L'ostéite déformante de Paget, etc. Arch. méd. d'Angers, 5 mai 1907.

Jacquet, Maladie de Paget guérie par le traitement antisyphilitique. Bull. de la Soc. méd. des hôpit., juillet 1905.

Joncheray, Thèse de Paris, 1893.

Klippel et **M. Pierre-Weill,** Maladie osseuse de Paget unilatérale avec hyperthermie et nodosités d'Heberden du côté correspondant. Rev. neurol., nov. 1908 et Iconogr. de la Salp., janv. 1909.

Labadie-Lagrave, Traité des maladies du sang, 1893.

Lancereaux, Traité de l'herpétisme, 1883, p. 147.

Lannelongue, Bull. méd., 21 et 25 février 1903. Acad. de méd., 3 mars 1903.

Leloir et **Rathery,** Rev. de méd., 1881, p. 738.

Leri, André et **G. Legros,** Etude radiographique comparative de quelques affections dystrophiantes des os. Rev. neurol., 1908. Iconogr. de la Salp., 1909, No. 1.

Leri, André et **Gaston Legros,** Ostéopathie traumatique anormale simulant la maladie de Paget. Rev. neurol., 30 avril 1910, p. 537.

Leri, André et **Gaston Legros,** Traumatisme et Syndrôme de Paget. Nouv. iconogr. de la Salp., juillet-août 1912.

Leri, André, Les lésions des extrémités, mains et pieds, dans la maladie de Paget. Soc. méd. des hôpit. Paris, 17 janvier 1913.

Leri, André et **Châtelain,** La tête, et notamment la base du crâne, dans la maladie de Paget. Soc. de Neurol. de Paris. 3 avril 1913.

Lévi, L., Bull. de la Soc. anat., 1896. Nouv. iconogr. de la Salp., 1897.

Lexer, Arch. f. klin. Chir. 1904.

Lunn, Saint-Thomas hosp. Rep. XIII, 1884, p. 43.

Marie, Pierre, Bull. de la Soc. anat., 1885. Bull. de la Soc. méd. des hôp., 10 juin 1892. — Soc. de méd. des hôp., février 1898.

Marie, Pierre, André Leri et **Châtelain,** Déformation de la base du crâne dans la Maladie de Paget. Soc. de méd. des hôp., 12 juillet 1912.

Mauclaire, Traité de chir. de Le Dentu et Delbet, t. II.

Medea, Eugenio et **Corrado da Fano,** Contributo alla anatomia della malattia di Paget. Il Morgagni, an. XLVIII, 6 juin 1906.

Meige et **Feindel,** Article „maladie de Paget" in Nouvelle Pratique Médico-chirurgicale. T. VI.

Ménétrier et **Gauckler,** Soc. méd. des hôp., 4 juin 1903.

Ménétrier et **Rubens-Duval,** Ebenda, mai 1905.

Ménétrier et **Legrain,** Soc. méd. des hôpit., décembre 1912.

Merle, La maladie osseuse de Paget. Revue générale. Gaz. des hôpit., 1910, p. 617 et 661.

Moequot et **Moutier,** Déformations séniles simulant la maladie osseuse de Paget. Nouv. iconogr. de la Salp., 1905.

Moizard et **Bourges,** Arch. de méd. expér., 1892.

Morax et **Vergnes,** Soc. d'ophthalmol., nov. 1908.

Negellen, Thèse de Paris, 13 juillet 1903.

Oettinger et **Agasse-Lafont,** Maladie osseuse de Paget. Trois cas observés dans une même famille. Hypothèse nouvelle sur la pathogénie de cette affection. Nouv. iconogr. de la Salp., 1905, p. 294.

Paget, On a form of chronic inflammation of bones, nov. 1876. Additional cases of osteitis deformans. C. Soc. London, 1882. Trans. Path. Soc. XXXVI, 1884—85, p. 382. Trans. Med. ch., 1877 et 1878.

Pie, Lyon méd., 1896.

Poncet, Tr. de chir. Duplay et Reclus, 1897, t. II.

Pozzi, S., Congrès français de chirurgie, 1885.

Proust, Paris méd., 1888.

Richard, Thèse de Paris, 16 juillet 1887.

Robin, Acad. de méd., mars 1903. — Nouv. iconogr. de la Salp., 1894.

Robinson, Trans. path. Soc. XXXVIII., 1886—87, p. 262.

Rogier, Thèse de Paris, 1884.

Sabrazès, Iconogr. de la Salp., 1905.

Sonnenberg, Über Osteitis deformans. Inaugural-Dissertation, Leipzig 1904.

Stilling, Arch. f. Pathol., Anat., Med., Physiol. 1890.

Symonds, Guy's hosp. Rep., XXV., 1881, p. 99.

Thibierge, Arch. génér. de méd., janv. 1890, p. 52. — Bull. de la Soc. méd. des hôpit., 17 février 1893.

Thibierge et **Gauduchaux,** Soc. méd. des hôpit., mars 1910.

Trèves, Trans. of the path. Soc. of London, 1881, t. XXXII, p. 167.

Vincent, E., Thèse de Paris. 1904.

Walter et **J. Kilner,** Two cases of osteitis deformans in one family. Lancet, 23 janvier 1904.

Wilks, Trans. path. Soc. XX, 1868—69, p. 273.

Wrany, Prager Vierteljahrsschr., 1667. 1. S. 79.